White & Pharoah

RADIOLOGIA ORAL
Princípios e Interpretação

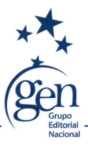

O GEN | Grupo Editorial Nacional – maior plataforma editorial brasileira no segmento científico, técnico e profissional – publica conteúdos nas áreas de ciências da saúde, exatas, humanas, jurídicas e sociais aplicadas, além de prover serviços direcionados à educação continuada e à preparação para concursos.

As editoras que integram o GEN, das mais respeitadas no mercado editorial, construíram catálogos inigualáveis, com obras decisivas para a formação acadêmica e o aperfeiçoamento de várias gerações de profissionais e estudantes, tendo se tornado sinônimo de qualidade e seriedade.

A missão do GEN e dos núcleos de conteúdo que o compõem é prover a melhor informação científica e distribuí-la de maneira flexível e conveniente, a preços justos, gerando benefícios e servindo a autores, docentes, livreiros, funcionários, colaboradores e acionistas.

Nosso comportamento ético incondicional e nossa responsabilidade social e ambiental são reforçados pela natureza educacional de nossa atividade e dão sustentabilidade ao crescimento contínuo e à rentabilidade do grupo.

White & Pharoah

RADIOLOGIA ORAL
Princípios e Interpretação

SANJAY M. MALLYA, BDS, MDS, PhD

Diplomate, American Board of Oral and Maxillofacial Radiology; Associate Professor and Chair, Section of Oral and Maxillofacial Radiology, School of Dentistry, University of California, Los Angeles, California.

ERNEST W. N. LAM, DMD, MSc, PhD, FRCD(C)

Diplomate, American Board of Oral and Maxillofacial Radiology; Professor and the Dr. Lloyd & Mrs. Kay Chapman Chair in Clinical Science, Associate Dean, Graduate Education, Oral and Maxillofacial Radiology
Faculty of Dentistry, The University of Toronto, Toronto, Ontario, Canada.

Tradução e Revisão Técnica
Dra. Emiko Saito Arita

Graduada em Odontologia pela Universidade de São Paulo (USP). Especialista em Radiologia, Pós-Doutorado e Professora Visitante e Pesquisadora da Okayama University Graduate School of Medicine, Dentistry and Pharmaceutical Sciences. Mestre em Clínica Odontológica pela USP. Doutora em Odontologia (Diagnóstico Bucal) pela USP. Livre-Docente pela USP. Professora-Associada da Disciplina de Radiologia do Departamento de Estomatologia da USP.

Dr. Plauto Christopher Aranha Watanabe

Professor Titular da Universidade de São Paulo (USP), da Faculdade de Odontologia de Ribeirão Preto (FORP), com Dupla Vinculação-Subsidiária na Faculdade de Medicina de Ribeirão Preto da USP. Chefe da Seção de Radiologia e Radioproteção da FORP-USP. Responsável pelos NACEDO-PRCExU e NAPIRM-PRP da USP. Coordenador do Curso de Especialização em Radiologia Odontológica e Imaginologia da FORP-USP.

8ª edição

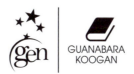

- Os autores deste livro e a editora empenharam seus melhores esforços para assegurar que as informações e os procedimentos apresentados no texto estejam em acordo com os padrões aceitos à época da publicação, *e todos os dados foram atualizados pelos autores até a data do fechamento do livro.* Entretanto, tendo em conta a evolução das ciências, as atualizações legislativas, as mudanças regulamentares governamentais e o constante fluxo de novas informações sobre os temas que constam do livro, recomendamos enfaticamente que os leitores consultem sempre outras fontes fidedignas, de modo a se certificarem de que as informações contidas no texto estão corretas e de que não houve alterações nas recomendações ou na legislação regulamentadora.

- Data do fechamento do livro: 21/08/2020

- Os autores e a editora se empenharam para citar adequadamente e dar o devido crédito a todos os detentores de direitos autorais de qualquer material utilizado neste livro, dispondo-se a possíveis acertos posteriores caso, inadvertida e involuntariamente, a identificação de algum deles tenha sido omitida.

- **Atendimento ao cliente: (11) 5080-0751 | faleconosco@grupogen.com.br**

- Traduzido de:
  WHITE & PHAROAH'S ORAL RADIOLOGY, EIGHTH EDITION
  Copyright © 2019 by Elsevier, Inc.
  Previous editions copyrighted 2014, 2009, 2004, 2000, 1994, 1987, 1982 by Elsevier Inc.
  All rights reserved.
  This edition of *White & Pharoah's Oral Radiology, 8th Edition* by Sanjay M. Mallya, Ernest W. N. Lam is published by arrangement with Elsevier, Inc.
  ISBN: 978-0-323-54383-5
  Esta edição de *White & Pharoah's Oral Radiology, 8ª edição*, de Sanjay M. Mallya, Ernest W. N. Lam, é publicada por acordo com a Elsevier, Inc.

- Direitos exclusivos para a língua portuguesa
  Copyright © 2020 by
  GEN | Grupo Editorial Nacional S.A.
  Publicado pelo selo Editora Guanabara Koogan Ltda.
  Travessa do Ouvidor, 11
  Rio de Janeiro – RJ – 20040-040
  www.grupogen.com.br

- Reservados todos os direitos. É proibida a duplicação ou reprodução deste volume, no todo ou em parte, em quaisquer formas ou por quaisquer meios (eletrônico, mecânico, gravação, fotocópia, distribuição pela Internet ou outros), sem permissão, por escrito, do GEN | Grupo Editorial Nacional Participações S/A.

- Editoração eletrônica: Diretriz

> **Nota**
> Este livro foi produzido pelo GEN | Grupo Editorial Nacional, sob sua exclusiva responsabilidade. Profissionais da área da Saúde devem fundamentar-se em sua própria experiência e em seu conhecimento para avaliar quaisquer informações, métodos, substâncias ou experimentos descritos nesta publicação antes de empregá-los. O rápido avanço nas Ciências da Saúde requer que diagnósticos e posologias de fármacos, em especial, sejam confirmados em outras fontes confiáveis. Para todos os efeitos legais, a Elsevier, os autores, os editores ou colaboradores relacionados a esta obra não podem ser responsabilizados por qualquer dano ou prejuízo causado a pessoas físicas ou jurídicas em decorrência de produtos, recomendações, instruções ou aplicações de métodos, procedimentos ou ideias contidos neste livro.

- Ficha catalográfica

**CIP-BRASIL. CATALOGAÇÃO NA PUBLICAÇÃO
SINDICATO NACIONAL DOS EDITORES DE LIVROS, RJ**

M22w
8. ed.

Mallya, Sanjay M.
  White & Pharoah radiologia oral : princípios e interpretação / Sanjay M. Mallya, Ernest W. N. Lam ; tradução Emiko Saito Arita, Plauto Christopher Aranha Watanabe. - 8 ed. - Rio de Janeiro : GEN | Grupo Editorial Nacional S.A.
Publicado pelo selo Editora Guanabara Koogan Ltda., 2020.
  – p. : il. ; 28 cm.

  Tradução de: White & Pharoah's Oral Radiology
  Inclui índice
  ISBN 9788595157378

  1. Dentes - Radiografia. 2. Boca - Radiografia. I. Lam, Ernest W. N. II. Arita, Emiko Saito. III. Watanabe, Plauto Christopher. IV. Título.

20-65801
CDD: 617.60757
CDU: 616.314-073

Leandra Felix da Cruz Candido - Bibliotecária - CRB-7/6135

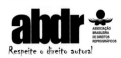

*Aos nossos professores e mentores, e aos nossos alunos,
tanto do passado como do presente.*

Colaboradores

Mariam T. Baghdady, BDS, MSc, PhD, FRCD(C)
Diplomate, American Board of Oral and Maxillofacial Radiology;
Assistant Professor, Oral and Maxillofacial Radiology
Department of Diagnostic Sciences
Faculty of Dentistry
Kuwait University
Safat, Kuwait;
Assistant Professor (affiliate)
Oral and Maxillofacial Radiology
Faculty of Dentistry
University of Toronto
Toronto, Ontario, Canada

Laurie C. Carter, DDS, PhD
Professor and Director of Oral and Maxillofacial Radiology,
Director, Advanced Dental Education
Department of Oral Diagnostic Sciences
School of Dentistry
Virginia Commonwealth University
Richmond, Virginia

Edwin Chang, DDS, MSc, FRCD(C)
Diplomate, American Board of Oral and Maxillofacial Radiology;
Oral and Maxillofacial Radiology
Faculty of Dentistry
University of Toronto
Toronto, Ontario, Canada

Fatima M. Jadu, BDS, MSc, PhD, FRCD(C)
Diplomate, American Board of Oral and Maxillofacial Radiology;
Associate Professor
Department of Oral Radiology
King Abdulaziz University
Faculty of Dentistry
Jeddah, Saudi Arabia

Ernest W. N. Lam, DMD, MSc, PhD, FRCD(C)
Diplomate, American Board of Oral and Maxillofacial Radiology;
Professor and the Dr. Lloyd & Mrs. Kay Chapman Chair in Clinical Science,
Associate Dean, Clinical Education
Oral and Maxillofacial Radiology
Faculty of Dentistry
The University of Toronto
Toronto, Ontario, Canada

Sanjay M. Mallya, BDS, MDS, PhD
Diplomate, American Board of Oral and Maxillofacial Radiology;
Associate Professor and Chair
Section of Oral and Maxillofacial Radiology
School of Dentistry
University of California, Los Angeles
Los Angeles, California

André Mol, DDS, MS, PhD
Diplomate, American Board of Oral and Maxillofacial Radiology;
Associate Professor
Department of Diagnostic Sciences
University of North Carolina at Chapel Hill
School of Dentistry
Chapel Hill, North Carolina

Carol Anne Murdoch-Kinch, DDS, PhD
Diplomate, American Board of Oral and Maxillofacial Radiology;
The Dr. Walter H. Swartz Professor of Integrated Special Care Dentistry
Associate Dean for Academic Affairs
School of Dentistry
University of Michigan
Ann Arbor, Michigan

Susanne E. Perschbacher, DDS, MSc, FRCD(C)
Diplomate, American Board of Oral and Maxillofacial Radiology;
Assistant Professor
Oral and Maxillofacial Radiology
Faculty of Dentistry
University of Toronto
Toronto, Ontario, Canada

Anitha Potluri, BDS, DMD, MDsc
Diplomate, American Board of Oral and Maxillofacial Radiology;
Associate Professor and Chair
Department of Diagnostic Sciences,
Director of Oral and Maxillofacial Radiology
School of Dental Medicine
University of Pittsburgh
Pittsburgh, Pennsylvania

Aruna Ramesh, BDS, DMD, MS
Diplomate, American Board of Oral and Maxillofacial Radiology;
Chair and Associate Professor
Department of Diagnostic Sciences
Tufts University School of Dental Medicine
Boston, Massachusetts

William C. Scarfe, BDS, FRACDS, MS
Diplomate, American Board of Oral and Maxillofacial Radiology;
Professor and Director
Division of Radiology and Imaging Science,
Department of Surgical/Hospital Dentistry
University of Louisville School of Dentistry
Louisville, Kentucky

Aditya Tadinada, DDS, MS, MDS
Diplomate, American Board of Oral and Maxillofacial Radiology;
Assistant Professor
Oral and Maxillofacial Radiology
School of Dental Medicine
University of Connecticut
Farmington, Connecticut

Sotirios Tetradis, DDS, PhD
Diplomate, American Board of Oral and Maxillofacial Radiology;
Senior Associate Dean and Professor
UCLA School of Dentistry
Los Angeles, California

Daniel P. Turgeon, DMD, MSc, FRCD(C)
Diplomate, American Board of Oral and Maxillofacial Radiology;
Assistant Professor
Département de Stomatologie
Faculté de Médecine Dentaire
Université de Montréal
Montréal, Quebec, Canada

Robert E. Wood, DDS, PhD, FRCD(C)
Diplomate, American Board of Forensic Odontology;
Head, Department of Dental Oncology
Princess Margaret Hospital;
Associate Professor
Oral and Maxillofacial Radiology
Faculty of Dentistry
University of Toronto
Toronto, Ontario, Canada

Prefácio

Foi com entusiasmo e energia que assumimos nossos papéis como novos editores desta obra. As sete edições anteriores, sob a liderança dos professores Paul W. Goaz, Stuart C. White e Michael J. Pharoah, apresentaram a ciência da radiologia oral e maxilofacial a estudantes de odontologia de todo o mundo por mais de três décadas. Esperamos que nossas contribuições continuem a tradição de excelência desta obra e forneçam aos nossos leitores um conteúdo educacional excepcional atualizado e cientificamente fundamentado. O livro abrange o escopo completo da radiologia oral e maxilofacial para o estudante de odontologia e serve como recurso abrangente para estudantes de pós-graduação e dentistas.

A imagem radiológica é um componente integral do diagnóstico e do planejamento terapêutico em práticas odontológicas gerais e especializadas. Dentistas têm acesso a uma variedade de modalidades de imagem, seja em seus consultórios, ou em centros de imagem e hospitais. Para otimizar a aplicação do diagnóstico por imagem no atendimento ao paciente, os dentistas devem entender os princípios básicos da formação e da interpretação da imagem radiográfica. Para este fim, o livro fornece conhecimento fundamental, bem como diretrizes relacionadas e regulamentos para o uso seguro e eficaz dos raios X, além de conteúdo aprofundado sobre técnicas de imagem convencionais e avançadas usadas para avaliar doenças bucomaxilofaciais. Esta nova edição também aborda os últimos desenvolvimentos em nosso campo. Com os avanços da odontologia digital, informações de múltiplas fontes digitais estão sendo combinadas para orientar o planejamento terapêutico ou para fabricar aparelhos e restaurações. Com frequência, a radiologia oral e maxilofacial constitui a espinha dorsal desses dados integrados. Um novo capítulo — *Além da Imagem Tridimensional (3D)* — apresenta aplicações avançadas de imagens 3D, incluindo manufatura aditiva. Desde a última edição, diversas organizações profissionais publicaram diretrizes de imagem, relatórios técnicos e declarações de posicionamento que impactam na prática da radiologia oral e maxilofacial. Esta edição foi atualizada a fim de incorporar novas recomendações para garantia de qualidade e orientações atualizadas para uso de tomografia computadorizada de feixe cônico em odontologia.

Os dentistas precisam estar familiarizados com as principais características radiográficas das doenças da região maxilofacial. Este livro fornece cobertura abrangente sobre manifestações radiográficas e a interpretação diferencial de doenças que afetam os dentes, maxilares, seios paranasais, glândulas salivares e articulações temporomandibulares. Os capítulos enfatizam os fundamentos biológicos da doença relacionados à sua interpretação radiológica. Para melhorar a integração das ciências básicas e clínicas, incluímos um novo capítulo que aborda doenças que afetam a estrutura óssea. Quando apropriado, são apresentadas as aparências radiográficas de doenças, usando não apenas imagens bidimensionais convencionais, mas também imagens avançadas, fornecendo conhecimento aplicável em práticas odontológicas gerais e especializadas.

Nosso objetivo é tornar o estudo da radiologia oral e maxilofacial instigante.

Sanjay M. Mallya, BDS, MDS, PhD
Ernest W. N. Lam, DMD, MSc, PhD, FRCD(C)

Agradecimentos

Agradecemos aos nossos colegas que contribuíram como colaboradores de capítulos, por sua vontade de compartilhar sua *expertise* e seus conhecimentos com nossos leitores. Esta edição acolhe cinco novos colaboradores: os Drs. Edwin Chang, Aruna Ramesh, Anitha Potluri, Aditya Tadinada e Daniel Turgeon.

Agradecemos ao Sr. John Harvey por criar as novas ilustrações dos processos de doenças, que podem ser encontradas nos últimos capítulos do livro.

Agradecemos ao Drs. Freny Karjodkar, Matheus Oliveira e Nandita Shenoy, por fornecer informações específicas da região, que contribuem para o alcance global do livro. Agradecemos o esforço de algumas pessoas que ajudaram na revisão dos capítulos durante a fase de produção: Drs. Katya Archambault, William Boggess, Karan Dharia, Akrivoula Soundia, Holly Vreeburg, Matthew Whiteley e Kaycee Walton.

Somos particularmente gratos aos nossos colegas e alunos, e aos nossos leitores em todo o mundo, que nos contataram para sugerir melhorias ou sinalizar algum erro. Entre eles, estão: Drs. Mansur Ahmad, Ulkem Aydin, Hannah Duong, Rumpa Ganguly, Mohammed Husain, Sung Kim, Tore Larheim, Peter Mah, Mohadeseh Markazimoghadam, Susan White, Matheus Oliveira e Kaycee Walton.

Agradecemos à Elsevier, cujos incansáveis esforços ajudaram a manter a equipe editorial e os autores no caminho certo para cumprir os marcos da produção: Caroline Dorey-Stein, Kathy Falk, Jennifer Flynn-Briggs, Lucia Gunzel, Alexandra Mortimer, Ramkumar Bashyam e Rachel McMullen.

Finalmente, agradecemos aos Drs. Stuart White e Michael Pharoah por compartilhar generosamente sua vasta experiência como ex-editores deste livro. Seus comentários e conselhos foram inestimáveis.

Sanjay M. Mallya, BDS, MDS, PhD
Ernest W. N. Lam, DMD, MSc, PhD, FRCD(C)

Sumário

PARTE 1 Fundamentos, 1

1 Física, 1
Sanjay M. Mallya

2 Efeitos Biológicos da Radiação Ionizante, 16
Sanjay M. Mallya

3 Segurança e Proteção, 26
Sanjay M. Mallya

PARTE 2 Imagem, 39

4 Radiografia Digital, 39
André Mol

5 Filme Radiográfico, 61
Sanjay M. Mallya

6 Geometria de Projeção, 80
Sanjay M. Mallya

7 Projeções Intraorais, 87
Sanjay M. Mallya

8 Cefalometria e Imagens do Crânio, 115
Sotirios Tetradis

9 Radiografia Panorâmica, 127
Aruna Ramesh

10 Tomografia Computadorizada de Feixe Cônico: Aquisição de Volume, 145
William C. Scarfe

11 Tomografia Computadorizada de Feixe Cônico: Preparação do Volume, 160
William C. Scarfe

12 Anatomia Radiográfica, 175
Sanjay M. Mallya

13 Outras Modalidades de Imagens, 210
Sanjay M. Mallya

14 Além da Imagem Tridimensional (3D), 230
Sanjay M. Mallya

15 Implantes Dentais, 239
Edwin Chang

16 Garantia de Qualidade e Controle de Infecção, 260
Sanjay M. Mallya

17 Prescrição de Imagens Diagnósticas, 271
Ernest W. N. Lam

PARTE 3 Interpretação, 279

18 Princípios de Interpretação Radiográfica, 279
Mariam T. Baghdady

19 Cáries Dentárias, 293
Daniel P. Turgeon

20 Doenças Periodontais, 306
Susanne E. Perschbacher

21 Anomalias Dentárias, 322
Aditya Tadinada e Anitha Potluri

22 Condições Inflamatórias dos Maxilares, 351
Ernest W. N. Lam

23 Cistos, 372
Ernest W. N. Lam

24 Tumores Benignos e Neoplasias, 395
Ernest W. N. Lam

25 Doenças que Afetam a Estrutura do Osso, 440
Ernest W. N. Lam

26 Neoplasias Malignas, 470
Ernest W. N. Lam

27 Traumatismo, 495
Sanjay M. Mallya

28 Doenças dos Seios da Face, 516
Sotirios Tetradis

29 Anomalias Craniofaciais, 535
Carol Anne Murdoch-Kinch

30 Anomalias da Articulação Temporomandibular, 548
Susanne E. Perschbacher

31 Cálculos e Ossificação de Tecidos Moles, 579
Laurie C. Carter

32 Doenças das Glândulas Salivares, 593
Fatima M. Jadu

PARTE 4 Outras Aplicações, 606

33 Segmento Forense, 606
Robert E. Wood

Índice Alfabético, 613

PARTE 1 Fundamentos

1

Física

Sanjay M. Mallya

Um átomo diz para um amigo, "Eu acho que perdi um elétron". O amigo responde, "Tem certeza?" "Sim", diz o primeiro átomo, "Estou positivo".

O exame radiológico é um componente integral do arsenal diagnóstico dos dentistas. Esses costumam, na rotina, fazer imagens radiográficas dos pacientes para obter informações adicionais além daquelas disponíveis a partir do exame clínico ou do histórico de seus pacientes. As informações dessas imagens são combinadas com o exame clínico e histórico para se fazer um diagnóstico e formular um plano de tratamento apropriado. Este capítulo fornece conhecimentos básicos sobre a natureza da radiação, a operação de um aparelho de raios X e as interações da radiação X com a matéria, com ênfase na radiação X diagnóstica. Este conhecimento fundamental é importante para o uso seguro e eficaz de raios X na odontologia.

COMPOSIÇÃO DA MATÉRIA

Matéria é qualquer coisa que tenha massa e ocupe lugar no espaço. O átomo é a unidade básica de toda a matéria e consiste em um núcleo contendo prótons e nêutrons, e elétrons que são ligados ao núcleo por forças eletrostáticas. A visão clássica do átomo, o **modelo de Bohr**, considera a estrutura dos átomos como um sistema solar, com elétrons carregados negativamente que viajam em órbitas distintas em torno de um núcleo central, carregado positivamente (Figura 1.1A). A visão contemporânea, o **modelo da mecânica quântica**, atribui elétrons a orbitais tridimensionais complexos com subníveis de energia (Figura 1.1B).

Estrutura atômica

Núcleo

Em todos os átomos, exceto o hidrogênio, o núcleo consiste em prótons carregados positivamente e nêutrons neutros. Um núcleo de hidrogênio contém um único próton. O número de prótons no núcleo, seu **número atômico** (Z), é único para cada elemento. Cada um dos 118 elementos conhecidos possui um número atômico único. O número total de prótons e nêutrons no núcleo de um átomo é sua **massa atômica** (A). A razão de nêutrons para prótons determina a estabilidade do núcleo e é a base do decaimento radioativo.

Orbitais de elétrons

Elétrons são partículas carregadas negativamente que existem no espaço extranuclear e estão ligadas ao núcleo por atração eletrostática.

O *modelo de Bohr* considera que os elétrons existem em discretas órbitas ou "camadas" denotadas como K, L, M, N, O e P, com a camada K mais próxima do núcleo (Figura 1.1A). As camadas também são descritas por um número quântico 1, 2, 3..., sendo 1 o número quântico para a camada K. Cada camada pode conter no máximo $2n^2$ elétrons, em que n é o número quântico da camada.

O *modelo da mecânica quântica* descreve os elétrons dentro de orbitais tridimensionais, ou nuvens de elétrons (Figura 1.1B). Os orbitais dos elétrons são descritos com base em sua distância do núcleo (*número quântico principal*; $n = 1, 2, 3...$) e sua forma (designados por s, p, d, f, g, h e i). Apenas dois elétrons podem ocupar um orbital. Os orbitais de elétrons em ordem de preenchimento são 1s, 2s, 2p, 3s, 3p, 3d, 4s, 4p, 4d, 4f... e assim por diante. O modelo de Bohr e o modelo de mecânica quântica fornecem uma base adequada para entender conceitualmente a produção e as interações dos raios X diagnósticos.

A energia necessária para superar a força eletrostática que liga um elétron ao núcleo é denominada energia de ligação de elétrons. A **energia de ligação de elétrons** está relacionada ao número atômico e ao tipo orbital. Elementos com um grande número atômico (Z alto) têm mais prótons em seu núcleo e, assim, ligam elétrons em qualquer órbita mais fortemente do que elementos com menor Z. Dentro de um determinado átomo, os elétrons nos orbitais internos estão mais fortemente ligados do que os que estão em orbitais externos, ou mais distantes. A energia de ligação de elétrons é a base conceitual para entender a ionização, que ocorre quando a matéria é exposta aos raios X.

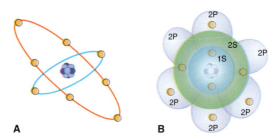

Figura 1.1 A. Vista esquemática do modelo de Bohr do átomo de oxigênio mostrando um núcleo com elétrons que viajam ao redor do núcleo em órbitas circulares. **B.** Visão esquemática do modelo de mecânica quântica do átomo de oxigênio. O núcleo central é circundado por uma nuvem de elétrons que representa a probabilidade gráfica da localização do elétron em um arranjo complexo.

Ionização

Quando o número de elétrons em um átomo é igual ao número de prótons em seu núcleo, o átomo está eletricamente neutro. Se um átomo neutro perde um elétron, ele se torna um íon positivo e o elétron livre se torna um íon negativo. Este processo de formação de um par iônico é denominado **ionização**. Para ionizar um átomo, uma energia externa suficiente deve ser fornecida para superar as forças eletrostáticas e liberar o elétron do núcleo. Partículas de alta energia, raios X e radiação ultravioleta têm energia suficiente para deslocar elétrons de seus orbitais e ionizar átomos. Tais radiações são referidas como **radiações ionizantes**. Em contraste, a luz visível, as radiações infravermelhas e de micro-ondas e as ondas de rádio não têm energia suficiente para remover elétrons ligados de seus orbitais e são **radiações não ionizantes**.

NATUREZA DA RADIAÇÃO

Radiação é a transmissão de energia através do espaço e da matéria. Isto pode ocorrer de duas formas: (1) eletromagnética e (2) particulada (Tabela 1.1). Aplicações práticas destas radiações em saúde são listadas a seguir:

- Diagnóstico por imagem com projeção radiográfica e tomografia computadorizada usam raios X, uma categoria de radiação eletromagnética que é ionizante por natureza
- A ressonância magnética (RM, Capítulo 13) usa radiações eletromagnéticas de energias significativamente mais baixas que os raios X e energias não ionizantes
- Alguns radiofármacos usados em medicina nuclear de diagnóstico emitem radiação particulada. Por exemplo, ^{18}F-fludesoxiglicose (^{18}F-FDG) emite pósitrons, um passo fundamental na geração de imagens com **tomografia por emissão pósitron** (PET; Capítulo 13)
- Radiações eletromagnéticas de alta energia (raios gama, γ) e radiações particuladas de alta energia (feixes de elétrons e prótons) são usadas na terapia do câncer.

TABELA 1.1 Radiação de partículas.

Partícula	Símbolo	Carga elementar	Massa de repouso (uma)
Alfa	α	+2	4,00154
Beta⁺ (pósitron)	β⁺	+1	0,000549
Beta⁻ (elétron)	β⁻	−1	0,000549
Elétron	e⁻	−1	0,000549
Nêutron	n⁰	0	1,008665
Próton	p	+1	1,007276

ªCarga elementar de 1 é igual à carga de um próton ou o oposto de um elétron. *uma*, unidades de massa atômica, em que 1 *uma* = metade massa de um átomo neutro de carbono-12.

Radiação eletromagnética

Radiação eletromagnética é o movimento da energia através do espaço como uma combinação de campos elétricos e magnéticos. É gerada quando a velocidade de uma partícula eletricamente carregada é alterada. Raios gama, raios X, raios ultravioleta, luz visível, radiação infravermelha (aquecimento), micro-ondas e ondas de rádio são todos exemplos de radiação eletromagnética (Figura 1.2). Raios gama originam-se nos núcleos dos átomos radioativos. Eles tipicamente possuem energia maior do que os raios X. Em contraste, os raios X são produzidos fora do núcleo e resultam da interação de elétrons com grandes núcleos atômicos como nos aparelhos de raios X. Os tipos de radiação de maior energia dentro do espectro eletromagnético – raios ultravioleta, raios X e raios gama – são capazes de ionizar a matéria. Algumas propriedades da radiação eletromagnética são mais bem explicadas pela teoria quântica, enquanto outras são mais bem descritas pela teoria ondulatória.

A teoria quântica considera a radiação eletromagnética como sendo pequenos pacotes de energia chamados **fótons**. Cada fóton viaja à velocidade de luz e contém uma quantidade específica de energia, expressa com a unidade **elétron-volt** (eV).

A teoria ondulatória da radiação eletromagnética mantém que a radiação é propagada na forma de ondas, semelhante às ondas resultantes de uma perturbação na água. Tais ondas consistem em campos elétrico e magnético orientados em planos perpendiculares entre si que oscilam perpendicularmente à direção do movimento (Figura 1.3). Todas as ondas eletromagnéticas viajam à velocidade da luz ($c = 3,0 \times 10^8$ m/s) no vácuo. As ondas são descritas em termos de comprimento de onda (λ, metros) e frequência (ν, ciclos por segundo, hertz).

Ambas as teorias são usadas para descrever propriedades de radiação eletromagnética. A teoria quântica tem conseguido correlacionar dados experimentais sobre a interação de radiação com átomos, o efeito fotelétrico e a produção de raios X. A teoria das ondas é mais útil para considerar a radiação em massa quando milhões de quanta estão sendo examinados, como em experimentos que lidam com refração, reflexão, difração, interferência e polarização. Considerando o valor de ambas as teorias para entender as propriedades da energia de radiação eletromagnética, o comprimento de onda e a frequência são usados para descrever essas radiações. Na prática, os fótons de alta energia, como raios X e raios gama, são tipicamente caracterizados por sua energia (eVs), fótons de média energia (p. ex., luz visível e ondas ultravioleta) são tipicamente caracterizados por seu comprimento de onda (nanômetros), e fótons de baixa energia (p. ex., ondas de rádio AM e FM) são tipicamente caracterizados por sua frequência (KHz e MHz).

Quadro 1.1 mostra as relações entre energia de fótons, comprimento de onda e frequência.

Radiação corpuscular (de partículas)

Pequenos átomos têm aproximadamente o mesmo número de prótons e nêutrons, enquanto átomos grandes tendem a ter mais nêutrons do

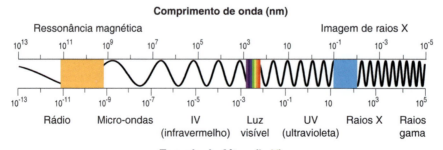

Figura 1.2 Espectro eletromagnético mostrando a relação entre comprimento de onda do fóton e energia, e as propriedades físicas de várias porções do espectro. Fótons com comprimentos de onda mais curtos têm maior energia. Os fótons usados na radiografia dentária (*azul*) têm energias de 10 a 120 keV. Imagem por ressonância magnética utiliza ondas de rádio (*laranja*).

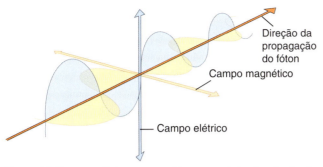

Figura 1.3 Campos elétricos e magnéticos associados à radiação eletromagnética.

que prótons. Átomos maiores são instáveis por causa da distribuição desigual de prótons e nêutrons, e podem se quebrar, liberando partículas α (alfa) ou β (beta) ou raios γ (gama). Esse processo é chamado **radioatividade**. Quando um átomo radioativo libera uma partícula α ou β, o átomo é transmutado para outro elemento. Outro tipo de radioatividade é o decaimento gama, produzindo raios gama. Eles são parte de uma cadeia de decaimento na qual um núcleo se converte de um estado excitado para um estado fundamental de nível inferior; isso geralmente acontece depois que um núcleo emite uma partícula α ou β ou após fissão nuclear ou fusão.

Exemplos de decaimento radioativo que são importantes na saúde são listados a seguir:

- Um átomo instável com um excesso de prótons pode decair, convertendo um próton em um nêutron, uma partícula $β^+$ (pósitron) e um neutrino. Os pósitrons rapidamente se aniquilam com os elétrons para formar dois raios gama. Esta reação é a base para a imagem PET (Capítulo 13)
- Um átomo instável com excesso de nêutrons pode decair, convertendo um nêutron em um próton, uma partícula $β^-$ e um neutrino. As partículas $β^-$ são idênticas aos elétrons. As partículas $β^-$ de alta velocidade são capazes de penetrar até 1,5 cm no tecido. As partículas $β^-$ do iodo-131 radioativo são usadas para o tratamento de alguns cânceres de tireoide
- As partículas α são núcleos de hélio que consistem em dois prótons e dois nêutrons. Eles resultam do decaimento radioativo de muitos elementos com grandes números atômicos. Por causa de sua dupla carga positiva e pesada massa, partículas α ionizam densamente matéria pela qual passam e penetram apenas alguns micrômetros de tecidos do corpo. Este alcance limitado tem permitido o uso de emissores alfa, como o rádio-223, na radioterapia direcionada para metástase óssea.

A capacidade de radiação corpuscular (particulada) para ionizar átomos depende de sua massa, velocidade e carga. A taxa de perda de energia de uma partícula, à medida que ela se move ao longo de sua trajetória através da matéria (tecido), é sua **transferência linear de energia** (LET; do inglês, *linear energy transfer*). Quanto maior o tamanho físico da partícula, maior a sua carga, e quanto menor a sua velocidade, maior a LET. Por exemplo, partículas α, com sua alta massa comparada com um elétron, carga alta e baixa velocidade, são densamente ionizantes, perdem sua energia cinética rapidamente e têm alta LET. As partículas $β^-$ são muito menos ionizantes densamente por causa da sua massa mais leve e menor carga; eles têm LET menor. Radiações de alta LET concentram sua ionização ao longo de um caminho curto; radiações com baixa LET produzem pares de íons muito mais esparsamente ao longo de um extenso comprimento de percurso.

EQUIPAMENTO DE RAIOS X

Os equipamentos de raios X produzem raios X que passam pelos tecidos de um paciente e acertam um receptor digital ou filme radiográfico para produzir uma imagem radiográfica. Os componentes primários de um equipamento de raios X são o tubo de raios X e sua fonte de alimentação, posicionada dentro do cabeçote do tubo. Para unidades de radiografia intraoral, o cabeçote do tubo de raios X é tipicamente suportado por um braço montado em uma parede (Figura 1.4). Um painel de controle permite que o operador ajuste a duração da exposição e, muitas vezes, a energia e a taxa de exposição do feixe de raios X. Um material isolante elétrico, geralmente óleo, envolve o tubo e os transformadores. Muitas vezes, o tubo é embutido dentro do cabeçote do tubo para aumentar a distância entre a fonte e o objeto e minimizar a distorção (Figura 1.5; veja também o Capítulo 6).

Tubo de raios X

Um tubo de raios X é composto por um cátodo (ou catodo) e 1 ânodo situados dentro de um invólucro ou envelope de vidro evacuado (Figura 1.6). Para produzir raios X, elétrons fluem do filamento no cátodo para o alvo no ânodo, onde a energia de alguns dos elétrons é convertida em raios X.

Cátodo

O cátodo (Figura 1.7B; e Figura 1.8) do tubo de raios X consiste em um filamento e uma taça focalizadora. O **filamento** é a fonte

---

QUADRO 1.1 Relação entre energia (*E*) e comprimento de onda (λ) de radiação eletromagnética.

$E = h \times \dfrac{c}{\lambda}$

simplificado como:

$E = \dfrac{1,24}{\lambda}$

$E \propto \dfrac{1}{\lambda}$

E é energia (quiloelétron-volt, KeV)
h é a constant de Planck (6,626 × 10^{-34} joule-segundos ou 4,13 × 10^{-15} eV-s)
c é a velocidade da luz = 3 × 10^8 m/s
λ é o comprimento de onda (nanômetro, nm)

Ponto-chave: **relação inversa entre energia e comprimento de onda de uma radiação eletromagnética.**

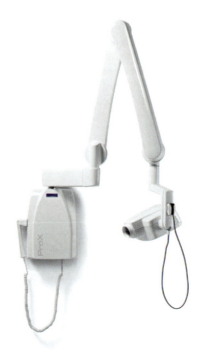

Figura 1.4 Exemplo de uma unidade de radiografia intraoral montada na parede, um Planmeca ProX. (Cortesia de Planmeca EUA, Inc. Roselle, Illinois.)

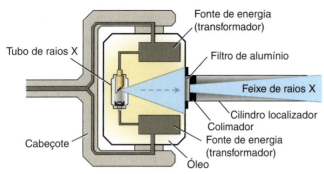

Figura 1.5 Cabeçote do tubo mostrando um tubo de raios X em recesso, componentes da fonte de energia, e óleo que conduz o calor para fora do tubo de raios X. Caminho de feixes de raios X úteis (*azul*) do ânodo, através da parede de vidro do tubo de raios X, óleo, e finalmente, um filtro de alumínio. O tamanho do feixe é restringido pela estrutura metálica do tubo e o colimador. Fótons de baixa energia são preferencialmente removidos pelo filtro de alumínio.

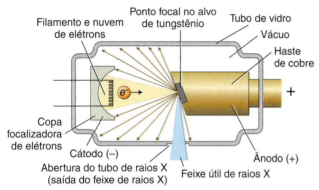

Figura 1.6 Tubo de raios X, com os principais componentes etiquetados. O caminho do feixe de elétrons é mostrado em *amarelo*. Raios X produzidos no alvo viajam em todas as direções. O feixe de raios X útil é mostrado em *azul*.

de elétrons dentro do tubo de raios X. É um espiral de fio de tungstênio com aproximadamente 2 mm de diâmetro e 1 cm ou menos de comprimento. Os filamentos normalmente contêm cerca de 1% de tório, o que aumenta bastante a liberação dos elétrons do fio aquecido. O filamento é aquecido à incandescência com uma baixa fonte de voltagem e emite elétrons a uma taxa proporcional à temperatura do filamento.

O filamento fica na **taça focalizadora** (Figura 1.7B; ver também Figura 1.8), um refletor côncavo negativamente carregado, feito de molibdênio. A forma parabólica da taça focalizadora direciona eletrostaticamente os elétrons emitidos pelo filamento incandescente em um feixe estreito, dirigindo-os a uma pequena área retangular do ânodo, chamado de **ponto focal** (Figura 1.7C; ver também Figura 1.8). Os elétrons caminham na direção do ponto focal porque são repelidos pelo cátodo negativamente carregado e são atraídos pelo ânodo positivamente carregado. Os tubos de raios X atuais possuem vácuo em seu interior para prevenir colisão dos elétrons de rápido movimento com moléculas de gás, que reduziriam significativamente sua velocidade. O vácuo também previne a oxidação ou "queima" do filamento.

Ânodo

O ânodo de um tubo de raios X consiste em um alvo de tungstênio incrustado em um bloco de cobre (Figuras 1.6 e 1.7C). O propósito deste **alvo** em um tubo de raios X é converter a energia cinética dos elétrons em colisão em fótons de raios X. A conversão da energia cinética dos elétrons em fótons de raios X é um processo ineficiente, com mais de 99% da energia cinética eletrônica convertida em calor.

O alvo é feito de tungstênio, um elemento que possui várias características de um material alvo ideal, incluindo:

- **Alto número atômico** (74); permite eficiente produção de raios X
- **Alto ponto de fusão** (3422°C), para suportar o calor produzido durante a produção de raios X
- **Alta condutividade térmica** ($173\ W\ m^{-1} \times K^{-1}$), para dissipar o calor produzido no alvo
- **Baixa pressão de vapor** nas temperaturas de funcionamento do tubo de raios X, para ajudar a manter o vácuo no tubo em operação de altas temperaturas.

O alvo de tungstênio é tipicamente incrustado em um grande bloco de cobre. O cobre, também um bom **condutor térmico**, remove o calor do tungstênio, reduzindo o risco de derretimento do alvo.

O **ponto focal** é o local no alvo para o qual a taça focalizadora direciona os elétrons e a partir do qual os raios X são produzidos. O tamanho do ponto focal é um importante parâmetro técnico da qualidade da imagem – um ponto focal menor produz uma imagem mais nítida (Capítulo 6). Uma limitação para a redução da área do alvo é o calor gerado. Para superar essa limitação, os tubos de raios X utilizam uma de duas configurações.

Ânodo estacionário. Nesta configuração, o alvo é colocado em um certo ângulo para o feixe de elétrons (Figura 1.8). Normalmente, o alvo é inclinado aproximadamente 20 graus em relação ao raio central do feixe de raios X. Quando visto através do anel de mira, a área a partir da qual os fótons do feixe útil de raios X útil se originam parece menor, tornando o **ponto focal efetivo** menor que o tamanho real do ponto focal. Isso permite a produção de raios X de uma área maior, permitindo melhor distribuição de calor, mantendo os benefícios de qualidade de imagem de um pequeno ponto focal. No exemplo mostrado na Figura 1.8, o ponto focal efetivo é de aproximadamente 1 mm × 1 mm, em oposição ao ponto focal real, que é de aproximadamente 1 mm × 3 mm. Este ponto focal efetivo menor resulta em uma pequena fonte de raios X e um aumento na nitidez da imagem (Figuras 6.1 e 6.2), com um tamanho de ponto focal real maior para melhorar a dissipação de calor.

Ânodo rotatório. Neste caso, o alvo de tungstênio está na forma de um disco chanfrado que gira quando o tubo está em operação (Figura 1.9). Como resultado, os elétrons atingem sucessivas áreas do alvo, aumentando o ponto focal em uma quantidade correspondente à circunferência do disco chanfrado, distribuindo o calor sobre esta área expandida. Contudo, a qualquer momento, os raios X são produzidos a partir de um pequeno ponto no alvo. Os tubos de raios X com ânodo rotativo podem ser usados com exposições mais longas e com maiores correntes de tubos, de 100 a 500 miliamperes (mA), o que é 10 a 50 vezes o que é possível com alvos estacionários. O alvo e o rotor (armação) do motor ficam dentro do tubo de raios X, e a bobina (que gira o rotor em aproximadamente 3.000 rotações por minuto) fica fora do tubo. Tais ânodos rotatórios não são usados em aparelhos odontológicos de raios X intraorais, mas podem, ocasionalmente, ser usados em unidades cefalométricas; são geralmente usados em aparelhos de tomografia computadorizada de feixe cônico (TCFC); e sempre são usados em aparelhos de raios X de tomografia computadorizada multidetector, que exigem saída de alta radiação para exposições sustentadas por mais tempo.

Fonte de energia

O tubo de raios X e dois transformadores encontram-se dentro de um invólucro de metal eletricamente aterrado, chamado de **cabeçote** do

CAPÍTULO 1 Física

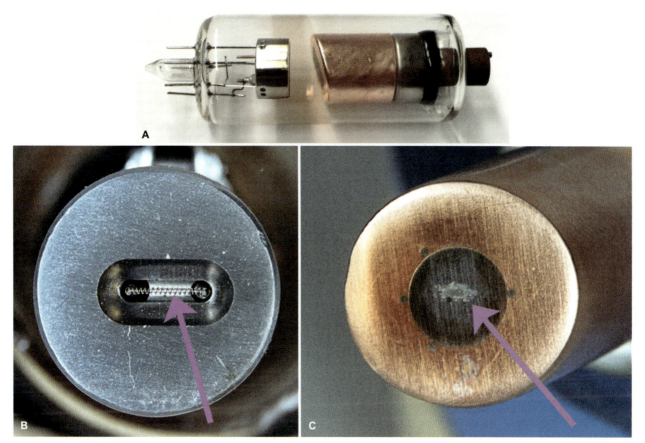

Figura 1.7 A. Tubo de raios X dental estacionário com cátodo à esquerda e ânodo de cobre à direita. **B.** Taça focalizadora contendo um filamento (*seta*) no cátodo. **C.** Ânodo de cobre com tungstênio inserido. Observe a área do ponto focal real alongada (*seta*) sobre o alvo de tungstênio no ânodo. (B e C, Cortesia de de John DeArmond, Tellico Plains, TN.)

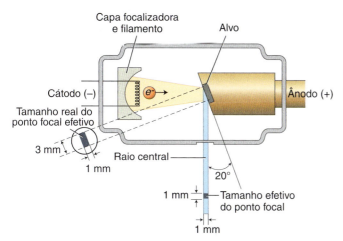

Figura 1.8 O ângulo do alvo para o raio central do feixe de raios X tem forte influência no tamanho aparente do ponto focal. O ponto focal real projetado (visto abaixo do alvo) é muito menor do que a dimensão do ponto focal real (projetado para a esquerda). Isto fornece um feixe que tem um pequeno tamanho efetivo do ponto focal para produzir imagens de alta resolução, permitindo, ao mesmo tempo, que o calor gerado no ânodo seja dissipado sobre a área maior.

equipamento de raios X. As principais funções dos transformadores de alimentação de um equipamento de raios X são:

- Fornecer uma corrente de baixa voltagem para aquecer o tubo de filamentos de raios X (Figura 1.10, transformador do filamento)

- Gerar um alto potencial de diferença para acelerar os elétrons do cátodo para o ponto focal no ânodo (Figura 1.10, transformador de alta voltagem).

Controles do tubo de raios X

Corrente do tubo (miliamperes, mA)

Durante a produção de raios X, os elétrons produzidos no filamento são atraídos ao ânodo. Este fluxo de elétrons do cátodo para o ânodo gera uma corrente através do tubo de raios X e é chamado de corrente de tubo. A magnitude desta corrente é regulada pelo controle de miliamperagem (Figura 1.10, mA seletor), que ajusta a resistência e o fluxo de corrente através do filamento, regulando, assim, o número de elétrons produzidos. Para muitas unidades de radiologia dentária intraoral, o ajuste de mA é fixo, tipicamente entre 7 e 10 mA. Algumas unidades oferecem a flexibilidade de uma seleção de configurações de mA, variando entre 2 e 10 mA.

Voltagem do tubo (quilovoltagem, kV)

Uma alta voltagem é requerida entre o ânodo e o cátodo para dar aos elétrons energia suficiente a fim de gerar os raios X. O seletor de pico de quilovoltagem (kVp) ajusta o transformador de alta tensão para aumentar a tensão de pico da corrente de linha de entrada (110 ou 220 V). Normalmente, intraoral, panorâmica e equipamentos com dispositivo cefalométrico operam entre 50 e 90 kVp (50.000 a 90.000 V), enquanto os equipamentos de tomografia computadorizada operam entre 90 e 120 kVp e superior.

Geradores de raios X de corrente alternada. Para uma linha de entrada com corrente alternada (CA), a polaridade da corrente de

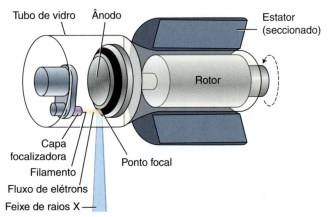
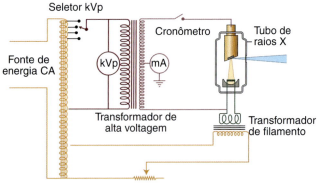

Figura 1.9 Tubo de raios X com ânodo rotatório permite que o calor no ponto focal espalhe-se por uma grande área de superfície (*faixa escura*). Corrente aplicada ao estator induz a rápida rotação do rotor e o ânodo. O caminho do feixe de elétron é mostrado em *amarelo*, e o feixe de raios X útil é mostrado em *azul*.

Figura 1.10 Esquema das conexões do aparelho de raios X dental e tubo de raios X, com os principais componentes etiquetados. O operador seleciona o keV desejado a partir do autotransformador. A voltagem é grandemente aumentada pelo transformador elevador de alta tensão, e aplicada ao tubo de raios X. O medidor de kVp mede a tensão no lado de baixa tensão do transformador, mas está dimensionado para exibir a tensão correspondente no circuito do tubo. O cronômetro restringe o circuito do tubo para o intervalo do tempo de exposição desejado. O mostrador mA mede a corrente que flui através do circuito do tubo. O circuito do filamento atinge o filamento do cátodo e é regulado pelo seletor de mA. *CA*, Corrente alternada.

linha alterna (60 ciclos por segundo na América do Norte; Figura 1.11A) e a polaridade do tubo de raios X também alterna na mesma frequência (Figura 1.11B). Quando a polaridade da tensão aplicada através do tubo faz com que o ânodo alvo seja positivo e o filamento seja negativo, os elétrons ao redor do filamento aceleram em direção ao alvo positivo e os raios X são produzidos (Figura 1.11C). Quando a voltagem através do cátodo e do ânodo é mais alta, a eficiência da produção de raios X é maior e, portanto, a intensidade dos pulsos de raios X atinge o máximo no centro de cada ciclo (Figura 1.11C).

Durante a metade seguinte (ou metade negativa) de cada ciclo, o filamento torna-se positivo e o alvo torna-se negativo (Figura 1.11B). Nesses momentos, os elétrons não fluem através do espaço entre os dois elementos do tubo e nenhum raio X é gerado. Quando um tubo de raios X é alimentado com CA de 60 ciclos, 60 pulsos de raios X são gerados a cada segundo, cada um com uma duração de 1/120 de segundo. Assim, ao usar uma fonte de alimentação com CA, a produção de raios X é limitada à metade do ciclo de CA. Essas unidades de raios X são chamadas de **autorretificadas** ou **retificadas de meia onda**. Muitos equipamentos convencionais de raios X odontológicos são autorretificados.

Geradores de raios X de potencial constante (corrente direta). Alguns fabricantes de raios X dentais produzem equipamentos que substituem a fonte de alimentação convencional de corrente alternada de 60 ciclos e meia onda por uma fonte de alimentação de alta frequência que fornece uma corrente quase contínua (Figura 1.11D). Isso resulta em um potencial essencialmente constante entre o ânodo e o cátodo (Figura 1.11E), e os raios X são produzidos durante todo o ciclo. Essa voltagem quase constante produz raios X com um espectro estreito de energias, e a energia média do feixe de raios X produzida por essas máquinas de raios X é maior do que a energia média de um equipamento retificado de meia onda convencional operado na mesma voltagem.

Implicações práticas com o uso de equipamentos de raios X intraoral de potencial constante são as seguintes:

- Porque a produção de raios X ocorre durante todo o ciclo de tensão, equipamentos de potenciais constantes requerem tempos de exposição mais curtos para produzir o mesmo número de fótons de raios X, minimizando o movimento do paciente
- A intensidade dos fótons de raios X produzidos é mais consistente e confiável, especialmente com tempos de exposição curtos. Isso tem importância prática ao usar receptores digitais que exigem menos radiação
- Quando operado no mesmo kVp, o feixe de raios X produzido por unidades de potencial constante tem uma energia média maior, o que diminui o contraste da imagem radiográfica. Para compensar este efeito, os equipamentos de raios X com potencial constante são tipicamente operados a um kVp ligeiramente inferior, tipicamente 60 a 65 kVp
- O espectro mais estreito de energias, com menos fótons de baixa energia, diminui a dose de radiação do paciente em 35 a 40%, comparado com os geradores convencionais de raios X de corrente alternada.

Cronômetro

Um cronômetro é colocado no circuito de alta voltagem para controlar a duração da exposição aos raios X (Figura 1.10). O cronômetro eletrônico controla a duração do tempo em que a alta voltagem é aplicada ao tubo e o tempo durante o qual são produzidos fluxos de corrente no tubo e raios X. Porém, antes que a alta tensão seja aplicada ao tubo, o filamento deve ser levado à temperatura operacional, assegurando uma taxa adequada de emissão de elétrons. Sujeitar o filamento a aquecimento contínuo a uma corrente operacional normal encurta sua vida útil. Para minimizar danos ao filamento, o circuito de temporização primeiramente envia uma corrente através do filamento por cerca de meio segundo para trazê-lo para a temperatura de operação adequada e, em seguida, aplica-se energia ao circuito de alta voltagem. Em alguns modelos de circuito, uma corrente contínua de baixa tensão que passa através do filamento o mantém a uma baixa temperatura segura, reduzindo ainda mais o atraso para preaquecer o filamento. Por estas razões, um aparelho de raios X deveria ser mantido continuamente ligado durante o período de trabalho.

Alguns cronômetros de equipamentos de raios X exibem o tempo de exposição em frações de um segundo. Em algumas unidades intraorais, os tempos de exposição são predefinidos para diferentes áreas anatômicas dos maxilares e mandíbula; o tempo de exposição é expresso como o número de pulsos em uma exposição (p. ex., 3, 6, 9, 15). O número de pulsos dividido por 60 (a frequência da fonte de energia)

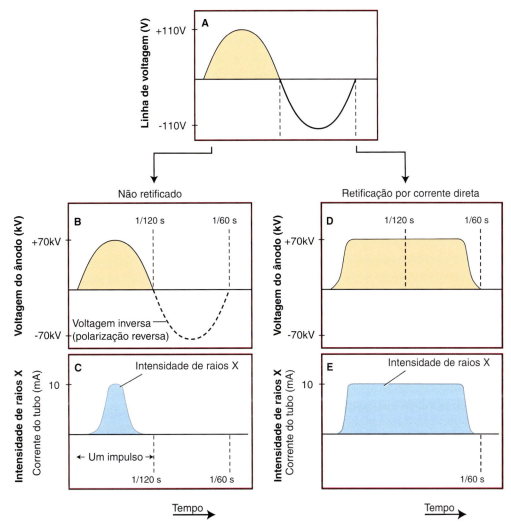

Figura 1.11 A. Tensão da linha de corrente alternada de entrada (110 V, 60 ciclos por segundo, neste caso). **B.** tensão no ânodo varia de zero até a configuração de kVp (70 kVp neste caso) **C.** A intensidade da radiação produzida no ânodo (*azul*) é fortemente dependente da tensão anódica e é maior quando a tensão do tubo está em seu pico. **D.** Potencial constante de entrada (110 V neste caso) que é mantido através do ciclo de operação. **E.** A tensão no ânodo varia de zero até a configuração kVp (70 kVp neste caso). Note que o aumento e a diminuição da diferença de potencial no início e no final do ciclo são rápidas. A intensidade da radiação produzida no ânodo (*azul*) é maior com consideravelmente menos heterogeneidade de energia de fótons. (Modificada de Johns HE, Cunningham JR. *The Physics of Radiology*. 3 ed. Springfield, IL: Charles C Thomas; 1974.)

fornece o tempo de exposição em segundos. Uma configuração de 30 pulsos significa que haverá 30 pulsos de radiação, equivalentes a uma exposição de 0,5 segundo (Quadro 1.2).

Potência do tubo e ciclo de trabalho

Tubos de raios X produzem calor no alvo enquanto operam. O acúmulo de calor no ânodo é medido em unidades de calor (UC), sendo que UC = kVp × mA × segundos. A capacidade de armazenamento de calor para ânodos de tubo diagnóstico odontológico é aproximadamente de 20 kHU. O calor é removido do alvo por condução para a haste de cobre onde está incrustado o ânodo e depois para o óleo circundante e cabeçote do tubo e por convecção para a atmosfera.

Cada aparelho de raios X vem com um **gráfico de avaliação do tubo** que descreve o maior tempo de exposição que o tubo pode ser energizado para uma gama de valores de voltagem (kVp) e corrente de tubo (mA) sem risco de danos no alvo devido ao superaquecimento. Estas avaliações dos tubos geralmente não restringem o uso do tubo para radiografia intraoral. **Ciclo de trabalho** refere-se à frequência com a qual podem ser feitas exposições sucessivas sem provocar o superaquecimento do ânodo. O intervalo entre exposições sucessivas deve ser suficientemente longo para a dissipação do calor. Esta característica é uma função do tamanho do ânodo, da exposição kVp e mA e do método usado para resfriar o tubo. Um ciclo de trabalho típico é 1:60, o que significa que pode se fazer uma segunda exposição de 1 segundo a cada 60 segundos.

> **QUADRO 1.2 Aplicações práticas dos controles de exposições.**
>
> Em muitos equipamentos de raios X intraorais, a configuração de mA, a configuração de kVp ou ambas são fixas. Se a configuração de mA for variável, o operador deve selecionar o maior valor de mA disponível e operar o aparelho nessa configuração; isso permite o menor tempo de exposição e minimiza a chance de movimento do paciente.
>
> Se a tensão do tubo puder ser ajustada em uma unidade radiográfica intraoral, o operador pode optar por operar em uma tensão fixa, normalmente 65 a 70 kVp. Este protocolo simplifica a seleção das configurações adequadas de exposição do paciente, utilizando apenas o tempo de exposição como meio de ajustar a localização anatômica na boca e o tamanho do paciente.
>
> O ajuste kVp é frequentemente usado para compensar a espessura do tecido do paciente, particularmente para radiografia panorâmica e cefalométrica. Uma regra prática é variar a configuração em 2 kVp/cm de espessura do tecido.

PRODUÇÃO DOS RAIOS X

A maioria dos elétrons de alta velocidade viaja do filamento para o alvo, interage com elétrons-alvo e libera sua energia na forma de calor. Ocasionalmente, estes elétrons convertem sua energia cinética em fótons de raios X pela formação da **radiação bremsstrahlung** (radiação de frenagem) e **radiação característica**.

Radiação *bremsstrahlung* (radiação de frenagem)

Fótons *bremsstrahlung* são a principal fonte de radiação de um tubo de raios X. *Bremsstrahlung* significa "radiação de frenagem" em alemão, e esses fótons são produzidos pela parada repentina ou desaceleração de elétrons de alta velocidade por núcleos de tungstênio no alvo da forma descrita a seguir.

A maioria dos elétrons em alta velocidade passa próximo ou impacta no núcleo de tungstênio (Figura 1.12A). Nessas interações, o elétron é atraído para os núcleos carregados positivamente, seu caminho é alterado em direção ao núcleo e perde parte de sua velocidade. Essa desaceleração faz com que o elétron perca energia cinética que é emitida na forma de fótons de raios X. Quanto mais próximo o elétron de alta velocidade se aproximar do núcleo, maior a atração eletrostática entre o núcleo e o elétron, e os fótons *bremsstrahlung* resultantes terão energia mais alta. A eficiência desse processo é proporcional ao quadrado do número atômico do alvo; metais com alto Z são mais eficazes na deflexão do caminho dos elétrons incidentes, e esta é a razão para a seleção de tungstênio ($Z = 74$) como material-alvo.

Ocasionalmente, os elétrons do filamento atingem diretamente o núcleo de um átomo-alvo. Quando isso acontece, toda a energia cinética do elétron é transformada em um único fóton de raios X (Figura 1.12B). A energia do fóton resultante (em keV) é numericamente igual à energia do elétron (ou seja, a tensão aplicada através do tubo de raios X naquele instante).

Interações de *bremsstrahlung* geram fótons de raios X com um espectro contínuo de energia. A energia de um feixe de raios X é geralmente descrita pela identificação do pico de voltagem operacional (em kVp). Por exemplo, um aparelho de raios X odontológico que opera a uma voltagem de pico de 70 kVp aplica uma voltagem flutuante de até 70 kVp através do tubo. Este tubo, então, produz um espectro contínuo de fótons de raios X com energias chegando a um máximo de 70 eV (Figura 1.13). As razões para este espectro contínuo são:

- A contínua variação da diferença de voltagem entre o alvo e o filamento faz com que os elétrons que colidem com o alvo tenham níveis variados de energia cinética

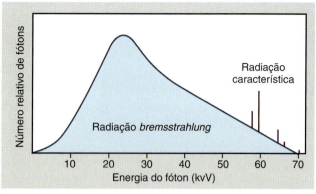

Figura 1.13 Espectro dos fótons emitidos a partir de um aparelho de raios X operando a 70 kVp. A grande preponderância de radiação é *bremsstrahlung* (azul), com uma pequena adição de radiação característica.

- Os elétrons bombardeadores passam a distâncias variadas dos núcleos de tungstênio e são, deste modo, defletidos em direções diversas. Como resultado, eles emitem valores variados de energia na forma de fótons de *bremsstrahlung*
- A maioria dos elétrons participa de muitas interações de *bremsstrahlung* no alvo, antes de perder toda sua energia cinética. Como consequência, um elétron carrega diferentes quantidades de energia, após sucessivas interações com os núcleos de tungstênio.

Radiação característica

A radiação característica contribui com apenas uma pequena fração dos fótons em um feixe de raios X. É produzida quando um elétron incidente ejeta um elétron interno do alvo de tungstênio. Quando isto acontece, um elétron de um orbital externo é rapidamente atraído para o espaço vazio no orbital interno deficiente (Figura 1.14). Quando o elétron do orbital externo substitui o elétron deslocado, um fóton é emitido com uma energia equivalente à diferença de energia entre as duas órbitas. As energias dos fótons característicos são distintas, pois representam a diferença dos níveis de energia dos orbitais dos elétrons específicos, e são características dos átomos-alvo. A produção de radiação característica não tem implicações para a radiografia dentomaxilofacial.

FATORES QUE CONTROLAM O FEIXE DE RAIOS X

Um feixe de raios X pode ser modificado pela alteração de duração de exposição do feixe (cronômetro), taxa de exposição (mA), energia (kVp e filtração), forma (colimação) ou intensidade (distância alvo-paciente).

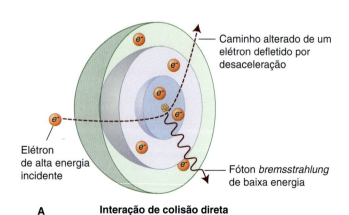

A   Interação de colisão direta

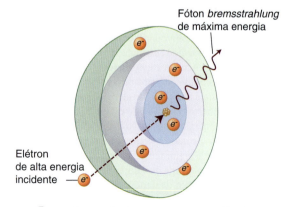

B   Interação de quase erro ou deflexão

Figura 1.12 A. A radiação *bremsstrahlung* é produzida mais frequentemente pela passagem de um elétron próximo do núcleo, que resulta em elétrons sendo defletidos e desacelerados. **B.** Menos frequentemente, a radiação *bremsstrahlung* pelo impacto direto de um elétron em um núcleo no alvo. Por uma questão de clareza, este diagrama e outras figuras semelhantes neste capítulo mostram apenas os orbitais 1s, 2s ou 3s.

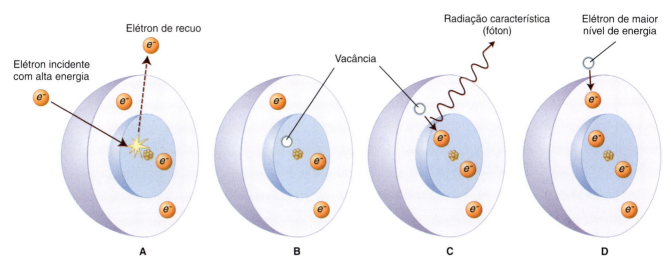

Figura 1.14 Produção de radiação característica. **A.** Um elétron incidente ejeta um elétron de um orbital interno, criando uma vacância eletrônica (**B**). **C.** Um elétron de um orbital mais externo preenche esta vaga, e um fóton é emitido com energia igual à diferença dos níveis de energia entre os dois orbitais. **D.** Elétrons de vários orbitais podem ser envolvidos, dando origem a outros fótons característicos. As energias dos fótons liberados são características da energia de transição do átomo-alvo.

Tempo de exposição (s – segundos)

Alterando-se o tempo de exposição – geralmente medido em frações de segundo (s) – modifica-se a duração da exposição e, assim, o número de fótons gerados (Figura 1.15). Quando o tempo de exposição é dobrado, o número de fótons gerado em todas as faixas de energia do espectro de emissão de raios X também é dobrado. A faixa de energia dos fótons é inalterável. Na prática, é desejável manter o tempo de exposição o mais curto possível para minimizar o desfoque do movimento do paciente.

Ajuste de miliamperagem (mA, corrente do tubo)

Do mesmo modo que os efeitos do tempo de exposição, a quantidade de radiação produzida por um tubo de raios X (*i. e.*, o número de fótons que chegam ao paciente) é diretamente proporcional ao ajuste de miliamperagem (ajuste de mA; Figura 1.16). À medida que a configuração de mA é aumentada, mais energia é aplicada ao filamento, que aquece e libera mais elétrons que colidem com o alvo para produzir radiação. Assim, como no tempo de exposição, dobrar a configuração de mA duplicará o número de fótons produzidos. O produto do ajuste de mA e do tempo de exposição (**mA × s** ou **mAs**) é frequentemente usado como um único parâmetro para denotar o número total de fótons produzidos. Por exemplo, um equipamento de raios X operando a 10 mA por 1 segundo (**10 × 1 = 10 mAs**) produz o mesmo número de fótons quando operado a 20 mA por 0,5 segundo (**20 × 0,5 = 10 mAs**). O termo **quantidade de feixe** refere-se ao número de fótons em um feixe de raios X. A linearidade e a reprodutibilidade das configurações de mA e s (segundos) são frequentemente incluídas nos programas de garantia de qualidade para equipamentos de raios X, incluindo aqueles usados em odontologia e em exames de imagem maxilofacial.

Pico de voltagem do tubo (kVp)

Aumentando-se o kVp, aumenta a diferença de potencial entre o cátodo e o ânodo, elevando, assim, a energia de cada elétron ao colidir com o alvo. Quanto maior a energia de um elétron, maior a probabilidade de que será convertido em fótons de raios X no alvo. Aumentando-se o kVp de um equipamento de raios X elevam-se:

- O número de fótons gerados
- A energia média dos fótons
- A energia máxima dos fótons (Figura 1.17).

O termo **qualidade do feixe** refere-se à energia média de um feixe de raios X.

Filtração

Embora um feixe de raios X consista em um espectro contínuo de fótons de raios X, somente fótons com energia suficiente para penetrar em estruturas anatômicas e alcançar o receptor de imagem (digital ou filme) são úteis para a radiologia diagnóstica. Fótons de baixa energia que não conseguem atingir o receptor contribuem para o risco do paciente, mas não oferecem qualquer benefício. Consequentemente, é desejável remover do feixe estes fótons de baixa energia. Esta remoção pode ser realizada, em parte, colocando-se um disco metálico (filtro) no caminho do feixe. O filtro remove preferencialmente os fótons de baixa energia do feixe, enquanto permite a passagem dos fótons de alta energia, que são capazes de contribuir para a formação da imagem radiográfica (Figura 1.18).

Filtração inerente consiste em materiais que os fótons de raios X encontram no percurso desde o ponto focal no alvo até a formação do feixe útil, na parte externa do tubo. Estes materiais incluem o invólucro de vidro da ampola de raios X, o óleo isolante que envolve muitos tubos dentais e o material que veda a janela da ampola e impede o vazamento do óleo. A filtragem inerente da maioria dos aparelhos de raios X varia ao equivalente entre 0,5 e 2 mm de alumínio.

A **filtração adicional** pode ser fornecida na forma de discos de alumínio colocados sobre a entrada no cabeçote do aparelho de raios X. A **filtração total** é a soma das filtragens inerente e adicional. Regulamentações governamentais nos EUA requerem que a filtragem total na via de um feixe de raios X odontológico seja igual ao equivalente a 1,5 mm de alumínio para um aparelho operando em até 70 kVp, e 2,5 mm de alumínio para os aparelhos operando em voltagens mais altas (Capítulo 3).

Colimação

Um colimador é uma barreira metálica com uma abertura no meio usada para restringir o tamanho do feixe de raios X e o volume de tecido irradiado (Figura 1.19). Colimadores circulares e retangulares são mais frequentemente usados em odontologia. Feixes de raios X odontológicos normalmente são colimados em um círculo de 2,75 polegadas (aproximadamente 7 cm) de diâmetro na face do paciente. Um colimador circular (Figura 1.19A) é um disco espesso de material radiopaco (normalmente chumbo) com uma abertura circular centrada na saída do cabeçote de raios X, pelo qual o feixe de raios X emerge. Tipicamente, colimadores circulares são construídos em cilindros localizadores abertos. Colimadores retangulares (Figura 1.19B) limitam ainda mais o tamanho do feixe apenas para

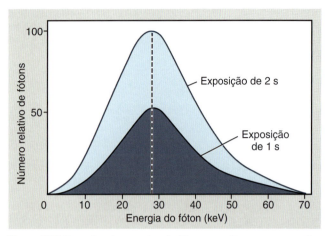

Figura 1.15 Espectro de energias de fótons gerados em um aparelho de raios X, mostrando que, à medida que o tempo de exposição aumenta (kVp e tensão do tubo mantidas constantes), o mesmo acontece com o número total de fótons. As energias média (*linha pontilhada*, aproximadamente 29 keV neste exemplo) e máxima (70 keV neste exemplo) dos feixes estão inalteradas.

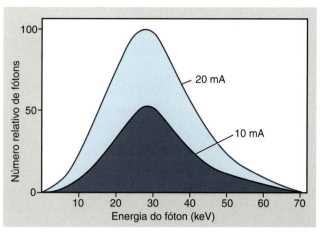

Figura 1.16 Espectro de energias de fótons gerados em um aparelho de raios X, mostrando que, à medida que a corrente do tubo (mA) aumenta (kVp e tempo de exposição mantidos constantes), o mesmo acontece com o número total de fótons. As energias média e máxima dos feixes estão inalteradas. Note a similaridade ao efeito do tempo de exposição; ver Figura 1.15.

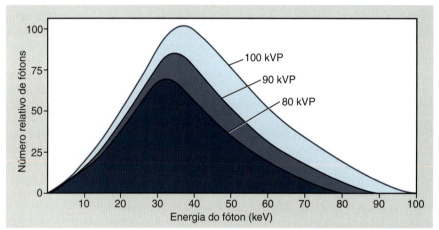

Figura 1.17 Espectro de energias de fótons gerados em um aparelho de raios X, mostrando que, à medida que o kVp é aumentado (corrente do tubo e tempo de exposição mantidos constantes), há um aumento correspondente na energia média do feixe, do número total de fótons emitidos e a da energia máxima dos fótons. Comparar com as Figuras 1.15 e 1.16.

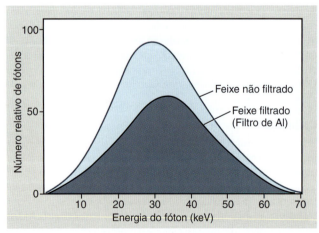

Figura 1.18 Espectro do feixe de raios X filtrado, gerado em um aparelho de raios X que mostra que um filtro de alumínio remove preferencialmente os fótons de baixa energia, reduzindo a intensidade do feixe, enquanto aumenta a energia média do feixe residual. Comparar com as Figuras 1.15 a 1.17.

torná-los levemente maiores que o filme radiográfico, reduzindo ainda mais a exposição do paciente. Alguns tipos de instrumentos para segurar o receptor de imagem também oferecem colimação retangular do feixe de raios X (Capítulos 3 e 7).

Colimadores também melhoram a qualidade da imagem. Quando um feixe de raios X é dirigido a um paciente, os tecidos moles e duros absorvem em torno de 90% dos fótons, e cerca de 10% deles passam pelo paciente para alcançarem o receptor de imagem (filme ou receptor digital). Muitos dos fótons absorvidos geram radiação dispersa dentro dos tecidos expostos, por um processo chamado **espalhamento Compton** (ver a seguir no capítulo). Estes fótons dispersos/espalhados viajam em todas as direções; alguns alcançam o receptor e degradam a qualidade da imagem. A colimação do feixe de raios X reduz, então, o volume exposto e, assim, o número de fótons dispersos/espalhados que atinge o receptor, resultando na redução da exposição do paciente e imagens melhoradas.

Lei do quadrado inverso

A intensidade de um feixe de raios X (número de fótons pela área de seção transversal por unidade de tempo de exposição) varia com a

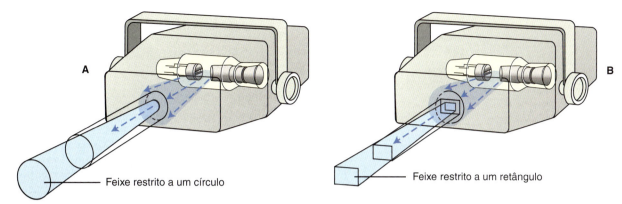

Figura 1.19 Colimação de um feixe de raios X (*azul*) é alcançada restringindo-se o seu tamanho útil. **A.** Colimador circular. **B.** Colimador retangular restringe a área de exposição apenas para torná-la maior que o tamanho do detector, e assim, reduzir a exposição desnecessária do paciente.

distância entre o objeto e o ponto focal. Para um determinado feixe, a intensidade é inversamente proporcional ao quadrado da distância da fonte (Figura 1.20). A razão para esta redução na intensidade é que o feixe de raios X se espalha à medida que se afasta da fonte. A relação é como se segue:

$$I_1 = \frac{(D_2)^2}{I_2 \, (D_1)^2}$$

em que *I* é a intensidade e *D* é a distância. Se uma dose de 4 Gy é medida a uma distância de 1 m, uma dose de 1 Gy seria encontrada a 2 m, e uma dose de 0,25 Gy seria encontrada a 4 m.

Aplicações práticas

- Alterar a distância entre o tubo de raios X e o paciente, assim como mudar de um equipamento com um tubo de cilindro curto para um com um tubo com cilindro longo, tem um efeito marcado na intensidade do feixe. Tal mudança requer uma modificação correspondente do kVp ou mA para manter a mesma intensidade no receptor de imagem
- O aumento da distância do operador a partir da fonte de raios X é um método para minimizar a dose do operador (Capítulo 3).

INTERAÇÕES DOS RAIOS X COM A MATÉRIA

Nos exames de imagem dentária e maxilofacial, o feixe de raios X que atinge a face de um paciente interage com tecidos duros e moles e atinge um sensor ou filme digital. O feixe incidente contém fótons de muitas energias, mas é espacialmente homogêneo. Ou seja, a intensidade do feixe é essencialmente uniforme do centro do feixe para fora. À medida que o feixe atravessa o paciente, o feixe é reduzido em intensidade (atenuado). Essa **atenuação** resulta da absorção de fótons individuais no feixe por átomos nos tecidos ou por fótons espalhados pelo feixe. Nas **interações da absorção**, os fótons interagem com os átomos de tecido e deixam de existir. Nas **interações de espalhamento**, os fótons também interagem com átomos de tecido, mas depois, seguem em outra direção. A frequência destas interações depende do tipo de tecido exposto (p. ex., osso *versus* tecido mole). É mais provável que o osso absorva os fótons de raios X, enquanto os tecidos moles são mais propensos a deixá-los passar. Embora o feixe incidente atingindo o paciente seja espacialmente homogêneo, o feixe remanescente – o feixe atenuado que sai do paciente – é espacialmente heterogêneo devido à absorção diferencial pelas estruturas anatômicas pelas quais passou. Essa exposição diferencial do filme ou sensor digital forma uma imagem radiográfica.

Existem três meios de atenuação do feixe em um feixe de raios X diagnóstico (Tabela 1.2):

- Absorção fotelétrica
- Efeito Compton
- Espalhamento coerente.

Além disso, aproximadamente 9% dos fótons primários passam os tecidos do paciente sem interação e atingem o receptor de imagem para formar uma imagem radiográfica (Figura 1.21 e Tabela 1.3).

ABSORÇÃO FOTELÉTRICA

A absorção fotelétrica é essencial em diagnóstico por imagem, por ser a base da formação da imagem radiográfica. Este processo acontece quando um fóton incidente interage com um elétron em um orbital mais interno do átomo no paciente. O fóton incidente perde toda a sua

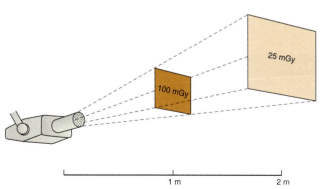

Figura 1.20 A intensidade de um feixe de raios X é inversamente proporcional ao quadrado da distância entre a fonte e o ponto de medição. Quando a distância da fonte ao alvo é dobrada, a intensidade do feixe diminui para 1/4.

TABELA 1.2 Interações de fótons de um feixe de raios X diagnóstico.

Interação	Ionização	Fuga	Implicações práticas
Absorção fotelétrica	Sim	Não	Base da formação radiográfica
Espalhamento Compton	Sim	Sim	A radiação espalhada pode degradar a imagem, além de expor os profissionais e o paciente
Espalhamento coerente	Não	Não	Mínima contribuição ao espalhamento

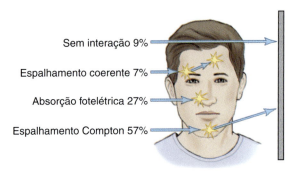

Figura 1.21 Os fótons de um feixe de raios X interagem com o objeto, primariamente pelo espalhamento Compton (57% das interações primárias), caso em que os fótons espalhados podem atingir o filme e degradar a imagem radiográfica, causando *fog*. A próxima interação mais frequente é a absorção fotelétrica (27%), na qual os fótons deixam de existir. Uma imagem radiográfica é produzida por fótons que passam através de estruturas de baixos números atômicos (tecido mole) e, preferencialmente, submetidos à absorção fotelétrica por estruturas de elevado número atômico (osso, dentes e restaurações metálicas). Poucos fótons passam relativamente por espalhamento coerente (7%) dentro do objeto, ou passam pelo objeto sem interação (9%) e expõem o receptor de imagem.

energia para o elétron e cessa sua existência. A energia absorvida pelo elétron é despendida para superar a energia de ligação, e o restante da energia permanece como a energia cinética do elétron que escapa aos limites do seu orbital (Figura 1.22). A energia cinética transmitida ao elétron (chamado de **elétron de recuo** ou **fotelétron**) é igual à energia do fóton incidente menos a energia de ligação do elétron. No caso de átomos com baixo número atômico (p. ex., átomos na maioria das moléculas), a energia de ligação é pequena e o fotelétron adquire a maior parte da energia do fóton incidente. Fotelétrons ejetados durante absorção fotelétrica viajam apenas curtas distâncias no absorvedor antes que eles desistam de sua energia por meio de ionizações secundárias.

A maioria das interações fotelétricas ocorre no orbital 1s porque a densidade da nuvem de elétrons é maior nesta região, e há maior probabilidade de interação. Aproximadamente 27% das interações em uma exposição de feixe de raios X dental envolvem absorção fotelétrica.

A interação fotelétrica causa a ionização do átomo por causa da perda de um elétron. Esta deficiência de elétrons (geralmente no orbital 1s) é instantaneamente preenchida, geralmente por um elétron 2s ou 2p, com a liberação de radiação característica (Figura 1.14). Qualquer que seja o orbital do elétron de substituição, os fótons característicos gerados são de tão baixa energia que são absorvidos dentro do paciente e não causam *fog* (embaçam) no receptor.

A probabilidade de interação fotelétrica é diretamente proporcional à **terceira potência do número atômico** (*Z*) do absorvedor, e inversamente proporcional à **terceira potência da energia do fóton incidente** (*E*).

$$\text{Probabilidade de interação fotelétrica} \propto \frac{Z^3}{E^3}$$

As implicações práticas da interação fotelétrica estão listadas no Quadro 1.3.

Espalhamento Compton

O espalhamento Compton acontece quando um fóton interage com um elétron de uma camada externa (Figura 1.23). Aproximadamente 57% das interações em uma exposição ao feixe de raios X odontológicos envolvem o espalhamento Compton. Nesta interação, o fóton incidente colide com um elétron externo, que recebe energia cinética e se desvia do ponto de impacto. A trajetória do fóton incidente é defletida por sua interação e é espalhada em uma nova direção. A energia do fóton espalhado é igual à energia do fóton incidente menos a soma da energia cinética ganha pelo elétron de recuo e sua energia de ligação. Na feixe de energia diagnóstica, a maior parte da energia é retida pelo fóton espalhado que pode causar ionizações adicionais, muitas vezes em locais de tecidos fora da circunferência do feixe incidente. Quando esses fótons espalhados alcançam o receptor de imagem, eles causam degradação da imagem.

Como na absorção fotelétrica, o espalhamento Compton resulta da perda de um elétron e da ionização do átomo do objeto. Ionizações adicionais são causadas pelos fótons espalhados e os elétrons de recuo enquanto eles percorrem os tecidos do paciente. A probabilidade de uma interação Compton é inversamente proporcional à energia do fóton e é independente do número atômico. A probabilidade de espalhamento Compton é dependente da **densidade eletrônica** do absorvedor, que é relativamente constante no tecido.

As implicações práticas da interação Compton estão listadas no Quadro 1.4.

Espalhamento coerente

O espalhamento coerente (também conhecido como **espalhamento Rayleigh, clássico ou elástico**) pode ocorrer quando um fóton incidente de baixa energia (< 10 keV) interage com um átomo inteiro. O fóton incidente torna o átomo momentaneamente excitado (Figura 1.24). O fóton incidente então deixa de existir. O átomo excitado rapidamente retorna ao estado fundamental e gera outro fóton de raios X com a mesma energia que o fóton incidente. Geralmente o fóton secundário é emitido em uma direção diferente daquela do caminho do fóton incidente. O efeito líquido é que a direção do fóton incidente de raios X é alterada (dispersa). O espalhamento coerente representa apenas cerca de 7% do número total de interações em uma exposição (Tabela 1.3). Porque nenhuma energia é transferida para o átomo biológico e não ocorrem ionizações, os efeitos biológicos do espalhamento coerente são insignificantes. Como o espalhamento coerente ocorre principalmente na faixa de energia mais baixa, o fóton espalhado tem energia insuficiente para alcançar o receptor de imagem e, portanto, o espalhamento coerente tem um impacto mínimo na degradação de imagem.

TABELA 1.3 Destino de 1 milhão de fótons incidentes em projeção *bite-wing*.

Interação	Destino do fóton incidente	Fótons primários	Fótons espalhados[a]	Total[b]
Espalhamento coerente	Dispersão a partir do átomo	74.453	78.117	152.570
Absorção fotelétrica	Ejeta o elétron interno e deixa de existir; libera fóton característico	268.104	261.041	529.145
Espalhamento Compton	Ejeta o elétron externo, ambos dispersos	565.939	549.360	1.115.300
Sem interação	Passa através do paciente	91.504	379.350	470.855
Total		1.000.000	1.267.868	2.267.869

[a]O destino dos fótons espalhados resultantes do Compton primário, fotelétrico, e interações coerentes.
[b]A soma do número total de interações fotelétricas e fótons que saem do paciente, igual ao número total de fótons incidentes.
De Gibbs SJ, comunicação pessoal, 1986.

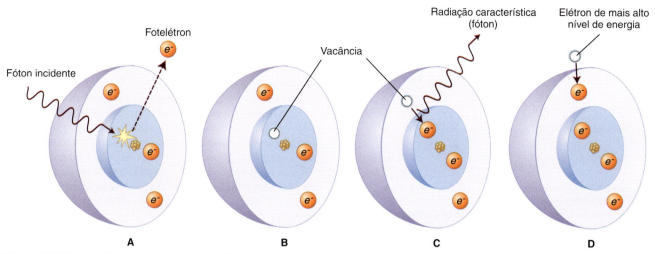

Figura 1.22 Absorção fotelétrica. **A.** A absorção fotelétrica ocorre quando um fóton incidente deixa toda sua energia para um elétron interno, o qual é ejetado do átomo (um fotelétron). Neste momento, o fóton incidente deixa de existir. **B.** O átomo ionizado tem um elétron vago no orbital interno. **C.** Um elétron de um nível de energia mais alto preenche a vaga e emite radiação característica. **D.** Todos os orbitais são subsequentemente preenchidos, completando a troca de energia.

QUADRO 1.3 Implicações práticas do efeito fotelétrico.

A absorção diferencial em vários tecidos e objetos (restaurações, por exemplo) fornece contraste radiográfico. Como o número atômico efetivo do osso compacto ($Z = 13,8$) é maior que o do tecido mole ($Z = 7,4$), a probabilidade de interação fotelétrica de fótons de raios X no osso é aproximadamente 6,5 vezes maior do que em uma espessura igual de tecido ($13,8^3/7,4^3 = 6,5$). Esta marcada diferença na absorção de fótons de raios X pelos tecidos moles e duros torna possível a produção de uma imagem radiográfica. Essa absorção fotelétrica diferencial de fótons de raios X em esmalte, dentina, polpa, osso e tecido mole é o que observamos como diferentes graus de radiopacidade na imagem radiográfica.

Causa ionização e potencial para danos biológicos.

QUADRO 1.4 Implicações práticas do efeito Compton.

Fótons espalhados viajam em todas as direções e podem sair do paciente e atingir o receptor de imagem. Esses fótons não carregam informações úteis e degradam a imagem, reduzindo o contraste.

Fótons espalhados que saem do paciente podem expor o operador.

Fótons espalhados viajam a distâncias variadas dentro dos tecidos do paciente e causam ionizações. Esta dispersão interna aumenta a dose de radiação do paciente e frequentemente expõe órgãos e tecidos fora e distantes do trajeto do feixe primário.

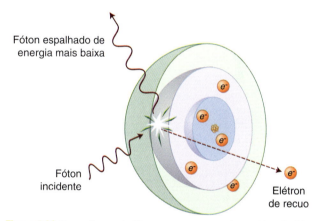

Figura 1.23 O espalhamento Compton ocorre quando um fóton incidente interage com um elétron externo, produzindo um fóton espalhado de energia mais baixa do que a do fóton incidente, e um elétron de recuo ejetado do átomo-alvo. O novo fóton espalhado viaja em uma direção diferente do fóton incidente.

Atenuação do feixe

À medida que um feixe de raios X viaja através da matéria, sua intensidade é reduzida principalmente por meio da absorção fotelétrica e do espalhamento Compton. A extensão da atenuação do feixe depende principalmente da energia do feixe e da espessura e densidade do material atenuante. Os fótons de raios X de alta energia têm maior probabilidade de penetrar na matéria, enquanto fótons de baixa energia têm maior probabilidade de serem atenuados. Quanto maior a configuração de kVp, maior a penetração do feixe resultante na matéria. Uma maneira útil de caracterizar a qualidade penetrante de um feixe de raios X é sua camada semirredutora ou de valor médio (CSR ou HVL). A HVL é a espessura de um absorvedor, como o alumínio, que reduz o número de fótons de raios X em 50%. À medida que a energia média de um feixe de raios X aumenta, o mesmo acontece com a quantidade de material necessária para reduzir a intensidade do feixe pela metade (sua CSR). As CSRs de vários materiais foram estabelecidas para uma ampla gama de energias de fótons. Isso permite que os profissionais da Física Médica calculem a espessura do material necessário e projetem uma blindagem apropriada nas instalações de radiologia diagnóstica.

A redução da intensidade do feixe também depende das características físicas do absorvedor. Materiais de alta densidade atenuam mais por causa da maior absorção fotelétrica e mais espalhamento Compton com densidade crescente. Além disso, aumentar a espessura de um absorvedor aumenta o número de interações. Um feixe monocromático de fótons, um feixe no qual todos os fótons têm a mesma energia, fornece um exemplo útil. Quando apenas os fótons primários (não dispersos) são considerados, uma fração constante do feixe é atenuada à medida que o feixe se move através de cada unidade de espessura de um absorvedor. Por exemplo, se 1,5 cm de água reduz a intensidade do feixe em 50%, o próximo 1,5 cm reduz a intensidade do feixe em outros 50% (para 25% da intensidade original), e assim por diante. Este é um padrão exponencial de absorção (Figura 1.25). O HVL descrito anteriormente é uma medida da energia do feixe descrevendo a quantidade de um absorvedor que reduz a intensidade do feixe pela metade; no exemplo anterior, o HVL é de 1,5 cm de água.

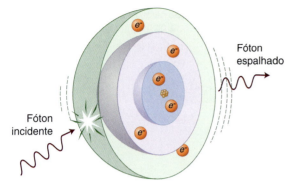

Figura 1.24 O espalhamento coerente resulta da interação de um fóton incidente de baixa energia com um átomo íntegro, fazendo com que seja momentaneamente excitado. Após esta interação, o átomo rapidamente retorna ao estado básico e emite um fóton espalhado de mesma energia, mas em um ângulo diferente daquele do caminho do fóton incidente.

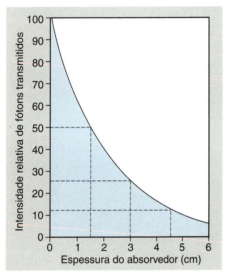

Figura 1.25 A intensidade de um feixe de raios X com energia homogênea diminui exponencialmente à medida que viaja através de um absorvedor. Neste caso, a camada de valor médio do feixe é de 1,5 cm do absorvedor – ou seja, a cada 1,5 cm, o absorvedor reduz pela metade a intensidade do feixe. A curva de um feixe de raios X heterogêneo (p. ex., um feixe de raios X dental) não cai tão abruptamente como previamente devido à remoção preferencial de fótons de baixa energia pelo absorvedor e o aumento da energia média do feixe resultante.

Em contraste com o exemplo anterior, usando um feixe monoenergético, existe uma ampla gama de energias de fótons em um feixe de raios X. Os fótons de baixa energia são muito mais prováveis de serem atenuados do que os fótons de alta energia. Assim, as camadas superficiais de um absorvedor removem fótons de baixa energia, mas transmitem muitos dos fótons de alta energia. À medida que um feixe de raios X passa por esse material, a intensidade do feixe é diminuída, com a remoção preferencial de fótons de baixa energia. Como os fótons transmitidos são predominantemente de energia mais alta, a energia média do feixe residual aumenta. O termo **endurecimento do feixe** é usado para descrever este aumento na energia média do feixe pela remoção preferencial de fótons de baixa energia.

À medida que a energia de um feixe de raios X aumenta, o mesmo acontece com a transmissão do feixe através do absorvedor. No entanto, quando a energia do fóton incidente é aumentada para corresponder à energia de ligação dos elétrons dos orbitais 1s do absorvedor, a probabilidade de absorção fotelétrica aumenta acentuadamente e o número de fótons absorvidos é grandemente aumentado. Isso é chamado de **absorção K-edge**. A probabilidade de um fóton interagir com um elétron orbital é maior quando a energia do fóton é igual à energia de ligação do elétron; diminui à medida que aumenta a energia do fóton. Fótons com energia menor que a energia de ligação de elétrons dos orbitais 1s interagem por absorção fotelétrica apenas com elétrons nos orbitais 2s ou 2p e em orbitais ainda mais distantes do núcleo. Elementos de terras raras são algumas vezes usados como filtros porque suas energias de ligação no orbital 1s, ou camada K (p. ex., 50,24 keV para gadolínio), aumentam grandemente a absorção de fótons de alta energia. Isso é desejável porque esses fótons de alta energia degradam o contraste da imagem e não são como os fótons de média energia que contribuem principalmente para a imagem radiográfica.

DOSIMETRIA

A Tabela 1.4 apresenta algumas das unidades de radiação mais frequentemente usadas e em detrimento da radiação. Literatura contemporânea usa unidades de medição de radiação do **sistema SI** (*Système International d'Unitès*), e estas serão empregadas neste livro. Unidades tradicionais e sua conversão foram incluídas para referência.

Exposição

A exposição é uma medida da capacidade de raios X ou raios ϒ de ionizar o ar. É medida como a quantidade de carga por massa de ar – **coulombs/kg**. É a medida da intensidade do campo de radiação em oposição à quantidade de radiação absorvida, embora exista uma relação direta. O roentgen foi largamente substituído pela unidade equivalente no SI de kerma no ar.

Unidade tradicional: **roentgen (R)**
1 R = 2,58 × 10⁻⁴ C/kg

Um R produzirá 2,08 × 10⁸ pares de íons em 1 cm³ de ar.

Kerma no ar

Quando a radiação interage com a matéria via absorção fotelétrica e espalhamento Compton, transfere energia para os elétrons do absorvedor. O **kerma**, um acrônimo para energia cinética liberada na matéria (*kinetic energy released in matter*), mede a energia cinética transferida de fótons para elétrons e é expresso em unidades de dose (gray [Gy]), em que 1 Gy é igual a 1 J/kg. Kerma é a soma das energias cinéticas iniciais de todas as partículas carregadas liberadas por radiação ionizante não carregada (p. ex., raios X) em uma amostra de matéria dividida pela massa da amostra. Os valores de Kerma produzidos no ar são chamados de kerma no ar. O kerma está rapidamente substituindo a medida de exposição em coulombs/kg ou R. Uma exposição de 1 R resulta em um kerma no ar de aproximadamente 8,77 mGy.

Dose absorvida

Dose absorvida é a medida da quantidade total de energia absorvida por qualquer tipo de radiação ionizante por unidade de massa ou de qualquer tipo de matéria. Ela varia com o tipo e a energia de radiação, e o tipo de matéria que absorve a energia.

Unidade no SI: gray, em que 1 Gy é igual a 1 J/kg
Unidade tradicional: rad (dose absorvida de radiação)
1 rad = 100 ergs/g do absorvedor
1 Gy = 100 rad.

Dose equivalente (radiação ponderada)

A dose equivalente (H_T) é usada para comparar os efeitos biológicos de diferentes tipos de radiação em um tecido ou órgão. Tipos de radiação

TABELA 1.4 Resumo das quantidades de radiação e unidades.

Quantidade	Descrição	Unidade SI	Unidade tradicional	Conversão
Exposição	Quantidade de ionização do ar pelos raios X ou gama	Coulomb/kg (C/kg)	Roentgen (R)	1 C/kg = 3.876 R
Kerma	Energia cinética transferida para partículas carregadas	Gray (Gy)	----------------	----------------------
Dose absorvida	Energia total absorvida por massa	Gray (Gy)	rad	1 Gy = 100 rad
Dose equivalente	Dose absorvida ponderada pela eficácia biológica do tipo de radiação usada	Sievert (Sv)	rem	1 Sv = 100 rem
Dose efetiva	Soma das doses equivalentes ponderadas pela radiossensibilidade de tecido ou órgão exposto	Sievert (Sv)	----------------	----------------------
Radioatividade	Taxa de decaimento radioativo	Becquerel (Bq)	Curie (Ci)	1 Bq = 2,7 × 10^{-11} Ci

particulados têm LET elevada e são mais prejudiciais ao tecido do que a radiação com baixa LET, como, por exemplo, raios X. Assim, a deposição de 1 Gy de partículas alfa causa muito mais danos biológicos do que 1 Gy de fótons de raios X. A dose equivalente considera não só a dose absorvida, mas também esta eficácia biológica relativa da radiação incidente usando um fator de ponderação de radiação (W_R). O W_R de fótons, a referência, é 1. O W_R de nêutrons de 5 keV e prótons de alta energia é 5, e o W_R de partículas alfa é 20. A dose equivalente (H_T) é calculada como o produto do fator de ponderação de radiação (W_R) e a média da dose absorvida sobre um tecido ou órgão (D_T).

$$H_T = W_R \times D_T$$

Unidade no SI: Sievert (Sv)
Para os raios X, 1 Sv = 1 Gy
Unidade tradicional: rem (unidade de medida equivalente de radiação em mamíferos ou roentgen – radiação biológica equivalente)
1 Sv = 100 rems.

Dose efetiva

A dose efetiva (E) é usada para estimar o risco em humanos. É difícil comparar o risco de uma exposição dental com, por exemplo, o risco de um exame radiográfico do tórax, porque diferentes tecidos com diferentes radiossensibilidades são expostos. Para permitir tais comparações, a dose efetiva é um cálculo que considera a eficácia biológica relativa de diferentes tipos de radiação e a radiossensibilidade de diferentes tecidos expostos em termos do risco de efeitos estocásticos da radiação (indução do câncer e efeitos hereditários). Fatores de ponderação de tecidos (W_T) foram desenvolvidos para fatorar a radiossensibilidade do tecido individualmente (Tabela 1.5). E é a soma dos produtos da dose equivalente para cada órgão ou tecido (H_T) e o fator de ponderação do tecido (W_T).

$$E = \sum W_T \times H_T$$

Unidade no SI: Sievert (Sv)
Unidade tradicional: rem (unidade de medida equivalente de radiação em mamíferos ou roentgen – radiação biológica equivalente)
1 Sv = 100 rems.

TABELA 1.5 Fatores de ponderação de tecidos.[a]

Tecido	Fator de ponderação de tecido (W_T)
Medula óssea, cólon, pulmão, estômago, mama, tecidos remanescentes[b]	0,12
Gônadas	0,08
Bexiga, esôfago, fígado, tireoide	0,04
Superfície óssea, cérebro, glândulas salivares, pele	0,1

[a]Publicação 103 do ICRP: Recomendações de 2007 da Comissão Internacional de Proteção Radiológica. Adrenais, região extratorácica, vesícula biliar, coração, rins, nódulos linfáticos, músculo, mucosa oral, pâncreas, próstata, intestino delgado, baço, timo, útero/colo do útero.

Radioatividade

A medida de radioatividade (A) descreve a taxa de declínio de uma amostra de material radioativo. Embora não seja diretamente aplicável à radiografia dentomaxilofacial, exames de medicina nuclear diagnóstica indicam a quantidade de radiofármaco entregue ao paciente usando as seguintes unidades.

Unidade no SI = becquerel (Bq)
1 Bq = 1 desintegração/segundo (dps)
Unidade tradicional = curie (Ci)
1 Ci = 3,7 × 10^{10} dps
1 Bq = 2,7 × 10^{-11} Ci
1 mCi = 37 megaBq.

BIBLIOGRAFIA

Bushberg JT. *The Essential Physics of Medical Imaging.* 3rd ed. Philadelphia: Lippincott Williams & Wilkins; 2012.

Bushong SC. *Radiologic Science for Technologists: Physics, Biology, and Protection.* 11th ed. St Louis: Mosby; 2017.

Greene B. *The Elegant Universe.* 1st ed. New York: Vintage; 1999.

Sacks O. *Uncle Tungsten: Memories of a Chemical Boyhood.* New York: Vintage; 2002.

The 2007 recommendations of the International Commission on Radiological Protection. IRCP Publication 103. *Ann ICRP.* 2007; 37:1-332.

2

Efeitos Biológicos da Radiação Ionizante

Sanjay M. Mallya

Fótons de um feixe de raios X diagnóstico ou terapêutico interagem com os tecidos do paciente, causando a ionização de moléculas biológicas. Essas interações iniciais ocorrem quase instantaneamente, dentro de 10^{-3} segundos após a exposição. Modificações subsequentes de moléculas biológicas ocorrem em questão de segundos a horas, e os danos causados por essas modificações podem se manifestar em horas, dias, anos e até gerações, dependendo da extensão e do tipo de dano. Este capítulo fornece conhecimentos básicos para entender os efeitos biológicos da radiação diagnóstica e terapêutica, com ênfase especial nos efeitos sobre os tecidos maxilofaciais.

CONSEQUÊNCIAS QUÍMICAS E BIOMECÂNICAS DA ABSORÇÃO DA RADIAÇÃO

Os efeitos biológicos da radiação ionizante ocorrem por meio de ações diretas e indiretas (Figura 2.1). Nas *ações diretas*, o fóton interage diretamente com e uma macromolécula biológica e a ioniza. Os elétrons livres produzidos pela interação de ionização (*elétrons secundários*) também podem interagir diretamente com macromoléculas biológicas.

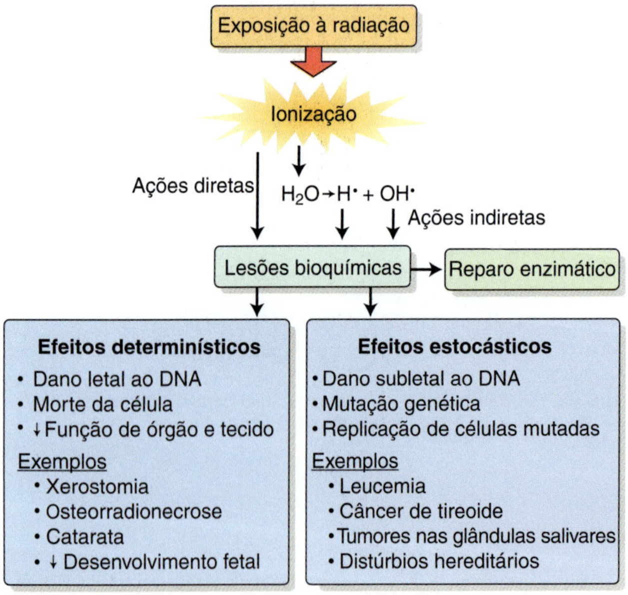

Figura 2.1 Visão geral dos eventos após a exposição de humanos à radiação ionizante. A ionização inicial, os efeitos diretos e indiretos e as mudanças moleculares iniciais em moléculas orgânicas ocorrem em menos de um segundo. O reparo enzimático ou desenvolvimento de lesões bioquímicas ocorre em minutos ou horas. Os efeitos determinísticos e estocásticos ocorrem durante uma escala de tempo de meses, décadas ou gerações. *DNA*, ácido desoxirribonucleico.

Em contraste, nas *ações indiretas*, fótons e elétrons secundários interagem com a água e os produtos da ionização da água causam danos biológicos. Ações diretas e indiretas produzem *radicais livres* instáveis – átomos ou moléculas com um elétron desemparelhado no orbital de valência. Os radicais livres são extremamente reativos e têm vidas muito curtas. Os radicais livres desempenham um papel dominante na produção de alterações moleculares em moléculas biológicas.

Ações diretas

Nas **ações diretas**, moléculas biológicas (denotadas RH, em que *R* é a molécula e *H* é um átomo de hidrogênio) absorvem energia da radiação ionizante e, dentro de 10^{-10} segundos, formam radicais livres instáveis. Estes radicais livres rapidamente se reorganizam para configurações estáveis pela dissociação (separação) ou *cross-linking* (ligação cruzada; união de duas moléculas).

$$\text{Radiação X} + \text{RH} \rightarrow \text{R}^\bullet + \text{H}^+ + \text{e}^-$$

Destruição de radicais livres:

$$\text{R}^\bullet \rightarrow \text{X} + \text{Y}^\bullet \text{ (Dissociação)}$$
$$\text{R}^\bullet + \text{S}^\bullet \rightarrow \text{RS (Ligação cruzada)}$$

Como as moléculas biológicas alteradas diferem estrutural e funcionalmente das moléculas originais, a consequência é mudança biológica no organismo irradiado. *Ações diretas prevalecem com radiações com alta transferência linear de energia (LET) e são menos predominantes com radiações com LET reduzida como os raios X e gama.*

Ações indiretas

Nas **ações indiretas**, a interação inicial de um fóton ocorre com uma molécula de água – que constitui aproximadamente 70% das células dos mamíferos. *As ações indiretas são o modo predominante de dano biológico induzido pela radiação X.* A radiação ionizante inicia uma série complexa de alterações químicas na água, coletivamente referidas como **radiólise da água**. As séries iniciais de interações de fótons de raios X com água produzem radicais livres de hidrogênio ($\text{H}^\bullet$) e hidroxila ($\text{OH}^\bullet$) que interagem com macromoléculas biológicas. *O radical hidroxila é altamente reativo e estima-se que cause dois terços do dano biológico às células de mamíferos a partir dos raios X.* Os radicais livres orgânicos resultantes são instáveis e se transformam em moléculas alteradas e estáveis, como descrito na seção anterior sobre efeitos diretos. Estas moléculas alteradas têm propriedades químicas e biológicas diferentes das moléculas originais.

$$\text{Radiação X} + \text{H}_2\text{O} \rightarrow \text{H}^\bullet + \text{OH}^\bullet$$
$$\text{R-H} + \text{OH}^\bullet \rightarrow \text{R}^\bullet + \text{H}_2\text{O}$$
$$\text{R-H} + \text{H}^\bullet \rightarrow \text{R}^\bullet + \text{H}_2$$

A presença de oxigênio dissolvido, como é o caso em tecidos normais, modifica significativamente as espécies de radicais livres formadas durante a radiólise. Na presença de oxigênio, hidroperoxila e peróxido de hidrogênio são formados – estes são agentes oxidantes fortes que contribuem significativamente para as ações indiretas.

$$H^\bullet + O_2 \rightarrow HO_2^\bullet$$
$$HO_2^\bullet + HO_2^\bullet \rightarrow H_2O_2 + O_2$$

Ácido desoxirribonucleico (DNA), dano cromossômico e resposta ao dano

Dano ao ácido desoxirribonucleico (DNA) de uma célula é a causa primária de morte celular induzida por radiação, mutações hereditárias (genéticas) e formação de câncer (carcinogênese). Radiação ionizante, via produção de radicais livres, produz muitos tipos diferentes de alterações no DNA, incluindo:

- Dano de base
- Quebras de fita simples
- Quebras de fita dupla
- Ligações cruzadas DNA-DNA e DNA-proteína.

As células de mamíferos desenvolveram mecanismos intricados para responder aos danos no DNA. Estes incluem moléculas sensoras que reconhecem os tipos de danos no DNA e vias de transdução de sinal que ativam ou regulam os mecanismos de reparo do DNA. O *reparo de excisão de base* e os mecanismos de *reparo de excisão de nucleotídios* reparam eficientemente a maior parte dos danos de base, quebras de fita simples e ligações cruzadas de DNA. A quebra da fita dupla de DNA é o tipo de dano mais importante e acredita-se que seja o evento prejudicial para a morte celular, indução de tumor e efeitos hereditários da radiação ionizante. Quebras de fita dupla e DNA são reparadas por junção de *extremidades não homólogas* ou *recombinação homóloga*. A junção não homóloga é um mecanismo propenso a erros e é responsável por muitas das mutações induzidas pela radiação ionizante. A radiação ionizante pode também causar danos agrupados ao DNA – dois ou mais danos espaçados (danos de base, quebras de fita) ocorrendo dentro de duas voltas da hélice de DNA (Figura 2.2). O padrão de deposição de energia de um único fóton de raios X pode causar esses *clusters* de danos, que são pensados para serem lesões críticas para morte celular e mutagênese.

O DNA no núcleo dos eucariotos é distribuído nos cromossomos. Cada cromossomo é uma molécula longa de DNA associada a proteínas que dobram e embalam o DNA em uma estrutura compacta.

As células somáticas humanas possuem 46 cromossomos. Durante a fase S do ciclo celular (Figura 2.3), os cromossomos são duplicados e as duas **cromátides-filhas (irmãs)** são mantidas juntas em uma região chamada centrômero. Durante a mitose, as cromátides-filhas se separam no centrômero e são segregadas nas células-filhas. Este processo é rigorosamente regulado para garantir que cada célula-filha receba o complemento cromossômico apropriado. Uma quebra de fita dupla de DNA provoca uma quebra na integridade do cromossomo. Se as quebras se juntarem com fidelidade para recriar o cromossomo intacto original, o dano não será reconhecido. No entanto, a falha em reunir ou a junção incorreta de extremidades cromossômicas quebradas resultará em aberrações.

Quando uma quebra de fita de DNA ocorre antes da duplicação cromossômica (G₁ e fase S inicial do ciclo celular; Figura 2.3), a quebra é replicada e ambas as cromátides-filhas levarão o dano. Aberrações resultantes são denominadas **aberrações cromossômicas** (Figura 2.4A). Se a célula for irradiada após a duplicação cromossômica, a quebra ocorrerá em apenas uma das cromátides-filhas e produzirá uma **aberração da cromátide** (Figura 2.4B). A frequência de aberra-

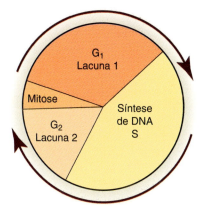

Figura 2.3 Ciclo da célula. Uma célula proliferativa se move no ciclo a partir da fase de mitose quando os cromossomos são condensados o visíveis na lacuna 1 (G₁; do inglês *gap 1*) no período de síntese do ácido desoxirribonucleico (*DNA*) (S) na lacuna 2 (G₂) para a próxima mitose. As células são mais radiossensíveis em G₂ e na fase de mitose, e menos sensíveis na fase G₁, e muito menos sensíveis durante a última parte da fase S.

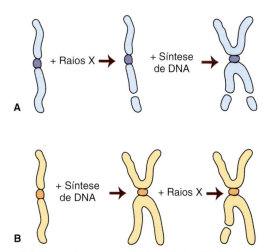

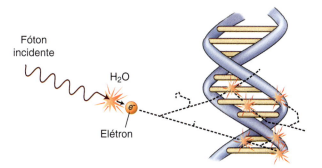

Figura 2.2 Danos em *cluster* ao ácido desoxirribonucleico (*DNA*). Um único fóton pode causar várias ionizações em DNA, resultando em um *cluster* de danos ao DNA. Neste caso, um fóton incidente provoca a ionização de uma molécula de água, e o elétron de recuo provoca um *cluster* de dano em vários locais em uma molécula de DNA. Este *cluster* de dano é de difícil reparação e acredita-se ser responsável pela maioria das mortes de células por radiação, carcinogênese e efeitos hereditários.

Figura 2.4 Aberrações cromossômicas. **A.** Irradiação antes da síntese do ácido desoxirribonucleico (*DNA*) resulta em uma aberração de braço duplo (cromossomo) porque o dano é replicado na próxima fase S e torna-se visível na fase seguinte de mitose. **B.** Irradiação de uma célula após a síntese de DNA resulta em uma aberração de braço único (cromátide).

ções é geralmente proporcional à dose de radiação recebida. Algumas aberrações são letais para o *cromossomo da célula, cromossomo dicêntrico* e *ponte anafásica* (Figura 2.5A a C) – e causam a morte celular durante a mitose. Outros tipos de aberrações não são letais e incluem translocações e *pequenas deleções* (Figura 2.5D e E). Essas aberrações não letais podem causar indução de tumor e efeitos hereditários da radiação.

EFEITOS DETERMINÍSTICOS E ESTOCÁSTICOS

Existem duas categorias fundamentais de efeitos biológicos radioinduzidos – estocásticos e determinísticos. As diferenças entre estes efeitos são resumidas na Tabela 2.1. A diferença característica entre estas duas categorias é o limiar de dose para a sua ocorrência. Efeitos estocásticos não exibem um limiar de dose, ao passo que os efeitos determinísticos manifestam-se apenas quando a dose de radiação excede um determinado limiar. Doses de radiação diagnóstica colocam o paciente em risco de efeitos estocásticos, mas não efeitos determinísticos.

Efeitos estocásticos

Um resultado do dano ao DNA induzido por radiação é que a célula sobrevive, mas com mutação do seu DNA. Efeitos estocásticos são a consequência de tais alterações subletais no DNA de uma célula individual. A manifestação de um efeito estocástico é dependente do tipo de célula individual danificada. Por exemplo, os efeitos hereditários só se manifestarão se a mutação tiver ocorrido em uma célula germinativa. A causa de um efeito estocástico também é dependente da mutação específica induzida no DNA. Por exemplo, para que ocorra a carcinogênese, a mutação deve conferir a essa célula específica uma vantagem de crescimento.

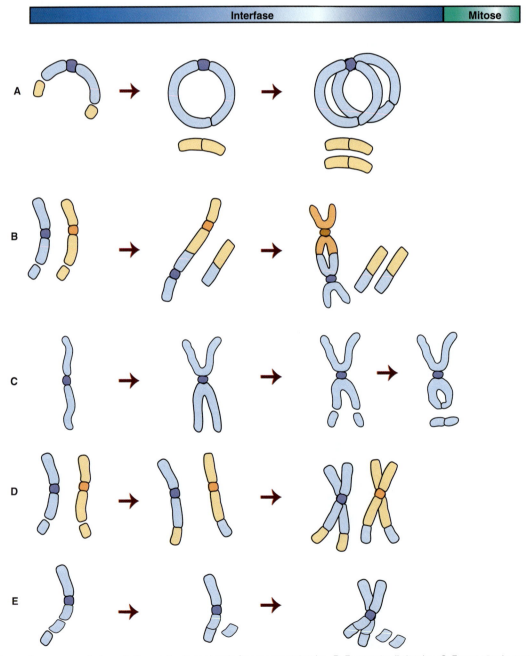

Figura 2.5 Aberrações cromossômicas. **A.** Formação do anel mais fragmento acêntrico. **B.** Formação dicêntrica. **C.** Formação de ponte anafásica. **D.** Translocação. **E.** Deleção. A ocorrência de eventos de quebra e fusão na fase de ciclo celular é denotada pela barra no topo.

CAPÍTULO 2 — Efeitos Biológicos da Radiação Ionizante

TABELA 2.1 Comparação dos efeitos determinísticos e estocásticos da radiação.

	Efeitos determinísticos	Efeitos estocásticos
Causados por Doses limiares	Dano subletal ao DNA Não Não há mínima dose-limite. Efeito pode ser causado por qualquer dose de radiação	Morte celular Sim Efeito ocorre apenas quando a dose-limite é excedida
Gravidade de efeitos clínicos e dose	Gravidade de efeitos clínicos é independente da dose; resposta de tudo ou nada – um indivíduo ou manifesta efeito ou não	Gravidade de efeitos clínicos é proporcional à dose; quanto maior a dose, mais grave o efeito
Relação entre dose e efeito	Frequência de efeito proporcional à dose; quanto maior a dose, maior o risco de manifestar o efeito	Probabilidade de efeito independente da dose; a maioria dos indivíduos manifesta efeito quando a dose-limite é excedida
Causado por doses usadas em radiodiagnóstico	Sim	Não
Exemplos	Câncer radioinduzido Efeitos hereditários Câncer de pele radioinduzido	Osteonecrose Formação de catarata radioinduzida Queimaduras na pele radioinduzidas

QUADRO 2.1 Fatores gerais do câncer radioinduzido.

- Os cânceres induzidos por radiação são clínica e histologicamente indistinguíveis de cânceres esporádicos ou induzidos por produtos químicos
- Certos tecidos, por exemplo, a mama feminina e a glândula tireoide, são mais sensíveis aos efeitos carcinogênicos da radiação ionizante
- Há um longo período latente, variando de anos a décadas, entre a exposição à radiação e a ocorrência de câncer
- O risco de indução de tumor radioinduzido é aproximadamente três vezes maior em crianças do que em adultos.

Considera-se que os efeitos estocásticos ocorram sem um limiar de dose. Esta crença é moldada pela nossa compreensão atual do mecanismo molecular de reparo de danos no DNA.

- Um único fóton de raios X tem o potencial de causar uma mutação no DNA. Assim, mesmo a menor dose de radiação pode causar um efeito hereditário ou câncer
- À medida que aumenta a dose de radiação, o número de sítios de dano radioinduzido ao DNA é aumentado e o risco de causar doenças mutagênicas é maior. Assim, *a probabilidade de um efeito estocástico aumenta com a dose.*

Câncer radioinduzido

A carcinogênese é um processo de várias etapas no qual uma célula acumula mutações no DNA que lhe proporcionam uma vantagem seletiva de crescimento. Estas mutações podem ocorrer esporadicamente ou podem ser causadas por agentes exógenos tais como produtos químicos e radiação ionizante. Há fortes evidências de que a radiação ionizante causa câncer e é o mais importante efeito da radiação diagnóstica. Nossa compreensão atual da base molecular mecanicista para o câncer induzido por radiação se baseia em estudos de células e animais em cultura, e populações humanas que foram expostas a radiações ionizantes, acidentalmente ou para fins médicos. Em particular, os estudos da população humana forneceram informações sobre sensibilidades teciduais e estimativas de risco para carcinogênese. Tais populações incluem pintores de mostradores luminosos de rádio, crianças irradiadas para tratar infecções do couro cabeludo, mulheres que se submeteram a repetidas fluoroscopias para monitorar a tuberculose e sobreviventes das explosões da bomba atômica e do acidente radioativo em Chernobyl. As conclusões gerais que emergem desses estudos estão listadas no Quadro 2.1.

Câncer raioinduzido em tecidos em risco por radiografia diagnóstica maxilofacial é discutido a seguir.

Leucemia. A incidência de leucemia (que não a doença leucemia linfocítica crônica) aumenta após a exposição da medula óssea à radiação. Os riscos são maiores em crianças, com um pico de aproximadamente 7 anos e cessando após aproximadamente 30 anos.

Câncer de tireoide. A incidência de carcinomas da tireoide, predominantemente carcinomas papilares da tireoide, aumenta em humanos após a exposição à radiação. Existe uma forte dependência da idade à exposição – suscetibilidade ao câncer de tireoide radioinduzido é maior em crianças do que em adultos. Há pouca evidência para uma dose-resposta para indivíduos expostos durante a idade adulta. As mulheres são 2 a 3 vezes mais suscetíveis que os homens para cânceres de tireoide radiogênico e espontâneo.

Tumores da glândula salivar. A incidência de tumores nas glândulas salivares, tanto benignos quanto malignos, está aumentada em pacientes tratados com irradiação para doenças de cabeça e pescoço e em sobreviventes das bombas atômicas lançadas sobre o Japão. A maioria dos tumores era benigna, com o tumor de Warthin sendo o mais frequente. Entre os tumores malignos, a frequência de tumor mucoepidermoide foi maior.

Uma associação entre tumores das glândulas salivares e radiografia tem sido demonstrada, embora esta associação seja provavelmente consequência de mais radiografias dentárias feitas para investigar sintomas de um tumor existente, em vez de as doses de radiação dental serem capazes de induzir tumores.

Câncer de mama. A mama feminina é altamente sensível ao câncer radioinduzido. Estudos de várias coortes demonstram uma relação entre risco e dose. O risco é significativamente maior quando a exposição ocorre antes dos 20 anos.

Cânceres do cérebro e do sistema nervoso. Pacientes expostos ao diagnóstico por exames radiográficos no útero e a doses terapêuticas na infância ou como adultos (dose média no mesencéfalo de aproximadamente 1 Gy) apresentam número excessivo de tumores cerebrais malignos e benignos. Estudos de caso-controle mostraram uma associação entre meningiomas intracranianos e radiografia médica ou odontológica prévia. No entanto, esta associação é provavelmente devido a mais radiografias dentárias que foram realizadas em resposta à dor facial referida do tumor, em vez de a radiação ser capaz de causar mais meningiomas.

Efeitos hereditários

Efeitos hereditários são mudanças observadas na prole de indivíduos irradiados. Eles são a consequência de danos no DNA em células germinativas. Em baixos níveis de exposição, como os encontrados em odontologia, são muito menos importantes do que a carcinogênese. Nosso conhecimento dos efeitos hereditários de radiação em humanos vem, em grande parte, dos sobreviventes da bomba atômica. Até o momento, nenhum dano genético relacionado à radiação foi demonstrado. Nenhum aumento ocorreu em resultado adverso da gravidez, leucemia ou outros cânceres, ou prejuízo do crescimento e desenvolvimento nos filhos de sobreviventes da bomba atômica. Da mesma forma, estudos dos filhos de pacientes que receberam radio-

PARTE 1 Fundamentos

terapia não mostram aumento detectável na frequência de doenças genéticas. Esses achados não excluem a possibilidade de esse dano ocorrer em uma frequência muito baixa.

Efeitos determinísticos

Os efeitos determinísticos da radiação são causados pela morte celular e são consequência da morte celular na função de um tecido ou órgão. Efeitos determinísticos se manifestam apenas quando a exposição à radiação de um órgão ou tecido excede um limiar. A magnitude dessa dose limiar é dependente do tipo de tecido. Em doses abaixo do limiar, o efeito não ocorre. A maioria dos indivíduos que recebem doses superiores ao limiar desenvolverá o efeito. A gravidade deste efeito é proporcional à dose: quanto maior a dose, mais grave o efeito. Exames radiológicos de diagnóstico são projetados para manter a dose abaixo da dose-limite, e, assim, os efeitos determinísticos não são encontrados na radiografia maxilofacial diagnóstica. No entanto, os dentistas frequentemente encontram pacientes submetidos a radioterapia de câncer de cabeça e pescoço. Estes protocolos terapêuticos fornecem doses que excedem o limiar para vários tecidos, e tais efeitos são descritos na próxima seção.

Morte celular

Morte mitótica. O modo predominante de morte celular radioinduzida é a *morte mitótica (ou catástrofe mitótica)*, resultante de aberrações cromossômicas e cromátides letais (Figura 2.5). A sensibilidade de uma célula a este modo de morte é determinada por sua taxa mitótica e grau de diferenciação. Esta relação é referida como a lei de Bergonié e Tribondeau, em homenagem aos radiobiólogos que descreveram este princípio.

$$\text{Radiossensibilidade celular à morte} \propto \frac{\text{taxa mitótica}}{\text{grau de diferenciação}}$$

Esta regra prevê que as células em rápida divisão serão mais radiossensíveis e células especializadas pós-mitóticas serão mais radiorresistentes; isso vale para a maioria dos tipos de células. Com base no trabalho de Bergonié e Tribondeau, Casarett descreveu categorias distintas de tipos de células com base em sua radiossensibilidade (Tabela 2.2). Este sistema de classificação ajuda a entender a sensibilidade de tecidos e órgãos individuais para manifestar efeitos determinísticos.

Apoptose. Os linfócitos são as mais radiossensíveis células dos mamíferos e são uma exceção à lei de Bergonié e Tribondeau. Da mesma forma, ácinos serosos das glândulas salivares são altamente radiossensíveis, embora eles não se dividam rapidamente. Nestes tipos de células, a *apoptose* é o modo predominante de morte induzida por radiação. Neste mecanismo, os danos de radiação induzem uma cascata programada de eventos que rapidamente causam a morte celular dentro de horas após a exposição à radiação. Ao contrário da morte mitótica, a morte apoptótica não requer que a célula sofra mitose, e a célula morre em interfase. Há fortes evidências de que os sinais iniciais de apoptose são desencadeados por danos no DNA induzidos pela radiação. O gene supressor de tumor *p53* é um importante regulador da apoptose.

Evidência recente de células cultivadas demonstrou um *efeito espectador*, em que as células que estão na proximidade de células irradiadas, mas não expostas diretamente, exibem danos induzidos pela radiação. A contribuição deste efeito à morte celular *in vivo* é ainda indeterminada.

A radiossensibilidade de um tecido ou órgão depende da dose de radiação e da sensibilidade dos seus tipos de células constituintes (Quadro 2.2). Manifestação de um efeito determinístico reflete as consequências da morte celular sobre a função do tecido ou órgão irradiado. Efeitos a curto prazo podem se tornar aparentes em horas ou dias e são consequentes a uma redução no número de células maduras nos tecidos. Os efeitos determinísticos a longo prazo (desenvolvidos em meses e anos após a exposição) são causados por morte de células em replicação, substituição por tecido fibroso e dano para a vasculatura fina.

Efeitos determinísticos da radiação em embriões e fetos

Os embriões e fetos são consideravelmente mais radiossensíveis do que os adultos, porque a maioria das células embrionárias é relativamente indiferenciada e encontra-se em rápida mitose. Os efeitos da radiação em embriões e fetos têm sido extensivamente estudados em animais, predominantemente roedores. Os dados sobre os efeitos em embriões e fetos humanos são derivados de estudos de sobreviventes da bomba atômica, expostos *in utero*, e de crianças de mulheres expostas à radiação diagnóstica ou terapêutica durante a gravidez. As conclusões gerais desses estudos são resumidas a seguir

- Os efeitos dependem da dose e da idade gestacional por ocasião da irradiação
- Irradiação durante o pré-implante (0 a 9 dias em humanos) causa morte embrionária. O limiar para este efeito é estimado como sendo 100 mGy – aproximadamente 14.000 vezes mais que a dose fetal de exames radiográficos odontológicos. Em comparação, a dose para um embrião e feto de radiação de fundo natural é de aproximadamente 0,5 a 1 mSv durante os 9 meses de gestação
- Em humanos, a irradiação fetal está associada a microcefalia (irradiação entre 8 e 15 semanas de gestação) e retardo mental (irra-

QUADRO 2.2 Radiossensibilidade relativa de vários órgãos.

Alta	Intermediária	Baixa
Órgãos linfoides	Vasculatura fina	Neurônios
Medula óssea	Cartilagem em crescimento	Músculo
Testículos	Osso em crescimento	
Intestinos	Glândulas salivares	
Revestimento mucoso	Pulmões	
	Rim	
	Fígado	

TABELA 2.2 Categorização de Casarett de tipos celulares por radiossensibilidade.

Radiossensibilidade	Categoria	Características		Exemplos
		Divisão celular	Estado de diferenciação	
Alta	I. Intermitótica vegetativa	Rápida	Indiferenciada	Células basais da mucosa oral, células-tronco da medula óssea
↑				
Intermediaria	II. Diferenciação intermitótica	Regular	Alguma diferenciação	Mielócitos, espermatócitos
	III. Tecido conjuntivo multipotente			Fibroblastos, células endoteliais
↓	IV. Reversão pós-mitose	Não regular, mas pode ser estimulado a dividir	Totalmente diferenciado	Hepatócitos
Baixa	V. Fixa pós-mitose	Não	Altamente diferenciado	Neurônios, células musculares

Modificada de Rubin P, Casarett GW. Clinical Radiation Pathology. Philadelphia: W.B. Saunders; 1968.

diação entre 8 e 25 semanas de gestação). A dose-limite para esses efeitos é de 0,3 Gy – aproximadamente 42.000 vezes maior que as doses fetais de exames radiográficos dentomaxilofaciais.

Catarata

Danos por radiação ionizante no cristalino do olho induzem catarata – turvação ou opacificação da lente. Recentemente, a International Comission on Radiological Protection (ICRP) propôs uma redução no limiar de dose para indução de catarata – 0,5 Gy para baixas radiações LET como raios X, substituindo estimativas anteriores de 2 Gy. O National Council on Radiation Protection and Measurements (NCRP) estima que a dose limiar seja ligeiramente superior, de 1 a 2 Gy, para cataratas que prejudiquem a visão. A dose absorvida na lente do olho durante exames radiográficos dentomaxilofaciais varia de 0,02 a 0,4 mGy – pelo menos 1.250 vezes menor que a estimativa conservadora da ICRP.

RADIOTERAPIA ENVOLVENDO A CAVIDADE ORAL

Dentistas costumam atender pacientes que estejam passando por terapia de radiação ou que tenham recebido tal tratamento para o tratamento de malignidades da cabeça e do pescoço. Muitas vezes, a abordagem radioterápica é combinada com cirurgia e quimioterapia.

O tratamento com radiação é administrado em várias doses diárias (frações). Tal fracionamento da dose total de raios X proporciona maior destruição do tumor do que é possível com uma dose única grande. O fracionamento também permite o aumento da reparação celular dos tecidos normais circundantes que estão inevitavelmente expostos. O fracionamento também aumenta a pressão média de oxigênio em um tumor irradiado, tornando as células tumorais mais radiossensíveis. Isto resulta na morte rápida de células tumorais em divisão e no encolhimento da massa tumoral após as primeiras frações, reduzindo a distância que o oxigênio deve percorrer para difundir-se da vasculatura fina através do tumor para alcançar as células tumorais viáveis restantes. Normalmente, 2 Gy são liberados diariamente para uma exposição semanal de 10 Gy. O curso de radioterapia continua por 6 a 7 semanas, até que um total de 60 a 70 Gy seja administrado. A Figura 2.6 resume a sequência temporal de ocorrência de complicações orais desta terapia. Nos últimos anos, uma nova técnica tridimensional chamada radioterapia modulada por intensidade (IMRT; do inglês, *intensity modulated radiation therapy*) tem sido usada para controlar a distribuição da dose com alta precisão, minimizando a exposição a tecidos normais adjacentes.

Mucosa oral

A mucosa oral contém uma camada basal composta por células progenitoras radiossensíveis em divisão rápida. Até o fim da segunda semana de terapia, a morte celular induz uma resposta inflamatória e as membranas mucosas começam a mostrar áreas de vermelhidão e inflamação (mucosite). Durante a terapia, a membrana mucosa irradiada separa-se do tecido conjuntivo subjacente e forma uma pseudomembrana branco-amarelada (a camada epitelial descamada) (Figura 2.7). No fim da terapia, a mucosite geralmente é mais grave, o desconforto está no máximo e a ingestão de alimentos é difícil. Uma boa higiene bucal minimiza a infecção. Anestésicos tópicos podem ser necessários na hora das refeições. Infecção por levedura secundária de *Candida albicans* é uma complicação comum e pode exigir tratamento.

Após a conclusão da radioterapia, a mucosa cicatriza rapidamente. A cura geralmente é concluída em aproximadamente 2 meses. No entanto, a fibrose do tecido conjuntivo subjacente faz com que a mucosa se torne atrófica, fina e relativamente avascular. Essas alterações atróficas complicam o uso da prótese porque podem causar ulcerações orais do tecido comprometido. As úlceras também podem resultar de necrose de radiação ou recorrência do tumor. Uma biopsia pode ser necessária para fazer a diferenciação.

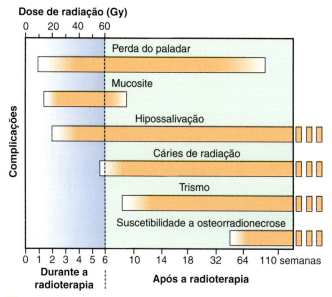

Figura 2.6 Complicações orais. Curso de tempo típico de complicações vistas durante e após um curso de tratamento de radiação para cabeça e pescoço. A *área sombreada* nas primeiras 6 semanas representa a dose acumulada. O *sombreamento dentro das barras* indica a gravidade da complicação. Observe a recuperação do paladar e a regeneração de mucosite. Mudanças persistindo após 2 anos impõem riscos à longevidade. (Adaptada de Kielbassa AM, Hinkelbein W, Hellwig E et al. Radiation-related damage to dentition. *Lancet Oncol* 2006;7:326–335.)

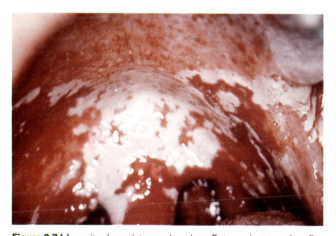

Figura 2.7 Mucosite dos palatos mole e duro. Este paciente está no fim de um tratamento de radioterapia e demonstra resposta inflamatória na mucosa oral e áreas de pseudomembrana branca. Estas são as áreas em que o epitélio oral separou-se do tecido conjuntivo subjacente.

Papilas gustativas

Papilas gustativas são sensíveis à radiação. Doses na faixa terapêutica causam perda da acuidade do paladar durante a segunda ou terceira semana de radioterapia, e a acuidade do paladar geralmente diminui em um fator de 1.000 a 10.000 durante o período de tratamento. Sabores amargos e ácidos são mais gravemente afetados quando os dois terços posteriores da língua são irradiados, e os sabores salinos e doces são mais afetados quando o terço anterior da língua é irradiado. Alterações na saliva podem, em parte, explicar essa redução. A perda de sabor é reversível e a recuperação leva de 2 a 4 meses.

Glândulas salivares

As glândulas salivares são altamente sensíveis à radiação, apesar de suas células constituintes diferenciadas. Isto é provavelmente devido à apoptose radioinduzida das células dos ácinos salivares. Protocolos de radioterapia foram uma tentativa de limitar a dose cumulativa à parótida a aproximadamente 25 Gy, de modo tal que a função salivar pudesse ser restaurada após a terapia. Este limite de dose é de 39 Gy para as glândulas submandibulares, que são mais radiorresistentes que a parótida. Na primeira semana de radioterapia, os pacientes experimentam um decréscimo de aproximadamente 50% no fluxo salivar, atribuído à apoptose dos ácinos celulares. O fluxo salivar diminui gradualmente para menos de 10% em 1 ano. Alterações tardias na glândula incluem fibrose e diminuição da vascularização, com impacto na recuperação da função da glândula salivar. A função da glândula residual é dependente da dose. Em doses menores que 45 Gy, apenas 5% dos pacientes experimentam perda permanente da função, determinada em 5 anos após a terapia. Em doses de 60 Gy e maiores, essa fração aumenta para 50%. O uso da IMRT ajudou a poupar as glândulas salivares contralaterais e, assim, minimizar a perda da função salivar.

A perda de produção de saliva resulta em xerostomia, uma debilitante consequência com impacto significativo na qualidade de vida. Os pacientes com xerostomia têm dificuldade em mastigar e engolir. As propriedades bioquímicas da saliva produzida são diferentes – a saliva tem pH médio de 5,5 em pacientes irradiados em comparação com 6,5 dos indivíduos não expostos. Este pH é baixo o suficiente para iniciar a descalcificação do esmalte normal. A capacidade de tamponamento da saliva também é diminuída. Vários substitutos da saliva estão disponíveis para ajudar a restaurar a função.

Cárie de radiação

A cárie de radiação é uma forma de cárie dentária desenfreada que pode ocorrer em pacientes com xerostomia induzida por radiação. A cárie resulta de alterações nas glândulas salivares e na saliva, incluindo fluxo reduzido, diminuição do pH, capacidade tamponante reduzida, aumento da viscosidade e flora alterada. Os pacientes que recebem radioterapia para estruturas orais têm aumentos em *Streptococcus mutans*, *Lactobacillus* e *Candida*. A saliva residual em indivíduos com xerostomia também apresenta baixa concentração de íons Ca^{2+}; isso resulta em maior solubilidade da estrutura dentária e redução da remineralização. Por causa da ação de limpeza reduzida ou ausente da saliva normal, os detritos se acumulam rapidamente.

Clinicamente, existem três padrões de cáries de radiação. O mais comum são lesões superficiais disseminadas que atacam as superfícies vestibular, oclusal, incisal e palatina (Figura 2.8). Outro tipo envolve principalmente o cemento e a dentina na região cervical. Essas lesões podem progredir ao redor dos dentes circunferencialmente e resultar em perda da coroa. O terceiro tipo aparece como uma pigmentação escura da coroa inteira. As bordas incisais podem estar marcadamente desgastadas. As combinações de todas estas lesões desenvolvem-se em alguns pacientes. A localização, o curso rápido e o ataque difundido distinguem a cárie de radiação. Há também evidências de que a cárie de radiação tenha maior probabilidade de levar a lesões inflamatórias periapicais se o osso periapical receber alta dose de radiação.

O melhor método para reduzir a cárie de radiação é a aplicação diária de um gel tópico viscoso de fluoreto de sódio neutro a 1% em moldeiras aplicadoras customizadas. Os melhores resultados são obtidos a partir de uma combinação de procedimentos odontológicos restauradores, excelente higiene bucal, dieta restrita em alimentos cariogênicos e aplicações tópicas de fluoreto de sódio. A cooperação do paciente na manutenção da higiene oral é extremamente importante porque a cárie da radiação é uma ameaça para toda a vida. Dentes com cáries grosseiras ou envolvimento periodontal são frequentemente extraídos antes da irradiação.

Dentes

O efeito nos dentes depende do estágio do desenvolvimento do dente. Se a exposição ocorrer no início do desenvolvimento, a irradiação pode destruir o germe dentário. Nos dentes parcialmente desenvolvidos, a irradiação pode inibir a diferenciação celular, causando malformações e impedindo o crescimento geral. Tal exposição pode retardar ou abortar a formação das raízes, mas o mecanismo eruptivo dos dentes é relativamente resistente à radiação. Dentes irradiados com formação de raiz alterada entram em erupção, mesmo sem raízes. Em geral, a gravidade do dano depende da dose. As crianças que recebem radioterapia nas mandíbulas e nos maxilares podem apresentar defeitos na dentição permanente, como atraso no desenvolvimento radicular, microdentes ou falha na formação de um ou mais dentes (Figura 2.9).

Osso

O dano primário ao osso maduro resulta do dano radioinduzido na vasculatura do periósteo e do osso cortical. A osteorradionecrose (ORN) é uma complicação tardia da radioterapia e ocorre quando uma área do osso irradiado se torna desvitalizada. A ORN é formalmente definida como "uma área de tecido ósseo irradiado, exposto, que não cicatriza durante um período de 3 meses, sem tumor residual ou recorrente; e quando outras causas de osteonecrose foram excluídas" (Figura 2.10). Um modelo amplamente aceito é que as mudanças microvasculares radioinduzidas criam um estado de hipoxia, hipovascularidade e hipocelularidade, perturbando, assim, a homeostase óssea normal e levando a uma ferida crônica, não cicatrizante. A fibrose induzida também contribui para o desenvolvimento de ORN. O dano celular radioinduzido desencadeia uma cascata de inflamação crônica e atividade fibroblástica desregulada ao redor das paredes dos vasos sanguíneos, exacerbando uma resposta fibrótica crônica tanto no osso quanto na mucosa sobrejacente.

A ORN normalmente se manifesta de 6 a 12 meses após a radioterapia, mas pode se desenvolver a qualquer momento, de meses a anos após a radioterapia. A incidência de ORN é aproximadamente de 5 a 7% para radioterapia convencional, IMRT e braquiterapia. A ORN é mais frequente na mandíbula do que na maxila, provavelmente devido à vascularização relativamente menor na mandíbula. O risco de ORN é dose-dependente e aumenta 11 vezes quando a dose para o osso excede 66 Gy. Quando a dose é inferior a 60 Gy, a ORN é pouco provável e raramente ocorre se a dose for inferior a 50 Gy. Fatores de risco importantes de significado clínico incluem dentes cariados, doença periodontal e traumatismo de extrações dentárias ou dentaduras mal ajustadas. A ampliação do espaço do ligamento periodontal ao longo das raízes dentárias mandibulares é um achado

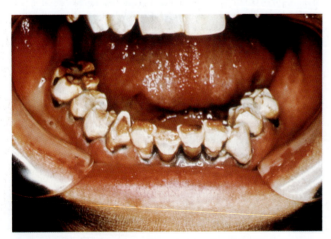

Figura 2.8 Cárie de radiação. Observe a perda extensiva da estrutura na superfície oclusal do dente mandibular resultante de xerostomia provocada pela radiação.

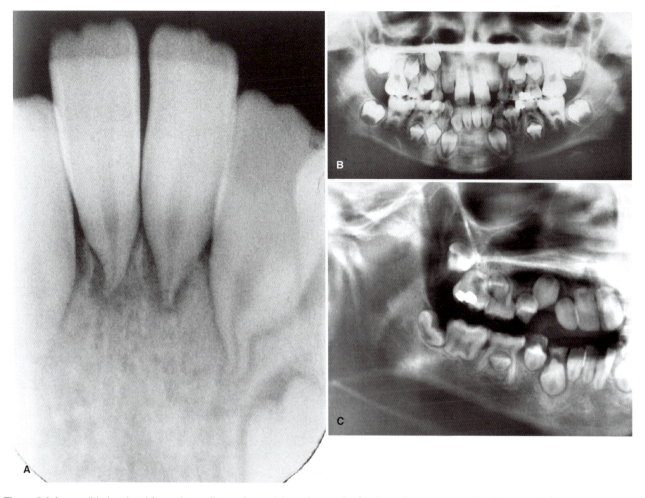

Figura 2.9 Anormalidades dentárias após a radioterapia em dois pacientes. A primeira paciente, uma menina de 9 anos de idade, recebeu 35 Gy aos 4 anos de idade em razão da doença de Hodgkin; tinha atrofia grave das raízes do incisivo com fechamento prematuro dos ápices aos 8 anos (**A**) e desenvolvimento retardado das coroas dos segundos pré-molares inferiores, além de atrofia de incisivo inferior, canino e raízes do pré-molar aos 9 anos (**B**). O segundo paciente (**C**), um menino de 10 anos de idade que recebeu 41 Gy de irradiação maxilomandibular aos 4 anos de idade, tinha grave falta de desenvolvimento das raízes em todos os dentes permanentes, com um molar primário normal. (A e B, Cortesia do Sr. P. N. Hirschmann, Leeds, UK; C, Cortesia do Dr. James Eischen, San Diego, Califórnia.)

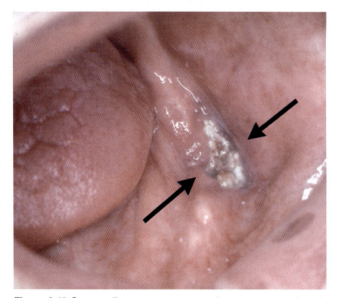

Figura 2.10 Osteorradionecrose apresentando-se como uma área de osso exposto no campo de irradiação. Observe a perda da mucosa oral (*setas*).

comum na mandíbula irradiada, mas não requer manejo se o osso adjacente não for lítico. À medida que a doença progride, a destruição óssea torna-se radiograficamente evidente como áreas radiolúcidas irregulares com ilhas radiodensas de osso necrótico ou sequestro. A destruição óssea pode ser grave o suficiente para causar fratura patológica (Figura 2.11A e B).

O atendimento odontológico pré-radioterapia é importante para minimizar o risco de ORN. Os dentes cariados devem ser restaurados antes da radioterapia. Medidas preventivas de boa higiene bucal e aplicação diária tópica de flúor devem ser enfatizadas. Dentes com cárie extensa ou com apoio periodontal ruim podem ser extraídos, permitindo de 2 a 3 semanas para as feridas de extração se curarem antes de iniciar a radioterapia.

O gerenciamento pós-terapia é igualmente importante. Exames orais periódicos e radiografias permitirão a detecção precoce de cárie e inflamação periapical. A dose de radiação de tais exposições diagnósticas é insignificante em comparação com a quantidade recebida durante a terapia e não deve impedir a realização de radiografias quando indicado. Extrações em uma área de osso irradiado devem ser realizadas com o mínimo de traumatismo cirúrgico. As próteses podem precisar ser ajustadas para minimizar o risco de feridas provocadas por prótese.

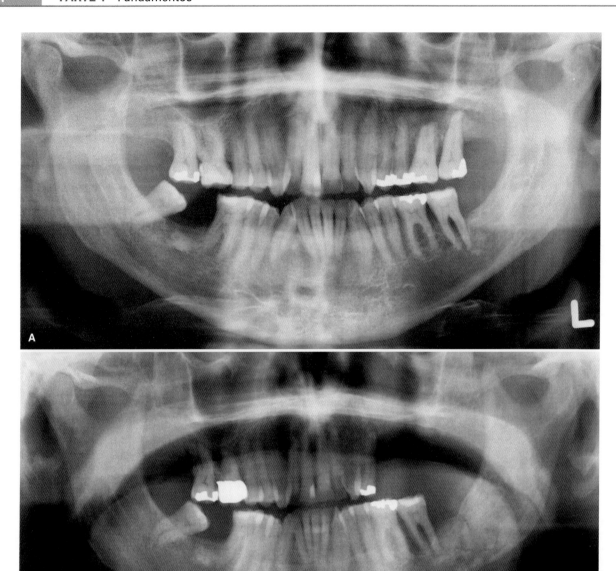

Figura 2.11 A. Radiografia panorâmica feita para avaliar os dentes e maxilares e mandíbula em um paciente em pós-radioterapia demonstra perda óssea periodontal leve. **B.** A radiografia panorâmica do mesmo paciente, realizada 3 anos depois, mostra extensa destruição óssea na região posterior do ângulo corpo-mandíbula, estendendo-se até o córtex inferior da mandíbula.

Musculatura

A radiação pode causar inflamação e fibrose, resultando em trismo nos músculos da mastigação. O masseter ou o pterigoide são os músculos geralmente envolvidos. Restrição na abertura da boca geralmente começa aproximadamente 2 meses após a conclusão da radioterapia e progride depois. Exercícios para abertura da boca são úteis para minimizar o trismo.

BIBLIOGRAFIA

Hall EJ, Giaccia AJ. *Radiobiology for the Radiologist.* 7th ed. Philadelphia: Lippincott Williams & Wilkins; 2011.

Joiner M, van der Kogel A. *Basic Clinical Radiobiology.* 4th ed. London: Hodder Arnold; 2002.

National Research Council. *Health Risks from Exposure to Low Levels of Ionizing Radiation: BEIR VII Phase.* Washington, DC: The National Academies Press; 2006.

Câncer radioinduzido

Hall EJ. Is there a place for quantitative risk assessment? *J Radiol Prot.* 2009;29(0):A171–A184.

Hanahan D, Weinberg Robert A. Hallmarks of cancer: the next generation. *Cell.* 2011;144(5):646–674.

Mossman KL. The LNT debate in radiation protection: Science vs. Policy. *Dose Response.* 2012;10(2):190–202.

Ozasa K, Shimizu Y, Suyama A, et al. Studies of the mortality of atomic bomb survivors, Report 14, 1950-2003: an overview of cancer and noncancer diseases. *Radiat Res.* 2012;177:229–243.

Preston DL, Shimizu Y, Pierce DA, et al. Studies of mortality of atomic bomb survivors. Report 13: solid cancer and noncancer disease mortality: 1950-1997. *Radiat Res.* 2003;160:381–407.

Ron E, Saftlas AF. Head and neck radiation carcinogenesis: epidemiologic evidence. *Otolaryngol Head Neck Surg.* 1996;115(5):403–408.

Tetradis S, White SC, Service SK. Dental X-rays and risk of meningioma; the Jury is still out. *J Evid Based Dent Pract.* 2012;12(3):174–177.

Catarata

Dauer LT, Ainsbury EA, Dynlacht J, et al. Guidance on radiation dose limits for the lens of the eye: overview of the recommendations in NCRP Commentary No. 26. *Int J Radiat Biol.* 2017;93(10):1–9.

Neriishi K, Nakashima E, Akahoshi M, et al. Radiation dose and cataract surgery incidence in atomic bomb survivors, 1986–2005. *Radiology.* 2012;265:167–174.

Efeitos determinísticos da radiação em embriões e fetos

Kelaranta A, Ekholm M, Toroi P, et al. Radiation exposure to foetus and breasts from dental X-ray examinations: effect of lead shields. *Dentomaxillofac Radiol.* 2016;45(1):20150095.

Wagner LK, Lester RG, Saldana LR. Exposure of the pregnant patient to diagnostic radiations. *A Guide to Medical Manangement.* Madison, Wis: Medical Physics Publishing; 1997.

Efeitos hereditários

United Nations Scientific Committee on the Effects of Atomic Radiation. Hereditary effects of radiation; 2001. http://www.unscear.org/unscear/en/publications/2001.html. Accessed January 10, 2018.

Morte celular

Eriksson D, Stigbrand T. Radiation-induced cell death mechanisms. *Tumour Biol.* 2010;31(4):363–372.

Hall EJ. The bystander effect. *Health Phys.* 2003;85(1):31–35.

Radioterapia envolvendo a cavidade oral

Chan KC, Perschbacher SE, Lam EW, et al. Mandibular changes on panoramic imaging after head and neck radiotherapy. *Oral Surg Oral Med Oral Pathol Oral Radiol.* 2016;121(6):666–672.

Chung EM, Sung EC. Dental management of chemoradiation patients. *J Calif Dent Assoc.* 2006;34:735–742.

Dahllof G. Craniofacial growth in children treated for malignant diseases. *Acta Odontol Scand.* 1998;56:378.

Delanian S, Lefaix JL. The radiation-induced fibroatrophic process: therapeutic perspective via the antioxidant pathway. *Radiother Oncol.* 2004;73(2):119–131.

Jacobson AS, Buchbinder D, Hu K, et al. Paradigm shifts in the management of osteoradionecrosis of the mandible. *Oral Oncol.* 2010;46:795–801.

Kielbassa AM, Hinkelbein W, Hellwig E, et al. Radiation-related damage to dentition. *Lancet Oncol.* 2006;7:326–335.

Mallya SM, Tetradis S. Imaging of radiation- and medication-related osteonecrosis. *Radiol Clin North Am.* 2018;56:77–89.

Marx RE. Osteoradionecrosis: a new concept of its pathophysiology. *J Oral Maxillofac Surg.* 1983;41(5):283–288.

Schwartz HC, Kagan AR. Osteoradionecrosis of the mandible: scientific basis for clinical staging. *Am J Clin Oncol.* 2002;25(2):168–171.

3

Segurança e Proteção

Sanjay M. Mallya

Dentistas devem estar preparados para apresentar a seus pacientes os benefícios e possíveis riscos envolvidos no uso dos raios X, e de descrever as medidas tomadas para reduzi-los. Este capítulo considera as fontes de exposição, as estimativas de risco da radiografia dentária e os meios para minimizar a exposição gerada por exames radiográficos.

FONTES DE EXPOSIÇÃO À RADIAÇÃO

A população em geral é exposta à radiação principalmente de fundo natural e de fontes médicas (Tabela 3.1). Essas fontes de exposição fornecem uma estrutura contextual útil para entender a magnitude da exposição à radiação diagnóstica.

Radiação de fundo

Toda a vida na Terra evoluiu em uma exposição contínua à radiação de fundo (Figura 3.1; Tabela 3.1). Radiação de fundo do espaço e várias fontes terrestres produzem média anual de dose eficaz de aproximadamente 3,1 mSv nos EUA. Há, sim, variação considerável na exposição à radiação de fundo dependendo na localização geográfica – a média global é de 2,4 mSv/ano, e a faixa global típica é de 1 a 13 mSv.

TABELA 3.1 Dose efetiva anual média de radiação ionizante.

Fonte	Dose (mSv) EUA[a]	Global[b]
Radiação de fundo natural		
Radônio	2,3	1,3
Espaço	0,3	0,4
Radionuclídeos internos	0,3	0,3
Terrestre	0,2	0,5
Subtotal da radiação de fundo	**3,1**	**2,4**
Médica		
Tomografia computadorizada	1,5	0,57
Fluoroscopia intervencionista	0,4	
Fluoroscopia e radiografias convencionais	0,3	
Odontológica	0,007	0,002
Medicina nuclear	0,8	0,03
Subtotal médico	**3,0**	**0,6**
Bens de consumo e outros	0,1	0,01
Total geral	**6,2**	**3,0**

[a]Dados do National Council on Radiation Protection and Measurements. *Ionizing Radiation Exposure of the Population of the United States.* Bethesda, MD: National Council on Radiation Protection and Measurements; 2009. NCRP Report 160.
[b]Calculado a partir das doses relatadas pelo United Nations Scientific Committee on the Effects of Atomic Radiation, UNSCEAR 2008 Report to the General Assembly, http://www.unscear.org/unscear/en/publications/2008_1.html.

Radônio e seus subprodutos

Radônio-222 é um elemento radioativo produzido como um passo intermediário no decaimento do urânio-238, uma das ocorrências mais significativamente naturais de elementos radioativos na crosta terrestre. Radônio, um gás, é lançado do chão e entra em casas e edifícios. Radônio-222 e seu produto de decaimento polônio-218 emitem partículas alfa. O radônio e seus produtos de decaimento podem ficar presos a partículas de poeira que podem ser inaladas e depositadas no epitélio brônquico no trato respiratório. Estima-se que o radônio seja responsável por aproximadamente 73% da exposição de base da população mundial. A exposição a essa quantidade de radiação pode causar de 10.000 a 20.000 mortes por câncer de pulmão por ano nos EUA, principalmente em fumantes.

Radiação espacial

A radiação espacial é proveniente do Sol ou de raios cósmicos. É composta principalmente por prótons, núcleos de hélio e de elementos mais pesados, além de outras partículas geradas pelas interações de radiação primária do espaço com a atmosfera da Terra. A exposição à radiação espacial ocorre principalmente em função da altitude, tornando-se quase duas vezes maior a cada 2.000 m, uma vez que há menos atmosfera presente para atenuar a radiação. Ao nível do mar, a exposição à radiação espacial é de aproximadamente 0,33 mSv/ano; a uma altitude de 1.600 m (aproximadamente a elevação de Denver, Colorado), sobe para cerca de 0,50 mSv/ano. A radiação espacial contribui com cerca de 11% da exposição de fundo.

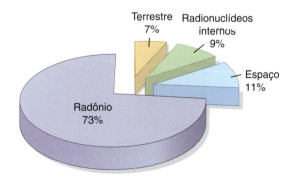

Figura 3.1 Radiação de fundo natural contribui 3,1 mSv em média por ano. A maior parte da exposição vem do radônio, mas há contribuições significativas do espaço, radionuclídeos ingeridos e fontes terrestres, incluindo radionuclídeos externos no solo e materiais de construção. (Dados do National Council on Radiation Protection and Measurements. *Ionizing Radiation Exposure of the Population of the United States.* Bethesda, MD: National Council on Radiation Protection and Measurements; 2009. NCRP Report 160.)

Radionuclídeos internos

Outra fonte de radiação de fundo são os radionuclídeos ingeridos. A maior exposição interna provém de alimentos contendo urânio e tório e seus derivados de decaimento, principalmente potássio-40, mas também rubídio-87, carbono-14, trítio e outros. A exposição total proveniente da ingestão contribui com cerca de 9% da exposição de fundo.

Radiação terrestre

A fonte final da radiação de fundo provém da exposição aos radionuclídeos presentes no solo, principalmente potássio-40 e produtos radioativos do decaimento do urânio-238 e tório-232. A exposição interna dos radionuclídeos é próxima da exposição que ocorre ao ar livre porque a blindagem fornecida pelos materiais estruturais equilibra a exposição dos nuclídeos radioativos contidos nesses materiais de proteção. A exposição terrestre contribui com aproximadamente 7% da exposição de fundo.

Exposição médica

Os seres humanos têm contribuído muito com fontes adicionais de radiação (Figura 3.2). A maior destas fontes é a imagem médica (diagnóstica), com muito menor contribuição dos bens de consumo e outras fontes menores.

Aproximadamente 3,6 bilhões de exames de raios X e medicina nuclear são realizados anualmente em todo o mundo; aproximadamente 14% destes são exames radiográficos odontológicos. Estimativas mais recentes sugerem que a exposição médica nos países desenvolvidos tem crescido rapidamente nas últimas décadas, particularmente a tomografia computadorizada (TC) do tórax e do abdome e o aumento do uso de estudos de medicina nuclear cardíaca. Estima-se que, nos EUA, a exposição média à radiação por diagnóstico médico seja de aproximadamente 3,1 mSv, equivalente à exposição natural. Exames de tomografia computadorizada (ver Capítulo 13) contribuem com mais da metade da exposição à radiação médica. A distribuição de exposições médicas é altamente distorcida, com indivíduos mais velhos e doentes recebendo mais exposições médicas. Os exames de raios X odontológicos, embora feitos com relativa frequência, respondem por somente 0,26% da exposição total gerada pelos exames de diagnóstico por imagem.

Artigos de consumo

Os artigos de consumo contêm algumas das fontes mais interessantes e insuspeitadas. Este grupo inclui, em ordem de importância, exposição à radiação do tabagismo, materiais de construção, viagens aéreas, mineração e agricultura, e a combustão de combustíveis fósseis. Com o aumento das viagens aéreas, a radiação cósmica se torna um contribuinte mais significativo para a exposição. Normalmente, uma viagem aérea de 5 horas a uma altitude de cruzeiro de 12 km resulta em uma exposição de 25 µSv. Outras fontes menores de exposição de artigos de consumo incluem porcelana dental, receptores de televisão e alarmes de fumaça. No total, os artigos de consumo contribuem apenas com aproximadamente 1,6% da exposição média anual total.

Outras fontes

Outras fontes de exposição afetam os cuidadores ou outras pessoas em contato com pacientes que recebem tratamentos de medicina nuclear; pessoas que trabalham em geração de energia nuclear; indivíduos envolvidos em áreas industriais, atividades médicas, educacionais ou de pesquisa; trabalhadores em medicina e instalações de raios X odontológico; trabalhadores em sistemas de inspeção de bagagem em aeroportos; e pessoal de voo comercial. Todas estas fontes de radiação combinadas contribuem apenas com cerca de 0,1% da exposição média anual total.

RADIOLOGIA DENTOMAXILOFACIAL | RISCO E DOSES

O princípio básico do diagnóstico por imagem é que o benefício para o paciente supere em muito os riscos associados à radiação. Para satisfazer esse princípio, doses de exame radiográfico dentomaxilofacial devem ser:

- Otimizadas para produzir uma imagem diagnosticamente aceitável e
- Menor que o limiar necessário para causar efeitos determinísticos e
- Minimizadas para manter o risco de efeitos estocásticos dentro de um limiar.

Estimativa do risco de câncer em radiologia dentomaxilofacial

O principal risco da radiografia dentomaxilofacial é a improvável chance de câncer radioinduzido. O câncer é uma doença comum, afetando aproximadamente 40% das pessoas em algum momento da vida e representando aproximadamente 20% de todas as mortes. Há evidências convincentes de estudos em humanos e animais de pesquisa que vinculam a exposição à formação de câncer (tumores sólidos e leucemias). Estudos epidemiológicos humanos de indivíduos expostos a radiações ionizantes, seja por acidente ou propositalmente, incluem sobreviventes dos bombardeios atômicos em Hiroshima e Nagasaki, pacientes expostos durante procedimentos diagnósticos e terapêuticos e exposições relacionadas à ocupação ou ao ambiente. Em geral, esses estudos demonstram evidências razoáveis de que o risco de câncer aumenta linearmente com exposições à radiação prolongadas, superiores a 100 mSv. No entanto, existe uma grande incerteza quanto à extrapolação desses riscos com exposições inferiores a 100 mSv, a faixa de dose da maioria dos procedimentos radiográficos diagnósticos. A investigação científica das incertezas dos efeitos das baixas doses de radiação é um desafio. Estudos epidemiológicos projetados para abordar as ambiguidades do risco de câncer para baixas doses de radiação exigiria grandes tamanhos de amostra e são impraticáveis de

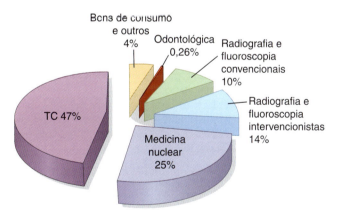

Figura 3.2 Fontes de radiação nos EUA, provenientes de exames médicos e bens de consumo. Em média as pessoas nos EUA recebem aproximadamente a mesma radiação de fontes médicas e de artigos de consumo (3,1 mSv/ano) que a partir da exposição de fundo natural. A maioria das exposições à radiografia médica é feita por tomografia computadorizada (TC), medicina nuclear (principalmente imagens cardíacas), fluoroscopia e radiografia convencionais. Exposições de exames odontológicos e ocupacionais, precipitação e fontes de energia nuclear são pequenas. Embora os indivíduos com exposições de origem natural estejam razoavelmente distribuídos na população, a maioria dos indivíduos expostos às fontes da medicina é relativamente de idosos e doentes.

conduzir. Essas incertezas resultaram em controvérsias em relação à aplicação desse conhecimento para desenvolver diretrizes e políticas de proteção contra radiação.

O atual paradigma de proteção contra radiação baseia-se na hipótese do modelo linear sem limiar (**LNT**; do inglês *linear no-threshold*), que prevê que existe uma relação linear entre a dose e o risco de induzir um novo câncer, mesmo em doses muito baixas (Figura 3.3). Esta hipótese considera que não há limite ou "dose segura" abaixo da qual não haja risco de câncer adicional. Várias linhas de evidência indicam que o modelo linear sem limiar é cientificamente plausível. Danos complexos ao DNA, a base da formação do câncer, podem ocorrer mesmo com um fóton de raios X (Figura 2.2). Embora existam mecanismos sofisticados de reparo de DNA, alguns tipos de danos complexos ao DNA podem estar além da capacidade da célula de reparar-se com fidelidade. Assim, mesmo a menor dose acarreta um risco, embora mínimo, de indução do câncer. Dados epidemiológicos não excluem risco em doses muito baixas.

O modelo linear sem limiar não é um fato científico demonstrado, e suas suposições para efeitos de baixas doses foram contestadas. Por exemplo, há evidências de respostas adaptativas celulares – respostas de estresse radioinduzidas de baixa dose que aumentam a resposta de uma célula a doses mais altas subsequentes. Esses estudos sugeriram que a baixa dose de radiação pode ter um efeito protetor (referido como *hormese*), que os riscos são menores do que aqueles previstos pelo modelo linear sem limiar e que há uma dose-limite que deve ser excedida para induzir o câncer. Por outro lado, estudos de células cultivadas sugeriram a presença de *efeitos espectadores*, nos quais ocorrem efeitos biológicos em células que não são diretamente irradiadas. Tais efeitos fora do alvo poderiam potencialmente produzir uma resposta supralinear, e o risco pode ser potencialmente maior do que o previsto pelo modelo linear sem limiar.

Apesar de suas incertezas no intervalo de baixas doses, os formuladores de políticas precisam de orientação para estabelecer limites de dose para indivíduos expostos a limiares de baixa dose, incluindo a partir de procedimentos de diagnóstico por imagem e exposição ocupacional. A maioria das organizações de proteção contra radiação acredita que é prudente assumir que o risco é proporcional à dose e que não há um limite seguro. Os oponentes do modelo linear sem limiar argumentam que a aplicação de uma abordagem excessivamente conservadora resulta em um medo inadequado, o que pode comprometer os benefícios diagnósticos completos da imagem e aumentar os custos para a implementação de programas de proteção contra radiação. No entanto, na ausência de dados que apoiem conclusivamente modelos alternativos, o modelo linear sem limiar é considerado a abordagem mais apropriada para a avaliação de risco de radiação do ponto de vista da política. *As práticas de segurança contra radiação descritas neste texto consideraram recomendações baseadas na hipótese do modelo linear sem limiar.*

Dose ao paciente de radiologia diagnóstica dentomaxilofacial

As doses de radiação para o paciente de imagem radiográfica são geralmente relatadas como dose efetiva, uma medida dos riscos estocásticos. A Tabela 3.2 e a Figura 3.4 mostram doses efetivas típicas de exames radiográficos dentomaxilofaciais e médicos comuns, e a exposição equivalente em termos de dias de radiação de fundo natural. Essas doses efetivas consideram as doses absorvidas em vários órgãos a partir de um procedimento radiográfico específico e a sensibilidade relativa do órgão exposto aos efeitos estocásticos da radiação. Tipicamente, as doses são medidas usando um fantoma antropomórfico ou podem ser modeladas por simulação computacional. No entanto, a dose eficaz não considera fatores como idade, sexo e suscetibilidade individual e, portanto, não se destina a representar a dose de radiação do indivíduo a partir desse procedimento. No entanto, a dose eficaz é uma medida conveniente para comparar os riscos relativos de diferentes exames radiográficos e para transmitir a magnitude relativa do risco aos pacientes. Para ajudar os profissionais de saúde e os pacientes a categorizar a magnitude dos riscos associados à radiação, o American College of Radiology desenvolveu uma categorização dos níveis de radiação relativa (Tabela 3.3). Esses níveis categorizam a exposição com base em uma variedade de doses efetivas e também consideram que os riscos de câncer associados às exposições pediátricas à radiação são mais altos do que em adultos.

Comunicação dos riscos da radiação aos pacientes

Embora a maioria dos pacientes aceite prontamente radiografias dentárias como parte em seu diagnóstico, alguns têm ansiedade sobre a exposição à radiação para si próprios ou membros de suas famílias – geralmente seus filhos. É importante falar com clareza e confiança com seus pacientes para abordar essas preocupações. Com toda a discussão sobre os riscos de radiação na mídia em geral e a disponibilidade de informações por meio da internet, é completamente razoável que um indivíduo possa estar preocupado.

- Permita que o paciente expresse completamente seus pensamentos. Não interrompa os comentários dele ou menospreze suas preocupações. Reconheça-as e indique que você entende sua apreensão
- Diga ao paciente por que você precisa de radiografias como parte do seu diagnóstico pessoal – como a detecção de cárie interproximal, a extensão da perda óssea da doença periodontal sugerida por sondagem, infecções periapicais sugeridas pela dor, ou quaisquer achados antecipados específicos para a condição do paciente que sejam importantes e possam ser obtidos apenas por investigação radiológica. Assegure a novos pacientes que você entrará em contato com seu dentista anterior para obter radiografias prévias, pois isso pode ajudá-lo em seu diagnóstico
- Garanta ao paciente que você se esforça para minimizar sua dose de radiação. Descreva as várias medidas que você toma para reduzir a exposição do paciente, como o uso de filmes rápidos de ou sensores digitais, colimação retangular e colar protetor de tireoide.

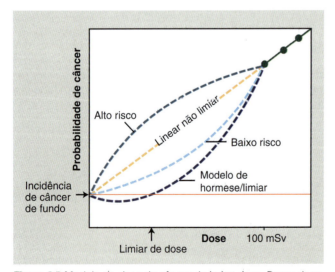

Figura 3.3 Modelo de risco de câncer de baixa dose. Doses de radiação maiores do que aproximadamente 100 mSv (*pontos verdes*) resultam em aumento dose-dependente na taxa de câncer. O modelo linear sem limiar postula que, em doses menores que 100 mSv, existe uma relação linear entre dose e risco (*linha tracejada laranja*) e que não há dose limiar abaixo da qual não haja risco adicional. Modelos alternativos propõem que esse risco pode ser maior ou menor que os previstos pelo modelo e que doses baixas podem ter um efeito protetor com uma dose limiar. O modelo é atualmente aceito como a abordagem para desenvolver diretrizes de proteção contra radiação.

TABELA 3.2 Doses típicas efetivas de exames radiográficos.

Exames	Dose efetiva média	Exposição de fundo equivalente[a]
Intraorais[b]		
Colimação retangular		
Bitewings *posteriores: PSP ou filme de velocidade F*	5 µSv	0,6 dia
Boca toda: PSP ou filme de velocidade F	40 µSv	5 dias
Boca toda: sensor CCD (estimado)	20 µSv	2,5 dias
Colimação circular		
Boca toda: filme de velocidade D	400 µSv	48 dias
Boca toda: PSP ou filme de velocidade F	200 µSv	24 dias
Boca inteira: sensor CCD (estimado)	100 µSv	12 dias
Extraorais		
Panorâmica[b]	20 µSv	2,5 dias
Cefalométrica[b]	5 µSv	0,6 dia
Pulmão[c]	100 µSv	12 dias
TC de feixe cônico[b]		
Pequeno campo visual (< 6 cm)	50 µSv	6 dias
Médio campo visual (arco total, dentoalveolar)	100 µSv	12 dias
Grande campo visual (craniofacial)	120 µSv	15 dias
TC multidetector		
Maxilofacial[b]	650 µSv	2 meses
Cabeça[c]	2 mSv	8 meses
Pulmão[c]	7 mSv	2 anos
Abdome e pelve, com e sem contraste[c]	20 mSv	7 anos

[a] A exposição de fundo equivalente aproximada é calculada com base em uma dose de radiação de fundo estimada de 3,1 mSv/ano. Exposições superiores ao equivalente a 3 dias são arredondadas para o dia, mês ou ano mais próximo.
[b] A dose mediana da radiografia dentomaxilofacial com protocolos típicos de exposição é calculada a partir de dados recolhidos de vários estudos publicados. As doses no intervalo de 10 a 1.000 µSv são arredondadas para o múltiplo de 10 mais próximo.
[c] American College of Radiology, https://www.acr.org/cerca de/media/ACR/Images/Quality-Safety/eNews/2015-September/Dose_chart.png?la = en
CCD, dispositivo de carga acoplada; *TC*, tomografia computadorizada; *PSP*, placa de fósforo fotoestimulável.

Com essas garantias, incluindo que você fará apenas as exposições que precisa especificamente para o benefício do paciente, a maioria dos pacientes apreciará sua atenção às suas preocupações e aceitará radiografias

- Transmitir a magnitude relativa da dose que o paciente irá receber. A Tabela 3.2 fornece informações sobre doses efetivas típicas da radiografia dentomaxilofacial. No entanto, estas doses não são facilmente compreendidas pelos pacientes. Em vez disso, transmita a magnitude relativa da dose em termos de dias, meses ou anos equivalentes de radiação de fundo natural (Figura 3.3). Para ajudar o paciente a colocar o risco em perspectiva, compare a magnitude desses riscos com outras fontes de exposição à radiação, como voos aéreos ou outros procedimentos de imagem comuns. Observe que a radiografia dentomaxilofacial fornece doses insignificantes a mínimas relativamente a outros procedimentos de imagens médicas

- Muitas vezes, pacientes grávidas podem necessitar de exame radiográfico. As práticas odontológicas devem implementar uma política para identificar a gravidez em pacientes que estão em idade fértil.

Isso pode ser feito por meio da revisão do histórico menstrual da paciente e por consulta direta sobre se a paciente pensa que possa estar grávida. A avaliação radiográfica de rotina de pacientes grávidas assintomáticas pode ser adiada até depois da gravidez. Quando radiografias forem necessárias para o manejo de uma paciente grávida, enfatize que o diagnóstico e os benefícios do planejamento do tratamento são cruciais para manter a saúde bucal, e que a doença dentária e suas sequelas poderiam ter um impacto adverso na saúde do feto. Se a paciente estiver preocupada com os potenciais efeitos adversos da radiação diagnóstica no feto, enfatize que as doses fetais da radiografia dentomaxilofacial são aproximadamente 42.000 vezes menores do que a dose-limite para efeitos determinísticos no embrião e no feto (Capítulo 2).

IMPLEMENTAÇÃO DA PROTEÇÃO CONTRA AS RADIAÇÕES

Princípios orientadores

Existem três princípios orientadores na proteção contra radiação:

1. Justificação.
2. Otimização.
3. Limitação de dose.

O princípio da **justificação** significa que o dentista deve identificar situações em que o benefício da exposição diagnóstica de um paciente provavelmente exceda o risco de dano. Na prática, este princípio influencia quais pacientes são selecionados para exames radiográficos e quais exames são escolhidos. Essas questões são consideradas no Capítulo 17.

O princípio da **otimização** sustenta que os dentistas devem usar todos os meios razoáveis para reduzir a exposição desnecessária aos seus pacientes, seus funcionários e a si próprios. Esta filosofia de proteção contra radiação é muitas vezes referida como o princípio de ALARA (*As Low As Reasonably Achievable*) ou "tão baixo quanto razoavelmente exequível". Esse conceito ALARA afirma que as exposições a radiações ionizantes devem ser mantidas no mínimo possível, com fatores econômicos e sociais sendo levados em conta. Os meios para atingir esse objetivo são considerados pelos dentistas todos os dias em suas práticas e são discutidos mais adiante neste capítulo (Quadro 3.1).

O princípio da **limitação de dose** fornece limites de dose para exposições públicas a fim de garantir que nenhum indivíduo seja exposto a doses inaceitavelmente altas. Este princípio aplica-se aos dentistas e seus funcionários que estão expostos ocupacionalmente, mas não aos pacientes, porque não há limites de dose para indivíduos expostos para fins de diagnóstico. Muitas das etapas descritas

TABELA 3.3 Designações relativas de nível de radiação, do American College of Radiology.

Nível de radiação relativo	Dose média efetiva – adulto	Dose média efetiva – criança
☢	< 100 µSv	< 30 µSv
☢☢	100 µSv a 1 mSv	30 µSv a 300 µSv
☢☢☢	1 a 10 mSv	300 µSv a 3 mSv
☢☢☢☢	10 a 30 mSv	3 a 10 mSv
☢☢☢☢☢	30 a 100 mSv	10 a 30 mSv

De ACR Appropriateness Criteria, Radiation Dose Assessment, https://www.acr.org/Quality-Safety/Appropriateness-Criteria.

nas seções a seguir que otimizam a exposição do paciente também reduzem a exposição a dentistas e sua equipe.

O dentista em cada instalação é responsável pelo projeto e conduta do programa de proteção contra radiações. Nesta seção, são descritos métodos de exposição e redução de dose que podem ser usados em radiografias odontológicas. Cada subseção começa com uma recomendação do Conselho de Assuntos Científicos da American Dental Association (ADA). Essa recomendação é seguida por uma discussão das maneiras pelas quais a recomendação pode ser satisfeita. Todos os métodos que reduzem a exposição dos pacientes também reduzem a exposição da equipe dentária e geralmente melhoram a qualidade das radiografias feitas.

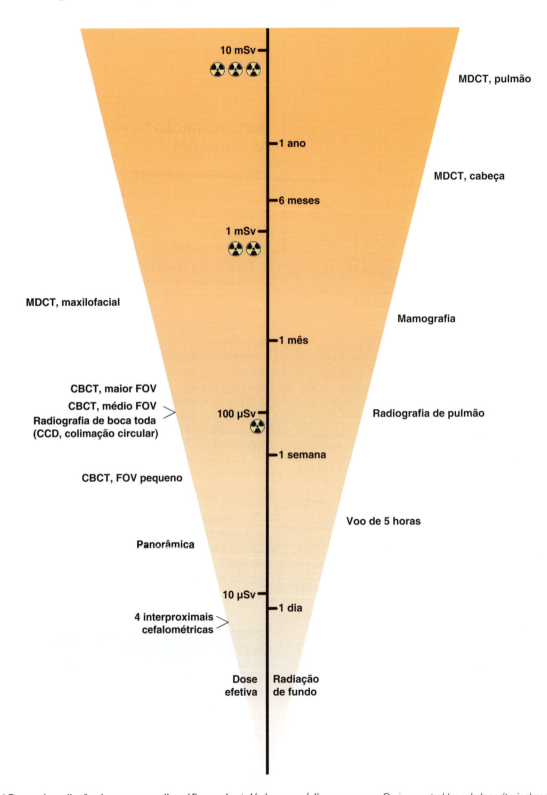

Figura 3.4 Doses de radiação de exames radiográficos odontológicos e médicos comuns. O eixo central (escala logarítmica) mostra a dose efetiva e o período equivalente de exposição à radiação de fundo. Os símbolos de radiação adjacentes à dose identificam as categorias relativas de nível de radiação (Tabela 3.3). *CBCT*, tomografia computadorizada de feixe cônico (do inglês, *cone beam computed tomography*); *FOV*, campo de visão (do inglês, *field of view*); *MDCT*, tomografia computadorizada de múltiplos detectores (do inglês, *multi-detector computed tomography*).

QUADRO 3.1 Meios para reduzir a exposição aos raios X.

Use um bom julgamento clínico e aplique um guia de imagens baseado em evidências
- Faça radiografias quando elas provavelmente contribuírem para o diagnóstico e o planejamento do tratamento
- Use critérios de seleção para auxiliar na determinação do tipo e frequência dos exames radiográficos.

Use as melhores práticas em imagens radiográficas
- Otimize suas configurações de exposição para o tamanho do paciente e a área anatômica a ser radiografada
- Radiografia intraoral
  - Use sensores de velocidade E/F ou digitais
  - Use suportes para posicionar os filmes ou sensores digitais
  - Use colimação retangular
  - Faça exposições com 60 a 70 kVp
  - Use colares de tireoide
- Radiografia panorâmica
  - Use telas intensificadoras de terras-raras para imagens com filmes ou use sistemas digitais
- Radiografia cefalométrica
  - Usar telas intensificadoras de terras-raras para imagens com filmes (analógicas) ou utilize sistemas digitais
  - Use um colar de tireoide, se ele não obstruir os pontos anatômicos para cefalometria
- Tomografia computadorizada por feixe cônico (CBCT)
  - Restringir o campo de visão para cobrir a região de interesse
- Imagens baseadas em filme
  - Use processamento de temperatura-tempo em vez de processamento com "visão", ou use uma processadora automática.

Use as melhores práticas em proteção de pessoal
- Fique atrás de uma barreira protetora ou a pelo menos 2 m de distância do paciente e longe do equipamento de raios X ao fazer a exposição
- Para dispositivos portáteis, certifique-se de que a blindagem de proteção do escudo de retroespalhamento esteja no lugar.

Proteção ao paciente

Critérios de seleção do paciente

Triagem radiográfica com o objetivo de detectar doenças antes do exame clínico não deve ser realizada. Um exame clínico completo, consideração do histórico do paciente, revisão de quaisquer radiografias prévias, avaliação do risco de cárie e consideração das necessidades odontológicas e de saúde geral do paciente devem preceder exame radiográfico (ADA 2012).

A abordagem mais eficaz para reduzir a exposição desnecessária é reduzir os exames radiográficos desnecessários. As radiografias devem ser feitas somente quando houver probabilidade de que forneçam informações adicionais que possam contribuir para o diagnóstico e o plano de tratamento. A ADA publicou critérios de seleção radiográfica – descobertas clínicas ou históricas que identificam pacientes para os quais exista alta probabilidade de que um exame radiográfico forneça informações que afetem seu tratamento ou prognóstico. Estes critérios satisfazem o princípio da justificação e são considerados no Capítulo 17.

Quando é tomada a decisão de obter uma radiografia, o dentista deve considerar a menor dose de imagem que forneceria a informação diagnóstica necessária. A Tabela 3.2 mostra que há uma ampla gama de exposições de pacientes a partir de vários exames odontológicos.

Condução do exame

Quando o dentista determinou que um exame radiográfico é justificado (usando os critérios de seleção de pacientes), o protocolo radiográfico específico ou o princípio da otimização influi na exposição à radiação. Considerações para projetar um estudo radiográfico ideal incluem escolha do equipamento, escolha de configurações de exposição, operação do equipamento e processamento e interpretação da imagem radiográfica.

Filme e imagem digital

Boas práticas radiológicas incluem o uso do mais rápido receptor de imagem compatível com a tarefa de diagnóstico (filme de velocidade F ou digital) (ADA2012).

Os filmes radiográficos odontológicos intraorais estão disponíveis em dois grupos de velocidade: D e E/F (Capítulo 5). Clinicamente, o filme do grupo de velocidade E/F é aproximadamente duas vezes mais rápido (sensível) que o filme do grupo D e, portanto, requer apenas metade da exposição (ver Figura 5.30). Os filmes rápidos são eficazes para a redução da exposição. Vários estudos descobriram que o filme de velocidade E/F fornece a mesma faixa de densidade útil, latitude, contraste e qualidade de imagem que os filmes de velocidade D, sem sacrifício de informações de diagnóstico. Os sensores digitais atuais (ver Capítulo 4) oferecem economia de dose igual ou maior do que o filme de velocidade E/F e utilidade de diagnóstico comparável.

Telas intensificadoras e filmes

Telas de intensificação de terras-raras são recomendadas... combinadas com filmes de alta velocidade de 400 ou mais (ADA 2006).

Telas intensificadoras contemporâneas usadas em radiografias extraorais utilizam elementos de terras-raras gadolínio e lantânio (ver Capítulo 5). Em comparação com as antigas telas de tungstato de cálcio, as telas de terras-raras são mais eficientes na conversão de fótons de raios X para iluminar e diminuírem a exposição do paciente em 55% nas radiografias panorâmica e cefalométrica.

A imagem panorâmica e cefalométrica baseada em filme está sendo substituída por imagens usando fósforos de armazenamento (PSP) ou sensores de dispositivo de carga acoplada (CCD). No entanto, ao contrário da radiografia intraoral, a redução da dose com essas tecnologias digitais é mínima.

Distância fonte-pele

Uso de longas distâncias fonte-pele de 40 cm, em vez de curtas distâncias de 20 cm, diminui a exposição em 10 a 25%. As distâncias entre 20 cm e 40 cm são apropriadas, mas as distâncias mais longas são ótimas (ADA 2006).

As duas distâncias focais padrões fonte-pele (DFP) evoluíram ao longo dos anos para uso em radiografias intraorais – 20 cm (8 polegadas) e 40 cm (16 polegadas). Com uma distância mais longa entre a fonte e a pele, o feixe de raios X é menos divergente, reduzindo o volume de tecido exposto (Figura 3.5). O uso de uma distância mais longa entre a fonte e o objeto também diminui a ampliação da imagem (ver Figura 7.3).

Colimação retangular

Já que a colimação retangular diminui a dose de radiação em até cinco vezes em comparação com a circular, o equipamento de raios X deve fornecer colimação retangular para exposição de tecido periapical e radiografias de asa de mordida ou bitewing (ADA 2012).

Nos EUA, o Código de Regulamentos Federais (21CFR1020) e a maioria das regulamentações estaduais exigem que o feixe de raios X usado na radiografia intraoral seja colimado de modo que o campo de radiação na superfície da pele do paciente não tenha mais de 7 cm (2,75 polegadas) de diâmetro. A área deste tamanho de campo circular é quase 3 vezes maior que a área do filme

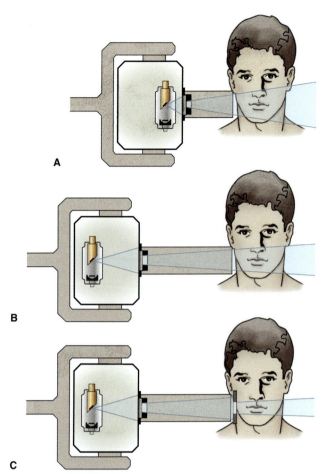

Figura 3.5 Efeito da distância entre fonte-pele e colimação no volume de tecido irradiado. Maior volume de tecido irradiado resulta do uso de uma curta distância fonte-pele (**A**) comparado com o uso de maior distância fonte-pele (**B**), que produz um feixe menos divergente. A utilização de um colimador retangular entre a posição da boca do cilindro localizador e o paciente (**C**) resulta em um feixe menor, menos divergente e um volume menor de tecido irradiado do que em **A** ou **B**.

intraoral nº 2 (3,2 cm × 4,1 cm) ou sensor digital. Consequentemente, limitar ainda mais o tamanho do feixe de raios X ao tamanho do receptor de imagem reduz significativamente a exposição desnecessária do paciente. Se o volume do tecido exposto for diminuído, a quantidade de radiação espalhada é diminuída, o embaçamento da imagem diminui e a imagem resultante melhora a qualidade do diagnóstico. A colimação retangular reduz a área da superfície da pele do paciente exposta em 60% em relação à colimação circular (7 cm de diâmetro) (Figura 3.6A).

Existem vários meios para limitar o tamanho do feixe de raios X. Uma simples abordagem é usar um colimador retangular montado no suporte do receptor (Figura 3.6B). Este dispositivo pode ser usado sem modificar o cilindro do equipamento de raios X. Uma segunda abordagem é usar um colimador retangular que se prende ao cilindro de direcionamento do cabeçote de raios X (Figura 3.6C) e também incorpora um dispositivo indicador de posição (PID). O uso de um PID que centralize o feixe colimado retangular sobre o receptor minimizará os erros de exposição parcial (halo). A terceira abordagem é substituir o colimador cilíndrico do fabricante por um colimador retangular que se prenda ao cabeçote de raios X. Esses colimadores retangulares também são fornecidos com PIDs que se prendem à extremidade do colimador retangular e facilitam o posicionamento preciso do feixe sobre o receptor (Figura 3.6C).

Filtração

O feixe de raios X emitido pelo tubo radiográfico consiste em um espectro de fótons de raios X. Os fótons de baixa energia, que têm pouco poder de penetração, são absorvidos principalmente pelo paciente e não contribuem para as informações na imagem. O objetivo da filtragem é remover preferencialmente os fótons de raios X de baixa energia do feixe de raios X (ver Capítulo 1, Figura 1.18). Filtração resulta em diminuição da exposição do paciente sem perda de informação radiográfica.

Quando os raios X são filtrados com 3 mm de alumínio, a exposição superficial é reduzida para aproximadamente 20% da exposição sem filtração. As regulamentações federais nos EUA exigem filtração total na trajetória de um feixe de radiografia dentária igual ao equivalente a 1,5 mm de alumínio para um equipamento operando de 50 a 70 kVp e 2,5 mm de alumínio para equipamentos operando a maiores voltagens.

Aventais de proteção e colares para tireoide

A glândula tireoide é mais suscetível à exposição à radiação durante exames radiográficos dentários, dada a sua posição anatômica, particularmente em crianças. Colares de tireoide de proteção e colimação reduzem substancialmente a exposição à radiação da tireoide durante os procedimentos de radiografia dentária. Considerando que todas as precauções devem ser tomadas para minimizar exposição à radiação, os colares protetores de tireoide devem ser utilizados sempre que possível (ADA 2012).

A American Thyroid Association recomenda a redução da exposição à radiação tireoidiana, tanto quanto possível, sem comprometer os objetivos clínicos dos exames radiográficos dentários.

A função dos aventais protetores e dos colares da tireoide (Figura 3.7) é reduzir a exposição à radiação das gônadas e da glândula tireoide. Há, sim, motivo para se preocupar com a exposição à radiação da glândula tireoide. Vários estudos, incluindo estudos realizados após a explosão do reator de Chernobyl, mostraram que a glândula tireoide em crianças é altamente sensível ao câncer radioinduzido. É importante proteger as glândulas tireoides de crianças durante exames radiográficos. As melhores maneiras de atingir esse objetivo são usar colares de tireoide, além de receptores rápidos e colimação retangular. Colares de tireoide devem ser usados para radiografia intraoral porque não ocultam detalhes anatômicos essenciais. Na radiografia cefalométrica, o colar da tireoide geralmente não compromete a identificação dos pontos anatômicos para a maioria das análises cefalométricas. No entanto, o colar de tireoide não permite uma avaliação adequada das vértebras cervicais, por exemplo, para avaliar a maturidade esquelética.

O National Council on Radiation Protection and Measurements (NCRP) e a ADA concluíram que os aventais de proteção para cobrir as gônadas são desnecessários porque é muito mais importante colocar ênfase em reduzir a exposição do feixe primário às estruturas faciais do que reduzir a exposição gonadal, já desprezível. *As diretrizes da ADA declaram que, se todos os outros meios para reduzir a exposição à radiação forem aplicados, incluindo o uso de critérios de seleção de pacientes, receptores rápidos (filmes com velocidade E/F e sensores digitais) e colimadores retangulares, então a proteção das gônadas seria desnecessária.* De fato, pesquisas recentes mostraram que o risco dos efeitos hereditários da exposição dentária é insignificante (ver Capítulo 2). No entanto, muitos estados nos EUA exigem atualmente o uso de aventais de proteção. Nos últimos anos, foram desenvolvidos aventais sem chumbo para proteção contra radiação. Estes aventais incluem materiais com alto número atômico e baixas densidades, como antimônio, estanho, tungstênio ou bismuto, para fornecer atenuação do feixe. Estes aventais tipicamente atenuam aproximadamente 98%, tanto quanto os aventais convencionais, mas pesam apenas, aproximadamente, 60% da massa desses últimos. Além disso, eles são recicláveis e podem ser descartados com segurança como lixo não perigoso.

CAPÍTULO 3 Segurança e Proteção

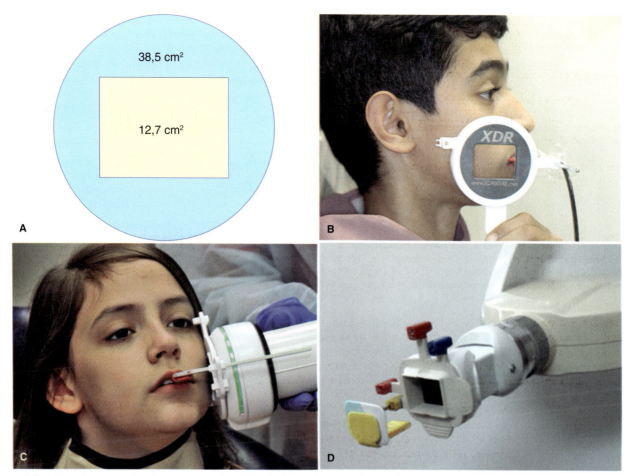

Figura 3.6 Colimação retangular. **A.** Representação gráfica das áreas de superfície de colimação circular (7 cm de diâmetro) e colimação retangular (receptor de tamanho 2). A área colimada retangular é aproximadamente 66% menor que o campo de colimação circular **B.** O colimador XDR, um escudo metálico colocado no caminho do feixe, limita o tamanho do campo de exposição a uma área apenas pouco maior que o filme ou sensor. **C.** O sistema de posicionamento por raios X *Tru-Image* inclui colimação retangular que é anexada ao fim do cilindro de direcionamento padrão. Inclui um anel de alinhamento magnético para facilitar o posicionamento preciso do feixe sobre o receptor. **D.** Um colimador revestido de chumbo retangular que se conecta à saída do tubo de raios X, substituindo o anel de mira padrão. O colimador é usado com um suporte de receptor para facilitar o alinhamento do feixe ao receptor. (**C**, Cortesia de Interactive Diagnostic Imaging: http://www.idixray.com. **D**, Cortesia de Margraf Dental Manufacturing, Inc., www.margrafdental.com.)

Suportes de filmes e sensores radiográficos

Suportes de filmes que alinham o filme precisamente com o feixe colimado são recomendados para radiografias periapicais e bitewing (ADA 2006).

Os suportes de filmes ou receptores digitais devem ser usados quando radiografias intraorais são feitas porque melhoram o alinhamento do filme, ou sensor digital, com os dentes e o equipamento de raios X. Seu uso resulta em redução significativa de imagens inaceitáveis e, portanto, retomadas evitáveis. O uso de suportes de filme e sensor permite ao operador controlar a posição e o alinhamento do filme ou sensor em relação aos dentes, maxilar e mandíbula. Isto é especialmente importante quando usados com a técnica do paralelismo (ver Capítulo 6). Nestes casos, é frequentemente desejável posicionar o receptor longe dos dentes, de modo a obter a melhor imagem e reduzir o desconforto do paciente. Isso requer o uso de um suporte de filme ou sensor. A maioria desses dispositivos tem um guia externo que mostra ao operador onde alinhar o cilindro de mira. Como resultado, o feixe de raios X está dirigido para os receptores; isso reduz muito a chance do feixe parcialmente ausente do receptor de imagem (um "*cone-cut*" ou halo) e reduz a distorção da imagem (ver Capítulo 6). Como discutido anteriormente, muitos suportes de filmes incluem um colimador para restringir o feixe para o tamanho do receptor de imagem.

Quilovoltagem

O potencial operacional ótimo das unidades de radiografia dentária é entre 60 e 70 kVp (ADA 2012).

A quilovoltagem (kVp) influencia o contraste da imagem e a dose no paciente. Em kVp mais baixo, o contraste da imagem é aumentado, o que poderia potencialmente melhorar o diagnóstico. Para maior kVp, a dose de radiação do paciente é diminuída. A maioria dos equipamentos de raios X intraorais operam em 60 a 70 kVp, o que proporciona qualidade diagnóstica com dose de radiação reduzida. Os equipamentos de radiografia dentária de potencial constante (totalmente retificado), de alta frequência e de corrente contínua (DC) podem produzir radiografias com menor quilovoltagem e com níveis reduzidos de radiação. A exposição superficial necessária para produzir uma densidade radiográfica comparável usando uma unidade de potencial constante é aproximadamente 25% menor do que a de uma unidade autorretificada convencional operando na mesma quilovoltagem.

Miliampere-segundos

O operador deve definir as configurações de amperagem e tempo para exposição de radiografias dentárias de ótima qualidade (ADA 2006).

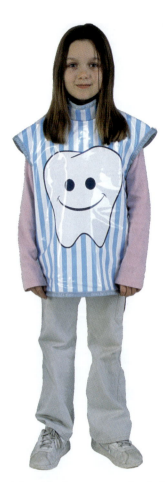

Figura 3.7 Avental de proteção com um colar de tireoide. As crianças são mais sensíveis à radiação do que os adultos e, portanto, o uso de aventais de chumbo com colares de tireoide é especialmente importante para essa população. (Cortesia de Dentsply Rinn, www.rinncorp.com.)

Das três configurações em um equipamento de raios X (tensão do tubo, miliamperagem e tempo de exposição), o tempo de exposição é o fator mais crucial na influência da qualidade de diagnóstico. Em termos de exposição, a qualidade ideal da imagem significa que a radiografia é de densidade diagnóstica, nem superexposta (muito escura) nem subexposta (muito clara). Ambas as radiografias superexpostas e subexpostas resultam em repetidas exposições, levando a desnecessária exposição do paciente. A densidade da imagem é controlada pela quantidade de raios X produzida, que é melhor controlada pela combinação de miliamperagem e tempo de exposição, denominada **miliampere-segundos** (mAs) (ver Capítulo 1). Normalmente, uma radiografia de densidade correta demonstra tenuemente contornos de tecidos moles e uma escala de cinza que distingue adequadamente esmalte, dentina, osso cortical e osso trabecular. Se o equipamento de raios X tiver controle de miliamperes variável, deve ser ajustado para a configuração mais alta de mA. Tempos de exposição adequados devem ser determinados empiricamente quando do uso de ótimas condições de processamento radiográfico (ver Capítulo 5) ou seguindo-se as recomendações dos fabricantes para sensores digitais. Um gráfico mostrando a exposição ideal para cada região do arco em crianças e adultos deve ser montado para cada equipamento de raios X. Como as condições de processamento dos filmes são padronizadas e as configurações de mA e kVp são fixas, a única decisão que o dentista e/ou assistente precisa tomar é selecionar o tempo de exposição adequado para a idade do paciente (menos para pacientes jovens) e a região da boca que deseja visualizar (menos na região anterior).

Processamento de filmes

Todo filme deve ser processado seguindo-se as recomendações do fabricante do filme e do processador. A má técnica de processamento, incluindo a "olhadinha" dentro da caixa, durante o processamento, geralmente resulta em filmes insatisfatórios, forçando o operador de raios X a aumentar a dose para compensar, o que resulta na exposição do paciente e da equipe à radiação desnecessária (ADA 2012).

Uma das principais causas da exposição desnecessária do paciente é a prática de superexposição a filmes e compensação pelo subprocessamento radiográfico. Este procedimento resulta em exposição desnecessária do paciente e em filmes de qualidade diagnóstica inferior devido ao processamento incompleto. O processamento pelo método temperatura-tempo é a melhor maneira de garantir a qualidade ideal do filme (ver Capítulo 5). Para ajudar a garantir a melhor qualidade de imagem, o técnico em higiene bucal (THB) deve seguir as recomendações do fabricante do filme para o processamento manual em soluções processadoras.

O uso de máquinas automáticas de processamento de filmes tornou-se difundido, com mais de 90% dos dentistas usando esses processadores. Elas devem ser usadas em uma câmara escura. Embora algumas unidades possuam carregadores de luz diurna, permitindo que o filme seja colocado na máquina sob luz ambiente, esses carregadores são difíceis de se manter limpos e livres de contaminação. No entanto, os processadores de filmes podem aumentar a exposição do paciente se não forem mantidos corretamente. Aproximadamente 30% das retomadas de radiografias baseadas em filmes são devidas à densidade radiográfica incorreta relacionada à variabilidade do processador. O uso de um programa de manutenção abrangente pode reduzir significativamente essa taxa de retomada, resultando em uma economia substancial na exposição do paciente e nos custos operacionais.

Interpretação das imagens

O dentista deve visualizar as radiografias sob condições apropriadas para análise e diagnóstico (ADA 2006).

As radiografias são melhor visualizadas em uma sala semiescura com luz transmitida através apenas dos filmes; toda luz estranha deve ser eliminada. Além disso, as radiografias devem ser estudadas com o auxílio de uma lupa para detectar até mesmo a menor alteração na densidade da imagem. Similarmente, imagens digitais são melhor interpretadas em uma tela de computador em um ambiente escuro. Recursos de *software* como densidade (brilho) e realce de contraste e ampliação são úteis para visualizar todos os fatores da imagem radiográfica.

Proteção pessoal

Dentistas e seus funcionários que operam equipamentos de raios X são expostos ocupacionalmente à radiação. Isso inclui potencial exposição ao feixe primário e radiação dispersa. O pessoal deve seguir os procedimentos apropriados para reduzir a chance de exposição ocupacional.

Barreiras

Os operadores de equipamento de raios X devem usar proteção de barreira quando possível, e as barreiras devem conter uma janela de vidro com chumbo para permitir que o operador visualize o paciente durante a exposição. Quando a blindagem não for possível, o operador deve ficar pelo menos a dois metros da cabeça do tubo e fora do caminho do feixe principal (ADA 2006).

Os dentistas devem consultar um especialista qualificado para projetar e construir consultórios odontológicos e clínicas a fim de atender aos requisitos de proteção contra radiação especificados por seus regulamentos estaduais e nacionais. Barreiras primárias como paredes ou barreiras de chumbo móveis fornecem o método mais eficaz para proteger o operador da radiação primária e dispersa. O interruptor de exposição deve estar localizado atrás desta barreira. A barreira deve ter uma janela com chumbo e permitir que o operador mantenha contato visual e verbal com o paciente durante a exposição.

Se o *design* do escritório não permitir que o operador saia da sala ou use uma barreira apropriada, então, o profissional deverá aderir estritamente à **regra de posicionamento e distância**. O operador deve ficar a pelo menos 2 m do paciente, em um ângulo de 90 a 135° em relação ao raio central do feixe de raios X (Figura 3.8). Quando aplicada, essa regra não apenas leva vantagem da lei do inverso do quadrado da distância para reduzir a exposição aos raios X ao operador, mas também aproveita o fato de que, nesta posição, a cabeça do paciente absorve a maior parte da radiação dispersa. Todos os profissionais devem verificar os regulamentos do seu estado e também o federal para uso de radiação ionizante em relação à posição do operador durante exposições de raios X. O operador nunca deve segurar filmes ou sensores na boca do paciente. Deve-se usar instrumentos de suporte de filme ou sensor (ver seção anterior sobre colimação retangular). Se a colocação e a retenção correta do filme ainda não forem possíveis, os pais ou outra pessoa responsável pelo paciente devem ser solicitados a segurar o sensor no lugar e receber proteção adequada com um avental de proteção. Sob nenhuma circunstância essa pessoa deve ser uma das funcionárias do consultório. O operador ou o paciente não deve segurar o cabeçote do equipamento de raios X durante a exposição, exceto para unidades radiográficas intraorais de mão projetadas especificamente. Os braços de suspensão devem ser adequadamente mantidos para evitar o movimento do cabeçote e seu afastamento.

Além de proteger o operador, os regulamentos de radiação também especificam requisitos para blindagem das paredes a fim de minimizar a dose de radiação para indivíduos não ocupacionalmente expostos (p. ex., o recepcionista no escritório adjacente). A recomendação do NCRP afirma que as paredes devem ser de densidade ou espessura suficiente para que a exposição desses indivíduos não ocupacionalmente expostos seja menor que 0,02 mGy/semana (1 mGy/ano). Na maioria dos casos, não é necessário revestir as paredes com chumbo para atender a esse requisito. Paredes construídas de gesso cartonado (*drywall* ou *sheetrock*), tijolo ou concreto são adequadas para o consultório odontológico médio.

Dispositivos radiográficos portáteis

O uso de unidades portáteis de raios X para radiografias intraorais requer consideração especial. Esses dispositivos operados por bateria são projetados para serem mantidos pelo operador durante o uso. A fim de minimizar a exposição para o operador, um escudo de retroespalhamento é incorporado ao fim do anel de colimação e fornece uma zona onde a radiação espalhada é insignificante. Para uma proteção ideal do operador, o dispositivo deve ser mantido em posição horizontal, orientada perpendicularmente ao operador, e com escudo de retroespalhamento colocado próximo ao paciente. O ângulo do dispositivo altera a zona de proteção e pode expor o operador à radiação espalhada. Nesta situação, pode ser necessário que o paciente incline sua cabeça. Nos EUA, dispositivos portáteis foram aprovados para uso pela Food and Drug Administration (FDA). Alguns estados têm requisitos regulatórios adicionais relacionados ao monitoramento da dose ou equipamentos de proteção pessoal que devem ser usados pelos operadores desses dispositivos.

Dispositivos para monitoramento pessoal

A ADA recomenda que os trabalhadores que possam receber uma dose maior que 1 mSv devem usar dosímetros pessoais para monitorar seus níveis de exposição.

A funcionária do consultório odontológico grávida que opera o equipamento de raios X deve usar dosímetros pessoais, independentemente dos níveis de exposição previstos (ADA 2012).

Os dispositivos de monitoramento pessoal são usados para garantir que os funcionários sigam de forma consistente as regras de segurança de radiação do consultório, como as descritas anteriormente. Esses dispositivos fornecem um meio de medir a dose de radiação ocupacional do operador. O requisito para usar dosímetros pessoais é especificado por regulamentos estaduais e nacionais. Nos EUA, o código de regulamentações federais exige que o pessoal que provavelmente receberá mais de 10% do limite anual de dose seja monitorado. Há considerações adicionais no gerenciamento da exposição de grávidas se houver exposição ocupacional. O Código de Regulamentos Federais dos EUA exige que grávidas sejam monitoradas se a dose no embrião e no feto for superior a 1 mSv durante todo o período da gravidez. O monitoramento de pessoal é uma abordagem eficaz para identificar mudanças indesejáveis nos hábitos de trabalho e ajuda a responder aos funcionários do consultório que podem ficar apreensivos com os riscos da exposição ocupacional à radiação.

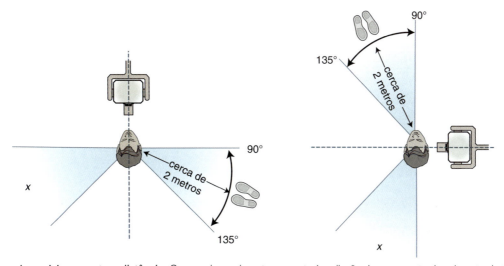

Figura 3.8 Regra de posicionamento e distância. O operador pode estar exposto à radiação de vazamento do cabeçote do tubo de raios X, à radiação espalhada do paciente e aos fótons primários que passam através do paciente. Se não houver barreira disponível, o operador deve estar a pelo menos 2 metros do paciente, em um ângulo de 90 a 135° em relação ao raio central do feixe de raios X, quando a exposição for feita porque esta região recebe a menor exposição geral.

Várias empresas nos EUA oferecem serviços de monitoramento por dosimetria. Os dispositivos de monitoramento são usados presos à roupa, no tórax. Uma tecnologia amplamente utilizada para monitoramento pessoal é o dosímetro luminescente opticamente estimulado. O dispositivo consiste em uma tira de óxido de alumínio cristalino (Al_2O_3:C) que se contrai proporcionalmente à quantidade de exposição à radiação (Figura 3.9). O dispositivo é enviado para um serviço, geralmente em intervalos mensais, em que a dose acumulada é medida e relatada à clínica dentária (Figura 3.10). Outra tecnologia para monitoramento de pessoal é baseada no armazenamento direto e íon. O dispositivo incorpora o dosímetro com uma interface USB, permitindo ao usuário final realizar diretamente a leitura da dose pela internet. Ambas as tecnologias são sensíveis a uma dose tão baixa quanto 10 μSv de raios X.

Dose-limite

Reconhecendo os efeitos nocivos da radiação e os riscos potenciais envolvidos com seu uso, várias organizações nacionais, regionais e internacionais estabeleceram diretrizes para limites sobre a quantidade de radiação recebida por indivíduos ocupacionalmente expostos e pelo público (Tabela 3.4). Estes limites dizem respeito a situações de exposição planejadas, e não à radiação de fundo, e não incluem radiação recebida para fins diagnósticos ou terapêuticos. Desde o seu estabelecimento inicial na década de 1930, esses limites de dose foram revisados para baixo várias vezes, adaptando-se a novos conhecimentos sobre os efeitos nocivos das radiações e a maior capacidade de usar a radiação de forma mais eficiente.

A International Commission on Radiological Protection (ICRP) é uma organização internacional independente que desenvolve e dissemina recomendações e orientações sobre proteção contra radiação ionizante. Suas recomendações são adotadas ou modificadas para

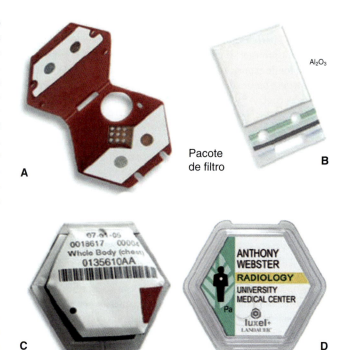

Figura 3.9 Um dosímetro pessoal estimulado opticamente por luminescência. **A.** Pacote de filtro contendo uma janela aberta e plástico, alumínio e filtros de cobre. (**B**) Tira de Al_2O_3, que é sensível à radiação. (**C** e **D**). O pacote de filtro e a tira de Al_2O_3 são embalados em um *blister* e usados por um operador. A quantidade e a proporção de saída de luz durante o processo de estimulação a partir das regiões do Al_2O_3 sob os filtros permite a determinação da energia e da dose de radiação para qual o dosímetro foi exposto. (Cortesia de Landauer, Inc., Glenwood, IL.)

Figura 3.10 Amostra de relatório de dosimetria de radiação mostrando exposição recebida por vários indivíduos durante o mês, bem como tipo de dosímetro, sua localização e distribuição da dose. O relatório também mostra os totais do ano até a data e exposição ao longo da vida.

TABELA 3.4 **Limites de dose recomendados para exposição humana à radiação ionizante.**		
	NCRP[a]	**ICRP**[b]
Exposição ocupacional		
Dose efetiva anual	50 mSv/ano	20 mSv, em média em períodos de 5 anos definidos
Dose efetiva cumulativa	10 mSv × idade	100 mSv em 5 anos *e* não deve exceder 50 mSv[c] em qualquer ano
Dose anual equivalente para o cristalino	Dose absorvida de 50 mGy	20 mSv, em média por períodos definidos de 5 anos, e a exposição em qualquer ano não deve exceder 50 mSv
Pele	500 mSv	500 mSv
Mãos e pés		
Trabalhadoras gestantes	0,5 mSv/mês ao embrião/feto	1 mSv para o embrião/feto após a declaração de gravidez
Exposição ao público[d]		
Dose efetiva anual	1 mSv (exposição contínua ou frequente) 5 mSv (exposição pouco frequente)	1 mSv
Dose anual equivalente em:		
Cristalino	15 mSv	15 mSv
Pele	50 mSv	50 mSv

[a] Recomendações do National Council on Radiation Protection and Measurement. Report No. 116, Limitation of exposure to ionizing radiation, 1993. NCRP Commentary No. 26, Guidance on radiation dose limits for the lens of the eye, 2016.
[b] Recomendações da International Commission on Radiological Protection. IRCP Publication 103. *Ann ICRP* 2007;37:1-332. ICRP Statement on Tissue Reactions and Early and Late Effects of Radiation in Normal Tissues and Organs–Threshold Doses for Tissue Reactions in a Radiation Protection Context. ICRP Publication 118. *Ann ICRP.* 2012;41:1-322.
[c] The Atomic Energy Regulatory Board, agência ligada ao governo da Índia, reduziu para 30 mSv a dose-limite em um ano.
[d] As doses limites para o público não incluem a exposição à radiação diagnóstica e terapêutica. *ICRP,* The International Commission on Radiological Protection; *NCRP,* The National Council on Radiation Protection and Measurements.

estabelecer requisitos regulamentares de radiação em vários países do mundo. Nos EUA, o NCRP, aprovado pelo Congresso dos EUA, formula orientação e recomendações sobre proteção contra radiação e medições destas. Os limites de dose recomendados pelo NCRP são incorporados em regulamentos federais (Título 10 do Código de Regulamentos Federais, Parte 20, Padrões para proteção contra radiação. Os atuais limites de exposição ocupacional foram estabelecidos para garantir que nenhum indivíduo tenha efeitos determinísticos e que a probabilidade de efeitos estocásticos seja tão baixa quanto razoavelmente e economicamente viável.

Limites de dose ocupacional. Dentistas e seus funcionários que fazem radiografias diagnósticas são considerados indivíduos ocupacionalmente expostos e, portanto, devem estar familiarizados com os limites de dose regulatória em sua região ou país. O limite de dose estabelecido pela ICRP para exposição ocupacional de indivíduos é 20 mSv de exposição de radiação de corpo inteiro por ano. Embora este nível de exposição seja considerado como apresentando apenas risco, todos os esforços devem ser feitos para manter a dose de radiação dos indivíduos tão baixa quanto possível. A profissão odontológica faz bem em limitar a exposição profissional. A dose média para indivíduos ocupacionalmente expostos na operação de equipamentos de raios

X odontológicos é de 0,2 mSv – 1% do limite de dose permitido. A seção sobre proteção de pessoal descreve abordagens para minimizar a dose de radiação para profissionais ocupacionalmente expostos.

Limites de dose ao público. Membros da equipe de suporte (p. ex., recepcionistas e auxiliares que não realizam radiografia) e os pacientes estão sujeitos a limites de dose para o público em geral. Os limites recomendados para a exposição ao público não incluem a radiação de fundo natural e a radiação recebida para atendimentos médico e odontológico individuais. Não há limites para a exposição que um paciente pode receber nos exames diagnósticos, procedimentos de intervenção ou radioterapia; isto se deve ao fato de estas exposições serem feitas intencionalmente para o benefício direto do destinatário. Circunstâncias individuais tornam o estabelecimento de limites inapropriado.

A crescente preocupação em minimizar a exposição do paciente levou várias instituições, incluindo o NCRP, a emitir níveis de referência de diagnóstico (DRLs; do inglês, *diagnostic reference levels*) para exames de imagem diagnóstica médico-odontológica. Os valores de exposição **DRL** representam os limites superiores aceitáveis para a exposição do paciente (percentil 75 da prática geral), enquanto as **doses alcançáveis** representam a dose mediana (percentil 50) na prática geral. O NCRP recomenda um DRL de 1,6 mGy para a dose de ingresso na pele para radiografia periapical intraoral e asa-mordida (interproximal). O NCRP recomenda, ainda, uma dose viável de 1,2 mGy para radiografia intraoral.

Garantia da qualidade

Protocolos de garantia de qualidade para a máquina de raios X, receptor de imagem, processamento de filme, sala escura e blindagem do paciente devem ser desenvolvidos e implementados para cada ambiente de cuidados de saúde odontológica (ADA 2012).

A **garantia de qualidade** é definida como um programa de avaliação periódica do desempenho de todas as partes do procedimento radiológico. Destina-se a garantir que um consultório dentário produza consistentemente imagens de alta qualidade com exposição mínima de pacientes e pessoal (Capítulo 15). Estudos indicaram que os dentistas podem estar expondo desnecessariamente pacientes para compensar técnicas de exposição inadequadas, processamento radiográfico e procedimentos em câmara escura. Um estudo relatou que apenas 33% das radiografias panorâmicas que acompanhavam peças de biopsia tinham qualidade diagnóstica aceitável. No entanto, quando as demandas foram apresentadas aos dentistas para melhorar suas técnicas, o número de radiografias insatisfatórias foi significativamente reduzido. Dois estudos realizados por um seguro odontológico demonstraram que, após as cobranças por serviços terem sido rejeitadas por radiografias insatisfatórias, e o dentista alertado sobre os erros e formas como poderiam ser corrigidos, o número de radiografias satisfatórias enviado foi duplicado. Esse estudo sugere que, quando o dentista é apresentado às diretrizes para garantia de qualidade, juntamente com a motivação adequada, a exposição do paciente pode ser drasticamente reduzida. Dispositivos enviados por e-*mail* comercial estão disponíveis aos dentistas e agências de proteção para medirem a qualidade da imagem dental e a dose de suas radiografias.

Alguns estados norte-americanos exigem que os consultórios odontológicos estabeleçam um documento de diretrizes para garantia da qualidade e mantenham os registros escritos dos testes de garantia da qualidade. Independentemente dos requisitos, cada consultório odontológico deve estabelecer procedimentos de manutenção e monitoramento, conforme descrito no Capítulo 16.

Educação continuada

Os profissionais devem permanecer informados sobre atualizações de segurança e disponibilidade de novos equipamentos, suprimentos e técnicas que melhorem ainda mais a qualidade de diagnóstico das radiografias e diminuam a exposição à radiação (ADA 2006).

Indivíduos que trabalham com radiação ionizante devem estar familiarizados com a magnitude da exposição encontrada em medicina, odontologia e na vida cotidiana; os possíveis riscos associados a essa exposição; e os métodos usados para afetar a exposição e a redução da dose. Embora este capítulo apresente algumas dessas informações, adquirir conhecimento e desenvolver e manter habilidades é um processo vitalício.

BIBLIOGRAFIA

Acharya S, Pai KM, Acharya S. Repeat film analysis and its implications for quality assurance in dental radiology: an institutional case study. *Contemp Clin Dent.* 2015;6:392–395.

American Dental Association Council on Scientific Affairs. The use of dental radiographs: update and recommendations. *J Am Dent Assoc.* 2006;137:1304–1312.

American Dental Association Council on Scientific Affairs. Dental radiographic examinations: recommendations for patient selection and limiting radiation exposure; Revised 2012. http://www.ada.org/sections/professionalResources/pdfs/Dental_Radiographic_Examinations_2012.pdf.

Code of Federal Regulations, Title 10, Chapter I, Part 20. Standards for protection against radiation; https://www.ecfr.gov/cgi-bin.

Committee to Assess Health Risks from Exposure to Low Levels of Ionizing Radiations. *Health Risks From Exposure to Low Levels of Ionizing Radiation: BEIR VII.* Washington, DC: National Academy Press; 2006.

Dental radiographs: benefits and safety. *J Am Dent Assoc.* 2011;142:1101.

Environmental Protection Agency. Calculate your radiation dose; http://www.epa.gov/radiation/understand/calculate.html.

Hall EJ. Is there a place for quantitative risk assessment? *J Radiol Prot.* 2009;29(0):A171–A184.

Hall EJ, Giaccia AJ. *Radiobiology for the Radiologist.* 6th ed. Baltimore: Lippincott Williams & Wilkins; 2006.

Horner K, Rushton VE, Walker A, et al. European guidelines on radiation protection in dental radiology: the safe use of radiographs in dental practice. *Radiat Protect.* 2004;136:1–115.

Mossman KL. The LNT debate in radiation protection: science vs. policy. *Dose Response.* 2012;10(2):190–202.

National Council on Radiation Protection and Measurements. *Control of Radon in Houses, NCRP Report 103.* Bethesda, MD: National Council on Radiation Protection and Measurements; 1989.

National Council on Radiation Protection and Measurements. *Quality Assurance for Diagnostic Imaging, NCRP Report 99.* Bethesda, MD: National Council on Radiation Protection and Measurements; 1990.

National Council on Radiation Protection and Measurements. *Limitation of Exposure to Ionizing Radiation, NCRP Report 116.* Bethesda, MD: National Council on Radiation Protection and Measurements; 1993.

National Council on Radiation Protection and Measurements. *Dental X-Ray Protection, NCRP Report 145.* Bethesda, MD: National Council on Radiation Protection and Measurements; 2003.

National Council on Radiation Protection and Measurements. *Ionizing Radiation Exposure of the Population of the United States, NCRP Report 160.* Bethesda, MD: National Council on Radiation Protection and Measurements; 2009.

National Council on Radiation Protection and Measurements. *Reference Levels and Achievable Doses in Medical and Dental Imaging: Recommendations for the United States, NCRP Report 172.* Bethesda, MD: National Council on Radiation Protection and Measurements; 2012.

Nationwide Evaluation of X-Ray Trends (NEXT): tabulation and graphical summary of the 1999 dental radiography survey, CRCPD Publication E-03-6; Bethesda, MD, 2003, Center for Devices and Radiological Health, U.S. Food and Drug Administration.

Preston RJ. Radiation biology: concepts for radiation protection. *Health Phys.* 2005;88:545–556.

Sansare K, Khanna V, Karjodkar F. Utility of thyroid collars in cephalometric radiography. *Dentomaxillofac Radiol.* 2011;40(8):471–475.

SEDENTEXCT. Guidelines on CBCT for dental and maxillofacial radiology; http://www.sedentexct.eu/.

Sources and effects of ionizing radiation, UNSCEAR 2008 report: volumes I and II; New York, 2008. UNSCEAR (United Nations Publications vol I released in 2010 and vol II released in 2011). https://unp.un.org/details.aspx?pid=20417 and https://unp.un.org/Details.aspx?pid=21556.

The 2007 recommendations of the International Commission on Radiological Protection. IRCP Publication 103. *Ann ICRP.* 2007;37:1–332.

PARTE 2 Imagem

4

Radiografia Digital

André Mol

O advento da imagem digital revolucionou a radiologia. Esta revolução é o resultado tanto da inovação tecnológica no processo de aquisição da imagem quanto no desenvolvimento de sistemas de redes de computação para recuperação e transmissão de imagens. A odontologia está observando um aumento constante no uso destas tecnologias, melhoria das interfaces do *software* e introdução de novos produtos. Inúmeros setores estão mudando de filme para sistemas digitais. Os efeitos prejudiciais do processamento inadequado de filmes na qualidade do diagnóstico e a dificuldade de manter a alta qualidade de substâncias químicas no processamento são bem relatados. A imagem digital elimina o processamento químico. Os resíduos perigosos sob a forma de substâncias químicas resultantes do processamento e lâminas de chumbo são eliminados nos sistemas digitais. As imagens podem ser eletronicamente transferidas a outros profissionais da área da saúde sem qualquer alteração na qualidade da imagem original. Além disso, receptores digitais intraorais requerem menos radiação que o filme, assim, reduzindo a exposição do paciente. Finalmente, a imagem digital permite realces, medições e correções não disponíveis com o filme.

Os sistemas digitais também possuem algumas desvantagens em comparação com o filme. O investimento inicial para montar um sistema digital de imagem é relativamente alto. Certos componentes, como o receptor eletrônico de raios X usado em alguns sistemas intraorais, são suscetíveis a erros de manipulação e têm um alto custo de substituição. Como os sistemas digitais utilizam tecnologias em evolução, há um risco – ou mesmo uma tendência – de os sistemas ficarem obsoletos ou de os fabricantes saírem do mercado. O último é verdadeiro para a maioria dos dispositivos eletrônicos, incluindo computadores.

Os computadores desempenham um papel vital na maioria das práticas odontológicas, e esse papel está se expandindo à medida que várias funções – incluindo agendamento de consultas, faturamento de procedimentos e histórico dos pacientes – são integradas em práticas soluções de *software* de gerenciamento. Isso facilitou a adoção da imagem digital em odontologia e, para muitas práticas odontológicas, a imagem digital é a tecnologia preferida. Este capítulo descreve as características das imagens digitais, receptores de imagem, opções de exibição e dispositivos de armazenamento e discute o processamento digital de imagens.

ANALÓGICO *VERSUS* DIGITAL

O termo *digital* em diagnóstico por imagens refere-se ao formato numérico do conteúdo de imagem e seus mínimos detalhes. As radiografias convencionais podem ser consideradas um meio analógico em que as diferenças no tamanho e distribuição dos cristais de prata metálica negra resultam em uma densidade de espectro contínuo. As imagens digitais são numéricas e descritas de dois modos: no que se refere à (1) distribuição espacial dos elementos da imagem (*pixels*) e (2) aos diferentes tons de cinza de cada um dos *pixels*. Uma imagem digital consiste em uma grande coleção de *pixels* individuais organizados em uma matriz de linhas e colunas (Figura 4.1). Cada *pixel* possui uma coordenada de linha e coluna que identifica exclusivamente sua localização na matriz. A formação de uma imagem digital requer várias etapas, começando com processos analógicos. Em cada *pixel* de um detector eletrônico, a absorção de raios X gera uma pequena voltagem. Mais raios X geram uma voltagem mais alta e vice-versa. Em cada *pixel*, a tensão pode variar entre um valor mínimo e máximo e, portanto, é um sinal analógico (Figura 4.2A).

A produção de uma imagem digital requer um processo chamado conversão analógico-digital (ADC; do inglês, *analog-to-digital conversion*). Essa conversão consiste em duas etapas: (1) amostragem e (2) quantização. Amostragem significa que uma pequena faixa de valores de tensão é agrupada como um único valor (Figura 4.2B). A amostragem estreita imita melhor o sinal original, mas leva a requisitos de memória maiores para a imagem digital resultante (Figura 4.2C). Uma vez amostrada, o sinal é quantizado, o que significa que a cada sinal amostrado é atribuído um valor. Esses valores são armazenados no computador e representam a imagem. Para o clínico ver a imagem, o computador organiza os *pixels* em seus locais apropriados e exibe um tom de cinza que corresponde ao número que foi atribuído durante a etapa de quantização.

Para entender os pontos fortes e fracos da radiografia digital, é preciso estabelecer quais elementos da cadeia de imagens radiográficas ficariam os mesmos e o que mudaria. A cadeia de imagem pode ser conceituada como uma série de *links* de interconexão, começando com a geração dos raios X. Fatores de exposição, fatores do paciente e geometria de projeção determinariam como o feixe de raios X é atenuado. Uma parte do feixe de raios não atenuado é capturada pelo receptor de imagem para formar uma imagem latente. Esta imagem latente é processada e convertida em uma imagem real, que é vista e interpretada pelo clínico. O uso de detectores digitais muda a maneira pela qual adquirimos, armazenamos, recuperamos e exibimos as imagens. No entanto, além de um ajuste do tempo de exposição, os detectores digitais não mudam fundamentalmente a maneira pela qual os raios X são seletivamente atenuados pelos tecidos do paciente. A física da interação dos raios X com a matéria e os efeitos da projeção geométrica na aparência da imagem radiográfica não é alterada e permanece criticamente importante

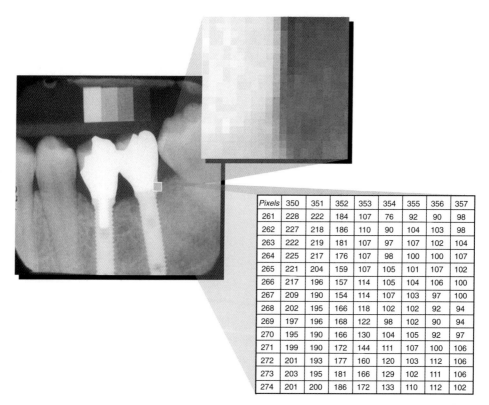

Figura 4.1 Uma imagem digital é composta de um grande número de elementos de imagem distintos (*pixels*). Os *pixels* são tão pequenos que a imagem parece suave na ampliação normal. A localização de cada *pixel* é identificada unicamente pelas coordenadas de linha e coluna dentro da matriz da imagem. O valor atribuído a um *pixel* representa a intensidade (nível de cinza) da imagem nesse local.

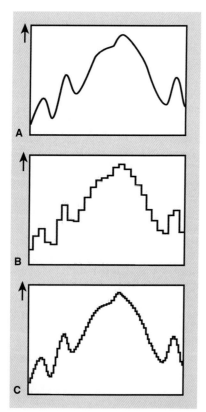

Figura 4.2 A. Ilustração de um sinal de tensão analógica gerado por um detector. **B.** A amostragem do sinal analógico descarta parte do sinal. **C.** A amostragem em uma frequência mais alta preserva mais do sinal original.

para entender o conteúdo da imagem e otimizar a qualidade desta. Elementos nesta parte da cadeia de imagem que limitam o desempenho diagnóstico afetam ambas as radiografias baseadas em filme e a radiografia digital.

RECEPTORES DE IMAGEM DIGITAL

Os receptores de imagem digital englobam inúmeras tecnologias diferentes e vêm em muitos formatos e tamanhos distintos. Inúmeros nomes diferentes e muitas vezes confusos estão em uso para identificar esses receptores em medicina e odontologia. A distinção mais útil está entre as duas principais tecnologias:

- *Tecnologia de estado sólido*. Embora os detectores de estado sólido possam ser subdivididos, eles também têm em comum certas propriedades físicas e a capacidade de gerar uma imagem digital no computador sem qualquer outro dispositivo externo. Na medicina, o uso de detectores de estado sólido é referido como radiografia digital (RD). Na odontologia, os detectores intraorais de estado sólido são frequentemente chamados de *sensores*
- *Tecnologia de fósforo fotoestimulável* (PSP). Esta tecnologia consiste em uma placa revestida de fósforo em que uma imagem latente é formada após a exposição aos raios X. A imagem latente é convertida em uma imagem digital por um dispositivo de digitalização mediante estimulação por luz *laser*. Esta tecnologia é por vezes referida como *armazenamento de fósforo* com base na ideia de que as informações da imagem são temporariamente armazenadas dentro do fósforo. Outras vezes o termo *placas de imagem* é usado para diferenciá-las dos filmes e dos detectores de estado sólido. O uso de placas PSP em radiologia médica é conhecido como *radiografia computadorizada* (RC).

DETECTORES DE ESTADO SÓLIDO

Os detectores do estado sólido coletam a carga gerada pelos raios X em um material semicondutor sólido (Figura 4.3). A característica clínica fundamental destes detectores é a rápida disponibilização da imagem após a exposição. A matriz e seus componentes eletrônicos de leitura e amplificação dos detectores intraorais são encapsulados dentro de um invólucro plástico, para protegê-los da cavidade oral. Esses elementos do detector consomem parte de sua área total, de forma que a área ativa do sensor é menor que sua área total de superfície. O tamanho do sensor, embora reduzido pela diminuição contínua dos componentes eletrônicos, é uma desvantagem potencial dos detectores intraorais de estado sólido. Além disso, a maioria dos detectores incorpora um cabo eletrônico para transferir os dados para o computador. A presença de um cabo pode tornar o posicionamento do sensor mais desafiador e requer alguma adaptação. Isso também resulta em maior vulnerabilidade do dispositivo para falhar devido ao desgaste das conexões de cabo do uso normal. Fabricantes abordaram essas questões de várias maneiras. Alguns mudaram a localização da conexão do cabo ao canto do sensor. Outros oferecem sensores com conectores magnéticos, conectores de indução ou cabos reforçados para reduzir danos acidentais ao dispositivo. A transmissão sem fio por radiofrequência também foi introduzida para eliminar o cabo completamente. A transmissão sem fio libera o detector diretamente da ligação ao computador, mas necessita de algum dispositivo electrônico adicional, aumentando, assim, o volume geral do sensor.

Muitos fabricantes produzem detectores com áreas de sensor ativo variável que correspondem aproximadamente aos diferentes tamanhos de filme intraoral. Detectores sem falhas são relativamente caros para produzir, e o custo do detector se eleva com o aumento do tamanho da matriz (número total de *pixels*). O tamanho do *pixel* varia de menos de 20 μm a 70 μm.

DISPOSITIVO DE CARGA ACOPLADA

O dispositivo de carga acoplada (CCD), introduzido em odontologia em 1987, foi o primeiro receptor de imagem digital a ser adaptado para imagem intraoral. O CCD utiliza uma camada fina de silício como a base para registro de imagens. Os cristais de silício estão distribuídos em uma matriz de *pixels* (Figura 4.4). Quando expostas à radiação, as ligações covalentes entre os átomos de silício são quebradas, produzindo pares de elétrons ionizados (Figura 4.5). O número de pares de elétrons que são formados é proporcional à quantidade de exposição que uma área recebe. Os elétrons são atraídos para o potencial mais positivo no dispositivo, onde criam "carga elétrica". Cada carga corresponde a um *pixel*. O padrão de carga formado pelos *pixels* individuais na matriz representa a imagem latente (Figura 4.6). A imagem é interpretada transferindo-se a carga de cada *pixel* da linha, de um *pixel* para o próximo, de forma sequencial, com um discreto atraso analógico. Quando uma carga chega ao término de sua fila, é transferida a um amplificador de leitura e transmitida como uma voltagem ao conversor analógico-digital localizado dentro ou conectado ao computador. A voltagem de cada *pixel* é detectada e associada a um valor numérico que representa um nível de cinza (ADC). Como os detectores CCDs são mais sensíveis à luz do que aos raios X, a maioria dos fabricantes usa uma camada de material cintilador cobrindo diretamente a superfície do CCD ou conectando sua superfície com fibra óptica. Este material cintilador aumenta a eficiência de absorção dos raios X

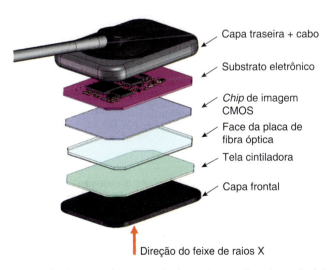

Figura 4.3 Imagem fragmentada do sensor semicondutor de óxido metálico complementar (*CMOS*). As capas frontais e traseiras formam uma barreira impermeável e à prova de luz para proteger os componentes do sensor. A tela do cintilador fluoresce quando exposta a raios X e forma uma imagem radiográfica de luz visível. A placa frontal de fibra óptica conecta a tela do cintilador ao *chip* CMOS para reduzir o ruído da imagem. O *chip* de imagem CMOS captura a luz do cintilador e cria uma carga em cada *pixel* proporcional à exposição. O sensor eletrônico lê a carga em cada *pixel* e a transmite para um computador. (Cortesia de XDR Radiology, Los Angeles, CA, https://www.xdrradiology.com.)

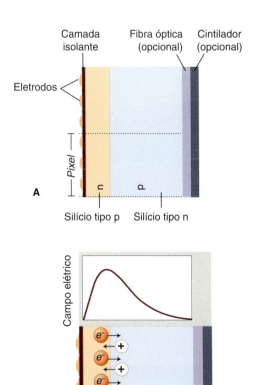

Figura 4.4 A. Estrutura básica de um dispositivo de carga acoplada. Os eletrodos são isolados de um sanduíche de silício n-p. A superfície do silício normalmente incorpora um material cintilante para melhorar a eficiência de captura de raios X e a fibra óptica para melhorar a resolução. Um pixel usa três eletrodos. **B.** O excesso de elétrons da camada tipo n difunde-se na camada tipo p, enquanto os buracos em excesso na camada tipo p se difundem na camada tipo n. O desequilíbrio de carga resultante cria um campo elétrico no silício com um máximo apenas dentro da camada tipo n.

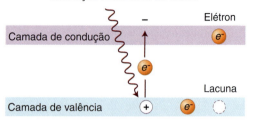

Figura 4.5 Raios X ou fótons de luz transmitem energia aos elétrons na camada de valência, liberando-os na camada de condução. Isso gera uma "lacuna de elétrons" no par de carga.

do detector. Compostos de oxibrometo de gadolínio semelhantes àqueles usados em placas intensificadoras radiográficas de terras-raras ou o iodeto de césio são exemplos de cintiladores que foram usados com este propósito.

CCDs também têm sido feitos em matrizes lineares com alguns *pixels* de largura e muitos *pixels* de comprimento para imagens panorâmicas e cefalométricas. No caso de unidades panorâmicas, o CCD está fixado na posição oposta à fonte de raios X com o eixo longo da matriz orientada paralelamente ao feixe de raios X em forma de leque. Alguns fabricantes fornecem sensores CCD que podem ser adaptados a unidades panorâmicas mais antigas. Em contraste com os exames de imagem baseados em filme, a mecânica de exames de imagem cefalométrica é diferente. A construção de um único CCD de tamanho que pudesse capturar simultaneamente a área de um crânio completo seria proibitivamente cara. A combinação de um arranjo CCD linear e um feixe de raios X em forma de fenda com um movimento de varredura permite a varredura do crânio por vários segundos. Uma desvantagem dessa abordagem é a maior possibilidade de artefatos de movimentação do paciente durante os vários segundos necessários para concluir uma varredura.

Semicondutores de óxido metálico complementares

A tecnologia de semicondutores de óxido metálico complementares (CMOS) é a base das câmeras digitais convencionais. Estes detectores também são baseados nos semicondutores de silício, mas são fundamentalmente diferentes dos CCDs na forma como as cargas dos *pixels* são lidas. Cada *pixel* está isolado de seus *pixels* vizinhos e é conectado diretamente a um transistor. Similarmente ao CCD, pares de elétrons são removidos de dentro do *pixel* na mesma proporção da quantidade da energia dos raios X que é absorvida. Essa carga é transferida ao transistor como uma pequena voltagem. A voltagem em cada transistor pode ser transferida separadamente, lida pelo dispositivo de captura de imagem e armazenada e exibida como um valor digital de cinza. A tecnologia CMOS é amplamente utilizada na construção de *chips* de unidades de processamento central de computadores e detectores de câmera digital, e a tecnologia é menos cara do que a utilizada na fabricação de CCDs. A maioria dos fabricantes usa atualmente esta tecnologia para aplicações de imagem intraoral (Figura 4.7).

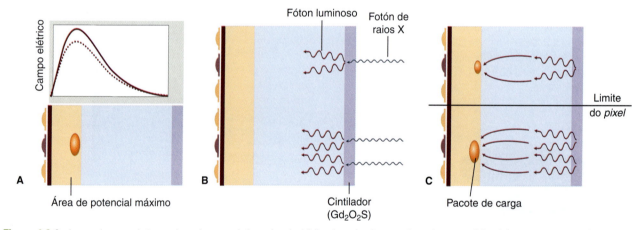

Figura 4.6 A. Antes da exposição, o eletrodo central de cada *pixel* é ligado, criando uma área de potencial máximo ou um poço de potencial. **B.** Os fótons de raios X são absorvidos no material cintilante e convertidos em fótons de luz. Os fótons de luz são absorvidos no silício através da absorção fotelétrica. **C.** Os elétrons liberados da camada de valência coletam seletivamente perto da interface da camada n-p na área de potencial máximo para formar um pacote de carga. Durante a leitura do dispositivo de carga acoplada, o potencial elétrico dos eletrodos do *pixel* é sequencialmente modulado para mudar o pacote de carga de *pixel* para *pixel*.

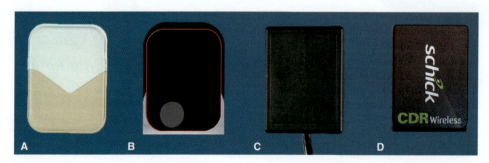

Figura 4.7 A. Filme Kodak nº 2. (Cortesia de Carestream Health, Inc., fabricante exclusivo dos sistemas odontológicos Kodak.) **B.** Placa PSP OpTime nº 2 (com traços em *vermelho*). Soredex (Milwaukee, WI) colocada em uma barreira para demonstrar o tamanho da embalagem. **C.** CCD Gendex nº 2 Gendex (Hatfield, PA). **D.** Sensor semicondutor de óxido metálico complementar nº 2 sem fio Schick (Sirona Dental Inc., Charlotte, NC).

Detectores de tela plana

Os detectores de tela plana são usados para imagens médicas, mas também são usados em vários dispositivos de imagem extraoral. Os detectores podem fornecer áreas matriciais relativamente grandes com tamanhos de *pixel* menores que 100 μm; isso permite imagens digitais diretas de áreas maiores do corpo, incluindo a cabeça. Duas abordagens foram adotadas na seleção de materiais sensíveis aos raios X para detectores de tela plana. Os detectores indiretos são sensíveis à luz visível, e uma tela intensificadora (oxissulfeto de gadolínio ou iodeto de césio) é usada para converter a energia dos raios X em luz. O desempenho desses dispositivos é determinado pela espessura da tela de intensificação. As telas mais espessas são mais eficientes, mas permitem maior difusão de fótons de luz, levando a imagens menos nítidas. Os detectores diretos usam um material fotocondutor (selênio) com propriedades semelhantes ao silício e maior número atômico, o que permite uma absorção mais eficiente dos raios X. Sob a influência de um campo elétrico aplicado, os elétrons que são liberados do selênio durante a exposição dos raios X são conduzidos em uma linha reta a um transistor de filme fino (TFT; do inglês, *thin film transistor*) subjacente. Os detectores diretos que utilizam selênio ($Z = 34$) fornecem maior resolução, mas são menos eficientes em comparação com detectores indiretos que utilizam telas de intensificação com gadolínio ($Z = 64$) ou césio ($Z = 55$). A energia elétrica gerada nos detectores de tela plana é proporcional à exposição aos raios X e é armazenada em cada *pixel* de um capacitor. A energia é liberada e lida aplicando-se tensões de linha e coluna apropriadas ao transistor de um *pixel* específico. Os detectores de tela plana são relativamente caros e atualmente limitados a tarefas especializadas de geração de imagens, como a tomografia computadorizada de feixe cônico (CBCT; do inglês, *cone beam computed tomography*).

FÓSFORO FOTOESTIMULÁVEL

As placas PSP absorvem e armazenam energia dos raios X e liberam essa energia como luz (fosforescência) quando estimuladas por outra luz de comprimento de onda apropriado. Na medida em que a luz estimulante e os comprimentos de onda da luz fosforescente diferem, os dois podem ser distinguidos, e a fosforescência pode ser quantificada como uma medida da quantidade de energia de raios X que o material absorveu.

O material usado nas placas PSP para as imagens radiográficas é "európio dopado" com flúor halogeneto de bário. Bário em combinação com iodo, cloro ou o bromo forma uma rede cristalina. A adição de európio (Eu^{+2}) cria imperfeições nesta rede. Quando expostos a uma fonte de radiação suficientemente energética, os elétrons de valência do európio podem absorver energia e entrar na camada de condução. Esses elétrons migram para lacunas de halogênio próximas (centros F) na rede flúor-halogeneto e podem ficar presos lá em um estado metaestável. Enquanto nesse estado, o número de elétrons aprisionados é proporcional à exposição aos raios X e representa uma imagem latente. Quando estimulado pela luz vermelha de cerca de 600 nm, o flúor-halogeneto de bário libera os elétrons presos na camada de condução. Quando um elétron retorna ao íon Eu^{+3}, a energia é liberada como luz no espectro verde entre 300 e 500 nm (Figura 4.8). Fibras ópticas conduzem a luz da placa PSP para um tubo fotomultiplicador. O tubo fotomultiplicador converte essa luz em energia elétrica. Um filtro vermelho no tubo fotomultiplicador remove seletivamente a luz *laser* estimulante, e a luz verde restante é detectada e convertida em uma tensão variável. As variações na saída de tensão do tubo fotomultiplicador correspondem a variações na intensidade de luz estimulada a partir da imagem latente. O sinal de tensão é quantificado por um conversor analógico para digital e armazenado e exibido como uma imagem digital. Na prática, o material flúor-halogeneto de bário é combinado com um polímero e espalhado em uma camada fina sobre um material base para criar uma placa PSP. Para radiografias intraorais, utiliza-se uma base de poliéster similar ao filme radiográfico.

Quando são fabricadas em tamanhos padrão intraorais, essas placas fornecem características de manejo semelhantes às do filme intraoral. Placas PSP também são feitas em tamanhos comumente usados para imagens panorâmicas e cefalométricas. Alguns processadores PSP acomodam uma gama completa de tamanhos de placas intra e extrabucais. Outros processadores são limitados a formatos intraorais ou extraorais.

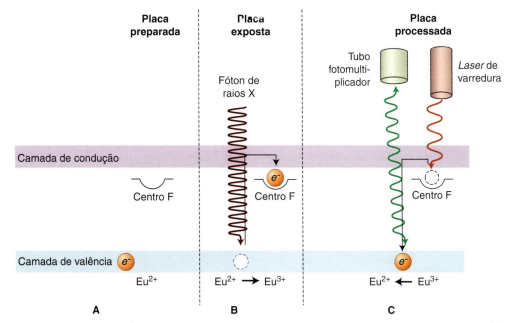

Figura 4.8 Formação de imagem fotográfica de fósforo fotoestimulável (PSP; do inglês, *photostimulable phosphor*). **A.** Inicialmente, a placa PSP é coberta com luz branca para retornar todos os elétrons para a camada de valência. **B.** A exposição aos raios X transmite energia aos elétrons de valência de európio, movendo-os para a camada de condução. Alguns elétrons ficam presos em "centros F". **C.** Escâner de varredura *laser* vermelho transmite energia aos elétrons nos centros F, promovendo-os à camada de condução, da qual muitos retornam à camada de valência. Com o retorno do elétron para a camada de valência, a energia é liberada na forma de fótons de luz no espectro verde. Essa luz é detectada por um tubo fotomultiplicador ou diodo com um filtro vermelho para filtrar a luz do *laser* de varredura.

Antes da exposição, as placas PSP devem ser apagadas para eliminar imagens de exposições anteriores. Esta eliminação é conseguida expondo-se toda a placa a uma luz brilhante. Os sistemas atuais de PSP integram o apagamento automático de chapas no escâner. As placas também podem ser apagadas colocando-as em uma caixa de visualização odontológica com o lado de fósforo das placas voltado para a luz por 1 ou 2 minutos. Fontes de luz mais intensas podem ser usadas por curtos períodos de tempo. O apagamento inadequado da placa resulta em imagens duplas e geralmente torna a imagem não diagnóstica. Placas apagadas são colocadas em recipientes à prova de luz antes da exposição. No caso de placas intraorais, envelopes de polivinila seláveis que sejam impermeáveis aos fluidos orais e à luz são usados para embalagem. Para placas de grande formato, são utilizados cassetes convencionais sem telas de intensificação. Após a exposição, as placas devem ser processadas o mais rápido possível, porque os elétrons aprisionados se liberam espontaneamente com o tempo. A taxa de perda de elétrons é maior logo após a exposição. A taxa varia dependendo da composição do fósforo armazenado e da temperatura ambiente. Alguns fósforos perdem 23% de seus elétrons aprisionados após 30 minutos e 30% após 1 hora. Considerando que a perda de elétrons presos é uniforme através da superfície da placa, perda precoce de carga não costuma ter resultados clinicamente significativos de deterioração da imagem. No entanto, imagens subexpostas podem ter degradação de imagem perceptível na forma de aumento do ruído da imagem. Imagens adequadamente expostas podem ser armazenadas por 12 a 24 horas e manter a qualidade de imagem aceitável. Uma fonte mais importante de desvanecimento da imagem latente é a exposição à luz ambiente durante a preparação da placa para processamento. Recomenda-se um ambiente de penumbra para manuseio de placas. Quanto mais intensa a luz de fundo e maior a exposição da placa a essa luz, maior a perda de elétrons aprisionados e mais degradada a imagem resultante. As luzes de segurança vermelhas encontradas na maioria das câmaras escuras não são seguras para as placas de PSP expostas, que são mais sensíveis ao espectro da luz vermelha.

Escâneres para fósforo fotoestimulável

Diversas abordagens foram adotadas para "ler" o estado latente das imagens em placas PSP. A Soredex (Milwaukee, WI) em seus sistemas Digora e OpTime e a Air Techniques (Melville, NY) em seu sistema ScanX usam um espelho multifacetado girando rapidamente que reflete um feixe de luz *laser* vermelha. Enquanto o espelho gira, a luz do *laser* varre a placa. A placa é avançada e a linha adjacente de fósforo é escaneada. A direção do *laser* que escaneia a placa é denominada *direção da digitalização rápida*. A direção do avanço da placa é chamada de *direção de varredura lenta*.

Esses escâneres, assim como o escâner CS 7600 da Carestream (Atlanta, GA) e o ProScanner Planmeca (Helsinque, Finlândia), também incluem a folga automática da placa após a digitalização. A folga automática da placa melhora o fluxo de trabalho e reduz o dano potencial da placa pelo apagamento manual. O mecanismo usado para a entrada de placas no escâner Soredex OpTime requer um disco de metal na parte de trás da placa. Este disco também serve como um marcador para indicar quando uma placa foi exposta para trás. A Carestream e a Planmeca utilizam a tecnologia de identificação por radiofrequência (RFID; do inglês, *radio-frequency identification*) para ligar as informações do paciente às placas. Isso evita que as placas sejam digitalizadas no arquivo errado do paciente. O *chip* RFID também serve para alertar o operador quando uma placa é exposta acidentalmente na parte de trás.

Todos os escâneres PSP atuais usam o carregamento individual da placa. Uma abordagem alternativa para a leitura de placas envolve um tambor de rotação rápida que pode segurar várias placas. Embora alguns desses sistemas provavelmente ainda estejam sendo usados, eles não são mais produzidos pelos principais fabricantes.

CARACTERÍSTICAS DOS DETECTORES DIGITAIS

Resolução de contraste

A resolução de contraste é a capacidade de distinguir diferentes densidades na imagem radiográfica; esta é uma função da interação dos seguintes fatores:

- Características de atenuação dos tecidos
- Capacidade do sistema de imagem para distinguir diferenças no número de fótons de raios X e traduzi-los em valores de cinza
- Capacidade do monitor do computador para retratar as diferenças entre níveis de cinza
- Habilidade do observador em reconhecer essas diferenças.

Os detectores digitais atuais capturam dados em 8, 10, 12 ou 16 *bits*. A profundidade de *bits* é uma potência de 2 (Figura 4.9). Isso significa que o detector pode, teoricamente, capturar de 256 (2^8) a 65.536 (2^{16}) diferentes níveis de atenuação. Na prática, o número real de níveis de atenuação significativos que podem ser capturados é limitado por imprecisões na aquisição de imagens – isto é, ruído. Independentemente do número de diferenças de atenuação que um detector pode capturar, os monitores de computador convencionais são capazes de exibir uma escala de cinza de apenas 8 *bits*. Como sistemas operacionais como o Windows reservam muitos níveis de cinza para a exibição de informações do sistema, o número real de níveis de cinza que podem ser exibidos em um monitor é 242. Um fator limitante mais importante é o sistema visual humano, que é capaz de distinguir apenas cerca de 60 níveis de cinza a qualquer momento sob condições ideais de visualização. Considerando o ambiente de visualização típico no consultório odontológico, o número real de níveis de cinza que podem ser distinguidos diminui para menos de 30. Limitações visuais humanas também estão presentes para a visualização de filmes; no entanto, a luminância (brilho) de uma caixa de visualização de radiografia típica (negatoscópio) é muito maior do que a de um monitor de computador típico. Portanto, a iluminação ambiente da sala em que a imagem é vista teoricamente tem um impacto menor no filme do que nos monitores digitais.

Resolução espacial

A resolução espacial é a capacidade de distinguir detalhes finos em uma imagem. A resolução é frequentemente medida e relatada em unidades de pares de linhas por milímetro. Os objetos de teste que consistem em conjuntos de linhas radiopacas muito finas, separadas umas das outras por espaços iguais à largura de uma linha, são construídos com uma variedade de larguras de linha (Figura 4.10).

Figura 4.9 Resolução de contraste. Os exemplos de escalas de cinza representando diferentes níveis de cinza do preto ao branco. A profundidade de *bit* controla o número de possíveis níveis de cinza na imagem. O real número de diferentes níveis de cinza que são exibidos depende do dispositivo de saída e processamento da imagem. O número percebido dos níveis de cinza é influenciado pelas condições e acuidade visual do observador. **A,** 6 *bits/pixel* = 64 níveis de cinza. **B,** 5 *bits/pixel* = 32 níveis de cinza. **C,** 4 *bits/pixel* = 16 níveis de cinza. **D,** 3 *bits/pixel* = 8 níveis de cinza.

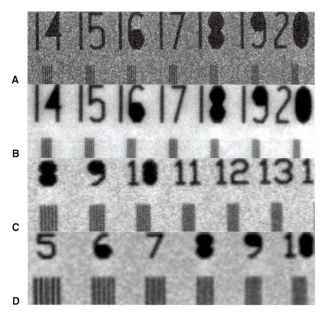

Figura 4.10 Imagens de um dispositivo para teste de resolução de pares de linha feitas com vários receptores. **A.** Kodak InSight (Atlanta, GA). **B.** CCD Trophy RVGui (Kodak) de alta resolução. **C.** DenOptix PSP Gendex (Hatfield, PA) de varredura em 600 DPI. **D.** DenOptix PSP Gendex de varredura em 300 DPI.

QUADRO 4.1 Conversão entre o tamanho do *pixel* e limite teórico de resolução.		
	Limite teórico de resolução	
Tamanho do *pixel* (μm)	Pares de linha por milímetro (lp/mm)	Pontos ou *pixels* por polegada (dpi ou ppi)
20	25	1.270
50	10	508
A	1.000/(A × 2)	25.400/A
1.000/(B × 2)	B	B × 2 × 25,4
25.400/C	C/(2 × 25,4)	C

Uma linha e seu espaço associado são chamados de par de linhas (lp). Pelo menos duas colunas de *pixels* são necessárias para resolver um par de linhas, uma para a linha brilhante e outra para o espaço escuro. Observadores típicos são capazes de distinguir cerca de 6 lp/mm sem auxílio de ampliação. O filme intraoral é capaz de fornecer mais de 20 lp/mm de resolução. A menos que uma imagem com filme seja ampliada, o observador será incapaz de apreciar a extensão dos detalhes na imagem.

Com sistemas de imagens digitais de estado sólido, a resolução teórica limite é determinada pelo tamanho do *pixel*: quanto menor o tamanho do *pixel*, maior a resolução máxima atingível. Um sensor com 20 μm de *pixels* pode obter uma resolução máxima teórica de 25 lp/μm: o par de linhas requer dois *pixels*, neste caso 2 × 20 μm, o que equivale a 40 μm. Assim, a resolução máxima seria de 1 lp/40 μm, que é igual a 25 lp/mm (Quadro 4.1). Alternativamente, a resolução pode ser expressa em pontos por polegada (DTI; do inglês, *dots per inch*) ou *pixels* por polegada (PPI; do inglês, *pixels per inch*). Na melhor das hipóteses, há um ponto por *pixel*. Assim, se o tamanho do *pixel* for 20 μm, haverá um ponto por 20 μm. Isso é igual a 1.270 DPI ou PPI porque há 25.400 μm em 1 polegada (25.400/20 = 1.270). No entanto, na prática, a resolução real do detector é inferior a esses limites teóricos por várias razões, incluindo: (1) ruído eletrônico; (2) difusão de fótons no revestimento do cintilador; e (3) acoplamento óptico potencialmente imperfeito entre o cintilador, a tela de fibra óptica (quando presente) e o fotodetector. Atualmente, o detector de estado sólido intraoral de maior resolução para odontologia tem uma resolução medida de aproximadamente 20 lp/mm; no entanto, isso não significa que esse nível de resolução seja obtido clinicamente. A resolução espacial clínica depende não apenas das características do detector, mas também do tamanho do ponto focal, da distância fonte-objeto e da distância objeto-filme/sensor (ver Capítulo 6).

A resolução nos sistemas PSP é influenciada pela espessura do material de fósforo. Camadas de fósforo mais espessas causam mais difusão e produzem uma resolução menor. Uma camada mais espessa realça a eficiência de absorção de raios X, resultando em um receptor de imagem mais rápido. A resolução também é inversamente proporcional ao diâmetro do feixe de *laser*. O diâmetro efetivo do feixe é aumentado pela vibração nos projetos do espelho rotativo de varredura e do tambor. O movimento de varredura lenta influi na resolução pelo incremento do avanço da placa. Este incremento pode ser ajustado para aumentar ou reduzir a resolução em alguns sistemas. Os sistemas PSP atuais são capazes de fornecer mais de 10 lp/mm de resolução.

As exibições de *software* de todas as imagens digitais permitem a ampliação de imagens. Uma imagem periapical que preencha a tela de um monitor de computador pode ser ampliada por um fator de 10 vezes ou mais. Neste nível de ampliação, a imagem assume um padrão de bloco de construção ou aparência pixelizada, e os limites de resolução do sistema de imagem são evidentes.

Detector de latitude

A capacidade de um receptor de imagem capturar uma variedade de exposições a raios X é denominada *latitude*. Uma qualidade desejável em receptores de imagem intraorais é a capacidade de registrar uma ampla gama de diferenças de atenuação de tecido – da gengiva ao esmalte. Ao mesmo tempo, diferenças sutis na atenuação dentro desses tecidos devem ser visualmente aparentes. A faixa útil de densidades na radiografia com filme é de duas ordens de grandeza, de 0,5 a 2,5. A faixa dinâmica de filme na verdade se estende por mais de quatro ordens de magnitude, mas densidades de 3 e 4, que transmitem apenas 1/1.000 a 1/10.000 da luz incidente, requerem iluminação intensificada ou iluminação quente para serem distinguidas de uma densidade de 2,5. Tais dispositivos não são comumente usados na prática geral. A latitude dos detectores CCD e CMOS é semelhante à latitude do filme e pode ser ampliada com o aprimoramento digital de contraste e brilho. Os receptores de PSP desfrutam de latitudes maiores e têm uma resposta linear a cinco ordens de magnitude de exposição aos raios X (Figura 4.11).

Detector de sensibilidade

A sensibilidade, ou velocidade, de um detector é sua capacidade de responder a quantidades de radiação. A velocidade do filme intraoral é classificada de acordo com o grupo de velocidade baseado em critérios desenvolvidos pela International Organization for Standardization (ISO). As combinações de extraorais de tela-filme usam um sistema de classificação desenvolvido pela Eastman Kodak. Atualmente não há padrões de classificação para receptores de raios X odontológicos digitais. Como resultado, a sensibilidade relatada dos sistemas pelos fabricantes de equipamentos é difícil de comparar e o desempenho que pode ser alcançado na prática rotineira pode ser exagerado. A sensibilidade útil dos receptores digitais é afetada por vários fatores, incluindo a eficiência dos detectores, o tamanho do *pixel* e o ruído do sistema. Os sistemas atuais de PSP para exames de imagem intraoral permitem reduções de dose de cerca de 50% em comparação com o filme de velocidade F com desempenho diagnóstico semelhante.

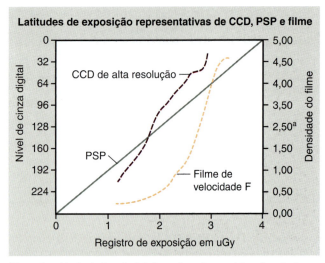

[a] Uma densidade óptica de 2,5 é geralmente considerada o limite superior da densidade clínica útil na ausência de iluminação especial ou "iluminação quente" de radiografias obtidas com filmes.

Figura 4.11 Latitudes de exposição representativas dos sensores de dispositivo de carga acoplada (*CCD*), do fósforo fotoestimulável (*PSP*) e dos filmes radiográficos intraorais. A densidade óptica clinicamente útil do filme radiográfico tem um limite superior de 2,5. O uso de uma caixa de visualização mais intensa ou "iluminação quente" pode estender a extremidade superior da faixa de densidade utilizável e expandir a latitude útil do filme radiográfico. Placas PSP são as únicas a responder linearmente à exposição.

Subjetivamente, a maioria dos observadores prefere imagens PSP intraorais com maior nível de exposição aos raios X. Paradoxalmente, as doses dos pacientes podem aumentar se o nível de exposição aos raios X for determinado por critérios de imagem baseados na percepção subjetiva de "atratividade". Além disso, a exposição do paciente pode aumentar com os sistemas CCD, devido à facilidade da repetição das radiografias. Em geral, os detectores de estado sólido exigem menos exposição que os sistemas PSP ou filme. Os sistemas CCD e PSP para exames de imagem extraoral exigem exposições semelhantes às exposições necessárias para sistemas écran-filme de velocidade 200.

VISÃO DAS IMAGENS DIGITAIS

Monitores eletrônicos

Os monitores de tela plana e de *laptop* usam a tecnologia TFT, semelhante à que é usada em detectores de tela plana. O processo envolve o envio de sinais ao transistor associado a cada *pixel*, o que faz com que o *display* de cristal líquido (LCD) associado transmita luz de intensidade proporcional à tensão do transistor. Os *subpixels* compostos por fósforos vermelhos, verdes e azuis são submetidos a tensões variadas e, em combinação, criam uma saída de *pixels* de matiz e intensidade específicas. A saída de monitores de *laptop* é limitada em intensidade e não possui o intervalo dinâmico ou contraste encontrado em monitores LCD de mesa convencionais. O ângulo de visão dos monitores de *laptop* também é limitado, e o observador deve ser posicionado diretamente em frente ao monitor para uma ótima qualidade de visualização. Os atuais monitores de *laptop* são de qualidade suficiente para serem usados em tarefas típicas de diagnóstico odontológico. As versões de mesa dos monitores TFT LCD superaram os problemas de brilho e ângulo de visualização, mas consomem mais energia e, portanto, não são adequadas para configurações de *laptops*. A maioria dos monitores modernos tem brilho e contraste suficientes e tem ângulos de visão de 160°. A maioria dos monitores de tela plana incorpora uma interface de vídeo digital, que permite a exibição direta de informações digitais sem conversão de digital para analógico. Essas telas praticamente eliminam a perda de sinal e a distorção da conversão de digital para analógico.

Considerações sobre os monitores

A exibição de imagens digitais em dispositivos eletrônicos é um problema direto de engenharia. Posicionar uma imagem no contexto de outras informações diagnósticas e demográficas e em relações úteis com outras imagens é um desafio mais complexo que pode variar de acordo com a tarefa de diagnóstico, o padrão de prática e a preferência do profissional. Esses desafios são respondidos com vários graus de sucesso pelo *software* de exibição de imagens. A qualidade, os recursos e a facilidade de uso do *software* de exibição variam de fornecedor para fornecedor. Ainda que com o mesmo *software*, a exibição de imagens pode variar drasticamente, dependendo de como o *software* lida com o redimensionamento das janelas ou com o tamanho e as resoluções de diferentes telas. Por exemplo, em alguns monitores, pode ser impossível visualizar uma série de imagens de boca inteira em uma única tela na ampliação normal (100%). O *software* pode permitir redução no tamanho da imagem ou percorrer a janela para compensar as áreas de exibição menores. Essas abordagens não são tão rápidas ou flexíveis quanto mover uma montagem de filme ao redor de um negatoscópio. A visibilidade dos monitores eletrônicos é degradada por muitos dos mesmos elementos que degradam a visualização de imagens de filme. A iluminação de fundo brilhante das janelas ou de outras fontes de luz ambiente reduz a sensibilidade visual ao contraste. A luz refletida na superfície de um monitor pode reduzir ainda mais a visibilidade do contraste da imagem. As imagens são melhor visualizadas em um ambiente no qual a iluminação seja moderada e indireta.

Ao usar telas eletrônicas para visualização de imagens digitais ou outras informações relacionadas ao paciente, o projeto e o leiaute da prática devem ser tais que o acesso a informações de saúde protegidas por outros pacientes ou indivíduos não autorizados seja impedido. Nos EUA, isso é necessário para cumprir a Health Insurance Portability and Accountability Act (Lei de Portabilidade e Responsabilidade de Seguro de Saúde). Isso pode ser desafiador em práticas que usam um leiaute de janela aberta.

CÓPIAS IMPRESSAS

A necessidade de imprimir imagens digitais para compartilhar com outros médicos ou com terceiros está diminuindo rapidamente à medida que a tecnologia digital se torna convencional. No entanto, quando o compartilhamento de imagem digital não é viável, a impressão digital de imagens é uma solução econômica para a transferência de radiografias digitais. Sempre que uma imagem digital é modificada, incluindo o processo de impressão em cópia impressa, deve haver garantia suficiente de que a imagem retenha informações de diagnóstico relevantes. Os requisitos de qualidade variam de acordo com a tarefa de diagnóstico disponível. Por exemplo, a avaliação do estado de impactação de um terceiro molar requer uma demanda menor na qualidade de imagem do que a detecção de cáries. Há evidências científicas limitadas para apoiar a eficácia diagnóstica das imagens impressas. O grande número de variáveis que influenciam a qualidade da imagem impressa (p. ex., tecnologia de impressão, qualidade da impressora, configurações da impressora e tipo de mídia) torna o processo de impressão muito mais complicado do que inicialmente parece ser. Quando as imagens precisarem ser impressas, é imperativo usar um sistema de impressão projetado para o uso pretendido e seguir as recomendações do fabricante. É sempre preferível transferir imagens digitalmente quando possível. Os principais tipos de tecnologias de impressão disponíveis para impressão de imagens incluem *laser*, jato de tinta e sublimação de tinta com o uso de filme ou papel.

Impressão com filme

Os radiologistas tradicionalmente confiam em imagens com filmes para tarefas interpretativas. Impressoras de filme de alta qualidade que usam *laser* ou as tecnologias de sublimação por tinta são caras e as alternativas de baixo custo têm menos qualidade de diagnóstico. Os filmes transparentes atuais produzidos com a tecnologia de jato de tinta parecem estar abaixo do ideal para tarefas como o diagnóstico de cárie.

Impressão com papel

Embora a impressão em filme permita que as radiografias sejam avaliadas de maneira tradicional, com a luz transmitida de um negatoscópio, as radiografias impressas em papel exigem luz reflexiva de uma sala normalmente iluminada. Como a maioria dos consultórios odontológicos não está bem equipada para controlar o nível de luz ambiente para a visualização de imagens em filme no negatoscópio, as radiografias digitais impressas em papel oferecem uma vantagem substancial. Ao imprimir radiografias digitais em papel, o dentista é capaz de utilizar tecnologias desenvolvidas para o domínio da fotografia digital.

Impressoras fotográficas variam muito em preço e qualidade. Apesar de modelos mais caros geralmente fornecerem resolução mais alta, a resolução da impressora é apenas um dos muitos fatores que determinam a qualidade final da imagem impressa. As impressoras jato de tinta são as mais dominantes no mercado e oferecem a alternativa mais econômica. As impressoras de sublimação de tinta proporcionam excelente qualidade de imagem, mas geralmente são mais caras.

Para qualquer tecnologia de impressão, a resolução de impressão geralmente é definida como o número de DPI que a impressora pode imprimir. Uma impressora com maior DPI é capaz de aplicar a tinta mais firmemente do que uma impressora com DPI mais baixo. Como resultado, as impressoras com maior DPI podem imprimir objetos menores e, portanto, é dito que têm maior resolução. A resolução da radiografia digital nunca pode ser aumentada por uma impressora que imprime em uma resolução maior que a da própria imagem. A impressão de radiografias digitais em resolução mais baixa pode reduzir a resolução final da imagem, a menos que o tamanho impresso da imagem seja aumentado. A resolução espacial é preservada desde que a imagem seja impressa *pixel* a *pixel*.

O mesmo não pode ser dito da resolução de contraste, que é sempre reduzido pelo processo de impressão. O motivo dessa redução na resolução de contraste é que a impressora não está imprimindo com tons de cinza, mas sim imprimindo vários números de pontos pretos. Normalmente, uma matriz de páginas de 8 × 8 *pixels* é atribuída a cada *pixel* de imagem (Figura 4.12). O número de elementos na matriz que são preenchidos com um ponto de tinta preta determina o nível de cinza relativo da matriz. A matriz 8 × 8 fornece de 0 a 64 pontos de tinta ou 65 valores de cinza. Com uma matriz de 8 × 8 pontos, pode não ser possível imprimir todos os *pixels* de uma imagem em uma única página. Por exemplo, uma imagem panorâmica de PSP com um tamanho físico de 15 cm × 30 cm pode ser digitalizada a 150 DPI. Para que cada *pixel* desta imagem seja impresso nas mesmas dimensões, é necessária uma resolução de impressora de 1.200 DPI (8 × 150). Se a resolução máxima da impressora for 1.200 DPI, as imagens com resoluções mais altas deverão ser impressas em tamanho maior para obter resolução espacial completa. Da mesma forma, uma imagem de interproximal digitalizada a 300 DPI deve ser impressa com o dobro do tamanho físico de 30 mm × 40 mm para preservar a resolução original. O redimensionamento de uma imagem para impressão em uma página impressa leva à interpolação de *pixels* e pode resultar em perda significativa de resolução.

Uma desvantagem final das impressões em papel é a relação de contraste limitada à física do processo reflexivo usado para visualizar imagens. As tintas mais escuras absorvem no máximo 96% da luz visível incidente. Se o papel fosse capaz de refletir 100% da luz incidente, a quantidade máxima da taxa de contraste reflexível alcançável seria de apenas 25:1.

PROCESSAMENTO DE IMAGEM

Qualquer operação que atue para melhorar, restaurar, analisar ou, de alguma forma, mudar uma imagem digital é uma forma de processamento de imagem. O uso de imagens digitais na radiografia dentária envolve várias operações de processamento de imagens. Algumas dessas operações são integradas no *software* de aquisição de imagens e gerenciamento dessas e ficam ocultas do usuário. Outras são controladas pelo usuário com a intenção de melhorar a qualidade da imagem ou analisar seu conteúdo. O fato de algumas etapas do processamento de imagens estarem ocultas do usuário pode ter consequências que não têm analogia no uso de filme. Uma dessas consequências é a dificuldade em avaliar subexposição ou superexposição em radiografias digitais. Para o filme, essa condição é prontamente aparente, mas uma imagem digital subotimamente exposta raramente parece muito clara ou muito escura, porque o processamento de imagens geralmente inclui o nivelamento automático em escala de cinza. Outras métricas, como os dados de histograma ou medições de ruído, devem ser empregadas.

Restauração de imagem

Quando os dados da imagem bruta entram no computador, eles geralmente não estão prontos para armazenamento ou exibição. Um número de etapas de pré-processamento deve ser executado para corrigir a imagem de defeitos conhecidos e para ajustar as intensidades de imagem de forma que elas sejam adequadas para visualização. Por exemplo, alguns dos *pixels* em um sensor CCD estão sempre com defeito. A imagem é restaurada substituindo os valores de cinza dos *pixels* defeituosos por alguma média ponderada dos valores de cinza dos *pixels* circundantes. Dependendo da qualidade do sensor e das escolhas feitas pelo fabricante, várias outras operações podem ser aplicadas à imagem antes de se tornar visível no visor. Essas operações são executadas muito rapidamente e passam despercebidas pelo usuário. A maioria das operações de pré-processamento é definida pelo fabricante e não pode ser alterada.

Aprimoramento da imagem

O termo *aprimoramento da imagem* implica que a imagem ajustada é uma versão melhorada do original. A maioria das operações de aprimoramento de imagem é aplicada para tornar a imagem visualmente mais atraente (aprimoramento subjetivo). Isso pode ser feito aumentando-se o contraste, otimizando o brilho, melhorando a

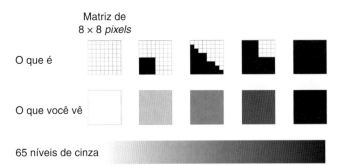

Figura 4.12 Impressão em escala de cinza. Cada *pixel* da imagem é distribuído em uma matriz de 8 × 8 *pixels* na página impressa. De zero a *64 pontos pretos* podem ser usados para preencher cada matriz, resultando em 65 potenciais níveis de cinza. Isso significa que uma imagem de 8 *bits* (256 níveis de cinza) é reduzida para 6 *bits*, com uma perda concomitante de resolução de contraste durante o processo de impressão.

nitidez e reduzindo o ruído. O aprimoramento da imagem subjetiva não melhora a precisão da interpretação da imagem. As operações de aprimoramento de imagem geralmente são específicas da tarefa: o que beneficia uma tarefa de diagnóstico pode reduzir a qualidade da imagem para outra tarefa. Por exemplo, o aumento do contraste entre o esmalte e a dentina para a detecção de cáries pode dificultar a identificação do contorno da crista alveolar. As operações de aprimoramento de imagem também dependem da preferência do visualizador.

Brilho e contraste

As radiografias digitais nem sempre usam toda a gama disponível de valores de cinza de forma eficaz. Eles podem ser relativamente escuros ou claros, e eles podem mostrar muito contraste em certas áreas ou não o suficiente. Apesar de o brilho e o contraste poderem ser julgados visualmente, o histograma da imagem é uma ferramenta conveniente para determinar quais dos valores de cinza disponíveis que a imagem está usando (Figura 4.13). Os valores mínimo e máximo e a forma do histograma indicam o potencial benefício das operações de aprimoramento de brilho e contraste.

O *software* de imagem digital comumente inclui uma ferramenta de histograma e ferramentas para o ajuste de brilho e contraste. Algumas ferramentas também permitem o ajuste do valor gama. Alterando-se o valor gama de uma imagem melhora-se seletivamente o contraste da imagem e também o brilho das áreas mais escuras da imagem. Ajuste de brilho, contraste e o valor gama alteram os valores de intensidade originais da imagem (entrada) para novos valores (saída). O operador pode optar por tornar essas alterações permanentes ou restaurar a imagem para suas configurações originais. A Figura 4.14 é uma representação gráfica da relação entre os valores de entrada (eixo horizontal) e os valores de saída (eixo vertical) com as imagens correspondentes e seus histogramas. O *software* de imagem digital, geralmente, também inclui ferramentas para equalização de histograma e inversão de escala de cinza. A equalização do histograma é uma operação de aprimoramento que aumenta o contraste entre as intensidades de imagem abundantemente presentes dentro da imagem enquanto reduz o contraste entre as intensidades de imagem que são usadas apenas esparsamente. O efeito real da equalização do histograma depende do conteúdo da imagem e, por vezes, pode levar a uma degradação inesperada da qualidade da imagem. A inversão em escala de cinza altera uma imagem radiográfica positiva em uma imagem radiográfica negativa. Embora isso possa afetar a percepção subjetiva do conteúdo da imagem, a aparência alterada é estranha à prática interpretativa e é pouco usada.

O efeito do realce do contraste no valor diagnóstico das radiografias é controverso. Alguns estudos mostram benefícios substanciais de operações de aprimoramento de contraste, enquanto outros encontraram apenas valor limitado ou nenhuma melhora. O efeito do realce do contraste não pode ser previsto com facilidade. A chave para o aprimoramento da imagem bem-sucedida é aprimorar os sinais radiográficos relevantes de maneira seletiva, sem aprimorar simultaneamente os recursos de distração.

Nitidez e suavização

O objetivo dos filtros de nitidez e suavização é melhorar a qualidade da imagem, removendo o desfoque ou o ruído. O ruído representa a intensidade aleatória de variação e é frequentemente categorizado como ruído de alta frequência (variações de intensidade de pequena escala) ou ruído de baixa frequência (variações de intensidade graduais ou de grande escala). *Speckling* (salpicado) é um tipo especial de ruído de alta frequência que é caracterizado por pequenas regiões isoladas, rodeadas por regiões mais claras ou mais escuras. Os filtros que suavizam uma imagem às vezes são chamados de filtro de ruído ou *despeckling* porque são projetados para remover ruídos de alta frequência. Os filtros que tornam nítida uma imagem removem o ruído de baixa frequência ou aprimoram os limites entre as regiões com diferentes intensidades (aprimoramento de borda). Para a aplicação intencional de filtros, é importante saber que tipo de ruído os filtros reduzem e como isso afeta os recursos radiográficos de interesse. Sem esse conhecimento, importantes características radiográficas podem degradar ou desaparecer à medida que o ruído é removido. Da mesma forma, o melhoramento das bordas das características radiográficas de interesse pode aumentar o ruído ou aumentar o contraste local na medida em que simula a doença. Os filtros de nitidez e suavização podem tornar as imagens radiográficas dentárias subjetivamente mais atraentes; no entanto, não há evidências científicas que sugiram um aumento no valor diagnóstico. O uso indiscriminado de filtros disponibilizados na maioria dos *softwares* de imagem deve ser evitado, se não houver apoio científico para sua utilidade clínica.

Cor

A maioria dos sistemas digitais no mercado oferece oportunidades para conversão em cores de imagens em escala de cinza, também chamada de pseudocolorização. Os humanos podem distinguir muito mais cores do que tons de cinza. Transformar os valores de cinza de uma imagem digital em várias cores teoricamente poderia melhorar a detecção de objetos dentro da imagem; no entanto, isso funciona somente se todos os valores de cinza que representam um objeto forem exclusivos para esse objeto. Como isso raramente é o caso, os limites entre os objetos podem mudar e novos limites podem ser criados. Na maioria dos casos, essas alterações distraem o observador de ver o conteúdo real da imagem e resultam em interpretação de imagem degradada. Portanto, a conversão de cores de radiografias não é diagnóstica nem educacionalmente útil. Algumas aplicações úteis de cores existem. Quando os objetos podem ser identificados exclusivamente com base em um conjunto de recursos de imagem, a cor pode ser usada para rotular ou destacar esses objetos. O desenvolvimento de tais critérios é uma tarefa complexa, e apenas alguns estudos de sucesso foram relatados na literatura.

Subtração digital radiográfica

Quando duas imagens do mesmo objeto são registradas e as intensidades de imagem dos *pixels* correspondentes são subtraídas, uma imagem de diferença uniforme é produzida. Se houver uma alteração na atenuação radiográfica entre os exames de linha de base e de acompanhamento, essa alteração aparece como uma área mais clara quando a mudança representa ganho e como área mais escura quando a alteração representa perda, como perda de esmalte e dentina, a cárie ou perda de altura do osso alveolar com periodontite. A vantagem da radiografia por subtração digital é que ela anula o complexo contexto anatômico contra o qual essa mudança ocorre e revela mudanças sutis. No entanto, para que a subtração digital radiográfica seja útil

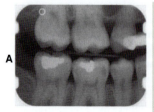 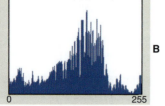

Figura 4.13 Imagem digital (**A**) com histograma de imagem (**B**). O eixo horizontal representa os níveis de cinza da imagem (8 *bits* = 256 níveis); o eixo vertical representa o número de *pixels*. Cada *barra* indica o número de *pixels* na imagem com esse nível de cinza específico.

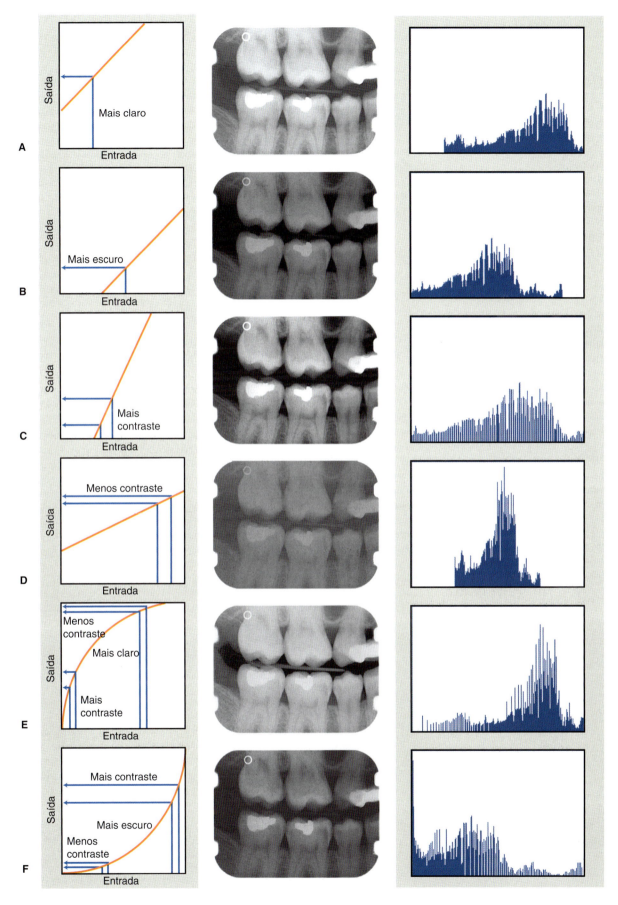

Figura 4.14 Efeito do brilho, contraste e ajuste gama, conforme ilustrado pelos gráficos de transformação da imagem (*coluna da esquerda*), imagens digitais (*coluna do meio*) e histogramas de imagem (*coluna da direita*). Os ajustes de imagem são relativos àqueles da Figura 4.13. **A.** Aumento do brilho. **B.** Diminuição do brilho. **C.** Aumento do contraste. **D.** Diminuição do contraste. **E.** Aumento em gama. **F.** Diminuição em gama.

em termos de diagnóstico, a geometria de projeção da linha de base e as intensidades de imagem devem ser reproduzidas de perto – um requisito difícil de alcançar clinicamente.

ANÁLISE DE IMAGEM

As operações de análise de imagem são projetadas a fim de extrair informações relevantes para o diagnóstico da imagem. Essas informações podem variar de simples medidas lineares até diagnósticos totalmente automatizados. O uso de ferramentas de análise de imagens traz a responsabilidade de entender suas limitações. A exatidão e a precisão de uma medição são limitadas pela medida em que a imagem é uma representação verdadeira e reproduzível do paciente e pela capacidade do operador de fazer uma medição exata.

Medição

O *software* de imagem digital fornece numerosas ferramentas para análise de imagens. Réguas digitais, densitômetros e várias outras ferramentas estão prontamente disponíveis. Essas ferramentas geralmente são equivalentes digitais das ferramentas existentes usadas em endodontia, ortodontia, periodontia, implantontia e outras áreas da odontologia (Figura 4.15). A imagem digital também adicionou novas ferramentas que não estavam disponíveis em radiografias baseadas em filmes. O tamanho e a intensidade da imagem de qualquer área dentro de uma radiografia digital podem ser medidos. Ferramentas também estão sendo desenvolvidas para medir a complexidade do padrão ósseo trabecular. Tais medidas podem ser úteis como ferramentas de triagem para avaliação da osteoporose e para detectar outras doenças.

Diagnóstico

Uma das áreas mais desafiadoras da pesquisa é o desenvolvimento de ferramentas e procedimentos que automatizam a detecção, classificação e quantificação de sinais radiográficos de doença. A justificativa para o uso de tais métodos é a detecção precoce e precisa de doenças por meio do uso de critérios reprodutíveis e objetivos. O desenvolvimento de operações de análise automatizada de imagens é muito complexo e requer um profundo conhecimento de anatomia, patologia e formação de imagens radiográficas. As três etapas básicas da análise de imagem são segmentação, extração de recurso e classificação de objeto. Destes, a segmentação é o passo mais crítico. O objetivo da segmentação é simplificar a imagem e reduzi-la aos seus componentes básicos. Isso envolve subdividir a imagem, separando os objetos do fundo. Objetos de interesse são definidos pela tarefa diagnóstica (p. ex., um dente, uma lesão cariosa, um nível ósseo ou um implante). Quando a segmentação de imagem resulta na detecção de um objeto, uma variedade de recursos pode ser medida para ajudar a determinar o que o objeto representa. Tais características podem incluir medidas de tamanho e forma, localização relativa, densidade média, homogeneidade e textura. Um conjunto exclusivo de valores para uma certa combinação de recursos pode levar à classificação do objeto. A identificação de pontos cefalométricos automatizada é um exemplo dessa tecnologia. Outros exemplos dentários incluem detecção de cárie, classificação da doença periodontal e detecção e quantificação de lesões ósseas periapicais. O sucesso de muitas dessas aplicações é altamente dependente de parâmetros de imagem específicos; muito poucos fornecem resultados confiáveis quando usados clinicamente. Essa situação ressalta a complexidade do processo de interpretação da imagem radiográfica.

ARMAZENAMENTO DE IMAGEM

O uso de imagens digitais em odontologia requer um sistema de arquivamento e gerenciamento de imagens muito diferente daquele usado para radiografia convencional, com uso de filmes. O armazenamento de imagens de diagnóstico em mídia magnética ou óptica gera novos problemas que devem ser considerados, como capacidade, confiabilidade, integridade de dados e segurança. O tamanho do arquivo de radiografias dentárias digitais varia consideravelmente, variando de aproximadamente 200 *kilobytes* para imagens intraorais a 6 *megabytes* para imagens extraorais. O armazenamento e a recuperação dessas imagens de tamanho médio, em uma prática odontológica, não é uma questão trivial. O desenvolvimento de novos suportes de armazenamento e a diminuição contínua do preço de uma unidade de armazenamento aliviaram a questão da capacidade na radiografia dentária.

A simplicidade com a qual as imagens digitais podem ser modificadas pelo processamento de imagens representa um risco potencial no que diz respeito à integridade da informação de diagnóstico. Uma vez em formato digital, dados críticos da imagem podem ser excluídos ou modificados. É importante que o *software* impeça o usuário de excluir ou modificar permanentemente os dados da imagem original, intencionalmente ou não. Nem todos os *softwares* fornecem essa proteção. À medida que o uso da imagem digital na odontologia continua a se expandir, a implementação de padrões para preservar os dados originais da imagem torna-se urgente. Também é imperativo que as imagens e outras informações importantes relacionadas ao paciente sejam duplicadas para evitar a perda permanente de dados em caso de mau funcionamento de *hardware* ou *software*. O uso de computadores para armazenar informações críticas do paciente exige o *design* e o uso de um protocolo de *backup*. O Quadro 4.2 mostra alguns problemas que devem ser considerados quando um protocolo de *backup* é projetado. Mídias de *backup* adequadas para armazenamento externo de radiografias digitais incluem discos rígidos externos, fitas digitais, CDs e DVDs. O uso de *software* baseado em nuvem está ganhando popularidade rapidamente, pois oferece uma solução perfeita para armazenamento primário e secundário com a capacidade de acessar os dados de qualquer local. Essas soluções precisam ser compatíveis com a Lei de Portabilidade e Responsabilidade de Seguro de Saúde e requerem conexões de rede confiáveis, seguras e suficientemente rápidas.

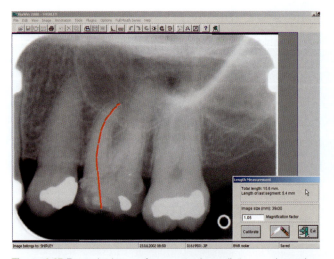

Figura 4.15 Exemplo de uma ferramenta de medição para determinar o comprimento da coroa e raiz mesiovestibular do primeiro molar. A medição foi calibrada para um fator de ampliação de 1,05. A ferramenta de medição digital é mais versátil do que uma régua analógica; no entanto, para ambos os tipos de ferramentas de medição, o comprimento aparente permanece dependente da geometria de projeção.

> **QUADRO 4.2 Considerações sobre *backups* da imagem digital.**
>
> - Tipo de mídia para *backup*
> - Tempo e método de *backup*
> - Intervalo do *backup*
> - Local de armazenamento da mídia de *backup*
> - Tempo de recuperação
> - Confiabilidade da recuperação
> - Segurança
> - Compatibilidade futura da tecnologia do *backup*

Compressão de imagem

O objetivo da compactação da imagem digital é reduzir o tamanho dos arquivos para arquivamento ou transmissão. Em particular, armazenar imagens extraorais em uma clínica movimentada pode representar um desafio para a capacidade de armazenamento e a velocidade de acesso à imagem. O objetivo da compactação de arquivos é reduzir significativamente o tamanho do arquivo, preservando as informações críticas da imagem.

Os métodos de compressão são geralmente classificados como sem perdas ou com perdas. Os métodos sem perdas não descartam nenhum dado de imagem e uma cópia exata da imagem é reproduzida após a descompactação. Técnicas de maior compressão aproveitam redundâncias na imagem, que podem ser expressas em termos mais simples. A taxa de compactação máxima para compactação sem perdas geralmente é menor que 3:1. Os métodos de compactação com perdas atingem níveis mais altos de compactação, descartando dados de imagem; evidências empíricas sugerem que isso não afeta a qualidade do diagnóstico de uma imagem. As taxas de compressão de 12:1 e 14:1 mostraram não ter efeito apreciável no diagnóstico de cárie. Para determinar o comprimento do arquivo endodôntico, uma taxa de 25:1 foi diagnosticamente equivalente à imagem não comprimida. Uma taxa de compressão de 28:1 foi aceitável para a avaliação subjetiva da qualidade da imagem e a detecção de lesões artificiais em radiografias panorâmicas.

A versão 3.1 do Digital Imaging and Communications in Medicine (DICOM) adotou como padrão o *Joint Photographic Experts Group* (JPEG) como o método de compactação, que fornece um intervalo de níveis de compactação. Outros tipos de métodos de compactação de imagem, como a compressão *wavelet*, estão sendo investigados para uso em imagens médicas. Embora os níveis baixo e médio de compressão com perdas pareçam ter pouco efeito sobre o valor diagnóstico das imagens dentárias, a compressão com perdas deve ser usada com cautela e somente após o seu efeito para tarefas diagnósticas específicas ter sido avaliado. Com o aumento contínuo da capacidade de armazenamento de mídia e o uso generalizado de linhas de comunicação de dados de alta velocidade, a compressão com perdas de radiografias dentárias está rapidamente se tornando obsoleta. Ao mesmo tempo, novos receptores de imagem digital geram imagens com mais e mais *pixels* e mais *bits* por *pixel*, aumentando, assim, as necessidades de armazenamento. A compactação de imagem nega em certa medida o ganho de tais detectores de ponta. Os critérios de diagnóstico devem ditar a necessidade de detectores de alta resolução e o uso de compressão de imagens. Evidências atuais sugerem que a qualidade do detector e a compressão moderada da imagem têm um impacto limitado nos resultados diagnósticos.

COMPATIBILIDADE DE SISTEMAS

O desenvolvimento de sistemas de imagem digital para radiografia dentária tem sido amplamente impulsionado pela indústria. Fabricantes têm adotado e desenvolvido tecnologias de acordo com as necessidades e filosofias individuais. Como resultado, os formatos de imagem entre sistemas de diferentes fornecedores não são padronizados, e os sistemas de arquivamento, recuperação e exibição de imagens são frequentemente incompatíveis. Apesar da natureza proprietária do *software* de imagem, é possível transferir imagens do sistema de um fornecedor para o outro. A maioria dos sistemas fornece ferramentas de exportação e importação de imagens usando uma variedade de formatos genéricos de imagem, como JPEG e TIFF (*Tagged Image File Format*). No entanto, o processo de transferência de imagens por meio de procedimentos de importação e exportação é complicado. Isso requer muitas etapas, e o operador precisa garantir que as imagens corretas sejam importadas para a pasta correta do paciente. Além disso, não se pode presumir que a exibição e a calibração de imagens importadas e nativas sejam as mesmas.

Exportar e importar não é o método de escolha quando a imagem digital vai ser usada em larga escala. Há muito se reconhece que a adoção de um padrão para transferência de imagens e informações associadas entre dispositivos de imagem digital em medicina e odontologia é necessária. O American College of Radiology e a National Electrical Manufacturers Association formaram um comitê para desenvolver um padrão para sistemas de imagens digitais. Diversas organizações profissionais contribuíram para esse complexo processo de desenvolvimento, que resultou no atual padrão DICOM. Várias organizações dentárias, incluindo a American Dental Association, estão desempenhando um papel ativo na definição de aspectos do padrão DICOM relacionados à odontologia. O padrão DICOM não é um conjunto estático de regras que ditam aos fabricantes como construir dispositivos de imagem. Pelo contrário, é um documento em evolução que aborda a interoperabilidade das imagens médicas e dentárias e sistemas de informação. Os fabricantes de sistemas de imagem digital para radiografia dentária estão respondendo ao chamado para adotar o padrão DICOM. Atualmente, a maioria dos sistemas está em conformidade com o padrão DICOM, embora alguns possam não estar de acordo com todos os aspectos do padrão. A adoção bem-sucedida de imagens digitais em odontologia requer interoperabilidade de todos os dispositivos. É provável que os fabricantes não queiram ficar para trás e que o mercado eliminará os sistemas que não são compatíveis. Os dentistas que usam diferentes fornecedores com dispositivos de imagem compatíveis com DICOM podem trocar imagens sem problemas. A troca de todas as informações de saúde consideradas protegidas (*Protected Health Information*) deve ser feita de maneira segura e em conformidade com a Lei de Portabilidade e Responsabilidade de Seguro de Saúde.

CONSIDERAÇÕES CLÍNICAS

Algumas diferenças fundamentais do filme no manejo clínico dos receptores digitais devem ser anotadas (Tabelas 4.1 e 4.2). Como os receptores digitais se destinam a ser reutilizáveis, eles devem ser manuseados com maior cuidado do que os correspondentes em filme. Em certas situações, o filme pode ser intencionalmente danificado por meio da flexão para acomodar-se à anatomia do paciente. Essa situação nunca ocorre com os receptores digitais, pois a flexão dos sensores pode danificá-los. Em vez disso, devem ser feitas concessões para a rigidez do sensor, como a colocação do sensor em direção à linha média, para permitir uma folga maior ou para modificar a angulação do feixe para compensar a menor área de imagem dos sensores digitais. Exemplos de artefatos de imagem comuns encontrados em imagens feitas com sistemas de estado sólido ou PSP são apresentados no Quadro 4.3. Placas PSP são suscetíveis a dobrar e arranhar durante o manuseio – defeitos que induzem artefatos permanentes no receptor. Esses artefatos obscurecem informações de importância diagnóstica potencial e podem necessitar do descarte do receptor e da repetição da imagem do paciente. Devido à incapacidade de os detectores digitais serem dobrados para acomodar-se à anatomia do paciente, novas estratégias de imagem devem ser usadas para alguns pacientes. Pode não ser possível capturar a superfície distal do canino nas radiografias de pré-molares de forma consistente. Uma projeção adicional pode ser necessária para visualizar adequadamente esta superfície.

Um problema potencialmente significativo com os sistemas PSP é a incapacidade de distinguir imagens de placas que foram expostas pela parte de trás. Ao contrário do invólucro do filme, que incorpora uma folha de chumbo com um padrão gravado em relevo, resultando em uma imagem subexposta da anatomia com o artefato padrão quando exposta na parte de trás, as imagens PSP têm pouca atenuação de raios X da base de poliéster. É muito fácil para radiologistas desatentos montarem essas imagens digitais na posição contralateral do seu lado verdadeiro. Pode-se

imaginar a responsabilidade que poderia ocorrer ao diagnosticar e tratar a doença no lado oposto da lesão real. O sistema Soredex OpTime abordou esse problema incorporando um disco de metal redondo na parte de trás das placas intraorais (Figura 4.7). Este marcador fica visível na imagem se a placa de imagem for exposta para trás. A aparência do marcador na imagem não totalmente obscurece a informação anatômica, e essas imagens podem ser "Espelhadas" com ferramentas de *software* de imagem sem a necessidade de exposição. A Carestream e a Planmeca usam a tecnologia RFID (identificação por radiofrequência) em suas placas PSP, que também serve para identificar placas que foram expostas na parte de trás.

O controle de infecção também é um problema com receptores digitais. Receptores digitais não podem ser esterilizados por meios

---

TABELA 4.1 Comparação clínica das alternativas de imagem intraorais.

Etapa de imagens	Filme	CCD/CMOS	PSP
Preparação do receptor	Nenhum	1. Coloque a luva de plástico de proteção sobre o envelope do receptor 2. O receptor deve ser conectado ao computador e as informações de identificação do paciente, inseridas no *software* de aquisição/arquivamento	1. "Apagar" as placas 2. Embalar as placas no invólucro de proteção
Colocação do receptor	1. Inúmeros posicionadores de filme genéricos estão disponíveis 2. O filme pode ser dobrado para acomodar-se à anatomia	1. O suporte do receptor especializado (dispositivo de suporte), específico para o receptor do fabricante, pode limitar as opções 2. A inflexibilidade do receptor e o seu volume limitam as opções de colocação 3. O cabo do receptor deve ser cuidadosamente colocado na boca do paciente 4. O desconforto do paciente é mais comum do que com filme ou PSP	1. Vários suportes do receptor usados no filme podem ser adaptados para placas PSP 2. Se dobrado, o receptor pode ser danificado irreversivelmente
Exposição	1. Simples exposição	1. O computador deve ser ativado antes da exposição	1. Simples exposição
Processamento	1. Ambiente escuro, à prova de luz, sob a forma de câmara escura ou com "carregador" durante o dia é requerido 2. A substância química do processador deve ser preparada ou reabastecida 3. A temperatura da substância química deve ser aquecida ou o tempo de processamento deve ser ajustado para acomodar-se à temperatura 4. Os filmes devem ser removidos do invólucro; a lâmina de chumbo deve ser separada para reciclagem	1. Aquisição da imagem e exibição quase imediata	1. Um ambiente de pouca luz é desejável para prevenir a perda de informação da imagem 2. O processador deve ser programado com informações do paciente para que as imagens sejam armazenadas adequadamente. Alternativamente, as placas podem ser pré-programadas com as informações do paciente usando RFID 3. O processador deve ser programado com informações do detector para que as imagens sejam pré-processadas 4. O invólucro de proteção deve ser removido das placas
Preparação do monitor	1. Os filmes podem ser colocados em uma variedade de montagens 2. As montagens devem ser rotuladas com informações de identificação do paciente	1. O *software* pode ser configurado para colocar a imagem na posição apropriada na montagem digital quando as exposições forem feitas em uma sequência predeterminada; caso contrário, as imagens devem ser colocadas individualmente na montagem	1. As imagens devem ser colocadas individualmente na montagem 2. As imagens podem precisar ser giradas digitalmente para alcançar a orientação adequada
Monitor	1. Uma sala com iluminação suave e uma caixa de visualização mascarada (negatoscópio) são ideais 2. Qualquer fonte de luz (incluindo a janela de operação ou luz de teto) permite uma avaliação rápida da imagem	As mesmas considerações se aplicam a todos os tipos de receptores digitais: 1. Um quarto com iluminação suave é ideal para atividades de interpretação 2. Computador e monitor (*display*) com *software* apropriado são necessários; a visualização é restrita à localização do computador 3. Computadores portáteis aumentam a flexibilidade de posicionamento do computador, mas podem reduzir a qualidade de exibição 4. O tamanho da exibição restringe o número de imagens que podem ser visualizadas simultaneamente; mais tempo é necessário para abrir/fechar ou expandir/compactar imagens ao interpretar uma série de imagens	
Duplicação da imagem	1. A qualidade de duplicação é sempre inferior ao original e algumas vezes não é diagnóstica	1. Cópias eletrônicas podem ser armazenadas em várias mídias sem perda de qualidade da imagem 2. A produção em filme ou papel é inferior e é muitas vezes não diagnóstica, a menos que combinações apropriadas de papéis e impressoras caras sejam usadas	

CCD, dispositivo de carga acoplada; CMOS, semicondutor de óxido metálico complementar; PSP, fósforo fotoestimulável; RFID, identificação por radiofrequência.

convencionais. Eles podem ser desinfetados por limpeza com agentes suaves, como álcool isopropílico, mas não devem ser imersos em soluções de desinfecção. O ditado que "você pode autoclavar um receptor digital… uma vez" deriva do fato de que o calor estraga componentes eletrônicos nos sensores CCD e CMOS e distorce a base de poliéster das placas PSP. Embora cada uma das preocupações anteriores seja de importância potencial, a vantagem de eliminar o processamento químico em sistemas digitais não deve ser negligenciada. O tempo necessário para monitorar e manter um processador de filme corretamente é significativo. Muitas vezes, atenção insuficiente é dada a esse aspecto crítico da radiografia com filmes. Os sistemas digitais podem não economizar o tempo ganho pela eliminação do processamento do filme, mas eliminam a perda na qualidade de diagnóstico que ocorre quando tempo e esforço insuficientes são gastos na garantia de qualidade do processamento de filmes.

CONCLUSÃO

Embora o filme continue sendo um meio aceitável para adquirir e exibir imagem radiográfica dentária, a adoção da imagem digital é agora difundida e será a única tecnologia do futuro. Comparação de sistemas de imagens baseada em propriedades técnicas como resolução, contraste e latitude é um tanto confusa pela falta de padronização na avaliação dessas características. Do ponto de vista diagnóstico, a maioria dos estudos sugere que o desempenho digital não é clinicamente diferente do filme para tarefas diagnósticas típicas, como o diagnóstico de cárie. O "olhe e sinta" dos monitores digitais é distintamente diferente da visualização de filmes, e alguns praticantes podem achar essa diferença desconcertante. Um entendimento básico de computadores e o

domínio das habilidades computacionais comuns são essenciais para a visualização de imagens digitais. Além disso, aprender as peculiaridades e os caprichos de um *software* específico de aquisição e exibição leva tempo e pode não ser intuitivo. Vários cliques do *mouse* em vários menus podem ser necessários para visualizar uma série de imagens de boca inteira. Esta atividade pode aumentar modestamente o tempo necessário para completar o processo interpretativo.

Ao selecionar um sistema de imagem, outras questões devem ser consideradas. Imagens digitais evitam poluentes ambientais encontrados com o processamento do filme, mas o que dizer do impacto ambiental associado ao descarte de equipamentos eletrônicos quebrados ou obsoletos? O desembolso inicial financeiro para o *hardware* de imagem digital torna esses sistemas mais caros do que o filme. Os fabricantes apontam que os custos dos sistemas digitais ou de filmes devem ser amortizados ao longo da vida útil dos equipamentos e consumíveis; no entanto, a expectativa de vida dos novos sistemas digitais é especulativa. O manuseio incorreto de componentes do sistema digital pode reduzir catastroficamente qualquer expectativa de vida projetada. Além disso, que preço devemos atribuir à capacidade de transmitir imagens instantaneamente e integrá-las em um registro totalmente eletrônico? Não há respostas universais para essas questões. Elas devem ser formuladas e respondidas de acordo com as necessidades e objetivos das práticas odontológicas individuais. Como os padrões de prática e a tecnologia mudam com o tempo, as respostas também mudam. Embora os detalhes da imagem em nossa bola de cristal ainda não tenham sido resolvidos, as tendências de crescente adoção da imagem digital e inovação tecnológica contínua tornam certo o futuro da imagem digital em odontologia.

TABELA 4.2 Comparação das propriedades físicas de filme radiográfico, dispositivo de carga acoplada (CCD), semicondutor de óxido metálico complementar (CMOS) e receptores de fósforo fotoestimulável (PSP).		
Característica	**Comentário técnico**	**Comentário clínico**
Resolução espacial	Sistemas intraorais: Filme > CCD = CMOS > PSP Sistemas panorâmicos: Filme = CCD = PSP Sistemas cefalométricos: Filme > CCD = PSP	Limites de resolução para sistemas digitais são prontamente apreciados ao ampliar estas imagens. Com a ampliação, uma aparência "de bloco" ou "pixelizada" é evidente. A resolução dos sistemas panorâmicos é limitada por movimento mecânico em aproximadamente 5 lp/mm
Latitude de exposição	PSP $\gg$ CCD $\geq$ CMOS > filme	Por causa da ampla latitude do PSP e a "otimização" de brilho e de contraste pelo *software* de aquisição da imagem, o uso de mais exposição aos raios X do que é necessário é possível
Dimensões do receptor	Para área de imagem equivalente, filme = PSP < CCD = CMOS	"Área ativa" dos receptores CCD e CMOS é menor que a área da superfície por causa de outros componentes eletrônicos dentro do invólucro de plástico
Tempo para aquisição da imagem	CCD = CMOS $\ll$ PSP = filme	Rápida aquisição da imagem pode ser importante para os procedimentos endodônticos ou durante a colocação do implante
Qualidade da imagem	Qualidade subjetiva é melhor com filme quando cuidadosamente exposto ou bem processado	Imagem digital e filme não são significativamente diferentes quando usados para tarefas comuns de diagnóstico
Processamento/ajuste da imagem	Melhora a aparência das imagens digitais	Leva tempo; pode não melhorar o desempenho do diagnóstico
Custo	Os custos iniciais dos sistemas digitais são maiores do que o uso de filme. Os custos subsequentes variam muito, dependendo do desgaste ou abuso do receptor	As estimativas dos fabricantes para a vida útil dos receptores reutilizáveis podem ser excessivamente otimistas
Confiabilidade	Problemas mecânicos afetam os sistemas digitais de filme e PSP. A confiabilidade do *software* varia muito entre os fabricantes. Mudanças nos componentes do computador não relacionadas e o *software* pode causar mau funcionamento dos sistemas digitais	Os sistemas digitais falham quando problemas ocorrem com os receptores durante a aquisição da imagem ou com computadores durante o processamento da imagem, arquivamento e exibição
Recuperação e armazenamento da imagem	O *backup* de dados é crítico para sistemas digitais	Os filmes podem ser erroneamente arquivados ou ser danificados por más condições de armazenamento. Os dados digitais podem ser perdidos como resultado de falhas em fontes de alimentação ou mídia de armazenamento e erro do operador
Transmissão de imagens para terceiros	Feita rapidamente com imagens digitais	Facilita a comunicação entre colegas ou com empresas de seguro

de carga lp, pares de linhas.

QUADRO 4.3 Problemas comuns em exposição, processamento e manuseio do receptor de imagens digitais.

Enrique Platin

Imagens com ruído
Embora o brilho dessas imagens tenha sido ajustado para exibir valores médios de cinza semelhantes, observe a aparência de ruído da radiografia periapical subexposta (Figura 4.16A, 0.032 s) em comparação com a radiografia adequadamente exposta (Figura 4.16B, 0.32 s).

Duas radiografias interproximais com PSP (Figura 4.17). A imagem *A* foi processada corretamente e a imagem *B* foi exposta à luz ambiente excessiva antes da varredura, fazendo com que ela se desvanecesse. As placas de PSP expostas devem ser protegidas da luz ambiente antes da varredura para evitar que elétrons presos sejam liberados de seu estado metaestável.

Densidade da imagem não uniforme
A exposição parcial das placas PSP à luz ambiente excessiva antes da varredura resulta em densidade da imagem não uniforme (Figura 4.18, A). Isso acontece quando as placas são sobrepostas durante a exposição à luz ambiente (Figura 4.18B).

Imagens distorcidas
Curvamento das placas PSP durante a colocação intraoral: curvamento moderado (Figura 4.19A), retomada da imagem *A* (Figura 4.19, B), curvamento acentuado (Figura 4.19C), e retomada da imagem *C* (Figura 4.19D).

Imagens duplas
A imagem dupla em PSP na radiografia periapical do incisivo que resulta da eliminação incompleta da imagem anterior da região periapical posterior (Figura 4.20A) e retomada da imagem (Figura 4.20B).

Outro exemplo de imagens duplas resultantes do apagamento incompleto dos receptores PSP: radiografia periapical posterior com imagem dupla (Figura 4.21A), retomada da imagem *A* (Figura 4.21B).

Receptores de imagens danificados
Superfície de fósforo riscada simulando preenchimento do canal radicular (Figura 4.22A) e retomada da imagem (Figura 4.22B).

Artefatos de imagem resultantes de flexão excessiva da placa PSP (Figura 4.23A). A flexão excessiva resultou em danos permanentes à placa de fósforo (Figura 4.23B).

Artefato circular da PSP como resultado de danos na placa (Figura 4.24A). A placa mostra inchaço localizado do revestimento protetor como resultado do gás de óxido de etileno usado para desinfetar as placas (Figura 4.24B). Muito provavelmente, um orifício estava presente no revestimento protetor, permitindo que o gás infiltrasse e separasse o revestimento protetor da camada de fósforo.

Artefato de imagem PSP resultante da exposição da placa ao desinfetante líquido (Figura 4.25A). O desinfetante causou danos ao revestimento protetor e à camada de fósforo (Figura 4.25B). As placas devem ser protegidas contra desinfetantes agressivos.

O mau funcionamento do sensor CCD resulta da exposição incorreta ou má interpretação dos dados recebidos pelo *software* de processamento (Figura 4.26A e B). O sensor não foi danificado.

Uso inadequado do processamento da imagem
Artefato de linha reta radiopaco na imagem PSP como resultado de poeira na lente do fotomultiplicador do escâner (Figura 4.27). Após a remoção da tampa do escâner, a lente pode ser limpa de acordo com as recomendações do fabricante. O uso indevido de ferramentas de processamento de imagens, como filtros, pode resultar em conclusões falso-positivas. Um filtro de realce de borda foi aplicado à imagem panorâmica, que produziu radiotransparência nas bordas de restauração, simulando cáries recorrentes (Figura 4.28A). Essas radiotransparências não estão presentes em uma imagem intraoral de acompanhamento (Figura 4.28B).

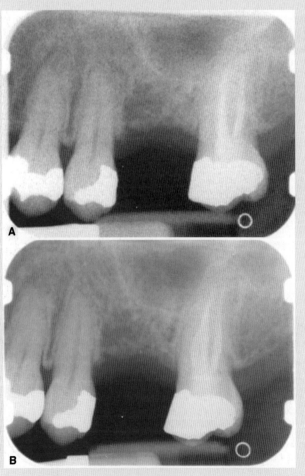

Figura 4.16

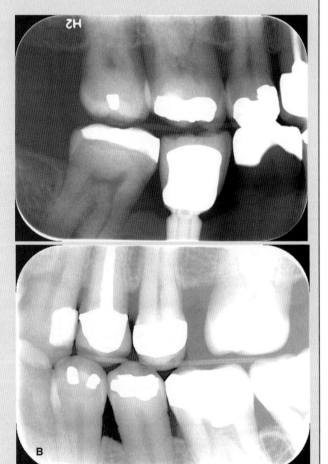

Figura 4.17

CAPÍTULO 4 Radiografia Digital

QUADRO 4.3 Problemas comuns em exposição, processamento e manuseio do receptor de imagens digitais. (*Continuação*)

Efeito da resolução de varredura de imagens
As configurações para a resolução da digitalização do PSP podem ter um impacto significativo na qualidade da imagem. A digitalização a 150 DPI (Figura 4.29A) produz uma imagem que não apresenta detalhes e aparece pixelizada quando ampliada. A digitalização a 300 DPI fornece maior detalhe por meio de maior resolução (Figura 4.29B). O Boxe 4.1 mostra como converter de DPI (escâner) para lp/mm (resolução de imagem).

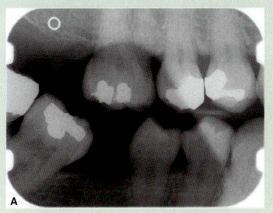
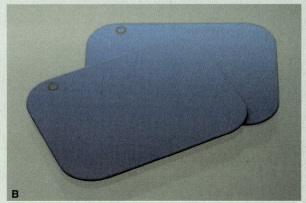

Figura 4.18

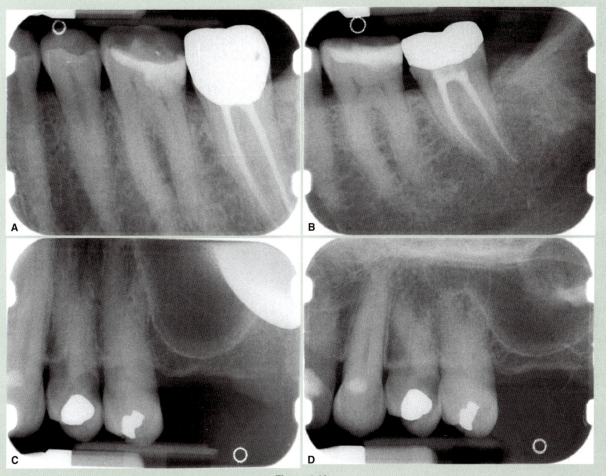

Figura 4.19

continua

QUADRO 4.3 Problemas comuns em exposição, processamento e manuseio do receptor de imagens digitais. (*Continuação*)

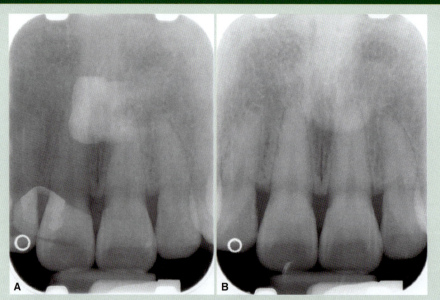
Figura 4.20

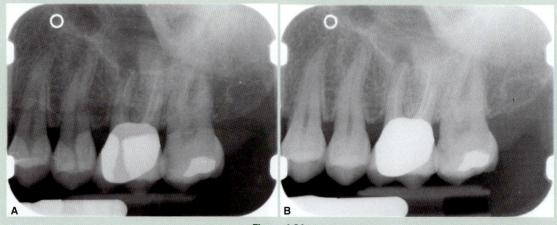
Figura 4.21

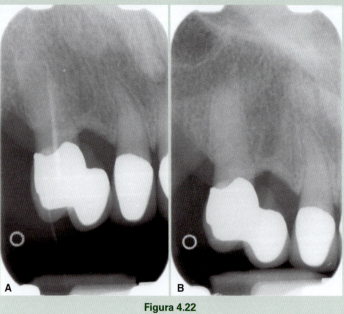
Figura 4.22

CAPÍTULO 4 Radiografia Digital

QUADRO 4.3 **Problemas comuns em exposição, processamento e manuseio do receptor de imagens digitais.** (*Continuação*)

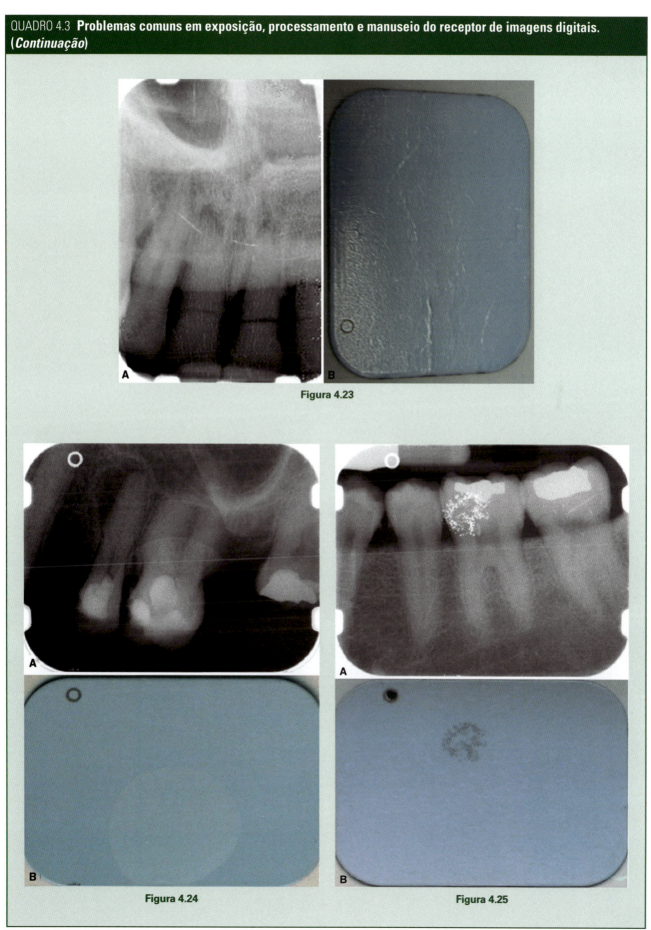

Figura 4.23

Figura 4.24

Figura 4.25

continua

QUADRO 4.3 Problemas comuns em exposição, processamento e manuseio do receptor de imagens digitais. (*Continuação*)

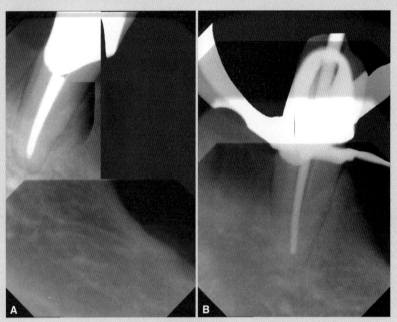

Figura 4.26

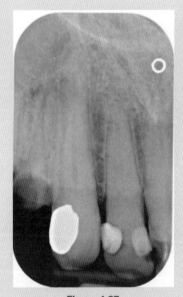

Figura 4.27

CAPÍTULO 4 Radiografia Digital

QUADRO 4.3 Problemas comuns em exposição, processamento e manuseio do receptor de imagens digitais. (*Continuação*)

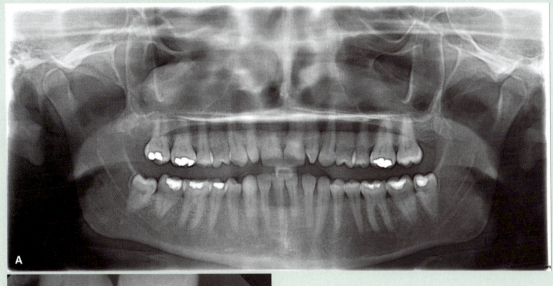

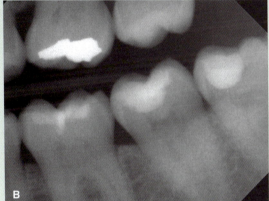

Figura 4.28

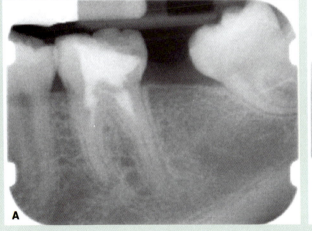 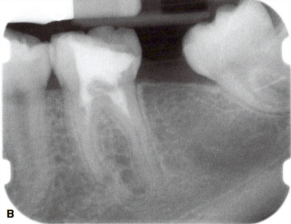

Figura 4.29

CCD, dispositivo de carga acoplada; PSP, fósforo fotoestimulável.

BIBLIOGRAFIA

Considerações clínicas

Wenzel A. A review of dentists' use of digital radiography and caries diagnosis with digital systems. *Dentomaxillofac Radiol.* 2006;35:307–314.

Wenzel A, Møystad A. Work flow with digital intraoral radiography: a systematic review. *Acta Odontol Scand.* 2010;68:106–114.

Detectores digitais e monitores

Abreu M Jr, Mol A, Ludlow JB. Performance of RVGui sensor and Kodak Ektaspeed Plus film for proximal caries detection. *Oral Surg Oral Med Oral Pathol Oral Radiol Endod.* 2001;91:381–385.

Butt A, Mahoney M, Savage NW. The impact of computer display performance on the quality of digital radiographs: a review. *Aust Dent J.* 2012;57(suppl 1):16–23.

Couture RA, Hildebolt C. Quantitative dental radiography with a new photostimulable phosphor system. *Oral Surg Oral Med Oral Pathol Oral Radiol Endod.* 2000;89:498–508.

Hildebolt CF, Couture RA, Whiting BR. Dental photostimulable phosphor radiography. *Dent Clin North Am.* 2000;44:273–297.

Mol A, Yoon DC. Guide to digital radiographic imaging. *J Calif Dent Assoc.* 2015;43:503–511.

Sanderink GC, Miles DA. Intraoral detectors: CCD, CMOS, TFT, and other devices. *Dent Clin North Am.* 2000;44:249–255.

Vandenberghe B, Jacobs R, Bosmans H. Modern dental imaging: a review of the current technology and clinical applications in dental practice. *Eur Radiol.* 2010;20:2637–2655.

Van der Stelt PF. Principles of digital imaging. *Dent Clin North Am.* 2000;44:237–248.

Processamento de imagem

Analoui M. Radiographic image enhancement, I: spatial domain techniques. *Dentomaxillofac Radiol.* 2001;30:1–9.

Analoui M. Radiographic digital image enhancement, II: transform domain techniques. *Dentomaxillofac Radiol.* 2001;30:65–77.

Gonzalez R, Wood R. *Digital Image Processing.* 3rd ed. Upper Saddle River, NJ: Prentice Hall; 2007.

Mol A. Image processing tools for dental applications. *Dent Clin North Am.* 2000;44:299–318.

Russ JC. *The Image Process Handbook.* 5th ed. Boca Raton, FL.: CRC Press; 2006.

5

Filme Radiográfico

Sanjay M. Mallya

Um feixe de fótons de raios X que passa pelos arcos dentários é reduzido em intensidade (atenuado) por absorção e dispersão de fótons do feixe primário. O padrão dos fótons que sai do paciente, o feixe remanescente, transmite informações sobre a anatomia do paciente. Para que essa informação seja útil no diagnóstico, o feixe remanescente deve ser registrado em um receptor de imagem. O receptor de imagem mais utilizado na radiografia odontológica é o filme radiográfico. Este capítulo descreve os filmes radiográficos e o processamento desses filmes radiográficos, além do uso de telas de intensificadoras. Os receptores radiográficos digitais são descritos no Capítulo 4.

FILME RADIOGRÁFICO

Composição

A filme radiográfico tem dois componentes principais: (1) emulsão e (2) base. A emulsão é sensível aos raios X e à luz visível e registra a imagem radiográfica. A base é um suporte de plástico no qual a emulsão é revestida (Figura 5.1).

Emulsão

Os dois principais componentes da emulsão são grânulos de haleto de prata, que são sensíveis à radiação X e à luz visível, e uma matriz gelatinosa do veículo no qual os cristais estão suspensos. Os **grânulos de haleto de prata** são compostos principalmente de cristais de brometo de prata. Os grânulos de haleto de prata no filme INSIGHT e no filme Ultra-Speed (Carestream Dental, uma divisão da Carestream Health, Inc., Atlanta, Geórgia) são cristais tabulares com um diâmetro médio de aproximadamente 1,8 μm (Figura 5.2). Os grânulos tabulares são orientados paralelamente à superfície do filme para oferecer uma grande área transversal ao feixe de raios X. O filme INSIGHT tem aproximadamente o dobro do número de grânulos de prata, de modo que requer apenas metade da exposição do filme Ultra-Speed.

Os grânulos de haleto de prata são suspensos em um **veículo** circundante que é aplicado a ambos os lados da base de suporte. Durante o processamento do filme (descrito mais adiante neste capítulo), o veículo absorve soluções de processamento, permitindo que os produtos químicos atinjam e reajam com os grânulos de haleto de prata. Uma camada adicional de veículo é adicionada à emulsão do filme como uma cobertura protetora (Figura 5.2). Essa barreira ajuda a proteger o filme contra danos por arranhões, contaminação ou pressão de roletes quando um processador automático é usado.

Emulsões de filme são sensíveis a fótons de raios X e luz visível. O filme destinado a ser exposto por raios X é chamado de **filme radiográfico de exposição direta**. Todo filme radiográfico odontológico intraoral é um filme de exposição direta. O **filme radiográfico screen**, é utilizado com tela intensificadora (descrita mais adiante neste capítulo) que emite luz visível. Filtros de tela e intensificadores são usados para projeções extraorais, como radiografias panorâmicas e cefalométricas.

Base

A função da base de filme é apoiar a emulsão. A base para o filme radiográfico odontológico é feita do poliéster tereftalato de polietileno (PET), que fornece o grau adequado de flexibilidade para permitir

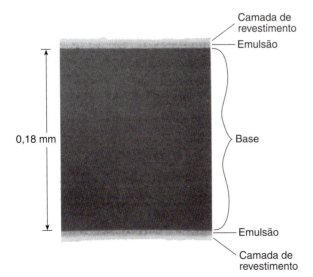

Figura 5.1 Micrografia eletrônica de varredura do filme radiográfico odontológico INSIGHT (ampliação original 300×). Observe camada de revestimento, emulsão e base neste filme de dupla emulsão. (Cortesia de Carestream Dental, uma divisão da Carestream Health, Inc., Atlanta, Geórgia.)

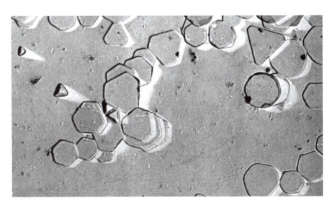

Figura 5.2 Micrografia eletrônica de varredura da emulsão do filme INSIGHT mostrando cristais de brometo de prata tabulares planos, que capturam fótons incidentes. (Cortesia de Carestream Dental, uma divisão da Carestream Health, Inc., Atlanta, Geórgia.)

o fácil manuseio do filme. A base do filme também deve resistir à exposição a soluções de processamento sem ficar distorcida. A base é uniformemente translúcida e não cria nenhum padrão na radiografia resultante.

Filme radiográfico intraoral

O filme radiográfico dental intraoral é feito como um filme de dupla emulsão (i. e., ambos os lados da base são revestidos com uma emulsão). Com uma dupla camada de emulsão, menos radiação é necessária para produzir uma imagem. O filme radiográfico de exposição direta é usado para exames intraorais, porque fornece imagens de resolução mais alta do que combinações de filmes com tela intensificadora. Algumas tarefas diagnósticas, como a detecção de cárie incipiente ou doença periapical precoce, requerem essa resolução mais alta.

Um canto de cada filme dental tem um pequeno ponto em relevo que é usado para orientação do filme (Figura 5.3). O fabricante orienta o filme no pacote de modo que o lado convexo do ponto fique na direção da frente do pacote e de frente para o tubo de raios X. O lado do filme com a depressão é orientado para a língua do paciente. Após o filme ter sido exposto e processado, o ponto é usado para orientar as imagens dos lados direito e esquerdo do paciente adequadamente. Ao montar radiografias, cada filme é orientado com o lado convexo do ponto em direção ao observador e, com base nas características dos dentes e pontos de referência anatômicos no osso adjacente, os filmes são organizados em sua relação sequencial normal na montagem.

Os invólucros de radiografia intraoral contêm uma ou duas películas de filme (Figura 5.4). Quando invólucros de filmes duplos são usados, o segundo filme serve como um registro duplicado que pode ser enviado para companhias de seguros ou para um colega. O filme é envolto em um invólucro de papel preto protetor e, em seguida, em um papel externo resistente à umidade ou plástico. O invólucro externo indica claramente a localização do ponto em relevo e identifica qual lado do filme deve ser direcionado para o tubo de raios X.

Uma folha fina de chumbo com um padrão em relevo fica entre o invólucro no pacote de filme. A folha é posicionada no pacote de filme atrás do filme (Figura 5.4), longe do tubo. Esta folha de chumbo serve a vários propósitos:

- Protege o filme da radiação de retroespalhamento (secundária), que causa névoa ao filme e reduz o contraste da imagem (qualidade da imagem)
- Reduz a exposição do paciente absorvendo parte residual do feixe de raios X
- Mais importante ainda, se o pacote de filme for colocado invertido na boca do paciente, de modo que o lado do tubo do filme esteja voltado para longe da máquina de raios X, a folha de chumbo será posicionada entre o sujeito e o filme. Nesta circunstância, a maior parte da radiação é absorvida pela folha de chumbo, e a radiografia resultante é clara e mostra o padrão gravado na folha de chumbo (Figura 5.5). Colocar um filme invertido (voltado para trás) na boca do paciente quando a exposição já tiver sido feita resulta em uma radiografia clara e mostra as marcações características (espinha de peixe) causadas pela exposição através da folha de chumbo na embalagem do filme. Nessa imagem, os lados esquerdo e direito do paciente ficam invertidos ao usar o ponto de identificação do lado como guia de orientação.

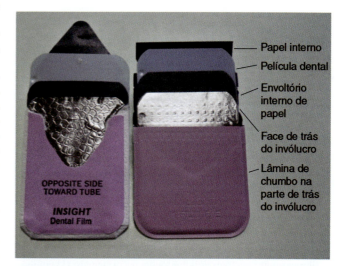

Figura 5.4 Embalagens à prova de luz e à prova de umidade, papel no lado esquerdo e vinil do lado direito, contendo uma aba de abertura no lado oposto do tubo. Dentro há um envoltório de papel intercalado, que é dobrado em torno do filme, assim como uma lâmina de chumbo. O filme é embalado com uma ou duas películas de filme. A lâmina de chumbo é posicionada entre a parte traseira da embalagem e o envoltório do papel. Nesta posição, ela absorve a radiação que passou através do filme e impede que a radiação secundária borre a imagem. Se a embalagem do filme for inadvertidamente colocada ao contrário na boca do paciente, a imagem mosqueada da lâmina de chumbo aparece na imagem resultante. (Cortesia de Carestream Dental, uma divisão da Carestream Health, Inc., Atlanta, Geórgia.)

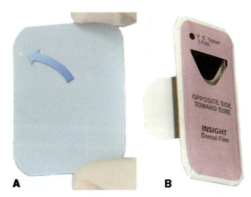

Figura 5.3 A. O ponto do filme em relevo (*seta*) indica o lado do tubo do filme e identifica os lados direito e esquerdo do paciente. **B.** A localização deste ponto é claramente marcada com um *círculo preto* do lado de fora de cada pacote de filmes. (Cortesia de Carestream Dental, uma divisão da Carestream Health, Inc., Atlanta, Geórgia.)

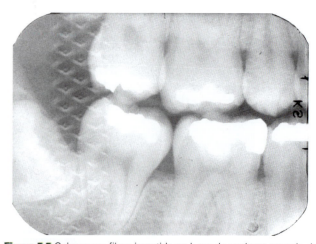

Figura 5.5 Colocar um filme invertido na boca do paciente quando da exposição resulta em uma radiografia que é muito clara e mostra as marcações características causadas pela exposição através da folha de chumbo na embalagem do filme. Nessa imagem, os lados esquerdo e direito do paciente são invertidos ao usar o ponto de identificação do filme como guia de orientação.

Radiografia periapical ou vista periapical

As vistas periapicais registram coroas, raízes e ossos adjacentes. Os invólucros de filmes vêm em três tamanhos (Figura 5.6):

- Tamanho 0 para crianças pequenas (22 mm × 35 mm)
- Tamanho 1, que é relativamente estreito e usado para vistas dos dentes anteriores (24 mm × 40 mm)
- Tamanho 2, o tamanho de filme padrão usado para adultos (30,5 mm × 40,5 mm).

Radiografia interproximal ou vista *bitewing*

As vistas da asa de mordida (interproximal ou *bitewing*) registram a porção coronal dos dentes maxilares e mandibulares em uma imagem. Elas são usadas para detectar cáries interproximais e avaliar a altura do osso alveolar. Filmes tamanho 2 são normalmente usados em adultos; o menor tamanho 1 é preferido em crianças.

Em crianças pequenas, o tamanho 0 pode ser usado. Um tamanho relativamente longo, número 3, é também acessível. Os filmes de asa de mordida geralmente têm uma aba de papel projetando-se a partir do meio do filme, a qual o paciente morde para sustentar o filme (Figura 5.7). Essa guia raramente é visualizada na imagem e não interfere na qualidade de diagnóstico da imagem. Instrumentos de suporte de filmes para projeções de asa de mordida também estão disponíveis.

Radiografia oclusal ou vista oclusal

O filme oclusal, tamanho 4, é mais de 3 vezes maior que o filme tamanho 2 (Figura 5.7). É usado para mostrar áreas maiores da maxila ou mandíbula do que podem ser vistas em um filme periapical. Esses filmes também são usados para obter vistas em ângulo reto com a vista periapical usual. O nome deriva do fato de que o filme radiográfico é mantido em posição fazendo o paciente morder levemente para apoiá-lo entre as superfícies oclusais dos dentes (Capítulo 7).

Filmes *screen* ou com tela intensificadora

As projeções extraorais utilizadas com maior frequência na odontologia são vistas panorâmicas e cefalométricas. Para essas projeções, os filmes radiográficos são utilizados com telas intensificadoras (descritas mais adiante neste capítulo) para reduzir a exposição do paciente (Figura 5.8). O filme com tela intensificadora é diferente do filme intraoral dentário. Ele é projetado para ser sensível à luz visível, pois é colocado entre duas telas intensificadoras quando uma exposição é feita. As telas intensificadoras absorvem os raios X e emitem luz visível, o que expõe o filme. Os cristais de haleto de prata são inerentemente sensíveis à luz ultravioleta (UV) e azul (300 a 500 nm) e, portanto, são sensíveis a telas que emitem luz UV e azul. Quando o filme é usado com telas que emitem luz verde, o haleto de prata dos cristais é revestido com corantes sensibilizantes para aumentar a absorção. É importante usar a combinação adequada do conjunto de filme e tela intensificadora recomendada pelo fabricante de ambos, de modo que as características de emissão da tela sejam compatíveis com as características de absorção do filme.

Os filmes com tela intensificadora contemporâneos usam grânulos de haleto de prata de formato tabular (planos) (Figura 5.9) para capturar a imagem. Os grânulos tabulares são orientados com a sua maior superfície plana de frente para a fonte de radiação, proporcionando

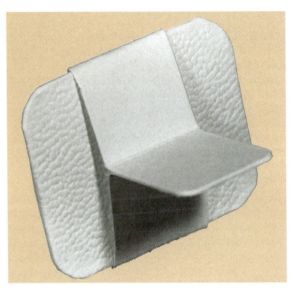

Figura 5.7 Aba de papel colocada em torno de um filme tamanho 2 adulto para suportar o filme quando o paciente morde a aba para uma projeção *bitewing*. Esta projeção revela as coroas do dente e cristas alveolares.

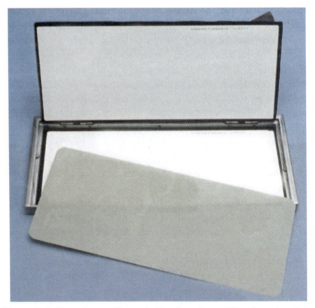

Figura 5.8 Chassi para filme de 8 polegadas × 10 polegadas, junto com uma película de filme para uso com tela intensificadora. Quando o chassi é fechado, o filme é suportado em íntimo contato com as duas telas intensificadoras vistas do lado de dentro do chassi. Estas telas intensificadoras absorvem a maioria do feixe de raios X incidentes e, então, fluorescem e expõem o filme.

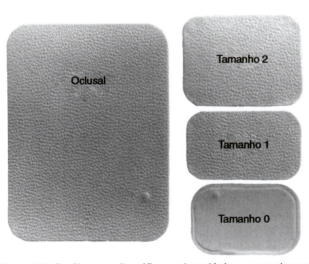

Figura 5.6 Os filmes radiográficos odontológicos normalmente são fornecidos em vários tamanhos. À *esquerda,* filme oclusal. À *direita, acima,* tamanho "2" para filme posterior adulto. À *direita, no centro,* tamanho "1" para filme anterior adulto. À *direita, abaixo,* tamanho "0" para filme de tamanho infantil (em envoltório de vinil).

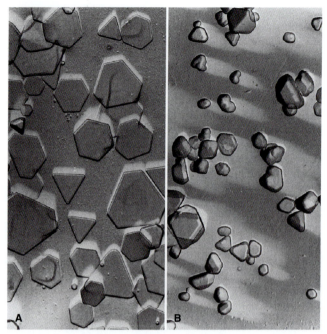

Figura 5.9 Os cristais tabulares de haleto de prata em uma emulsão do filme T-MAT (**A**) são maiores e mais planos que os cristais mais espessos em uma emulsão do antigo filme convencional (**B**). As superfícies planas dos cristais tabulares são orientadas em paralelo com a superfície do filme, voltadas para a fonte de radiação. (Cortesia de Carestream Dental, uma divisão da Carestream Health, Inc.)

uma seção transversal maior (alvo) e resultando em maior velocidade sem perda de nitidez. Para aumentar a nitidez das imagens, alguns fabricantes adicionam um corante absorvente na emulsão do filme. Esse corante reduz a luz atravessando o filme, de uma tela, para alcançar a emulsão no lado oposto. O filme EVG (Enhanced Visualization, Green sensitive) da Carestream Dental é um exemplo desse tipo de filme.

TELAS INTENSIFICADORAS

No início da história da radiografia, os cientistas descobriram que vários sais inorgânicos ou fósforos fluorescem (emitem luz visível) quando expostos a um feixe de raios X. A intensidade dessa fluorescência é proporcional à energia dos raios X absorvida. Estes fósforos são incorporados em telas intensificadoras para uso com filme *screen* ou com tela. A soma dos efeitos das radiografias e da luz visível emitida pelos fósforos da tela expõe o filme no cassete com as telas intensificadoras (Figura 5.8).

Função

A presença de telas intensificadoras cria um sistema receptor de imagem que é 10 a 60 vezes mais sensível aos raios X do que o filme sozinho. Consequentemente, o uso de telas intensificadoras reduz substancialmente a dose de radiação X para o paciente. Telas intensificadoras são usadas com filmes para praticamente todas as radiografias extraorais, incluindo projeções panorâmicas, cefalométricas e do crânio. No entanto, o uso de uma tela intensificadora diminui a resolução da imagem.

As telas intensificadoras não são utilizadas intraoralmente com filmes periapicais ou oclusais, pois seu uso reduziria a resolução da imagem resultante abaixo da necessária para a avaliação detalhada da doença dentária.

Composição

As telas intensificadoras são feitas de um material de suporte de base, uma camada de fósforo e um revestimento polimérico protetor (Figura 5.10). Em todas as aplicações odontológicas, as telas intensificadoras são usadas em pares, uma em cada lado do filme, e são posicionadas dentro de um cassete (Figura 5.8). O objetivo de um cassete é manter cada tela intensificadora em contato íntimo com o filme de raios X para maximizar a nitidez da imagem.

Base

A base do material da maioria das telas intensificadoras é alguma forma de plástico de poliéster com aproximadamente 0,25 mm de espessura. A base fornece suporte mecânico para as outras camadas. Em algumas telas intensificadoras, a base também é refletiva; Assim, reflete a luz emitida da camada de fósforo para o filme de raios X (Figura 5.10). Esta base refletiva aumenta a exposição da luz ao filme, mas também resulta em alguma "falta de nitidez" da imagem devido à divergência dos raios de luz refletidos de volta ao filme.

Camada de fósforo

A camada de fósforo é composta de cristais fosforescentes suspensos em um aglutinante polimérico. Quando os cristais absorvem fótons de raios X, eles fluorescem (Figura 5.10). Os cristais de fósforo geralmente contêm elementos de terras-raras, mais comumente o lantânio e o gadolínio. Sua fluorescência pode ser aumentada pela adição de pequenas quantidades de elementos, como túlio, nióbio ou térbio. Combinações de fósforo comuns usadas nas telas intensificadoras são mostradas na Tabela 5.1. As telas de terras-raras convertem cada fóton de raios X absorvido em aproximadamente 4.000 fótons de energia de baixa potência, luz visível (verde ou azul). Esses fótons visíveis expõem o filme.

Diferentes fósforos fluorescem em diferentes porções do espectro. Por exemplo, a emissão de luz das telas intensificadoras Lanex de terras-raras varia de 375 a 600 nm e atinge um pico de 545 nm (verde). A Figura 5.11 mostra a emissão espectral de uma tela de terra-rara e a sensibilidade espectral de um filme apropriado. Outras telas intensificadoras têm um pico principal a 350 nm (UV) e a 450 nm (azul). É importante combinar telas emissoras de luz verde com filmes sensíveis ao verde e telas emissoras de luz azul com filmes sensíveis ao azul.

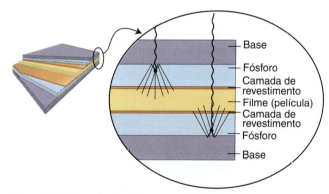

Figura 5.10 A imagem do *lado esquerdo* mostra um esquema de duas telas intensificadoras envolvendo um filme (*amarelo*). Uma tela intensificadora é composta de uma base de apoio (*violeta*), uma camada contendo os fósforos (*azul-claro*) e uma camada de proteção (*laranja*). A vista detalhada no *lado direito* mostra fótons de raios X entrando no topo, viajando através da base e atingindo os fósforos na base. Os fósforos emitem luz visível, expondo o filme. Alguns fótons de luz visível podem refletir a camada refletiva da base.

TABELA 5.1 Elementos de terras-raras usados em telas intensificadoras.

Emissão	Fósforo
Verde	Oxissulfeto de gadolínio, térbio ativado
Azul e UV	Ítrio tantalita, nióbio ativado

As telas intensificadoras são descritas em termos de velocidade – sua capacidade de converter fótons de raios X em fótons de luz visível. Telas rápidas têm grandes cristais de fósforo e convertem eficientemente fótons de raios X em luz visível, mas produzem imagens com resolução mais baixa. Quando o tamanho dos cristais ou a espessura da tela diminui, a velocidade da tela também diminui, mas a nitidez da imagem aumenta. As telas rápidas também têm uma camada de fósforo mais espessa e uma camada refletiva, mas essas propriedades também diminuem a nitidez. Ao se decidir sobre a combinação a ser usada, o profissional deve considerar os requisitos de resolução da tarefa para a qual a imagem será usada. As combinações de filmes com tela intensificadora são classificadas para velocidade, uma medida da quantidade de radiação necessária para a exposição adequada. Para tarefas diagnósticas extraorais dentárias, recomenda-se o uso de combinações de filmes com tela intensificadora com velocidade de 400 ou mais rápida.

Cobertura protetora

Uma camada protetora de polímero (≤ 15 μm de espessura) é colocada sobre a camada de fósforo para proteger o fósforo e fornecer uma superfície que possa ser limpa. As telas intensificadoras devem ser limpas rotineiramente porque quaisquer resíduo, manchas ou riscos podem causar pontos claros na radiografia resultante.

FORMAÇÃO DA IMAGEM LATENTE

Quando um feixe de fótons sai do paciente e expõe um filme de raios X (ou filme de exposição direta ou filme com tela intensificadora exposto por fótons de luz), altera quimicamente os cristais de haleto de prata fotossensíveis na emulsão de filme. Estes cristais de brometo de prata quimicamente alterados constituem a imagem latente (invisível) no filme. Antes da exposição, a emulsão do filme consiste em cristais fotossensíveis contendo principalmente brometo de prata (Figura 5.12A). Esses cristais de haleto de prata também contêm alguns íons prata livres (íons prata intersticiais) e vestígios de compostos de enxofre ligados à superfície dos cristais. Juntamente com as irregularidades físicas

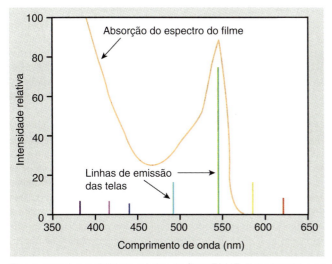

Figura 5.11 A sensibilidade relativa do filme T-MAT *(linha laranja)* e as linhas de emissão (mostradas em suas cores visuais) das telas Carestream Dental LANEX e EV (oxissulfeto de gadolínio, térbio ativado). As telas intensificadoras emitem luz como uma série de emissões de linha relativamente estreitas. A máxima emissão da tela em 545 nm *(verde)* corresponde bem a uma região de alta sensibilidade do filme. (Dados de Carestream Dental, uma divisão da Carestream Health, Inc.)

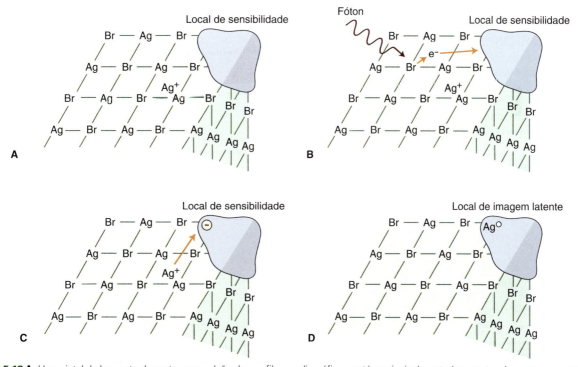

Figura 5.12 A. Um cristal de brometo de prata na emulsão de um filme radiográfico contém principalmente íons prata e brometo em uma estrutura cristalina. Existem também íons prata intersticiais livres e áreas de substâncias químicas que formam locais de sensibilidade. **B.** Exposição do cristal aos fótons em um feixe de raios X resulta na liberação de elétrons, geralmente por meio da interação do fóton com um íon brometo. Os elétrons de recuo têm energia cinética suficiente para mover-se no cristal. Quando os elétrons alcançam um local de sensibilidade, eles transmitem uma carga negativa para esta região. **C.** Os íons prata intersticiais livres (com uma carga positiva) são atraídos para o local de sensibilidade negativamente carregado. **D.** Quando os íons prata alcançam o local de sensibilidade, eles adquirem um elétron e tornam-se átomos de prata. Estes átomos de prata agora constituem um sítio de imagem latente. A coleção de locais de imagens latentes ao longo de todo o filme constitui a imagem latente. O revelador faz com que os átomos de prata neutros nos locais de imagens latentes iniciem a conversão de todos os íons prata no cristal em um grande grão de prata metálica. O bromo se dissolve no revelador.

no cristal produzidas pelos íons iodeto, os compostos de enxofre criam **locais de sensibilidade**, locais nos cristais que são sensíveis à radiação. Cada cristal tem muitos locais de sensibilidade. Quando os cristais de haleto de prata são irradiados, os fótons de raios X liberam elétrons dos íons brometo (Figura 5.12B). Os elétrons livres movem-se através do cristal até atingirem um local de sensibilidade, onde ficam presos e transmitem uma carga negativa ao local. O local de sensibilidade carregada negativamente atrai íons prata intersticiais livres carregados positivamente (Figura 5.12C). Quando um íon prata atinge o local de sensibilidade carregado negativamente, ele é reduzido e forma um átomo neutro de prata metálica (ver Figura 5.12D). Os locais que contêm esses átomos de prata neutros são agora chamados de **locais de imagens latentes**. Esse processo ocorre várias vezes dentro de um cristal. A distribuição global de cristais com imagens latentes em um filme após a exposição constitui a imagem latente. O processamento do filme exposto no revelador e no *scanner* converte a imagem latente na imagem radiográfica visível.

SOLUÇÕES DE PROCESSAMENTO

O processamento de filmes envolve os seguintes procedimentos:

1. Mergulhe o filme exposto no revelador.
2. Enxágue o revelador em banho-maria.
3. Mergulhe o filme no fixador.
4. Lave o filme em banho-maria para remover o fixador.
5. Seque o filme a seco e monte para visualização.

Após a exposição, cada grânulo de haleto de prata na emulsão de filme (Figura 5.13A) contém átomos de prata neutros em seus locais de imagens latentes (Figura 5.13B). Esses locais de imagens latentes tornam os cristais sensíveis ao desenvolvimento e à formação de imagens. O revelador converte cristais de brometo de prata com átomos de prata neutros depositados nos locais da imagem latente em grânulos metálicos pretos e sólidos de prata (Figura 5.13C). Esses sólidos grânulos de prata bloqueiam a luz do negatoscópio. O fixador remove cristais de brometo de prata não expostos, não processados (cristais sem sítios de imagens latentes), deixando o filme claro em áreas não expostas (Figura 5.13D). Assim, a imagem radiográfica é composta por áreas de luz (radiopaca), onde poucos fótons atingiram o filme, e áreas escuras (radiolucentes ou radiotransparentes) do filme que foram atingidas por muitos fótons.

Solução de processamento

O revelador reduz todos os íons prata nos cristais expostos de haleto de prata (cristais com uma imagem latente) para grânulos metálicos de prata (Figura 5.13). Para produzir uma imagem de diagnóstico, este processo de redução deve ser restrito a cristais contendo locais de imagens latentes; para conseguir isso, os agentes redutores utilizados como reveladores são catalisados pelos átomos neutros de prata nos sítios da imagem latente (Figura 5.13B). Os cristais individuais são revelados completamente ou não durante os tempos de processamento recomendados (Figura 5.13C). Variações na densidade das radiografias processadas são o resultado de diferentes proporções de cristais revelados (expostos) e sub-revelados (não expostos). Áreas com muitos cristais expostos são mais escuras devido à maior concentração de grânulos de prata metálicos negros após o processamento.

Quando um filme exposto é revelado, o revelador inicialmente não tem efeito visível (Figura 5.14). Após essa fase inicial, a densidade aumenta rapidamente no filme e depois mais lentamente. Eventualmente, todos os cristais expostos se desenvolvem (são convertidos em prata metálica preta), e o agente em processamento começa a reduzir os cristais não expostos. O processamento de cristais não expostos resulta em névoa química no filme. O intervalo entre a densidade máxima e o embaçamento explica por que um filme exposto adequadamente não fica super-revelado, embora possa estar em contato com o revelador por mais tempo do que o intervalo recomendado.

Os componentes químicos da solução reveladora e suas funções estão descritos na Tabela 5.2.

Reposição do revelador

As soluções reveladoras manuais e automáticas devem ser reabastecidas com solução fresca a cada manhã para prolongar a vida do revelador usado. A quantidade recomendada para ser adicionada diariamente é de 250 mℓ de revelador fresco (reforçador) por 3,8 ℓ de solução de processamento. Isso pressupõe o processamento de uma média de 30 filmes periapicais ou 5 panorâmicos por dia. Algumas das soluções usadas podem precisar ser removidas para dar espaço à reposição.

Lavagem

Após o processamento, a emulsão do filme incha e fica saturada com o revelador. Nesse ponto, os filmes são lavados em água por 30 segundos com agitação contínua e suave antes de serem colocados no fixador. A lavagem dilui o revelador, retardando o processo de processamento. Também remove o ativador alcalino, impedindo a neutralização do filtro ácido. Esse processo de enxágue é típico para processamento manual, mas não é usado com a maioria dos processadores automáticos.

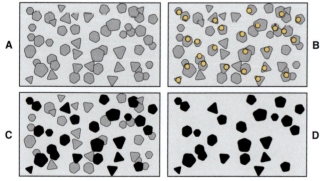

Figura 5.13 A emulsão muda durante o processamento do filme. **A.** Antes da exposição, muitos cristais de brometo de prata (*cinza*) estão presentes na emulsão. **B.** Após a exposição, os cristais expostos que contêm átomos de prata neutros nos sítios da imagem latente (*pontos laranja* dentro de alguns cristais) constituem a imagem latente. **C.** O revelador converte os cristais expostos que contêm átomos de prata neutros nos locais da imagem latente em cristais sólidos de prata metálica (*preto*). **D.** O fixador dissolve os cristais de brometo de prata não revelados e não expostos, deixando apenas os cristais de prata sólidos que formam a imagem radiográfica.

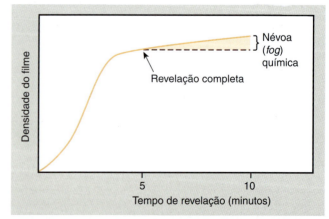

Figura 5.14 Relação entre a densidade do filme e tempo de revelação. A densidade do filme diminui rapidamente ao iniciar a revelação. Após a revelação completa, a densidade continua a aumentar lentamente por causa da névoa química ou *fog*.

TABELA 5.2 Componentes e função da solução de processamento radiográfica.

Componente	Ingrediente	Função
Revelador	Fenidona	Serve como o primeiro doador de elétrons que converte íons prata em prata metálica no local da imagem latente. Esta transferência eletrônica gera a forma oxidada da fenidona
	Hidroquinona	Hidroquinona fornece um elétron para reduzir a fenidona oxidada de volta ao seu estado ativo original para que ela possa continuar a reduzir os grânulos de haleto de prata para prata metálica
Ativador	Hidróxido de sódio ou hidróxido de potássio	Mantém um pH alcalino (aproximadamente 10) para atividade do revelador. Faz com que a gelatina inche para que os agentes de revelação possam se difundir mais rapidamente na emulsão para alcançar os cristais de brometo
Preservativo	Sulfito de sódio	Antioxidante que prolonga a vida da solução em processamento. Combina-se com o revelador oxidado para produzir um composto que subsequentemente mancha as imagens radiográficas de marrom se não lavadas
Restringente	Compostos contendo bromo	Restringe o desenvolvimento de cristais de haleto de prata não expostos. Atua como agentes anti-*fog* e aumenta o contraste

TABELA 5.3 Componentes e função da solução fixadora radiográfica.

Componente	Ingrediente	Função
Agente clareador	Tiossulfato de amônia	Dissolve os grânulos de haleto de prata não expostos
		A fixação excessiva (horas) resulta em uma perda gradual da densidade da película porque os grânulos de prata se dissolvem lentamente na solução fixadora
Acidificante	Ácido acético	Mantém um pH ácido (aproximadamente 4 a 4,5)
		Promove boa difusão do tiossulfato na emulsão e no complexo tiossulfato de prata fora da emulsão
		Inativa quaisquer agentes de processamento residuais
Preservativo	Sulfito de amônia	Impede a oxidação de tiossulfato de amônio, que é instável no ambiente ácido
Endurecedor	Sulfato de alumínio	Age sobre a gelatina durante a fixação para evitar danos no revestimento de gelatina durante o manuseio subsequente

Solução fixadora

A solução fixadora remove os cristais de haleto de prata não revelados da emulsão (Figura 5.13D). Se esses cristais não forem removidos, a imagem na radiografia resultante é escura e não diagnosticável (Figura 5.15). O fixador também endurece e encolhe a emulsão do filme.

Os componentes químicos da solução em processamento e suas funções estão descritos na Tabela 5.3. Tal como acontece com o revelador, o fixador deve ser reabastecido diariamente a uma taxa de 250 ml por 3,8 ℓ.

Lavagem

Após a fixação, a película processada é lavada em água para remover todos os íons tiossulfato e complexos tiossulfato de prata. A eficiência de lavagem diminui rapidamente quando a temperatura da água cai para menos de 15,5°C. Qualquer composto de prata ou tiossulfato que permaneça por causa da lavagem inadequada descolore e causa manchas, que são mais aparentes nas áreas radiopacas (luz).

CÂMARA ESCURA E EQUIPAMENTO

Uma câmara escura convencional com tanques de processamento úmido manual deve ser conveniente para as processadoras e para os operadores odontológicos e deve ter pelo menos 1,2 m × 1,5 m.

CÂMARA ESCURA

Um dos requisitos mais importantes é que a câmara escura seja à prova de luz. Se não for, a luz difusa pode causar nebulização e perda de contraste de imagem. Para tornar a câmara escura à prova de luz, uma porta à prova de luz ou labirinto sem portas (se o espaço permitir) é usado. A porta deve ter um bloqueio para impedir a abertura

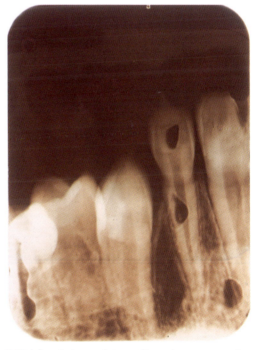

Figura 5.15 A fixação incompleta resulta em imagens que são escuras ou descoloridas, tornando-as impróprias para o diagnóstico. Este filme também foi mal posicionado na boca do paciente, cortando a maioria dos ápices dos dentes. As manchas também podem ser causadas pela utilização de revelador ou fixador saturados ou utilizando soluções contaminadas.

acidental, o que pode permitir uma invasão de luz que pode arruinar filmes abertos. A câmara escura também deve ser bem ventilada para proporcionar um ambiente de trabalho confortável e dispersar a umidade da secagem dos filmes. Além disso, uma temperatura ambiente confortável ajuda a manter as condições ideais para processamento, fixação e lavagem de soluções.

Luz de segurança

A sala de processamento deve ter iluminação branca e luz de segurança. Uma luz de segurança é a iluminação de baixa intensidade de comprimento de onda relativamente longo (vermelho) que não afeta rapidamente o filme aberto, mas permite ver o suficiente para trabalhar na área (Figura 5.16). Para minimizar o efeito de embaçamento da exposição prolongada, a luz de segurança deve ter uma lâmpada fosca de 15 W ou uma lâmpada de 7,5 W clara e deve ser montada a pelo menos 1,2 metro acima da superfície onde os filmes abertos são manuseados.

Os filmes de raios X são muito sensíveis à região azul-verde do espectro e são menos sensíveis aos comprimentos de onda vermelhos. O filtro vermelho GBX-2 é recomendado como uma luz de segurança em ambientes escuros, onde filmes intraorais ou extraorais são manipulados, pois esse filtro transmite luz apenas na extremidade vermelha do espectro (Figura 5.17). O manuseio do filme sob uma luz de segurança deve ser limitado a aproximadamente 5 minutos, pois a emulsão de filme mostra alguma sensibilidade à luz de uma lâmpada de segurança com exposição prolongada. Os modelos mais antigos de ML-2 (luz amarela) não são apropriados para filmes odontológicos intraorais rápidos ou para filmes panorâmicos ou cefalométricos extrabucais.

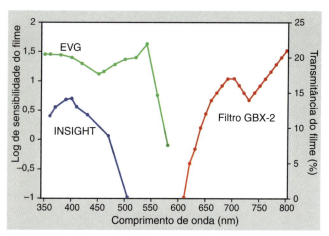

Figura 5.17 Sensibilidades espectrais de filme EVG (*linha verde*) e filme INSIGHT (*linha azul*) mostradas com as características de transmissão de um filtro GBX-2 (*linha vermelha*). Os filmes são mais sensíveis na porção azul-verde do espectro (menor que 600 nm), enquanto o filtro GBX-2 transmite principalmente na extremidade vermelha do espectro (maior que 600 nm).

Tanques de processamento manual

Os consultórios odontológicos que utilizam processadores automáticos de filme devem manter a capacidade de processar manualmente os filmes radiográficos. O tanque deve ter água corrente quente e fria, e um meio de manter a temperatura entre 15,5°C e 24°C. Um tamanho prático para um consultório odontológico é um tanque mestre de aproximadamente 20 cm × 25 cm (8 polegadas × 10 polegadas) que pode servir como uma "jaqueta" de água para os dois tanques inseridos, removíveis, que cabem dentro (Figura 5.18). Os tanques de inserção geralmente comportam 3,8 ℓ de revelador ou fixador e são colocados dentro do tanque principal externo maior. O tanque externo retém a água para manter a temperatura do revelador e fixador nos tanques de inserção e para lavar os filmes. O revelador normalmente é colocado no tanque de inserção no lado esquerdo do tanque mestre, e o fixador é colocado no tanque de inserção à direita. Todos os três tanques devem ser feitos de aço inoxidável, que não reage com as soluções de processamento e é fácil de limpar. O tanque mestre deve ter uma tampa para reduzir a oxidação das soluções de processamento, proteger o filme em processamento da exposição acidental à luz e minimizar a evaporação das soluções de processamento.

Termômetro

A temperatura das soluções de revelação, fixação e lavagem deve ser rigorosamente controlada. Um termômetro pode ser deixado na água circulando pelo tanque mestre para monitorar a temperatura e garantir que o regulador de temperatura da água esteja funcionando corretamente. Os termômetros mais utilizados se encaixam na lateral do tanque. Os termômetros podem conter álcool ou metal, mas não devem conter mercúrio porque podem quebrar e contaminar o processador ou as soluções.

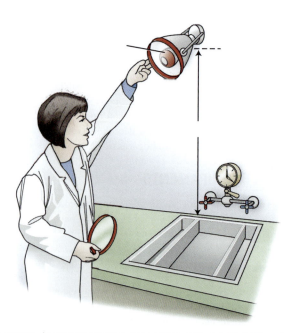

Figura 5.16 A. Luz de segurança pode ser montada na parede ou teto da câmara escura e deve estar a pelo menos 1,20 metro da superfície de trabalho. **B.** A luz de segurança usa um filtro GBX-2 e uma lâmpada de 15 W.

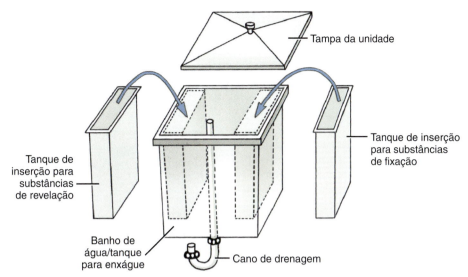

Figura 5.18 Tanque de processamento radiográfico. Os tanques de revelação e fixação são inseridos em um banho de água corrente com um dreno de excesso de fluxo. O banho pode ser mantido em uma temperatura estável e ideal para processamento do filme.

Cronômetro (*Timer*)

O filme de raios X deve ser exposto aos produtos químicos de processamento por intervalos específicos. Um temporizador de intervalo é indispensável para controlar os tempos de revelação e fixação.

Secadoras

Dois ou três *racks* de secagem podem ser montados em uma parede conveniente para secar os filmes. As bandejas de gotejamento são colocadas embaixo dos *racks* para aparar a água que pode escorrer dos filmes molhados. Um ventilador elétrico pode ser usado para circular o ar e acelerar a secagem dos filmes, mas não deve ser apontado diretamente para os filmes.

PROCEDIMENTOS DE PROCESSAMENTO MANUAL

O processamento manual do filme radiográfico requer os seguintes nove passos:

1. *Reabastecer soluções.* O primeiro passo no processamento manual de tanques é reabastecer o revelador e o fixador. Verifique os níveis da solução para garantir que o revelador e o fixador cubram os filmes nos clipes superiores das colgaduras que seguram os filmes.
2. *Agitar as soluções.* Agite as soluções reveladora e fixadora para misturar os produtos químicos e equalizar a temperatura ao longo dos tanques. Para evitar contaminação cruzada, use um bastão separado para cada solução. É melhor rotular um bastão para o revelador e o outro para o fixador.
3. *Colocar os filmes em grampos.* Utilizando apenas iluminação de luz de câmara escura, retire o filme exposto do seu invólucro ou cassete. Segure os filmes pelas bordas apenas para evitar danos à superfície do filme. Prenda apenas a película radiográfica (filme nu) em um grampo, um filme por grampo (Figura 5.19). Etiquete as colgaduras ou grampos com os filmes com o nome do paciente e a data de exposição.
4. *Ajustar o temporizador (cronômetro).* Verifique a temperatura do revelador e defina o intervalo do temporizador para o tempo indicado pelo fabricante para a temperatura da solução; tipicamente utilizam-se:

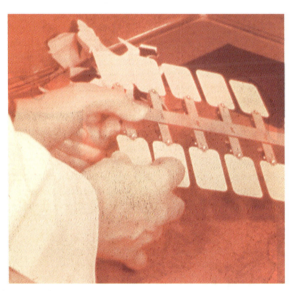

Figura 5.19 Os filmes são montados de forma segura em colgaduras para filmes. O filme é sempre seguro por suas bordas, para evitar impressões de dedo na imagem. (Cortesia de C. L. Crabtree, DDS, Bureau of Radiological Health, Rockville, MD.)

Temperatura (°C)	Tempo de revelação (minutos)
20	5
21	4,5
22	4
24	3
26,5	2,5

Processar películas em temperaturas mais altas ou mais baixas e por tempos maiores ou menores do que o recomendado pelo fabricante reduz o contraste do filme processado.

5. *Revelar.* Inicie o mecanismo do temporizador e mergulhe a colgadura com os filmes imediatamente no revelador. Agite a colgadura suavemente por 5 a 10 segundos para remover as bolhas de ar do filme. Não agite o filme durante o processamento.
6. *Enxaguar.* Após a revelação, remova a colgadura com os filmes do revelador, drenando o excesso no banho de água e colocando no

banho de água corrente por 30 segundos. Agite os filmes continuamente na água de lavagem para remover o excesso de revelador, diminuindo, assim, o processamento e minimizando a contaminação do fixador.
7. *Fixar*. Coloque a colgadura com os filmes na solução fixadora por 2 a 4 minutos e agite por 5 segundos a cada 30 segundos. Agitação elimina bolhas e coloca o fixador fresco em contato com a emulsão. Quando os filmes forem removidos, drene o fixador em excesso para o banho de lavagem.
8. *Lavar*. Após a conclusão da fixação dos filmes, coloque a colgadura na água corrente por pelo menos 10 minutos para remover o processamento residual das soluções. Depois de os filmes terem sido lavados, remova a umidade da superfície agitando suavemente o excesso de água dos filmes e da colgadura.
9. *Secar*. Seque os filmes em ar circulante, moderadamente quente. Depois de secar, os filmes estão prontos para montar.

PRODUTOS QUÍMICOS DE PROCESSAMENTO RÁPIDO

As soluções de processamento rápido normalmente processam os filmes em 15 segundos e fixam-nos em 15 segundos à temperatura ambiente. Elas têm a mesma formulação geral que as soluções convencionais de processamento, mas geralmente contêm maior concentração de hidroquinona. Elas também têm um pH mais alcalino do que as soluções convencionais, o que faz com que a emulsão inche mais, proporcionando maior acesso ao revelador. Estas soluções são especialmente vantajosas em endodontia e em situações de emergência, quando o tempo de processamento curto é essencial. Embora as imagens resultantes possam ser satisfatórias, elas geralmente não alcançam o mesmo grau de contraste que os filmes processados convencionalmente, e podem descolorir com o tempo, se não forem totalmente lavadas. Após a visualização, os filmes processados rapidamente são colocados em solução fixadora convencional por 4 minutos e lavados por 10 minutos; isso melhora o contraste e ajuda a mantê-los estáveis no armazenamento. As soluções convencionais são preferidas para a maioria dos usos rotineiros.

TROCA DE SOLUÇÕES

Todas as soluções de processamento se deterioram como resultado do uso continuado e exposição ao ar. Embora o reabastecimento regular do revelador e fixador prolongue sua vida útil, o acúmulo de produtos de reação eventualmente faz com que essas soluções parem de funcionar corretamente. A exaustão do revelador resulta da oxidação dos agentes em processamento, depleção da hidroquinona e formação de brometo. Com o reabastecimento regular, as soluções podem durar 3 ou 4 semanas antes de precisarem ser trocadas.

Um procedimento simples pode ajudar a determinar quando as soluções devem ser trocadas. Um pacote de filme duplo é exposto em uma projeção para o primeiro paciente radiografado após novas soluções terem sido preparadas. Um filme é colocado no prontuário do paciente e o outro é montado em um canto de um negatoscópio na câmara escura. À medida que filmes sucessivos forem processados, eles são comparados com este filme de referência. A perda de contraste e densidade da imagem torna-se evidente à medida que as soluções se deterioram, indicando quando é hora de trocá-las. O fixador é trocado junto com o revelador.

PROCESSAMENTO AUTOMÁTICO DE FILMES

Equipamentos que automatizam todas as etapas de processamento estão disponíveis (Figura 5.20). Embora o processamento automático tenha inúmeras vantagens, a mais importante é o tempo

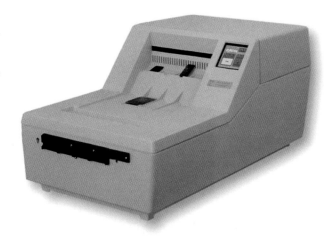

Figura 5.20 Processadora de Filmes Dent-X 810 AR automática. O operador abre a embalagem do filme em uma sala escura e insere-o na abertura da extremidade esquerda da máquina. O filme exposto é transportado, por meio de uma engrenagem com rolos, através das soluções de processamento, e após estar processado e seco é devolvido através da abertura superior direita em 4,5 minutos. (Cortesia de ImageWorks, Elmsford, NY.)

economizado. Dependendo do equipamento e da temperatura de operação, um processador automático requer apenas de 4 a 6 min para revelar, fixar, lavar e secar um filme. Muitos processadores automáticos dentários possuem um compartimento com proteção contra luz (carga diurna) no qual o operador pode desembrulhar os filmes e alimentá-los na máquina sem trabalhar em uma câmara escura. No entanto, cuidados especiais devem ser tomados para manter o controle de infecção ao usar esses compartimentos para carregamento à luz do dia (ver Capítulo 16).

Quando filmes extraorais são processados, o compartimento é removido para fornecer espaço para alimentar o filme maior no processador. Outra característica atraente do sistema automático é que a densidade e o contraste das radiografias tendem a ser consistentes. No entanto, devido à maior temperatura do revelador e aos artefatos causados pelos rolos, a qualidade dos filmes processados automaticamente muitas vezes não é tão alta quanto a qualidade dos filmes cuidadosamente revelados manualmente. Com filmes processados automaticamente, se mais grânulos forem evidentes na imagem final, a escolha correta das soluções de processamento poderá ajudar a minimizar o problema.

Se o equipamento de processamento automático é apropriado para determinada prática depende do dentista e da natureza e do volume da prática. O equipamento é caro e deve ser limpo com frequência, conforme descrito pelo fabricante do processador. Além disso, equipamento automatizado pode quebrar, e equipamento de câmara escura convencional ainda pode ser necessário como um sistema de *backup*.

Mecanismo

Os processadores automáticos têm um arranjo em linha que consiste em um mecanismo de transporte que recolhe o filme exposto e desembrulhado e passa pelas seções de revelação, fixação, lavagem e secagem (Figura 5.21). O sistema de transporte mais utilizado é uma série de rolos acionados por um motor que opera por meio de engrenagens, correias ou correntes. Os rolos geralmente consistem em conjuntos independentes de vários rolos em um *rack*, com um *rack* para cada etapa da operação. Embora esses conjuntos sejam projetados e posicionados de modo que o filme atravesse de um rolo para o próximo, o operador pode removê-los independentemente para limpeza e reparo.

CAPÍTULO 5 Filme Radiográfico

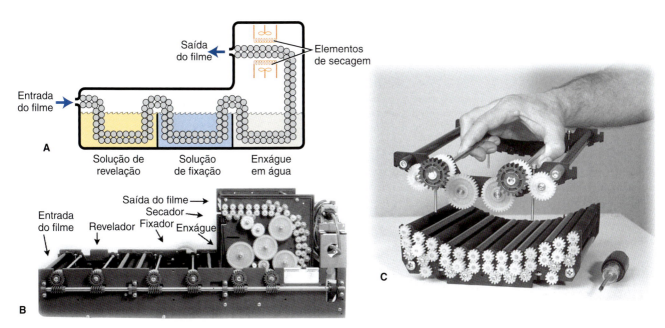

Figura 5.21 A. Os processadores de filme automáticos normalmente consistem em um conjunto de rolos que transporta o filme através das estações de revelação, fixação, lavagem e secagem. **B.** Montagem do mecanismo de transporte do filme. **C.** Um conjunto de rolos. (B e C, Cortesia de ImageWorks, Elmsford, NY.)

A principal função dos rolos é mover o filme através das soluções de processamento, mas eles também servem a pelo menos três outras finalidades. Primeiro, seu movimento ajuda a manter as soluções agitadas, o que contribui para a uniformidade do processamento. Em segundo lugar, no revelador, no fixador e nos tanques de água, os rolos pressionam a emulsão do filme, forçando alguma solução para fora da emulsão. As emulsões rapidamente se enchem novamente com solução, promovendo, assim, a troca de solução. Finalmente, os rolos superiores no ponto de cruzamento entre os tanques do revelador e do fixador removem a solução reveladora, minimizando o transporte do revelador para o tanque do fixador. Esse recurso ajuda a manter a uniformidade dos produtos químicos de processamento.

As composições químicas do revelador e do fixador são modificadas para operar em temperaturas mais altas do que as temperaturas usadas para processamento manual e para atender ao processamento mais rápido, lavagem, secagem e requisitos de processamento automático. A qualidade do fixador é muito importante. Fixadores de alta qualidade contêm um endurecedor adicional que ajuda a emulsão a suportar os rigores do sistema de transporte e melhora o transporte. Os fixadores de baixa qualidade que não contém endurecedor produzem mais artefatos no filme radiográfico, e este pode escorregar e atolar durante o transporte.

Operação

A operação bem-sucedida de um processador automático requer procedimentos padronizados e manutenção regular. O processador e a área ao redor devem sempre ser mantidos limpos para que nenhum produto químico contamine mãos ou filmes. O nível e a temperatura da solução devem ser verificados todas as manhãs antes de os filmes serem processados. As mãos devem estar secas ao manusear o filme e os filmes devem ser tocados somente nas bordas. Os melhores processadores possuem sistemas de reabastecimento automático. Uma rotina diária, semanal e trimestral de manutenção (ver Capítulo 16) deve ser seguida, incluindo a limpeza dos rolos e outras peças de trabalho. É vital introduzir um grande filme de limpeza de transporte de rolos diariamente através do processador para que este limpe os rolos superior e inferior.

COMO ESTABELECER TEMPOS CORRETOS DE EXPOSIÇÃO

Quando as primeiras radiografias são feitas com uma nova máquina de raios X, é importante examinar as diretrizes de exposição que acompanham o equipamento. Normalmente, essas diretrizes fornecem uma tabela listando as várias regiões anatômicas (incisivos, pré-molares ou molares), os tamanhos de paciente (adulto ou criança) e o comprimento do cilindro localizador. Para cada uma destas combinações, há um tempo de exposição sugerido. Também é importante começar usando produtos químicos de processamento frescos e processamento nas condições ideais descritas anteriormente. Após as primeiras imagens serem feitas nos pacientes, pode ser necessário ajustar o tempo de exposição. Se as técnicas de processamento de filme ideais estiverem sendo seguidas e as imagens estiverem consistentemente escuras, os tempos de exposição devem ser reduzidos até que as imagens ótimas sejam obtidas. Se as imagens estiverem consistentemente claras, os tempos de exposição devem ser aumentados. Quando os tempos ótimos forem determinados, esses valores devem ser configurados no painel de controle.

GESTÃO DE RESÍDUOS RADIOGRÁFICOS

Para evitar danos ambientais, muitas comunidades e estados norte-americanos aprovaram leis que regem o descarte de resíduos. Nos EUA, tais leis frequentemente derivam do Ato federal de Conservação e Recuperação de Recursos de 1976. Embora os resíduos radiográficos odontológicos constituam apenas um pequeno risco potencial, devem ser descartados adequadamente. O principal ingrediente de preocupação no processamento de soluções é a prata dissolvida encontrada no fixador usado. Outro material de preocupação é a folha de chumbo encontrada nos pacotes de filmes.

CARACTERÍSTICAS DAS IMAGENS

O processamento de um filme de raios X exposto faz com que ele fique escuro na área exposta. O grau e o padrão de escurecimento do filme dependem de numerosos fatores, incluindo a energia e a intensidade do feixe de raios X, a composição do objeto radiografado, a emulsão do filme usada e as características do processamento do filme. Esta seção descreve as principais características de imagem do filme de raios X.

Densidade radiográfica

Quando um filme é exposto por um feixe de raios X (ou por luz, no caso de combinações de tela-filme) e, em seguida, processado, os cristais de haleto de prata na emulsão que foram atingidos pelos fótons são convertidos em grânulos de prata metálica. Esses grânulos de prata bloqueiam a transmissão de luz de um negatoscópio e dão ao filme uma aparência escura. O grau de escurecimento ou opacidade de um filme exposto é referido como **densidade óptica**, definida da seguinte forma:

$$\text{Densidade óptica} = \log_{10} \frac{I_0}{I_t}$$

em que I_0 é a intensidade da luz incidente (p. ex., de um negatoscópio) e I_t é a intensidade da luz transmitida através do filme. Com uma densidade óptica de 0 (zero), 100% da luz é transmitida; com uma densidade de 1 (um), 10% da luz é transmitida; com uma densidade de 2 (dois), 1% da luz é transmitida; e assim por diante.

Um gráfico da relação entre a densidade óptica do filme e a exposição é chamado de **curva característica ou curva de Hurter-Driffield** (Figura 5.21). Geralmente é mostrado como a relação entre a densidade óptica do filme e o logaritmo da exposição correspondente. À medida que a exposição do filme aumenta, a densidade óptica aumenta. Um filme é de maior valor diagnóstico quando as estruturas de interesse são visualizadas na parte relativamente reta do gráfico, entre 0,6 e 3,0 unidade de densidade óptica. As curvas características dos filmes revelam muitas informações sobre contraste, velocidade e latitude.

Um filme não exposto, quando processado, mostra alguma densidade. Esta aparência é causada pela densidade inerente da base e por alguma tonalidade adicionada do processamento de alguns cristais de haleto de prata não expostos. Essa densidade mínima é chamada de **base mais névoa (base + *fog*)** e normalmente é de 0,2 a 0,3. A densidade radiográfica é influenciada pela exposição e pela espessura e densidade da estrutura radiografada.

Exposição

A densidade geral do filme depende do número de fótons absorvidos pela emulsão do filme. Aumentar a miliamperagem (mA), o pico de quilovoltagem (kVp) ou o tempo de exposição aumenta o número de fótons que chegam ao filme e, assim, aumenta a densidade da radiografia. A redução da distância entre o ponto focal e o filme também aumenta a densidade do mesmo.

Espessura do objeto

Quanto mais espesso o objeto, mais o feixe é atenuado e mais clara é a imagem resultante (Figura 5.22). Se os fatores de exposição destinados a adultos forem usados em crianças ou pacientes desdentados, os filmes resultantes serão escuros porque uma quantidade menor de tecido absorvente está no caminho do feixe de raios X. O dentista deve variar o tempo de exposição de acordo com o tamanho do paciente para produzir radiografias de densidade ideal.

Densidade do objeto

Variações na densidade do objeto exercem uma profunda influência sobre a imagem. Quanto maior a densidade de uma estrutura dentro do objeto, maior a atenuação do feixe de raios X direcionado através desse objeto ou área. Na cavidade oral, as densidades relativas de várias estruturas naturais, em ordem decrescente de densidade, são esmalte, dentina e cemento, osso, músculo, gordura e ar. Objetos metálicos (p. ex., restaurações) são muito mais densos que o esmalte e,

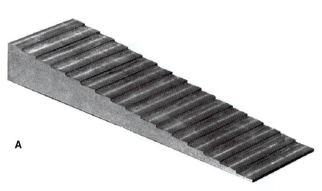

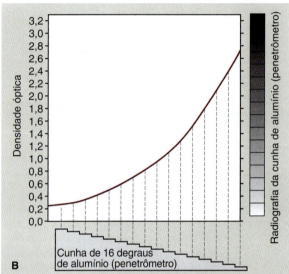

Figura 5.22 A. Cunha (penetrômetro) de alumínio. **B.** Gráfico da densidade óptica de uma radiografia feita por meio da exposição da cunha de alumínio. Conforme a espessura do alumínio diminui, mais fótons passam através da cunha, expondo o filme e tornando a imagem progressivamente mais escura.

portanto, melhores absorvedores de fótons. Como um feixe de raios X é diferencialmente atenuado por esses absorvedores, o feixe resultante transporta informações que são registradas no filme radiográfico como áreas claras e escuras. Objetos densos (que são absorvedores fortes) fazem com que a imagem radiográfica seja clara e seja considerada **radiopaca**. Objetos com baixas densidades são absorvedores fracos. Eles permitem a passagem da maioria dos fótons e lançam uma área escura no filme que corresponde ao objeto **radiotransparente**.

Contraste radiográfico

O **contraste radiográfico** é um termo geral que descreve a faixa de densidades em uma radiografia. É definido como a diferença em densidades entre as regiões claras e escuras em uma radiografia. Uma imagem que mostra ambas as áreas de luz e áreas escuras tem **alto contraste**; isso também é referido como uma **escala curta de contraste de cinza** porque poucos tons de cinza são presentes entre as imagens em preto e branco no filme. Alternativamente, uma imagem radiográfica composta apenas por zonas cinza-claro e cinza-escuro tem **baixo contraste**, também chamado de **escala longa de contraste de cinza** (Figura 5.23). O contraste radiográfico de uma imagem é o resultado da interação de contraste do objeto, contraste do filme, radiação dispersa e energia do feixe.

Contraste do objeto

O **contraste do objeto** é a gama de características do objeto que influencia o contraste radiográfico. É influenciado em grande parte por espessura, densidade e número atômico do objeto. O contraste da

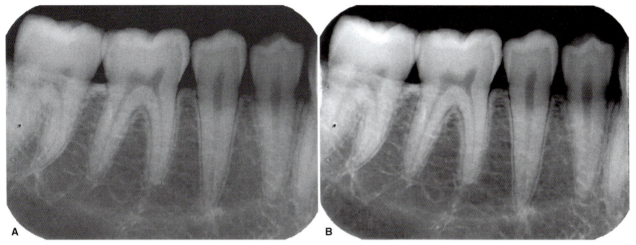

Figura 5.23 Radiografia de uma mandíbula seca revelando baixo contraste (**A**) e alto contraste (**B**).

cabeça e do pescoço do paciente exposto em uma vista cefalométrica lateral é alto. As regiões densas do osso e dos dentes absorvem a maior parte da radiação incidente, enquanto o perfil facial dos tecidos moles transmite a maior parte da radiação.

O contraste do objeto também é influenciado pela energia e intensidade do feixe. A energia do feixe de raios X, selecionada pelo kVp, influi no contraste da imagem. A Figura 5.24 mostra uma cunha com degraus de alumínio exposta ao feixe de raios X de energias diferentes. Como o aumento do kVp aumenta a densidade geral da imagem, o tempo de exposição foi ajustado para que a densidade da etapa intermediária em cada caso seja aproximadamente a mesma. À medida que o kVp do feixe de raios X aumenta, o contraste do objeto diminui. Da mesma forma, quando energias de kVp relativamente baixas são usadas, o contraste do objeto aumenta. Um kVp na faixa de 60 a 80 é ideal para imagens dentárias. Em kVp mais alto, o tempo de exposição é reduzido, mas a perda de contraste pode ser questionável porque mudanças sutis podem ser obscurecidas. Alterar o tempo ou mA da exposição (e manter a constante kVp) também influencia o contraste do motivo. Se o filme estiver excessivamente claro ou escuro, o contraste das estruturas anatômicas é diminuído.

Contraste do Filme

Contraste do filme descreve a capacidade inerente de filmes radiográficos para exibir diferenças no contraste do objeto (ou seja, variações na intensidade do feixe remanescente). Um filme de alto contraste revela áreas de diferença do contraste do objeto mais claramente do que um filme de baixo contraste faz. O contraste do filme geralmente é medido como a inclinação média da porção diagnóstica útil da curva característica (Figura 5.25): quanto maior a inclinação da curva nessa região, maior o contraste do filme. Na Figura 5.25, o filme "A" tem um contraste maior do que o filme "B". Quando a inclinação da curva na faixa útil é maior que 1 (um), o filme exagera o contraste do objeto. Esta característica desejável, que é encontrada na maioria dos filmes de diagnóstico, permite a visualização de estruturas que diferem apenas ligeiramente na densidade. Por exemplo, o feixe remanescente na região de uma câmara pulpar é mais intenso (maior exposição) do que o feixe da coroa do esmalte circundante. Um filme de alto contraste mostra um contraste maior (diferença na densidade óptica) entre essas estruturas do que um filme de baixo contraste. Como pode ser visto na Figura 5.26, o contraste do filme também depende da faixa de densidade que está sendo examinada. Com o filme dental de exposição direta, a inclinação da curva aumenta continuamente com o aumento da exposição. Como resultado, os filmes adequadamente expostos têm mais contraste que os filmes subexpostos (claros). Filmes usados com telas de intensificação normalmente têm uma inclinação na faixa de 2 a 3.

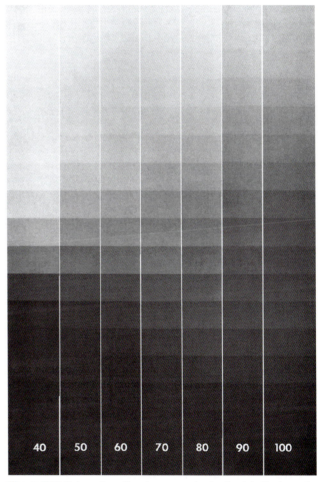

Figura 5.24 Sete radiografias de uma cunha de alumínio tiradas entre 40 e 100 picos de voltagem (kVp), mostradas lado a lado. Conforme a kVp aumenta, a miliamperagem (mA) é reduzida para manter uma densidade intermediária aproximadamente uniforme. Observe a imagem de longa escala de cinza (baixo contraste) com a imagem de alta kVp e escala curta (alto contraste) ao utilizar baixa kVp. (Cortesia de Carestream Dental, uma divisão da Carestream Health, Inc.)

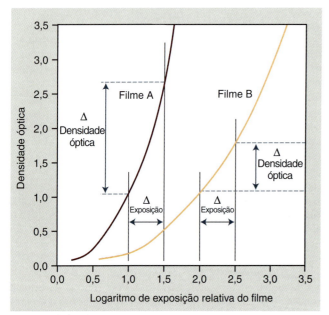

Figura 5.25 Curvas características de dois filmes, demonstrando o maior contraste inerente do filme A, em comparação com o filme B. A inclinação do filme A é maior que a inclinação do filme B; o filme A mostra maior mudança na densidade óptica que o filme B para mudança constante na exposição. O fato de o filme A ser mais rápido do que o filme B nesta figura não está relacionado com o contraste do filme.

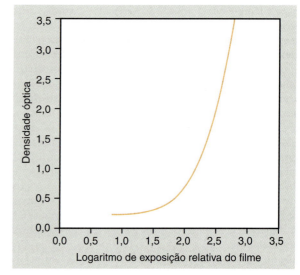

Figura 5.26 Curva característica do filme de exposição direta. O contraste (inclinação da curva) é maior na região de alta densidade do que na região de baixa densidade.

O processamento de filmes é outro fator que influencia o contraste do filme. O contraste do filme é maximizado pelas condições ideais de processamento do filme. O processamento incompleto ou excessivo diminui o contraste de estruturas anatômicas. Além disso, o armazenamento a uma temperatura muito alta, a exposição a luzes excessivamente brilhantes e vazamentos de luz na câmara escura degradam o contraste do filme.

O *fog* em um filme de raios X resulta em aumento da densidade do filme decorrente de outra causa que não a exposição ao feixe remanescente e reduz o contraste do filme. Causas comuns de *fog* no filme são iluminação inadequada, armazenamento de filme a uma temperatura muito alta, filme expirado, produtos químicos de processamento esgotados e processamento de filme a uma temperatura excessiva ou por um período prolongado. O *fog* do filme pode ser reduzido por processamento e armazenamento adequados do filme.

Radiação espalhada

Radiação espalhada resulta de fótons que interagem com o objeto por Compton ou interações coerentes. Essas interações causam a emissão de fótons que viajam em direções diferentes das do feixe principal. Essa radiação espalhada causa o embaçamento de uma radiografia – um escurecimento geral da imagem – e resulta em perda de contraste radiográfico. Na maioria das aplicações odontológicas, o melhor meio de reduzir a radiação espalhada é usar um kVp relativamente baixo e colimar o feixe ao tamanho do receptor para evitar a dispersão de uma área fora da região da imagem.

Velocidade radiográfica

A velocidade radiográfica refere-se à quantidade de radiação necessária para produzir uma imagem de uma densidade padrão. Frequentemente, a velocidade do filme é expressa como o recíproco da exposição (em roentgens) necessária para produzir uma densidade óptica de 1 (um) acima da base mais o *fog*. Um filme rápido requer uma exposição relativamente baixa para produzir uma densidade de 1 (um), enquanto um filme mais lento requer uma exposição mais longa para o filme processado ter a mesma densidade. A velocidade do filme é controlada em grande parte pelo tamanho dos grânulos de haleto de prata e seu conteúdo de prata.

A velocidade do filme radiográfico odontológico intraoral é indicada por uma letra designando um grupo particular (Tabela 5.4). Atualmente as películas radiográficas intraorais têm uma classificação de velocidade de D ou E/F (*i. e.*, está bem na fronteira entre as categorias de velocidade E e F). Apenas os filmes com velocidade D ou classificação de velocidade mais rápida são apropriados para radiografia intraoral. Filme de velocidade E/F é preferível porque requer aproximadamente metade do tempo de exposição e, portanto, metade da dose de radiação do filme D-*speed*. Nos EUA, os filmes mais utilizados são ULTRA-Speed (D-Speed) e INSIGHT (velocidade E/F). O filme de velocidade F INSIGHT é mais rápido que o filme de velocidade D Ultra-Speed porque tem o dobro da quantidade de grânulos de cristal tabulares. As curvas características na Figura 5.27 mostram que o filme INSIGHT (curva à esquerda) é mais rápido do que o filme Ultra-Speed (curva à direita), pois é necessária menos exposição para produzir o mesmo nível de densidade, embora os dois filmes tenham um contraste semelhante.

Latitude do filme

A latitude do filme é uma medida da faixa de exposições que podem ser registradas como densidades distintas em um filme. Um filme otimizado para exibir a latitude ampla registra uma ampla gama de

TABELA 5.4 **Classificação da velocidade do filme intraoral, de acordo com ISO 3665 e ISO 5799.**

Grupo de velocidade do filme	Faixa de velocidade (roentgens recíprocos)[a]
C	Já não é listado, por ter deixado de ser oferecido no mercado
D	14 a 27,9
E	28 a 55,9
F	56 a 111,9

[a]Roentgens recíprocos são os recíprocos da exposição em roentgens necessários para obter um filme com uma densidade óptica de 1,0 acima da base, mais velamento após o processamento. ISO 3665, Terceira edição, 01/09/2011. Dados do National Council on Radiation Protection and Measurements, Report No. 145, Appendix E, 2004. *ISO,* International Organization for Standardization.

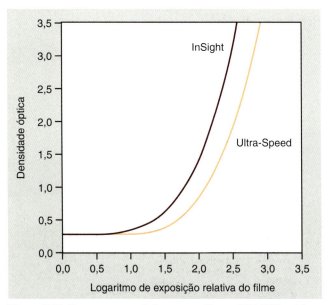

Figura 5.27 Curvas características para filmes INSIGHT e Ultra-Speed. O filme INSIGHT é mais rápido e tem essencialmente o mesmo contraste (inclinação) do filme Ultra-Speed. O filme INSIGHT requer apenas metade da exposição do paciente e é o filme preferido. (Cortesia de Carestream Dental, uma divisão da Carestream Health, Inc.)

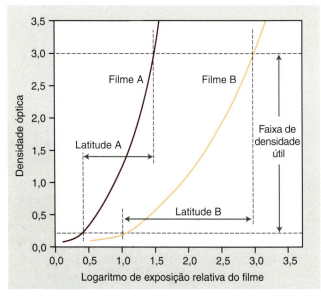

Figura 5.28 Curvas características de dois filmes demonstrando a maior latitude inerente do filme B, em comparação com o filme A. A inclinação do filme B é excessivamente menor do que a inclinação do filme A; o filme B registra maior faixa de exposições dentro da faixa de densidade útil que do filme A.

contrastes do objeto. Um filme com uma curva característica que tenha uma porção longa reta e um declive raso tem ampla latitude (Figura 5.28). Como consequência, grandes variações na quantidade de radiação que sai do objeto podem ser registradas. Filmes com ampla latitude têm menor contraste que filmes com latitude estreita. Os filmes de ampla latitude são úteis quando as estruturas ósseas do crânio e os tecidos moles da região facial precisam ser registrados.

Ruído radiográfico

Ruído radiográfico é o aparecimento de densidade desigual de um filme radiográfico uniformemente exposto. É visto em uma pequena área de filme como variações localizadas na densidade. As principais causas do ruído são o *mottle* radiográfico e o artefato radiográfico. O *mottle* radiográfico é a densidade desigual resultante da estrutura física do filme ou das telas intensificadoras. Os artefatos radiográficos são defeitos causados por erros no manuseio do filme, como impressões digitais ou dobras no filme, ou erros no processamento do filme, como salpicos de revelador ou fixador em um filme, ou marcas ou arranhões causados pelo manuseio indevido.

No filme dental intraoral, *mottle* pode ser visto como **granulação de filme**, que é causada pela visibilidade dos grânulos de prata na emulsão do filme, especialmente quando a ampliação é usada para examinar uma imagem. A granulação do filme é mais evidente quando o processamento a alta temperatura é usado.

O *mottle* radiográfico também é evidente quando o filme é usado com telas intensificadoras mais rápidas. Duas causas importantes do fenômeno são o **quantum mottle** e o **tecido de estrutura de tela**. O *quantum mottle* é causado por uma flutuação no número de fótons por unidade da área de seção transversal do feixe absorvida pela tela intensificadora. A estrutura da tela é granulosa por conta dos fósforos da tela. O *quantum mottle* e o *mottle* da estrutura da tela são cada vez mais evidentes quando são usadas combinações rápidas de filme *screen* radiográfico.

Nitidez e resolução radiográficas

A **nitidez** é a capacidade de uma radiografia para definir com precisão uma borda (p. ex., a junção dentina-esmalte ou uma placa trabecular fina). **Resolução**, ou poder de resolução, é a capacidade de uma radiografia para registrar estruturas separadas que estejam próximas umas das outras. Geralmente é medida pela radiografia de um objeto composto de uma série de tiras de chumbo finas com espaços radiotransparentes alternados da mesma espessura. Os grupos de linhas e espaços são organizados no alvo de teste em ordem crescente de números de linhas e espaços por milímetro (Figura 5.29). O poder de resolução é medido como o maior número de pares de linhas (um par de linhas sendo a imagem de um absorvente e o espaço radiotransparente adjacente) por milímetro que pode ser distinguido na radiografia resultante quando examinada com ampliação de baixa potência. Tipicamente, os filmes de exposição direta usados para radiografia intraoral podem delinear 20 lp/mm (pares de linha por milímetro) ou mais. Combinações de filmes com tela intensificadora para radiografia panorâmica e cefalométrica têm resolução de aproximadamente 5 lp/mm.

Desfoque radiográfico é a perda de nitidez. Pode ser causado pelo receptor de imagem (filme e tela) borrado, desfoque de movimento ou desfoque geométrico.

Desfoque do receptor de imagem

Com filme de raios X dental intraoral, o tamanho e o número de grânulos de prata na emulsão do filme determinam a nitidez da imagem: quanto mais fino o tamanho do grânulo, mais fina a nitidez. Em geral, filmes de baixa velocidade possuem grânulos finos e filmes mais rápidos possuem grânulos maiores.

O uso de **telas intensificadoras** em radiografia extraoral tem um efeito na nitidez da imagem. Algum grau de nitidez é perdido porque a luz visível e a radiação UV emitidas pela tela se espalham além do ponto de origem e expõem uma área de filme maior que o cristal de fósforo (Figura 5.10). A luz espalhada causa um desfoque de detalhes na radiografia. Telas intensificadoras com grandes cristais são relativamente rápidas, mas a nitidez da imagem é diminuída. Telas intensificadoras rápidas têm uma camada de fósforo relativamente espessa, o que contribui para a dispersão de luz e perda de nitidez da imagem. A difusão da luz da tela pode ser minimizada e a nitidez da imagem maximizada, garantindo um contato o mais próximo possível entre a tela intensificadora e o filme radiográfico.

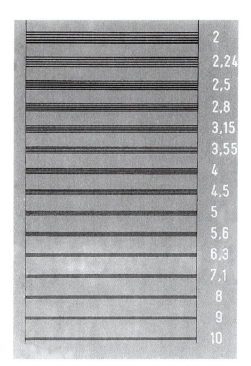

Figura 5.29 Radiografia de um dispositivo para avaliar a resolução que consiste em grupos de linhas radiopacas e espaços radiotransparentes. Os números em cada grupo indicam o número de pares de linha por milímetro representado pelo grupo.

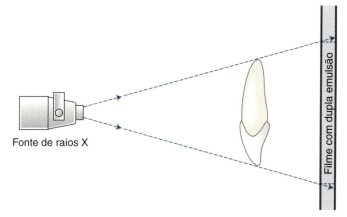

Figura 5.30 A falta de nitidez de paralaxe resulta quando o filme de dupla emulsão é usado por causa da ampliação ligeiramente maior do objeto no lado do filme longe da fonte de raios X. A falta de nitidez de paralaxe é um problema menor na prática clínica.

A presença de uma imagem em cada lado de um filme de emulsão dupla também causa uma perda de nitidez da imagem por meio da **paralaxe** (Figura 5.30). Paralaxe resulta da aparente mudança de posição ou tamanho de um objeto quando ele é visto de diferentes perspectivas. Como o filme dental tem um revestimento duplo de emulsão e os raios X são divergentes, as imagens gravadas em cada emulsão variam ligeiramente em tamanho. Quando as telas intensificadoras são usadas, a distorção de paralaxe contribui para a falta de nitidez da imagem, porque a luz de uma tela pode atravessar a base do filme e alcançar a emulsão no lado oposto. Este problema pode ser resolvido incorporando-se corantes na base que absorvam a luz emitida pelas telas.

Desfoque de movimento

A nitidez da imagem também pode ser perdida mediante movimento do filme ou objeto durante a exposição. O movimento da fonte de raios X na verdade amplia o ponto focal e diminui a nitidez da imagem. O movimento do paciente pode ser minimizado pela estabilização da cabeça do paciente com o encosto de cabeça da cadeira durante a exposição. O uso de um mA mais alto e tempos de exposição mais curtos também ajuda a resolver esse problema.

Desfoque geométrico

Vários fatores geométricos influenciam a nitidez da imagem. A perda da nitidez da imagem resulta, em parte, porque os fótons não são emitidos de uma fonte pontual (ponto focal) no alvo no tubo de raios X. Quanto maior o ponto focal, maior a perda de nitidez da imagem. Além disso, a nitidez da imagem é melhorada aumentando-se a distância entre o ponto focal e o objeto e reduzindo-se a distância entre o objeto e o receptor de imagem. Vários meios de otimização da geometria de projeção são discutidos no Capítulo 6.

Qualidade da imagem radiográfica

A **qualidade de imagem radiográfica** descreve o julgamento subjetivo do clínico da aparência geral de uma radiografia. Ela combina os recursos de densidade, contraste, latitude, nitidez, resolução e talvez outros parâmetros. Várias abordagens matemáticas têm sido usadas para avaliar esses parâmetros ainda mais, mas uma discussão completa deles está além do escopo deste texto. A **eficiência quântica de detecção** (DQE) é uma medida básica da eficiência de um sistema de imagem. A DQE abrange o contraste, o desfoque, a velocidade e o ruído da imagem. Muitas vezes, um sistema pode ser otimizado para um desses parâmetros, mas isso geralmente é obtido à custa de outros. Por exemplo, um sistema rápido normalmente tem um alto nível de ruído. No entanto, mesmo com essas e outras abordagens sofisticadas, mais informações são necessárias para uma compreensão completa de todos os fatores responsáveis pela impressão subjetiva da qualidade da imagem radiográfica.

CAUSAS COMUNS DE RADIOGRAFIAS DEFEITUOSAS

Embora o processamento de filmes possa produzir radiografias de excelente qualidade, a falta de atenção aos detalhes pode levar a muitos problemas e imagens que são diagnosticamente subótimas. Radiografias ruins contribuem para a perda de informações diagnósticas e perda de tempo do profissional e do paciente. O Quadro 5.1 apresenta uma lista de causas comuns de radiografias defeituosas. Os passos necessários para a correção são evidentes.

MONTAGEM DE RADIOGRAFIAS

Radiografias baseadas em filmes devem ser preservadas e mantidas em condições satisfatórias. Os filmes periapicais, interproximais e oclusais são melhor manipulados e armazenados em uma cartela de filme (Figura 5.39). O operador pode lidar com elas com maior facilidade e há menos chance de danificar a emulsão. Os suportes são feitos de plástico ou papelão e podem ter uma janela de plástico transparente que cobre e protege o filme. No entanto, a janela pode ter arranhões ou imperfeições que interferem na interpretação radiográfica. O operador pode organizar vários filmes do mesmo indivíduo em uma cartela de filmes na relação anatômica adequada. Isso facilita a correlação dos exames clínicos e radiográficos. As montagens opacas são melhores porque impedem que a luz dispersa do negatoscópio atinja os olhos do examinador.

O método preferido de posicionamento de filmes periapicais e oclusais na montagem de filmes é organizá-los de modo que as imagens dos dentes estejam na posição anatômica e tenham a

QUADRO 5.1 Problemas comuns em processamento e exposição do filme.

Radiografias claras (Figura 5.31)
Erros de processamento
Sub-revelação (temperatura muito baixa; tempo muito curto; termômetro impreciso)
Solução do revelador saturada
Revelador diluído ou contaminado
Fixação excessiva (horas)

Exposição insuficiente
mA insuficiente
kVp insuficiente
Tempo de exposição insuficiente
Distância filme-fonte muito grande
Embalagem do filme invertida na boca (Figura 5.5)

Radiografias escuras (Figura 5.32)
Erros de processamento
Revelação em excesso (temperatura muito alta; tempo muito longo)
Concentração do revelador muito alta
Tempo inadequado no fixador
Exposição acidental à luz
Iluminação de segurança inadequada
Armazenamento de filmes sem proteção, em temperaturas muito altas ou com data de vencimento expirada

Exposição em excesso
mA em excesso
kVp em excesso
Tempo em excesso
Distância filme-fonte muito curta

Contraste insuficiente (Figura 5.33)
Sub-revelação
Subexposição
kVp em excesso
Névoa (*fog*) do filme em excesso

Filme embaçado (*fog*) (Figura 5.34)
Iluminação de segurança inadequada (filtro inadequado; voltagem em excesso da lâmpada; distância inadequada entre a iluminação de segurança e a superfície de trabalho; exposição prolongada à iluminação de segurança)
Frestas de luz (filtro da iluminação de segurança rachado; luz das portas, aberturas ou outras fontes)
Revelação em excesso
Soluções contaminadas
Filme deteriorado (armazenado em alta temperatura; armazenado em alta umidade; exposto à radiação; vencido)

Linhas ou pontos escuros (Figura 5.35)
Contaminação pela impressão digital
Papel do envoltório de proteção aderido à superfície do filme
Filme em contato com o tanque ou outro filme durante a fixação
Filme contaminado com o revelador antes do processamento
Curvatura excessiva do filme (dobra)
Descarga estática no filme antes do processamento
Pressão em excesso no rolo durante o processamento automático
Rolos sujos no processamento automático

Pontos claros (Figura 5.36)
Filme contaminado com o fixador antes do processamento
Filme em contato com o tanque ou outro filme durante a revelação

Manchas amarelas ou marrons (Figura 5.15)
Revelador saturado
Fixador saturado
Lavagem insuficiente
Soluções contaminadas

Imagem borrada (Figura 5.37)
Movimento do paciente
Movimento do filme (filme não estabilizado)

Imagens parciais (Figura 5.38)
Parte do filme não mergulhada na solução reveladora
Desalinhamento do cabeçote do tubo de raios X ("*cone cut*" ou halo)

Emulsão descascada
Abrasão da imagem durante o processamento
Tempo excessivo na água de lavagem

---

mesma relação com o observador que quando o observador estiver de frente para o paciente. As radiografias dos dentes nos quadrantes direitos devem ser colocadas no lado esquerdo do suporte e as radiografias dos dentes dos quadrantes esquerdos devem ser colocadas no lado direito. Esse sistema, defendido pela American Dental Association, permite que o olhar do examinador se desloque da radiografia para o dente sem cruzar a linha média. O arranjo alternativo, com as imagens dos quadrantes direitos no lado direito do suporte e as imagens do quadrante esquerdo no lado esquerdo, não é recomendado.

DUPLICAÇÃO DE RADIOGRAFIAS

Ocasionalmente, filmes radiográficos devem ser duplicados; isso é melhor realizado com filmes *duplicate*. O filme a ser duplicado é colocado contra o lado da emulsão do filme de duplicação, e os dois filmes são mantidos em posição por uma cassete com tampo de vidro ou moldura de impressão fotográfica. Os filmes são expostos à luz, que passa pelas áreas claras da radiografia original e expõe o filme duplicado. O filme de duplicação é processado em soluções convencionais de processamento de raios X. Em contraste com o filme convencional de raios X, a duplicação do filme produz uma imagem positiva. Assim, as áreas expostas à luz são claras, como na radiografia original. A duplicação normalmente resulta em imagens com menos resolução e mais contraste que a radiografia original. As melhores imagens são obtidas quando uma fonte de luz UV circular é usada. Em contraste com o filme negativo usual, as imagens em filme duplicado que são muito escuras ou muito claras são subexpostas ou superexpostas, respectivamente.

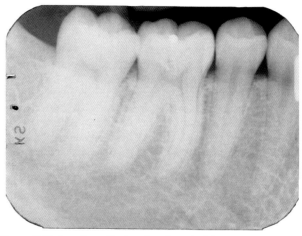

Figura 5.31 A radiografia é muito clara devido ao processamento inadequado ou exposição insuficiente.

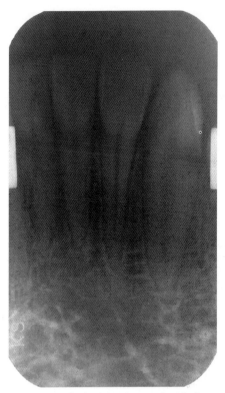

Figura 5.32 A radiografia é muito escura devido à revelação em excesso ou à exposição em excesso.

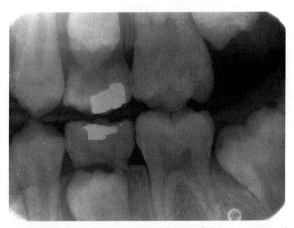

Figura 5.33 Radiografia com contraste insuficiente, mostrando o esmalte cinza e câmara pulpar cinza.

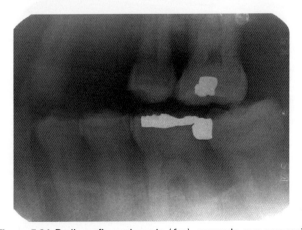

Figura 5.34 Radiografia embaçada (*fog*), marcada por escurecimento e falta de detalhes da imagem.

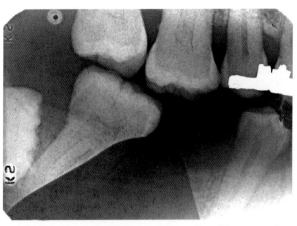

Figura 5.35 Ponto escuro em um filme radiográfico causado por contato do filme com a parede do tanque durante a fixação. Este contato impede o fixador de dissolver os cristais de brometo de prata não expostos na emulsão em contato com a parede do tanque.

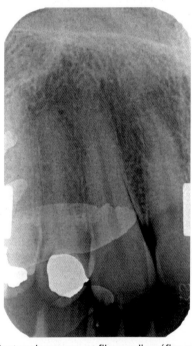

Figura 5.36 Pontos claros em um filme radiográfico causados pelo seu contato com gotas do fixador antes do processamento. O fixador removeu os cristais de brometo de prata não expostos na emulsão, mas não afetou o lado oposto, de modo que ainda existe uma imagem.

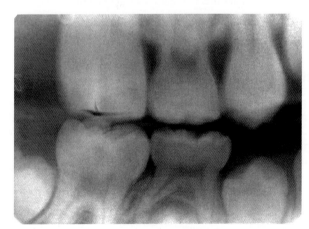

Figura 5.37 Radiografia desfocada, causada pelo movimento do paciente durante a exposição.

CAPÍTULO 5   Filme Radiográfico

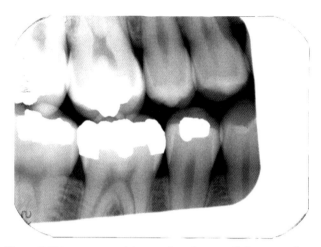

Figura 5.38 Imagem parcial causada pelo mau alinhamento da cabeça do tubo com o colimador retangular do filme.

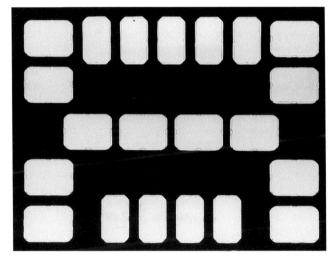

Figura 5.39 Cartela de montagem de filme com nove vistas periapicais anteriores estreitas, oito vistas periapicais posteriores e quatro vistas *bitewing*. Uma cartela de montagem de filme opaco bloqueia a luz externa de um negatoscópio ao examinar as radiografias.

BIBLIOGRAFIA

American Dental Association Council on Scientific Affairs. Dental radiographic examinations: recommendations for patient selection and limiting radiation exposure; Revised 2012. http://www.ada.org/sections/professionalResources/pdfs/Dental_Radiographic_Examinations_2012.pdf.

Baghele ON, Phadke S, Deshpande AA, et al. A simplified model for biomedical waste management in dental practices - a pilot project at Thane, India. *Eur J Gen Dent*. 2013;2:235–240. Available from: http://www.ejgd.org/text.asp?2013/2/3/235/115992.

Bushberg JT. *The Essential Physics of Medical Imaging*. 3rd ed. Baltimore: Lippincott Williams & Wilkins; 2012.

Bushong SC. *Radiologic Science for Technologists: Physics, Biology, and Protection*. 9th ed. St Louis: Mosby; 2009.

Castro VM, Katz JO, Hardman PK, et al. In vitro comparison of conventional film and direct digital imaging in the detection of approximal caries. *Dentomaxillofac Radiol*. 2007;36:138–142.

de Carvalho FP, da Silveira MM, Frazao MA, et al. Effects of developer exhaustion on DFL Contrast FV-58 and Kodak Insight dental films. *Dentomaxillofac Radiol*. 2011;40:358–361.

Fitterman AS, Brayer FC, Cumbo PE. Processing chemistry for medical imaging, Technical and Scientific Monograph No. 5, N-327; 1995. Rochester, NY, Eastman Kodak.

Ludlow JB, Platin E, Mol A. Characteristics of Kodak InSight, an F-speed intraoral film. *Oral Surg Oral Med Oral Pathol Oral Radiol Endod*. 2001;91:120–129.

Madalli VB, Annigeri RG, Basavaraddi SM. The evaluation of effect of developer age in the detection of approximal caries using three speed dental x-ray films: an in-vitro study. *J Clin Diagn Res*. 2014;8:236–239.

Mees DEK, James TH. *The Theory of the Photographic Process*. New York: Macmillan; 1977.

Nair MK, Nair UP. An in-vitro evaluation of Kodak InSight and Ektaspeed Plus film with a CMOS detector for natural proximal caries: ROC analysis. *Caries Res*. 2001;35:354–359.

Pontual AA, de Melo DP, de Almeida SM, et al. Comparison of digital systems and conventional dental film for the detection of approximal enamel caries. *Dentomaxillofac Radiol*. 2010;39:431–436.

Syriopoulos K, Velders XL, Sanderink GC, et al. Sensitometric evaluation of four dental x-ray films using five processing solutions. *Dentomaxillofac Radiol*. 1999;28:73–79.

Thunthy KH, Ireland EJ. A comparison of the visibility of caries on Kodak F-speed (InSight) and D-speed (Ultra-Speed) films. *LDA J*. 2001;60:31–32.

US Food and Drug Administration. Dental Radiography: Doses and Film Speed. https://www.fda.gov/Radiation-EmittingProducts/RadiationSafety/NationwideEvaluationofX-RayTrendsNEXT/ucm116524.htm.

6

Geometria de Projeção

Sanjay M. Mallya

Uma radiografia convencional é feita com uma fonte de raios X estacionária e exibe uma imagem em duas dimensões de uma parte do corpo. Essas imagens são frequentemente chamadas de vistas **planas** ou **projeções** (em contraste com a ultrassonografia, a tomografia computadorizada [TC], a imagem por ressonância magnética ou a medicina nuclear). Em vistas planas, todo o volume de tecido entre a fonte de raios X e o receptor de imagem (sensor digital ou filme) é projetado em uma imagem de duas dimensões. Radiografias intraorais (radiografias periapicais, interproximais e oclusais; Capítulo 7) e radiografias do crânio e cefalométricas (Capítulo 8) são exemplos de projeções comumente feitas em práticas odontológicas gerais e de especialidade.

A radiografia fornece uma imagem da anatomia interna que não é visível no exame clínico. Para interpretar uma radiografia, o clínico deve usar seu conhecimento da anatomia normal para mentalmente reconstruir uma imagem tridimensional das estruturas anatômicas usando informações de uma ou mais visões bidimensionais. Usar radiografias de alta qualidade facilita muito essa tarefa. O termo **qualidade de imagem** refere-se à confiabilidade da imagem para representar o verdadeiro estado da região anatômica examinada. Os parâmetros que definem a qualidade da imagem radiográfica incluem a nitidez da imagem, a resolução espacial, a resolução do contraste, a amplificação e a distorção. Para um diagnóstico ideal, o sistema de imagem radiográfica deve produzir uma imagem que tenha mínimas ampliação e distorção e com um contraste e resolução espacial adequados para a tarefa de diagnóstico pretendida.

Os cinco princípios básicos da geometria de projeção (Quadro 6.1) têm como base os efeitos do tamanho do ponto focal e posições relativas do objeto e receptor de imagem (sensor digital ou filme) na clareza da imagem, amplificação e distorção. Os clínicos usam esses princípios para maximizar a qualidade da imagem radiográfica e facilitar diagnósticos radiográficos precisos.

NITIDEZ E RESOLUÇÃO DA IMAGEM

Várias considerações geométricas contribuem para a nitidez da imagem e resolução espacial. A **nitidez** mede quão bem um limite entre duas áreas de diferentes radiodensidades são reveladas. A **resolução espacial** da imagem mede quão bem uma radiografia revela pequenos objetos próximos uns dos outros. Embora nitidez e resolução espacial sejam dois parâmetros distintos, eles são interdependentes, sendo influenciados pelas mesmas variáveis geométricas. Para o diagnóstico clínico, é desejável otimizar as condições que resultam em imagens com ótimas nitidez e resolução.

Quando os raios X são produzidos no alvo em um tubo de raios X, eles se originam de todos os pontos dentro da área do ponto focal. Como esses raios se originam de pontos diferentes e viajam em linhas retas, suas projeções de um objeto não se sobrepõem no mesmo local em um receptor de imagem. Como resultado, a imagem da borda de um objeto é ligeiramente desfocada, em vez de nítida e distinta. A Figura 6.1 mostra o caminho dos fótons que se originam nas margens do ponto focal e fornecem uma imagem das arestas de um objeto. A zona desfocada resultante na borda da imagem causa perda na nitidez da imagem, e é referida como *falta de nitidez geométrica* ou *penumbra*. Quanto maior a área do ponto focal, maior a zona de não nitidez geométrica.

Existem três meios para maximizar a nitidez da imagem:

1. *Use um ponto focal tão pequeno quanto prático.* O tamanho efetivo de pontos focais em máquinas de raios X odontológicos varia de 0,4 a 0,7 mm. Usar uma unidade de raios X com um tamanho de ponto focal menor aumenta a nitidez da imagem. Conforme descrito no Capítulo 1, o tamanho do ponto focal efetivo é uma função do ângulo do alvo em relação ao eixo maior do feixe de elétrons. Um grande ângulo distribui o feixe de elétrons por uma superfície maior e diminui o calor gerado por unidade de área-alvo, prolongando, assim, a vida útil do tubo; no entanto, isso resulta em uma fonte de radiação maior e perda da claridade da imagem (Figura 6.2). Um pequeno ângulo tem um efeito de desgaste maior no alvo, mas resulta em uma fonte menor e maior nitidez da imagem.

2. *Aumentar a distância entre o ponto focal e o objeto, utilizando um cilindro grande e aberto.* Aumentar a distância entre a fonte e o objeto reduz a falta de nitidez geométrica, reduzindo a divergência do feixe de raios X (Figura 6.3). Maior distância entre a fonte e o objeto gera fótons com caminhos quase paralelos ao objeto e minimiza a falta de nitidez. Para facilitar a criação de imagens com uma distância maior entre a fonte e o objeto, muitos fabricantes localizam o tubo de raios X embutido no cabeçote de raios X. Os benefícios de usar uma distância da fonte para objeto suporta o uso de cilindros longos e abertos como dispositivos de localização dos equipamentos de raios X odontológicos. Para as radiografias intraorais, a distância entre a e a boca do cilindro localizador varia de 8 polegadas a 16 polegadas, ou seja, de 20 cm a 40 cm.

3. *Minimizar a distância entre o objeto e o receptor da imagem.* Quando a distância do receptor de imagem ao objeto é reduzida, a divergência dos fótons de raios X no objeto é menor, resultando em diminuição da largura da zona de penumbra (Figura 6.4).

QUADRO 6.1 Princípios básicos da geometria de projeção para radiografia.

1. O ponto focal deve ser o menor possível.
2. A distância fonte-receptor deve ser a maior possível.
3. A distância objeto-receptor deve ser tão pequena quanto possível.
4. O receptor deve estar paralelo ao eixo longo do objeto.
5. O feixe central deve ser perpendicular ao objeto e ao receptor.

CAPÍTULO 6 Geometria de Projeção

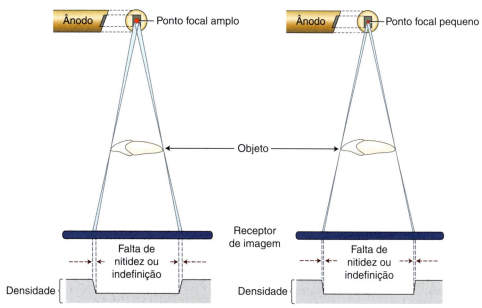

Figura 6.1 Fótons originados em diferentes locais sobre o ponto focal (*vermelho*) resultam em uma zona de falta de nitidez na radiografia. A densidade da imagem muda de um alto valor de fundo para um valor baixo na área de uma extremidade do esmalte, dentina ou osso. No lado esquerdo, um tamanho maior de ponto focal resulta em uma ampla zona de falta de nitidez em comparação com um pequeno tamanho de ponto focal no lado direito, que resulta em uma imagem mais nítida (estreita zona de falta de nitidez ou indefinição).

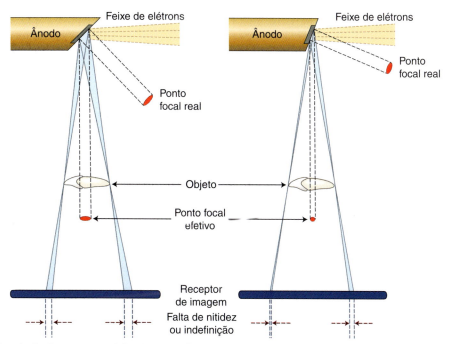

Figura 6.2 Quando o ângulo do alvo se torna próximo à perpendicular do eixo longo do feixe de elétron (como mostrado no *lado direito*), o ponto focal real torna-se menor, o que diminui a dissipação do calor e a vida útil do tubo. O ângulo mais perpendicular também diminui o tamanho do ponto focal efetivo, aumentando a nitidez da imagem resultante.

DISTORÇÃO DO TAMANHO DA IMAGEM

Distorção do tamanho da imagem (ampliação) é o aumento no tamanho da imagem na radiografia em comparação com o tamanho real do objeto. Os caminhos divergentes dos fótons em um feixe de raios X causam o aumento da imagem em uma radiografia. A distorção do tamanho da imagem resulta das distâncias relativas dos receptores fonte-objeto e objeto-imagem (Figuras 6.3 e 6.4). Aumentar a distância fonte-objeto e diminuir a distância do receptor objeto-imagem minimiza a ampliação da imagem. O uso de um cilindro longo e aberto como um dispositivo de pontaria em uma máquina de raios X reduz a ampliação de imagens em uma visão periapical. Como mencionado anteriormente, esta técnica também melhora a nitidez da imagem aumentando a distância entre o ponto focal e o objeto. O princípio de manter uma longa distância fonte-objeto é aplicado durante a radiografia cefalométrica, em que a distância entre a fonte para o plano médio sagital é de 1,53 metro para produzir imagens com o mínimo de magnificação.

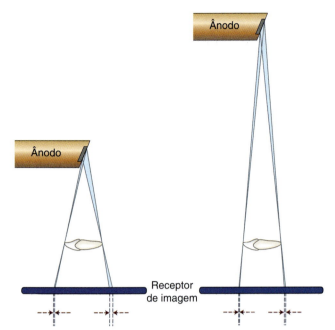

Figura 6.3 O aumento da distância entre o ponto focal e o objeto resulta em uma imagem com nitidez aumentada e menor ampliação do objeto, conforme observado no lado direito.

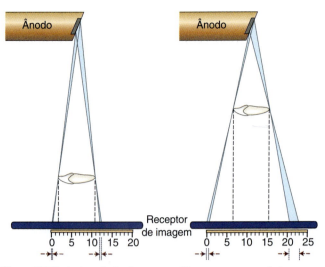

Figura 6.4 Reduzir a distância entre o objeto e o receptor de imagem aumenta a nitidez e resulta em menor ampliação do objeto, conforme visto no lado esquerdo.

Ao visualizar os ossos da face, uma projeção posteroanterior é preferível, posicionando os ossos faciais mais perto do receptor e minimizando sua magnificação.

DISTORÇÃO DE FORMA NA IMAGEM

A distorção da forma da imagem é o resultado da amplificação desigual de diferentes partes do mesmo objeto. Essa situação surge quando nem todas as partes de um objeto estão na mesma distância de origem para objeto. A forma física do objeto pode muitas vezes impedir sua orientação ideal, resultando em alguma distorção de forma. Tal fenômeno é visto pelas diferenças na aparência da imagem em uma radiografia comparada com a forma verdadeira. Para minimizar a distorção da forma, o praticante deve alinhar o tubo de raios X, objeto e receptor de imagem de acordo com as seguintes diretrizes:

1. *Posicionar o receptor de imagem paralelo ao longo eixo do objeto.* A distorção da forma da imagem é minimizada quando os eixos maiores do receptor de imagem e do dente são paralelos. A Figura 6.5 mostra que o raio central do feixe de raios X é perpendicular ao receptor de imagem, mas o objeto não é paralelo ao receptor de imagem. A imagem resultante é distorcida por causa das distâncias desiguais das várias partes do objeto do receptor de imagem. Este tipo de distorção de forma é chamado de **encurtamento**, porque faz com que a imagem radiográfica seja mais curta que o objeto. A Figura 6.6 mostra a situação quando o feixe de raios X é orientado em ângulos retos para o objeto, mas não para o receptor de imagem; isso resulta em **alongamento**, com o objeto aparecendo maior no receptor de imagem do que seu comprimento real.
2. *Orientar o raio central perpendicular ao objeto e receptor de imagem.* A distorção da forma da imagem ocorre quando o objeto e o receptor de imagem são paralelos, mas o raio central não é direcionado em ângulos retos para cada um. Esta distorção é mais evidente nas vistas dos molares superiores (Figura 6.7), em que a divergência das raízes vestibulares e palatinas impede a colocação de todas as raízes paralelas ao receptor, e as raízes palatinas parecem desproporcionalmente mais longas que as raízes vestibulares.

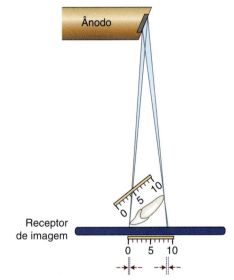

Figura 6.5 Encurtamento de uma imagem radiográfica quando o raio central é perpendicular ao receptor de imagem, mas o objeto não é paralelo ao receptor de imagem.

O operador pode evitar erros de distorção da forma alinhando o objeto e receptor de imagem paralelos entre si e com o raio central perpendicular a ambos.

TÉCNICAS DO PARALELISMO E DA BISSETRIZ

O objetivo clínico da radiografia periapical intraoral é produzir imagens das estruturas dentoalveolares com mínima distorção no tamanho e forma.

A **técnica de paralelismo** é o método preferido para fazer radiografias intraorais. Esta técnica procura minimizar a distorção por colocar o receptor de imagem paralelo ao eixo longo do dente e direcionar o feixe de raios X central perpendicular ao eixo longo do dente e o receptor (Figura 6.8) e melhor incorpora os princípios de imagem descritos nas três primeiras seções deste capítulo (Quadro 6.1).

Para alcançar essa orientação paralela, o praticante frequentemente posiciona o receptor de imagem em direção ao meio da cavidade oral, afastado dos dentes. Embora isso permita que os

CAPÍTULO 6 Geometria de Projeção

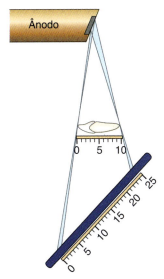

Figura 6.6 Alongamento de uma imagem radiográfica ocorre quando o raio central é perpendicular ao objeto, mas não ao receptor de imagem.

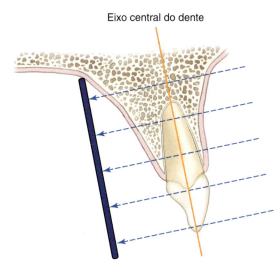

Figura 6.8 Na técnica de paralelismo, o raio central é direcionado em um ângulo reto ao eixo central do objeto e o receptor de imagem. Esta técnica requer um dispositivo para suportar o filme na posição.

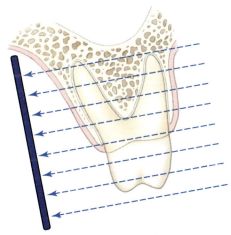

Figura 6.7 O raio central deve ser perpendicular aos eixos longos de ambos os dentes e o receptor de imagem. Se a direção do feixe de raios X não estiver em ângulo reto em relação ao eixo longo dos dentes, a aparência dos dentes fica distorcida, normalmente pelo alongamento aparente do comprimento das raízes palatinas dos molares superiores e distorção da relação da altura da crista óssea alveolar relativa à junção do cemento-esmalte.

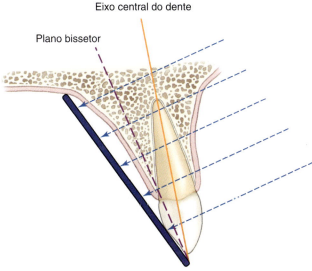

Figura 6.9 Na técnica de bissetriz, o raio central é direcionado em um ângulo reto ao plano imaginário que divide o ângulo formado pelo receptor de imagem e o eixo central do objeto. Esse método produz uma imagem com o mesmo comprimento que o objeto, mas resulta em alguma distorção da imagem.

dentes e o receptor de imagem fiquem em posição paralela, isso aumenta a distância objeto-receptor e resulta em alguma ampliação de imagem e falta de nitidez geométrica. Para superar estas limitações, a técnica de paralelismo também utiliza um cilindro localizador (cone) aberto para aumentar a distância da fonte para o objeto. Este "cone" direciona apenas os raios mais centrais e paralelos do feixe para o receptor de imagem e dentes e reduz a amplificação da imagem, aumentando a nitidez da imagem. Para facilitar a posição paralela do receptor, os posicionadores de receptores de imagem são usados para suportar o receptor de imagem na boca do paciente (Capítulo 7).

Um segundo método para minimizar a distorção e a ampliação da imagem na radiografia intraoral é a técnica do ângulo de divisão ou ângulo bissetor ou **técnica da bissetriz** (Figura 6.9). Neste método, o receptor de imagem é colocado o mais próximo possível dos dentes, sem deformá-los. No entanto, quando o receptor de imagem está nessa posição, ele não é paralelo aos eixos longos dos dentes. Esse arranjo inerentemente causa distorção. No entanto, ao direcionar o raio central perpendicular a um plano imaginário que divide o ângulo formado entre os dentes e o receptor de imagem, o praticante pode fazer com que o comprimento da imagem do dente no receptor da imagem corresponda ao comprimento real do dente. Esse ângulo entre um dente e o receptor de imagem é especialmente aparente quando os dentes são radiografados na maxila ou na mandíbula anterior. Embora o comprimento projetado de um dente esteja correto, essas imagens exibem uma imagem distorcida da posição da crista alveolar em relação à junção cemento-esmalte de um dente. Nos últimos anos, a técnica da bissetriz é usada com menor frequência para radiografias periapicais gerais, uma vez que o uso da técnica de paralelismo tem aumentado.

LOCALIZAÇÃO DE OBJETOS

Na maioria das vezes, as radiografias periapicais e interproximais convencionais são as primeiras imagens radiográficas feitas dos dentes e osso de suporte. Uma limitação inerente da radiografia simples é a natureza bidimensional da imagem. Muitas vezes, o dentista precisa obter informações tridimensionais que descrevam a relação espacial das estruturas radiografadas. Por exemplo, o dentista pode precisar determinar a localização de um dente impactado ou um objeto estranho dentro da mandíbula. Três abordagens são frequentemente usadas para obter informações tridimensionais (Quadro 6.2). As duas primeiras abordagens combinam informações de duas ou mais radiografias de projeção convencionais para decifrar a localização espacial tridimensional de um objeto e são discutidas em detalhes neste capítulo. A terceira abordagem requer imagens do paciente com uma modalidade de imagem tridimensional, como a tomografia computadorizada de feixe cônico (CBCT; do inglês, *cone beam computed tomography*) ou a tomografia computadorizada com múltiplos detectores (MDCT; do inglês, *multidetector computed tomography*). Dentistas devem estar familiarizados com a aplicação das duas primeiras abordagens – essas técnicas são valiosas porque a tomografia computadorizada pode não ser facilmente acessível ou mesmo necessária se o dentista já tiver múltiplas visualizações periapicais da região de interesse.

Examine duas imagens projetadas em ângulo reto entre si. Nessa abordagem, o clínico identifica a posição do objeto de interesse em relação aos marcos anatômicos adjacentes em ambas as projeções, e combina informações de ambas as projeções para localizar espacialmente o objeto. Para radiografia dos dentes e estruturas de suporte, as duas projeções utilizadas são radiografias oclusais periapicais e transversais (Capítulo 7).

A Figura 6.10 demonstra a aplicação deste método para definir espacialmente as relações de um canino maxilar impactado com os dentes adjacentes. A radiografia periapical localiza o canino impactado nas dimensões mesiodistal e superoinferior, e a radiografia oclusal maxilar fornece informações nas dimensões mesiodistal e vestibulolingual. A informação combinada permite ao clínico localizar o dente impactado em todas as três dimensões, o que é necessário para o planejamento da abordagem cirúrgica para expor a coroa canina para posterior movimentação dentária ortodôntica.

Essa abordagem é mais adequada para a mandíbula, em que a realização de radiografias oclusais transversais é mais fácil. Em uma vista oclusal da secção transversal maxilar, a superposição de características na parte anterior do crânio frequentemente obscurece a área de interesse.

O princípio de obter duas projeções em ângulos retos também pode ser aplicado à radiografia cefalométrica – a análise combinada de projeções lateral e posteroanterior fornece informações sobre as relações esqueléticas em todos os três planos.

Use a técnica de troca de posição do tubo usando visualizações de técnicas periapicais convencionais. Uma segunda abordagem para identificar a posição espacial de um objeto é a **técnica de troca de tubo**. Outros nomes para este procedimento são: **regra do objeto bucal** e **regra de Clark** ou **técnica de Clark** (Clark descreveu este método em 1910). A justificativa para esse procedimento deriva da maneira como as posições relativas às imagens radiográficas de dois objetos mudam quando o ângulo de projeção em que as imagens foram feitas é alterado.

A Figura 6.11 mostra duas radiografias de um objeto, localizadas em posição lingual ao pré-molar, exposto em diferentes ângulos. Compare as posições do objeto em questão em cada radiografia com uma estrutura de referência – para exemplo, o ápice do segundo pré-molar. Na primeira radiografia, o objeto é sobreposto ao ápice do segundo pré-molar. O cabeçote de raios X é então deslocado e direcionado a partir de uma angulação mais mesial. Na radiografia resultante, a imagem do objeto em questão moveu-se mesialmente em relação ao ápice do segundo pré-molar. *Quando um objeto se encontra em posição lingual ao objeto de referência, sua imagem parece se mover na direção do deslocamento do tubo.*

A Figura 6.12 mostra duas radiografias de um objeto, agora localizado bucal ao pré-molar. Na primeira projeção, o objeto é sobreposto

---

> **QUADRO 6.2** **Abordagens para decifrar relacionamentos tridimensionais por radiografia.**
>
> - Examine duas imagens convencionais projetadas em ângulo reto entre si
> - Use a técnica de troca de tubo empregando vistas periapicais convencionais
> - Obtenha a imagem da região anatômica com uma modalidade de imagem tridimensional

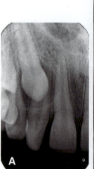 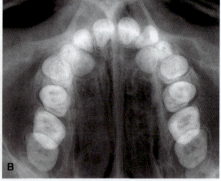

Figura 6.10 A. Radiografia periapical mostra o canino impactado localizado apicalmente nas raízes do incisivo lateral e do primeiro pré-molar. **B.** A visão oclusal em secção transversal da maxila mostra que o canino se encontra palatal às raízes do incisivo lateral e do primeiro pré-molar.

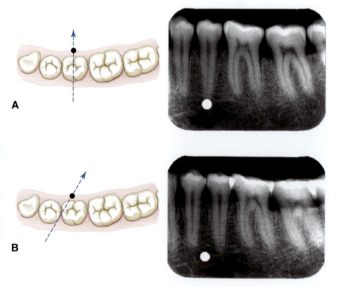

Figura 6.11 A posição de um objeto pode ser determinada com relação às estruturas de referência com uso da técnica de mudança de tubo. **A.** Um objeto radiopaco na face lingual da mandíbula (*ponto preto*) pode aparecer apical ao segundo pré-molar. **B.** Quando outra radiografia é feita desta região angulada para mesial, o objeto parece ter se movido mesialmente em relação ao ápice do segundo pré-molar ("mesmo lingual" no acrônimo SLOB).

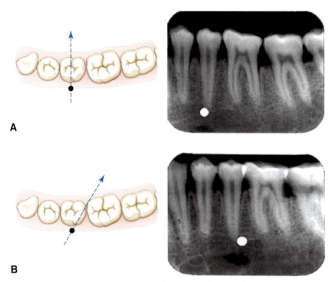

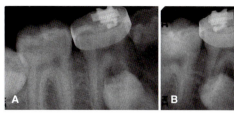

Figura 6.12 A posição de um objeto pode ser determinada com relação às estruturas de referência com uso da técnica de deslocamento de tubo. **A.** Um objeto na superfície vestibular da mandíbula pode parecer apical ao segundo pré-molar. **B.** Quando outra radiografia é feita desta região angulada para mesial, o objeto parece ter se movido distalmente em relação ao ápice do segundo pré-molar ("oposto bucal" no acrônimo SLOB).

Figura 6.13 Aplicação da técnica de troca de tubos para localizar um pré-molar impactado. **A.** Radiografia periapical da região molar mandibular mostrando um segundo pré-molar impactado sobreposto à raiz mesial e à furca. **B.** Outra radiografia dessa região angulada para mesial; o pré-molar impactado parece ter se movido distalmente em relação às raízes molares mandibulares e indica uma posição bucal relativa.

ao ápice do segundo pré-molar. Quando o tubo de raios X é movido mesialmente, a imagem do objeto parece se mover distalmente em relação ao ápice do segundo pré-molar. *Quando o objeto se encontra em posição bucal ao objeto de referência, sua imagem parece se mover na direção oposta à mudança de tubo.*

A aplicação deste princípio pode ser facilmente lembrada pelo acrônimo SLOB (*same lingual, opposite buccal*): mesmo lingual, oposto bucal. Assim, se o objeto em questão parece mover-se na *mesma* direção em relação às estruturas de referência, assim ao tubo de raios X, está no aspecto *lingual* do objeto de referência; se parece se mover na direção *oposta* ao tubo de raios X, é no aspecto *bucal*. Se não se mover em relação ao objeto de referência, encontra-se na mesma profundidade (no mesmo plano vertical) que o objeto de referência. A aplicação deste método funciona igualmente bem quando o tubo de raios X é movido verticalmente, em vez de horizontalmente. Neste caso, o movimento da imagem do objeto no plano vertical (superior ou inferior à estrutura de referência) é avaliado.

Uma série radiográfica convencional consiste em imagens de uma região anatômica tomada em diferentes ângulos. Dentistas podem usar esse princípio para decifrar a localização das estruturas anatômicas. Por exemplo, o forame mental é frequentemente sobreposto ao ápice do pré-molar adjacente e pode imitar uma radiotransparência periapical. No entanto, a projeção da radiografia adjacente, tomada em um ângulo diferente, demonstrará o afastamento da radiotransparência do ápice e permitirá a diferenciação de uma verdadeira radiotransparência periapical. Da mesma forma, o mesmo princípio pode ser aplicado para examinar a superposição do forame incisivo sobre o ápice de um incisivo central superior.

Esta técnica auxilia na determinação da posição dos dentes impactados, a presença de objetos estranhos, e identificação de polpa com múltiplos canais. A Figura 6.13 mostra duas radiografias periapicais da região mandibular de molares tomadas em angulações horizontais ligeiramente diferentes. Na primeira projeção (Figura 6.13A), o objeto de interesse (segundo pré-molar impactado) é sobreposto à furca e à raiz mesial do primeiro molar permanente mandibular. A segunda projeção (Figura 6.13B) representa o movimento do tubo de raios X em direção mesial, e a imagem do pré-molar impactado é agora sobreposta à raiz distal (a imagem se move distalmente, oposta à direção do movimento do tubo). A aplicação da regra **SLOB** indica que o pré-molar impactado está localizado *vestibularmente* às raízes do primeiro molar inferior. Observe também o movimento distal da imagem do braquete ortodôntico ancorado na superfície vestibular do molar.

O dentista pode ter duas radiografias de uma região da dentição que foram feitas em diferentes ângulos, mas não existe registro da orientação da máquina de raios X. A comparação da anatomia exibida nas imagens ajuda a distinguir mudanças na angulação horizontal ou vertical. As posições relativas dos marcos ósseos em relação aos dentes ajudam a identificar mudanças na angulação horizontal ou vertical. A Figura 6.14 mostra a borda inferior do processo zigomático da maxila sobre os molares. Esta estrutura encontra-se vestibular aos dentes e parece mover-se mesialmente porque o feixe de raios X é orientado mais para distal. Da mesma forma, quando a angulação do feixe é aumentada verticalmente, o processo zigomático é projetado oclusalmente sobre os dentes.

EFEITO CASCA DE OVO

Imagens planas – imagens que projetam um volume tridimensional em um receptor de duas dimensões – podem produzir um efeito casca de ovo das estruturas corticais (Figura 6.15A). A Figura 6.15B mostra uma vista esquemática de um ovo sendo exposto a um feixe de raios X. O fóton superior tem um caminho tangencial através do ápice do ovo e um caminho muito mais longo através da casca do ovo do que o fóton inferior, que atinge o ovo em ângulos retos para a superfície e viaja através de duas espessuras da camada. Como resultado, os fótons que viajam pela periferia de uma superfície curva são mais atenuados do que os fótons viajando em ângulos retos a essa superfície. A Figura 6.15C mostra uma lesão expansiva na superfície vestibular da mandíbula em uma vista oclusal. A periferia do córtex expandido é mais opaca do que a região dentro da borda expandida. O osso cortical não é mais espesso no córtex do que no restante da lesão, mas sim os raios X são mais atenuados nessa região devido ao comprimento de caminho mais longo dos fótons através do córtex ósseo na periferia. Este efeito de casca de ovo explica por que estruturas normais tais como a lâmina dura, a borda dos seios maxilares e da fossa nasal e estruturas anormais, incluindo as paredes corticadas de cistos e tumores benignos, são bem demonstradas em radiografias simples. Massas de tecido mole, como o nariz e a língua, não mostram um efeito de casca de ovo porque são uniformes em vez de serem compostos por uma camada densa que circunda um interior mais claro.

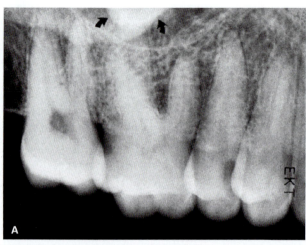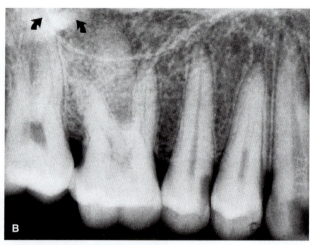

Figura 6.14 A posição do processo zigomático da maxila em relação às raízes dos molares pode ajudar a identificar a orientação da incidência do feixe. **A.** A borda inferior do processo zigomático está sobre a raiz palatina do primeiro molar. **B.** A borda inferior do processo zigomático é posterior à raiz palatina do primeiro molar. Essa diferença na posição do processo zigomático em relação à raiz palatina indica que, quando a imagem em **A** foi feita, o feixe foi orientado mais a partir de posterior do que quando a imagem em **B** foi feita. A mesma conclusão pode ser alcançada independentemente examinando as raízes do primeiro molar. A raiz palatina é sobreposta à raiz distobucal na imagem em **A**, mas está entre as duas raízes vestibulares na imagem em **B**.

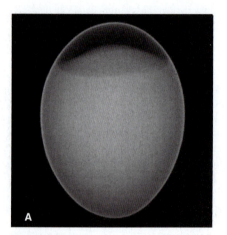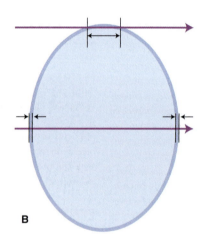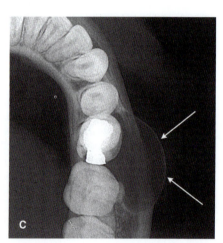

Figura 6.15 Efeito casca de ovo. **A.** Radiografia de um ovo cozido. Observe como o contorno da casca do ovo é opaco, mesmo que seja de espessura uniforme. **B.** Vista esquemática do ovo sendo exposto a um feixe de raios X. O fóton superior tem um caminho tangencial através do ápice do ovo e um caminho mais longo através da casca do ovo que o fóton inferior. Como resultado, os fótons que viajam pela periferia de uma superfície curva são mais atenuados do que os fótons viajando perpendicularmente à superfície. **C.** Lesão expansiva na face vestibular da mandíbula em corte oclusal transversal. O córtex expandido é mais opaco do que a região dentro da borda como resultado do efeito casca de ovo.

BIBLIOGRAFIA

Regra do objeto bucal

Clark CA. A method of ascertaining the relative position of unerupted teeth by means of film radiographs. *Proc R Soc Med Odontol Sect.* 1910;3:87–90.

Gutmann JL, Endo C. Clark's rule vis a vis the buccal object rule: its evolution and application in endodontics. *J Hist Dent.* 2011;59(1):12–15.

Jacobs SG. Radiographic localization of unerupted maxillary anterior teeth using the vertical tube shift technique: the history and application of the method with some case reports. *Am J Orthod Dentofac Orthop.* 1999;116:415–423.

Jacobs SG. Radiographic localization of unerupted teeth: further findings about the vertical tube shift method and other localization techniques. *Am J Orthod Dentofac Orthop.* 2000;118:439–447.

Katz JO, Langlais RP, Underhill TE, et al. Localization of paraoral soft tissue calcifications: the known object rule. *Oral Surg Oral Med Oral Pathol.* 1989;67:459–463.

Khabbaz MG, Serefoglou MH. The application of the buccal object rule for the determination of calcified root canals. *Int Endod J.* 1996;29:284–287.

Ludlow JB. The buccal object rule. *Dentomaxillofac Radiol.* 1999;28:258.

Richards AG. The buccal object rule. *Dent Radiogr Photogr.* 1980;53:37–56.

Richards AG. The buccal object rule. http://www.unc.edu/~jbl/BuccalObjectRule.html.

Técnicas paralelas

Forsberg J. A comparison of the paralleling and bisecting-angle radiographic techniques in endodontics. *Int Endod J.* 1987;20:177–182.

Forsberg J. Radiographic reproduction of endodontic "working length" comparing the paralleling and the bisecting-angle techniques. *Oral Surg Oral Med Oral Pathol.* 1987;64:353–360.

Forsberg J, Halse A. Radiographic simulation of a periapical lesion comparing the paralleling and the bisecting-angle techniques. *Int Endod J.* 1994;27:133–138.

Rushton VE, Horner K. A comparative study of radiographic quality with five periapical techniques in general dental practice. *Dentomaxillofac Radiol.* 1994;23:37–45.

Rushton VE, Horner K. The acceptability of five periapical radiographic techniques to dentists and patients. *Br Dent J.* 1994;177:325–331.

Schulze RK, d'Hoedt B. A method to calculate angular disparities between object and receptor in "paralleling technique". *Dentomaxillofac Radiol.* 2002;31:32–38.

Projeções Intraorais

Sanjay M. Mallya

Exames de imagem radiográfica intraoral são a espinha dorsal do diagnóstico por imagem para o dentista geral. Imagens intraorais podem ser divididas em três categorias:

- Projeções periapicais, que mostram toda a extensão do dente e o osso ao redor
- Projeções interproximais, que mostram apenas as coroas dos dentes e as cristas alveolares adjacentes
- Projeções oclusais, que mostram uma área de dentes e ossos maiores do que imagens periapicais.

Uma série radiográfica de boca toda consiste em projeções periapicais e *bitewing* (Figura 7.1; Quadro 7.1). Essas projeções, quando bem expostas e adequadamente processadas (se forem baseadas em filme), podem fornecer valiosas informações de diagnóstico para complementar o exame clínico. Como em qualquer procedimento clínico, o operador deve entender claramente os objetivos da imagem diagnóstica e os critérios para avaliar a qualidade do desempenho.

As imagens radiográficas devem ser feitas apenas quando o histórico ou os achados clínicos identificarem a necessidade de informações diagnósticas adicionais que possam ser fornecidas por uma radiografia. A modalidade de imagem selecionada e a frequência de tais exames irão variar de acordo com as circunstâncias individuais de cada paciente (ver Capítulo 17).

CRITÉRIOS DE QUALIDADE

Todo exame radiográfico deve produzir imagens de qualidade de diagnóstico, incorporando as seguintes características:

- *As radiografias devem registrar as áreas completas de interesse na imagem.* As radiografias periapicais devem mostrar o comprimento total das raízes e pelo menos 2 mm de osso periapical. Se houver evidência de uma anormalidade presente, a área de toda a anormalidade mais algum tecido ósseo circunvizinho devem ser mostrados pelo exame radiográfico. Quando isso não for possível em uma radiografia periapical, um exame radiográfico apropriado deve ser projetado considerando os objetivos diagnósticos. Essas projeções adicionais podem incluir radiografias oclusais e panorâmicas e tomografia computadorizada de feixe cônico, conforme indicado (ver Capítulos 9, 10, 11 e 17). Exames *bitewing* devem demonstrar cada superfície proximal posterior pelo menos uma vez. A sobreposição das superfícies adjacentes dos dentes proximais deveria ter menos de um terço da espessura do esmalte
- *As radiografias devem ter a menor quantidade possível de distorção.* A maior parte da distorção é causada por uma angulação imprópria do feixe de raios X e não pela curvatura das estruturas ou pelo posicionamento inadequado do receptor. Atenção especial ao bom posicionamento do receptor e do tubo de raios X, conforme descrito nos princípios da gemometria de posição (ver Capítulo 6), resultam em imagens diagnosticamente úteis
- *As imagens devem ter densidade e contraste ideais para facilitar a interpretação.* Os ajustes de exposição radiográfica, incluindo a quilovoltagem pico (kVp), a miliamperagem (mA) e o(s) tempo(s) de exposição são parâmetros cruciais que influenciam a densidade e o contraste para radiografia digital e baseada em filme. Quando a radiografia baseada em filme é utilizada, o processamento defeituoso pode afetar adversamente a qualidade de uma radiografia adequadamente exposta (ver Capítulo 5). Da mesma forma, a aplicação inadequada de aprimoramentos de imagem digital, como contraste e nitidez, pode produzir artefatos que comprometem a interpretação diagnóstica (ver Capítulo 4).

Ao avaliar imagens radiográficas, o clínico deve avaliar se os objetivos diagnósticos iniciais do exame são adequadamente atendidos e se há necessidade de retomar visões específicas. Por exemplo, uma única projeção em uma série radiográfica de boca toda pode falhar ao abrir um contato ou mostrar uma região periapical. No entanto, as repetições não são necessárias se essas informações ausentes estiverem disponíveis em outra exibição.

RADIOGRAFIA PERIAPICAL

Radiografias periapicais são comumente usadas em odontologia e mostram todo o comprimento do dente e do osso circundante. Os objetivos diagnósticos das radiografias periapicais estão resumidos no Quadro 7.2.

Duas técnicas de projeção intraoral são comumente utilizadas para radiografia periapical: (1) *a técnica de paralelismo* e (2) *a técnica do ângulo bissetor* ou técnica da bissetriz. Ambas as técnicas podem ser aplicadas à imagem digital e ao filme radiográfico. A técnica de paralelismo é preferida porque fornece imagens com menor distorção da dentição. Quando a configuração anatômica (p. ex., palato e assoalho da boca) impedirem a adesão estrita ao conceito de paralelismo, pequenas modificações podem ter que ser feitas. Se as restrições anatômicas forem extremas, os princípios da técnica da bissetriz podem ser usados para realizar o posicionamento necessário do receptor e determinar a angulação vertical do tubo.

O termo **receptor de imagem** refere-se a qualquer meio usado para capturar a imagem radiográfica, incluindo o filme, dispositivos de carga acoplada (CCDs), sensores semicondutores de óxido metálico complementares (CMOS) ou placas de armazenamento de fósforo (PSP). Os princípios para fazer projeções radiográficas são os mesmos para cada um desses tipos de receptores; assim, este capítulo usa o termo geral receptor para se referir a qualquer um dos receptores de imagem.

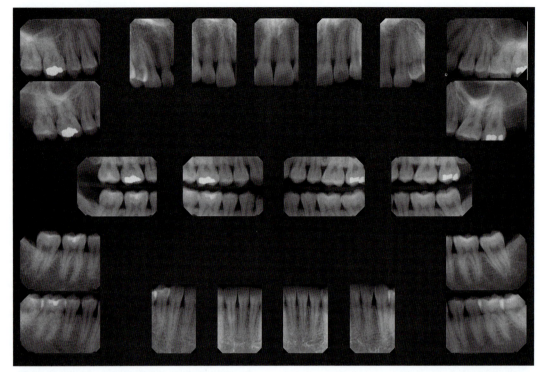

Figura 7.1 Conjunto típico de boca toda de radiografias consistindo em 17 vistas periapicais e 4 vistas da *bitewing*.

QUADRO 7.1 Projeções para uma série radiográfica típica de boca toda.

Anterior periapical (use o receptor nº 1)
- Incisivos centrais superiores: uma projeção
- Incisivos laterais superiores: duas projeções
- Caninos superiores: duas projeções
- Incisivos centrais e laterais inferiores: duas projeções
- Caninos inferiores: duas projeções.

Posterior periapical (use o receptor nº 2)
- Pré-molares superiores: duas projeções
- Molares superiores: duas projeções
- Distomolares superiores (conforme necessário): duas projeções
- Pré-molares inferiores: duas projeções
- Molares inferiores: duas projeções
- Distomolares inferiores (conforme necessário): duas projeções.

***Bitewing* (use o receptor nº 2)**
- Pré-molares: duas projeções
- Molares: duas projeções.

QUADRO 7.2 Objetivos diagnósticos da radiografia periapical.
- Avaliar a extensão da cárie dentária
- Detectar a presença e avaliar a extensão da inflamação periapical
- Avaliar as consequências de lesões traumáticas nos dentes e no osso alveolar
- Avaliar a perda óssea periodontal
- Avaliar a morfologia das raízes
- Avaliar a osseointegração do implante e a perda óssea peri-implantar
- Avaliar os dentes não erupcionados e impactados
- Avaliar a reabsorção radicular externa e interna
- Avaliar a morfologia da polpa
- Determinar o comprimento da instrumentação endodôntica durante o tratamento.

Técnica do paralelismo

O princípio central da técnica de paralelismo (também chamado de **técnica do ângulo reto** ou **técnica de cone longo**) é que o receptor de raios X é suportado paralelamente ao eixo longo dos dentes e o raio central do feixe de raios X é direcionado em ângulo reto aos dentes e no receptor (Figura 7.2). Essa orientação do receptor, dos dentes e do raio central minimiza a distorção geométrica e apresenta os dentes e o osso de suporte em suas verdadeiras relações anatômicas.

Devido a restrições anatômicas, essa orientação paralela coloca o receptor de imagem no meio da cavidade oral, longe dos dentes. Isso aumenta a distância entre o objeto e o receptor e resulta em maior ampliação da imagem e baixa nitidez geométrica. Para compensar a distorção resultante e a falta de nitidez, a técnica de paralelismo é usada com uma distância fonte-objeto relativamente longa (Figura 7.3). A técnica de paralelismo pode ser usada efetivamente com sensores de filme, CCD ou CMOS ou com placas de armazenamento de fósforo.

Instrumentos de retenção do receptor

Os suportes do receptor facilitam o posicionamento do receptor na boca do paciente. Esses suportes estabilizam o receptor em um bloco de mordida (Figura 7.4). Quando o paciente morde suavemente este bloco de mordida, ele coloca o receptor paralelo ao eixo longo do dente. Muitos desses receptores são específicos para várias marcas de sensores digitais, placas de armazenamento de fósforo ou filme. Também é importante usar um instrumento de retenção de receptor que tenha um anel-guia externo. Este anel-guia é usado para alinhar o colimador de raios X; assegura que o receptor esteja centrado no feixe por trás dos dentes de interesse e que o feixe de raios X seja perpendicular ao receptor e aos dentes (Figura 7.4). Colimadores retangulares devem ser usados para reduzir a exposição do paciente à radiação (ver Capítulo 3).

Colocação do receptor

Para as melhores imagens, o receptor deve ser posicionado paralelamente aos dentes e profundamente no vestíbulo lingual ou na abóbada palatina; isso é particularmente importante quando sensores rígidos são usados porque são mais volumosos que o filme. Para projeções maxilares, a borda superior do receptor geralmente fica na altura da

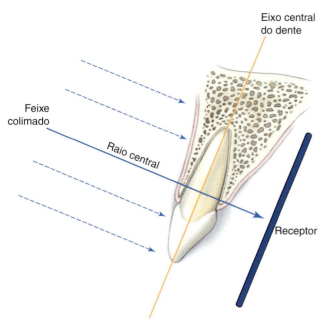

Figura 7.2 Técnica de paralelismo ilustra o paralelismo entre o eixo longo do dente e o receptor. O raio central é direcionado perpendicularmente a cada um deles. Esta técnica minimiza a distorção da imagem, mas requer um suporte do receptor (posicionador).

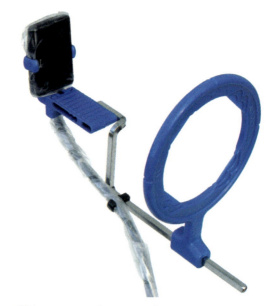

Figura 7.4 Instrumentos de retenção de receptores. Instrumento XCP para vistas anteriores mostrado com sensor e cabo envolto em capa de sensor descartável para controle de infecção e para proteger o sensor da saliva. (Cortesia de Dentsply Rinn, Elgin, IL.)

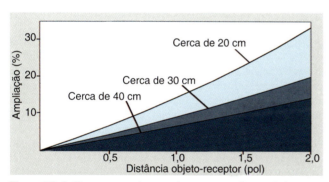

Figura 7.3 Gráfico mostrando a mudança na ampliação da imagem com a mudança na distância objeto-receptor, usando para o objeto-fonte distâncias de aproximadamente 20 cm, 30 cm e 40 cm. A ampliação causada por um aumento da distância receptor-objeto pode ser minimizada aumentando-se a distância do objeto-fonte.

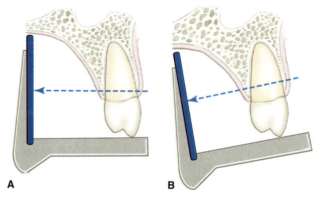

Figura 7.5 Restrições anatômicas no uso da técnica de paralelismo. **A.** Posição ideal do receptor paralela ao eixo longo do dente. **B.** Um palato raso limita a colocação do receptor paralelo ao dente. Note que o feixe de raios X é perpendicular ao receptor, mas não ao dente, resultando em distorção.

abóbada palatina na linha média. Da mesma forma, para projeções mandibulares, o receptor deve ser usado para deslocar a língua posteriormente ou em direção à linha média para permitir que a borda inferior do receptor repouse no assoalho da boca, afastando-a da mucosa na face lingual da mandíbula.

Muitas vezes, variações anatômicas não permitem que o receptor seja colocado em profundidade o suficiente para capturar uma imagem de todo o comprimento do dente – por exemplo, um palato menos côncavo que o habitual (Figura 7.5), um assoalho da boca menos escavado toros. Outra limitação anatômica é que todas as raízes de um dente multirradicular podem não ser colocadas paralelamente ao receptor, resultando em distorção diferencial das raízes (Figura 7.6).

Angulação do cabeçote de raios X

Oriente o cilindro localizador do aparelho de raios X na vertical e planos horizontais para alinhar com o anel de mira. O plano de abertura do cilindro deve estar paralelo ao plano do anel de mira. A direção horizontal do feixe influi primariamente no grau de sobreposição das imagens das coroas nos espaços interproximais (Figura 7.7).

Técnica da bissetriz

Na prática odontológica contemporânea, a técnica da bissetriz foi amplamente substituída pela técnica de paralelismo. No entanto, essa técnica de ângulo de divisão pode ser útil quando o operador for incapaz de aplicar a técnica de paralelismo por causa de grandes sensores rígidos ou da anatomia do paciente. A técnica da bissetriz é baseada em um teorema geométrico simples, a regra de isometria de Cieszynski, que afirma que dois triângulos são iguais quando compartilham um lado completo e têm dois ângulos iguais. A radiografia dentária aplica o teorema da seguinte maneira. O receptor é posicionado o mais próximo possível da superfície lingual dos dentes, descansando no palato ou no assoalho da boca (Figura 7.8). O plano do receptor e o eixo longo dos dentes formam um ângulo com seu ápice na borda incisal ou na superfície oclusal. Considere uma linha imaginária que divide esse ângulo e direcione o raio central do feixe perpendicularmente a essa bissetriz. Isso cria dois triângulos com dois ângulos iguais e um lado comum (a bissetriz imaginária). As hipotenusas dos dois triângulos representam o comprimento real do dente e o comprimento da imagem; teoricamente eles são os mesmos.

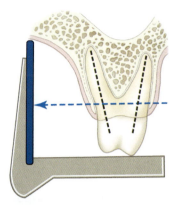

Figura 7.6 O feixe de raios X é paralelo ao eixo central do dente e ao receptor. Observe que o feixe de raios X está em ângulos diferentes da raiz bucal e palatina do molar, resultando em distorção desigual. Aumentar a distância do objeto de origem usando um cone longo limitará essa distorção.

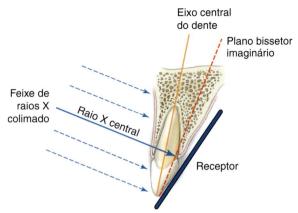

Figura 7.8 A técnica da bissetriz mostra o raio central direcionado em ângulo reto ao plano que divide o ângulo entre o eixo longo do dente e o receptor.

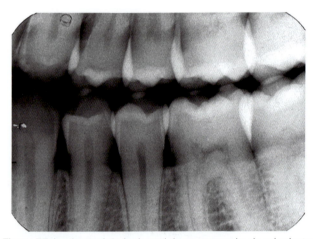

Figura 7.7 A sobreposição horizontal de coroas resulta da má orientação do raio central no plano horizontal.

Para reproduzir o comprimento de cada raiz de um dente multirradicular com precisão, o feixe central deve ser angulado de forma diferente para cada raiz. Outra limitação desta técnica é que a crista alveolar frequentemente se projeta como coronal em sua verdadeira posição e distorce a altura aparente do osso alveolar ao redor dos dentes.

Instrumentos de posicionamento do receptor

Vários métodos podem ser usados a fim de reter os receptores intraorais para as projeções angulares à bissetriz. O método preferido é usar um instrumento de ângulo de divisão do receptor com um dispositivo externo para localizar o feixe de raios X e guiar o ângulo vertical apropriado. O instrumento de ângulo de divisão (BAI, Dentsply Rinn Corporation) usa um bloco de mordida angular e fixa o receptor em um ângulo em relação ao dente. Um braço de metal prende-se ao bloco de mordida e ancora um anel de mira externo para garantir a cobertura total do receptor pelo feixe de raios X primário. Existem vários outros retentores de receptores e blocos de mordida descartáveis que podem ser usados para suportar um receptor para essa técnica. Não é desejável que o paciente suporte o receptor da superfície lingual com seu dedo indicador. Os pacientes geralmente usam força excessiva e podem dobrar o filme ou as placas de armazenamento de fósforo, causando distorção da imagem. Além disso, o receptor pode deslizar, resultando em um campo de imagem inadequado. Finalmente, sem um guia externo para a posição do receptor, o feixe de raios X pode perder parte do receptor, resultando em uma imagem parcial (**corte do cone** ou halo).

Posicionamento do paciente

Projeções maxilares. O paciente deve estar sentado ereto na cadeira odontológica com o plano sagital vertical e o plano oclusal horizontal.
Projeções mandibulares. O paciente deve estar sentado ereto na cadeira odontológica com o plano sagital vertical. A cabeça é levemente inclinada para compensar o plano oclusal alterado quando a boca é aberta.

Colocação do receptor

Semelhante à técnica de paralelismo, o receptor é posicionado atrás da área de interesse, com a extremidade apical contra a mucosa na superfície lingual ou palatina. A borda oclusal ou incisal é orientada contra os dentes com uma borda do receptor que se estende um pouco além dos dentes. Se necessário, para o conforto do paciente, o canto anterior de um filme pode ser suavizado dobrando-se o mesmo antes de colocá-lo contra a mucosa. Deve-se tomar cuidado para não dobrar o filme excessivamente, pois isso pode resultar em considerável distorção da imagem e em defeitos de pressão na emulsão que são aparentes na película processada. Essa flexão é menos marcada com placas de armazenamento de fósforo e a estrutura rígida dos sensores CCD ou CMOS não pode ser dobrada para se adaptar à forma do arco.

Angulação do cabeçote de raios X

Angulação horizontal. Quando um dispositivo de retenção de receptor com um anel é usado, facilita o alinhamento com o feixe de raios X, então o raio central é direcionado através dos contatos na região que está sendo examinada. Se o dispositivo de retenção de receptor não tiver uma característica de localização de feixe, o tubo é inclinado no plano horizontal para direcionar o raio central através dos contatos. A borda do cilindro localizador do feixe de raios X deve estar paralela às superfícies vestibulares dos dentes examinados.
Angulação vertical. Ao usar a técnica da bissetriz, o objetivo é apontar o raio central dos raios X perpendicular a um plano que divide o ângulo entre o receptor e o eixo longo do dente. No entanto, se os instrumentos de ângulo de divisão não forem usados, a orientação precisa do feixe é praticamente impossível de se alcançar para cada projeção a ser feita. Em vez disso, o clínico usa ângulos predeterminados para regiões anatômicas específicas (Tabela 7.1). O posicionamento adequado do paciente é imperativo ao se usarem essas angulações – o paciente deve ser posicionado com o plano oclusal paralelo ao plano horizontal. Os ângulos predeterminados são baseados na anatomia típica da mandíbula humana e não são personalizados para pacientes individuais. Muitas vezes, o radiologista pode precisar ajustar esses ângulos para considerar as variações anatômicas, como a inclinação anterior dos dentes.

A distorção de imagem é provável e limita o uso efetivo da técnica da bissetriz. Além disso, raízes individuais divergentes de dentes multirradiculares manifestarão diferentes extensões de distorção.

Distorção de imagem diagnosticamente inaceitável pode exigir retomada da radiografia com mudança na angulação vertical. O padrão de distorção deve guiar o radiologista para selecionar um ângulo apropriado. O encurtamento de imagem indica que a angulação vertical está muito alta. Em contraste, o alongamento da imagem indica uma angulação vertical insuficiente.

Etapas gerais para fazer radiografias intraorais

As etapas a seguir descrevem o procedimento geral para obter um conjunto de radiografias em boca completa, utilizando a técnica de paralelismo.

- *Prepare a unidade para exposição.* Coloque barreiras para o controle universal de infecções (ver Capítulo 16) e tenha os receptores e os instrumentos de retenção de receptores (posicionadores de receptores) prontos para o tratamento
- *Cumprimente e sente o paciente.* Posicione o paciente verticalmente na cadeira com as costas e a cabeça bem apoiadas, e descreva os procedimentos que devem ser executados. Posicione a cadeira baixa para projeções maxilares e elevada para projeções mandibulares. Peça ao paciente para remover óculos e todos os aparelhos removíveis. Joias que possam estar no caminho do feixe de raios X, como *piercings* em nariz, lábio e língua devem ser removidos. Proteja o paciente com um avental de proteção, independentemente de uma única imagem ou uma série completa a ser tomada. Nos EUA, a exigência de proteção com aventais é regulamentada por leis de exposição à radiação de cada estado
- *Ajuste a configuração da unidade de raios X.* Defina o aparelho de raios X para os próprios kVp, mA e tempo de exposição. Geralmente apenas o tempo de exposição é ajustado para os vários locais anatômicos
- *Lave bem as mãos e use equipamento de proteção pessoal apropriado.* Lave as mãos com água e sabão, de preferência na frente do paciente ou pelo menos em uma área onde o paciente possa observar ou estar ciente dessa etapa. Coloque luvas descartáveis e um capote ou avental descartável
- *Examine a cavidade oral.* Antes de colocar qualquer receptor na boca, examine os dentes para estimar sua inclinação axial, o que influencia a colocação do receptor. Observe também toro ou outras obstruções que possam modificar o posicionamento do receptor. Certifique-se de que todos os aparelhos e joias tenham sido removidos
- *Posicione o cabeçote do tubo de raios X.* Traga o cabeçote do tubo de raios X para o lado a ser examinado, de modo que seja facilmente acessível para o posicionamento final após o receptor ter sido colocado na boca
- *Posicione o receptor.* Insira o receptor no dispositivo de retenção e posicione o receptor e o dispositivo de suporte na região da boca do paciente a ser examinada. Angule o receptor de tal forma que o filme ou sensor fique paralelo ao plano oclusal. Introduza primeiramente a

parte apical do receptor e rode-o para a cavidade oral. Essa técnica evita a necessidade de o paciente abrir muito a boca. Para vistas maxilares, coloque o receptor na boca o mais longe possível dos dentes, perto da linha mediana do palato, onde existe o espaço máximo acessível. O espaço adicionado permite que o receptor seja orientado paralelamente para o eixo longo dos dentes. Com o receptor agora na boca, coloque-o delicadamente no palato ou no assoalho da boca. Para todas as imagens interproximais e periapicais mandibulares, é útil deslocar a mandíbula para o lado que está sendo radiografado; isso diminui o desconforto do paciente porque agora há mais espaço para o sensor no lado lingual da mandíbula. Depois que o sensor estiver posicionado, gire o instrumento com o receptor até que o bloco de mordida repouse sobre os dentes a serem radiografados e coloque um rolo de algodão entre o bloco de mordida e os dentes antagonistas. O rolo de algodão ajuda a estabilizar o instrumento de retenção do receptor e diminui o desconforto do paciente. Segurando o instrumento e o receptor no lugar, peça ao paciente para fechar a boca suavemente. Receptores de estado sólido (sensores CCD ou CMOS) têm aproximadamente de 2 a 4 mm de "espaço morto" entre a borda do invólucro de plástico e o *chip* de captura de imagem, e a região anatômica capturada é menor que o tamanho do sensor externo. A largura do espaço morto varia de acordo com o fabricante. Um fabricante, a XDR Radiology, possui uma tecnologia patenteada que fornece menos espaço morto na extremidade de imagem mesial e facilita a visualização do contato canino/pré-molar
- *Posicione o tubo de raios X.* Ajuste a angulação vertical e horizontal do cabeçote do tubo para corresponder ao instrumento de retenção do receptor. A extremidade do anel de mira do cabeçote do tubo de raios X deve estar nivelada ou paralela ao instrumento do anel-guia. O alinhamento é satisfatório quando o cilindro localizador cobre a porta e está dentro dos limites de proteção para o rosto. Preste atenção ao paciente para que ele não se mova
- *Faça a exposição.* Faça a exposição com o tempo de exposição predefinido. Se o receptor for um filme ou uma placa de armazenamento de fósforo, remova o receptor da boca do paciente após a exposição, seque-o com um papel toalha, remova a invólucro de controle de infecção e coloque-o em um recipiente adequado fora da área de exposição. Se o receptor for um sensor CCD ou CMOS, você pode mantê-lo na boca do paciente e reposicioná-lo para a próxima vista. Garanta o conforto do paciente após cada exposição.

Projeções periapicais Individuais

Uma série radiográfica típica consiste em 21 imagens (Quadro 7.1 e Figura 7.1). Para facilitar o fluxo de trabalho, é útil estabelecer uma sequência regular de projeções ao fazer exposições. É prático começar com as vistas anteriores porque causam menos desconforto ao paciente. A seção seguinte descreve detalhes processuais para fazer radiografias periapicais usando a técnica de paralelismo. São descritos o campo englobado na imagem, a localização do receptor, a projeção do raio central e o posicionamento do anel de mira.

TABELA 7.1 **Orientações de angulação para projeções pela técnica da bissetriz.**						
CONFIGURAÇÕES ESPECÍFICAS DA REGIÃO						
	América do Norte		**Índia[a]**		**Brasil[b]**	
Projeção	**Maxila**	**Mandíbula**	**Maxila**	**Mandíbula**	**Maxila**	**Mandíbula**
Incisivos	+40°	−15°	+45°	−25°	+45 a +55°	−25 a −15°
Caninos	+45°	−20°	+45°	−20°	+40 a +50°	−20 a −10°
Pré-molares	+30°	−10°	+30°	−15°	+30 +45°	−10 a −5°
Molares	+20°	−5°	+30°	−10 a 0°	+20 a +35°	−5 a 0°

[a]Cortesia de de dados Dr. Freny Karjodkar, de *Essentials of Oral and Maxillofacial Radiology*, 2014, Jaypee Publishers.
[b]Dados coletados por Prof. Dr. Matheus Lima de Oliveira, UNICAMP–Universidade Estadual de Campinas, Faculdade de Odontologia de Piracicaba.
O plano oclusal é orientado paralelamente ao solo. Por convenção, com uma angulação positiva (+), o cilindro de mira aponta para baixo e, com uma angulação negativa (–), aponta para cima.

Técnica do paralelismo

Projeção do incisivo central maxilar (Figura 7.9)

Campo de imagem: O campo de visão dessas radiografias deve incluir tanto os incisivos centrais quanto suas áreas periapicais (Figura 7.9A e B).

Colocação do receptor: Coloque um receptor nº 1 em torno do nível dos segundos pré-molares ou primeiros molares para aproveitar a altura palatina máxima, de modo que toda a extensão dos dentes possa ser projetada sobre ele. Mantenha o receptor repousando no palato com a linha mediana centrada na linha média do arco (Figura 7.9C). Posicione o longo eixo do receptor paralelo ao eixo longo dos incisivos centrais superiores (Figura 7.9D).

Projeção do raio central: Direcione o raio central através do ponto de contato dos incisivos centrais e perpendicular ao plano dos receptores e raízes dos dentes (Figura 7.9C). Como a inclinação axial dos incisivos superiores é de cerca de 15 a 20°, a angulação vertical do tubo deve estar no mesmo ângulo positivo (Figura 7.9E). O tubo não deve ter angulação horizontal (Figura 7.9C).

Ponto de entrada: Direcione o ponto de entrada do raio central no lábio, na linha média, logo abaixo do septo nasal (Figura 7.9E). Se a abóbada palatina estiver excepcionalmente baixa ou um toros palatino estiver presente, pode ser necessário inclinar positivamente o suporte do receptor e de modo a conseguir uma relação completamente paralela entre o receptor e os dentes e garantir que a região periapical seja incluída na imagem.

Técnica do paralelismo

Projeção do incisivo lateral maxilar (Figura 7.10)

Campo de imagem: Essa projeção deve mostrar o incisivo lateral e seu campo periapical centrado na radiografia (Figura 7.10A e B). Inclua a área interproximal mesial com o aspecto distal do incisivo central na radiografia de modo que nenhuma sobreposição seja evidente.

Colocação do receptor: Coloque um receptor nº 1 no fundo da cavidade bucal paralelo ao eixo longo e ao plano mesiodistal do incisivo lateral superior (Figura 7.10C e D).

Projeção do raio central: Direcione o raio central através do meio do incisivo lateral (Figura 7.10C), sem sobreposição das margens das coroas no espaço interproximal em sua face mesial. Não tente visualizar o contato distal com o canino (Figura 7.10B).

Ponto de entrada: Oriente o raio central para entrar no alto do lábio a cerca de 1 cm da linha média (Figura 7.10E).

Técnica do paralelismo

Projeção do canino maxilar (Figura 7.11)

Campo de imagem: Esta projeção deve demonstrar todo o canino, com sua área periapical, na linha média da radiografia (Figura 7.11A e B). Abra a área de contato mesial. Ignore o contato distal porque ele será visualizado em outras projeções.

Colocação do receptor: Coloque um receptor nº 1 contra o palato, bem longe da superfície palatina dos dentes (Figura 7.11C). Oriente o invólucro do receptor com sua borda anterior em torno do meio do incisivo lateral e seu eixo longo paralelo ao eixo longo do canino (Figura 7.11D).

Projeção do raio central: Posicione o instrumento de sustentação de modo que ele direcione o feixe através do contato mesial do canino (Figura 7.11C). Não tente abrir o contato distal.

Ponto de entrada: Direcione o raio central através da eminência canina. O ponto de entrada é aproximadamente a intersecção das bordas distal e inferior da asa do nariz (Figura 7.11E).

Técnica do paralelismo

Projeção do pré-molar maxilar (Figura 7.12)

Campo de imagem: A radiografia desta região deve incluir as imagens da metade distal do canino e dos pré-molares, com espaço para pelo menos o primeiro molar (Figura 7.12A e B).

Colocação do receptor: Coloque um receptor nº 2 na boca com a dimensão maior paralela ao plano oclusal e próximo à linha média palatina (Figura 7.12C). O receptor deve se estender o suficiente para cobrir a metade distal do canino. Também deve incluir os pré-molares e o primeiro molar e talvez a porção mesial do segundo molar (Figura 7.12B). O plano do receptor deve ser quase vertical para corresponder ao eixo longo dos dentes pré-molares (Figura 7.12C). Posicione o receptor segurando o dispositivo de modo que o eixo longo do receptor seja paralelo com o plano bucal dos pré-molares. Isso estabelece a angulação horizontal adequada (Figura 7.12C).

Projeção do raio central: Dirija o raio central perpendicular ao receptor (Figura 7.12D). A angulação horizontal do instrumento de retenção deve ser ajustada para permitir que o feixe passe através da área interproximal entre o primeiro e o segundo pré-molar (Figura 7.12C).

Ponto de entrada: Coloque o instrumento de suporte de modo que o raio central passe através do centro da raiz do segundo pré-molar. Este ponto é geralmente abaixo da pupila do olho (Figura 7.12E).

Técnica do paralelismo

Projeção do molar maxilar (Figura 7.13)

Campo de imagem: A radiografia desta região deve mostrar as imagens da metade distal do segundo pré-molar, os três molares permanentes superiores e parte da tuberosidade (Figura 7.13A e B). Inclua a mesma área no receptor igualmente se alguns ou todos os molares estiverem faltando. Se o terceiro molar está impactado em uma área diferente da região da tuberosidade, pode ser necessária uma projeção oblíqua ou extraoral distal (p. ex., visão da mandíbula lateral panorâmica ou oblíqua).

Colocação do receptor: Ao colocar o receptor nº 2 para esta projeção, posicione a maior dimensão do receptor quase horizontalmente para minimizar o incômodo do palato e dorso da língua. Quando o receptor estiver na região a ser examinada, gire-o em posição com um movimento firme e definido. Essa manobra é importante para evitar o reflexo de engasgos, e a ação resoluta do operador aumenta a confiança do paciente. Coloque o receptor longe o suficiente para cobrir as áreas do primeiro, segundo e terceiro molares e parte da tuberosidade. A borda anterior deve cobrir apenas o aspecto distal do segundo pré-molar (Figura 7.12B). Para cobrir os molares da coroa aos ápices, coloque o receptor na linha mediana do palato (Figura 7.13C). Nesta posição, a cavidade bucal deve estar disponível para orientar o receptor em paralelo com os dentes molares. A rotação mesial ou distal do dispositivo de retenção do receptor deve assegurar que o eixo longo do receptor esteja paralelo ao plano bucal médio dos molares (para estabelecer a angulação horizontal). Um palato raso pode exigir ligeira inclinação do instrumento de suporte para evitar dobrar o receptor.

Nota: Em alguns casos, o tamanho da boca (comprimento do arco) não permitirá o posicionamento do dispositivo de retenção do receptor tão distante quanto o recomendado para a projeção molar. No entanto, colocando o dispositivo de retenção de receptor de modo que metade do anel de alinhamento do tubo ou escudo facial fique atrás do canto externo do olho, os molares e parte da tuberosidade geralmente podem ser incluídos na imagem da projeção molar.

Projeção do raio central: Dirija o raio central perpendicular ao receptor (Figura 7.13D). Ajuste a angulação horizontal do dispositivo receptor para direcionar o feixe perpendicularmente às superfícies vestibulares dos dentes molares (Figura 7.13C).

Ponto de entrada: O ponto de entrada do raio central deve estar na bochecha abaixo do canto externo do olho e no zigoma na posição do segundo molar superior (Figura 7.13E).

CAPÍTULO 7 Projeções Intraorais 93

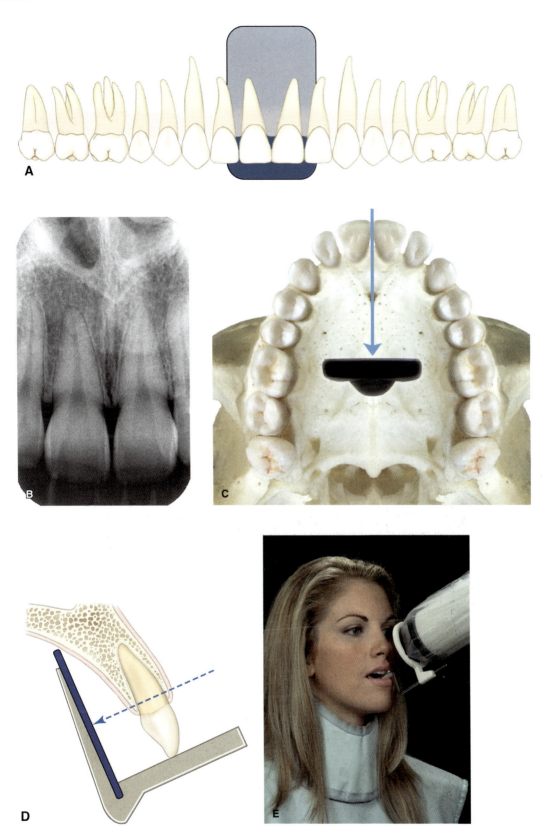

Figura 7.9 Projeção periapical dos incisivos centrais superiores. **A.** A área sombreada descreve o campo da imagem. **B.** Radiografia periapical do incisivo central superior. **C.** Posição do receptor na cavidade oral e direção do feixe de raios X (*seta azul*). **D.** Representação gráfica do receptor de imagem e do feixe de raios X em relação ao eixo longo do incisivo central. **E.** Posição do paciente com o suporte do receptor no lugar e o anel de direcionamento alinhado para exposição.

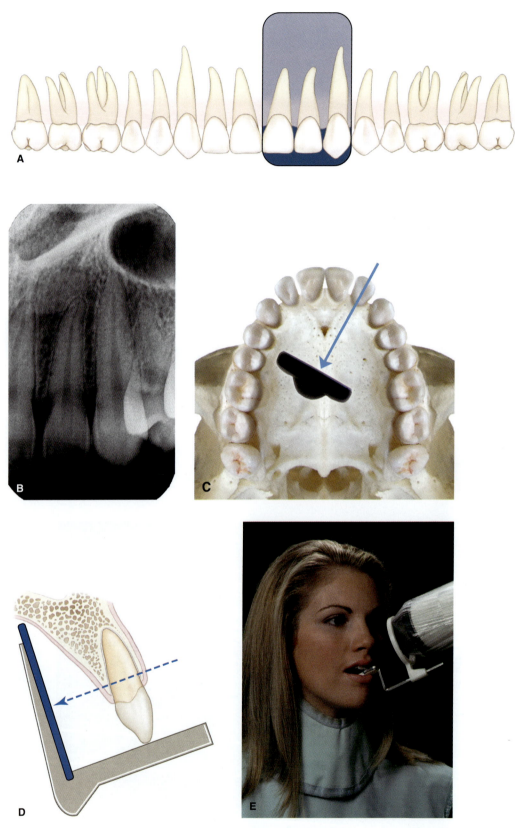

Figura 7.10 Projeção periapical dos incisivos laterais superiores. **A.** A área sombreada descreve o campo da imagem. **B.** Radiografia periapical do incisivo lateral superior. **C.** Posição do receptor na cavidade oral e direção do feixe de raios X (*seta azul*). **D.** Representação gráfica do receptor de imagem e do feixe de raios X em relação ao eixo longo do incisivo lateral. **E.** Posição do paciente com o suporte do receptor no lugar e o anel de direcionamento alinhado para exposição.

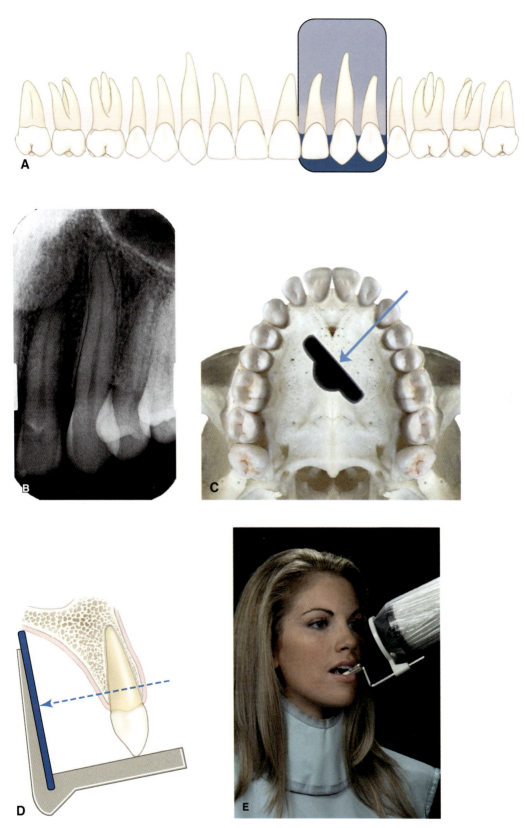

Figura 7.11 Projeção periapical canina maxilar. **A.** A área sombreada descreve o campo da imagem. **B.** Radiografia periapical do canino maxilar. **C.** Posição do receptor na cavidade oral e direção do feixe de raios X (*seta azul*). **D.** Representação gráfica do receptor de imagem e do feixe de raios X em relação ao eixo longo do incisivo lateral. **E.** Posição do paciente com o suporte do receptor no lugar e o anel de direcionamento alinhado para exposição.

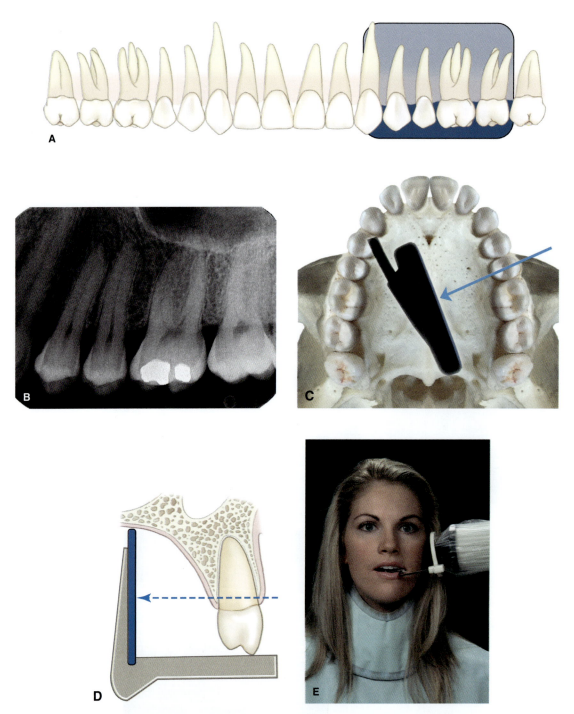

Figura 7.12 Projeção periapical dos pré-molares maxilares. **A.** A área sombreada descreve o campo da imagem. **B.** Radiografia periapical da região dos pré-molares superiores. **C.** Posição do receptor na cavidade oral e direção do feixe de raios X (*seta azul*). **D.** Representação gráfica do receptor de imagem e do feixe de raios X em relação ao eixo longo do pré-molar. **E.** Posição do paciente com o suporte do receptor no lugar e o anel de direcionamento alinhado para exposição.

CAPÍTULO 7 Projeções Intraorais

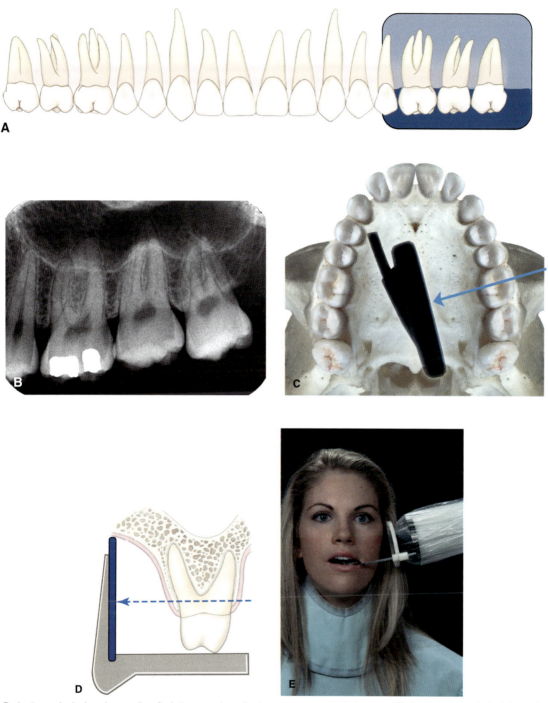

Figura 7.13 Projeção periapical molar maxilar. **A.** A área sombreada descreve o campo da imagem. **B.** Radiografia periapical da região do molar superior. **C.** Posição do receptor na cavidade oral e direção do feixe de raios X (*seta azul*). **D.** Representação gráfica do receptor de imagem e do feixe de raios X em relação ao eixo longo do molar. **E.** Posição do paciente com o suporte do receptor no lugar e o anel de direcionamento alinhado para exposição.

Técnica do paralelismo
Projeção centrolateral mandibular (Figura 7.14)

Campo de imagem: Centralize a imagem dos incisivos centrais e laterais da mandíbula e suas áreas periapicais no receptor (Figura 7.14A e B). Como o espaço nessa área é frequentemente restrito, use dois receptores de tamanho 1 para os incisivos de cada lado para fornecer uma boa cobertura com o mínimo de desconforto. Além disso, as áreas de contato dos incisivos são melhor visualizadas em dois receptores anteriores mais estreitos, porque a angulação do raio central pode ser ajustada para a área de contato em cada lado (Figura 7.14C).

Colocação do receptor: Coloque a dimensão longa do receptor nº 1 verticalmente atrás dos incisivos central e lateral com a área de contato centrada e a borda inferior abaixo da língua. Posicione o receptor posteriormente tanto quanto possível, geralmente entre os pré-molares (Figura 7.14C). Com o receptor repousando suavemente no assoalho da boca como o fulcro, incline o instrumento para baixo até que o bloco de mordida do suporte do receptor esteja apoiado nos incisivos. Instrua o paciente a fechar a boca lentamente. Como o paciente está ocluindo lentamente e o assoalho da boca está relaxando, gire o instrumento com os dentes como o fulcro para alinhar o receptor para ficar mais paralelo com os dentes (Figura 7.14D).

Projeção do raio central: Oriente o raio central através do espaço interproximal entre os incisivos centrais e laterais (Figura 7.14C).

Ponto de entrada: O raio central entra abaixo do lábio inferior a cerca de 1 cm lateral à linha média (Figura 7.14E).

Técnica do paralelismo
Projeção do canino mandibular (Figura 7.15)

Campo de imagem: Esta imagem deve mostrar todo o canino mandibular e sua área periapical (Figura 7.15A e B). Abra sua área de contato mesial. O contato distal está incluído em outras projeções.

Colocação do receptor: Coloque um pacote de receptor nº 1 na boca com sua longa dimensão vertical e o canino na linha média do receptor. A posição é tão lingual quanto a língua e o processo alveolar contralateral permitirem (Figura 7.15C), com seu eixo longo paralelo e alinhado com o canino (Figura 7.15D). O instrumento deve ser inclinado com o bloco de mordida no canino antes que o paciente seja solicitado a fechar a boca.

Projeção do raio central: Direcione o raio central através do contato mesial do canino sem considerar o contato distal (Figura 7.15C).

Ponto de entrada: O ponto de entrada é quase perpendicular à asa do nariz, sobre a posição do canino, e cerca de 3 cm acima da borda inferior da mandíbula (Figura 7.15E).

Técnica do paralelismo
Projeção do pré-molar mandibular (Figura 7.16)

Campo de imagem: A radiografia dessa área deve mostrar a metade distal do canino, os dois pré-molares e o primeiro molar (Figura 7.16A e B).

Colocação do receptor: Traga o receptor nº 2 para a boca com o seu plano quase horizontal. Gire a borda de ataque até o assoalho bucal, entre a língua e os dentes, com a borda anterior perto da linha média do canino. Coloque o receptor longe dos dentes para posicioná-lo na parte mais profunda da boca (Figura 7.16C). Colocar o receptor em direção à linha média também proporciona mais espaço para a borda anterior do receptor na curvatura da mandíbula, conforme o alcance anteriormente. Evite que a borda anterior entre em contato com a gengiva muito sensível na superfície lingual da mandíbula.

Projeção do raio central: Posicione o instrumento de retenção de receptor para projetar o raio central através da área molar do segundo pré-molar. A angulação vertical deve ser pequena, quase paralela ao plano oclusal, para manter o receptor tão próximo quanto possível do eixo longitudinal dos dentes (Figura 7.16D). Ajuste a angulação horizontal e o posicionamento do dispositivo de retenção do receptor para direcionar o feixe através dos pontos de contato dos pré-molares (Figura 7.16C).

Ponto de entrada: O ponto de entrada do raio central é abaixo da pupila do olho e cerca de 3 cm acima da borda inferior da mandíbula (Figura 7.16E).

Técnica do paralelismo
Projeção do molar mandibular (Figura 7.17)

Campo de imagem: A radiografia desta região deve incluir a metade distal do segundo pré-molar e os três molares permanentes mandibulares (Figura 7.17A e B). No caso de um terceiro molar impactado ou uma condição patológica distal ao terceiro molar, uma projeção molar oblíqua distal ou mesmo projeções extraorais adicionais (ramo panorâmico ou lateral) podem ser necessárias para demonstrar a área adequadamente. Se a área do molar for desdentada, coloque o receptor longe o suficiente posterior para incluir a área retromolar no exame.

Colocação do receptor: Coloque o receptor nº 2 na boca com o seu plano quase horizontal. Gire a borda inferior para baixo, abaixo da borda lateral da língua, deslocando-a medialmente. A borda anterior do receptor deve estar na metade do segundo pré-molar (Figura 7.17C). Na maioria dos casos, a língua força o receptor próximo ao processo alveolar dos molares, alinhando-o paralelamente ao eixo longo dos dentes e à linha de oclusão.

Projeção do raio central: A colocação correta do instrumento de suporte direciona o raio central através do segundo molar. Ajuste a angulação horizontal para projetar o feixe através das áreas de contato (Figura 7.17C). Por causa da ligeira inclinação lingual dos molares, o raio central pode ter uma ligeira angulação positiva (aproximadamente 8°; Figura 7.17E).

Ponto de entrada: Direcione o ponto de entrada do raio central abaixo do canto externo do olho cerca de 3 cm acima da borda inferior da mandíbula Figura 7.17E).

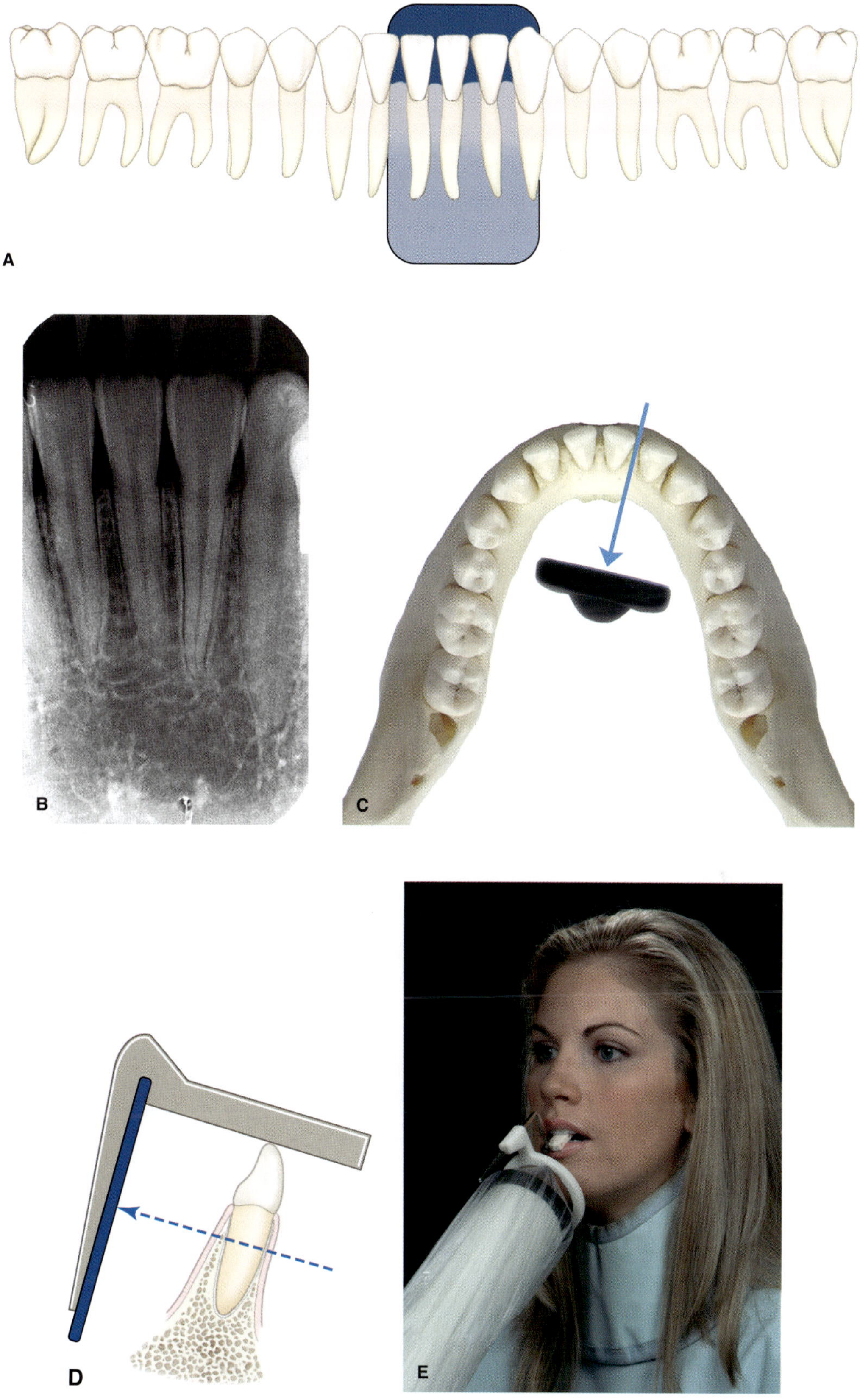

Figura 7.14 Projeção periapical dos incisivos centrolaterais mandibulares. **A.** A área sombreada descreve o campo da imagem. **B.** Radiografia periapical dos incisivos centrais e laterais da mandíbula. **C.** Posição do receptor na cavidade oral e direção do feixe de raios X (*seta azul*). **D.** Representação gráfica do receptor de imagem e do feixe de raios X em relação ao eixo longo do incisivo mandibular. **E.** Posição do paciente com o suporte do receptor no lugar e o anel de direcionamento alinhado para exposição.

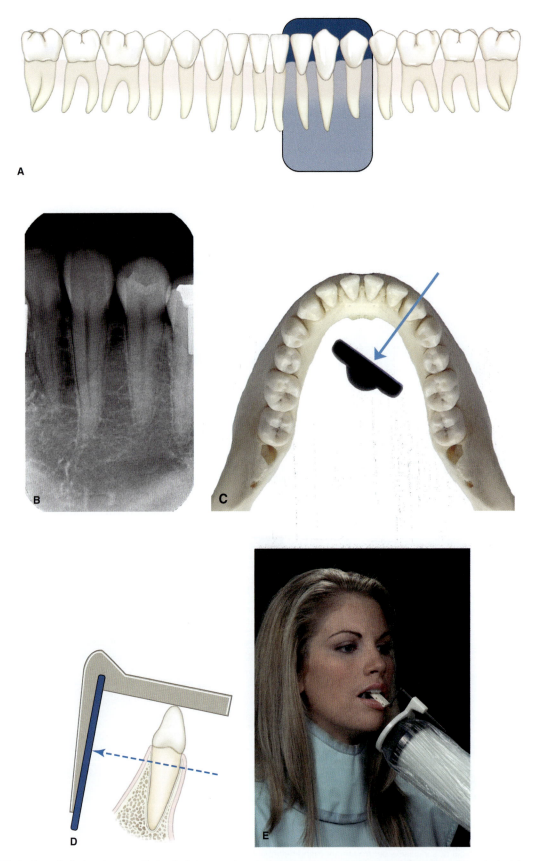

Figura 7.15 Projeção periapical canina mandibular. **A.** A área sombreada descreve o campo da imagem. **B.** Radiografia periapical do canino mandibular. **C.** Posição do receptor na cavidade oral e direção do feixe de raios X (*seta azul*). **D.** Representação gráfica do receptor de imagem e do feixe de raios X em relação ao eixo longo do canino mandibular. **E.** Posição do paciente com o suporte do receptor no lugar e o anel de direcionamento alinhado para exposição.

CAPÍTULO 7 Projeções Intraorais 101

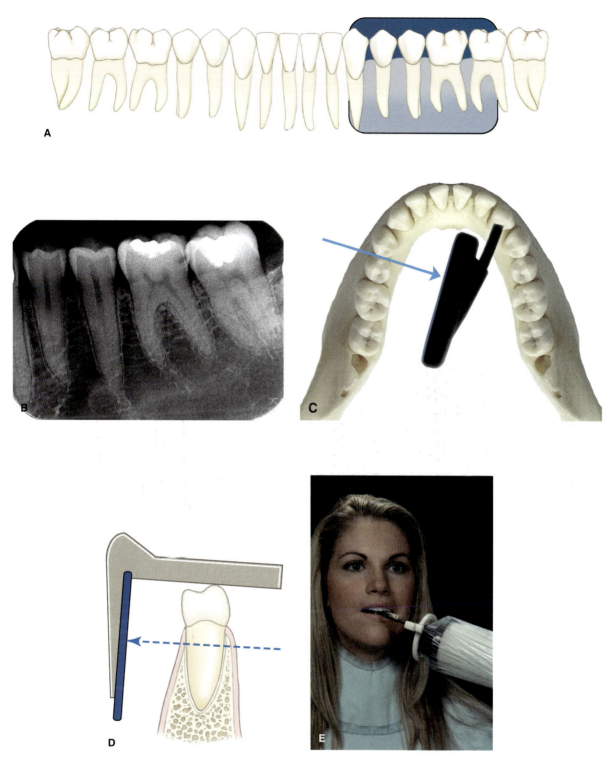

Figura 7.16 Projeção periapical de pré-molares mandibulares. **A.** A área sombreada descreve o campo da imagem. **B.** Radiografia periapical da região dos pré-molares mandibulares. **C.** Posição do receptor na cavidade oral e direção do feixe de raios X (*seta azul*). **D.** Representação gráfica do receptor de imagem e do feixe de raios X em relação ao eixo longo do pré-molar mandibular. **E.** Posição do paciente com o suporte do receptor no lugar e o anel de direcionamento alinhado para exposição.

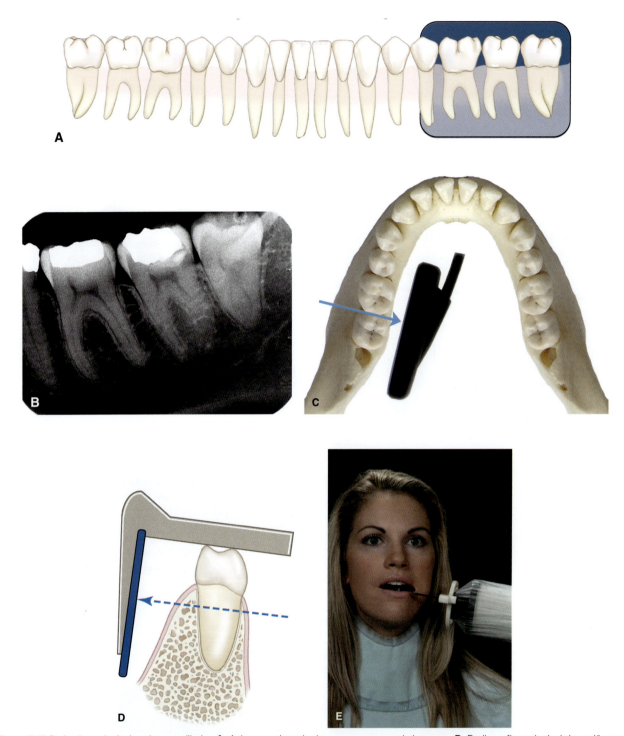

Figura 7.17 Projeção periapical molar mandibular. **A.** A área sombreada descreve o campo da imagem. **B.** Radiografia periapical da região molar mandibular. **C.** Posição do receptor na cavidade oral e direção do feixe de raios X (*seta azul*). **D.** Representação gráfica do receptor de imagem e do feixe de raios X em relação ao eixo longo do molar mandibular. **E.** Posição do paciente com o suporte do receptor no lugar e o anel de direcionamento alinhado para exposição.

QUADRO 7.3 Objetivos diagnósticos da radiografia *bitewing*.

- Detectar cárie interproximal precoce antes que se torne clinicamente aparente
- Detectar cáries secundárias abaixo das restaurações
- Avaliar a perda do osso interdental e furca.

RADIOGRAFIA *BITEWING* OU INTERPROXIMAL

Bitewing (também chamada **interproximal**) inclui as coroas dos dentes superiores e inferiores e a crista alveolar no mesmo receptor. O longo eixo dos receptores *bitewing* geralmente é orientado horizontalmente, mas pode ser orientado verticalmente. O feixe é direcionado através dos espaços interproximais e paralelo ao plano oclusal. O receptor é colocado em paralelo às superfícies vestibular e lingual dos dentes examinados e é perpendicular ao feixe de raios X.

Os objetivos diagnósticos das radiografias de mordida estão listados no Quadro 7.3.

Instrumentos de retenção dos receptores

Os instrumentos de retenção são usados para posicionar e estabilizar o receptor adjacente aos dentes que estão sendo examinados. Os instrumentos para a técnica *bitewing* têm uma placa de mordida e um anel-guia externo para ajudar no posicionamento do cabeçote do tubo de raios X (Figura 7.18). O bloco de mordida facilita o posicionamento do receptor paralelo às superfícies faciais dos dentes sendo radiografados. Placas de mordida separadas são usadas para placas de fósforos e filme, e sensores digitais de estado sólido. O anel-guia externo ajuda a alinhar o feixe, reduz a sobreposição entre as superfícies proximais e reduz a possibilidade de expor parcialmente o receptor.

Um receptor acoplado a um posicionador *bitewing* ou aba de mordida pode ser usado em vez de um dispositivo de retenção. Essas abas descartáveis são feitas de papelão ou plástico rígido e estão disponíveis para filmes, placas de armazenamento de fósforo e sensores digitais (Figura 7.19).

Posicionamento do paciente

O paciente deve estar sentado ereto na cadeira odontológica com o plano sagital vertical e o plano oclusal horizontal. Quando suportes de receptores com anéis-guia externos forem usados, a posição da cabeça do paciente é menos importante. No entanto, quando as guias de mordida forem usadas, a orientação externa para posicionar o cilindro localizador de raios X não está disponível; assim, a padronização da posição da cabeça do paciente é importante.

Colocação do receptor

Projeções horizontais bitewing. Tipicamente, as radiografias *bitewing*s são feitas com o receptor em uma orientação horizontal. Vistas separadas são feitas para as regiões dos pré-molares e molares. O receptor é colocado no vestíbulo lingual adjacente aos dentes a serem radiografados, e o bloco de mordida ou a aba de mordida do receptor é repousado na superfície oclusal mandibular. O receptor é ajustado para ser paralelo às superfícies vestibulares dos dentes sendo radiografados. A borda dos suportes do receptor ou a aba pode ser usada para auxiliar nessa orientação paralela. Uma vez que o receptor esteja posicionado, o paciente é solicitado a gentilmente ocluir no bloco de mordida. Ao usar as abas de *bitewing* de papelão, é importante direcionar o paciente para fechar suavemente para assegurar uma separação suficiente dos dentes maxilar e mandibular.

Duas vistas posteriores de *bitewings*, um pré-molar e um molar, são recomendadas para cada quadrante. Entretanto, para crianças de até 12 anos de idade, um receptor de mordida (nº 2) geralmente é suficiente. A projeção dos pré-molares deve incluir a metade distal dos caninos e as coroas dos pré-molares. Como os caninos inferiores geralmente são mais mesiais do que os caninos superiores, o canino mandibular é usado como guia para a colocação do receptor de mordida de pré-molar. O receptor *bitewing* para molares é colocado 1 ou 2 mm além do molar mais distalmente localizado (maxilar ou mandibular). A borda anterior do receptor é usada para guiar a posição para abranger os contatos interproximais apropriados. Ao usar filme ou placas de armazenamento de fósforo, a área de imagem do filme ou placa é de aproximadamente 2 mm da borda do pacote. Ao usar sensores de estado sólido (CCD ou CMOS), há aproximadamente de 2 a 4 mm de espaço morto entre a borda do invólucro de plástico e o *chip* de captura de imagem; isso varia de acordo com o fabricante. Um fabricante, XDR Radiology, possui uma tecnologia patenteada que fornece menos espaço morto para a extremidade mesial, e isso facilita a visualização do contato canino/pré-molar.

Projeções verticais bitewings. As projeções *bitewings* verticais são utilizadas quando o paciente apresenta perda óssea alveolar de moderada a grave. Orientar o comprimento do receptor verticalmente aumenta a probabilidade de que as cristas alveolares residuais na maxila e na mandíbula sejam registradas na radiografia (Figura 7.20). Os princípios para posicionar o receptor e orientar o feixe de raios X são, de outro modo, os mesmos que para projeções horizontais de mordida. Blocos de mordida especificamente projetados para orientação vertical do sensor estão disponíveis.

Angulação do cabeçote de raios X

Angulação horizontal. Para efetivamente radiografar a superfície do dente interproximal sem superposição, o feixe de raios X é direcionado através dos contatos. Alguma diferença pode existir na curvatura dos arcos mandibulares e maxilares. No entanto, quando o feixe de raios X é direcionado com precisão através dos contatos pré-molares mandibulares, a sobreposição é mínima ou ausente no segmento dos pré-molares superiores. Alguns graus de tolerância estão disponíveis na angulação horizontal antes que a sobreposição se torne crítica. Normalmente, menos de um terço da espessura do esmalte proximal deve ser sobreposto. O contato entre os primeiros e segundos molares superiores muitas vezes é angulado alguns graus mais anteriormente do que entre os primeiros e segundos molares inferiores.

Ao usar suportes de receptores que possuam um anel de direcionamento externo, deve-se guiar a angulação horizontal do cilindro localizador do feixe de raios X na direção predeterminada que passa através dos espaços interproximais. Ao usar abas de mordida, a orientação horizontal é menos direta e o operador deve assegurar uma orientação horizontal do cabeçote do tubo de raios X para direcionar o feixe através dos espaços interproximais e abranger toda a superfície do receptor para evitar halos.

Angulação vertical. O cilindro localizador é posicionado a cerca de + 10° para projetar o feixe paralelo ao plano oclusal (junção dentino-esmalte oclusal). Essa orientação minimiza a sobreposição das cúspides opostas na superfície oclusal e, portanto, melhora a probabilidade de detectar lesões oclusais precoces na junção dentino-esmalte.

Projeções *bitewings* individuais

Projeções *bitewings* separadas são feitas dos pré-molares e molares. A seção a seguir descreve os detalhes do procedimento para fazer as radiografias *bitewings*. São descritos o campo englobado na imagem, a localização do receptor, a projeção do raio central e o posicionamento do anel de mira.

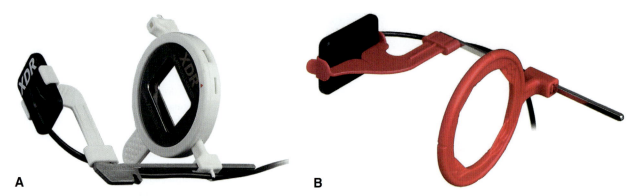

Figura 7.18 Dispositivos de retenção de receptores para radiografia *bitewing*. **A.** Um sensor com fio é mantido em posição com um bloco de mordida. O anel de direcionamento guia o alinhamento do feixe e incorpora colimação retangular para minimizar dose de radiação do paciente. (Cortesia de XDR Radiology, Los Angeles, CA.) **B.** Suporte *bitewing* XCP, com anel localizador externo para guiar a posição do tubo de direcionamento do equipamento de raios X para garantir que todo o receptor esteja no feixe de raios X. (Cortesia de Dentsply Rinn, Elgin, IL.) As barreiras descartáveis foram removidas para mostrar o detector e o fio.

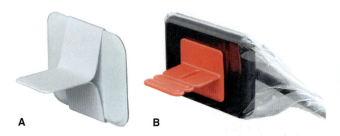

Figura 7.19 Abas de mordidas descartáveis mostrando a aba que o paciente morde para apoiar o receptor durante a exposição. **A.** Aba de papelão para placas de fósforo de armazenamento e filme radiográfico. **B.** Guia adesiva plástica para uso com sensores de estado sólido. A imagem mostra o uso com o invólucro plástico de controle de infecção sobre o sensor e o fio. (Cortesia de Dentsply Rinn, Elgin, IL.)

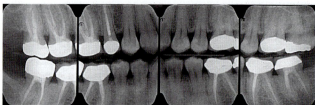

Figura 7.20 Conjunto de vistas verticais *bitewing*. Orientar o comprimento do receptor verticalmente aumenta a probabilidade de que as cristas alveolares residuais na maxila e na mandíbula sejam registradas na radiografia, mesmo em pacientes com perda óssea alveolar extensa.

Projeção *bitewing* de pré-molar (Figura 7.21)

Campo de imagem: Essa projeção deve cobrir a parte distal da porção mandibular anterior do canino e mostra igualmente as coroas dos pré-molares maxilares e mandibulares (Figura 7.21A e B).

Colocação do receptor: Coloque o receptor entre a língua e os dentes, longe o suficiente da superfície lingual dos dentes para evitar a interferência do palato ao fechar. O receptor deve estar paralelo aos eixos longos dos dentes (Figura 7.21C). A borda anterior do receptor deve se estender além da área de contato entre o canino mandibular e o primeiro pré-molar (Figura 7.21D). Mantenha o receptor no lugar até que a boca do paciente esteja completamente fechada. Segurar o receptor durante o fechamento impede que ele seja deslocado distalmente.

Projeção do raio central: Ajuste a angulação horizontal do cilindro para projetar o raio central para o centro do receptor através das áreas de contato dos pré-molares (Figura 7.21D). Para compensar a ligeira inclinação do receptor contra a mucosa palatina, a angulação vertical deve ser de cerca de +5°. (No desenho, os dentes inferiores são mostrados em linhas tracejadas.)

Ponto de entrada: Identifique o ponto de entrada, retraindo a bochecha e determinando que o raio central entre na linha de oclusão no ponto de contato entre o segundo pré-molar e o primeiro molar (Figura 7.21E).

Projeção *bitewing* de molar (Figura 7.22)

Campo de imagem: Essa projeção deve mostrar a superfície distal do molar em erupção mais posterior e igualmente as coroas dos molares maxilar e mandibular (Figura 7.22A e B). Como as áreas de contato dos molares maxilares e mandibulares podem não estar abertas da mesma angulação, elas podem não ser visíveis em uma imagem. Neste caso, pode ser desejável abrir os contatos molares superiores porque os contatos molares inferiores geralmente estão abertos nos receptores periapicais.

Colocação do receptor: Coloque o receptor entre a língua e os dentes o máximo que puder para evitar o contato com a gengiva (Figura 7.22C). A margem distal do receptor deve se estender por 1 a 2 mm além do molar em erupção mais posterior (Figura 7.22D). Ao usar o XCP (Rinn Co.), ajuste a angulação horizontal colocando a barra-guia paralela à direção do raio central para abrir a área de contato entre o primeiro e o segundo molar.

Projeção do raio central: Projete o raio central para o centro do receptor e através do contato dos primeiros e segundos molares superiores (Figura 7.22D). Angule o raio central ligeiramente para anterior, porque os contatos molares geralmente não são orientados em ângulo reto com as superfícies vestibulares desses dentes. Recomenda-se uma angulação vertical de +10°.

Ponto de entrada: O raio central deve entrar na bochecha abaixo do canto lateral do olho no nível do plano oclusal (Figura 7.22E).

CAPÍTULO 7 Projeções Intraorais   105

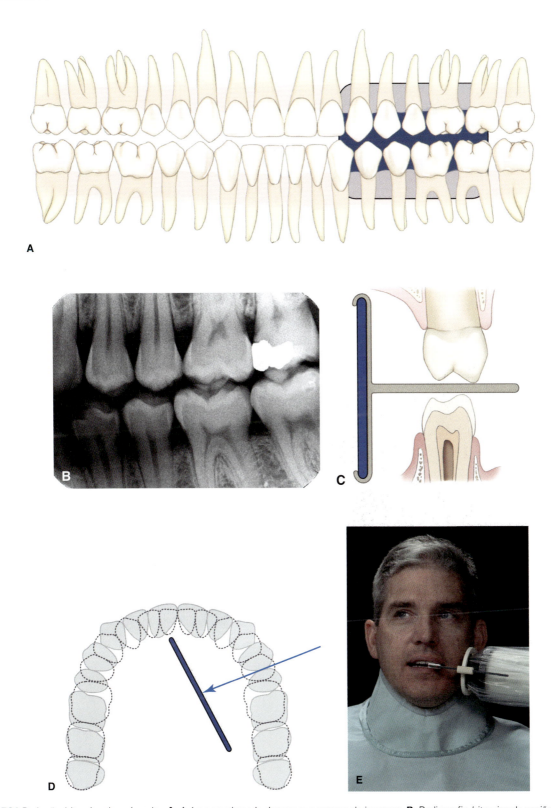

Figura 7.21 Projeção *bitewing* do pré-molar. **A.** A área sombreada descreve o campo da imagem. **B.** Radiografia *bitewing* da região dos pré-molares. **C** e **D.** Representações gráficas do receptor de imagem e do feixe de raios X em relação às coroas dos pré-molares maxilar e mandibular. **E.** Posição do paciente com o suporte do receptor no lugar e o anel de direcionamento alinhado para exposição.

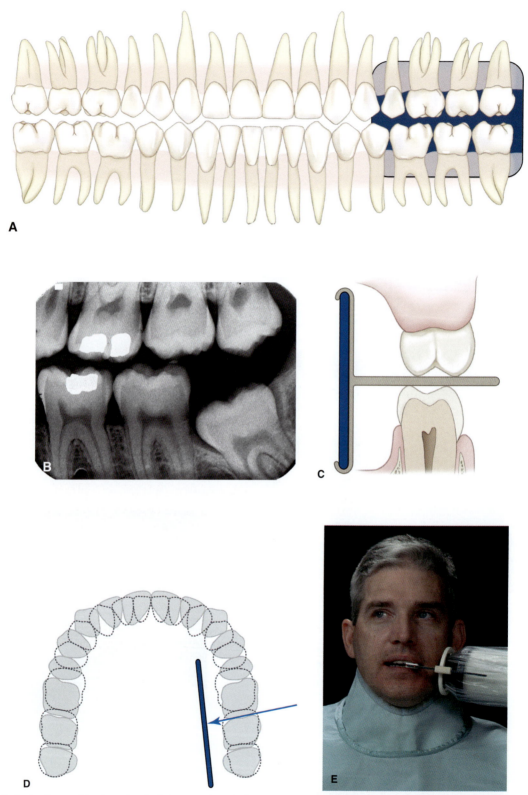

Figura 7.22 Projeção da mordida do molar. **A.** A área sombreada descreve o campo da imagem. **B.** Radiografia da mordida da região molar. **C** e **D.** Representações gráficas do receptor de imagem e do feixe de raios X em relação às coroas do molar maxilar e mandibular. **E.** Posição do paciente com o suporte do receptor no lugar e o anel de direcionamento alinhado para exposição.

RADIOGRAFIA OCLUSAL

Uma radiografia oclusal mostra um segmento relativamente grande de um arco. Pode incluir o palato ou o assoalho da boca e uma extensão das estruturas laterais contíguas. Radiografias oclusais também são úteis quando os pacientes são incapazes de abrir a boca com suficiente extensão para imagens periapicais ou não possam aceitar receptores periapicais por outras razões . Como as radiografias oclusais são expostas a uma angulação acentuada, elas podem ser usadas com imagens periapicais convencionais para determinar a localização dos objetos em todas as três dimensões.

Os objetivos diagnósticos das radiografias oclusais estão listados no Quadro 7.4. Com o crescimento da tomografia computadorizada de feixe cônico (CBCT; do inglês, *cone beam computed tomography*) em odontologia, muitos desses objetivos diagnósticos são agora realizados com imagens de CBCT em vez de radiografia oclusal. No entanto, as radiografias oclusais continuam a ser utilizadas quando o acesso à imagem por CBCT for limitado.

Para fazer uma radiografia oclusal, um receptor grande (7,7 cm × 5,8 cm [3 polegadas × 2,3 polegadas]) é inserido entre as superfícies oclusais dos dentes. Os receptores oclusais são feitos de filmes ou de placas de armazenamento de fósforo. Os sensores CCD ou CMOS deste tamanho não são fabricados. Como o próprio nome indica, o receptor está no plano de oclusão. O lado do "tubo" deste receptor é posicionado em direção à mandíbula a ser examinada, e os raios X são direcionados através da mandíbula para o receptor. Devido ao seu tamanho, o receptor permite o exame de porções relativamente grandes da mandíbula. Projeções padronizadas são usadas, as quais estipulam uma relação desejada entre o raio central, o receptor e a região que está sendo examinada. No entanto, o clínico deve se sentir à vontade para modificar essas relações para atender a uma exigência clínica específica.

QUADRO 7.4 Objetivos diagnósticos da radiografia oclusal.

- Para localizar dentes supranumerários, não erupcionados e impactados
- Para localizar corpos estranhos nas mandíbulas e no assoalho da boca
- Identificar e determinar a extensão total da doença (p. ex., cistos, osteomielite, malignidades) em mandíbulas, palato e assoalho da boca
- Avaliar e monitorar mudanças na sutura palatina mediana durante a expansão ortodôntica palatina. Detectar e localizar sialólitos nos ductos das glândulas sublingual e submandibular
- Avaliar a integridade dos contornos anterior, medial e lateral do seio maxilar
- Auxiliar no exame de pacientes com trismo, que podem abrir suas bocas apenas alguns milímetros; esta condição impede a radiografia intraoral, que pode ser impossível ou pelo menos extremamente doloroso para o paciente
- Obter informações sobre a localização, natureza, extensão e deslocamento das fraturas da mandíbula e maxila.

Projeções oclusais individuais

A seção a seguir descreve os detalhes do procedimento para fazer projeções radiográficas oclusais. São descritos o campo abrangido na imagem, a colocação do receptor, a projeção do raio central e o posicionamento do anel de mira.

Projeção oclusal anterior maxilar (Figura 7.23)

Campo de imagem: O campo primário dessa projeção inclui a maxila anterior e sua dentição e o soalho anterior da fossa nasal e dentes de canino a canino (Figura 7.23A e B).

Colocação do receptor: Ajuste a cabeça do paciente de modo que o plano sagital esteja perpendicular ao solo, e o plano oclusal, horizontal ao solo (Figura 7.23C). Coloque o receptor na boca com o lado da exposição em direção à maxila, a borda posterior tocando os ramos e a longa dimensão do receptor perpendicular ao plano sagital. O paciente estabiliza o receptor fechando suavemente a boca.

Projeção do raio central: Oriente o raio central através da ponta do nariz em direção ao meio do receptor com aproximadamente + 45° de angulação vertical e 0° de angulação horizontal (Figura 7.23C).

Ponto de entrada: O raio central entra no rosto do paciente aproximadamente na ponta do nariz (Figura 7.23C).

Projeção oclusal topográfica maxilar (Figura 7.24)

Campo de imagem: Esta projeção mostra palato, processos zigomáticos da maxila, aspectos anteroinferiores de cada antro, canais nasolacrimais, dentes de segundo molar a segundo molar e septo nasal (Figura 7.24A e B).

Colocação do receptor: Assente o paciente na posição vertical com o plano sagital perpendicular ao solo e o plano oclusal horizontal ao solo. Coloque o receptor com sua longa dimensão perpendicular ao plano sagital, transversalmente na boca. Com cuidado, empurre o receptor para trás até que entre em contato com a borda anterior dos ramos mandibulares. O paciente estabiliza o receptor fechando suavemente a boca (Figura 7.24C).

Projeção do raio central: Direcione o raio central a uma angulação vertical de +65° e uma angulação horizontal de 0° à ponte do nariz, logo abaixo do násio, em direção ao meio do receptor (Figura 7.24C).

Ponto de entrada: Geralmente, o raio central entra no rosto do paciente através da ponte do nariz (Figura 7.24C).

Projeção oclusal lateral maxilar (Figura 7.25)

Campo de imagem: Essa projeção mostra um quadrante da crista alveolar do maxilar, aspecto inferolateral do antro, tuberosidade e dentes de incisivo lateral ao terceiro molar contralateral (Figura 7.25A e B). Além disso, o processo zigomático da maxila se sobrepõe às raízes dos dentes molares.

Colocação do receptor: Coloque o receptor com seu longo eixo paralelo ao plano sagital e no lado de interesse, com o lado do tubo voltado para o lado da maxila em questão. Empurre o receptor posteriormente até que ele toque o ramo. Posicione a borda lateral paralelamente às superfícies vestibulares dos dentes posteriores, estendendo-se lateralmente aproximadamente 1 cm além das cúspides vestibulares. Peça ao paciente para fechar suavemente para manter o receptor em posição (Figura 7.25C).

Projeção do raio central: Oriente o raio central com uma angulação vertical de + 60°, até um ponto 2 cm abaixo do canto lateral do olho, direcionado para o centro do receptor (Figura 7.25C).

Ponto de entrada: O raio central entra em um ponto aproximadamente 2 cm abaixo do canto lateral do olho (Figura 7.25C).

Projeção oclusal anterior mandibular (Figura 7.26)

Campo de imagem: Essa projeção inclui a porção anterior da mandíbula, a dentição do canino ao canino e a borda cortical inferior da mandíbula (Figura 7.26A e B).

Colocação do receptor: Assente o paciente inclinado para trás para que o plano oclusal esteja a 45° acima da horizontal. Coloque o receptor na boca com o eixo longo perpendicular ao plano sagital e empurre-o posteriormente até que ele toque nos ramos. Centre o receptor com o lado de exposição para baixo e peça ao paciente para morder levemente para manter o receptor em posição (Figura 7.26C).

Projeção do raio central: Oriente o raio central com uma angulação de − 10° através da ponta do queixo em direção ao meio do receptor; isto resulta o raio de − 55° de angulação ao plano do receptor (Figura 7.26C).

Ponto de entrada: O ponto de entrada do raio central é na linha mediana e através da ponta do queixo (Figura 7.26C).

Projeção oclusal topográfica mandibular (Figura 7.27)

Campo de imagem: Essa projeção inclui o tecido mole do assoalho da boca e revela as corticais lingual e bucal da mandíbula do segundo molar para o segundo molar (Figura 7.27A e B). Quando esta visão é feita para examinar o assoalho da boca (p. ex., para sialólitos), o tempo de exposição deve ser reduzido à metade do tempo usado para criar uma imagem da mandíbula.

Colocação do receptor: Assente o paciente em uma posição parcialmente reclinada com a cabeça inclinada para trás de modo que a linha asa-trágus fique quase perpendicular ao solo. Coloque o receptor na boca com o seu eixo longo perpendicular ao plano sagital e com o lado do tubo em direção à mandíbula. A borda anterior do receptor deve estar aproximadamente 1 cm além dos incisivos centrais inferiores. Peça ao paciente para morder suavemente o receptor para mantê-lo em posição (Figura 7.27C).

Projeção do raio central: Direcione o raio central na linha média através do assoalho da boca aproximadamente 3 cm abaixo do queixo, em ângulo reto com o centro do receptor (Figura 7.27C).

Ponto de entrada: O ponto de entrada do raio central está na linha média, através do assoalho da boca, aproximadamente 3 cm abaixo do queixo (Figura 7.27C).

Projeção oclusal lateral mandibular (Figura 7.28)

Campo de imagem: Essa projeção cobre o tecido mole de metade do assoalho da boca, as placas corticais vestibular e lingual de metade da mandíbula e os dentes do incisivo lateral ao terceiro molar contralateral (Figura 7.28A e B). Quando essa visão é usada para fornecer uma imagem do assoalho da boca, o tempo de exposição deve ser reduzido à metade do usado para fornecer uma imagem da mandíbula.

Colocação do receptor: Assente o paciente em uma posição parcialmente reclinada com a cabeça inclinada para trás de modo que a linha asa-trágus esteja quase perpendicular ao chão (Figura 7.28C). Coloque o receptor na boca com seu eixo longo inicialmente paralelo ao plano sagital e com o lado de exposição para baixo em direção à mandíbula. Posicione o receptor o mais distante possível, depois desloque o longo eixo vestibular (direito ou esquerdo) para que a borda lateral do receptor fique paralela à superfície vestibular dos dentes posteriores e se estenda lateralmente aproximadamente 1 cm.

Projeção do raio central: Direcione o raio central perpendicular ao centro do receptor através de um ponto abaixo do queixo, aproximadamente 3 cm posterior até a ponta do queixo e 3 cm lateralmente à linha média (Figura 7.28C).

Ponto de entrada: O ponto de entrada do raio central está abaixo do queixo, aproximadamente 3 cm posterior ao queixo e aproximadamente 3 cm lateral à linha média (Figura 7.28C).

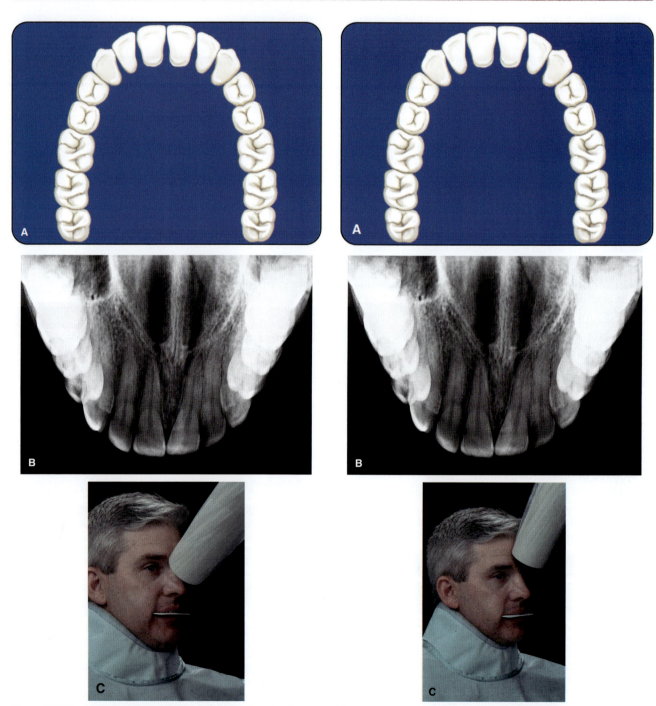

Figura 7.23 Projeção oclusal maxilar anterior. **A.** A área sombreada descreve o campo da imagem. **B.** Radiografia oclusal maxilar anterior. **C.** Posição do paciente com o receptor no lugar e o anel de direcionamento alinhado para exposição.

Figura 7.24 Projeção oclusal maxilar topográfica. **A.** A área sombreada descreve o campo da imagem. **B.** Radiografia oclusal maxilar topográfica. **C.** Posição do paciente com o receptor no lugar e o anel de direcionamento alinhado para exposição.

CAPÍTULO 7 Projeções Intraorais 109

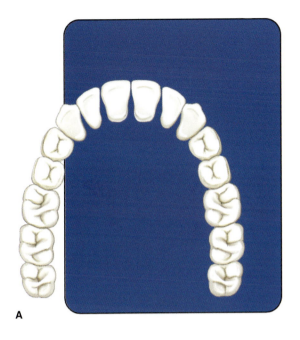
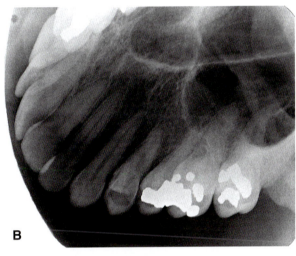
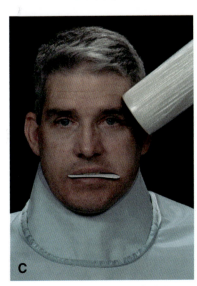

Figura 7.25 Projeção oclusal maxilar lateral. **A.** A área sombreada descreve o campo de imagem. **B.** Radiografia oclusal maxilar lateral. **C.** Posição do paciente com o receptor no lugar e o anel de direcionamento alinhado para exposição.

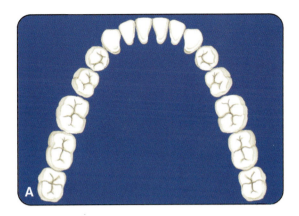
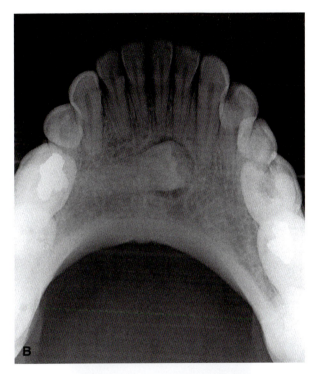
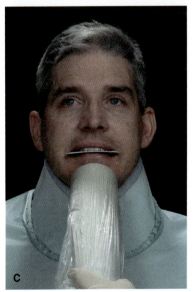

Figura 7.26 Projeção oclusal mandibular anterior. **A.** A área sombreada descreve o campo da imagem. **B.** Radiografia oclusal mandibular anterior. **C.** Posição do paciente com o receptor no lugar e o anel de direcionamento alinhado para exposição.

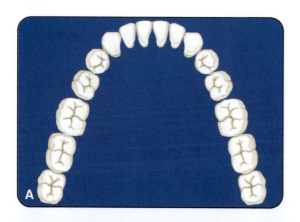
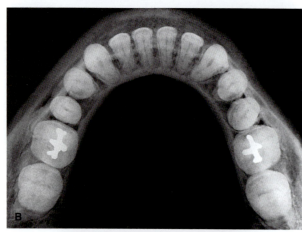
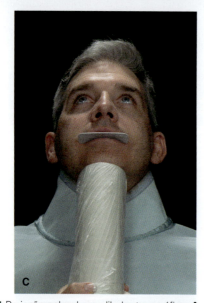

Figura 7.27 Projeção oclusal mandibular topográfica. **A.** A área sombreada descreve o campo da imagem. **B.** Radiografia oclusal mandibular topográfica. **C.** Posição do paciente com o receptor no lugar e o anel de pontaria alinhado para exposição.

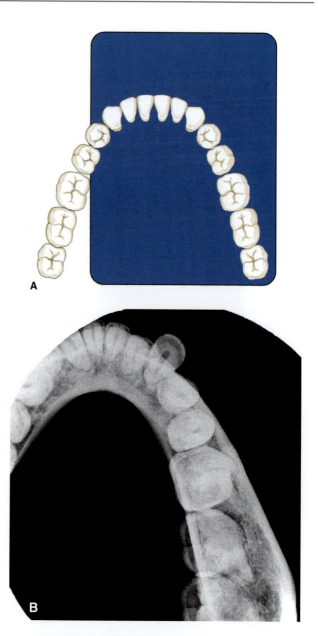
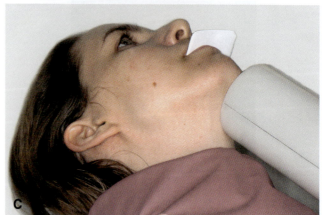

Figura 7.28 Projeção oclusal mandibular lateral. **A.** A área sombreada descreve o campo da imagem. **B.** Radiografia oclusal mandibular lateral. **C.** Posição do paciente com o receptor no lugar e o anel de direcionamento alinhado para exposição.

IMAGENS RADIOGRÁFICAS DE CRIANÇAS

A proteção contra radiação é especialmente importante para crianças devido a sua maior sensibilidade à irradiação. A melhor maneira de reduzir a exposição desnecessária é o dentista fazer o número mínimo de radiografias necessárias para o paciente individual. Esses julgamentos baseiam-se em um exame clínico cuidadoso e consideração da idade do paciente, histórico médico, considerações de crescimento e saúde bucal geral, bem como se a cárie está presente e o tempo decorrido desde os exames anteriores (ver Capítulo 17). Exames *bitewing* para avaliação de cárie não são necessários quando os contatos estiverem abertos e as superfícies proximais puderem ser examinadas visualmente. A frequência deve ser determinada em parte pela taxa de cárie do paciente. Uma pesquisa periapical é frequentemente recomendada para crianças no início do estágio de dentição mista. Atenção especial deve ser dada aos procedimentos que reduzem a exposição (ver Capítulo 3), incluindo o uso de receptores rápidos, processamento adequado, dispositivos limitadores de feixes, aventais de proteção e protetores de tireoide.

Radiografia em criança pode ser uma experiência desafiadora. Apesar de os princípios da radiografia periapical para crianças serem os mesmos para adultos, na prática as crianças apresentam considerações especiais por causa de suas pequenas estruturas anatômicas e possíveis problemas comportamentais. O tamanho menor dos arcos e da dentição requer o uso de receptores periapicais menores. O palato relativamente raso e o fundo da boca podem exigir modificação adicional da colocação do receptor. Exames radiográficos especiais utilizando um receptor oclusal para projeções extraorais têm sido sugeridos.

Gerenciamento de pacientes

As crianças ficam frequentemente apreensivas sobre o exame radiográfico, tanto quanto em muitos outros tipos de procedimentos odontológicos. O exame radiográfico geralmente é o primeiro procedimento manipulativo realizado em um paciente jovem. Se este exame não for ameaçador e a criança permanecer confortável, experiências dentárias subsequentes são geralmente aceitas com pouca ou nenhuma apreensão. Tal apreensão é melhor aliviada pela familiarização da criança com o procedimento, o que é feito explicando de uma maneira que ele ou ela possa compreender. Muitas vezes, é sábio descrever o equipamento de raios X como uma "câmera usada para tirar fotos de dentes". A criança pode ficar mais confortável com o receptor e equipamento de raios X ao tocá-los antes do exame. O operador deve conduzir a conversa com a criança como uma distração e para ganhar a sua confiança. Pode ser vantajoso para a criança assistir a um irmão ou irmã sendo radiografado ou ter o pai ou dentista assistente como modelo. As crianças que apresentam sensação de engasgo podem ser solicitadas a respirar pelo nariz. Técnicas para distrair sua atenção, como pedir para enrolar os dedos dos pés ou fazer um punho, podem ser eficazes. No entanto, se o procedimento for adiado até o próximo compromisso, o reflexo de engasgos pode não ser encontrado; muitas vezes, pode ser muito mais fácil para o paciente controlar. É especialmente importante explicar ao paciente que o procedimento será muito mais fácil da próxima vez – deve-se plantar o pensamento positivo.

Cobertura do exame

Quando um levantamento radiográfico completo for necessário, ele deve mostrar a região periapical de todos os dentes, as superfícies proximais de todos os dentes posteriores e as criptas dos dentes permanentes em desenvolvimento. O número de projeções requeridas depende do tamanho da criança. Além disso, uma exposição apropriada ao tamanho da criança deve ser usada. Por exemplo, uma redução de 50% na miliamperagem usada para um adulto jovem médio dá a densidade apropriada para pacientes com menos de 10 anos. Os ajustes de exposição (mA ou s) são reduzidos em cerca de 25% para crianças de 10 a 15 anos de idade.

Dentição primária (3 a 6 anos)

Uma combinação de projeções pode ser usada para fornecer cobertura adequada para o paciente odontológico pediátrico. Esse exame pode consistir em dois receptores oclusais anteriores, dois receptores posteriores de mordida e até quatro receptores periapicais posteriores, conforme indicado (Figura 7.29). Para as projeções maxilar e interproximal, a criança está sentada em posição vertical com o plano sagital perpendicular ao plano oclusal e paralelamente ao plano horizontal. Para projeções mandibulares diferentes da oclusal, a criança está sentada ereta com o plano sagital perpendicular. O canto do trágus da linha da boca é orientado paralelamente ao chão. Alguns dentistas acham que uma visão panorâmica, em vez das quatro periapicais, é mais informativa e resulta em menor exposição à criança (Capítulo 3).

Projeção oclusal anterior maxilar. Um receptor nº 2 deve ser colocado na boca com seu eixo longo perpendicular ao plano sagital e a superfície de exposição em direção aos dentes maxilares. O receptor

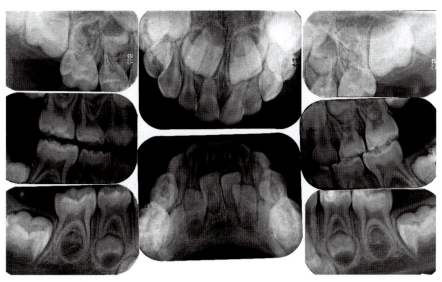

Figura 7.29 O exame radiográfico da dentição decídua consiste em duas incidências oclusais anteriores, quatro vistas periapicais posteriores e duas incidências *bitewing*. Geralmente, é preferível fazer um exame panorâmico e *bitewings*, seguido por vistas periapicais selecionadas, conforme indicado.

é centrado na linha média, com a borda anterior se estendendo além das bordas incisais dos dentes anteriores. O raio central é direcionado para uma angulação vertical de + 60° através da ponta do nariz em direção ao centro do receptor.

Projeção oclusal anterior mandibular. A criança deve estar sentada com a cabeça inclinada para trás de modo que o plano oclusal esteja cerca de 25° acima do plano do solo. Um receptor nº 2 é colocado com o eixo longo perpendicular ao plano sagital e a superfície de exposição em direção aos dentes inferiores. O raio central é orientado a – 30° de angulação vertical e através da ponta do queixo em direção ao receptor.

Projeção bitewing. Um receptor nº 0 é usado com um suporte de receptor de papel ao redor do receptor, fornecendo uma aba de mordida. O receptor é colocado na boca da criança, como na projeção *bitewing* dos pré-molares adultos. O campo da imagem deve incluir a metade distal do canino e os molares decíduos. Uma angulação vertical positiva de + 5 a + 10° deve ser usada. O ângulo horizontal é orientado para direcionar o feixe através dos espaços interproximais.

Projeção periapical de molar decíduo da maxila. Um receptor nº 0 em um bloco de mordida modificado XCP ou BAI (Dentsply Rinn, Elgin, IL) é usado, com ou sem o anel de mira e a barra indicadora. O receptor é posicionado na linha média do palato com a borda anterior estendendo-se ao canino decíduo maxilar. O campo de imagem desta projeção deve incluir a metade distal do canino decíduo e os dois molares decíduos.

Projeção molar mandibular decídua. Um receptor nº 0 é posicionado em um suporte XCP modificado ou bloco de mordida BAI com ou sem o anel de mira e a barra indicadora entre os dentes posteriores e a língua. A radiografia exposta deve mostrar a metade distal do canino decíduo mandibular e os dentes molares decíduos.

Dentição mista (7 a 12 anos)

Um exame completo da dentição mista, se indicado, consiste em duas incidências periapicais incisivas, quatro vistas periapicais caninas, quatro vistas periapicais posteriores e duas ou quatro vistas posteriores da mordida lateral (Figura 7.30). Para as projeções maxilar e interproximal, a criança deve estar sentada em posição vertical com o plano sagital perpendicular e o plano oclusal paralelo ao solo. Para as projeções mandibulares, a criança deve estar sentada ereta com o plano sagital perpendicular e a linha asa-trágus paralela ao chão. Os instrumentos XCP são usados para crianças maiores. Blocos de mordida usados na técnica da bissetriz podem ser mais confortáveis para indivíduos menores.

Projeção periapical anterior maxilar. Um receptor nº 1 deve ser colocado na boca atrás dos incisivos centrais e laterais superiores. O receptor deve estar centrado no sulco entre os incisivos centrais.

Projeção periapical anterior mandibular. Um receptor nº 1 deve ser posicionado atrás dos incisivos centrais e laterais da mandíbula.

Projeção periapical canina. Um receptor nº 1 deve ser posicionado atrás de cada um dos caninos.

Projeção periapical molar decídua e permanente. Um receptor nº 1 ou nº 2 (se a criança for grande o suficiente) deve ser posicionado com a borda anterior atrás do canino.

Projeção da mordida posterior. As projeções *bitewing* devem ser expostas na região dos pré-molares com um receptor nº 1 ou nº 2, conforme descrito anteriormente, usando as guias de mordida ou o instrumento para *bitewing* Rinn. Quatro projeções de *bitewing* devem ser expostas quando os segundos molares permanentes entrarem em erupção.

RADIOGRAFIA INTRAORAL MÓVEL

Ocasionalmente, é difícil fazer com que um paciente chegue próximo a um equipamento convencional de radiologia dentária montada na parede. Por exemplo, em locais remotos como lares de idosos, hospitais, ou em cenas de desastres, pode ser altamente vantajoso ter um equipamento portátil que possa ser levado diretamente ao paciente. A combinação de um gerador de raios X portátil com um sistema digital de imagens fornece capacidade de geração de imagens rápida e autônoma. Os geradores portáteis de raios X movidos a bateria foram aprovados pela Food and Drug Administration (FDA) nos EUA (Figura 7.31). Ensaios clínicos na unidade de raios X portátil Nomad (Aribex, Inc., Orem, UT) mostraram que esta unidade pode ser mantida estável e produzir imagens clinicamente aceitáveis. Esta máquina utiliza um gerador de raios X de potencial constante de alta frequência (60 kV de potencial constante) e tem uma distância focal curta entre pontos (20 cm) – ambos permitem tempos de exposição curtos em comparação com unidades convencionais. Têm um pequeno ponto focal (0,4 mm). A dose do operador é atenuada usando materiais de blindagem interna na unidade para reduzir a exposição a vazamentos e uma proteção no cilindro localizador para minimizar a retrodifusão do paciente. Diversos estados norte-americanos têm requisitos adicionais relacionados ao treinamento e à documentação da dose de radiação ao usar essas unidades portáteis.

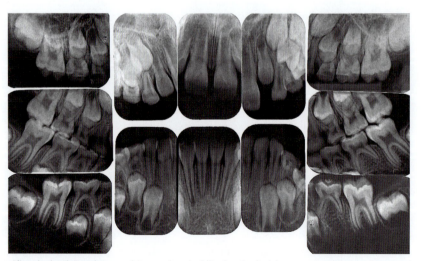

Figura 7.30 O exame radiográfico da dentição mista consiste em duas incidências dos incisivos, quatro vistas caninas, quatro vistas posteriores e duas vistas *bitewings*. Geralmente, é preferível fazer um exame panorâmico e *bitewings*, seguido por vistas periapicais selecionadas, conforme indicado.

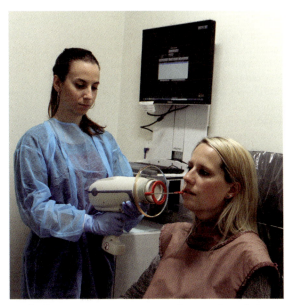

Figura 7.31 Equipamento de raios X portátil para radiografia intraoral. A dose do operador é minimizada pela blindagem no cilindro de mira para reduzir a radiação de fuga. (Cortesia de Dr. Akrivoula Soundia e Dra. Holly Vreeburg, School of Dentistry UCLA, Los Angeles, CA.)

CONSIDERAÇÕES ESPECIAIS

Os procedimentos radiográficos descritos neste capítulo podem precisar de modificação para pacientes com dificuldades incomuns ou necessidades especiais. Modificações específicas dependem das características físicas e emocionais do paciente. No entanto, como acontece com qualquer procedimento odontológico, o assistente dentário inicia o exame mostrando apreço pela condição do paciente e reconhecimento compassivo dos problemas que podem ocorrer. Se o assistente for gentil, mas firme, a confiança do paciente aumenta, o que o ajuda a relaxar e cooperar. A seguir, são apresentadas algumas condições e circunstâncias que podem ser encontradas, com recomendações e sugestões que podem ajudar o clínico a obter um exame radiográfico adequado.

Infecção

A infecção nas estruturas orofaciais pode resultar em edema e levar a trismo de alguns dos músculos da mastigação. Como resultado, a radiografia pode ser dolorosa para o paciente e difícil para ambos: o paciente e o radiologista. Sob tais circunstâncias, panorâmica ou técnicas oclusais podem oferecer a única possibilidade de um exame. No caso de edema em uma área a ser examinada, o tempo de exposição deve ser aumentado para compensar o aumento da atenuação de raios X devido ao inchaço dos tecidos.

Traumatismo

Um paciente que sofreu traumatismo pode ter uma fratura dentária ou facial. Fraturas dentárias são bem visualizadas em radiografias periapicais ou oclusais. Cuidado especial deve ser tomado em obter essas imagens por causa da condição do paciente. As fraturas esqueléticas geralmente são mais bem visualizadas com vistas panorâmicas ou outras extraorais ou um exame de tomografia computadorizada. Em alguns casos, os pacientes com fraturas do esqueleto facial podem não ser ambulatoriais devido a outras lesões. Consequentemente, um exame radiográfico extraoral com o paciente em decúbito dorsal pode ser necessário. Entretanto, as circunstâncias não precisam comprometer as técnicas, e imagens intraorais satisfatórias podem ser produzidas se as posições relativas adequadas do tubo, do paciente e do receptor forem observadas.

Pacientes com deficiência mental

Pacientes com deficiências mentais podem apresentar alguma dificuldade e esta geralmente resulta da falta de coordenação ou incapacidade do paciente em compreender o que é esperado. Quando o exame radiográfico é realizado rapidamente, movimentos imprevisíveis pelo paciente podem ser minimizados. Em alguns casos, a sedação pode ser necessária.

Pacientes com deficiência física

Pacientes com deficiências físicas (p. ex., perda de visão, perda de audição, perda do uso de qualquer uma ou de todas as extremidades, defeitos congênitos como fenda palatina) podem requerer tratamento especial durante um exame radiográfico. Esses pacientes geralmente cooperam e estão ansiosos para ajudar. Eles podem estar acostumados a tanto desconforto e inconveniência que seu nível de tolerância é alto, e eles não são desafiados pela irritação relativamente leve representada pelos procedimentos de raios X. Geralmente exames radiográficos intraorais e extraorais podem ser realizados para esses pacientes se for estabelecido e mantido um bom relacionamento entre o paciente e o técnico de radiologia. Os membros da família do paciente são frequentemente úteis em ajudar o paciente a entrar e sair da cadeira de exame e a posicionar e segurar o receptor, uma vez que eles geralmente estão familiarizados com a condição do paciente e acostumados a lidar com ele.

Reflexo de vômito

Ocasionalmente, os pacientes que necessitam de um exame radiográfico manifestam um reflexo de vômito à menor provocação. Esses pacientes são geralmente muito apreensivos e assustados com procedimentos desconhecidos; outros simplesmente parecem ter um tecido muito sensível que precipita um reflexo de vômito quando estimulado. Esta sensibilidade é manifestada quando o receptor é colocado na cavidade oral. Para superar essa deficiência, o radiologista deve tentar relaxar e tranquilizar o paciente. O radiologista pode descrever e explicar os procedimentos. Frequentemente, o reflexo de vômito pode ser controlado se o operador reforçar a confiança do paciente demonstrando competência técnica e autoridade temperada com compaixão. O reflexo de vômito costuma ser pior quando o paciente está cansado; portanto, é aconselhável realizar o exame pela manhã, quando o indivíduo estiver bem descansado, especialmente no caso de crianças.

Estimular o dorso posterior da língua ou o palato mole geralmente inicia o reflexo do vômito. Consequentemente, durante a colocação do receptor, a língua deve estar muito relaxada e bem posicionada no assoalho da boca; isso pode ser feito pedindo ao paciente para engolir profundamente antes de abrir a boca para a colocação do receptor. (O dentista nunca deve mencionar a língua ou pedir aos pacientes para relaxarem a língua; isso geralmente os torna mais conscientes dela e precipita movimentos involuntários.) O receptor é levado para a boca paralelamente ao plano oclusal. Quando a área desejada for alcançada, o receptor é girado com um movimento decisivo, colocando-o em contato com o palato ou o assoalho da boca. Deslizá-lo ao longo do palato ou língua pode estimular o reflexo de vômito. Além disso, o dentista deve ter em mente que, quanto mais tempo o receptor permanece na boca, maior a possibilidade de o paciente começar a vomitar. O paciente deve ser aconselhado a respirar rapidamente pelo nariz porque a respiração bucal geralmente agrava essa condição.

Qualquer pequeno exercício que possa ser planejado e que não interfira no exame de raios X, mas desloque a atenção do paciente para o receptor e a boca provavelmente aliviará a reação de vômito. Pedir aos pacientes para prender a respiração ou manter um pé ou braço suspenso durante a colocação do receptor e a exposição pode muitas vezes criar uma distração desse tipo. Em casos extremos, agentes anestésicos tópicos em enxaguatórios bucais ou *spray* podem ser administrados para produzir dormência temporária da língua e do palato para reduzir o reflexo de vômito. No entanto, em nossa experiência, este procedimento fornece resultados limitados. A abordagem mais eficaz é reduzir a apreensão, minimizar a irritação dos tecidos e estimular a respiração rápida pelo nariz. Se todas as medidas falharem, um exame extraoral pode ser o único meio de administrar a anestesia geral para examinar radiograficamente o paciente.

Imagem para endodontia

Radiografias são essenciais para o diagnóstico, planejamento e tratamento endodôntico. Além disso, radiografias intraoperatórias podem ser realizadas no procedimento endodôntico para auxiliar na confirmação do comprimento de trabalho na instrumentação endodôntica ou para identificar canais adicionais. A presença de um dique de borracha, pinça de borracha e instrumentos de canal radicular pode complicar o exame periapical intraoral, prejudicando o posicionamento adequado do receptor e objetivando a angulação do cilindro. Apesar destes obstáculos, certos requisitos devem ser observados:

1. O dente a ser tratado deve estar centrado na imagem.
2. O receptor deve ser posicionado o mais longe possível do dente e do ápice quanto a região permitir para garantir que o ápice do dente e algum osso periapical estejam aparentes na radiografia.

Para as projeções maxilares, o paciente permanece sentado de forma que o plano sagital seja perpendicular e o plano oclusal esteja paralelo ao solo. Para projeções mandibulares, o paciente permanece sentado em posição vertical com o plano sagital perpendicular e o plano trágus-linha do canto da boca paralelo ao solo. Suportes para receptores especialmente projetados para imagens endodônticas estão disponíveis (Figura 7.32). Esses instrumentos cabem sobre limas, grampos e o dique de borracha sem tocar no dente do paciente. O cilindro de mira é alinhado para direcionar o raio central perpendicular ao receptor.

Frequentemente, uma única radiografia de um dente multirradicular feita na projeção vertical e horizontal não exibe todas as raízes. Nestes casos, quando for necessário separar as raízes em dentes multirradiculares, uma segunda projeção pode ser feita. A angulação horizontal é alterada 20° mesialmente para os pré-molares superiores, 20° mesial ou distal para os molares superiores, ou 20° distalmente para uma projeção oblíqua das raízes molares inferiores.

Se um trato sinusal for encontrado, seu curso é rastreado por inserção de um cone de guta-percha através desse trato antes que a radiografia seja feita. O uso desse recurso também é possível para localizar e determinar a profundidade de defeitos no periodonto, ou seja, com esta técnica de rastreamento de guta-percha.

Uma radiografia final do dente tratado é feita para demonstrar a qualidade do preenchimento dos canais radiculares e a condição desse enchimento periapical dos tecidos após a remoção do grampo e do dique de borracha. Esta radiografia serve como uma linha de base para comparação do exame radiográfico subsequente para monitorar o resultado do tratamento endodôntico.

Gravidez

Embora um feto seja sensível à radiação ionizante, a quantidade de exposição recebida por um embrião ou feto durante a radiografia dentária é extremamente baixa. Não houve relatos de danos a um feto por radiografia dentária. No entanto, a prudência sugere que tais exames radiográficos sejam mantidos em um mínimo compatível com as necessidades dentárias da mãe. Como em qualquer paciente, o exame radiográfico é limitado durante a gravidez a casos com indicação diagnóstica específica. Com a baixa dose de exposição dos pacientes oferecida pelo uso de técnicas ótimas de segurança de radiação (ver Capítulo 3), um exame intraoral ou extraoral pode ser realizado sempre que existir uma necessidade diagnóstica razoável.

Pacientes desdentados

O exame radiográfico de pacientes desdentados é importante, seja a área de interesse um dente ou um arco inteiro. Essas áreas podem conter raízes, infecção residual, dentes impactados, cistos ou outras entidades patológicas que podem afetar adversamente a utilidade de aparelhos protéticos ou a saúde do paciente. Após a determinação de que essas entidades não estão presentes, exames repetidos para detectá-los não são garantidos na ausência de sinais ou sintomas.

Se disponível, um exame panorâmico das mandíbulas desdentadas é mais conveniente. Se as anormalidades das cristas alveolares forem identificadas, maior resolução do receptor periapical é usada para fazer projeções intraorais para complementar o exame panorâmico.

Em um paciente completamente ou parcialmente desdentado, um dispositivo é usado para radiografia intraoral das cristas alveolares. A colocação do instrumento de suporte do receptor pode ser complicada pela sua inclinação para os vazios normalmente ocupados pelas coroas dos dentes perdidos. Para gerenciar essa dificuldade, rolos de algodão são colocados entre a crista e o suporte do receptor, apoiando o suporte na posição horizontal. Uma faixa elástica ortodôntica para prender os rolos de algodão ao bloco de mordida no suporte do receptor geralmente é útil quando várias dessas projeções precisarem ser obtidas. Com elásticos, é simples manobrar os rolos de algodão para as áreas que precisam de apoio. O paciente pode firmar o instrumento de retenção do receptor com uma das mãos ou com a prótese oposta.

Se o equipamento panorâmico não estiver disponível, um exame de 14 vistas intraorais fornece uma excelente pesquisa. A exposição necessária para uma crista desdentada é aproximadamente 25% menor do que para uma crista denteada. Este exame consiste em sete projeções em cada maxila (receptor para adulto nº 2), como se segue:

Incisivos centrais (linha média): uma projeção.
Canino e lateral: duas projeções.
Pré-molar: duas projeções.
Molar: duas projeções.

BIBLIOGRAFIA

Adriaens PA, De Boever J, Vande Velde F. Comparison of intra-oral long-cone parelleling radiographic surveys and orthopantomographs with special reference to the bone height. *J Oral Rehabil.* 1982;9:355–365.

Biggerstaff RH, Phillips JR. A quantitative comparison of paralleling long-cone and bisection-of-angle periapical radiography. *Oral Surg Oral Med Oral Pathol.* 1976;62:673–677.

Dubrez B, Jacot-Descombes S, Cimasoni G. Reliability of a paralleling instrument for dental radiographs. *Oral Surg Oral Med Oral Pathol Oral Radiol Endod.* 1995;80:358–364.

Forsberg J, Halse A. Radiographic simulation of a periapical lesion comparing the paralleling and the bisecting-angle techniques. *Int Endod J.* 1994;27:133–138.

Iannucci J, Jansen Howerton L. *Dental Radiography: Principles and Techniques.* 3rd ed. St Louis: Saunders; 2006.

Scandrett FR, Tebo HG, Miller JT, et al. Radiographic examination of the edentulous patient, 1: review of the literature and preliminary report comparing three methods. *Oral Surg Oral Med Oral Pathol.* 1973;35:266–274.

Schulze RK, d'Hoedt B. A method to calculate angular disparities between object and receptor in "paralleling technique". *Dentomaxillofac Radiol.* 2002;31:32–38.

Weclew TV. Comparing the paralleling extension cone technique and the bisecting angle technique. *J Acad Gen Dent.* 1974;22:18–20.

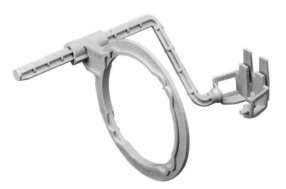

Figura 7.32 Receptor EndoRay usado para imagens endodônticas. Este dispositivo oferece espaço para que as limas estejam no lugar ao captar a imagem. (Cortesia de Dentsply Rinn, Elgin, IL.)

8

Cefalometria e Imagens do Crânio

Sotirios Tetradis

Nos exames radiográficos extraorais, tanto a fonte de raios X quanto o receptor de imagem (filme ou sensor digital) são colocados fora da boca do paciente. Este capítulo descreve as projeções mais comuns para exames radiográficos extraorais, nos quais a fonte e o sensor permanecem estáticos. Estes incluem a projeção **cefalométrica lateral** do plano sagital ou mediano; a projeção **submentovértex** do plano transversal ou horizontal; e as projeções de **Waters, posteroanterior, cefalométrica** e **reversa de Towne** do plano coronal ou frontal. A radiografia panorâmica é descrita no Capítulo 9, e outras modalidades de imagem mais complexas são descritas nos Capítulos 10 a 13.

CRITÉRIOS DE SELEÇÃO

Radiografias extraorais são utilizadas para examinar áreas não totalmente cobertas por radiografias intraorais ou para avaliar crânio, face (incluindo maxila e mandíbula) ou coluna cervical para doenças, traumatismo ou anormalidades. Radiografias extraorais padronizadas (cefalométricas) também auxiliam na avaliação da relação entre várias estruturas orofaciais e dentárias, crescimento e desenvolvimento da face ou progressão do tratamento.

Antes de obter uma radiografia extraoral, é essencial avaliar as queixas do paciente e os sinais clínicos em detalhes. O clínico deve primeiro decidir quais estruturas anatômicas precisam ser avaliadas e então selecionar a projeção ou projeções apropriadas. A seleção do exame radiográfico extraoral adequado para a tarefa de diagnóstico é o *primeiro* passo na obtenção e interpretação de uma radiografia. Para localizar espacialmente a patologia, são obtidas pelo menos duas radiografias tomadas em ângulo reto entre si.

TÉCNICA

Radiografias extraorais são produzidas com equipamentos de radiografia dentária convencional, certos modelos de aparelhos panorâmicos ou unidades de raios X médicos de maior capacidade. As vistas cefalométricas e do crânio requerem pelo menos um receptor de imagem de 20 por 25 cm (8 por 10 polegadas). Para a obtenção de imagem baseada em filme, é crítico rotular correta e claramente os lados direito e esquerdo da imagem. Isso geralmente é feito colocando-se um marcador de metal (um D ou um E) na parte externa do cassete, em um canto no qual o marcador não obstrua a informação de diagnóstico.

Os parâmetros apropriados de exposição dependem do tamanho, da anatomia e da orientação da cabeça do paciente; da velocidade do receptor de imagem; da distância receptor-fonte de raios X; e se as grades intensificadoras são usadas ou não. Em casos de doença conhecida ou suspeita, as combinações de filme-tela intensificadora de terras-raras de velocidade média ou alta proporcionam o equilíbrio ideal entre as informações de diagnóstico e a exposição do paciente. Para fins ortodônticos, combinações de alta velocidade reduzem a exposição do paciente sem comprometer a identificação dos pontos anatômicos necessários para a análise cefalométrica.

Posicionamento correto da fonte de raios X, paciente e receptor de imagem requer paciência, atenção aos detalhes e experiência. O principal marco anatômico utilizado no posicionamento do paciente durante a radiografia extraoral é a linha do cantomeatal que une o ponto central do meato acústico externo ao canto externo do olho. A linha cantomeatal forma aproximadamente um ângulo de 10° com o plano de Frankfort, a linha que conecta a borda superior do meato acústico externo com a borda infraorbital. O receptor de imagem e o posicionamento do paciente, a direção do feixe central e a imagem resultante para as projeções lateral, submentovértex, Waters, posteroanterior e projeção reversa de Towne estão resumidas na Tabela 8.1 e descritas em detalhes no texto. A Tabela 8.1 é organizada para mostrar a rotação progressiva da cabeça em relação aos raios X nas vistas frontais e, assim, esclarecer a anatomia projetada resultante.

AVALIAÇÃO DA IMAGEM

Imagens extraorais devem primeiro ser avaliadas quanto à qualidade geral. Boa exposição e bom processamento, quando em filme, resultam em uma imagem com bons contraste e densidade. O posicionamento adequado do paciente evita sobreposições e distorções indesejadas e facilita a identificação de pontos de referência anatômicos. Interpretar imagens de baixa qualidade pode levar a erros de diagnóstico e erros subsequentes de tratamento.

O primeiro passo na interpretação das imagens radiográficas é a identificação da anatomia. Um conhecimento profundo da anatomia radiográfica normal e do aparecimento de variantes normais é fundamental para a identificação da patologia. Anormalidades causam rupturas da anatomia normal. A detecção da anatomia alterada precede a classificação do tipo de alteração e o desenvolvimento de um diagnóstico diferencial. O que não é detectado não pode ser interpretado.

A interpretação das radiografias extraorais deve ser completa, cuidadosa e meticulosa. As imagens devem ser interpretadas em uma sala com luz ambiente reduzida e a luz periférica da caixa de visualização (negatoscópio) ou do monitor deve ser mascarada. Uma abordagem sistemática e metódica deve ser usada para a exploração visual ou interrogação da imagem de diagnóstico. Um método para a interrogação visual da radiografia extraoral da cabeça e do pescoço é ilustrado para as projeções cefalométricas lateral e posteroanterior (Figuras 8.3 e 8.7), mas também pode ser aplicado às demais projeções. Esses métodos não são a única abordagem para examinar imagens radiográficas. Qualquer técnica que assegure de forma confiável que toda a imagem seja examinada é igualmente apropriada.

TABELA 8.1 Aspectos técnicos das projeções radiográficas extraorais e imagens resultantes.

	CEF. lateral	SMV	Waters	CEF. PA	Towne reversa
Posicionamento do paciente	Receptor paralelo ao plano mediossagital	Linha cantomeatal paralela ao receptor	Linha cantomeatal a 37° em relação ao receptor	Linha cantomeatal a 10° em relação ao receptor	Linha cantomeatal a −30° em relação ao receptor
Feixe central	Feixe perpendicular em relação ao receptor	Feixe perpendicular em relação ao receptor	Feixe perpendicular em relação ao receptor	Feixe perpendicular em relação ao receptor	Feixe perpendicular em relação ao receptor
Diagrama de posicionamento do paciente					
Ilustração do posicionamento do paciente					
Vista do crânio					
Imagem resultante					

CEF, cefalométrica; *PA*, posteroanterior; *SMV*, submentovértex.

PROJEÇÕES CEFALOMÉTRICAS

Projeções cefalométricas são projeções padronizadas que permitem uma imagem reproduzível da região craniofacial. Todas as radiografias cefalométricas, incluindo a visão lateral, são feitas com um cefalostato (Figura 8.1), que ajuda a manter uma relação constante entre o crânio, o receptor e o feixe de raios X. Uma projeção cefalométrica é feita com uma longa distância entre a fonte e o objeto de aproximadamente 1,53 metro; esta grande distância minimiza a ampliação da imagem. A distância objeto-receptor é normalmente de 10 a 15 cm e deve ser mantida constante para radiografias sequenciais do mesmo paciente. Essas projeções podem ser feitas usando receptores de filme ou digitais.

Os marcos anatômicos esqueléticos, dentais e de tecido mole delineiam linhas, planos, ângulos e distâncias usados para gerar medidas e classificar a morfologia craniofacial dos pacientes. No início do tratamento, essas medidas são frequentemente comparadas com um padrão ou norma estabelecida; durante o tratamento, as medições são geralmente comparadas com medições de radiografias cefalométricas anteriores do mesmo paciente para monitorar o crescimento e o desenvolvimento, bem como as alterações induzidas pelo tratamento.

Projeção cefalométrica lateral (projeção lateral do crânio)

Das radiografias extraorais descritas neste capítulo, a projeção cefalométrica lateral é a mais utilizada em odontologia.

Indicações

- Avaliar as relações anteroposteriores (AP) entre a maxila, a mandíbula e a base do crânio
- Avaliar as relações esqueléticas e dos tecidos moles
- Monitorar o progresso do tratamento e dos resultados do tratamento
- Proceder com o planejamento do tratamento cirúrgico ortognático.

Receptores de imagem e posicionamento dos pacientes

O receptor de imagem é posicionado paralelamente ao paciente e ao seu plano sagital mediano. Na radiografia cefalométrica, o paciente é colocado com o lado esquerdo lateral em direção ao receptor de imagem (padrões norte-americanos) e um filtro em forma de cunha no cabeçote do equipamento de raios X é posicionado no aspecto anterior do feixe para absorver alguma da radiação e permitir a visualização de tecidos moles do rosto. Ao paciente é solicitado a ocluir em sua posição de intercuspidação normal.

CAPÍTULO 8 Cefalometria e Imagens do Crânio 117

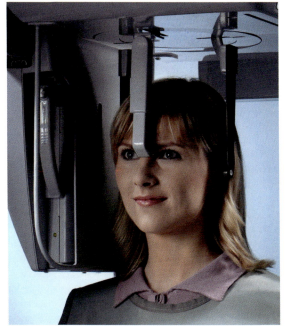

Figura 8.1 Paciente posicionado para imagem cefalométrica lateral em um cefalostato. As hastes de orelha e o indicador do násio ajudam a estabilizar a cabeça do paciente em uma posição padrão. (Cortesia de J. Morita Mfg. Co, Kyoto, Japão.)

Posição do raios X central

O feixe central é perpendicular ao plano sagital médio do paciente e o plano do receptor de imagem, centrado sobre o meato acústico externo.

Imagem resultante (Figura 8.2)

A superposição exata dos lados direito e esquerdo é impossível porque as estruturas do lado próximo ao receptor de imagem são ampliadas menos do que as mesmas estruturas do lado mais afastado do receptor de imagem. Estruturas bilaterais próximas ao plano mediano demonstram discrepância no tamanho em comparação com estruturas bilaterais mais distantes do plano sagital mediano. Estruturas próximas ao plano sagital mediano (p. ex., os processos clinoides e as conchas nasais inferiores) devem estar sobrepostas.

Interpretação radiográfica

Embora a radiografia cefalométrica lateral seja obtida para avaliar a relação das estruturas orofaciais, esta radiografia ainda é projeção lateral do *crânio*, fornecendo informações diagnósticas significativas para a anatomia de cabeça e pescoço. Portanto, radiografias cefalométricas laterais devem ser avaliadas para possível patologia e para variantes anatômicas que possam simular a doença antes da análise cefalométrica. Não é suficiente limitar a interpretação à análise cefalométrica. Para garantir que todas as estruturas anatômicas sejam avaliadas, uma interrogação visual sistemática das

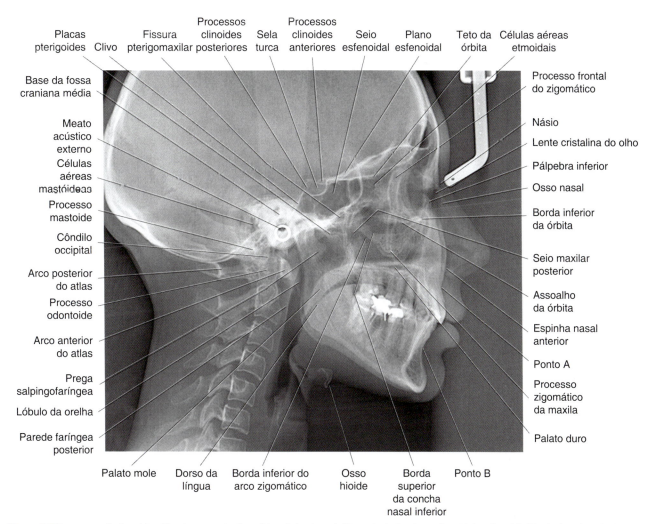

Figura 8.2 Pontos anatômicos identificados na projeção cefalométrica lateral. (Cortesia da Sra. Lucy Gao, University of California, Los Angeles.)

radiografias cefalométricas laterais deve ser seguida. Tal abordagem é apresentada a seguir (Figura 8.3):

Etapa 1. Avalie a base do crânio e da calvária. Identifique células aéreas mastoides, clivo, processos clinoides, sela turca, seios esfenoidais e teto da órbita. Na calvária, avalie os sulcos dos vasos, as suturas e o espaço diploico. Procure calcificações intracranianas (Figura 8.3B).

Etapa 2. Avalie as faces superior e intermediária. Identifique órbitas, seios da face (frontal, etmoidal e maxilar), fissuras pterigomaxilares, placas pterigoides, processos zigomáticos da maxila, espinha nasal anterior e palato duro (assoalho do nariz). Avalie os tecidos moles das faces superior e média, cavidade nasal (conchas nasais), palato mole e dorso da língua (Figura 8.3C).

Etapa 3. Avalie a face inferior. Siga o contorno da mandíbula: dos processos condilares e coronoide; para os ramos, ângulos e corpos; e finalmente para a mandíbula anterior. Avalie o tecido mole da face inferior (Figura 8.3D).

Etapa 4. Avalie a coluna cervical, as vias respiratórias e a área do pescoço. Identifique cada vértebra individual, confirme se as articulações crânio-C1 e C1-C2 estão normais e avalie o alinhamento geral das vértebras. Avalie os tecidos moles do pescoço, osso hioide e via respiratória (Figura 8.3E).

Etapa 5. Avalie o osso alveolar e os dentes (Figura 8.3F).

A Figura 8.4 apresenta achados incidentais identificados em radiografias cefalométricas laterais de pacientes ortodônticos assintomáticos. A calcificação do ligamento intraclinoide e a formação de uma sela em ponte é uma variante normal comum que não exige qualquer avaliação adicional (Figura 8.4A). Alternativamente, a expansão, os contornos irregulares e a destruição do assoalho da sela (Figura 8.4B) levantam suspeita de uma lesão invasiva, como um tumor hipofisário, e exigem mais investigação com exames avançados de imagem e encaminhamento a um especialista médico. Múltiplas opacidades ao longo da calvária do paciente são o resultado de tranças de cabelo sobrepostas (Figura 8.4C). Opacidades bem definidas no aspecto superior da calvária representam calcificações de granulações aracnoides e são uma variante normal (Figura 8.4D). O aumento das adenoides faríngeas e das tonsilas palatinas (Figura 8.4E) é um achado comum em pacientes jovens, mas pode causar estreitamento das vias respiratórias e dificuldades respiratórias. Finalmente, a agenesia parcial do anel do atlas (Figura 8.4F) é uma anomalia do desenvolvimento que pode causar instabilidade da articulação atlanto-occipital e atlanto-odontoide e requer avaliação adicional. A fusão de corpo e processo transverso do dente do áxis (processo odontoide) com a terceira vértebra cervical (Figura 8.4F), uma variante normal rara, também deve ser notada.

Após avaliação de toda a radiografia lateral do crânio para possíveis patologias, a avaliação cefalométrica do paciente segue. Há muitas análises cefalométricas baseadas em uma variedade de marcos anatômicos. As análises de Steiner e Ricketts são duas análises comumente usadas que empregam os marcos esqueléticos, dentários e de tecido mole listados no Quadro 8.1. A identificação precisa dos vários pontos de referência na radiografia cefalométrica lateral é necessária para gerar medições cefalométricas precisas. Os pontos de referência no Quadro 8.1 são mostrados na Figura 8.5A, em uma vista lateral de um crânio, e na Figura 8.5B, em uma seção de 5 mm de largura de linha mediana de um paciente ortodôntico com imagem por tomografia computadorizada de feixe cônico. Finalmente, a Figura 8.5C mostra a posição projetada do marco no cefalograma lateral de um paciente ortodôntico.

Projeção cefalométrica posteroanterior

A segunda radiografia de crânio mais utilizada na odontologia é a projeção cefalométrica posteroanterior. O cefalograma posteroanterior é usado principalmente para avaliação das assimetrias faciais e avaliação dos resultados da cirurgia ortognática envolvendo a linha média do paciente ou a relação mandibulomaxilar.

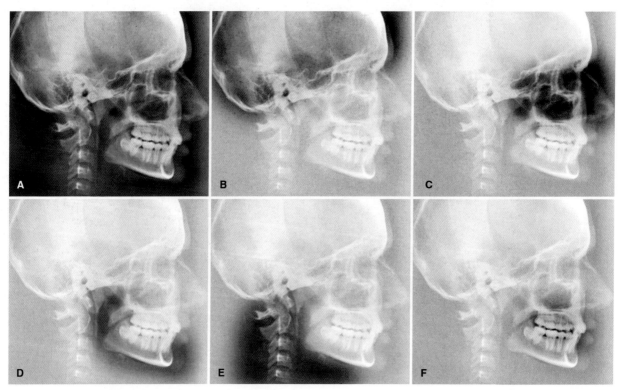

Figura 8.3 Análise da projeção cefalométrica lateral. A radiografia no canto superior esquerdo demonstra a imagem inteira. Radiografias subsequentes correspondem aos passos da análise.

CAPÍTULO 8 Cefalometria e Imagens do Crânio

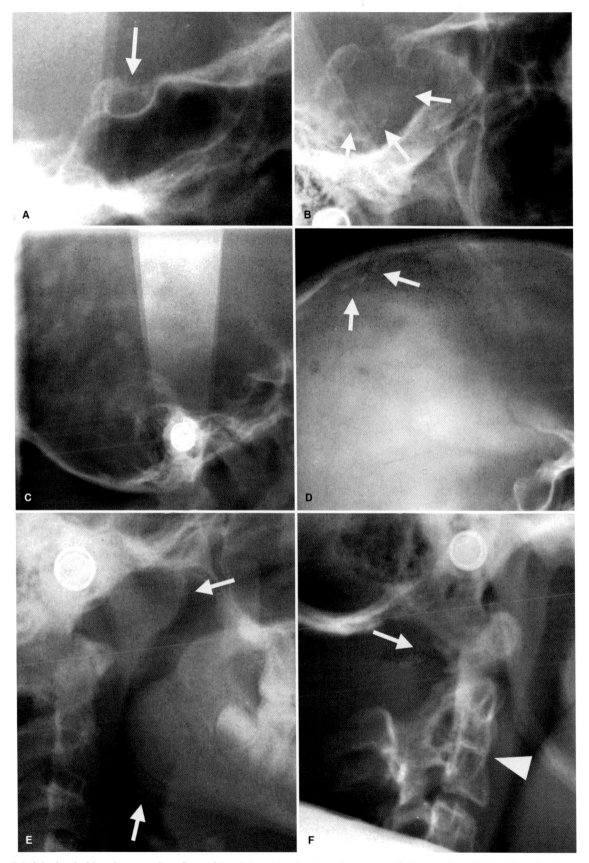

Figura 8.4 Achados incidentais em radiografias cefalométricas laterais de pacientes ortodônticos assintomáticos são indicados por *setas*. **A.** calcificação do ligamento intraclinoide que aparece como sela em ponte. **B.** Expansão irregular e erosiva do assoalho e das paredes anterior e posterior da sela turca. **C.** Sombras de tranças de cabelo são sobrepostas sobre a calvária do paciente. **D.** A calcificação das granulações aracnóideas é uma variante normal. **E.** Adenoide faringeana e tonsilas palatinas aumentadas podem ser um achado normal, dependendo da idade do paciente, mas podem comprometer a respiração nasal. **F.** Anomalias da coluna cervical, como agenesia do anel posterior do atlas (C1) (*seta*), podem causar instabilidade da coluna vertebral, enquanto a fusão vertebral do dente do áxis (processo odontoide) (C2) e C3 (*ponta da seta*) é uma variante normal.

QUADRO 8.1 Definição dos pontos anatômicos cefalométricos.

Pontos anatômicos esqueléticos

1. Pório (P): ponto mais superior do meato acústico externo
2. Sela (S): centro da fossa hipofisária
3. Násio (N): sutura frontonasal
4. Orbital (O): ponto mais inferior da borda infraorbital
5. Ponto PT: ponto mais posterior da fissura pterigomaxilar
6. Básio (Ba): ponto mais anterior do forame magno
7. PNS: ponto mais proeminente da espinha nasal posterior
8. ANS: ponto mais proeminente da espinha nasal anterior
9. Ponto A (A): ponto mais profundo da borda anterior da concavidade do rebordo alveolar maxilar
10. Ponto B (B): ponto mais profundo da concavidade da borda anterior da mandíbula
11. Pogônio (Po): ponto mais anterior da sínfise
12. Gnátio: ponto médio do contorno da sínfise entre pogônio e mento
13. Mento (M): ponto mais inferior da sínfise
14. Gônio: ponto mais convexo ao longo da borda inferior do ramo mandibular
15. Ponto ramo: ponto mais posterior da borda posteroinferior do ramo da mandíbula
16. R1: ponto mais inferior da incisura sigmoide
17. R2: ponto arbitrário na borda inferior da mandíbula abaixo de R1
18. R3: ponto mais côncavo da borda anterior do ramo mandibular
19. R4: ponto mais convexo da borda posterior do ramo mandibular
20. Articular (Ar): ponto de intersecção entre a base do esfenoide e a borda posterior da cabeça condilar
21. Topo do côndilo: ponto mais superior do côndilo
22. Ponto DC: centro da cabeça condilar

Pontos anatômicos dentais

23. U6 cúspide mesial: ponta da primeira cúspide vestibular superior do molar superior
24. U6 mesial: ponto de contato na face mesial do primeiro molar superior
25. U6 distal: ponto de contato na superfície distal do primeiro molar superior

26. L6 cúspide mesial: ponta da primeira cúspide vestibular mesial do molar inferior
27. L6 mesial: ponto de contato na face mesial do primeiro molar inferior
28. L6 distal: ponto de contato na superfície distal do primeiro molar inferior
29. UI incisal: borda incisal do incisivo central superior
30. UI facial: ponto mais convexo da face vestibular do incisivo central superior
31. UI raiz: ponta da raiz do incisivo central superior
32. LI incisal: borda incisal do incisivo central mandibular
33. LI facial: ponto mais convexo da face vestibular do incisivo central inferior
34. Raiz LI: ponta da raiz do incisivo central inferior

Marcos de tecidos moles

35. Tecido mole da glabela: ponto mais anterior do tecido mole que cobre o osso frontal
36. Tecido mole do násio: ponto mais côncavo do contorno dos tecidos moles na ponte do nariz
37. Ponta do nariz: ponto mais anterior do nariz
38. Subnasal: ponto de tecido mole onde a curvatura do lábio superior se conecta ao assoalho do nariz
39. Tecido mole do ponto A: ponto mais côncavo do lábio superior entre o subnasal e o ponto do lábio superior
40. Lábio superior: ponto mais anterior do lábio superior
41. Estômio superior: ponto mais inferior do lábio superior
42. Estômio inferior: ponto mais superior do lábio inferior
43. Lábio inferior: ponto mais anterior do lábio inferior
44. Tecido mole do ponto B: ponto mais côncavo do lábio inferior entre o queixo e o ponto do lábio inferior
45. Tecido mole do pogônio: ponto mais anterior do tecido mole do queixo
46. Tecido mole do gnátio: ponto médio do contorno do tecido mole do queixo entre o tecido mole do pogônio e o tecido mole do mento
47. Tecido mole do mento: ponto mais inferior do tecido mole do queixo
Ver Figura 8.5.

Indicações

- Avaliar a assimetria craniofacial
- Avaliar as relações esqueléticas do maxilar
- Monitorar o progresso do tratamento e os resultados do tratamento
- Prosseguir com o planejamento do tratamento cirúrgico ortognático.

Receptores de imagem e posicionamento do paciente

O receptor de imagem é colocado na frente do paciente, perpendicularmente ao plano sagital mediano e paralelo ao plano coronal. Para a radiografia cefalométrica posteroanterior, o paciente é colocado de modo que a linha cantomeatal forme um ângulo de 10° com o plano horizontal e o plano de Frankfurt e seja perpendicular ao receptor de imagem. Para uma projeção padrão do crânio posteroanterior, a linha cantomeatal é perpendicular ao receptor da imagem.

Posição do raio X central

O feixe central é perpendicular ao receptor da imagem, direcionado de posterior para anterior (daí o nome posteroanterior), paralelo ao plano sagital mediano do paciente e centrado no nível da ponte do nariz.

Imagem resultante (Figura 8.6)

O plano sagital mediano (representado por uma linha imaginária que se estende do espaço interproximal dos incisivos centrais através do septo nasal e do meio da ponte do nariz) deve dividir a imagem do crânio em duas metades simétricas. A borda superior da crista petrosa deve estar no terço inferior da órbita.

Interpretação radiográfica

Semelhante à projeção cefalométrica lateral, o cefalograma deve ser visto como uma projeção do crânio antes de qualquer análise cefalométrica. Uma revisão sistemática da radiografia, garantindo a avaliação de todas as estruturas, deve ser seguida. Tal abordagem é apresentada a seguir (Figura 8.7):

Etapa 1. Avalie calvária, suturas e espaço diploico a partir da área do meato acústico externo esquerdo, acima do topo da calvária, ao meato acústico externo direito. Procure calcificações intracranianas. Identificar as células aéreas mastóideas e a crista petrosa da direita para a esquerda nos ossos temporais. Neste e em todos os passos subsequentes, compare os lados direito e esquerdo e procure por simetria (Figura 8.7B).

Etapa 2. Avalie as faces superior e intermediária. Identifique órbitas, seios (frontal, etmoide e maxilar) e processos zigomáticos da maxila. Avalie cavidade nasal, conchas nasais média e inferior, septo nasal e palato duro (Figura 8.7C).

Etapa 3. Avalie a face inferior. Siga o contorno da mandíbula a partir dos processos condilar e coronoide direitos, ramo, ângulo e corpo através da mandíbula anterior ao corpo esquerdo, ângulo, ramo, processo coronoide e côndilo (Figura 8.7D).

Etapa 4. Avalie a coluna cervical. Identifique o dente do áxis (processo odontoide), os bordos superior de C2 e a borda inferior de C1 (Figura 8.7E).

Etapa 5. Avalie o osso alveolar e os dentes (Figura 8.7F).

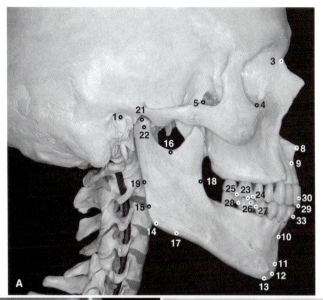

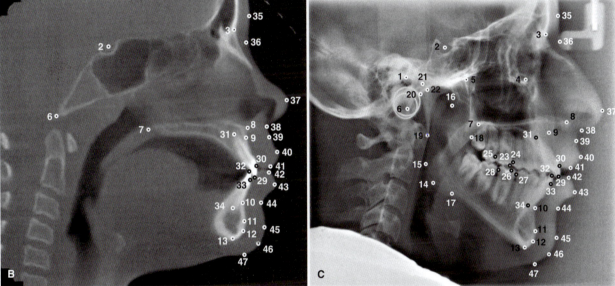

Figura 8.5 A. Marcos anatômicos cefalométricos mostrados em uma vista lateral do crânio. **B.** Marcos cefalométricos anatômicos da linha média representados em uma seção tomográfica computadorizada de feixe cônico de 5 mm de comprimento de um paciente ortodôntico. **C.** Marcos cefalométricos utilizados nas análises cefalométricas de Steiner e Ricketts (ver *Quadro 8.1*).

PROJEÇÕES CRANIOFACIAIS E DO CRÂNIO

Projeção submentovértex (base)

Indicações

As radiografias do submentovértex mostram a base do crânio, os arcos zigomáticos e os seios esfenoidais (Figura 8.8). Essas radiografias podem demonstrar alterações ósseas de tumores da base do crânio, fraturas dos arcos zigomáticos e integridade e aeração dos seios esfenoidais. Essas indicações de imagem são amplamente obtidas pela tomografia computadorizada (ver Capítulos 10, 11 e 13).

Receptores de imagem e posicionamento dos pacientes

O receptor de imagem é posicionado paralelamente à região transversal do plano do paciente e perpendicular aos planos sagital e coronal. Para alcançar essa posição, o pescoço do paciente é estendido o mais para trás possível, com a linha cantomeatal paralela ao receptor da imagem.

Posição do raio X central

O feixe central é perpendicular ao receptor de imagem, direcionado de baixo da mandíbula em direção ao vértice do crânio (daí o nome submentovértex) e centrado cerca de 2 cm antes de uma linha conectando os côndilos direito e esquerdo.

Imagem resultante (Figura 8.8)

O plano sagital mediano (representado por uma linha imaginária que se estende do espaço interproximal dos incisivos centrais superiores através do septo nasal para o meio do arco anterior do atlas e para o processo odontoide ou dente do áxis) deve dividir a imagem do crânio em duas metades simétricas. As placas corticais vestibular e lingual da mandíbula devem ser projetadas como linhas opacas uniformes. Uma visão subexposta é necessária para a avaliação dos arcos zigomáticos, porque eles serão superexpostos ou "queimados" nas radiografias obtidas com fatores de exposição normais.

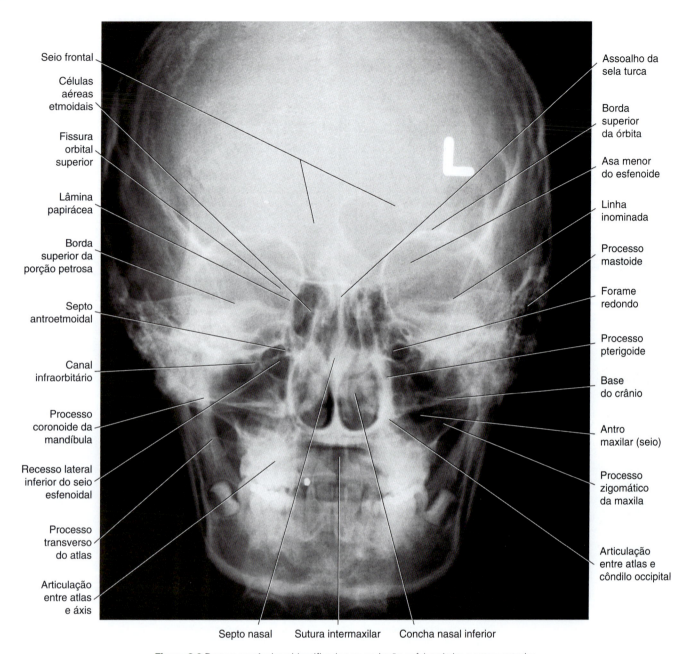

Figura 8.6 Pontos anatômicos identificados na projeção cefalométrica posteroanterior.

Interpretação radiográfica

Como descrito anteriormente para as projeções cefalométricas lateral e posteroanterior, uma abordagem sistemática que assegure a interrogação da imagem completa e avaliação de todas as estruturas anatômicas é primordial na interpretação da projeção submentovértex.

Projeção de Waters

Indicações

A projeção de Waters, também referida como projeção occipitomental, mostra os seios paranasais, predominantemente o seio maxilar e, em menor escala, o seio frontal e as células aéreas etmoidais. Também demonstra os ossos e as órbitas da metade da face (Figura 8.9). Uma projeção de Waters foi usada para avaliar a sinusite maxilar e as fraturas do meio da face. Atualmente, esses objetivos diagnósticos são realizados por tomografia computadorizada (ver Capítulos 10, 11 e 13). Os Critérios de Adequação do American College of Radiology consideram que essa projeção geralmente não é apropriada para a avaliação de traumatismos, órbitas e doença nasossinusal.

Receptores de imagem e posicionamento dos pacientes

O receptor de imagem é colocado na frente do paciente e perpendicular ao plano sagital mediano. A cabeça do paciente é inclinada para cima, de modo que a linha do cantomeatal forme um ângulo de 37° com o receptor da imagem. Se a boca do paciente estiver aberta, o seio esfenoidal é visto sobreposto ao palato.

Posição do raio X central

O feixe central é perpendicular ao receptor de imagem e centrado na área dos seios maxilares.

Imagem resultante (Figura 8.9)

O plano sagital mediano (representado por uma linha imaginária que se estende do espaço interproximal dos incisivos centrais

CAPÍTULO 8   Cefalometria e Imagens do Crânio

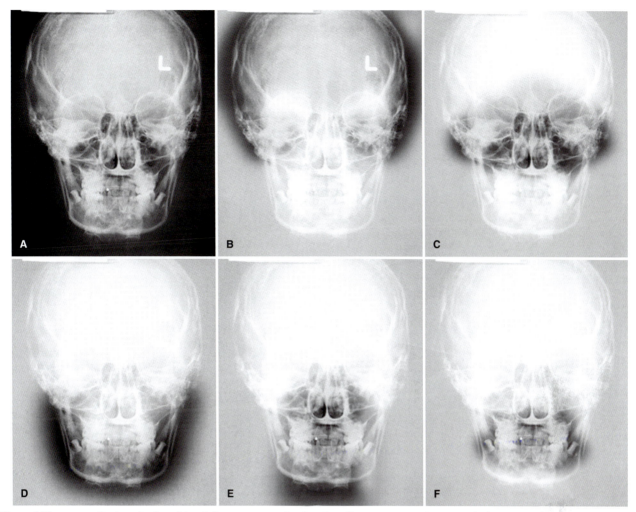

Figura 8.7 Interpretação da projeção cefalométrica posteroanterior. A radiografia no canto superior esquerdo demonstra a imagem inteira. Radiografias subsequentes correspondem aos passos da interpretação.

superiores através do septo nasal e do meio da ponte do nariz) deve dividir a imagem do crânio em duas metades simétricas. A crista petrosa do osso temporal deve ser projetada abaixo do assoalho do seio maxilar.

Interpretação radiográfica

Como descrito anteriormente para as projeções cefalométricas lateral e posteroanterior, uma abordagem sistemática que assegure a interrogação da imagem completa e avaliação de todas as estruturas anatômicas é primordial na interpretação da projeção de Waters.

Projeção reversa de Towne (boca aberta)

Indicações

A projeção reversa de Towne foi frequentemente utilizada para avaliar pacientes com suspeita de fratura do côndilo e do pescoço condilar. Hoje, esses objetivos diagnósticos são melhor alcançados pela tomografia computadorizada (ver Capítulos 10, 11 e 13).

Receptores de imagem e posicionamento dos pacientes

O receptor de imagem é colocado na frente do paciente, perpendicularmente ao plano sagital mediano e paralelo ao plano coronal. A cabeça do paciente é inclinada para baixo, de modo que a linha cantalomeatal forme um ângulo de 30° com o receptor da imagem. Para melhorar a visualização dos côndilos, a boca do paciente é aberta de modo que as cabeças condilares estejam localizadas abaixo da eminência articular. Ao solicitar esta imagem para avaliar os côndilos, é necessário especificar "Towne reverso de boca aberta"; caso contrário, uma visão padrão Towne do occipital pode resultar.

Posição do raio X central

O feixe central de raios X é perpendicular ao receptor de imagem e paralelo ao plano sagital mediano do paciente; está centrado no nível dos côndilos.

Imagem resultante (Figura 8.10)

O plano sagital mediano (representado por uma linha imaginária que se estende do meio do forame magno e do arco posterior do atlas até o meio da ponte do nariz e do septo nasal) deve dividir a imagem do crânio em duas metades simétricas. A crista petrosa do osso temporal deve ser sobreposta na parte inferior do osso occipital e as cabeças condilares devem ser projetadas abaixo da eminência articular.

Interpretação radiográfica

Como descrito anteriormente para as projeções cefalométricas lateral e posteroanterior, uma abordagem sistemática que assegure a interrogação da imagem completa e a avaliação de todas as estruturas anatômicas é primordial na interpretação da projeção reversa de Towne.

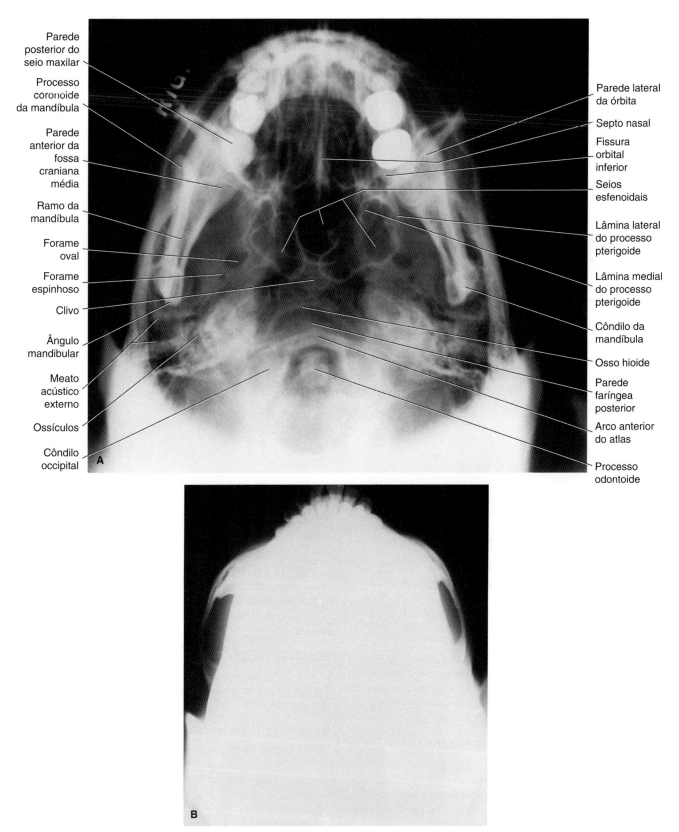

Figura 8.8 A. Marcos anatômicos identificados na projeção submentovértex (SMV). **B.** A visão SMV subexposta revela os arcos zigomáticos.

CAPÍTULO 8   Cefalometria e Imagens do Crânio

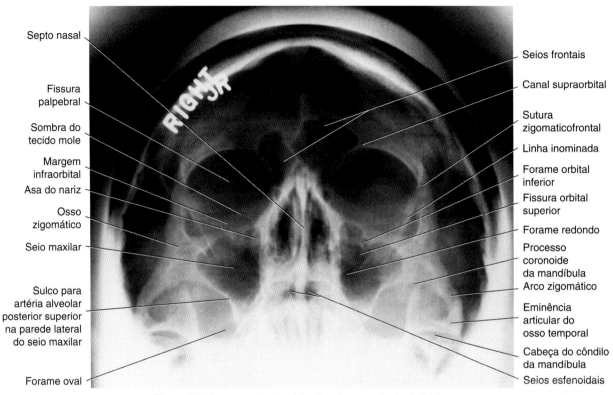

Figura 8.9 Marcos anatômicos identificados na projeção de Waters.

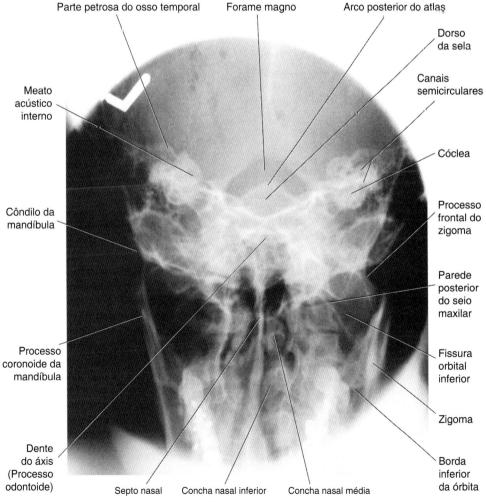

Figura 8.10 Marcos anatômicos identificados na projeção de Towne reversa da boca aberta.

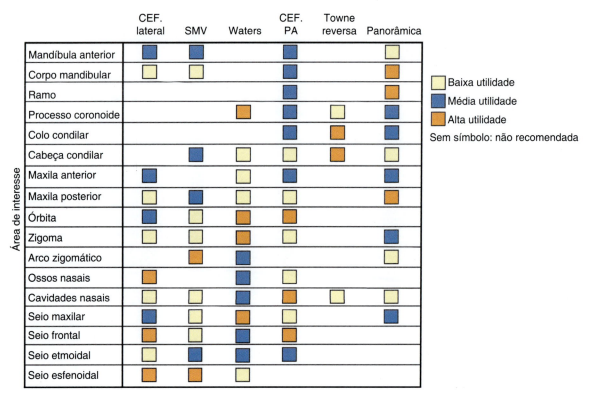

Figura 8.11 Utilidade relativa de projeções radiográficas extraorais para exibir várias estruturas anatômicas. *CEF.*, cefalométrico; *PA*, posteroanterior; *SMV*, submentovértex.

CONCLUSÃO

A radiografia extraoral pode fornecer informações valiosas para a avaliação do complexo dentário e craniofacial. Depois de avaliar os sinais e sintomas do paciente, o clínico deve escolher a projeção adequada que forneça as informações diagnósticas apropriadas para a avaliação das estruturas anatômicas em questão. A Figura 8.11 resume o uso de radiografias extraorais para a avaliação de várias estruturas anatômicas. Embora a radiografia panorâmica seja o assunto do Capítulo 9, ela está incluída na Figura 8.11 para comparação.

Embora a maioria das radiografias extraorais em odontologia sejam projeções cefalométricas obtidas para a avaliação ortodôntica e ortognática de pacientes assintomáticos, podem ser identificadas variantes anatômicas que podem simular doenças ou afetar o tratamento e até mesmo patologias ocultas. Portanto, as radiografias cefalométricas devem ser vistas primeiro como radiografias de crânio e interpretadas seguindo uma abordagem sistemática, minuciosa e bem informada.

BIBLIOGRAFIA

American College of Radiology, Appropriateness Criteria. Available at https://acsearch.acr.org/list.

Kantor ML, Norton LA. Normal radiographic anatomy and common anomalies seen in cephalometric films. *Am J Orthod Dentofacial Orthop.* 1987;91:414–426.

Keats TE, Anderson MW. *Atlas of Normal Roentgen Variants That May Simulate Disease.* 9th ed. St Louis: Mosby; 2012.

Long BW, Ballinger PW, Smith BJ, et al. *Merrill's Atlas of Radiographic Positions and Radiologic Procedures.* Vol. 2. 11th ed. St Louis: Mosby; 2007.

Miyashita K. *Contemporary Cephalometric Radiography.* Tokyo: Quintessence Publishing Co; 1996.

Shapiro R. *Radiology of the Normal Skull.* Chicago: Year Book Medical Publishers; 1981.

Swischuk LE. *Imaging of the Cervical Spine in Children.* New York: Springer-Verlag; 2001.

Radiografia Panorâmica

Aruna Ramesh

A radiografia panorâmica (também chamada de *pantomografia*) é uma técnica de imagem da seção do corpo que resulta em uma camada de imagem larga e curvada, representando as arcadas dentárias maxilar e mandibular e suas estruturas de suporte (Figura 9.1). Isto é conseguido usando uma rotação única da fonte de raios X e do receptor de imagem ao redor da cabeça do paciente (Figura 9.2). As imagens panorâmicas são mais úteis clinicamente para desafios diagnósticos que exijam ampla cobertura das mandíbulas (Quadro 9.1). Aplicações clínicas comuns incluem avaliação de traumatismo, incluindo fraturas mandibulares, localização de terceiros molares, doença dentária extensa ou óssea, lesões extensas conhecidas ou suspeitas, desenvolvimento e erupção dentária (especialmente na dentição mista), dentes impactados ou não erupcionados e restos radiculares (em desdentados), dor na articulação temporomandibular (ATM) e anomalias de desenvolvimento. A radiografia panorâmica é frequentemente usada na avaliação inicial do paciente, que pode fornecer a percepção necessária ou auxiliar na determinação da necessidade de outras projeções. Imagens panorâmicas também são úteis para pacientes que não toleram bem os procedimentos intraorais.

A principal desvantagem da radiografia panorâmica é a falta de detalhes anatômicos disponíveis nas radiografias periapicais intraorais. Assim, não é tão útil quanto a radiografia periapical para detectar lesões, estrutura fina do periodonto marginal ou doença periapical precoce. As superfícies proximais dos pré-molares também costumam se sobrepor. A disponibilidade de uma radiografia panorâmica para um paciente adulto geralmente não exclui a necessidade de filmes intraorais para o diagnóstico das doenças dentárias mais comumente encontradas. Quando uma série de radiografias em boca completa está disponível para um paciente que necessita apenas de atendimento odontológico geral, normalmente pouca ou nenhuma informação útil adicional é obtida a partir de um exame panorâmico simultâneo. Uma panorâmica combinada com *bitewings* ou com *bitewings* e radiografias periapicais selecionadas poderia fornecer informações diagnósticas semelhantes a uma série de boca toda. Outros problemas associados à radiografia panorâmica incluem ampliação desigual e distorção geométrica em toda a imagem. Ocasionalmente, a presença de estruturas sobrepostas, como a coluna cervical, pode esconder lesões odontogênicas, particularmente nas regiões dos incisivos. Objetos clinicamente importantes podem estar situados fora da camada focal e podem parecer distorcidos ou não serem vistos.

PRINCÍPIOS DA FORMAÇÃO DE RADIOGRAFIA PANORÂMICA

Os princípios da radiografia panorâmica foram descritos pela primeira vez por Paatero e Numata independentemente em 1948 e 1933, respectivamente. A Figura 9.2 mostra uma visão esquemática das relações entre a fonte de raios X, o paciente, o colimador secundário e o receptor de imagem durante a formação da radiografia panorâmica. As ilustrações a seguir explicam a formação da *camada focal*

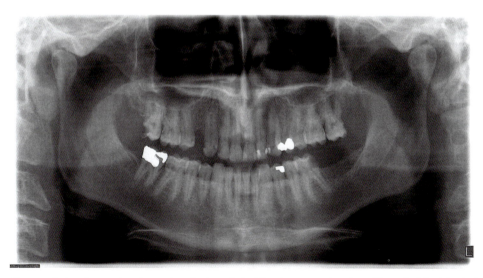

Figura 9.1 Radiografia panorâmica demonstrando ampla cobertura de tecidos duros e moles da região orofacial adulta, incluindo maxila, mandíbula, dentição e estruturas adjacentes. Imagens panorâmicas são feitas com dose muito mais baixa do que um conjunto de boca toda e têm uma cobertura mais ampla; no entanto, elas têm menor resolução espacial.

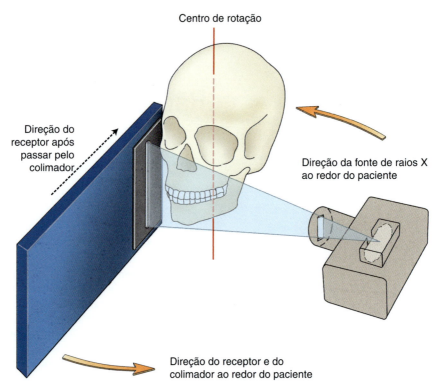

Figura 9.2 Visão esquemática das relações entre a fonte de raios X, o paciente, o colimador secundário e o receptor de imagem. À medida que o cabeçote do tubo de raios X se move em torno de um lado do paciente, o dispositivo com o receptor move-se para o lado oposto. O receptor de imagem passa pelo colimador, produzindo sequencialmente uma imagem latente. Com um receptor de imagem de dispositivo de carga acoplada (CCD), existe uma matriz linear vertical de CCD por trás do colimador que continuamente lê a exposição para produzir uma imagem.

em uma máquina panorâmica. Imagine uma montagem contendo um disco com objetos físicos verticais (representados por letras) e um receptor de imagem (Figura 9.3). O receptor viaja para cima através do feixe na mesma velocidade que os objetos A a C giram através do feixe. Um colimador de chumbo na forma de uma fenda localizada

na fonte de raios X limita os raios X a um feixe vertical estreito. Outro colimador entre os objetos e o receptor de imagem reduz a radiação espalhada dos objetos para o receptor de imagem. Considere os primeiros objetos radiopacos de A a C. À medida que o disco gira, suas imagens radiográficas são gravadas nitidamente no receptor que também se move pelo feixe nas mesmas direção e velocidade. A relação espacial das sombras desses objetos representa corretamente o relacionamento dos objetos reais. Como a distância fonte-receptor é constante e a distância objeto-receptor é a mesma para cada objeto, todos os objetos são ampliados igualmente. Agora considere os objetos D a F. Eles estão localizados no lado oposto do disco, entre a fonte de raios X e o centro de rotação do disco. Esses objetos se movem na direção oposta do receptor, de modo que suas sombras se invertem

QUADRO 9.1 Radiografia panorâmica.

Indicações
- Avaliação geral da dentição
- Análise de patologias intraósseas, como cistos, tumores ou infecções
- Avaliação geral das articulações temporomandibulares
- Avaliação da posição dos dentes impactados
- Avaliação da erupção da dentição permanente
- Traumatismo dentomaxilofacial
- Distúrbios de desenvolvimento do esqueleto maxilofacial.

Vantagens comparadas com um exame de boca toda
- Ampla cobertura dos ossos faciais e dentes
- Baixa dose de radiação
- Facilidade da técnica de radiografia panorâmica
- Pode ser usado em pacientes com trismo ou em pacientes que não toleram radiografia intraoral
- Técnica de radiografia conveniente e rápida
- Auxílio visual útil na educação de paciente e na apresentação de caso.

Desvantagens
- Imagens com baixa resolução que não proporcionam os detalhes fornecidos pelas radiografias intraorais
- A ampliação através da imagem é desigual, tornando as medidas lineares não confiáveis
- A imagem é a sobreposição das imagens reais, duplas e fantasma, e requer uma visualização cuidadosa para decifrar detalhes patológicos e anatômicos
- Requer posicionamento preciso do paciente a fim de evitar artefatos e erros de posição
- Difícil de capturar imagens do complexo maxilomandibular quando o paciente tem sérias discrepâncias maxilomandibulares.

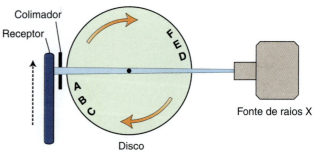

Figura 9.3 Produção de uma radiografia panorâmica: Nesta visão conceitual, a fonte de raios X e o colimador são mantidos estacionários. O receptor se move através do feixe, e o disco rotativo também transporta objetos A–F através do feixe. Os objetos A–C se movem através do feixe nas mesmas velocidade e direção do receptor de imagem e são bem visualizados. Os objetos D–F se movem através do feixe na mesma velocidade que o receptor, mas na direção oposta, e assim suas imagens ficam borradas. Os princípios da formação de radiografia panorâmica são os mesmos para sistemas digitais e baseados em filmes.

no receptor. Como esses objetos estão muito mais próximos da fonte de raios X, suas imagens são muito ampliadas.

A Figura 9.4 mostra que a mesma relação entre o receptor rotativo e os objetos pode ser alcançada se o disco for mantido estacionário, mas a fonte de raios X e o receptor são girados em torno do centro de rotação no disco. O feixe de raios X ainda passa pelo centro do disco e sequencialmente através dos objetos A até C. Da mesma forma, o receptor ainda é movido através do feixe e na mesma velocidade que o feixe passa por A até C. Nesta situação, como antes, os objetos A a C se movem através do feixe de raios X na mesma direção e na mesma velocidade que o receptor. Os objetos D a F continuam a ficar desfocados, como antes.

A Figura 9.5 mostra que um paciente pode substituir o disco e os objetos A a F representam os dentes e o osso adjacente. A ilustração demonstra as posições da fonte de raios X e do receptor precoce em um ciclo de exposição. O centro de rotação está localizado ao lado do arco, longe dos objetos que estão sendo radiografados. A taxa de movimento do receptor é regulada para ser a mesma que a dos raios X varrendo as estruturas dentoalveolares do lado do paciente mais próximo do receptor. Estruturas no lado oposto do paciente (perto do tubo de raios X) são distorcidas e parecem fora de foco porque os raios X varrem através delas na direção oposta àquela em que o receptor de imagem está se movendo. Além disso, estruturas próximas à fonte de raios X são tão ampliadas (e suas bordas tão borradas) que não são vistas como imagens discerníveis na imagem resultante. Essas estruturas aparecem apenas como imagens fantasma ou fantasmas difusos. Por causa de ambas as circunstâncias, somente as estruturas próximas ao receptor são capturadas de maneira útil na imagem resultante.

Equipamentos de raios X panorâmicos contemporâneos usam um movimento contínuo do centro de rotação, em vez de múltiplos locais fixos (Figura 9.6). Este recurso otimiza a forma da camada focal para melhor visualizar os dentes e o osso de suporte. Este centro de rotação é inicialmente próximo à superfície lingual do corpo direito da mandíbula quando a região da ATM esquerda está sendo visualizada. O centro rotacional move-se anteriormente ao longo de um arco que termina apenas lingual para a sínfise da mandíbula quando a linha média é exposta. O arco é invertido à medida que o lado oposto das maxilas e mandíbula é exposto.

Este princípio básico de formação de imagem permanece o mesmo, independentemente do tipo de detector usado para gravar a imagem.

No caso em que o receptor é um arranjo de dispositivo de carga acoplada (CCD), o filme é substituído por um arranjo CCD bidimensional. Cada coluna da matriz é lida para construir a imagem. A chave é ler as colunas na mesma velocidade que um filme em movimento imaginário passaria do arranjo. A matriz CCD é lida continuamente conforme a fonte de raios X e o receptor viajam ao redor do paciente. As características de projeção geométrica resultantes são as mesmas que em imagens de placas de filme ou de fósforo fotoestimulável (PSP).

Camada focal (camada de imagem)

A camada focal ou camada de imagem é uma zona tridimensional curva e larga, em que as estruturas posicionadas dentro desta zona são razoavelmente bem definidas na radiografia panorâmica (Figura 9.7). As estruturas anatômicas vistas em uma radiografia panorâmica são principalmente aquelas posicionadas dentro da camada focal durante a geração de imagens. Estruturas posicionadas no centro da camada focal são as mais claras e aquelas que estão progressivamente mais distantes do centro da camada focal tornam-se progressivamente menos claras. Objetos fora da camada focal são borrados, ampliados ou reduzidos em tamanho e às vezes são distorcidos ao ponto de não

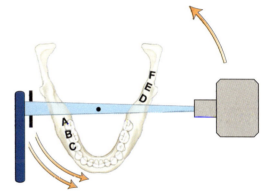

Figura 9.5 Produção de uma radiografia panorâmica: a geometria da imagem é a mesma das Figuras 9.3 e 9.4, mas o disco e os objetos são substituídos por um paciente. A taxa com que o receptor se move através do feixe é a mesma que a taxa com que o feixe passa através dos objetos A–C; assim, apenas a dentição na mandíbula próxima ao receptor (objetos A–C) é bem visualizada. Estruturas no lado oposto da mandíbula (objetos D–F) são borradas além do reconhecimento.

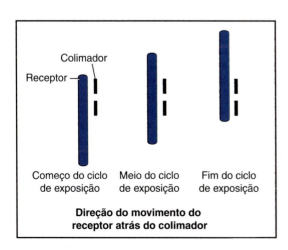

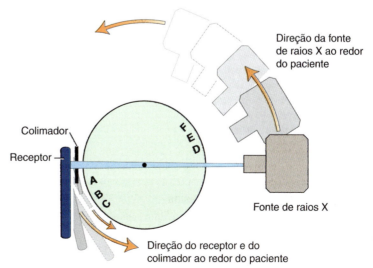

Figura 9.4 Produção de uma radiografia panorâmica: o disco é mantido parado enquanto a fonte de raios X, o receptor e o colimador giram ao redor do centro do disco. No entanto, o feixe de raios X ainda passa pelos objetos, atingindo o receptor de imagem na mesma direção da Figura 9.3, e os mesmos resultados de imagem são obtidos. O *esquema* enfatiza como o receptor se move atrás do colimador durante o movimento em torno do disco.

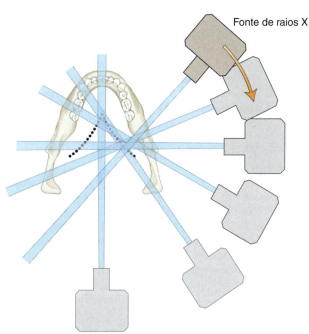

Figura 9.6 Produção de uma radiografia panorâmica: em contraste com os três desenhos esquemáticos mostrados nas Figuras 9.3 a 9.5, o centro de rotação da fonte de raios X se move continuamente conforme o tubo e o receptor giram ao redor do paciente. Inicialmente, o feixe de raios X gira ao final do arco pontilhado sobre o lado do tubo do paciente. À medida que a fonte de raios X se move atrás do paciente, o centro de rotação move-se para a frente ao longo do arco (*linha pontilhada*). O desenho mostra as direções do feixe de raios X em vários intervalos durante a primeira metade do ciclo de exposição. A fonte de raios X continua a mover-se ao redor do paciente para visualizar o lado oposto.

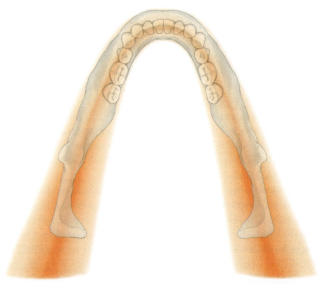

Figura 9.7 Camada focal: a fonte móvel e o receptor geram uma zona de nitidez, conhecida como camada focal ou camada de imagem. Quanto mais próxima a estrutura anatômica é posicionada para o centro da camada, mais claramente é visualizada na radiografia resultante. Equipamentos de raios X panorâmicos normalmente fornecem luzes de *laser* para permitir que o operador posicione a dentição do paciente de maneira ideal na camada focal.

serem reconhecíveis. A forma da camada focal varia com a marca do equipamento utilizado, bem como com o protocolo de imagem selecionado dentro de cada unidade. A forma e a largura da camada focal são determinadas pelo caminho e velocidade do receptor e do cabeçote do tubo de raios X, alinhamento dos raios X e largura do colimador. A localização da camada focal pode mudar com o uso extensivo da máquina; portanto, a recalibração pode ser necessária se imagens consistentemente abaixo do ideal estiverem sendo produzidas.

Em alguns equipamentos panorâmicos, a forma e o tamanho da camada focal podem ser ajustados para se adaptar melhor à anatomia maxilomandibular dos pacientes, o que permite melhor imagem de crianças, pacientes com morfologia atípica maxilomandibular ou sítios anatômicos específicos de interesse, como a ATM ou os seios maxilares. Esta modificação é conseguida diminuindo-se o arco rotacional do movimento fonte-receptor de raios X para reduzir o tamanho focal mínimo para melhor adaptação ao complexo maxilomandibular pediátrico. O arco rotacional diminuído também resulta em exposição reduzida à radiação do paciente. Em algumas unidades panorâmicas, o ângulo de projeção do feixe de raios X é modificado para produzir imagens com diminuição da sobreposição de dentes adjacentes e com sobreposição mínima de estruturas do lado oposto da mandíbula.

Imagens reais, duplas e fantasma

Devido à natureza rotacional da fonte e do receptor de raios X, o feixe de raios X intercepta algumas estruturas anatômicas duas vezes durante o único ciclo de exposição. Dependendo da sua localização, os objetos podem produzir três tipos diferentes de imagens:

- *Imagens reais*: objetos que ficam entre o centro de rotação e o receptor formam uma imagem real. Dentro desta zona, os objetos que estão dentro da camada focal produzem imagens relativamente nítidas, enquanto imagens de objetos localizados fora da camada focal são borrados. As Figuras 9.8A e C mostram as posições da fonte de raios X durante a exposição dos lados esquerdo e direito do ramo mandibular, respectivamente. Na Figura 9.8A, o ramo esquerdo fica entre o centro de rotação e o receptor e produz uma imagem real. Como está dentro da camada focal, sua imagem é nítida. Também demonstrada na Figura 9.8A é a formação das imagens reais do osso hioide e da coluna cervical. Contudo, como estas estruturas estão longe do centro da camada focal e mais perto da fonte de raios X, suas imagens são borradas e ampliadas. A Figura 9.8D mostra, em azul, a região anatômica que produz imagens reais
- *Imagens duplas*: objetos que ficam atrás do centro de rotação e que são interceptados duas vezes pelo feixe de raios X formam as imagens duplas (região verde na Figura 9.8E). Esta região inclui osso hioide, epiglote e coluna cervical, os quais lançam imagens em ambos os lados direito e esquerdo da imagem
- *Imagens fantasma*: alguns objetos estão localizados entre a fonte de raios X e o centro de rotação. Esses objetos produzem imagens fantasma. Na radiografia panorâmica, imagens fantasma aparecem no lado oposto da verdadeira localização anatômica e em um nível mais alto por causa da inclinação ascendente do feixe de raios X. Como o objeto está localizado fora do plano focal e perto da fonte de raios X, a imagem fantasma é turva e significativamente ampliada. Várias estruturas anatômicas produzem imagens fantasma (região laranja na Figura 9.8F). Por exemplo, na Figura 9.8A, o ramo mandibular direito fica entre a fonte de raios X e o centro de rotação e sua imagem fantasma é sobreposta no lado esquerdo da imagem. Da mesma forma, a imagem fantasma do ramo esquerdo é sobreposta no lado direito da imagem (Figura 9.8C). O osso hioide e a coluna cervical também formam imagens fantasma quando as regiões anteriores das mandíbulas são visualizadas (Figura 9.8B). Além do mais, acessórios metálicos, como brincos, colares e prendedores de cabelo, formam imagens fantasma, que aparecem como imagens radiopacas borradas que podem obscurecer detalhes anatômicos, mascarar as alterações patológicas ou imitar alterações patológicas. As imagens fantasma do palato duro e do corpo e ângulo mandibulares são claramente

CAPÍTULO 9   Radiografia Panorâmica

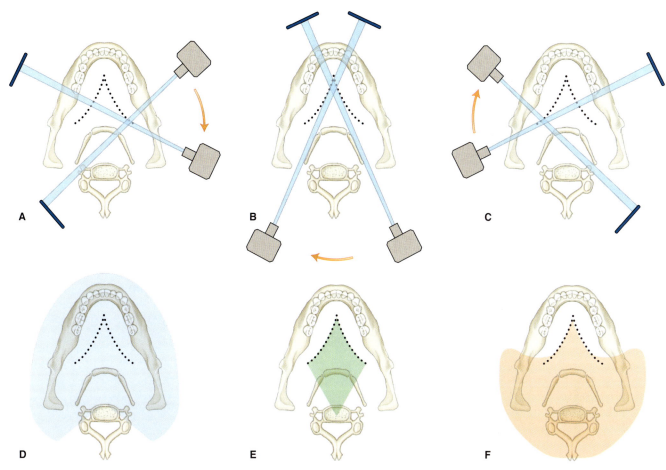

Figura 9.8 Formação de imagens reais, duplas e fantasma. **A** a **C**. A exposição começa com o cabeçote do tubo de raios X no lado direito do paciente e continua com o cabeçote do tubo movendo-se atrás do paciente e terminando no lado esquerdo. A *linha pontilhada* representa o caminho do centro de rotação móvel durante o ciclo de exposição. **D**. Estruturas entre o centro de rotação móvel e o receptor formam imagens reais (*zona azul*). **E**. Estruturas situadas entre os centros de rotação em movimento e o receptor que são reproduzidas duas vezes (*zona verde*) produzem imagens duplas. **F**. Estruturas localizadas entre a fonte de raios X e o centro de rotação móvel (*zona laranja*) projetam imagens fantasma.

visualizadas em uma radiografia panorâmica (Figura 9.9). Algumas zonas anatômicas formam tanto imagens duplas reais como fantasma. Estas zonas são as regiões de sobreposição entre as regiões laranja e verde na Figura 9.8E e F.

Distorção de imagem

A radiografia panorâmica necessariamente produz distorção do tamanho e da forma do objeto, tornando-a não confiável para medições lineares ou angulares. A distorção da imagem é influenciada por vários fatores, incluindo a angulação do feixe de raios X, a distância fonte-objeto dos raios X, o caminho do centro rotacional e a posição do objeto dentro da camada focal. Esses parâmetros variam entre unidades panorâmicas e entre diferentes regiões do complexo maxilomandibular para a mesma unidade. Eles também são fortemente dependentes da anatomia do paciente e do posicionamento do paciente na unidade. Essas variáveis impossibilitam a aplicação de fatores de ampliação predefinidos que podem ser usados para fazer medições confiáveis em radiografias panorâmicas.

A amplificação horizontal é determinada pela posição do objeto dentro da camada focal. A magnitude da distorção horizontal depende da distância do objeto do centro da camada focal e, portanto, é fortemente influenciada pelo posicionamento do paciente. A Figura 9.10 ilustra a influência do posicionamento anterior do paciente no tamanho e forma da imagem. A Figura 9.10A e B mostra uma mandíbula sustentando um anel de latão devidamente alinhado no centro da

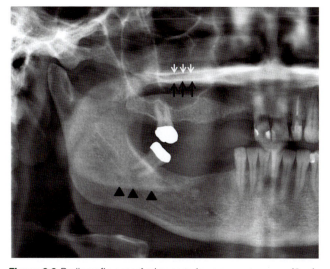

Figura 9.9 Radiografia panorâmica cortada para mostrar a região do meio da face à posterior direita. O palato duro aparece como duas linhas radiopacas. A linha inferior (*setas pretas*) representa a junção entre o palato duro e a parede nasal lateral no lado do receptor do paciente. A linha superior (*setas brancas*) representa a junção entre a parede nasal e o palato duro no lado do tubo ou a imagem fantasma do lado oposto. As *pontas de setas pretas* indicam a imagem fantasma da mandíbula oposta.

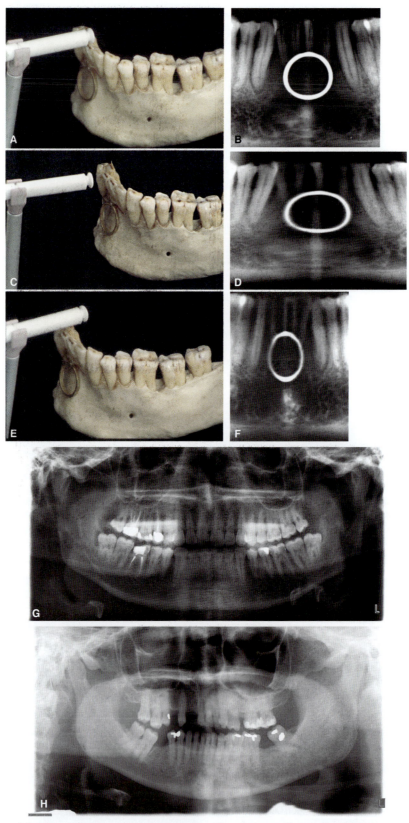

Figura 9.10 Influência da posição de um objeto em seu tamanho radiográfico. **A.** A mandíbula está apoiando um anel de metal posicionado no centro da camada focal. A mandíbula é posicionada no centro da camada focal, colocando as bordas incisais dos incisivos centrais em um entalhe no final de um dispositivo de posicionamento de haste de mordida. **B.** A radiografia panorâmica cortada resultante mostra uma distorção mínima do anel de metal. **C.** A mandíbula e o anel estão posicionados 5 mm posteriormente à camada focal. **D.** Radiografia panorâmica cortada resultante demonstra ampliação horizontal do anel e dos dentes inferiores. **E.** A mandíbula e o anel estão posicionados 5 mm anteriormente ao entalhe no bloco de mordida. **F.** A radiografia panorâmica obtida mostra o estreitamento horizontal do anel e dos dentes mandibulares. **G.** Radiografia panorâmica de um paciente mostrando a magnificação horizontal nos dentes anteriores devido ao erro de posicionamento do paciente, como mostrado em **C**. **H.** Radiografia panorâmica de um paciente que mostra uma redução horizontal nos dentes anteriores devido ao erro de posicionamento do paciente, como mostrado em **E**. Há também uma rotação para a esquerda presente em **H**.

camada focal. Um dispositivo de posicionamento entalhado (bloco de mordida) indica o centro do aspecto anterior da camada focal. Observe a ampliação uniforme do anel e as imagens dos dentes anteriores na proporção adequada. As Figuras 9.10C a E mostram a mesma mandíbula posicionada 5 mm posterior ao centro da camada focal e uma radiografia panorâmica de um paciente com o mesmo erro. Esta posição causa distorção do anel na dimensão horizontal, com o anel aparecendo mais amplo com um aumento proporcional na largura das imagens dos dentes. A Figura 9.10F a H mostra a mesma mandíbula posicionada 5 mm anterior ao centro da camada focal e uma radiografia panorâmica de um paciente com o mesmo erro. A distorção horizontal faz com que o anel pareça estreito com uma diminuição proporcional na largura dos dentes projetados. Nestas imagens, a dimensão vertical, em contraste com a dimensão horizontal, é pouco alterada. Essas distorções resultam dos movimentos horizontais do receptor e da fonte de raios X. Assim, como regra geral, quando a estrutura de interesse, neste caso a mandíbula, é deslocada para o lado lingual de sua posição ideal na camada focal, em direção à fonte de raios X, o feixe passa mais lentamente através dela do que a velocidade na qual o receptor se move. Consequentemente, as imagens das estruturas nessa região são alongadas horizontalmente na imagem e parecem mais largas. Alternativamente, quando a mandíbula é deslocada em direção ao aspecto bucal da camada focal, o feixe passa a uma taxa mais rápida que o normal através das estruturas. No exemplo mostrado, como o receptor está se movendo na taxa adequada, as representações dos dentes anteriores são comprimidas horizontalmente na imagem e parecem mais finas.

O mesmo princípio se aplica ao plano sagital do paciente, sendo girado na camada focal. As estruturas posteriores do lado para o qual a cabeça do paciente é girada são ampliadas na dimensão horizontal porque as estruturas posteriores são posicionadas longe do receptor de imagem, enquanto as estruturas posteriores do lado oposto estão posicionadas mais próximos do receptor de imagem e são reduzidas na dimensão horizontal. A imagem resultante tem horizontalmente (mesiodistalmente) grandes dentes molares e ramo mandibular e sobreposição grave de pré-molares em um lado e horizontalmente (mesiodistalmente) menores dentes molares e ramo mandibular no outro lado (este artefato de posicionamento é demonstrado na Figura 9.11). Esta aparência de imagem não deve ser confundida com uma assimetria facial congênita ou desenvolvimental.

A magnitude da distorção horizontal varia entre as regiões anterior e posterior do complexo maxilomandibular. Na região anterior, a ampliação horizontal aumenta acentuadamente à medida que o objeto se afasta do centro da camada focal. O grau dessa ampliação nas regiões posteriores é menor do que na região anterior. Dois objetos idênticos localizados nas regiões anterior e posterior podem ter diferentes ampliações horizontais. Assim, as medições horizontais gerais feitas nas radiografias panorâmicas não são confiáveis. Atenção especial deve ser dada a estas considerações ao acompanhar o progresso de uma lesão óssea, especialmente na região anterior. Como resultado do posicionamento inadequado do paciente, a lesão pode parecer relativamente maior (ampliação) (Figura 9.10D) ou menor (cicatrização) (Figura 9.10G) em imagens sucessivas. A importância de alinhamento e posicionamento cuidadosos das arcadas dentárias do paciente dentro da camada focal é aparente.

A amplificação vertical é determinada pela distância entre a fonte de raios X e o objeto, semelhante à radiografia convencional. Em algumas unidades panorâmicas, essa distância é mantida constante em todo o ciclo de exposição, resultando em uma ampliação vertical relativamente constante em diferentes áreas da imagem.

A orientação do feixe de raios X panorâmico tem uma ligeira inclinação caudocranial. Como resultado desta angulação de feixe, estruturas que são posicionadas mais perto da fonte são projetadas mais acima na imagem, em relação às estruturas que estão posicionadas mais longe da fonte de radiação. Assim, as relações espaciais entre os objetos na dimensão vertical podem não representar com precisão relações anatômicas verdadeiras, tornando a avaliação de relações verticais em radiografia panorâmica não confiável. A Figura 9.12 mostra um molar mandibular e três posições diferentes do canal mandibular, do lingual ao vestibular. Todas as três posições estão no mesmo plano horizontal (Figura 9.12A). No entanto, devido à angulação do feixe de raios X, a imagem do canal em posição lingual (laranja) é projetada mais perto do ápice do molar, enquanto a imagem do canal posicionado vestibularmente (verde) é projetada mais distante do ápice radicular. Assim, a distância entre o ápice radicular e o canal mandibular pode ser deturpada em uma radiografia panorâmica.

Equipamentos de raios X panorâmicos

Diversos fabricantes produzem equipamentos de raios X panorâmicos de alta qualidade baseados em filmes e digitais. A maioria dessas unidades tem a versatilidade para permitir o ajuste da forma focal com base no tamanho do paciente (adulto *versus* criança) para radiografia panorâmica e produzir imagens tomográficas transversais de áreas selecionadas do esqueleto facial. Uma dessas unidades é apresentada na Figura 9.13A. Como mencionado anteriormente, além de produzir imagens panorâmicas padrão das mandíbulas, algumas dessas unidades têm capacidade de ajustar-se a pacientes de vários tamanhos e produzir imagens frontais e laterais de ATMs, vistas tomográficas através dos seios e vistas em corte transversal das maxilas e mandíbula. Essas vistas são adquiridas porque o equipamento tem programação para movimentos especiais de fonte e receptor de raios X. As vistas da "*bitewing* extraoral" também são oferecidas por algumas das unidades panorâmicas que podem ser especialmente úteis em pacientes com dificuldade de posicionamento do receptor intraoral (Figura 9.13B). Cada equipamento também tem a capacidade de adicionar um anexo cefalométrico para permitir a exposição de vistas padronizadas do crânio. Alguns equipamentos têm a capacidade de controle de exposição automatizado; isto é realizado medindo a quantidade de radiação que passa pela mandíbula do paciente durante a parte inicial da exposição e ajustando os fatores de imagem (pico de quilovoltagem [kVp], miliamperagem [mA] e velocidade dos movimentos de imagem) para obter uma imagem otimamente exposta. Finalmente, todos esses equipamentos estão disponíveis em configurações CCD-digital, e alguns têm capacidade de exposição por feixe cônico (ver Capítulos 11 a 13).

POSICIONAMENTO DO PACIENTE E ALINHAMENTO DA CABEÇA

Preparação adequada do paciente e posicionamento dentro da camada focal são essenciais para a obtenção de radiografias panorâmicas diagnósticas. Aparelhos dentários, brincos, colares, prendedores de cabelo e quaisquer outros objetos metálicos na região da cabeça e do pescoço devem ser removidos. Também pode ser aconselhável demonstrar o funcionamento do equipamento de raios X ao paciente, ciclando o equipamento ciclo ao mesmo tempo que explica a necessidade de permanecer imóvel durante o procedimento. Isto é particularmente importante para as crianças, que podem estar ansiosas. As crianças devem ser instruídas a olhar para frente e a não seguir a cabeça do tubo com os olhos.

A posição da cabeça no sentido anteroposterior é obtida tipicamente quando os pacientes mordem com as bordas incisais de seus incisivos maxilares e mandibulares no dispositivo de posicionamento denteado (mordida). O plano sagital do paciente deve estar centrado dentro da camada focal sem qualquer desvio lateral da mandíbula ao realizar esse movimento protrusivo. A maioria das unidades panorâmicas possui raios *laser* para facilitar o alinhamento do plano sagital mediano do paciente, do plano de Frankfort e da posição anteroposterior dentro da camada focal.

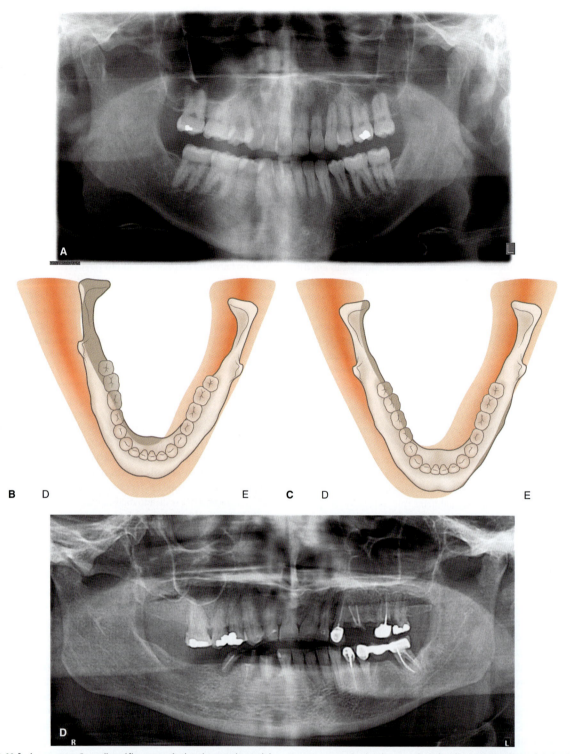

Figura 9.11 A. Apresentação radiográfica panorâmica do erro de posicionamento – rotação do plano sagital. A cabeça do paciente foi girada para a direita, colocando maxila e mandíbula direitas linguais à camada focal e maxila e mandíbula do lado esquerdo, bucais à camada focal. Como consequência, as imagens de maxila e mandíbula direitas são ampliadas e as imagens de maxila e mandíbula esquerdas são minimizadas. Observe também as sobreposições interproximais dos dentes posteriores direitos. **B.** Apresentação esquemática da rotação da cabeça do paciente para o lado direito *sem* um desvio na linha média, observado na Figura 9.11. **C** e **D.** Apresentações esquemática e radiográfica do deslocamento da cabeça do paciente para a esquerda com mudança na linha média. A radiografia panorâmica resultante mostra a ampliação horizontal nos dentes anteriores além da magnificação em maxila e mandíbula direitas.

A colocação do paciente muito anterior ou muito distante em relação à camada focal resulta em aberrações dimensionais significativas nas imagens. Posicionamento posterior muito distante resulta em ampliação das dimensões mesiodistais (*dentes "largos"*) através dos sextantes anteriores (Figura 9.10D). O posicionamento anterior muito longe resulta em dimensões mesiodistais reduzidas (*dentes "finos"*) através dos sextantes anteriores (Figura 9.10F). A falha em posicionar o plano mediano sagital na linha média rotacional do equipamento resulta em uma radiografia mostrando os lados direito e esquerdo que são ampliados desigualmente na dimensão horizontal (Figura 9.11).

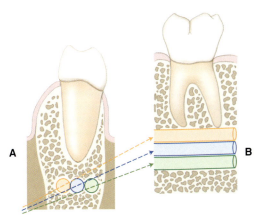

Figura 9.12 Influência da geometria de projeção nas relações espaciais na dimensão vertical. **A.** Representação diagramática de uma seção transversal coronal através da mandíbula. Três locais possíveis do canal mandibular são mostrados. As localizações estão no mesmo plano horizontal, mas diferem em sua posição vestibulolingual. O feixe de raios X (*linhas pontilhadas*) é angulado em relação ao plano horizontal. **B.** Localizações aparentes dos canais mandibulares na imagem resultante. Quando posicionado lingualmente (*laranja*), o canal é projetado mais superiormente do que quando o canal está localizado vestibularmente (*verde*).

O mau posicionamento da linha média é um erro comum, causando distorção horizontal nas regiões posteriores; sobreposição excessiva de dentes nas regiões pré-molares; e, ocasionalmente, imagens não diagnósticas, clinicamente inaceitáveis. Um método simples para avaliar o grau de distorção horizontal da imagem é comparar a largura mesiodistal aparente do primeiro molar mandibular bilateralmente. O lado menor está muito próximo do receptor e o lado maior está muito próximo do centro de rotação ou centro rotacional.

O queixo e o plano oclusal do paciente devem estar adequadamente posicionados para evitar distorções. O plano oclusal está alinhado de forma que é ligeiramente mais baixo anteriormente. Um guia geral para o posicionamento do queixo é posicionar o paciente de modo que uma linha do trágus da orelha para o canto externo do olho esteja paralela ao chão. Se o queixo estiver inclinado muito alto, o plano oclusal na radiografia aparece plano ou invertido, e a imagem resultante da mandíbula é distorcida (Figura 9.14A). Além disso, a sombra radiopaca do palato duro é sobreposta às raízes dos dentes superiores. Se o queixo for inclinado muito baixo, o plano oclusal mostra uma linha de sorriso exagerada, os dentes ficam gravemente sobrepostos, a região de sínfise da mandíbula pode ser cortada do filme e ambos os côndilos mandibulares podem ser projetados fora da borda superior do filme (Figura 9.14B).

Os pacientes são posicionados com as costas e a coluna o mais eretas possível e o pescoço estendido. Adereços como uma almofada para apoio das costas, suporte para os pés ou para endireitar a coluna minimizam o artefato produzido pela sombra vertebral. A extensão adequada do pescoço é melhor realizada usando uma força suave para cima nas eminências da mastoide ao posicionar a cabeça com uma ligeira inclinação do queixo. Permitir que os pacientes afundem suas cabeças e pescoços para a frente causa um grande artefato opaco na linha média, criado pela superposição das vértebras cervicais. Essa sombra obscurece toda a região de sínfise da mandíbula e pode exigir que a radiografia seja retomada (Figura 9.15A). Finalmente, após os pacientes estarem posicionados no equipamento de raios X, eles devem ser instruídos a engolir e segurar a língua contra o céu da boca. Isso eleva o dorso da língua para o palato duro, eliminando o espaço aéreo e proporcionando a visualização ideal dos ápices dos dentes maxilares. A Figura 9.15B apresenta o posicionamento incorreto da língua, resultando em um espaço aéreo abaixo do palato duro impedindo a visualização dos ápices dos dentes superiores.

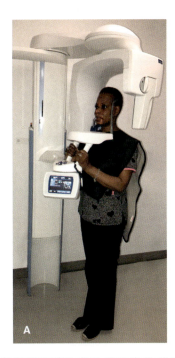

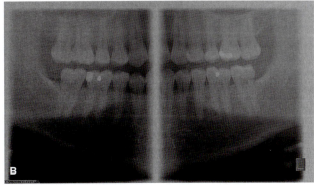

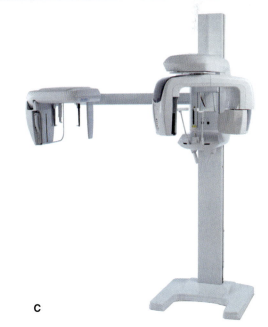

Figura 9.13 A. Uma unidade panorâmica mostrando o posicionamento do paciente usando feixes de luz *laser*. **B.** "*Bitewings* extraorais" com contatos interproximais abertos nos dentes posteriores, bem como as áreas periapicais (Planmeca ProMax 3D, Planmeca Inc., Wood Dale, IL). **C.** Unidade panorâmica Veraviewepocs 2D com fixação do braço cefalométrico. (Cortesia de J. Morita Mfg Corp., Kyoto, Japão.)

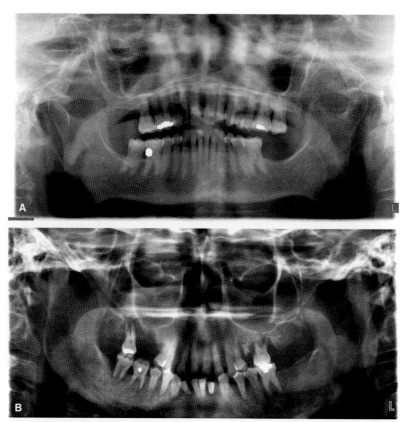

Figura 9.14 Radiografias panorâmicas demonstrando baixo alinhamento da cabeça do paciente. **A.** O queixo e o plano oclusal são girados para cima, resultando em imagens sobrepostas dos dentes e uma sombra opaca (o palato duro) obscurecendo as raízes dos dentes maxilares. **B.** O queixo e o plano oclusal são girados para baixo, cortando a região da sínfise na radiografia e distorcendo os dentes anteriores.

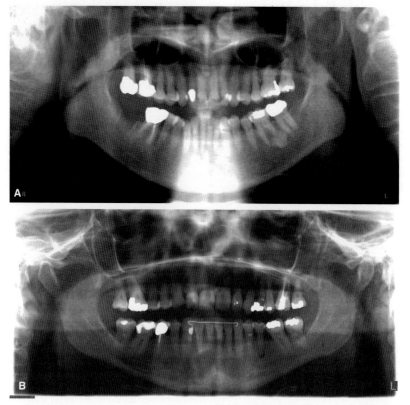

Figura 9.15 A. Radiografia panorâmica demonstrando posicionamento inadequado do pescoço. Observe a grande região radiopaca no meio, porque o paciente tem o pescoço inclinado para a frente. Esta imagem fantasma da coluna cervical poderia ter sido eliminada fazendo o paciente sentar-se direito e alinhar ou alongar o pescoço. **B.** Radiografia panorâmica mostrando posicionamento inadequado da língua, em que o dorso da língua não foi posicionado contra o palato duro, resultando em espaço aéreo abaixo do palato duro dificultando a visualização dos ápices dos dentes maxilares.

RECEPTORES DE IMAGEM

O uso de receptores de imagem digital em imagens panorâmicas tornou-se muito comum. Tanto os detectores PSP quanto os de estado sólido (CCD ou dispositivo de CMOS) são usados em imagens panorâmicas (ver Capítulo 4). Na aquisição digital indireta com a placa PSP do tamanho de um filme, a imagem é processada pela leitura da imagem latente da placa PSP, produzindo uma imagem digital. Alternativamente, os equipamentos de raios X panorâmicos de aquisição digital direta usam uma série de detectores de estado sólido que transmitem um sinal eletrônico para o computador de controle, que é transmitido para a tela do monitor, conforme está sendo adquirido. As modalidades digitais permitem que o processamento pós-aquisição aprimore as características da imagem, incluindo ajustes de contraste e densidade, inversão de branco/preto, ampliação, aprimoramento de borda e renderização de cores. A maioria das unidades é capaz de exportar a imagem digital no formato DICOM (Digital Imaging and Communications in Medicine) ou em uma variedade de formatos de imagem padrão, como Tagged Image File Format (tiff) ou Joint Photography Experts Group (jpeg), facilitando a troca das imagens radiográficas. DICOM é um padrão que especifica manuseio, armazenamento, impressão e transmissão de imagens médicas. A American Dental Association (ADA) endossa o uso de DICOM como padrão para troca de todas as imagens digitais dentárias e recomenda que todas as novas unidades de raios X digitais sejam compatíveis com DICOM.

Telas intensificadoras (ver Capítulo 5) são usadas em radiografias panorâmicas baseadas em filmes porque reduzem significativamente a quantidade de radiação necessária para expor adequadamente uma radiografia. Filmes rápidos combinados com telas de alta velocidade (terras-raras) são indicados para a maioria dos exames. Na maioria dos casos, o fabricante fornece máquinas panorâmicas com telas intensificadoras. O tipo de tela (fabricante e modelo) é impresso em letras pretas em cada tela e claramente projetado na radiografia. Com telas de terras-raras e filmes rápidos, a exposição da pele do paciente pela radiografia panorâmica é aproximadamente equivalente a quatro vistas da *bitewing* usando filme de velocidade F.

Todas as radiografias panorâmicas devem ter um mecanismo para indicar nome do paciente, data de nascimento, lados direito e esquerdo do paciente, data do exame e nome do dentista, sem obscurecer as estruturas anatômicas. Nenhuma parte da imagem deve ser aparada para que o filme caiba na pasta do paciente.

TÉCNICAS DE CÂMARA ESCURA PARA FILMES PANORÂMICOS

Procedimentos especiais de câmara escura são necessários quando o filme panorâmico está sendo processado. Esses filmes são muito mais sensíveis à luz que os filmes intraorais, especialmente depois de terem sido expostos. É necessária a redução na iluminação da câmara escura em relação àquela utilizada para o filme intraoral convencional. Um filtro Kodak GBX-2 (Carestream Dental LLC, Atlanta, GA) pode ser instalado com uma lâmpada de 15 watts a pelo menos 1,20 m da superfície de trabalho. O filme panorâmico deve ser processado manualmente ou em processadores de filme automáticos, de acordo com as recomendações do fabricante, para obter imagens ótimas.

INTERPRETAÇÃO DE IMAGENS PANORÂMICAS

A necessidade de iluminação ambiente adequada e uma sala de visualização silenciosa se aplicam igualmente à visualização de imagens digitais em um monitor de computador e radiografias tradicionais em um negatoscópio. A interpretação da imagem começa com uma análise sistemática da imagem e compreensão completa das aparências das estruturas anatômicas normais e suas variantes na imagem. As imagens panorâmicas são bastante diferentes das imagens intraorais e exigem uma abordagem disciplinada e focada para sua interpretação. Reconhecer estruturas anatômicas normais em radiografias panorâmicas é desafiador por causa da anatomia complexa da face intermediária, sobreposição de várias estruturas duras e moles e a mudança de orientação de projeção com imagens reais, duplas e fantasma. Os muitos artefatos potenciais associados ao movimento do equipamento de raios X e do paciente e ao posicionamento do paciente devem ser identificados e compreendidos.

A rotina de imagem radiográfica na odontologia é predominantemente limitada à representação bidimensional de estruturas tridimensionais. Com um filme de crânio posteroanterior, bordas orbitais, conchas nasais, dentes, vértebras cervicais e porção petrosa do temporal estão todos em foco nítido na imagem, embora possam estar a cerca de 20 cm de distância um do outro. Apesar de apresentar menor desafio de interpretação em uma visão panorâmica, que é uma "porção" curvilínea da imagem do complexo maxilomandibular, ainda há a espessura do tomograma que deve ser considerado. O clínico deve relacionar as estruturas da imagem às suas posições relativas no esqueleto mediofacial. Um exemplo dessa tridimensionalidade é o posicionamento relativo das linhas oblíquas externas e milo-hióideas na mandíbula: na radiografia panorâmica, elas geralmente parecem nítidas, enquanto fisicamente a linha oblíqua externa está na superfície vestibular da bochecha e a linha milo-hióidea está na superfície lingual mandibular, separados por vários milímetros. Quando imagens panorâmicas são visualizadas, é importante que o clínico lembre esse princípio e tente a visualização mental das estruturas tridimensionalmente.

É útil ver a imagem como se estivesse olhando para o paciente, com as estruturas do lado direito do paciente posicionadas à esquerda do observador (Figura 9.16), semelhantes à orientação das imagens periapicais e *bitewing*, tornando a interpretação mais confortável. É importante reconhecer os planos do paciente que são representados em diferentes partes da radiografia panorâmica. A radiografia panorâmica representa a mandíbula curva que é desdobrada em um único plano. Nas regiões posteriores, a radiografia panorâmica representa uma vista sagital (lateral) das mandíbulas, enquanto no sextante anterior, representa uma vista coronal (anteroposterior).

Dentição

Um dos pontos fortes da radiografia panorâmica é a demonstração da dentição completa. Embora exista uma situação rara em que o posicionamento do paciente ou um dente ectópico coloca o dente fora da camada focal, todos os dentes são geralmente vistos na imagem. Assim, a interpretação deve sempre incluir a identificação de todos os dentes erupcionados e em desenvolvimento (Figura 9.17). Os dentes devem ser examinados quanto a anormalidades de número, posição e anatomia. Odontologia existente, incluindo obturações endodônticas, coroas e outras restaurações fixas, deve ser observada. Os dentes anteriores excessivamente largos ou estreitos sugerem mau posicionamento do paciente na camada focal. Da mesma forma, os dentes que são mais largos de um lado do que de outro sugerem que o plano sagital do paciente foi girado. Cárie grosseira e doença periapical e periodontal podem ser evidentes. No entanto, a resolução de uma radiografia panorâmica é menor do que a de radiografias intraorais, e radiografias intraorais adicionais podem ser necessárias para detectar doença sutil. As superfícies proximais dos dentes pré-molares frequentemente se sobrepõem, o que interfere na interpretação da cárie.

É particularmente importante examinar de perto os terceiros molares impactados. A orientação dos molares; os números e as configurações das raízes; as relações dos componentes do dente como a anatomia crítica das estruturas, como o canal mandibular, o assoalho e a parede

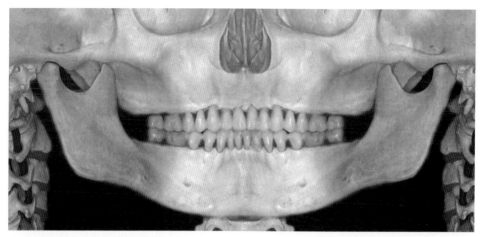

Figura 9.16 Os ossos da mandíbula, da face mediana, da coluna cervical e da base do crânio, conforme aparecem em uma radiografia panorâmica. A imagem é composta por vistas laterais esquerda e direita dos ossos faciais posteriores aos caninos e uma vista coronal anterior aos pré-molares.

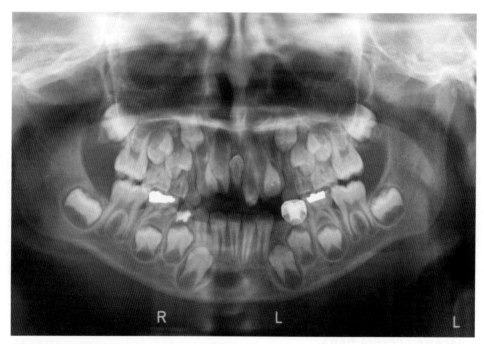

Figura 9.17 Radiografia panorâmica mostrando dentição mista tardia de um paciente de 8 anos de idade. A radiografia panorâmica pode ser útil na identificação da presença ou ausência da dentição permanente, bem como na avaliação do seu estado de desenvolvimento. Observar o *mesiodens* impactado e invertido na linha média da maxila e desalinhamento dos incisivos permanentes.

posterior do seio maxilar, tuberosidade maxilar e dentes adjacentes; e a presença de anormalidades no osso pericoronal ou perirradicular devem ser cuidadosamente estudadas. No entanto, dada a natureza bidimensional da radiografia panorâmica, tais achados podem necessitar de imagens adicionais com imagens tomográficas computadorizadas (TC) por feixe cônico para definir precisamente as relações espaciais das raízes dos molares impactados com as estruturas vitais.

Região média da face

A face intermediária (média) é uma mistura complexa de ossos, cavidades de ar e tecidos moles, que aparecem em imagens panorâmicas (Figura 9.18). Os ossos individuais que podem aparecer na radiografia panorâmica da face intermediária incluem temporal, zigoma, mandíbula, frontal, maxilar, esfenoidal, etmoidal, vômer, nasal, concha nasal e palatino; portanto, é um equívoco referir-se à região da metade da face na radiografia panorâmica como "a maxila". Manter a disciplina e o foco de um exame sistemático de todos os aspectos das imagens da região média da face é difícil e crítico no exame geral da radiografia panorâmica.

Esta região pode ser compartimentada nos principais locais para exame (Figura 9.18), como se segue:

- Limite cortical da maxila, incluindo a borda posterior e a crista alveolar
- Fissura pterigomaxilar
- Seios maxilares
- Complexo zigomático, incluindo bordas orbitais inferiores e laterais, processo zigomático da maxila e porção anterior do arco zigomático
- Cavidade nasal e conchas
- ATMs (também vistas na mandíbula, mas visualizar estruturas importantes várias vezes é sempre uma boa ideia na interpretação de imagens)
- Dentição maxilar e alvéolo de suporte.

CAPÍTULO 9 Radiografia Panorâmica

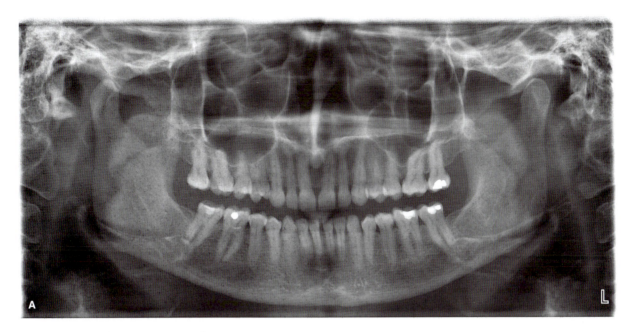

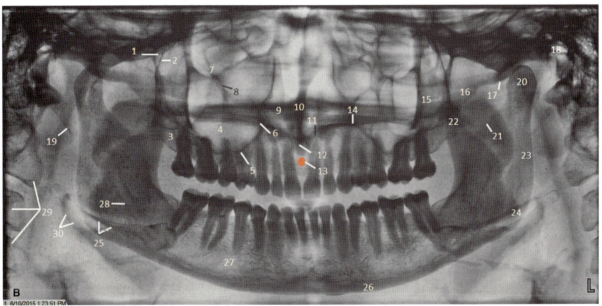

1. Fissura pterigomaxilar
2. Borda posterior da maxila
3. Tuberosidade maxilar
4. Seio maxilar
5. Assoalho do seio maxilar
6. Borda medial do seio maxilar/borda lateral da cavidade nasal
7. Assoalho da órbita
8. Canal infraorbital
9. Cavidade nasal
10. Septo nasal
11. Assoalho da cavidade nasal
12. Espinha nasal anterior
13. Forame incisivo
14. Palato duro/assoalho da cavidade nasal
15. Processo zigomático da maxila
16. Arco zigomático
17. Eminência articular
18. Meato acústico externo
19. Processo estiloide
20. Côndilo mandibular
21. Chanfradura sigmoide
22. Processo coronoide
23. Borda posterior do ramo
24. Ângulo da mandíbula
25. Osso hioide
26. Borda inferior da mandíbula
27. Forame mentual
28. Canal mandibular
29. Vértebras cervicais
30. Epiglote

Figura 9.18 A. Radiografia panorâmica adequadamente adquirida e exibida de um paciente adulto. O lado esquerdo do paciente é indicado na imagem e a imagem é orientada como se o clínico estivesse de frente para o paciente. Essa é a mesma orientação usada em uma série de boca toda. **B.** Imagem invertida da mesma radiografia panorâmica identificando estruturas anatômicas da face e mandíbula.

Examinar o contorno cortical da maxila é uma boa maneira de centrar o exame da face intermediária. A borda posterior da maxila estende-se da porção superior da fissura pterigomaxilar até a região da tuberosidade e ao redor do outro lado. A margem posterior da fissura pterigomaxilar é a espinha pterigoide do osso esfenoide (borda anterior das placas pterigoides). Ocasionalmente, o seio esfenoidal pode se estender nessa estrutura. A fissura pterigomaxilar em si tem uma aparência de lágrima invertida; é muito importante identificar essa área em ambos os lados da imagem, pois mucoceles e carcinomas do seio maxilar caracteristicamente destroem a borda maxilar posterior, que se manifesta como perda da borda anterior da fissura pterigomaxilar. Para esclarecer a anatomia tridimensional da fissura pterigomaxilar, a Figura 9.19 mostra essa estrutura em um crânio seco, em uma imagem de TC axial e na radiografia panorâmica.

Os seios maxilares geralmente são bem visualizados em imagens panorâmicas. O clínico deve identificar cada uma das bordas (posterior, anterior, assoalho, teto) e observar se elas são inteiramente delineadas com osso cortical, aproximadamente simétricas e comparáveis na densidade radiográfica. As bordas devem estar presentes e intactas. A borda medial do seio maxilar é a borda lateral da cavidade nasal; no entanto, essa interface não é demonstrada na radiografia panorâmica. A borda superior, ou teto, do seio maxilar é o pavimento da órbita; essa interface é demonstrada na radiografia panorâmica em seu aspecto mais anterior. Embora seja útil comparar os seios maxilares direito e esquerdo ao procurar por anormalidades, é importante lembrar que a assimetria bilateral em tamanho, forma e presença ou número de septos dentro dos seios maxilares é uma variação anatômica comum. O aspecto posterior do seio é mais opaco devido à sobreposição do zigoma. Cada seio deve ser examinado em busca de evidências de um cisto de retenção de muco, espessamento mucoperiosteal e outras anormalidades.

O complexo zigomático, ou "pilares" da face intermediária, é uma área anatômica muito complexa, com contribuições dos ossos frontal, zigomático e maxilar. Inclui as bordas orbitais laterais e inferiores, o processo zigomático da maxila e o arco zigomático. O processo zigomático da maxila surge sobre os primeiros e segundos molares superiores. O seio maxilar pode pneumatizar o processo zigomático da maxila até a sutura zigomaticomaxilar. Isso pode resultar no aparecimento de uma radiotransparência corticada elíptica no seio maxilar, possivelmente sobreposta às raízes de um dente molar, em uma radiografia panorâmica. A borda inferior do arco zigomático se estende posteriormente a partir da porção inferior do processo zigomático da maxila e continua posteriormente ao tubérculo articular e à fossa glenoide do osso temporal. A borda superior do arco zigomático, que se curva anterossuperiormente para formar o aspecto lateral da borda orbital lateral, também deve ser observada. A sutura zigomaticotemporal situa-se no meio do arco zigomático e pode simular uma fratura se visualizada na imagem. Além disso, as células de ar da mastoide ocasionalmente pneumatizam o osso temporal até a sutura zigomaticotemporal, dando à fossa glenoidal da ATM a aparência de ter uma radiotransparência multilocular, ou "*soap-bubbly*", que é uma variante do normal.

A fossa nasal pode mostrar o septo nasal e a concha inferior, incluindo tanto o osso quanto sua cobertura mucosa. Na região anterior, a borda lateral e a borda anterior da cavidade nasal são vistas como uma linha radiopaca. A espinha nasal anterior e o forame incisivo também podem ser vistos. O assoalho da cavidade nasal ou palato duro é visto como uma radiopacidade horizontal, sobreposta ao seio

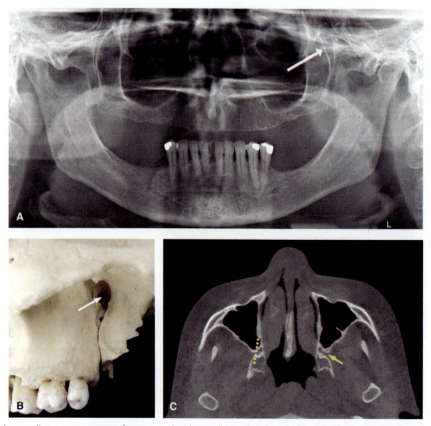

Figura 9.19 Fissura pterigomaxilar, espaço entre a face posterior da maxila e a borda anterior das placas pterigoides. **A.** Forma de lágrima invertida da fissura em radiografia panorâmica (*seta*). **B.** A fissura em um crânio seco (*seta*). **C.** A seção de imagem aproximada (*linha pontilhada*) da camada focal panorâmica através da fissura pterigomaxilar (*seta*) em uma seção tomográfica computadorizada axial.

maxilar nas regiões posteriores; isso é muitas vezes visto como duas linhas radiopacas (Figura 9.9). A linha inferior é nítida e representa a junção entre a parede lateral da cavidade nasal e o palato duro no lado do tubo. A linha superior é mais difusa e representa a junção no lado oposto. As conchas, compostas por um osso interno, o corneto e a cartilagem e mucosa, são vistas de maneira coronal na porção anterior da imagem e de maneira sagital nas porções posteriores da radiografia panorâmica. Podem aparecer como densidades de tecido mole muito grandes e homogêneas sobrepostas aos seios maxilares e, ocasionalmente, à nasofaringe anterior.

Mandíbula

A avaliação da mandíbula (Figura 9.18) pode ser compartimentada nas principais áreas anatômicas desse osso curvado, como se segue:

- Processo condilar e ATM
- Processo coronoide
- Ramo
- Corpo e ângulo
- Sextante anterior
- Dentição mandibular e alvéolo de suporte.

O clínico deve ser capaz de seguir uma borda cortical ao redor do osso inteiro, com exceção das áreas dentadas. Essa borda deve ser lisa, sem interrupções, e deve ter espessuras simétricas em áreas anatômicas comparáveis (p. ex., ângulos, bordas inferiores dos corpos, bordas posteriores dos ramos). A trabeculação da mandíbula tende a ser mais abundante nas regiões anteriores, enquanto o compartimento medular aumenta em direção ao ângulo e no ramo; no entanto, esses padrões e densidades trabeculares devem ser relativamente simétricos. Isto é especialmente verdadeiro em crianças, que têm trabeculação muito esparsa ao longo dos estágios de dentição decídua e mista.

O côndilo mandibular é geralmente posicionado ligeiramente anteroinferior até a sua posição normal fechada, porque o paciente tem que abrir e projetar ligeiramente a mandíbula para encaixar o dispositivo de posicionamento na maioria dos equipamentos panorâmicos. A ATM pode ser avaliada quanto a alterações anatômicas macroscópicas da cabeça condilar e da fossa glenoide; os tecidos moles, como o disco articular e a fixação ligamentar posterior, não podem ser avaliados. A fossa glenoide é parte do osso temporal e pode ser pneumatizada pelas células aéreas da mastoide. Isso pode resultar no aparecimento de uma radiotransparência multilocular na eminência articular e no teto da fossa glenoide, que é uma variante do normal. Avaliação óssea mais definitiva da ATM é realizada usando tomografia computadorizada de feixe cônico (CBCT; do inglês *cone beam computed tomography*) e tomografia computadorizada multidetector (MDCT; do inglês, *multidetector computed tomography*). A ressonância magnética é o exame de escolha para avaliação dos tecidos moles do disco e pericondilar.

Sombras de outras estruturas que podem ser sobrepostas ao longo da área do ramo mandibular incluem o seguinte:

- Sombras das vias respiratórias orofaríngea e nasofaríngea se formam especificamente quando o paciente é incapaz de expelir o ar e colocar a língua no palato durante a exposição
- Parede posterior da nasofaringe
- Vértebras cervicais, especialmente em pacientes com lordose, tipicamente vista em indivíduos gravemente osteoporóticos
- Lóbulo da orelha
- Cartilagem nasal
- Palato mole e úvula
- Dorso da língua
- Sombras fantasma do lado oposto da mandíbula
- Sombras reais e fantasma de joias metálicas ou outros acessórios de orelha, nariz, língua.

Do ângulo da mandíbula, a visualização deve ser continuada anteriormente em direção à região da sínfise. Uma fratura geralmente se manifesta como uma descontinuidade ("deformidade do degrau") na borda inferior; a mudança brusca no nível do plano oclusal indica que a fratura passa pela área portadora do dente, enquanto um nivelamento em todo o plano oclusal sem uma deformidade em degrau nesse plano oclusal indica que a fratura é posterior à área do dente. A largura do osso cortical na borda inferior da mandíbula deve ser de pelo menos 3 mm em adultos e de densidade uniforme. Pode haver afinamento ósseo localizado ou generalizado, indicando uma lesão expansiva, como um cisto ou doenças sistêmicas, como hiperparatireoidismo e osteoporose, respectivamente. Os contornos de ambos os lados da mandíbula devem ser comparados por simetria. A assimetria de tamanho pode resultar do posicionamento inadequado do paciente ou de condições como hiperplasia hemifacial ou hipoplasia. O osso hioide pode ser projetado abaixo ou na borda inferior da mandíbula.

A trabeculação é mais evidente dentro do processo alveolar. Os canais mandibulares e forames mentuais são, em geral, claramente visualizados nas regiões do ramo e do corpo da mandíbula. Normalmente, os canais exibem largura uniforme ou afilamento suave do forame mandibular para o forame mentual. Eles podem ser menos bem demarcados nas regiões dos primeiros molares e pré-molares. Quando apenas uma borda do canal é vista, é tipicamente a borda inferior. Os canais costumam subir para atender o forame mentual, muitas vezes formando alças de vários milímetros anteriormente ao forame mentual; isso é chamado de "alça anterior" da região mandibular do canal, e sua posição e extensão são considerações no planejamento de implantes dentários nas regiões caninas mandibulares. Uma expansão do canal sugere patologia neurovascular; no entanto, ligeiro alargamento no ponto de entrada do canal no corpo da mandíbula a partir do ramo é uma variação do normal. A mandíbula deve ser examinada para radiotransparências ou opacidades. A linha média é mais opaca por causa de protuberância mentual, aumento do número de trabéculas e atenuação do feixe à medida que ele passa pela coluna cervical. Muitos equipamentos panorâmicos modernos aumentam automaticamente os fatores de exposição à medida que passam pela região da coluna cervical, na tentativa de minimizar essa opacidade; no entanto, alguma opacidade é geralmente vista nas regiões anteriores da imagem. Muitas vezes há depressões nas superfícies linguais da mandíbula, que são ocupadas pelas glândulas submandibular e sublingual. Essas depressões são denominadas depressões ou fossas das glândulas salivares linguais e são frequentemente mais radiotransparentes em comparação com as áreas adjacentes. Esta característica anatômica é mostrada em uma radiografia panorâmica, crânio seco, seção coronal de TC e imagem periapical na Figura 9.20A a D.

Tecidos moles

Numerosas estruturas de tecidos moles opacos podem ser identificadas nas radiografias panorâmicas, incluindo o arqueamento da língua por meio da imagem sob o palato duro (estendendo-se aproximadamente do ângulo mandibular direito para o esquerdo), marcas labiais (no meio da imagem), palato se estendendo posteriormente a partir do palato duro sobre cada ramo, a parede posterior de oro e nasofaringe, o septo nasal, os lóbulos da orelha, o nariz e as pregas nasolabiais (Figura 9.21A e B). As sombras radiolucentes das vias respiratórias sobrepõem-se às estruturas anatômicas normais e podem ser delineadas pelas bordas dos tecidos moles adjacentes. Eles incluem fossa nasal, nasofaringe, cavidade oral e orofaringe. A epiglote e a cartilagem tireoide são frequentemente vistas em imagens panorâmicas (Figura 9.22).

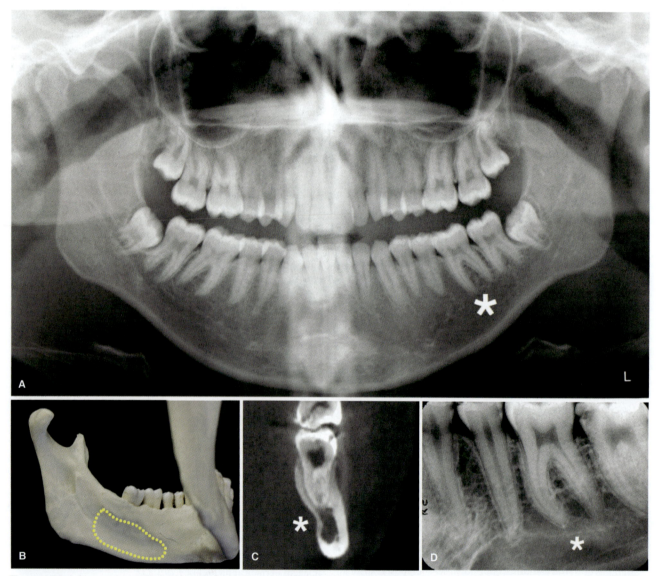

Figura 9.20 A fossa submandibular (depressão ou fóvea da glândula salivar lingual) é uma concavidade frequentemente encontrada na face lingual posterior da mandíbula. Esta área de forma triangular é delimitada pela crista milo-hióidea superiormente e pela borda inferior do corpo mandibular e localiza-se na região das raízes dos molares e pré-molares. O *asterisco* indica a área da fossa submandibular nas várias imagens. **A.** Radiografia panorâmica. **B.** Fotografia do lado lingual de uma mandíbula seca. **C.** Tomografia computadorizada coronal pela região molar da mandíbula. **D.** Imagem periapical molar mandibular.

CAPÍTULO 9 Radiografia Panorâmica   143

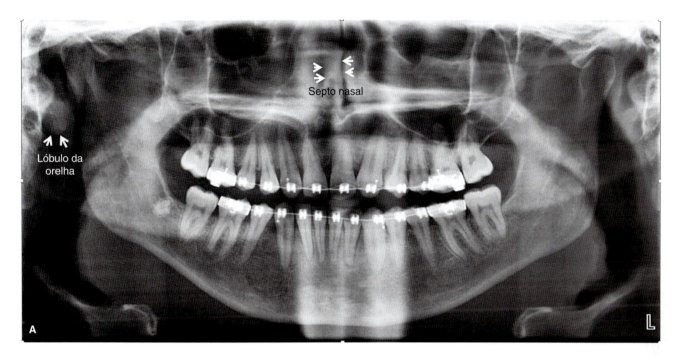

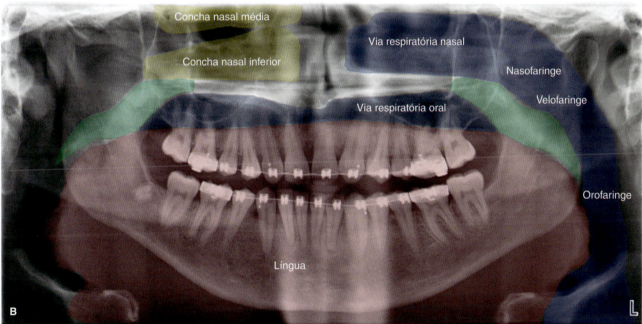

Figura 9.21 Imagens de tecido mole em uma radiografia panorâmica. **A.** Radiografia panorâmica adquirida adequadamente mostrando tecidos moles orofaciais radiograficamente evidentes. **B.** A mesma radiografia panorâmica com uma sobreposição indicando os componentes da via respiratória. A via respiratória nasal envolve os cornetos. A nasofaringe é posterior aos cornetos e acima do nível do palato duro. A velofaringe é posterior ao palato mole. A orofaringe está abaixo da úvula.

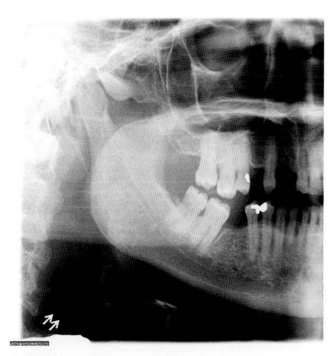

Figura 9.22 Estruturas normais ocasionalmente vistas na região do pescoço em imagens panorâmicas. O aspecto superior da cartilagem tireoide (*setas brancas*) pode ser confundido com uma calcificação vascular. A epiglote (*seta preta*) é posterior ao dorso da língua.

BIBLIOGRAFIA

American Dental Association Council on Scientific Affairs. The use of dental radiographs: update and recommendations. *J Am Dent Assoc.* 2006;137(9):1304-1312.

Brooks SL, Brand JW, Gibbs SJ, et al. Imaging of the temporomandibular joint: a position paper of the American Academy of Oral and Maxillofacial Radiology. *Oral Surg Oral Med Oral Pathol Oral Radiol Endod.* 1997;83:609-618.

Chomenko AG. *Atlas for Maxillofacial Pantomographic Interpretation*. Chicago: Quintessence; 1985.

Farman AG, ed. *Panoramic Radiology: Seminars on Maxillofacial Imaging and Interpretation*. Berlin: Springer; 2007.

Langland OE, Langlais RP, McDavid WD, et al. *Panoramic Radiology*. 2nd ed. Philadelphia: Lea & Febiger; 1989.

McDavid WD, Dove SB, Welander U, et al. Dimensional reproduction in direct digital rotational panoramic radiography. *Oral Surg Oral Med Oral Pathol.* 1993;75:523-527.

McDavid WD, Langlais RP, Welander U, et al. Real, double and ghost images in rotational panoramic radiography. *Dentomaxillofac Radiol.* 1983;12:122-128.

Numata H. Consideration of the parabolic radiography of the dental arch. *J Shimazu Stud.* 1933;10:13.

Paatero YV. The use of a mobile source of light in radiography. *Acta Radiol.* 1948;29:221.

Paatero YV. A new tomographic method for radiographing curved outer surfaces. *Acta Radiol.* 1949;32:177.

Rushton VE, Rout J. *Panoramic radiology*. London: Quintessence Publishing Co; 2006.

Terry GL, Noujeim M, Langlais RP, et al. A clinical comparison of extraoral panoramic and intraoral radiographic modalities for detecting proximal caries and visualizing open posterior interproximal contacts. *Dentomaxillofac Radiol.* 2016;45(4):20150159.

10

Tomografia Computadorizada de Feixe Cônico: Aquisição de Volume

William C. Scarfe

A tomografia computadorizada de feixe cônico (CBCT; do inglês, *cone beam computed tomography*) foi originalmente desenvolvida para angiografia no início dos anos 1980, com as primeiras unidades maxilofaciais introduzidas comercialmente no fim dos anos 1990 e início dos anos 2000 (Figura 10.1). Ao contrário de outros procedimentos de imagem dental extraoral, como radiografia panorâmica e cefalométrica, CBCT adquire dados fornecendo volumetricamente imagens radiográficas tridimensionais (3D) para a avaliação do complexo dental e maxilofacial, facilitando o diagnóstico odontológico. Com a expansão da disponibilidade de *softwares* de aplicativos de terceiros capazes de importar dados no formato de imagem Digital Imaging and Communications in Medicine (DICOM), o papel da CBCT maxilofacial agora se expandiu para orientação de imagem de procedimentos operatórios e cirúrgicos e, mais recentemente, fabricação aditiva de biomodelos e guias cirúrgicos.

Existem três processos principais na imagem por CBCT: (1) produção de imagens, (2) visualização e (3) interpretação. Este capítulo aborda os problemas técnicos da produção de imagens, incluindo a aquisição de conjuntos de dados de imagens e a reconstrução "para apresentação".

PRINCÍPIOS DA IMAGEM DE TOMOGRAFIA COMPUTADORIZADA DE FEIXE CÔNICO

Em todas as técnicas de tomografia computadorizada (TC), uma fonte de raios X colimada e um detector giram em torno do paciente (ver Capítulo 13, Figuras 13.1 a 13.3). O detector registra a atenuação de fótons medindo o número de fótons que saem do paciente, registrando essas informações em várias centenas de ângulos através do arco rotacional. Essas gravações constituem os "dados brutos" que são reconstruídos por um algoritmo de computador para criar um conjunto de dados 3D composto por elementos volumétricos (***voxels***) dos quais as imagens são derivadas. O componente básico das imagens resultantes em escala de cinza é o valor do elemento de imagem (***pixel***). O valor ou a intensidade da escala de cinza de cada *pixel* está relacionado à intensidade dos fótons incidentes no detector. Apesar de fornecer imagens semelhantes, a CBCT e a tomografia computadorizada com multidetectores (MDCT; do inglês, *multidetector computed tomography*; ver Capítulo 13) representam braços evolutivos separados da tomografia computadorizada.

As configurações geométrica e mecânica de aquisição para a técnica CBCT são teoricamente simples (Figura 10.2). A imagem da CBCT é realizada usando um pórtico rotatório ou braço em C que suporta uma fonte de raios X e um detector de área de movimento alternado. Uma fonte de raios X divergente, colimada como um cone ou, mais comumente, como uma pirâmide, é direcionada através da região de interesse dentro da região maxilofacial, e os fótons atenuados residuais atingem o detector no lado oposto. Na ativação, os dados são adquiridos a partir de uma série de exposições sequenciais à medida que o pórtico gira em torno de um eixo fixo de rotação centrado na região de interesse do paciente. O arco da trajetória é idealmente 360 graus,

mas pode variar de 180 a 720°. Durante a rotação, várias imagens de projeção planas sequenciais são capturadas. Essas imagens bidimensionais de projeção constituem os dados primários brutos e são individualmente referidas como imagens **básicas**, **de quadro** ou **brutas**. As imagens de base parecem semelhantes às imagens radiográficas cefalométricas, exceto pelo fato de que cada uma delas é ligeiramente diferente da próxima. Geralmente, existem centenas de imagens básicas com a série completa conhecida como **dados de projeção**. Como a exposição à CBCT incorpora toda a região de interesse, apenas uma varredura rotacional do pórtico é necessária para adquirir dados suficientes para a construção da imagem volumétrica. Programas de *software* que incorporam algoritmos sofisticados, incluindo projeção por filtragem reversa, são aplicados a esses dados de projeção para gerar um **conjunto de dados volumétricos** – um **volume de imagem** que pode ser usado para gerar imagens de reconstrução secundária em três planos ortogonais (axial, sagital e coronal). A geometria do feixe cônico captura dados volumétricos com tempos de varredura que variam de menos de 5 a mais de 30 segundos.

COMPONENTES DA PRODUÇÃO DE IMAGEM

Existem três componentes principais para a produção de imagens CBCT:

- Geração de raios X
- Detecção de raios X
- Reconstrução de imagem.

As especificações de geração e detecção de raios X dos sistemas de CBCT atualmente disponíveis (Tabelas 10.1 e 10.2) refletem variações dos fabricantes nesses parâmetros. Os sistemas de CBCT maxilofacial podem ser distinguidos operacionalmente de acordo com a orientação do paciente durante a aquisição da imagem (Figura 10.3). Os sistemas de CBCT também podem ser divididos por funcionalidade unitária em sistemas dedicados de CBCT ou multimodalidade híbrida que combinam radiografia panorâmica e/ou cefalométrica digital com um sistema CBCT de campo de visão (FOV; do inglês, *field of view*) pequeno a médio (Figura 10.3).

Geração de raios X

Embora a geração de imagens por CBCT seja tecnicamente simples, com apenas uma única varredura do paciente sendo feita para adquirir um conjunto de dados de projeção, numerosos parâmetros clinicamente importantes na geração de raios X afetam a qualidade da imagem e a dose de radiação do paciente.

Estabilização do paciente

Dependendo da unidade, os exames de CBCT são feitos com o paciente sentado, em pé ou em decúbito dorsal (Figura 10.3). As unidades supinas são fisicamente maiores, têm uma **pegada** (*footprint*) maior

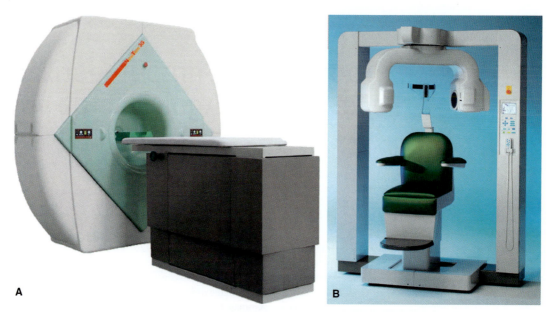

Figura 10.1 As primeiras unidades de tomografia computadorizada de feixe cônico maxilofacial comercialmente disponíveis nos EUA. **A.** O NewTom 9000 DVT (QR srl, Verona, Itália) era uma unidade supina com um campo de visão (FOV) fixo esférico de 9 polegadas. **B.** O Tomógrafo 3D Accuitomo XYZ Slice View (J.Morita Corp., Kyoto, Japão) foi uma unidade na qual o paciente ficava sentado e produzia um FOV cilíndrico de pequeno volume, com alta resolução.

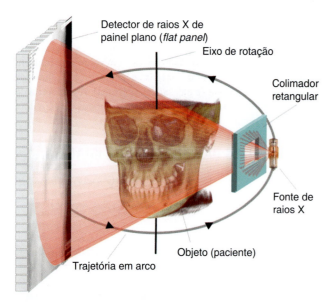

Figura 10.2 Geometria de imagem do feixe cônico. Um feixe divergente de raios X criado no cabeçote do tubo é colimado em um círculo ou retângulo (neste exemplo) em um cone ou pirâmide tridimensional, respectivamente. A projeção de raios X é direcionada através do paciente para um detector (detector de painel plano de estado sólido [neste exemplo] ou II/dispositivo de carga acoplada). Depois que uma única projeção bidimensional é adquirida pelo detector, a fonte e o detector de raios X giram a uma pequena distância em torno de um arco de trajetória. Nesta segunda posição angular, é capturada outra imagem ou quadro de projeção de base. Essa sequência continua em torno do objeto para os 360° totais (trajetória completa) ou ao longo de uma trajetória reduzida ou parcial, capturando centenas de imagens individuais.

e podem não ser acessíveis para pacientes com algumas deficiências físicas. As unidades em pé podem não conseguir ser ajustadas a uma altura baixa o suficiente para acomodar pacientes em cadeiras de rodas. Embora as unidades sentadas sejam as mais confortáveis, elas podem não permitir a varredura de pacientes com deficiência física ou com cadeira de rodas. Com todos os sistemas, a imobilização da cabeça do paciente é mais importante do que o posicionamento do paciente, porque qualquer movimento da cabeça degrada a imagem final. A imobilização da cabeça é conseguida usando alguma combinação de um apoio de queixo, garfo de mordida ou outro mecanismo de restrição da cabeça.

Gerador de raios X

Durante a rotação de varredura, cada conjunto de imagens de projeção é feito por captura sequencial de imagem única do feixe de raios X atenuado remanescente pelo detector de área. A geração de raios X pode ser contínua ou pulsada para coincidir com a ativação do detector. De preferência, a produção de raios X deve ser pulsada para coincidir com a amostragem do detector; isso significa que o tempo real de exposição pode ser substancialmente menor que o tempo de varredura. Esta técnica reduz consideravelmente a dose de radiação do paciente.

O princípio ALARA (*As Low As Reasonably Achievable*) de otimização de dose exige que os fatores de exposição à CBCT sejam ajustados com base no tamanho do paciente e na tarefa diagnóstica específica. Esse ajuste pode ser obtido pela seleção apropriada da corrente do tubo (miliamperes [mA]), tensão do tubo (pico de quilovolts [kVp]) ou ambos. Em alguns casos, o tempo de exposição também pode ser ajustado para alterar o tempo de varredura. Varreduras mais rápidas produzem conjuntos de dados volumétricos a partir de menos imagens de base (consulte a seção posterior sobre fatores de varredura). A variação dos parâmetros de exposição, juntamente com a presença de feixe de raios X pulsado e tamanho do campo de imagem, são os principais determinantes da exposição do paciente.

Volume de varredura

As dimensões do **FOV** ou do **volume de varredura** dependem principalmente do tamanho e da forma do detector, da geometria de projeção do feixe e da capacidade de colimar o feixe. A forma do volume de varredura pode ser cilíndrica ou esférica. A colimação do feixe primário de raios X limita a exposição à radiação na região de interesse. É desejável limitar o tamanho do campo ao menor volume que produza as imagens da região de interesse. Este tamanho de campo deve ser selecionado para cada paciente com base nas necessidades

CAPÍTULO 10 Tomografia Computadorizada de Feixe Cônico: Aquisição de Volume

TABELA 10.1 Resumo das especificações para sistemas de tomografia computadorizada de feixe cônico.

Especificação	Variação	Parâmetros
Tipo de aparelho	Posição do paciente durante a aquisição da imagem	Supino; em pé; sentado
	Funcionalidade	CBCT apenas; multimodal (CBCT/panorâmica ou CBCT/panorâmica/cefalométrica); integrado (varredura de superfície facial e radiográfica simultânea)
	Geometria	Trajetória fixa (total ou parcial) do arco (graus); variável
	Número de projeções de base	Fixo; variável (número)
		Tempo (s) de varredura
Gerador de Raios X	mA/kVp	Fixo; tamanho do paciente e predefinição da tarefa de diagnóstico (configurações disponíveis); variável
	Fonte de raios X	Constante; pulsada
	AEC	Presente/ausente
	Tamanho do local focalizado	Milímetros
Volume da digitalização	Forma	Esférica; cilíndrica; triangular convexa; outra
	Dimensões	Esférico (diâmetro); cilíndrico (altura × diâmetro [cm])
Detector	Tipo	II/CCD; CsI/a-Si; PST; CsI/CMOS
	Tamanho do *voxel*	Fixo; variável (escala)
	Escala de cinza (profundidade do bit)	Adquirida; mostrada; arquivada (2^n)
Software	Tempo de reconstrução primária	< 1 min, 1 a 3 min, > 3 min

AEC, controle automático de exposição; *CBCT*, tomografia computadorizada de feixe cônico; *cefalometria*, radiografia cefalométrica; *CMOS*, semicondutor de óxido metálico complementar; *CsI/a-Si*, iodeto de césio/painel plano de silício amorfo; *II/CCD*, intensificador de imagem da área/dispositivo de carga acoplada; *kVp*, pico de quilovolt; *mA*, miliamperes; *n*, profundidade de bits; *pan*, radiografia panorâmica; *PST*, propriedade da Siemens Technology.

TABELA 10.2 Representantes dos sistemas de imagens de tomografia computadorizada de feixe cônico.

Produtos; Modelos	Distribuidor
3D Accuitomo – XYZ Slice View Tomograph;[a] FPD;[a] 3D Accuitomo 170; Veraviewepocs 3D R100; Veraviewepocs 3D F40	J. Morita Mfg Corp, Kyoto, Japão
Bel-Cat; Bel-Cat PA; Bel-Cat CM	Takara Belmont Corporation, Somerset, NJ
Auge Solio; Aliloth; Alphard 3030 (PSR 9000N); Alphard 2520	Asahi Roentgen, Kyoto, Japão
I-MAX Touch 3D	Owandy Corp., Paris, França
CS 8100 3D; CS 9000 3D; CS 9300 3D; CS 9500[a]	Carestream Dental, Atlanta, GA
DaVinci D3D; Hyperion 9	My-Ray Dental Imaging, Cefl a Dental Group, Imola, Italy
Comfort;[a] Compact;[a] ComfortPLUS; Orthophos XG 3D; Orthophos SL 3D	Sirona Dental Inc., Charlotte, NC
GXCB-500 HD; GXDP-700 S; KaVo 3D eXam; 3D eXam+	Gendex Dental Systems, Hatfield, PA/KaVo Dental Corp., Biberach, Alemanha
i-CAT Classic;[a] Next Generation (Model 17-19, Platinum);[a] i-CAT FLX; i-CAT FLX MV	Imaging Sciences, Hatfield, PA
Picasso Series (Trio/Pro/Master);[a] PaX-i3D; PaX-Flex 3D; PaX-Uni 3D; PaX-Duo 3D; Pax-Zenith 3D; PaX-Reve 3D	VATECH Co Ltd, Gyeonggi-Do, República da Coreia
NewTom 9000;[a] 3G;[a] VGi; VGi-Flex; Giano; 5G	QR, Inc. Verona, Itália (uma empresa Cefla)
OP300; OP 300 Maxio 3D	Instrumentarium Dental, Tuusula, Finlândia
PreXion 3D Elite	PreXion Inc, San Mateo, CA
Promax 3D; 3Ds; 3D Plus; 3D Mid; 3D Max	Planmeca Oy, Helsinki, Finlândia
Encompass Eagle 3D	Panoramic Corp., Fort Wayne, IN
Rayscan Alpha 3D; Alpha Plus	LED Medical Diagnostics Inc., Atlanta, GA
Scanora 3D/Cranex 3D	Soredex, Tuusula, Finlândia
Suni 3D; 3D HD	Suni Medical Imaging, Inc, San Jose, CA
X-Mind Trium 3D	Acteon North America, Mt. Laurel, NJ

[a]Não mais fabricado/indisponível.

individuais. Este procedimento reduz a exposição desnecessária ao paciente e produz as melhores imagens minimizando a radiação espalhada, o que degrada a qualidade da imagem. As unidades de CBCT são classificadas de acordo com o FOV máximo incorporado a partir da varredura ou varreduras (Figura 10.4).

Duas abordagens foram introduzidas para permitir a varredura de uma região de interesse maior que o FOV do detector. Um método envolve obter dados de duas ou mais varreduras separadas e sobreposição das regiões dos volumes de dados da CBCT usando os marcos de referência confiáveis correspondentes (referidos como "registro de bioimagem" ou "mosaicos"). O *software* é usado para fundir volumes de imagens adjacentes ("costura" ou "mistura") para criar um conjunto de dados volumétricos maior na dimensão horizontal ou na vertical (Figura 10.5). A desvantagem de agregar regiões sobrepostas é que essas regiões são radiografadas duas vezes, resultando no dobro da dose de radiação para essas regiões. Um segundo método para aumentar a altura ou a largura do FOV usando um detector de área pequena é compensar a posição do detector, colimar o feixe assimetricamente e varrer apenas metade da região de interesse do paciente em cada uma das duas varreduras *offset* (Figura 10.6).

Fatores de varredura

O número de imagens que constituem os dados de projeção da varredura é determinado pela taxa de quadros do detector (número de imagens adquiridas por segundo), pela integridade do arco de trajetória (180 a 360°) e pela velocidade de rotação da fonte e do detector. O número de imagens básicas de um único conjunto de varredura pode ser fixo ou variável. Taxas de quadro mais altas têm efeitos desejáveis e indesejáveis. Taxas de quadro mais altas aumentam a relação sinal-ruído, produzindo imagens com menos ruído e reduzindo artefatos metálicos. No entanto, uma taxa de quadros mais alta está associada a um tempo maior de varredura e maior dose de radiação do paciente. Além disso, mais dados são obtidos e o tempo de reconstrução primário é aumentado. Em contraste, alguns protocolos de "varredura rápida" ou "escaneamento rápido" usam taxas de quadros marcadamente mais baixas com considerável

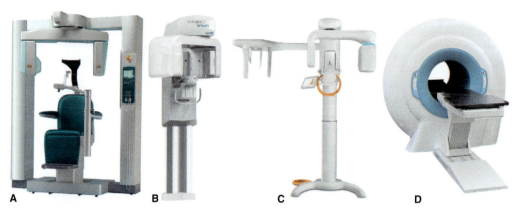

Figura 10.3 As unidades de tomografia computadorizada de feixe cônico são distinguidas operacionalmente pela posição do paciente durante a varredura. **A.** Sentado (p. ex., 3D Accuitomo 70, J Morita Corp., Osaka, Japão). **B.** De pé (p. ex., X-Mind trium Pan 3D, Acteon North America, Mt. Laurel, NJ). **C.** De pé (p. ex., Rayscan Alpha 3D, LED Medical Diagnostics Inc., Atlanta, GA). **D.** Supina (p. ex., Newtom 5G, QR srl, Verona, Itália). De acordo com a função, os dispositivos CBCT também podem ser categorizados de acordo com a funcionalidade e considerados uma unidade dedicada (**A** e **D**) ou uma unidade híbrida com capacidade panorâmica (**B**) ou panorâmica e cefalométrica (**C**).

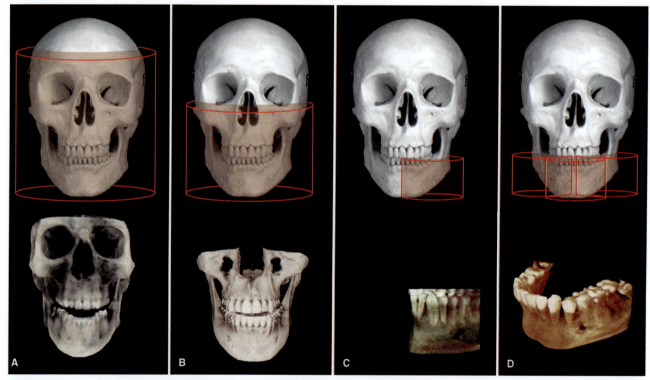

Figura 10.4 Classificação de unidades de tomografia computadorizada de feixe cônico de acordo com o campo de visão (FOV). **A.** FOV grandes fornecem imagens por varreduras de todo o esqueleto craniofacial, permitindo a análise cefalométrica. **B.** Varreduras com FOV médio na maxila ou na mandíbula ou em ambas. **C.** As varreduras com FOV focalizado ou restrito fornecem imagens de alta resolução de regiões limitadas. **D.** Varreduras compostas a partir de múltiplas varreduras com FOV focalizado proporcionam maiores regiões de interesse a serem visualizadas a partir da sobreposição de múltiplas varreduras. (Cortesia de imagem do crânio e *copyright* da Primal Pictures, Ltd, Londres, Reino Unido: http://www.primalpictures.com.)

redução na dose de radiação do paciente. No entanto, a resolução da imagem dessas digitalizações pode não ser adequada para todas as tarefas de diagnóstico.

As unidades de CBCT estão disponíveis, fornecendo ângulos de rotação fixos ou variáveis. A maioria das unidades de CBCT possui arcos de varredura fixos. Unidades de ângulo de rotação fixo podem ser um total de 360° ou arcos de trajetória parcial. Idealmente, imagem CBCT deve ser executada com um arco de varredura completa para obter dados de projeção adequados para a reconstrução de *software* volumétrico. No entanto, muitas unidades de CBCT são baseadas em plataformas panorâmicas, a maioria com arcos de varredura menores que 360°. Um arco de varredura limitado reduz potencialmente o tempo de varredura e a dose de radiação do paciente e é mecanicamente mais fácil de executar. No entanto, as imagens produzidas por este método podem ter maiores artefatos de interpolação de ruído e reconstrução. As unidades que fornecem ângulos de rotação variáveis geralmente fornecem duas opções: um arco de varredura completo ou parcial.

É desejável reduzir os tempos de varredura da CBCT ao menor tempo possível para reduzir o artefato de movimento resultante do movimento do paciente. O movimento do paciente pode ser substancial e pode ser um fator limitante na resolução da imagem. Tempos

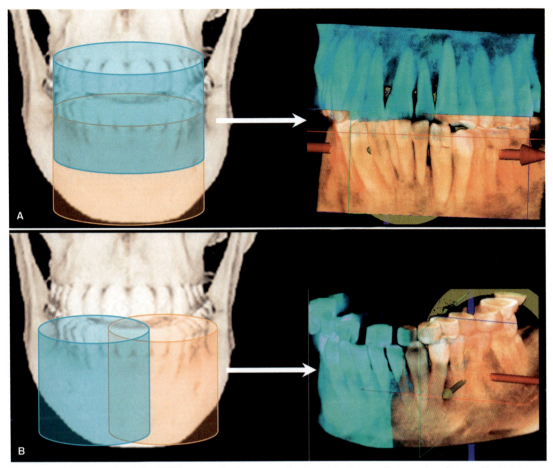

Figura 10.5 Aumento do campo de visão (FOV) por meio de agregação de conjuntos de dados volumétricos. Região de interesse maior pode ser adquirida por pequenas unidades de FOV na tomografia computadorizada de feixe cônico por meio de agregação de dados volumétricos de conjuntos adjacentes de área limitada. Esse processo requer a aquisição de varreduras separadas (à *esquerda*), registro de cada volume pela superposição de pontos de referência confiáveis e fusão para fornecer um FOV maior (à *direita*). As unidades podem usar essa técnica para aumentar o FOV vertical (**A**) ou horizontal (**B**). Aqui são mostrados conjuntos de dados volumétricos adjacentes (*laranja e azul*) costurados manualmente usando *software* proprietário (*software* InVivoDental; Anatomage, San Jose, CA).

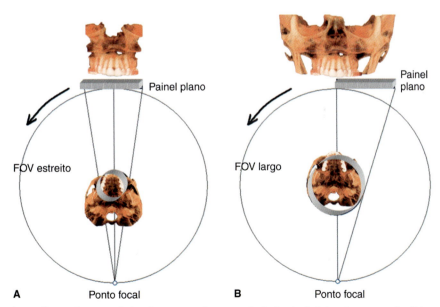

Figura 10.6 Esquema da configuração geométrica da tomografia computadorizada de feixe de cone assimétrico para aumentar o campo de visão (FOV) usando um detector de tela plana. **A.** Arranjo geométrico convencional pelo qual o raio central do feixe de raios X da fonte focal é direcionado através do meio do objeto para o centro do detector. A imagem resultante é limitada à região do detector (dentição, neste caso). **B.** O método alternativo que aumenta o tamanho da imagem envolve mudar a localização do gerador de imagens do painel plano e colimar os raios X lateralmente para estender o FOV do objeto. Neste caso, o detector de tela plana é deslocado para o lado oposto da linha média na metade da exposição. A imagem resultante duplica a região de interesse horizontal. (Adaptada por cortesia de SOREDEX, Tuusula, Finlândia.)

PARTE 2 Imagem

de varredura diminuídos podem ser obtidos aumentando a taxa de quadros do detector, reduzindo o número de projeções ou reduzindo o arco de varredura. O primeiro método fornece imagens da mais alta qualidade, enquanto os últimos métodos aumentam o ruído da imagem.

Detectores de imagem

As unidades de CBCT atuais podem ser divididas em dois grupos com base no tipo de detector: (1) combinação tubo intensificador de imagem/dispositivo de carga acoplada (II/CCD) ou (2) detector de tela plana (FPD; do inglês, *flat panel detector*). As unidades II/CCD são geralmente maiores e mais volumosas e resultam em áreas de imagem com base circular (volumes esféricos) em vez de áreas retangulares (volumes cilíndricos) produzidas por detectores de tela plana. A maioria, mas não todas, as unidades contemporâneas de CBCT usam detector de tela plana. Esses detectores empregam um detector "indireto" baseado em um painel detector de estado sólido de grande área acoplado a uma camada de cintilador de raios X (Capítulo 4). A configuração mais comum do detector de tela plana consiste em um cintilador de iodeto de césio aplicado a um transistor de filme fino feito de silício amorfo. Mais recentemente, grandes matrizes de tecnologia de semicondutores de óxido metálico complementares também foram usadas.

Tamanho do *voxel*

A resolução espacial – e, portanto, o detalhe de uma imagem de CBCT – é determinada pelas dimensões dos *voxels* individuais produzidos na formatação do conjunto de dados volumétricos. Em geral, as unidades de CBCT fornecem resoluções de *voxels* que são isotrópicas – iguais em todas as três dimensões. Os principais determinantes do tamanho nominal do *voxel* em uma imagem CBCT são a matriz e o tamanho do *pixel* do detector. Detectores com *pixels* menores capturam menos fótons de raios X por *voxel* e resultam em mais ruído na imagem. Consequentemente, a geração de imagens por CBCT usando resoluções mais altas pode ser projetada para usar dosagens mais altas para obter uma relação sinal-ruído razoável a fim de melhorar a qualidade da imagem de diagnóstico.

Tanto o tamanho do ponto focal como a configuração geométrica da fonte de raios X são importantes para determinar o grau de não nitidez geométrica, um fator limitante na resolução espacial. O custo dos tubos de raios X – e, portanto, da unidade CBCT – aumenta substancialmente com os tubos de pequeno tamanho focal. Reduzir a distância objeto-detector e aumentar a distância entre a fonte e o objeto também minimiza a falta de nitidez geométrica. Na imagem da CBCT maxilofacial, a posição do detector é limitada porque deve estar localizada longe o suficiente da cabeça do paciente, de modo que ele gire livremente e sem obstruções pelos ombros do paciente. Também existem limitações na extensão da distância da fonte para o objeto, porque isso aumenta o tamanho da unidade CBCT. No entanto, a redução da distância entre a fonte e o objeto produz uma imagem projetada ampliada no detector, aumentando a resolução espacial potencial. Outros fatores que influenciam a resolução da imagem incluem o movimento da cabeça do paciente durante a exposição, o tipo de cintilador usado no detector e os algoritmos de reconstrução da imagem aplicados.

Escala de cinza

A capacidade da imagem de CBCT em exibir diferenças na atenuação de fótons está relacionada à capacidade do detector em revelar sutis diferenças de contraste. Esse parâmetro é chamado de **profundidade de bits** do sistema e determina o número de tons de cinza disponíveis para exibir a atenuação. Todas as unidades de CBCT atualmente disponíveis usam detectores capazes de gravar diferenças em escala de cinza de 12 bits ou mais. Um detector de 12 bits fornece 2^{12} ou 4.096 tons para exibir o contraste. Um detector de 16 bits fornece 2^{16} ou 65.536 tons de cinza. Embora imagens de profundidade de bits mais altas em imagens CBCT sejam possíveis, essa informação adicional vem à custa do aumento do tempo computacional e tamanhos de arquivo substancialmente maiores.

Reconstrução

Embora uma rotação de aquisição única possa levar menos de 20 s, ela produz de 100 a mais de 600 quadros de projeção individuais, cada um com mais de 1 milhão de *pixels* com 12 a 16 bits de dados atribuídos a cada *pixel*. Esses dados são processados para criar um conjunto de dados volumétricos compostos por elementos de volume cuboidal (*voxels*) por uma sequência de algoritmos de *software* em um processo chamado **reconstrução primária**. Subsequentemente, as imagens ortogonais visuais (*i. e.*, perpendiculares) são reformatadas cortando o conjunto de dados volumétricos, referido como **reconstrução secundária**. A reconstrução desses dados é computacionalmente complexa. Para facilitar o manuseio de dados, estes podem ser adquiridos por um computador (computador de aquisição) e transferidos por uma conexão Ethernet para um computador de processamento (estação de trabalho). Em contraste com a TC convencional, a reconstrução de dados da CBCT é realizada por plataformas baseadas em computador pessoal, em vez de em estações de trabalho.

O processo de reconstrução consiste em duas etapas, cada uma compreendendo numerosas etapas (Figura 10.7):

1. Etapa de pré-processamento (Figura 10.8). O estágio de pré-processamento é executado no computador de aquisição. Depois que as imagens de projeção múltipla planar são adquiridas, essas imagens devem ser corrigidas para imperfeições inerentes de *pixels*, variações na sensibilidade através do detector e exposição irregular. Dependendo da unidade CBCT, a calibração de imagem pode ser necessária rotineiramente para remover esses defeitos.
2. Fase de reconstrução. As etapas de processamento de dados restantes são executadas no computador de reconstrução. As imagens corrigidas são convertidas em uma representação especial chamada **sinograma** (conjunto das projeções), uma imagem composta desenvolvida a partir de imagens de projeção múltipla. Este processo de geração de um sinograma é referido como a **transformação Radon**. A imagem final é reconstruída a partir do sinograma com um algoritmo de retroprojeção filtrada para dados volumétricos adquiridos por imagem CBCT; o algoritmo mais utilizado é o algoritmo de Feldkamp. Este processo é referido como **transformação Radon inversa**. Quando todas as fatias tiverem sido reconstruídas, elas serão combinadas em um único volume para visualização.

Os tempos de reconstrução variam, dependendo dos parâmetros de aquisição (tamanho do *voxel*, tamanho do campo da imagem e número de projeções), *hardware* (velocidade de processamento, taxa de transferência de dados do computador de aquisição ao computador de reconstrução) e *software* (algoritmos de reconstrução) usados. A reconstrução deve ser realizada em um tempo aceitável (< 5 min) para facilitar o fluxo de trabalho clínico.

CONSIDERAÇÕES CLÍNICAS

A operação de equipamentos de CBCT é tecnicamente direta e similar, em muitos aspectos, ao desempenho da radiografia panorâmica. No entanto, em contraste com a imagem panorâmica, várias configurações de exposição e aquisição podem ser ajustadas, dependendo da unidade CBCT usada (consulte a Tabela 10.1). Profissionais e operadores que usam CBCT devem ter uma compreensão completa dos parâmetros operacionais e os efeitos desses parâmetros na qualidade da imagem e na segurança da radiação.

CAPÍTULO 10 Tomografia Computadorizada de Feixe Cônico: Aquisição de Volume 151

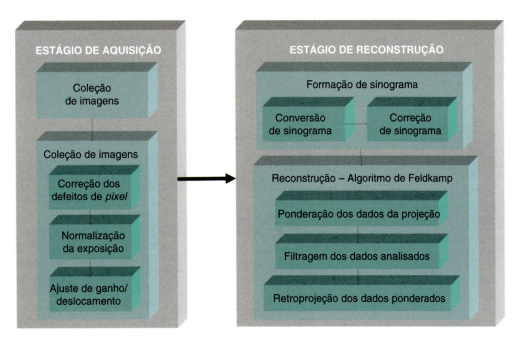

Figura 10.7 Aquisição e reconstrução de imagens. A etapa de aquisição envolve a aquisição de projeções de base individual e a modificação subsequente dessas imagens para corrigir inconsistências. A correção de imagem é sequencial e consiste na remoção dos sinais vazios de defeitos de *pixel* individuais ou lineares, normalização de imagem por equalização de histogramas, de modo que uma gama completa de valores de intensidade de *voxel* seja usada, e remoção de artefatos de detectores eletrônicos inerentes. Após a correção, as imagens passam por uma reconstrução, que inclui a conversão das imagens de projeção de base corrigidas em sinogramas e aplicação da reconstrução de Feldkamp aos filtros corrigidos para a imagem e uso de técnicas de retroprojeção para reconstituir a imagem.

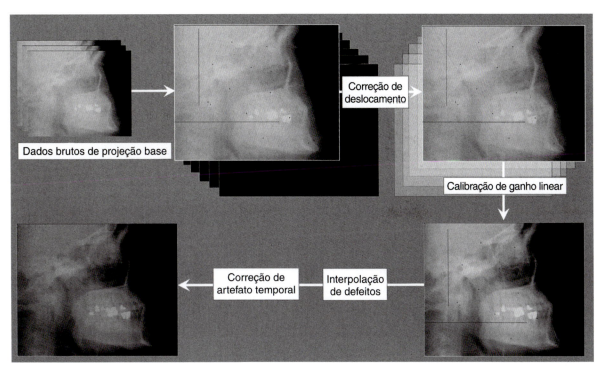

Figura 10.8 Pré-processamento do detector de tomografia computadorizada de feixe cônico (CBCT). O primeiro passo do pré-processamento do detector CBCT é a correção de compensação (*offset*). Isso é acompanhado pelo processamento personalizado por subtração em *pixels* de um valor de deslocamento individual calculado pela média de uma série de até 30 imagens escuras. O segundo passo é a calibração de ganho linear, que consiste em dividir cada *pixel* pelo seu fator de ganho individual. Os fatores de ganho são obtidos pela média de uma sequência com até 30 imagens de exposições homogêneas sem qualquer objeto entre a fonte de raios X e o detector. A sequência de ganho é corrigida primeiro com sua própria sequência de imagens escuras. O próximo procedimento é a interpolação de defeitos. Cada *pixel* que mostra um comportamento incomum, seja na imagem de ganho ou na média de sequência escura, é marcado em um mapa de defeitos. Os valores de cinza dos *pixels* classificados como defeituosos dessa maneira são calculados por interpolação linear ao longo da menor descida de gradiente. Para os detectores de tela plana, geralmente há um procedimento adicional a fim de corrigir os artefatos temporais. Estes surgem em tais detectores porque tanto o cintilador como os fotodiodos exibem sinais residuais.

Critérios de seleção de pacientes

Exposição à CBCT fornece uma dose de radiação para o paciente maior do que de outros procedimentos radiográficos dentários. O princípio objetivo do princípio ALARA deve ser aplicado: deve haver justificativa da exposição ao paciente para que os benefícios diagnósticos potenciais totais sejam maiores do que o prejuízo individual que a exposição à radiação possa causar. Geralmente, uma imagem de CBCT deve ser usada somente quando um exame de dose mais baixa, como uma visão periapical ou panorâmica, não puder fornecer as informações necessárias para o diagnóstico e tratamento do paciente. Numerosas declarações derivadas do consenso, fornecendo orientações sobre o uso clínico da CBCT, foram publicadas. As diretrizes de uso geral da American Academy of Oral and Maxillofacial Radiology (AAOMR) e da American Dental Association (ADA) fornecem ampla orientação para realizar e interpretar imagens diagnósticas de CBCT. Esses documentos fornecem orientação sobre o uso e a prescrição apropriados da geração de imagens da CBCT, descrevem as responsabilidades dos profissionais e dos operadores licenciados na realização do exame, descrevem a documentação apropriada e as considerações de segurança da radiação e fornecem recomendações para controle de qualidade e educação do paciente. Além disso, as diretrizes específicas de uso da AAOMR estão disponíveis para endodontia, implantodontia e ortodontia. Essencialmente, a tomografia computadorizada por CBCT deve ser usada como uma ferramenta diagnóstica adjunta às técnicas de imagem dentária existentes para aplicações clínicas específicas, não como um procedimento de triagem. É aconselhável que a indicação para o exame de CBCT seja documentada por meio de entrada no prontuário do paciente ou por solicitação por escrito ou ordem prescritiva para o exame de CBCT.

Preparação do paciente

Os pacientes devem ser acompanhados para a unidade de *scanner* e receber proteção pessoal adequada contra a barreira de radiação antes da estabilização da cabeça. Embora o uso obrigatório desses dispositivos seja regulamentado por legislação regional (estadual) ou federal, recomenda-se que pelo menos um avental de tronco com chumbo seja aplicado corretamente (acima do colar) ao paciente. O uso de um avental com chumbo é particularmente aconselhável para pacientes grávidas e crianças. É altamente recomendado que um colar de tireoide de chumbo também seja usado, desde que não interfira no exame, para reduzir a exposição à tireoide.

Imediatamente antes do exame, o paciente deve remover todos os objetos metálicos das áreas da cabeça e pescoço, incluindo óculos, joias (incluindo brincos e *piercings*) e próteses parciais metálicas. Não é necessário remover próteses plásticas completamente removíveis.

Cada unidade de CBCT tem um método único de estabilização da cabeça, variando de apoios de queixo para suportes de cabeça posteriores ou laterais a restritores da cabeça. O movimento do paciente pode ser minimizado pela aplicação de um ou mais métodos simultaneamente. A qualidade da imagem é gravemente degradada pelo movimento da cabeça, por isso é importante obter a conformidade do paciente.

O alinhamento da área de interesse com o feixe de raios X é fundamental para a imagem do campo apropriado. Frequentemente, os planos de referência topográficos faciais (p. ex., o plano sagital mediano e o plano horizontal de Frankfurt) ou referências internas (p. ex., plano oclusal, plano palatino) são ajustados para alinhar com luzes *laser* externas para posicionar o paciente corretamente.

A menos que seja especificado de outra maneira (p. ex., vistas fechadas da articulação temporomandibular ou vistas ortodônticas), é desejável que a dentição seja separada, mas mantida unida firmemente durante a varredura; isso pode ser feito com um depressor de língua ou rolos de algodão. A separação dos dentes é particularmente

útil em varreduras de arco único, em que a dispersão de restaurações metálicas no arco oposto pode ser reduzida.

O paciente deve ser direcionado para permanecer o mais imóvel possível antes da exposição, para respirar lentamente pelo nariz e fechar os olhos. A última sugestão reduz a possibilidade de o paciente se mover como resultado de seguir o detector à medida que passa na frente do rosto.

Protocolo de imagem

Um **protocolo de imagem** é um conjunto de parâmetros técnicos de exposição para imagens de CBCT que dependem do objetivo específico do exame. Um protocolo de imagem é desenvolvido para produzir imagens de ótima qualidade com a menor exposição de radiação ao paciente. Para dispositivos CBCT específicos, os protocolos de imagem fornecidos pelo fabricante geralmente estão disponíveis. Mais comumente, envolvem modificações nas configurações de exposição com base no tamanho do paciente e nas configurações de aquisição, como FOV de imagem, número de projeções de base e resolução do *voxel*, com base na tarefa de diagnóstico (Figura 10.9). Os operadores devem estar cientes dos efeitos de todos os parâmetros na qualidade da imagem e na dose do paciente ao escolher protocolos de imagem.

Configurações de exposição

A qualidade e a quantidade do feixe de raios X dependem da tensão do tubo (kVp) e da corrente do tubo (mA). As faixas disponíveis de fatores de exposição na CBCT dependem muito do fabricante. Alguns fabricantes de CBCT fornecem unidades com configurações de exposição fixas e não ajustáveis, enquanto outras incorporam configurações de exposição "predefinidas" para indivíduos de tamanhos diferentes ou protocolos de varredura específicos e permitem o ajuste "manual" do operador de kVp ou mA ou ambos (Figura 10.9). Os operadores que usam unidades de CBCT com configurações de exposição ajustáveis pelo operador devem entender que esses parâmetros afetam a qualidade da imagem (Figura 10.10) e a dose de radiação do paciente e que uma seleção cuidadosa é necessária para cumprir o princípio ALARA.

Uma inovação recente da CBCT é a incorporação do controle automático de exposição como uma estratégia de redução de dose para otimizar as doses dos pacientes. Usado na maioria dos dispositivos de tomografia computadorizada com multidetectores, o controle automático de exposição tenta ajustar e personalizar (ou seja, modular) a corrente do tubo (mA) especificamente para cada paciente de acordo com a intensidade de radiação registrada pelo detector usando uma breve exposição (*scout*) pré-teste (NewTom- FP, Quantitative Radiology srl, Grupo Cefla, Verona, Itália) ou usando uma modulação de exposição durante a rotação (tecnologia SafeBeam, NewTom VGI evo/NewTom GiANO, Quantitative Radiology srl, Grupo Cefla, Verona, Itália). Prevê-se que a implementação generalizada de controle automático de exposição na CBCT evite a necessidade de adaptação manual dos parâmetros de exposição com base no tamanho do paciente.

Quando a redução da exposição for necessária para compensar as diferenças no tamanho do paciente, as mudanças de mA são preferíveis às mudanças de kVp, já que o aumento do ruído para uma determinada redução de dose é menor para o primeiro. Os ajustes de mA afetam a dose efetiva proporcionalmente. Da mesma forma, maior kVp pode ser considerada em pacientes com objetos de alta densidade, como dentes com preenchimento de canal radicular ou implantes dentários, para reduzir artefatos que endurecem os feixes desses materiais. O ajuste de kV tem um efeito ainda maior na dose do que o mA, com cada aumento de 10 kV aproximadamente dobrando a dose se todos os outros parâmetros permanecerem iguais. Os parâmetros de exposição devem ser apropriados para o tamanho do paciente e para a tarefa de diagnóstico que motivou a seleção de imagens.

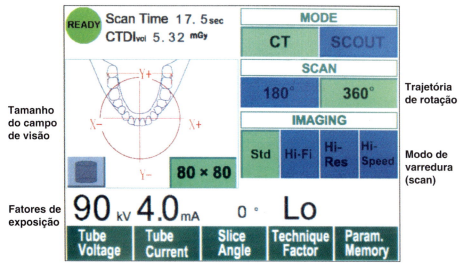

Figura 10.9 Painel de controle para um dispositivo de tomografia computadorizada de feixe cônico (Accuitomo170, J. Morita Manufacturing Company, Kyoto, Japão). Os ícones em verde-claro mostram as configurações selecionadas para um campo de visão médio (80 mm × 80 mm) com uma trajetória de rotação de 360° e uma resolução nominal padrão. Os fatores de exposição selecionados (90 kV, 4 mA) podem ser ajustados para otimizar o tamanho do paciente. O tempo de varredura e a dose de radiação (índice de dose de tomografia computadorizada, CTDI) para essas configurações são exibidos no canto superior esquerdo.

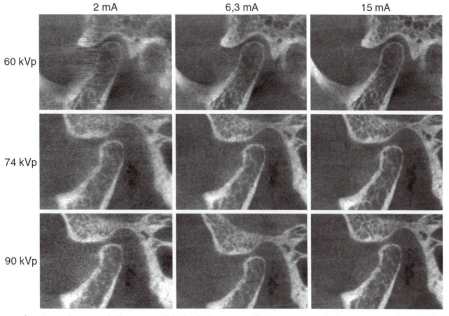

Figura 10.10 Efeito dos parâmetros de exposição na qualidade da imagem. Cortes parassagitais representativos de 0,076 mm da articulação temporomandibular esquerda de um cadáver demonstram o efeito da mudança de mA (colunas) e kVp (linhas) na qualidade da imagem para estruturas de alta densidade (osso cortical) e baixa densidade (osso esponjoso). Embora todas as imagens sejam adequadas para a visualização de mudanças morfológicas brutas em todos os valores, há um aumento da granulação (ruído) das imagens feitas em baixas kVp e mA, dificultando o discernimento do fino padrão trabecular ou das irregularidades superficiais das placas corticais. Pouca melhora na qualidade subjetiva da imagem é alcançada em ajustes maiores que 74 kVp e 6,3 mA, apesar do aumento associado apreciável na dose.

Resolução espacial

Resolução espacial refere-se à capacidade de uma imagem revelar detalhes fiéis. É determinada principalmente pelo tamanho nominal do *pixel* do detector, geometria de projeção do feixe, dispersão do paciente, desfoque de movimento do detector, fator final (a fração da área de um *pixel* capaz de coletar luz), tamanho do ponto focal, número de imagens básicas e algoritmo de reconstrução. O tamanho do *voxel* com o qual as imagens de projeção são adquiridas varia de fabricante para fabricante. Além disso, as unidades de CBCT podem oferecer uma seleção de tamanhos de *voxel*. Para essas escolhas, o detector de imagens coleta informações sobre uma série de *pixels* nas direções horizontal e vertical e calcula a média dos dados. Esse agrupamento ou colocação de *pixels* resulta em uma redução substancial no processamento de dados, reduzindo os tempos de reconstrução secundária. Portanto, o tamanho do *voxel* deve ser especificado como aquisição ou reconstrução. Embora o aumento da resolução de imagem em algumas unidades CBCT não afete as alterações nos parâmetros de exposição, alguns fabricantes incorporam protocolos de exposição de dose reduzida para configurações de baixa resolução.

Tempo de varredura e número de projeções

Ajustar a taxa de quadros do detector para aumentar o número de projeções de imagens de base resulta em imagens reconstruídas com menos artefatos e melhor qualidade de imagem (Figura 10.11). No entanto, aumentar o número de projeções requer tempos de reconstrução primários mais longos e aumenta a exposição à radiação do paciente proporcionalmente.

Trajetória de varredura

Imagens reconstruídas de trajetórias de exploração incompletas, limitadas ou truncadas de menos de 360° podem ter artefatos de ângulo limitado devido à falta de informações. Estes incluem maiores artefatos periféricos unidirecionais estriados e mais pronunciada escavação do plano médio e artefatos de falta de fótons. Dados perdidos podem ser compensados com muitas abordagens, incluindo o uso de conhecimento estatístico da anatomia do paciente e o uso de numerosas técnicas de conclusão de projeção de algoritmo.

Campo de visão

A colimação do feixe de raios X primário de CBCT mediante ajuste do FOV permite a limitação da radiação X na região de interesse. Redução no FOV geralmente pode ser realizada mecanicamente ou, em alguns casos, eletronicamente. A redução mecânica nas dimensões do feixe de raios X pode ser obtida por colimação pré-irradiação (redução das dimensões primárias de radiação) ou pós-irradiação (redução das dimensões da radiação transmitida, antes de ser detectada). A colimação eletrônica envolve a eliminação dos dados registrados no detector que são periféricos à área de interesse. A colimação eletrônica é indesejável porque resulta em maior exposição do paciente à radiação do que a necessária para a tarefa de imagem.

A redução do FOV para a região de interesse melhora a qualidade da imagem devido à redução da radiação espalhada (Figura 10.11). Mais importante, uma redução no FOV é geralmente associada a reduções de dose entre 25 e 66% dependendo do equipamento, tipo de colimação (vertical ou horizontal), quantidade de colimação mecânica e localização (maxila *versus* mandíbula; anterior *versus* posterior).

Arquivamento, exportação e distribuição

O processo de Imagem CBCT gera dois produtos de dados: (1) os dados de imagem volumétricos da varredura e (2) o relatório de imagem gerado pelo operador. Ambos os conjuntos de dados devem ser arquivados e distribuídos. O *backup* de dados de digitalização geralmente é executado em seu formato de imagem original ou proprietário. No entanto, a exportação de dados de imagem geralmente está no formato de arquivo da Digital Imaging and Communications in Medicine versão 3 (DICOM v3). Este é o padrão referenciado pela International Standards Organization para todas as imagens de diagnóstico, incluindo imagens médicas, odontológicas e veterinárias, e inclui todas as modalidades, como raios X, luz visível e ultrassom. É o padrão de imagem dental nos EUA, adotado pela ADA. Os dados de CBCT DICOM podem ser importados para programas de *software* específicos de aplicativos de terceiros (programas de outras instituições) que fornecem simulações virtuais que podem ser usadas para planejar o tratamento e prever desfechos de implantes e próteses dentárias sobre implantes, cirurgias ortognáticas, ortodônticas ou protéticas (ver Capítulos 11 e 14).

ARTEFATOS DE IMAGEM

O fator fundamental que prejudica a qualidade da imagem CBCT é o artefato de imagem (ver também o Capítulo 13). Um artefato é

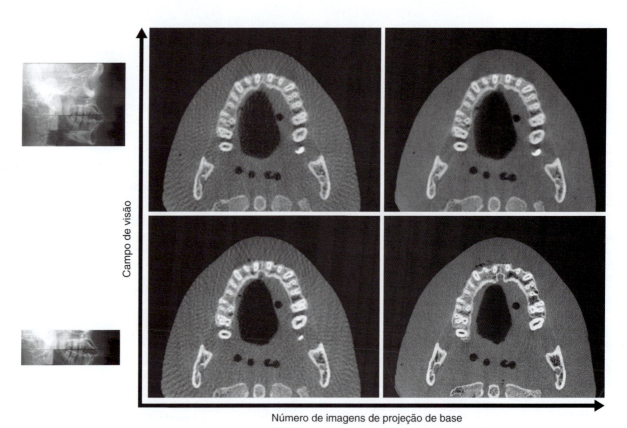

Figura 10.11 Gráfico pictórico do efeito do número de imagens de projeção de base e tamanho do campo de visão (FOV) na qualidade da imagem. Aumentar o número de projeções em uma varredura de 360° (eixo x) fornece mais dados e reduz o ruído da imagem; no entanto, aumenta a dose do paciente proporcionalmente. Reduzir o número de projeções cria subamostragem e produz listras. Minimizar o FOV (eixo y) reduz a exposição do paciente e a radiação de dispersão resultante e produz imagens com contraste aumentado e ruído reduzido.

qualquer distorção ou erro na imagem que não esteja relacionado ao assunto em estudo. As imagens da CBCT inerentemente têm mais artefatos do que as imagens da MDCT devido aos espectros de energia mais baixos usados; geometria do feixe cônico; e introdução de considerações adicionais, como os artefatos de *aliasing* (serrilhamento) causados pela divergência do feixe cônico, dispersão e um nível de ruído geralmente mais alto. Os artefatos podem ser classificados de acordo com sua etiologia.

Artefatos inerentes

Os artefatos podem surgir de limitações nos processos físicos envolvidos na aquisição de dados da CBCT. A geometria de projeção de feixe de CBCT, arcos rotacionais de trajetória reduzida e métodos de reconstrução de imagem produzem os três tipos de artefatos a seguir:

- Dispersão
- Média parcial do volume
- Efeito de feixe cônico.

A **dispersão** resulta de fótons de raios X que são difratados de seu caminho original após a interação com a matéria. Como a CBCT usa detectores de área, eles capturam fótons dispersos que contribuem para a degradação geral da imagem ou "ruído quântico" em comparação com a imagem da MDCT (Figura 10.12). A dispersão faz com que os artefatos da faixa sejam semelhantes aos artefatos do endurecimento do feixe.

A **média parcial do volume** é uma característica das imagens de MDCT e CBCT. Ocorre quando o tamanho de *voxel* selecionado na varredura é maior que o tamanho do objeto que está sendo visualizado. Por exemplo, um *voxel* de 1 mm em um lado pode conter osso e tecido mole adjacente. Neste caso, o *pixel* exibido não é representativo do osso ou do tecido mole, mas torna-se uma média dos valores de brilho dos diferentes tecidos. Os limites na imagem resultante podem ter uma aparência de "degrau" ou homogeneidade dos níveis de intensidade de *pixel*. Artefatos de média de volume parcial ocorrem em regiões onde as superfícies estão mudando rapidamente na direção Z, por exemplo, no osso temporal. A seleção do menor *voxel* de aquisição pode reduzir a presença desses efeitos.

O **efeito de feixe cônico** é uma fonte potencial de artefatos, especialmente nas porções periféricas do volume de varredura. Devido à divergência do feixe de raios X à medida que gira em torno do paciente em um plano horizontal, as estruturas na parte superior ou inferior do campo da imagem são expostas somente quando a fonte de raios X está no lado oposto do paciente (Figura 10.13). O resultado é a distorção da imagem, artefatos de estrias e maior ruído periférico. Este efeito é minimizado pela incorporação pelos fabricantes de várias formas de reconstrução da TC. Clinicamente, o efeito pode ser reduzido posicionando a região de interesse no plano horizontal do feixe de raios X.

Artefatos relacionados ao procedimento

A subamostragem do objeto pode ocorrer quando muito poucas projeções básicas são fornecidas para a reconstrução da imagem ou quando os arcos da trajetória rotacional estão incompletos. Uma amostra de dados reduzida leva a erros de registro, bordas nítidas e imagens mais ruidosas como resultado do *aliasing*, que aparecem como configurações na imagem (Figura 10.14). Como o aumento do tempo de varredura (o número de projeções de base) ou a redução da rotação do arco de varredura resulta em aumento ou diminuição proporcional à exposição do paciente, respectivamente, a importância desse artefato deve ser considerada em relação à informação diagnóstica.

Normalmente, os artefatos relacionados ao *scanner* aparecem como listras circulares ou anel resultante de imperfeições na detecção do *scanner* ou calibração deficiente (Figura 10.15). Qualquer um desses problemas resulta em uma leitura consistentemente repetitiva em cada posição angular do detector, resultando em um artefato circular.

O desalinhamento da fonte de raios X no detector cria um duplo artefato de contorno, semelhante ao criado pelo movimento do paciente. O uso repetido de equipamentos de CBCT ao longo do tempo pode resultar em pequenas alterações de configuração e os componentes podem precisar ser realinhados periodicamente.

Artefatos introduzidos

À medida que os raios X passam através de um objeto, os fótons de energia mais baixa são absorvidos em preferência a fótons de energia mais alta. Esse fenômeno, chamado **endurecimento de feixes**, resulta em dois tipos de artefatos: (1) distorção de estruturas metálicas como resultado da absorção diferencial, conhecida como artefato de **escavação**, e (2) estrias e faixas escuras que, quando presentes entre dois densos objetos, criam **extinção** ou artefatos de **valor ausente** (Figura 10.16). Na prática clínica, é aconselhável reduzir o tamanho do campo, modificar a posição do paciente ou separar as arcadas dentárias para evitar regiões de varredura suscetíveis ao endurecimento do feixe (p. ex., restaurações metálicas, implantes dentários). Também é importante remover objetos metálicos, como joias, antes de escanear para reduzir os efeitos de endurecimento dos feixes periféricos sobrepostos à região de interesse.

Artefatos de movimento do paciente

O movimento do paciente pode causar um registro incorreto dos dados, que aparecem como contornos duplos na imagem reconstruída (Figura 10.17). Quanto menor o tamanho do *voxel* (ou seja, quanto maior a resolução espacial), menor o movimento necessário para causar desalinhamento das estruturas. Esse problema pode ser minimizado restringindo o movimento da cabeça e usando o menor tempo de varredura possível.

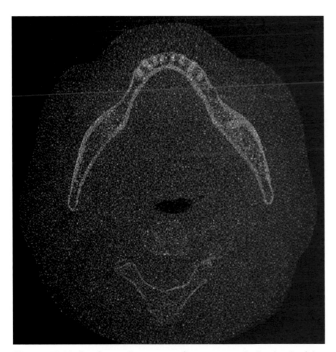

Figura 10.12 Artefatos de tomografia computadorizada de feixe cônico com ruído quântico (CBCT). A Imagem no plano Axial de CBCT de alta resolução na resolução padrão (0,125 mm de tamanho nominal de *voxel*) mostra granulação acentuada ou ruído quântico causado pela contaminação do sinal do detector pela radiação de dispersão.

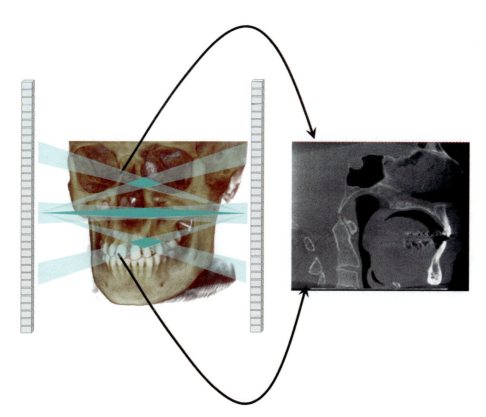

Figura 10.13 Esquema do artefato de feixe cônico. Projeção exagerada de três feixes de raios X representativos (um perpendicular, um angulado inferiormente e um angulado superiormente) a partir de um ponto do ponto focal de origem é mostrada em duas posições da rotação do tubo de raios X, com 180° de separação. A quantidade ideal de dados coletados pelo detector para reconstrução corresponde ao volume azul sólido entre as projeções sobrepostas. Centralmente, a quantidade de dados adquiridos é máxima, enquanto perifericamente (*azul transparente*), a quantidade de dados coletados é consideravelmente menor. A imagem da seção sagital demonstra os efeitos visuais da interpolação de dados pelo algoritmo de reconstrução devido a dados inadequados obtidos nas extensões periféricas superior e inferior do conjunto de dados volumétricos, produzindo um artefato periférico em "V" de aumento de ruído, distorção e contraste reduzido.

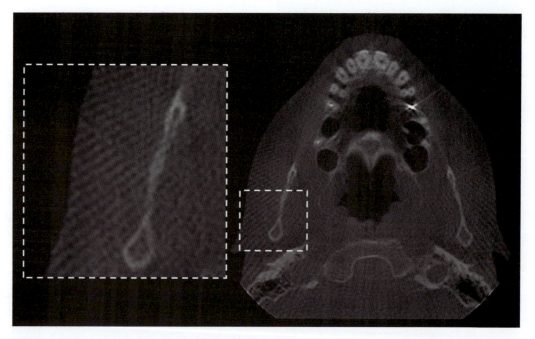

Figura 10.14 Artefato *moiré*. O intervalo demasiadamente grande entre as projeções base (subamostragem) ou uma trajetória de digitalização incompleta pode resultar em erro de registro de dados pelo *software* de reconstrução, conhecido como serrilhado. Na imagem CBCT, particularmente na periferia (*detalhe*), listras finas alternadas hiperdensas ou hipodensas parecem estar irradiando a partir da borda dos dados volumétricos, resultando em um padrão característico *moiré*, um tipo de artefato de serrilhado.

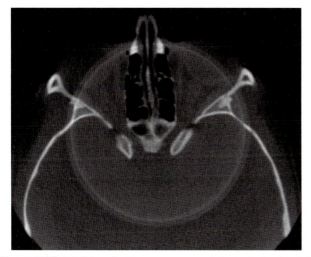
Figura 10.15 Artefatos circulares ou em anel. A aparência visual de artefatos relacionados ao *scanner* como anéis circulares em uma Imagem no plano Axial sugere imperfeições na detecção do *scanner* como resultado de uma calibração ruim.

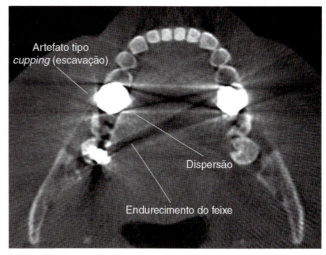
Figura 10.16 Artefatos introduzidos. Vista axial que demonstra artefatos de endurecimento do feixe (*bandas escuras*), de dispersão (*riscos brancos*) e de escavação (distorção da imagem).

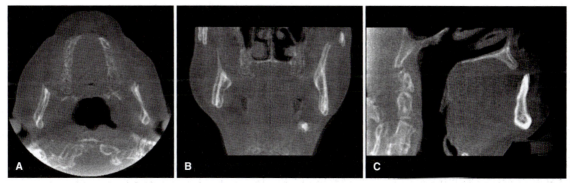
Figura 10.17 Artefatos de movimento. O movimento do paciente durante a exposição de varredura pode resultar em artefatos de falhas de registro, que aparecem como contornos duplos na imagem reconstruída, conforme demonstrado nos planos axial (**A**), coronal (**B**) e sagital (**C**).

POTENCIALIDADES E LIMITAÇÕES

A geração de imagens por CBCT possui vários recursos que a tornam adequada para muitas aplicações odontológicas, mas também apresenta várias limitações.

Potencialidades
Tamanho e custo
O equipamento de CBCT é muito reduzido em tamanho e pegada física (dimensão) em comparação com o equipamento de TC convencional, e é de aproximadamente um quarto a um quinto do custo. Ambos os recursos tornam sua aquisição factível para o consultório odontológico.

Aquisição rápida
Com os avanços mais recentes nas taxas de quadros alcançáveis por detectores de estado sólido, a velocidade de processamento do computador e as unidades que incorporam arcos de trajetória reduzidos, a maioria das varreduras CBCT é realizada em menos de 30 segundos.

Resolução submilimétrica
Todas as unidades de CBCT usam atualmente dispositivos *megapixel* de estado sólido para detecção de raios X, que fornecem resolução de *voxels* submilimétricos em todos os planos ortogonais. Algumas unidades de CBCT são capazes de imagens de alta resolução (resolução nominal de 0,076 a 0,125 mm) e podem ser necessárias para tarefas que exijam discernimento de estruturas detalhadas e processos de doenças, como espaço periodontal, morfologia do canal radicular e reabsorção radicular ou fratura.

Dose de radiação do paciente relativamente baixa
Os relatórios publicados indicam que há uma ampla gama de doses eficazes para pacientes (ICRP 2007) para CBCT maxilofacial, dependendo do tipo e modelo do equipamento de CBCT e dos parâmetros usados na prática clínica, como a exposição ao FOV (kVp e mA) e configurações de aquisição (p. ex., arco rotacional, número de imagens de base). As doses efetivas de adultos relatadas para qualquer protocolo variaram de 46 a 1.073 μSV para FOVs estendidos, 9 a 548 μSV para grandes FOVs, 4 a 421 μSV para FOVs médios e 5 a 297 μSV para FOVs pequenos. Estes valores são aproximadamente equivalentes a 1 a 42 radiografias panorâmicas digitais (aproximadamente 20 μSv) ou 3 a 123 dias de radiação de fundo natural *per capita* equivalente (aproximadamente 3.100 μSv nos EUA). A dose de radiação do paciente pode ser reduzida colimando o feixe, elevando o queixo e usando óculos de proteção e proteção da coluna cervical e tireoide. A CBCT fornece uma gama de reduções de dose potencialmente substanciais em comparação com imagens de MDCT de cabeça convencional (faixa de 430 a 1.160 μSv). Doses típicas dos protocolos de exposição padrão da CBCT e da MDCT estão listadas no Capítulo 3 (Tabela 3.2 e Figura 3.4).

Análise interativa

A reconstrução e a visualização de dados da CBCT são realizadas de forma nativa pelo uso de um computador pessoal. Além disso, alguns fabricantes fornecem *software* com funcionalidade estendida para aplicações específicas, como colocação de implantes ou análise ortodôntica (ver Capítulos 11, 14 e 15). Finalmente, a disponibilidade de algoritmos de medição orientados por cursor fornece ao profissional uma capacidade interativa para avaliação, anotação e medições dimensionais em tempo real.

Limitações

Imagens de CBCT têm limitações em comparação com imagens de TC convencionais.

Ruído de imagem

A geometria de aquisição da projeção do feixe cônico irradia um volume de tecido maior, produzindo mais radiação de dispersão das interações Compton. Grande parte dessa radiação espalhada é produzida de forma multidirecional e registrada pelos *pixels* do detector. Consequentemente, o número de fótons detectados em cada *pixel* não reflete a verdadeira atenuação de um objeto ao longo de um caminho específico do feixe de raios X. Essa diferença, conhecida como ruído, contribui para a degradação da imagem. A quantidade de radiação dispersa é geralmente proporcional à massa total de tecido contido no feixe de raios X primário; isso aumenta com o incremento da espessura do objeto e o tamanho do campo. A contribuição desta radiação espalhada para a produção da imagem da CBCT pode ser maior que o feixe primário. Em aplicações clínicas, as razões de dispersão para primário são de cerca de 0,01 para imagens de TC de feixe único e de 0,05 a 0,15 para exames de imagem de feixe em leque (*fan-beam*) e espiral e podem ser de 0,4 a 2 em exames de imagem de CBCT. Por estas razões, é sempre desejável usar o menor FOV possível ao obter uma imagem CBCT.

Fontes adicionais de ruído de imagem na CBCT são variações estatísticas na homogeneidade do feixe de raios X incidente (*quantum mottle*) e ruído adicional do sistema detector (eletrônico). A falta de homogeneidade dos fótons de raios X depende do número de raios X primários e dispersos absorvidos, dos espectros primários e dispersos de raios X incidentes no detector e do número de projeções de base. O ruído eletrônico é devido às degradações inerentes do sistema detector relacionadas à eficiência de absorção de raios X da energia no detector.

Além disso, devido ao aumento da divergência do feixe de raios X sobre o detector de área, há um pronunciado **efeito *heel***. Este efeito produz uma grande variação ou **não uniformidade** do feixe de raios X incidente no paciente e não uniformidade resultante na absorção com maior relação sinal-ruído (ruído) no lado do cátodo da imagem em relação ao lado do ânodo.

Pouco contraste de tecido mole

A resolução do contraste é a capacidade de uma imagem revelar diferenças na radiodensidade da imagem. Variações na intensidade da imagem são resultado da atenuação diferencial de raios X por tecidos que diferem em densidade, número atômico ou espessura. Dois fatores principais limitam a resolução de contraste da CBCT. Primeiro, a radiação dispersa é um fator importante na redução do contraste da imagem da CBCT. Os fótons de raios X espalhados reduzem o contraste do assunto adicionando sinais de fundo que não são representativos da anatomia, reduzindo a qualidade da imagem. As unidades de CBCT têm um contraste de tecido mole significativamente menor do que as unidades de MDCT e são inadequadas para avaliação crítica da patologia dos tecidos moles.

Em segundo lugar, existem numerosos artefatos baseados em detectores de tela plana inerentes que afetam a linearidade ou a resposta à radiação X. Saturação (efeitos de *pixels* não lineares acima de uma certa exposição), corrente escura (carga que se acumula ao longo do tempo com ou sem exposição) e *pixels* ruins (*pixels* que não reagem à exposição) contribuem para a não linearidade. Além disso, a sensibilidade de diferentes regiões do painel à radiação (variação de ganho de *pixel* a *pixel*) pode não ser uniforme em toda a região.

CONCLUSÕES

Imagem de CBCT é uma tecnologia de diagnóstico por imagem volumétrica eficaz que produz imagens precisas de resolução submilimétrica de qualidade diagnóstica em formatos que permitem a visualização volumétrica das estruturas ósseas da região maxilofacial em doses e custos mais baixos em comparação com exames de imagem por MDCT. Embora tecnicamente fácil de realizar, a CBCT deve ser considerada uma modalidade diagnóstica adjunta à história e ao exame clínico. A obtenção de imagens deve ser "específica da tarefa", com os protocolos de exposição e fator de varredura ajustados e as opções de formatação de imagem criadas para otimizar a exibição da imagem e minimizar a dose de radiação do paciente.

BIBLIOGRAFIA

Artefatos de imagem

Benic GI, Sancho-Puchades M, Jung RE, et al. In vitro assessment of artifacts induced by titanium dental implants in cone beam computed tomography. *Clin Oral Implants Res.* 2013;24:378–383.

Esmaeili F, Johari M, Haddadi P, et al. Beam hardening artifacts: comparison between two cone-beam computed tomography scanners. *J Dent Res Dent Clin Dent Prospects.* 2012;6:49–53.

Schulze R, Heil U, Gross D, et al. Artefacts in CBCT: a review. *Dentomaxillofac Radiol.* 2011;40:265–273.

Critérios de seleção de pacientes

American Academy of Oral and Maxillofacial Radiology. Clinical recommendations regarding use of cone beam computed tomography in orthodontics. [corrected]. Position statement by the American Academy of Oral and Maxillofacial Radiology. *Oral Surg Oral Med Oral Pathol Oral Radiol.* 2013;116:238–257.

American Association of Endodontists and American Academy of Oral and Maxillofacial Radiology. Joint position statement: use of cone beam computed tomography in endodontics 2015 update. *Oral Surg Oral Med Oral Pathol Oral Radiol.* 2015;120:508–512.

Carter L, Farman AG, Geist J, et al; American Academy of Oral and Maxillofacial Radiology. American Academy of Oral and Maxillofacial Radiology executive opinion statement on performing and interpreting diagnostic cone beam computed tomography. *Oral Surg Oral Med Oral Pathol Oral Radiol Endod.* 2008;106:561–562.

The American Dental Association Council on Scientific Affairs. The use of cone-beam computed tomography in dentistry: an advisory statement from the American Dental Association Council on Scientific Affairs. *J Am Dent Assoc.* 2012;143:899–902.

Tyndall DA, Price JB, Tetradis S, et al. Position statement of the American Academy of Oral and Maxillofacial Radiology on selection criteria for the use of radiology in dental implantology with emphasis on cone beam computed tomography. *Oral Surg Oral Med Oral Pathol Oral Radiol.* 2012;113:817–826.

Dose de radiação

Carrafiello G, Dizonno M, Colli V, et al. Comparative study of jaws with multislice computed tomography and cone-beam computed tomography. *Radiol Med.* 2010;115:600–611.

Ludlow JB, Timothy R, Walker C, et al. Effective dose of dental CBCT - a meta-analysis of published data and additional data for nine CBCT units. *Dentomaxillofac Radiol.* 2015;44(1):20140197.

Okano T, Harata Y, Sugihara Y, et al. Absorbed and effective doses from cone beam volumetric imaging for implant planning. *Dentomaxillofac Radiol.* 2009;38:79–85.

Pauwels R, Beinsberger J, Collaert B, et al. SEDENTEXCT Project Consortium: Effective dose range for dental cone beam computed tomography scanners. *Eur J Radiol*. 2012;81:267–271.

ICRP, Rehani MM, Gupta R, et al. Radiological protection in Cone Beam Computed Tomography (CBCT). ICRP publication 129. *Ann ICRP*. 2015;44(1):9–127.

Theodorakou C, Walker A, Horner K, et al; SEDENTEXCT Project Consortium. Estimation of paediatric organ and effective doses from dental cone beam CT using anthropomorphic phantoms. *Br J Radiol*. 2012;85:153–160.

The 2007 recommendations of the International Commission on Radiological Protection. IRCP Publication 103. *Ann ICRP*. 2007;37:1–332.

Princípios da imagem tomográfica computadorizada de feixe cônico

Angelopoulos C, Scarfe WC, Farman AG. A comparison of maxillofacial CBCT and medical CT. *Atlas Oral Maxillofac Surg Clin North Am*. 2012;20:1–17.

Scarfe WC, Farman AG. What is cone-beam CT and how does it work? *Dent Clin North Am*. 2008;52:707–730.

Scarfe WC, Li Z, Aboelmaaty W, et al. Maxillofacial cone beam computed tomography: essence, elements and steps to interpretation. *Aust Dent J*. 2012;57(suppl 1):46–60.

Reconstrução de imagem

Endo M, Tsunoo T, Nakamori N, et al. Effect of scattered radiation on image noise in cone beam CT. *Med Phys*. 2001;28:469–474.

Feldkamp LA, Davis LC, Kress JW. Practical cone-beam algorithm. *J Opt Soc Am*. 1984;1:612–619.

Siewerdsen JH, Jaffray DA. Cone-beam computed tomography with a flat-panel imager: magnitude and effects of x-ray scatter. *Med Phys*. 2001;28:220–231.

11

Tomografia Computadorizada de Feixe Cônico: Preparação do Volume

William C. Scarfe

Imagens de tomografia computadorizada por feixe cônico (CBCT; do inglês, *cone beam computed tomography*) fornecem um conjunto de dados volumétrico que pode ser reformatado para apresentar imagens digitais em qualquer plano. Os usuários de CBCT devem estar familiarizados com a revisão de imagem dinâmica assistida por *software* e sua reformatação de acordo com os protocolos específicos da tarefa. Vários aplicativos de *software* fornecem a capacidade de expandir o uso desse conjunto de dados volumétricos para facilitar o planejamento do tratamento digital, a orientação da imagem dos procedimentos operatórios e cirúrgicos e a fabricação aditiva.

O Capítulo 10 detalha os aspectos técnicos da produção de imagens de CBCT e otimiza as condições para produzir dados de CBCT diagnosticamente adequados. Este capítulo enfoca a interação e o uso dos dados volumétricos subsequentes para interpretação de imagens e aplicativos específicos de tarefas.

ESTÁGIOS NA EXIBIÇÃO DE DADOS VOLUMÉTRICOS

A maioria dos programas de *software* exibe o conjunto de dados volumétricos da CBCT como imagens reconstruídas contíguas bidimensionais (2D) secundárias em três planos ortogonais (axial, sagital e coronal) em uma espessura padrão (Figura 11.1). Normalmente, a visualização padrão apresenta os três planos em painéis individuais em um formato interativo com localizadores dentro de cada painel ortogonal para identificar espacialmente uma localização anatômica em todos os três painéis. Os dados da CBCT devem ser considerados como um volume que deve ser analisado em sua totalidade, e do qual as imagens selecionadas são extraídas para documentar os achados. Tecnicamente, quatro estágios fornecem uma abordagem metodológica sistemática eficiente e consistente para otimizar a exibição de imagens CBCT antes da interpretação da imagem:

1. Reorientação dos dados.
2. Correção dos dados.
3. Exploração dos dados.
4. Formatação dos dados.

Reorientação dos dados

Uma das vantagens da aquisição CBCT é que o conjunto de dados volumétricos resultante pode ser reorientado em relação a três planos ortogonais usando *software* de imagem. Como os conjuntos de dados volumétricos da CBCT são isotrópicos, o *software* de imagens pode alinhar os planos ortogonais com relação às características anatômicas ou de acordo com um plano de referência (Figura 11.2). Todo o volume pode ser reorientado de forma que as características anatômicas do paciente estejam alinhadas às coordenadas ortogonais fixas ou, alternativamente, o conjunto de dados volumétricos permaneça invariante e os planos

ortogonais sejam ajustados. Esta etapa é particularmente importante para alinhar imagens transversais subsequentes, transaxiais, perpendiculares à estrutura de interesse, visualizar a patologia unidimensional, medir a altura e a largura máximas da crista alveolar residual em um segmento desdentado para avaliação do local do implante (Figura 11.3), comparar a morfologia condilar da articulação temporomandibular (ATM) ou realizar uma análise craniofacial.

Otimização dos dados

A densidade geral e o contraste das imagens ortogonais variam entre as unidades de CBCT e dentro da mesma unidade, dependendo do tamanho do paciente, do grau de edentulismo e dos parâmetros de varredura selecionados. Portanto, para otimizar a apresentação da imagem e facilitar o diagnóstico, muitas vezes é necessário ajustar os parâmetros de contraste (largura da janela) e brilho (nível da janela) para favorecer as estruturas ósseas. Embora o *software* proprietário da CBCT possa fornecer predefinições de largura e nível da janela, é aconselhável que esses parâmetros sejam ajustados para cada varredura. Depois que esses parâmetros são definidos, outras melhorias podem ser realizadas pela aplicação de algoritmos de aprimoramento, filtragem e aprimoramento de borda. O uso dessas funções deve ser pesado contra os efeitos visuais do aumento de ruído na imagem (Figura 11.4). Após esses ajustes, os algoritmos secundários (p. ex., anotação, medição, ampliação) podem ser aplicados com confiança.

Exploração dos dados

Como existem numerosas imagens ortogonais contíguas em cada plano, é impraticável exibir todas as fatias em um formato de exibição. Portanto, cada série deve ser revisada dinamicamente rolando a imagem ortogonal consecutiva da "pilha" (cortes). Isso é chamado de navegação pelo volume em um modo *cine* ou *paging*. Recomenda-se que a rolagem seja realizada craniocaudalmente (*i. e.*, da cabeça aos pés) e depois em sentido inverso, reduzindo a velocidade em áreas de maior complexidade (p. ex., componentes da ATM e base do crânio). Este processo de rolagem deve ser realizado pelo menos em dois planos (p. ex., coronal e axial). A visualização de projeções ortogonais nesse estágio é recomendada como um levantamento geral da doença e para estabelecer a presença de qualquer assimetria.

Formatação dos dados

Todos os *softwares* de CBCT, seja de aquisição proprietária e de exibição de fabricante de equipamento original ou programas comerciais de exibição de terceiros, são capazes de muitas opções de formatação, cada uma voltada para a visualização de componentes específicos do conjunto de dados volumétricos. Os protocolos de aquisição ou varredura incorporam limitações de campo de visão (FOV; do inglês, *field of view*) e permitem a escolha de parâmetros específicos de exposição. Após a aquisição, um protocolo de exibição de imagens deve ser

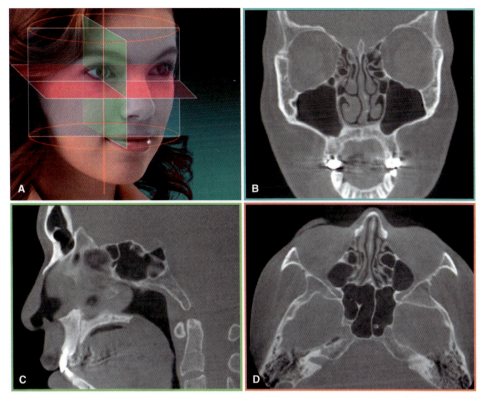

Figura 11.1 Modos padrões de exibição de dados volumétricos tomográficos computadorizados de feixe cônico. **A**. Conjunto de dados volumétricos tridimensionais cilíndricos sobrepostos na cabeça mostrando os três planos ortogonais em relação ao conjunto de dados volumétricos reconstruídos: coronal (*verde-azulado*), sagital (*verde*) e axial (*rosa*). **B** a **D**. Imagens representativas coronal (*verde-azulado*) (**B**), sagital (*verde*) (**C**) e axial (*rosa*) (**D**). Cada plano ortogonal tem várias seções de fatias finas contíguas, que são inter-relacionadas. (Imagem da cabeça e dados volumétricos sobrepostos e orientação ortogonal cortesia de J. Morita Mfg Corp, Kyoto, Japão.)

aplicado seletivamente no volume para destacar recursos anatômicos ou características funcionais para cada tarefa de diagnóstico específica. No geral, a seleção deve basear-se na aplicação de seções finas para mostrar detalhes e seções mais espessas para demonstrar relacionamentos. Existem duas opções básicas de formatação (Figura 11.5):

- Reformatação multiplanar
- Renderização volumétrica.

Reformatação multiplanar

Devido à natureza isotrópica da aquisição, o conjunto de dados volumétrico pode ser seccionado não ortogonalmente para fornecer imagens planares em 2D referidas como **reformatação multiplanar** (MPR; do inglês, *multiplanar reformation*). Os modos de reformatação multiplanar incluem reformatações oblíquas lineares, planas curvas e transaxiais em série. Várias estruturas anatômicas maxilofaciais não correspondem ao padrão de planos ortogonais, em cujo caso, a reformatação oblíqua pode ser útil (Figura 11.6). Imagens oblíquas lineares são mais frequentemente usadas para transecção do côndilo mandibular. As imagens planas curvas são geradas desenhando manualmente uma linha de planejamento ou *spline* (uma *spline* é uma curva definida matematicamente por dois ou mais pontos de controle) selecionando vários **nós** ao longo da linha central correspondente ao arco da mandíbula em uma imagem axial apropriada; isso cria uma imagem panorâmica dentária "simulada" ou reformatada. As imagens reformatadas panorâmicas de MPR são úteis para a avaliação da mandíbula. Tais imagens reformatadas devem ser espessas o suficiente para incluir toda a mandíbula para evitar que doenças passem despercebidas. Imagens sequenciais em série perpendiculares à MPR planar oblíqua ou curva linear arbitrária fornecem uma representação dinâmica da estrutura anatômica, minimizando o erro de paralaxe.

Essas imagens são referidas como imagens transaxiais, tangenciais ou, mais comumente, **transversais.** Imagens de seção transversal têm duas características, uma **espessura de corte** e a distância entre imagens de seção transversal adjacentes (**intervalo entre cortes**). As imagens transversais são ótimas para o exame dos dentes e do osso alveolar.

Renderização de volume

A **renderização de volume** permite a visualização de dados volumétricos pela exibição seletiva de *voxels* dentro de um conjunto de dados como uma projeção em 2D. Duas técnicas específicas são comumente usadas: renderização de volume indireto (IVR; do inglês, *indirect volume rendering*) e renderização de volume direto (DVR; do inglês, *direct volume rendering*).

A **renderização de volume indireto** é um processo complexo que exige a seleção da intensidade ou densidade do nível de escala de cinza dos *voxels* a serem exibidos em um conjunto de dados inteiro (chamado de "segmentação"). Este processo é tecnicamente exigente e computacionalmente difícil, exigindo *software* específico; no entanto, fornece uma reconstrução de superfície volumétrica com profundidade (Figura 11.7). Dois tipos de visualizações são possíveis: exibições sólidas (renderização de superfície) e exibições transparentes (renderização volumétrica).

Este procedimento volumétrico é ideal para visualização e análise de condições craniofaciais e determinação de relações de várias características anatômicas, como o canal alveolar inferior para o terceiro molar mandibular.

A **renderização de volume direto** é um processo muito mais simples que envolve a seleção de um limiar arbitrário de intensidades de *voxels*, abaixo ou acima do qual todos os valores de cinza são removidos. Várias técnicas estão disponíveis; no entanto, as mais usadas são a soma dos raios e a projeção de intensidade máxima (MIP).

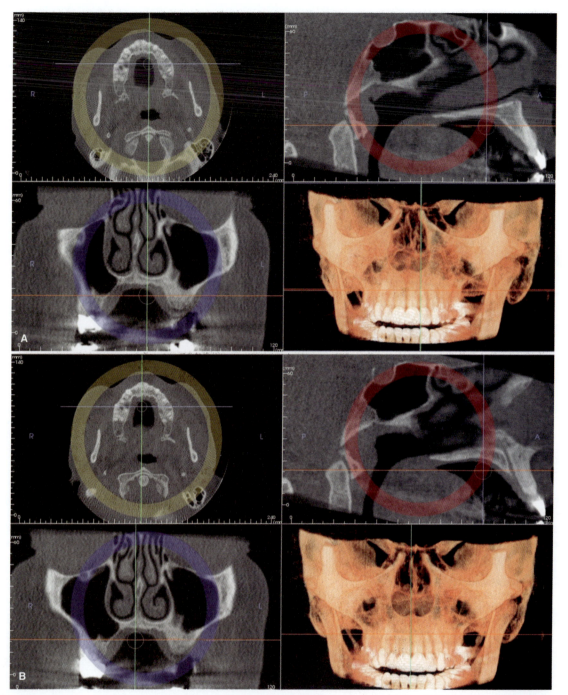

Figura 11.2 Reorientação volumétrica de dados de tomografia computadorizada de feixe cônico (CBCT). Imagens seccionais ortogonais axiais, sagitais e coronais e renderização volumétrica tridimensional antes (**A**) e depois (**B**) da reorientação do conjunto de dados da CBCT para coordenadas ortogonais fixas. A ferramenta de rotação circular sobreposta nas respectivas imagens é selecionada com o cursor e ajustada para alinhar as imagens de acordo com as linhas de referência específicas. Nesse caso, imagens ortogonais axiais e sagitais foram realinhadas de modo que a região maxilomandibular foi simetricamente reposicionada, e o plano palatino era paralelo ao solo. (Imagens criadas com InVivo Dental software, Anatomage, San Jose, CA.)

A espessura da fatia de imagens ortogonais ou MPR pode ser "espessada" aumentando o número de *voxels* adjacentes incluídos na tela (Figura 11.8). Isso cria uma placa de imagem que representa um volume específico do paciente, chamado de **soma dos raios**. A espessura dessa placa mais espessa é geralmente determinada pela espessura da estrutura a ser radiografada. Imagens de soma de raios de espessura total nos planos sagital e coronal podem ser usadas para gerar projeções cranianas simuladas, tais como imagens cefalométricas lateral e posteroanterior (Figura 11.9), respectivamente.

Em contraste com as radiografias convencionais, essas imagens de soma de raios não sofrem ampliação nem distorção de paralaxe. No entanto, essa técnica usa todo o conjunto de dados volumétricos, e a interpretação é afetada negativamente pelo "ruído anatômico" – a superposição de múltiplas estruturas – também presente na radiografia de projeção convencional.

As visualizações de **projeção de intensidade máxima** (MIP; do inglês, *maximum intensity projection*) são obtidas por meio da avaliação de cada valor de *voxel* ao longo de um raio de projeção imaginário dos olhos do

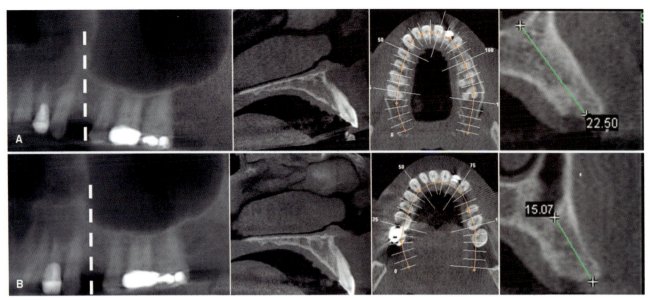

Figura 11.3 Reorientação do plano sagital para referência interna (*plano oclusal*). (*Esquerda para direita*) Imagens panorâmicas, mediais, axiais e transversais reformatadas do mesmo conjunto de dados na orientação original (**A**) e após a inclinação do conjunto de dados volumétricos no plano sagital, de modo que o rebordo alveolar residual seja paralelo ao plano oclusal (**B**). O conjunto inferior de imagens revela a relação apropriada do seio maxilar com a crista alveolar e uma diferença substancial na altura medida do osso alveolar.

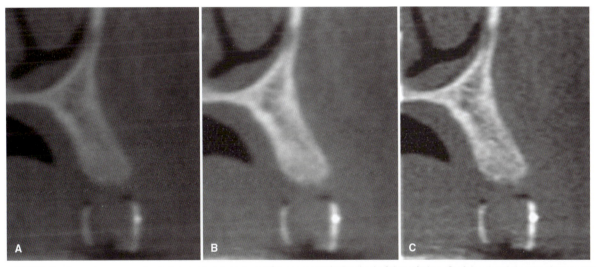

Figura 11.4 Efeito do aprimoramento da imagem em tomografia computadorizada de feixe cônico. O efeito visual de três ajustes sequenciais em uma imagem transversal de reformatação multiplanar. **A.** Imagem padrão após o algoritmo de interpolação – suaviza as bordas do osso cortical, mas adiciona desfoque a estruturas de alto contraste. **B.** Ajuste do nível e largura da janela para o osso predefinido (L/N: 3.000/500). **C.** Adição do algoritmo de nitidez leve. (Imagens criadas com o *software* XoranCat, Xoran Technologies, Inc., Ann Arbor, MI.)

observador dentro de um volume particular de interesse e representando apenas o valor mais alto como valor de exibição. Intensidades de *voxel* que estejam abaixo de um limiar arbitrário são eliminadas (Figura 11.10). As imagens MIP têm grande utilidade para demonstração da localização de dentes retidos, avaliação da ATM, identificação de fraturas, análise craniofacial, seguimento cirúrgico, avaliação de anomalias da coluna cervical e demonstração de calcificações distróficas de tecidos moles.

LAUDO INTERPRETATIVO

A imagem de feixe cônico compreende o componente técnico da exposição do paciente. É responsabilidade profissional de quem opera uma unidade CBCT, ou que solicita um estudo CBCT, fornecer um laudo por escrito descrevendo os achados de imagem com base na interpretação de todo o conjunto de dados de imagem. A documentação da CBCT pela inclusão de um laudo interpretativo é um elemento essencial da CBCT e deve fazer parte do prontuário de um paciente. O diagnóstico do paciente pode muitas vezes ser complexo e o manejo pode envolver vários profissionais. Um laudo interpretativo serve como o método ideal de comunicação de resultados de interpretação para CBCT. Muitas vezes, esse laudo inclui imagens selecionadas que melhor documentam resultados significativos.

É imperativo que todos os dados de imagem sejam sistematicamente revisados para doenças. A competência na interpretação dos achados anatômicos e patológicos em imagens de CBCT varia, dependendo principalmente da experiência do praticante e do FOV da varredura. Os radiologistas especializados em radiologia oral e maxilofacial devem ser consultados quando os profissionais não estiverem familiarizados com os achados da imagem ou se não estiverem dispostos a aceitar a responsabilidade de revisar todo o volume da CBCT. Os elementos essenciais de um laudo radiológico da CBCT estão descritos na Tabela 11.1.

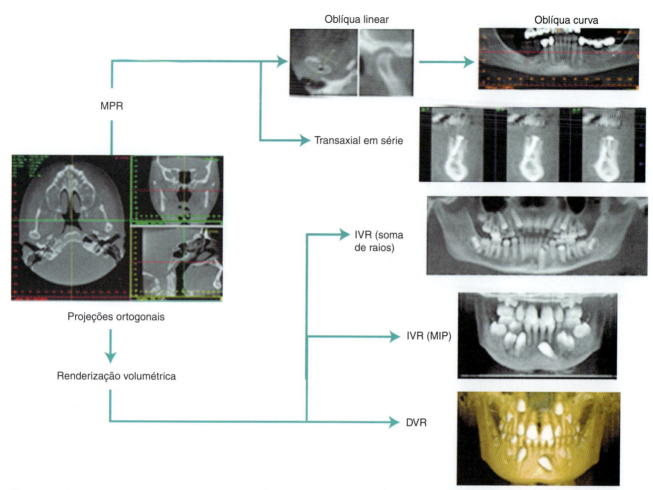

Figura 11.5 Opções do modo de exibição de dados volumétricos de tomografia computadorizada de feixe cônico. Os modos de exibição podem ser divididos em duas categorias: reformatação multiplanar (*MPR*), consistindo em imagens oblíquas lineares, oblíquas curvas e transaxiais em série; e imagens volumétricas, incluindo soma de raios, compreendendo imagens de espessura de seção aumentada, renderização de volume indireta (*IVR*), sendo a mais comum a projeção de intensidade máxima (*MIP*) e a renderização de volume direto (*DVR*).

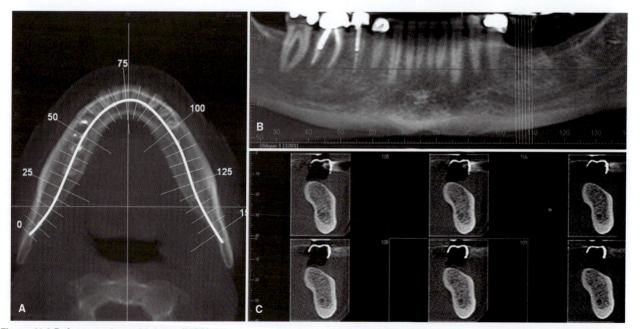

Figura 11.6 Reformatação multiplanar (MPR). Uma Imagem no plano Axial espessa (**A**) simulando uma imagem oclusal com uma linha curva oblíqua MPR (*linha sólida branca*) e imagem resultante "panorâmica" (**B**) e transversal em série, imagens de 1 mm de espessura (**C**) de um implante em local potencial na mandíbula inferior esquerda. As imagens axiais e panorâmicas são usadas como imagens de referência para mostrar a localização das imagens da seção transversal. As imagens transversais demonstram a quantidade de subcutâneo lingual e a localização do canal alveolar inferior.

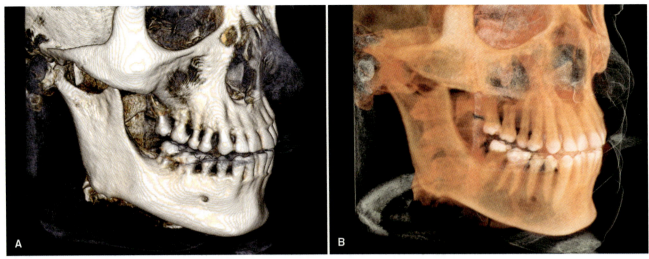

Figura 11.7 Renderização de superfície volumétrica tridimensional. A segmentação manual é geralmente realizada por uma escala ajustável que determina os valores de limites superior e inferior e faixa de intensidade a serem incluídos na segmentação. O resultado visual das alterações nesta escala é exibido em "tempo real", de modo que os efeitos das mudanças incrementais possam ser visualizados. A segmentação pode ser otimizada para revelar os objetos de interesse, incluindo a superfície óssea como uma superfície sólida ou exibição de superfície sombreada (**A**) e osso e dentição sob o osso como uma transparência (**B**) usando imagens volumétricas. (Segmentação realizada com o *software* InVivo Dental, Anatomage, San Jose, CA.)

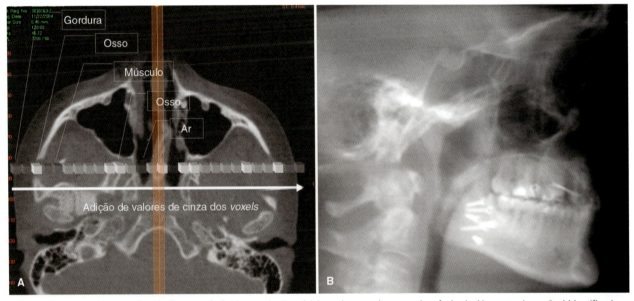

Figura 11.8 Imagens de soma de raio (*ray sum*). **A.** Uma projeção axial é usada como imagem de referência. Um corte de seção é identificado, que nesse caso corresponde ao plano sagital mediano, e a espessura desse corte é aumentada para incluir os lados esquerdo e direito do conjunto de dados volumétricos. À medida que a espessura do corte aumenta, voxels adjacentes representando elementos como ar, osso e tecidos moles são adicionados. **B.** A imagem resultante gerada a partir de uma soma de raios de espessura total fornece uma imagem cefalométrica lateral simulada.

APLICAÇÕES DE TAREFAS ESPECÍFICAS

A tecnologia CBCT é aplicada em diagnósticos em todas as áreas da odontologia. A imagem CBCT não substitui as aplicações de projeções radiográficas panorâmicas ou convencionais; é mais usada como uma modalidade complementar para aplicações específicas.

Diagnósticos e avaliação pré-operatória

Avaliação do local de implante

Talvez o maior impacto da CBCT tenha sido no planejamento de implantes dentários (ver Capítulo 15). A CBCT fornece imagens transversais demonstrando altura, largura e angulação do osso alveolar e retrata com precisão estruturas vitais, como o canal do nervo dentário alveolar inferior na mandíbula ou o seio na maxila.

A série de imagens mais útil para a avaliação do local do implante inclui imagens panorâmicas axiais, reformatadas, panorâmicas e transversais no local específico (Figura 11.11). Em muitos casos, um molde radiográfico com marcadores hiperdensos é usado pelo paciente durante a varredura (Figura 11.12). Este *stent* fornece uma referência precisa da localização dos implantes ou dentes propostos (ver Capítulos 14 e 15).

Endodontia

O uso de imagens de CBCT em endodontia está indicado nas seguintes situações clínicas (Figura 11.13):

- Pacientes que apresentam sinais e sintomas clínicos contraditórios ou inespecíficos associados a dentes não tratados ou previamente tratados endodonticamente

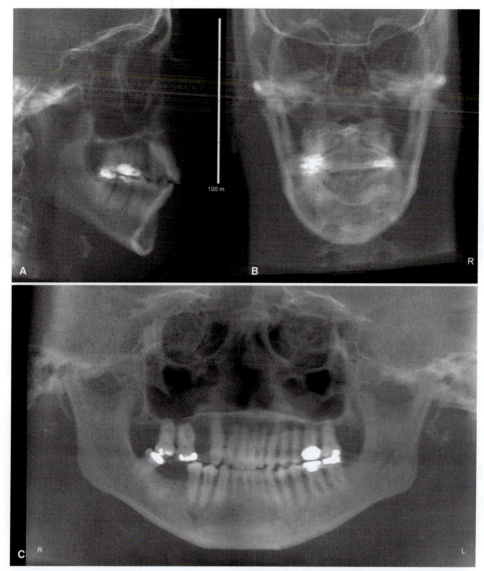

Figura 11.9 Projeções bidimensionais geradas com conjunto de dados de feixe cônico. Este paciente tinha uma assimetria de um lado do rosto. Reformatação de soma de raios X dos dados tomográficos computadorizados de feixe cônico foi realizada para fornecer imagens convencionais múltiplas, tais como as projeções cefalométricas laterais (**A**), cefalométricas frontais ou posteroanteriores (**B**) e panorâmicas (**C**). (Imagens geradas com o *software* de imagens Dolphin 3D, Chatsworth, CA.)

- Para o tratamento inicial de dentes com potencial para canais extras e suspeita de morfologia complexa, como dentes anteriores mandibulares, pré-molares e molares superiores e inferiores e anomalias dentárias
- Para identificação e localização intraconsulta de canais calcificados
- Se o exame clínico e a radiografia intraoral 2D forem inconclusivos na detecção de fratura radicular vertical
- Ao avaliar a não cura do tratamento endodôntico anterior para ajudar a determinar a necessidade de tratamento adicional, como não cirúrgica, cirúrgica ou extração
- Para retratamento não cirúrgico para avaliar complicações do tratamento endodôntico, como material de obturação do canal radicular excessivamente estendido, instrumentos endodônticos fraturados e localização de perfurações
- Para planejamento de tratamento pré-cirúrgico para localizar ápices/ápices radiculares e avaliar a proximidade de estruturas anatômicas adjacentes
- Para a colocação cirúrgica de implantes
- Para diagnóstico e tratamento de traumatismo dentoalveolar limitado, fraturas radiculares, luxação e/ou deslocamento de dentes e fraturas alveolares localizadas, na ausência de outras lesões maxilofaciais ou de tecido mole que possam exigir outras modalidades avançadas de aquisição de imagens
- Para a localização e a diferenciação de defeitos de reabsorções externas e internas e a determinação de tratamento e prognóstico apropriados.

Ortodontia e cefalometria tridimensional

A CBCT é utilizada em diagnóstico, avaliação e análise de anomalias ortodônticas e ortopédicas maxilofaciais. As condições mais comuns nas quais a CBCT é útil são a identificação de anomalias estruturais dentárias, como a reabsorção radicular e a visualização da posição dos dentes impactados e supranumerários e suas relações com raízes adjacentes ou outras estruturas anatômicas. A CBCT facilita a exposição cirúrgica e o planejamento do movimento subsequente. Outras aplicações incluem a avaliação das características e dimensões morfológicas palatinas, inclinação e torque do dente, caracterização do osso alveolar para colocação de mini-implantes ortodônticos e determinação da largura do osso alveolar disponível para movimentação vestibulolingual dos dentes. A tomografia computadorizada da CBCT também fornece visualização adequada da ATM, do espaço aéreo faríngeo e das relações dos tecidos moles.

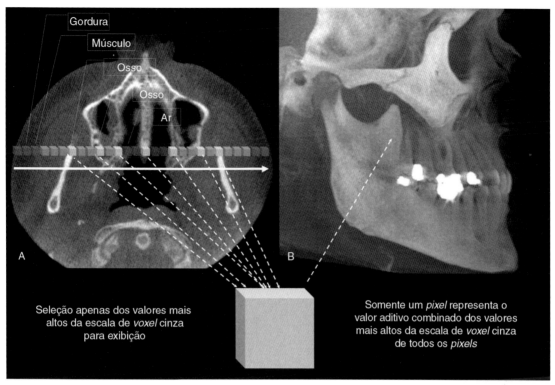

Figura 11.10 Projeção de intensidade máxima (MIP). Esse método produz uma imagem "pseudo" tridimensional avaliando cada valor de voxel ao longo de um raio de projeção imaginário dos olhos do observador dentro do conjunto de dados e, em seguida, representando apenas o valor mais alto como o valor de exibição. Neste exemplo, uma projeção axial (**A**) é usada como imagem de referência. Um raio de projeção é identificado ao longo de todo o conjunto de dados volumétricos ao longo do qual os voxels individuais são identificados, cada um com intensidade variada de tons de cinza correspondente a várias densidades de tecidos, como gordura, músculo, ar e osso. O algoritmo MIP seleciona apenas os valores ao longo do raio de projeção que possuem os valores mais altos (geralmente correspondendo a osso ou metal) e representa isso como apenas um pixel na imagem resultante (**B**).

TABELA 11.1 Elementos essenciais de um relatório radiológico sobre tomografia computadorizada de feixe cônico.	
Elementos	**Detalhes**
Informações do paciente	Nome do paciente, código identificador único, data de nascimento, nome do dentista, razão do procedimento
Informações do exame	Número de registro, data do procedimento, data em que o laudo foi gerado, localização das instalações, equipamento usado, parâmetros do exame e imagens fornecidas
Qualidade da imagem	Problemas encontrados durante o procedimento (movimentação do paciente) Artefatos que comprometem a avaliação diagnóstica
Achados radiológicos	Os resultados gerais devem incluir referência a: • Estruturas gnáticas: estado dentário incluindo dentes erupcionados, não erupcionados, impactados e ausentes, estado restaurador, tratamento endodôntico, lesões periapicais, estado geral do osso alveolar marginal e estado das regiões desdentadas • Estruturas extragnáticas: articulação temporomandibular, seios paranasais, nasofaringe e orofaringe, vias respiratórias, partes moles do pescoço, calcificações intracranianas Descobertas específicas devem fornecer observações sobre a justificativa para o procedimento Achados incidentais significativos devem ser identificados
Impressão radiológica	Diagnóstico definitivo ou diferencial, relacionado à justificativa para o exame de imagem ou achados incidentais clinicamente significativos Correlação à apresentação do paciente abordando questões clínicas pertinentes Comparação com estudos de imagem anteriores, se disponíveis. Recomendações para acompanhamento ou estudos adicionais de diagnóstico ou clínicos, conforme apropriado, para esclarecer, confirmar ou excluir o diagnóstico

Imagem CBCT fornece duas contribuições únicas para a prática ortodôntica:

- Várias imagens lineares usadas atualmente no diagnóstico ortodôntico, na análise cefalométrica e no planejamento do tratamento podem ser criadas a partir de uma única tomografia computadorizada (ver Tabela 8.1). Esta capacidade proporciona maior eficácia clínica
- Os dados da CBCT podem ser reconstruídos para fornecer imagens exclusivas, anteriormente indisponíveis. O *software* específico fornece visualização tridimensional (3D) e análise dos limites do esqueleto maxilofacial e dos tecidos moles, como os contornos das vias respiratórias e do rosto. Os inúmeros benefícios potenciais para a cefalometria 3D incluem a demonstração e a caracterização de assimetrias e discrepâncias dentoesqueléticas anteroposteriores, verticais e transversais, incorporando o tegumento dos tecidos moles e o potencial de avaliação de crescimento e desenvolvimento.

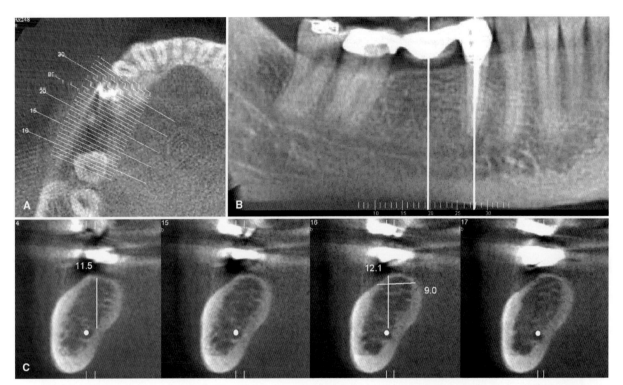

Figura 11.11 Imagem tomográfica computadorizada de feixe cônico para avaliação do local de implante. A reformatação multiplanar curva (MPR) é realizada alinhando-se o eixo longo do plano de imagem com a arcada dentária (**A**), fornecendo uma imagem de corte fino semelhante a um panorama regional (**B**). Além disso, imagens transaxiais em cortes finos são geralmente geradas perpendicularmente à MPR (**C**) planar curva; são úteis na avaliação de características morfológicas específicas, como a localização do canal alveolar inferior (mostrado com um *ponto branco*) para avaliação do local do implante e para permitir a medição da altura e largura do osso alveolar disponível (*linha sólida*). (Imagens criadas com o Newtom 3G, Cefl North América, Inc., Charlotte, NC.)

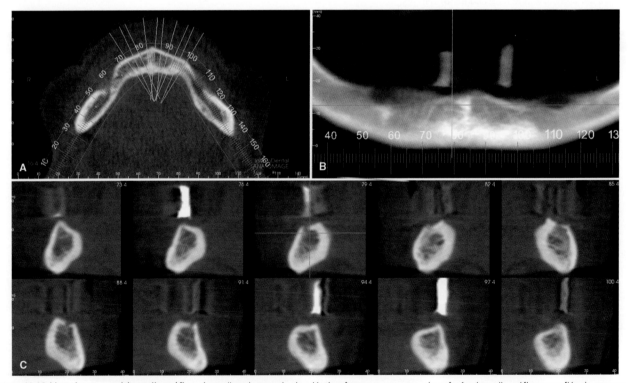

Figura 11.12 Uso de um molde radiográfico. Aparelhos intraorais de plástico fornecem pontos de referência radiográficos confiáveis que podem ser usados para correlacionar a localização clínica proposta e a angulação dos implantes com o osso alveolar disponível. As projeções axiais (**A**) e panorâmicas (**B**) fornecem uma visão geral da localização, enquanto as imagens transversais em série (**C**) indicam a altura do osso alveolar. Neste exemplo de uma mandíbula desdentada, a radiografia tem dois marcadores nos locais de implante propostos; as imagens transplanares de 1 mm de espessura em intervalos de 3 mm da região anterior da mandíbula (**C**) indicam que, embora a trajetória direita seja ótima (imagem transversal *superior esquerda*), a trajetória de posicionamento proposta do implante direito (*inferior esquerdo*) é muito distante para envolver o osso disponível. (Imagens geradas no *software* InVivo Dental, Anatomage, San Jose, CA.)

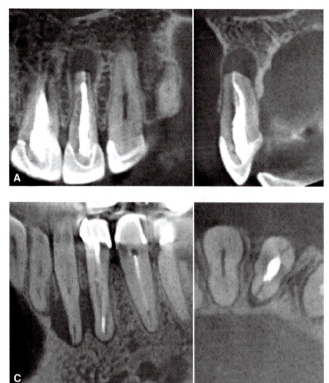
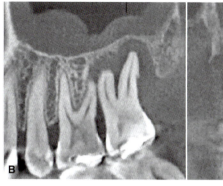
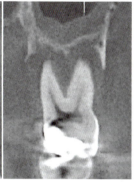

Figura 11.13 Imagem por tomografia computadorizada de feixe cônico (CBCT). Numerosas condições endodonticamente relacionadas podem ser demonstradas em alta resolução com campo restrito de imagem da CBCT, incluindo condições periapicais (**A**); doença periodontal, periapical e sinusal (**B**); e fratura radicular e perda óssea alveolar associada (**C**). (Imagens criadas com 3DX Accuitomo, J. Morita Mfg Corp., Kyoto, Japão.)

Posição do terceiro molar

A relação do canal alveolar inferior com as raízes do terceiro molar mandibular é importante quando se consideram extrações e tenta-se minimizar a probabilidade de danos nos nervos que podem levar a perda de sensibilidade de um lado para o lábio inferior. A avaliação precisa da posição do canal alveolar inferior em relação ao terceiro molar impactado pode reduzir as lesões desse nervo. A imagem panorâmica pode ser adequada quando o osso interveniente está presente entre as raízes do terceiro molar e o canal alveolar inferior, mas quando se sobrepõe radiograficamente, é aconselhável usar uma abordagem de imagem 3D. A renderização volumétrica com anotação ou "rastreamento" do canal alveolar inferior em combinação com imagens de corte transversal fornece uma visualização útil das relações das estruturas anatômicas nessas circunstâncias (Figura 11.14).

Articulação temporomandibular

A CBCT fornece imagens multiplanares e potencialmente tridimensionais do côndilo e das estruturas adjacentes para facilitar a análise e o diagnóstico das características morfológicas ósseas e do espaço e função articular, que são informações críticas para fornecer resultados de tratamento adequados em pacientes com sinais e sintomas da ATM. A imagem pode descrever as características da doença articular degenerativa (Figura 11.15) e as anomalias de desenvolvimento do côndilo, anquilose e artrite reumatoide. Os protocolos de imagem apropriados devem incluir imagens de referência panorâmica e axial reformatadas; secções transversais parassagitais e paracoronais corrigidas; e nos casos em que houver suspeita de assimetria ou cirurgia, reconstruções volumétricas.

Patologias maxilofaciais

A CBCT pode auxiliar na avaliação de muitas condições das mandíbulas, mais notavelmente as condições dentárias, como caninos impactados e dentes supranumerários, dentes fraturados ou divididos, lesões periapicais e doença periodontal. Calcificações benignas (p. ex., amigdalólitos, linfonodos, cálculos nas glândulas salivares) também podem ser identificadas por localização e diferenciadas de calcificações potencialmente significativas, como pode ocorrer no ateroma da artéria carótida. Embora a CBCT não forneça contraste de tecido mole adequado para distinguir o conteúdo das atenuações dos tecidos moles paranasais, as características morfológicas e a extensão dessas lesões são particularmente bem vistas (p. ex., cisto de extravasamento de muco). A tomografia computadorizada da CBCT é particularmente útil para avaliação de traumatismo (Figura 11.16) e para visualização da extensão e do grau de envolvimento de cistos e tumores odontogênicos benignos (Figura 11.17) ou não odontogênicos, bem como de osteomielite.

Plano de tratamento e simulações virtuais

A principal característica da saída de imagens CBCT que torna os sistemas interoperáveis é o uso de arquivos de imagem que estejam em conformidade com o formato de arquivo padrão DICOM (Digital Imaging and Communications in Medicine).

O planejamento do tratamento de um local de implante potencial envolve uma interação de considerações de requisitos cirúrgicos e protéticos. O *software* de planejamento de implantes permite maior sofisticação na análise e no planejamento, fornecendo métodos interativos de tradução do planejamento protético para o local da cirurgia (Figura 11.18). No planejamento de implantes, o *software* pode ser usado para selecionar e direcionar a colocação de dispositivos fixos de implantes, seja diretamente pelo uso de navegação guiada por imagem ou indiretamente por meio da construção de guias cirúrgicos restritivos.

A **fusão de imagens** é o processo de integração de dois conjuntos de dados de imagem. Mais comumente, os volumes de CBCT são fundidos com dados ópticos faciais extraorais (fotográficos) ou intraorais (impressão) (Figura 11.19). Após o registro, várias opções permitem a interação com os conjuntos de dados de forma independente ou **no total**. Os conjuntos de dados compostos fornecem uma avaliação holística da interação da base do tecido duro com o tegumento de tecido mole; monitoramento e avaliação de mudanças ao longo do tempo; e, em combinação com *software* de simulação, modelagem preditiva.

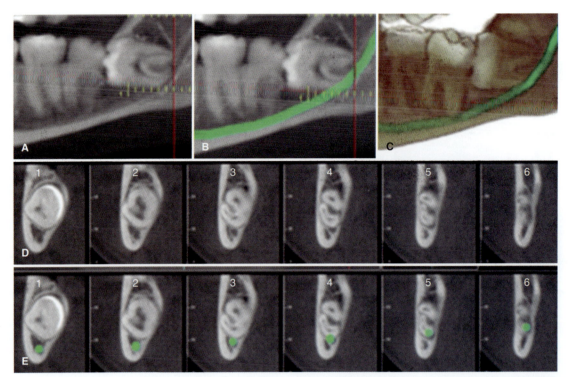

Figura 11.14 Imagem de feixe cônico para avaliação do terceiro molar. *Software* de terceiros usado para demonstrar a localização do canal alveolar inferior (*verde*). Reconstrução panorâmica multiplanar, sem indicação (**A**) e com indicação (**B**) reformatada, reconstrução volumétrica 3D (**C**), imagens com correspondente campo de visão sem indicações (**D**) e com indicações (**E**) em intervalos de 1 mm. Cortes transversais com o canal alveolar inferior traçado (*verde*). Todas as imagens demonstram a proximidade e o curso do canal alveolar inferior em relação à raiz do terceiro molar esquerdo mandibular horizontalmente impactado e não irrompido. (Imagens criadas com o *software* de imagens Dolphin 3D, Chatsworth, CA.)

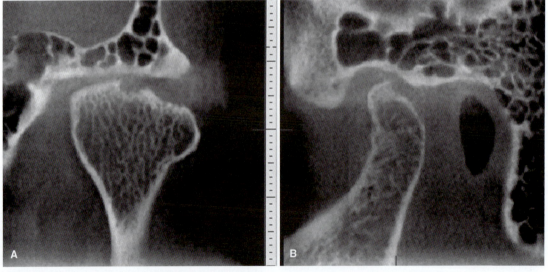

Figura 11.15 Imagem de tomografia computadorizada de feixe cônico da articulação temporomandibular (ATM). Correção das imagens coronal (**A**) e sagital (**B**) de uma ATM direita com defeitos erosivos na superfície cortical superior do côndilo associada à doença articular degenerativa leve. (Imagens criadas com o 3DX Accuitomo, J. Morita Mfg Corp., Kyoto, Japão.)

Cirurgia guiada por imagem e fabricação aditiva (prototipagem rápida)

A **cirurgia guiada por imagens** refere-se a técnicas que traduzem planos cirúrgicos virtuais desenvolvidos por *software* a partir de simulações virtuais para o ambiente cirúrgico. Dois conceitos para cirurgia guiada por imagem foram desenvolvidos. O primeiro conceito envolve a fabricação de um molde de perfuração de plástico ou cirúrgico com base em um plano de tratamento virtual. Vários sistemas estão disponíveis. Alguns sistemas são para cirurgia oral e maxilofacial (Figura 11.20); no entanto, a maioria é para colocação de implantes dentários. Os moldes cirúrgicos podem ser uma modificação de um *stent* de imagem de laboratório ou criados diretamente a partir de dados de imagem usando técnicas de fabricação aditiva. O segundo conceito incorpora sistemas de navegação caros que implementam as técnicas de estereotaxia sem moldura. Este tempo real, em orientação virtual operatória orientada por exibição de ferramentas cirúrgicas, é baseado no registro do instrumento cirúrgico com o paciente virtual, conforme demonstrado pelos dados da CBCT.

CAPÍTULO 11 Tomografia Computadorizada de Feixe Cônico: Preparação do Volume

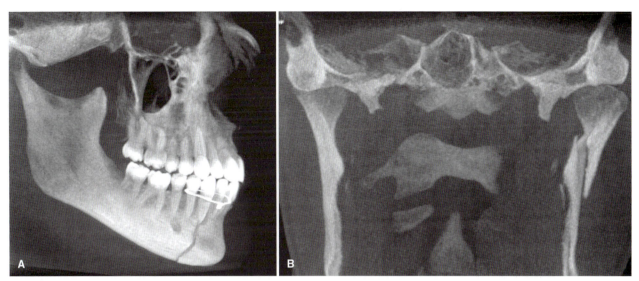

Figura 11.16 Imagem de tomografia computadorizada de feixe cônico de fraturas mandibulares. Uso da projeção de intensidade máxima (MIP) na avaliação de fraturas mandibulares complexas. **A.** Reformatação oblíqua multiplanar de corte fino com aplicação de MIP demonstra uma fratura simples e levemente deslocada da região parassinfisial direita. **B.** A Imagem MIP no plano coronal do corte fino demonstra uma fratura do colo subcondilar esquerdo deslocada e cominutiva. (Imagens criadas com i-CAT, ISI, Hatfield, PA, criadas usando o *software* XoranCat, Xoran Technologies, Inc., Ann Arbor, MI.)

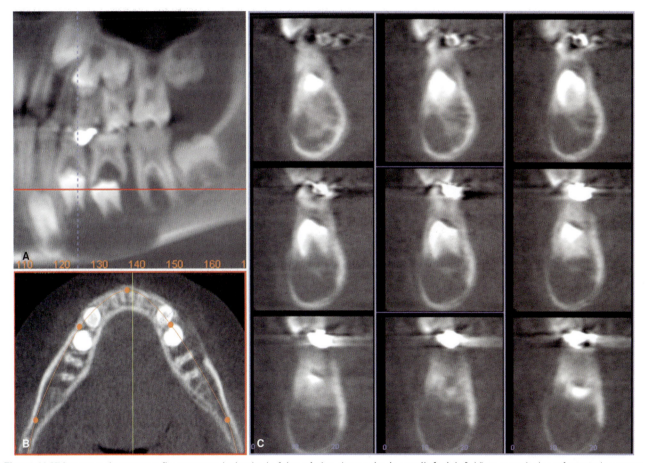

Figura 11.17 Imagem de tomografia computadorizada de feixe cônico de patologia maxilofacial. **A.** Vista panorâmica reformatada recortada da soma de raio (*ray sum*). **B.** Corte axial no nível da linha horizontal vermelha na vista panorâmica e contorno para a porção média de imagens da seção transversal. **C.** Cortes transversais em série de 1 mm de espessura (de hipodensidade unilocular bem definida) no corpo mandibular do pré-molar esquerdo de um paciente na fase de dentição mista.

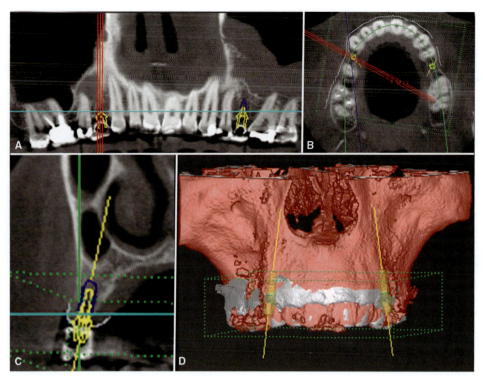

Figura 11.18 Simulação virtual planejamento para colocação de implantes. **A.** A seção fina reformatada de uma maxila parcialmente denteada mostra o alinhamento dos dois corpos de implante virtuais (*contorno amarelo*) em relação aos marcadores radiográficos fornecendo a superfície oclusal planejada dos primeiros pré-molares direito e segundos pré-molares esquerdos. **B.** Imagem no plano Axial mostrando a posição bucopalatal do implante direito (*contorno amarelo*) no rebordo alveolar residual. **D.** Tomografia computadorizada de feixe cônico composto e varredura da superfície intraoral óptica dos dentes e mucosa (*prata*) mostra o perfil de emergência bucopalatal (*linha sólida amarela*) e a posição (contorno do implante em *amarelo sólido*). O *software* também permite o uso de ferramentas protéticas sobrepostas, como (1) marcador de confiança cirúrgica (*contorno azul-escuro* ao redor de cada implante usado para identificar limites de tolerância cirúrgica de 0,5 mm); (2) afunilamento do limite de confiança da broca, mostrado na porção apical do implante (espaço entre o implante *amarelo* e o *contorno azul*, **C**); e (3) colar de tecido mole (*contorno branco*, **C**). (Imagens criadas com coDiagnostix, Dental Wings Inc., Montreal, QC, Canadá.)

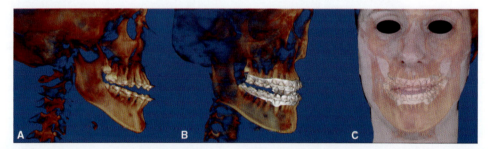

Figura 11.19 Imagem de fusão. As vistas anatômicas lateral direita (**A**), 45° (**B**) e frontal (**C**) tridimensional (3D) demonstram possibilidades de fusão de imagens. **A.** Renderização volumétrica da tomografia computadorizada de feixe cônico (CBCT). **B.** Dados CBCT fundidos com varredura de superfície óptica intraoral de alta resolução dos dentes. **C.** Digitalização óptica intraoral de CBCT e fotografias digitais faciais fundidas para formar um conjunto composto de imagens 3D. (Imagens geradas com o *software* Dolphin 3D Imaging, Chatsworth, CA; cortesia do Dr. Vinicius Dutra, Porto Alegre, Brasil.)

Fabricação aditiva é um termo amplo para descrever um grupo de processos e técnicas relacionados usados para fabricar modelos em escala física diretamente a partir de dados de projeto assistidos por computador em 3D (Capítulo 14). A impressão 3D é apenas um dos vários processos de fabricação aditiva nos quais o material é extrudado através de finos bicos injetores em camadas para criar um objeto – semelhante aos cabeçotes de impressão da impressora jato de tinta. Antes de 2008, a tecnologia de fabricação aditiva só estava disponível via provedores de serviços específicos, como laboratórios odontológicos e militares dos EUA. No entanto, as impressoras de manufatura aditiva para *desktop* e *in-office* estão agora disponíveis para uso em odontologia, utilizando uma variedade de processos de impressão alternativos (Figura 11.21). Nos exames de imagem maxilofacial, a aplicação clínica mais óbvia e difundida do uso de fabricação aditiva tem sido na produção de guias cirúrgicos para auxiliar na colocação de implantes dentários. No entanto, os **biomodelos**, modelos anatômicos de precisão dimensional e dimensionalmente personalizados do esqueleto maxilofacial, também podem ser fabricados. Os dados DICOM importados para *software* proprietário são usados para computar imagens 3D geradas pelo limiar da intensidade dos valores de *voxel* a serem exibidos e segmentá-los a partir do plano de fundo. Os modelos resultantes são utilizados para planejamento pré-cirúrgico de numerosos casos cirúrgicos maxilofaciais complexos, incluindo reconstrução craniofacial para correção de deformidade causada por traumatismo, ressecção tumoral e distração osteogênica. Os biomodelos permitem a simulação direta de osteotomias e enxertos, facilitam as medidas dos movimentos segmentares dos maxilares e facilitam a construção pré-operatória dos gabaritos cirúrgicos (Figura 11.20) e das próteses cirúrgicas, proporcionando ao profissional maior nível de confiança antes de realizar um procedimento cirúrgico, reduzindo tempo cirúrgico e anestésico.

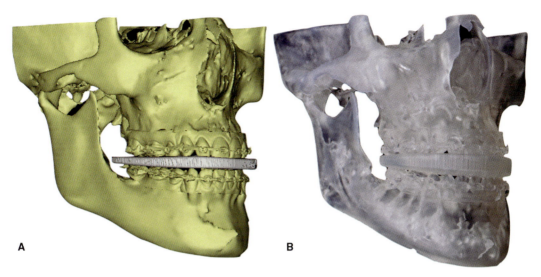

Figura 11.20 Fabricação aditiva para cirurgia ortognática. **A.** Reconstrução volumétrica tridimensional da maxila e mandíbula após cirurgia virtual combinando dados tomográficos computadorizados de feixe cônico maxilofacial e varreduras de superfície óptica da dentição. Observe a "bolacha" que separa as dentições maxilar e mandibular que é usada como guia cirúrgico para confirmar a relação final da dentição. **B.** Biomodelo do complexo maxilofacial após cirurgia virtual com *stent* cirúrgico plástico interposto. A modelagem foi realizada para fornecer um modelo físico com o qual confirmar a cirurgia real e o ajuste do guia cirúrgico. (Imagens geradas com o *software* Dolphin 3D Imaging, Chatsworth, CA; cortesia do Dr. Vinicius Dutra, Porto Alegre, Brasil.)

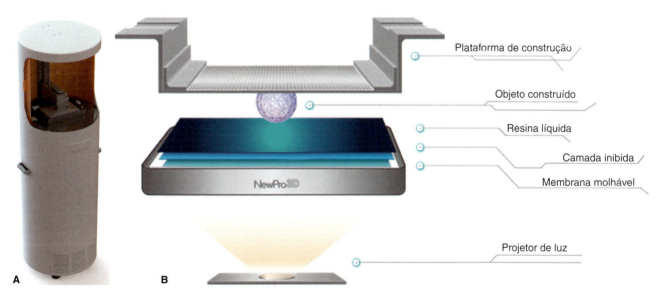

Figura 11.21 Fabricação aditiva de impressão no consultório. **A.** Exemplo de impressora baseada em resina tridimensional para consultório (NP1, NewPro3D, Burnaby, BC, Canadá) usando uma modificação proprietária da tecnologia de processamento de luz digital (ILI Technology). **B.** Esquema mostrando a tecnologia de ILI. Um objeto de resina preciso (objeto formado), como um biomodelo ou guia cirúrgico, é criado pela projeção de um padrão de luz (projetor de luz) sobre uma membrana molhável entre a resina de fotocura (resina líquida) e a fonte de luz. O objeto é criado por estratificação sequencial de resina fotopolimerizada com translação ascendente da plataforma de construção. (Imagens cortesia de NewPro3D, Burnaby, BC, Canadá.)

CONCLUSÃO

A tecnologia CBCT expandiu a imagem da CBCT maxilofacial, desde o diagnóstico e orientação de imagem de procedimentos operatórios e cirúrgicos até a impressão 3D. O uso da CBCT permitiu maior previsibilidade no diagnóstico e posterior cuidado dos pacientes, principalmente aqueles com condições complexas. Essa ferramenta de geração de imagens traz consigo maior responsabilidade do profissional no desempenho, na visualização ideal e na interpretação de conjuntos de dados volumétricos.

BIBLIOGRAFIA

Aplicações clínicas

Bornstein MM, Scarfe WC, Vaughn VM, et al. Cone beam computed tomography in implant dentistry: a systematic review focusing on guidelines, indications, and radiation dose risks. *Int J Oral Maxillofac Implants.* 2014;29(suppl):55–77.

Cevidanes LH, Alhadidi A, Paniagua B, et al. Three-dimensional quantification of mandibular asymmetry through cone-beam computerized tomography. *Oral Surg Oral Med Oral Pathol Oral Radiol Endod.* 2011;111:757–770.

Mitsouras D, Liacouras P, Imanzadeh A, et al. Medical 3D printing for the radiologist. *Radiographics.* 2015;35(7):1965–1988.

Scarfe WC, Azevedo B, Toghyani S, et al. Cone Beam Computed Tomographic imaging in orthodontics. *Aust Dent J.* 2017;62(suppl 1):33–50.

Scarfe WC, Farman AG, Sukovic P. Clinical applications of cone-beam computed tomography in dental practice. *J Can Dent Assoc.* 2006;72:75–80.

Scarfe WC, Levin MD, Gane D, et al. Use of cone beam computed tomography in endodontics. *Int J Dent.* 2009;2009:634567.

Special Committee to Revise the Joint American Association of Endodontists / American Academy of Oral and Maxillofacial Radiology Position Statement on use of CBCT in Endodontics. AAE and AAOMR Joint Position Statement: use of cone-beam-computed tomography in endodontics – 2015 update. *Oral Surg Oral Med Oral Pathol Oral Radiol.* 2015;120:508–512.

Swennen GR, Schutyser F. Three-dimensional cephalometry: spiral multislice vs cone-beam computed tomography. *Am J Orthod Dentofacial Orthop.* 2006;130:410–416.

The American Dental Association Council on Scientific Affairs. The use of cone-beam computed tomography in dentistry: an advisory statement from the American Dental Association Council on Scientific Affairs. *J Am Dent Assoc.* 2012;143:899–902.

Tyndall DA, Price JB, Tetradis S, et al. Position statement of the American Academy of Oral and Maxillofacial Radiology on selection criteria for the use of radiology in dental implantology with emphasis on cone beam computed tomography. *Oral Surg Oral Med Oral Pathol Oral Radiol.* 2012;113:817–826.

Laudos Radiológicos

American College of Radiology. ACR practice parameter for communication of diagnostic imaging findings. In: Practice guidelines and technical standards, 2014, American College of Radiology. https://www.acr.org/~/media/ACR/Documents/PGTS/guidelines/Comm_Diag_Imaging.pdf. Accessed September 12, 2017.

Carter L, Farman AG, Geist J, et al. American Academy of Oral and Maxillofacial Radiology executive opinion statement on performing and interpreting diagnostic cone beam computed tomography. *Oral Surg Oral Med Oral Pathol Oral Radiol Endod.* 2008;106:561–562.

European Society of Radiology (ESR). Good practice for radiological reporting. Guidelines from the European Society of Radiology. *Insights Imaging.* 2011;2:93–96.

12

Anatomia Radiográfica

Sanjay M. Mallya

O conhecimento das aparências radiográficas das estruturas normais é o fundamento da interpretação radiológica. O diagnóstico radiológico proficiente requer uma apreciação da ampla variação nas aparências das estruturas anatômicas normais. Frequentemente, as faixas de aparência radiográfica normal se sobrepõem à aparência radiográfica da doença. Essas descobertas equivocadas representam desafios para a tomada de decisão para investigação e gerenciamento adicionais.

PRINCÍPIOS GERAIS DA AVALIAÇÃO RADIOLÓGICA

- A aparência radiográfica das estruturas reflete o padrão de atenuação de fótons de raios X. Tecidos que atenuam mais fótons parecem mais radiopacos (mais brilhantes), enquanto tecidos de baixa atenuação aparecem radiotransparentes (mais escuros). Esse padrão de radiodensidade é a base de todas as imagens baseadas em raios X, incluindo imagens tomográficas intraorais, panorâmicas, cefalométricas e tomográficas computadorizadas (TC).
- Nas projeções bidimensionais, as estruturas anatômicas ao longo do trajeto do feixe são sobrepostas na mesma região na imagem (Figura 12.1). Ao visualizar essas imagens, o clínico deve combinar informações sobre a angulação do feixe de raios X com o conhecimento da anatomia e decifrar as posições e projeções das estruturas individuais.
- As imagens de TC fornecem visualização da anatomia radiografada em três dimensões, sem superposição. A TC de feixe cônico (CBCT; do inglês, *cone beam computed tomography*) e a TC com multidetectores (MDCT; do inglês, *multidetector computed tomography*) são tipicamente apresentadas como reconstruções multiplanares das estruturas visualizadas em três planos ortogonais (Figura 12.2). Para facilitar a visualização, o volume radiografado é normalmente reorientado com ferramentas dentro do *software* CBCT. A reorientação do volume da imagem é guiada pela tarefa de diagnóstico. Por exemplo, para examinar a base do crânio, o plano axial é reorientado paralelamente ao plano de Frankfurt. Ao visualizar a região dentoalveolar, o plano axial é ajustado para ser paralelo ao plano oclusal. Da mesma forma, ao examinar dentes individuais, a imagem pode ser reorientada percorrendo de uma extremidade à outra do eixo longo das raízes individuais. Às vezes, pode ser necessário fazer reconstruções personalizadas adicionais em planos específicos, como cortes transversais para avaliar os dentes e as cristas dentoalveolares. Em qualquer corte único, o plano de corte pode ser oblíquo e incompleto através de um local anatômico e pode fazer com que a estrutura pareça anormal.
- Embora a região de interesse diagnóstico imediato possa ser limitada a um local específico, é importante avaliar todas as estruturas visualizadas. Frequentemente, a doença é um achado incidental – isto é, localizada tipicamente em parte da imagem não relacionada à razão pela qual a imagem foi feita. Consequentemente, é crítico avaliar sistematicamente toda a imagem ou volume radiografado.

DENTES

Tecidos duros

Os dentes são compostos principalmente de dentina, com uma capa de esmalte sobre a porção coronal e uma fina camada de cemento sobre a superfície da raiz (Figura 12.1). A capa do esmalte, caracteristicamente, parece mais radiopaca do que os outros tecidos, porque é a substância natural mais densa do corpo. Por ser formada por cerca de 96% de minerais, causa a maior atenuação dos fótons de raios X. Sua aparência radiográfica é uniformemente opaca e sem evidência da fina estrutura. Apenas a superfície oclusal reflete a anatomia complexa. A dentina é cerca de 75% mineralizada e, devido ao seu menor conteúdo mineral, sua radiodensidade é semelhante à do osso. A dentina é homogênea nas radiografias devido a suas características morfológicas uniformes. A junção entre o esmalte e a dentina aparece como uma interface distinta que separa essas duas estruturas. A fina camada de cemento na superfície da raiz tem um conteúdo mineral (50 a 60%) comparável à dentina. O cemento não é geralmente aparente radiograficamente porque o contraste entre ele e a dentina é muito baixo e a camada de cemento é muito fina. Nas radiografias periapicais e *bitewing*, áreas radiolucentes (radiotransparentes) difusas com bordas mal definidas podem ser aparentes radiograficamente nos aspectos mesial ou distal dos dentes nas regiões cervicais entre a borda da capa do esmalte e a margem da crista alveolar (Figura 12.2). Este fenômeno é chamado *burnout cervical* (Quadro 12.1).

Para a maioria das tarefas diagnósticas, a anatomia radiográfica dos dentes, conforme exibida nas radiografias intraorais, é adequada para detectar e avaliar anormalidades do tecido dentário. A aparência

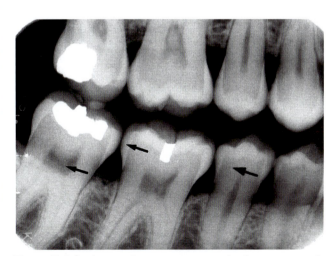

Figura 12.1 Os dentes são compostos por polpa (*seta* no segundo molar), esmalte (*seta* no primeiro molar), dentina (*seta* no segundo pré-molar) e cemento (geralmente não visíveis radiograficamente).

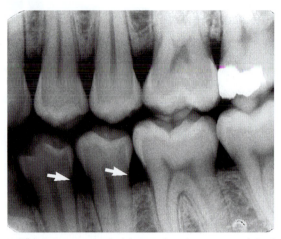

Figura 12.2 O *burnout* cervical é causado pela superexposição da porção lateral das raízes entre o esmalte e a crista alveolar e resulta em uma zona radiolucente mal definida (*setas*).

> **QUADRO 11.1 Fenômeno radiográfico: *burnout* cervical.**
>
> O *burnout* cervical é causado pela configuração normal dos dentes, o que resulta na diminuição da absorção de raios X nas áreas em questão (Figura 12.2). Inspeção de perto revela bordas intactas das superfícies proximais. A percepção dessas áreas radiotransparentes resulta do contraste com o esmalte e o osso alveolar adjacentes e relativamente opacos. Essas radiotransparências devem ser previstas em quase todos os dentes e não devem ser confundidas com cárie de superfície radicular, que frequentemente têm aparência semelhante.

radiográfica dos dentes em imagens de CBCT é semelhante à das radiografias intraorais. A anatomia detalhada dos dentes e do periodonto de suporte é melhor representada em varreduras de campo de visão (FOV; do inglês, *field of view*) limitadas do que em varreduras de FOV médio e total. Semelhante às radiografias intraorais, os dentes demonstram uma capa de esmalte radiopaco e uma dentina homogeneamente radiopaca (Figura 12.3). Como nas radiografias periapicais, o cemento geralmente não é radiograficamente aparente devido à falta de contraste radiográfico entre o cemento e a dentina. No entanto, ao contrário das radiografias intraorais, a CBCT também mostra as superfícies vestibular e lingual do dente. Assim, variações morfológicas, como dilacerações radiculares na dimensão vestibulolingual que não são aparentes nas radiografias periapicais, estão bem demonstradas nos exames de CBCT (Figura 12.4).

Polpa

A polpa dos dentes normais é composta de tecido mole e, consequentemente, aparece radiolucente. As câmaras e os canais radiculares que contêm a polpa se estendem do interior da coroa até os ápices radiculares. Embora a forma da maioria das câmaras pulpares seja bastante uniforme dentro dos grupos dentais, existem variações entre os indivíduos no tamanho das câmaras pulpares e na extensão dos cornos da polpa. Tais variações devem ser avaliadas nas radiografias, especialmente ao planejar procedimentos restauradores.

Em dentes normais e totalmente formados, o canal pulpar pode ser aparente, estendendo-se da câmara pulpar até o ápice radicular. Um forame apical é geralmente reconhecível (Figura 12.5). Em outros dentes normais, o canal pode aparecer constrito na região do ápice

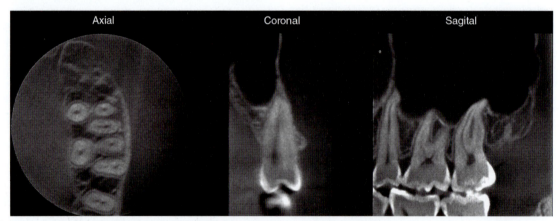

Figura 12.3 Reconstruções multiplanares com tomografia computadorizada de feixe cônico de campo limitado mostrando cortes axial, coronal e sagital de alta resolução através da região dentoalveolar da maxila posterior.

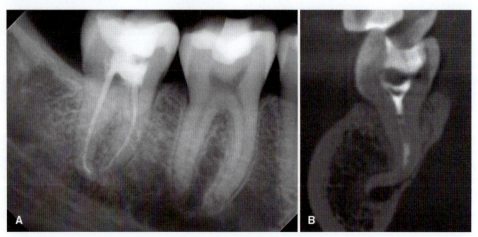

Figura 12.4 A. Radiografia periapical da região posterior direita da mandíbula mostrando proximidade dos ápices radiculares ao canal alveolar inferior. **B.** O corte transversal através da raiz distal demonstra acentuada dilaceração, o que não era aparente na radiografia periapical.

CAPÍTULO 12 Anatomia Radiográfica   177

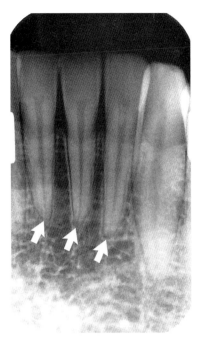

Figura 12.5 Canais radiculares abertos nos ápices dos incisivos adultos (*setas*).

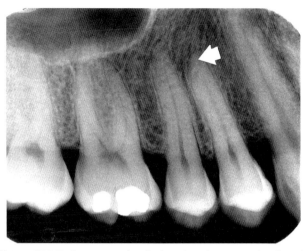

Figura 12.6 Embora o canal radicular não seja em geral radiograficamente visível nos 2 mm apicais de um dente, ele está anatomicamente presente e contém o suprimento vascular e neural da polpa (*seta*).

e não discernível nos últimos 1 mm ou mais de seu comprimento (Figura 12.6). Nesse caso, o canal pode ocasionalmente sair do lado do dente, logo abaixo do ápice radiográfico. Canais laterais podem ocorrer como ramos de um canal radicular normal. Eles podem se estender até o ápice e terminar em um forame discernível normal ou podem sair do lado da raiz. Em ambos os casos, dois ou mais forames terminais podem causar falha no tratamento endodôntico se não forem identificados.

Nas radiografias periapicais, pode haver superposição de dois canais pulpares dentro da mesma raiz, por exemplo, na raiz mesiovestibular do molar superior. Radiografias tomadas em diferentes angulações horizontais podem ser necessárias para separar as imagens desses canais. A identificação de canais de polpa individuais e sua morfologia é importante para o planejamento do tratamento endodôntico. Apesar dessas limitações, as radiografias periapicais fornecem informações adequadas para a avaliação inicial da doença pulpar e periapical.

A CBCT retrata a morfologia tridimensional das raízes, câmaras pulpares e canais pulpares com maior precisão do que as radiografias intraorais. Um canal pulpar que não é evidente nas radiografias periapicais devido à sobreposição pode ser claramente representado nas tomografias computadorizadas. A imagem da CBCT é particularmente útil para avaliar a anatomia de dentes multirradiculares e raízes com múltiplos canais pulpares. O número e a morfologia dos canais pulpares e seu curso através das raízes em todos os três planos podem ser examinados. A reconstrução do volume da imagem ao longo do eixo maior de cada raiz também pode ser necessária. Os canais individuais são melhor identificados em cortes axiais, enquanto o curso do canal através do comprimento da raiz e sua saída através do ápice são tipicamente avaliados em cortes coronal e sagital (Figura 12.7). Quando os achados radiográficos periapicais sugerem potenciais canais extras ou morfologia complexa em um dente que está sendo avaliado para tratamento endodôntico, deve-se realizar varreduras

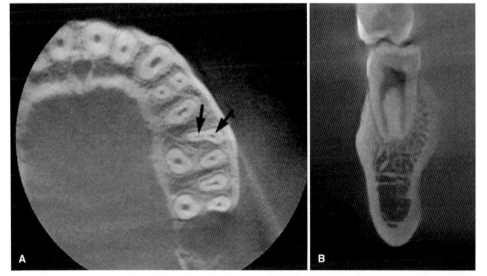

Figura 12.7 Tomografia computadorizada de feixe cônico limitada demonstra a morfologia pulpar. **A.** Corte axial através das raízes dos dentes superiores. Dois canais pulpares (*setas*) são visíveis na raiz mesiovestibular do primeiro molar. **B.** Corte transversal através do eixo longo da raiz mesial do primeiro molar inferior demonstra o trajeto de dois canais pulpares. Além disso, a localização lingual do canal alveolar inferior em relação ao ápice radicular é evidente.

de CBCT de FOV limitado para fornecer informações diagnósticas adicionais (ver Capítulo 17).

Em um dente maduro, a forma da câmara pulpar e do canal pode mudar. A deposição gradual da dentina secundária ocorre com o envelhecimento. Esse processo começa apicalmente, prossegue coronalmente e pode levar à obliteração da polpa. O traumatismo no dente (p. ex., de cáries, pancadas, restaurações, atrito ou erosão) também pode estimular a produção de dentina, levando a uma redução no tamanho da câmara pulpar e dos canais. Tais casos geralmente incluem evidências da fonte do estímulo patológico. No entanto, no caso de um pequeno traumatismo nos dentes, apenas a lembrança do paciente pode sugerir a verdadeira razão para o tamanho reduzido da câmara pulpar.

Desenvolvimento dental

No fim da raiz dentária em desenvolvimento, o canal pulpar diverge e as paredes da raiz rapidamente se afilam até o ápice, ainda aberto, no formato de fio de navalha (Figura 12.8). No recesso formado pelas paredes das raízes e estendendo-se a uma curta distância, há uma pequena área arredondada e radiotransparente no osso trabecular, circundada por uma fina camada de osso cortical. Esta é a papila dentária delimitada por sua cripta óssea. A papila forma a dentina e o primórdio da polpa. Quando o dente atinge a maturidade, as paredes pulpares da região apical começam a se contrair e, finalmente, entram em justaposição. A consciência dessa sequência e seu padrão radiográfico é frequentemente útil na avaliação do estágio de maturação do dente em desenvolvimento; também ajuda a evitar a identificação errônea da radiotransparência apical como uma lesão periapical.

ESTRUTURAS DE SUPORTE DENTOALVEOLARES

Lâmina dura

Uma radiografia de dentes sadios em uma arcada dentária normal demonstra que as cavidades dentais são delimitadas por uma fina camada radiopaca de osso denso (Figura 12.9). Seu nome, **lâmina dura** ("camada dura"), é derivado de sua aparência radiográfica. Essa camada é contínua com a sombra do osso cortical na crista alveolar. É apenas ligeiramente mais espessa e com a mesma radiodensidade que as trabéculas de osso esponjoso na área. Sua aparência radiográfica é causada pelo fato de que o feixe de raios X passa tangencialmente por muitas vezes a espessura da parede óssea fina, o que resulta em sua atenuação observada (o efeito casca de ovo). Em termos de desenvolvimento, a lâmina dura é uma extensão do revestimento da cripta óssea que envolve cada dente durante o desenvolvimento.

A aparência da lâmina dura nas radiografias pode variar, dependendo da direção dos raios X em relação à espessura do osso cortical (Quadro 12.2). Além disso, pequenas variações e rupturas na continuidade da lâmina dura podem resultar de superposições do osso esponjoso e de pequenos canais nutrícios que passam dos espaços medulares para o

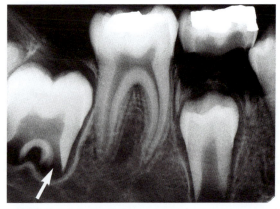

Figura 12.8 Uma raiz em desenvolvimento mostrada por um ápice divergente em torno da papila dentária (*seta*), que é cercada por uma cripta óssea opaca. Os ápices do primeiro molar ainda estão abertos, mas estão próximos do fechamento.

> **QUADRO 12.2** **Projeção radiográfica da lâmina dura.**
>
> A aparência radiográfica da lâmina dura é determinada pela angulação dos raios X em relação à raiz do dente. Quando o feixe de raios X é direcionado através de uma extensão relativamente longa da estrutura, a lâmina dura aparece radiopaca e bem definida. Quando o feixe é direcionado de forma mais oblíqua, a lâmina dura parece mais difusa e pode não ser discernível. De fato, mesmo que o osso de suporte em um arco saudável esteja intacto, a identificação de uma lâmina dura completamente ao redor de cada raiz em cada filme é frequentemente difícil, embora seja geralmente evidente em alguma extensão sobre as raízes em cada imagem (Figura 12.10).
>
> A aparência da lâmina dura é um valioso recurso diagnóstico. A presença de uma lâmina dura intacta ao redor do ápice de um dente sugere fortemente uma polpa vital. No entanto, devido à aparência variável da lâmina dura, a ausência de sua imagem em torno de um ápice em uma radiografia pode ser normal. Raramente, a lâmina dura pode estar ausente de uma raiz molar que se estende para o seio maxilar na ausência de doença. Portanto, ao estabelecer um diagnóstico e tratamento, o clínico deve considerar outros sinais e sintomas, bem como a integridade da lâmina dura.

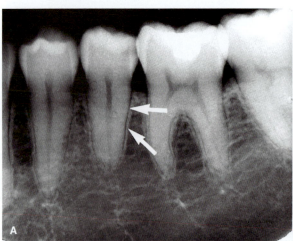
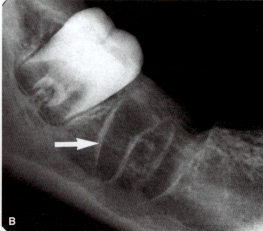

Figura 12.9 A lâmina dura (*setas*) aparece como uma fina camada opaca de osso ao redor dos dentes (**A**) e ao redor de um soquete de extração recente (**B**).

CAPÍTULO 12 Anatomia Radiográfica

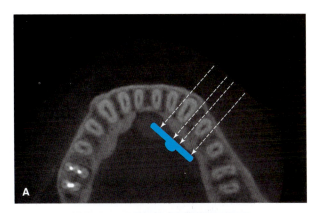

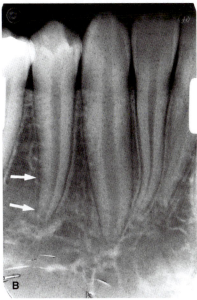

Figura 12.10 A. Representação da posição do receptor de imagem para projeção periapical do canino inferior e pré-molar. Observe como o feixe de raios X (*setas tracejadas*) atravessa espessuras parciais da lâmina dura na superfície mesial do canino e na superfície distal do primeiro pré-molar. **B.** A lâmina dura é mal visualizada na superfície distal deste pré-molar (*setas*), mas é claramente observada na superfície mesial. Uma ampla lâmina dura, plana, orientada paralelamente ao feixe de raios X produz uma lâmina dura proeminente, ao passo que uma dura lâmina estreita e curva é menos visível.

ligamento periodontal (LPD). A espessura e a densidade da lâmina dura na radiografia variam com a quantidade de estresse oclusal ao qual o dente é submetido. A lâmina dura é mais espessa e radiopaca ao redor das raízes dos dentes em oclusão pesada e mais fina e menos densa ao redor dos dentes não submetidos à função oclusal.

Crista alveolar

A margem gengival do processo alveolar que se estende entre os dentes é aparente nas radiografias como uma linha radiopaca – a crista alveolar (Figura 12.11). O nível desta crista óssea é considerado normal quando é de 0,5 a 2 mm apical à junção amelocementária dos dentes adjacentes. A crista alveolar pode retroceder apicalmente com a idade e mostrar reabsorção acentuada com doença periodontal. Radiografias podem demonstrar apenas a posição da crista; determinar a significância de seu nível é primariamente uma decisão clínica (ver Capítulo 20).

O comprimento da crista alveolar normal em uma determinada região depende da distância entre os dentes em questão. Na região anterior, a crista é reduzida a apenas um ponto do osso entre os incisivos próximos. Posteriormente, está alinhada paralela e ligeiramente abaixo de uma linha que conecta as junções cemento-esmalte dos dentes adjacentes. A crista óssea alveolar é contínua com a lâmina dura e forma um ângulo agudo com ela. O arredondamento dessas junções agudas é indicativo de doença periodontal.

A imagem da crista varia de uma camada densa de osso cortical a uma superfície lisa sem osso cortical. Neste último caso, as trabéculas na superfície são de tamanho e densidade normais. Nas regiões posteriores, presume-se que esta faixa de radiodensidade da crista seja normal se o osso estiver em um nível adequado em relação aos dentes. Entretanto, a ausência de uma imagem do córtex entre os incisivos é considerada por muitos como uma indicação de doença incipiente, mesmo que o nível do osso não seja anormal.

Espaço do ligamento periodontal

Como o LPD é composto principalmente de colágeno, ele aparece como um espaço radiolucente entre a raiz do dente e a lâmina dura. Esse espaço começa na crista alveolar, estende-se em torno das porções das raízes dentárias dentro do alvéolo e retorna à crista alveolar no lado oposto do dente (Figura 12.12).

A largura do LPD varia entre os indivíduos, de dente para dente no mesmo indivíduo e até mesmo de local para local em torno de um dente (Figura 12.13). Geralmente é mais fino no meio da raiz e

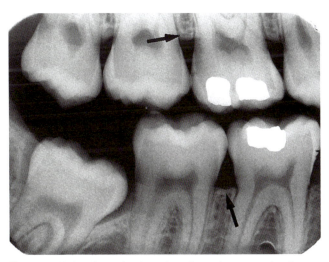

Figura 12.11 As cristas alveolares (*setas*) são vistas como bordas corticais do osso alveolar. A crista alveolar é contínua com a lâmina dura.

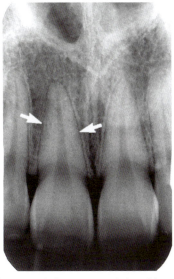

Figura 12.12 O espaço do ligamento periodontal (*setas*) é visto como uma estreita radiotransparência entre a raiz do dente e a lâmina dura.

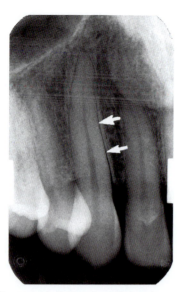

Figura 12.13 O espaço do ligamento periodontal aparece largo na superfície mesial deste canino (*setas*) e fino na superfície distal.

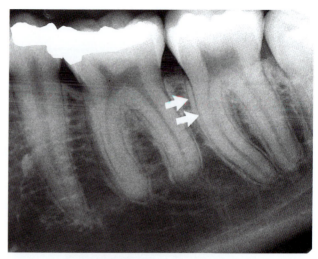

Figura 12.14 Um espaço duplo do ligamento periodontal e lâmina dura (*setas*) pode ser visto quando há convexidade da superfície proximal da raiz, resultando em duas alturas de contorno. Espaços duplos do ligamento periodontal também podem ser vistos na superfície mesial de ambas as raízes do primeiro molar.

ligeiramente mais largo perto da crista alveolar e do ápice da raiz, sugerindo que o fulcro do movimento fisiológico esteja na região onde o LPD é mais fino. A espessura do ligamento relaciona-se com o grau de função, porque o LPD é mais fino em torno das raízes dos dentes inclusos e dentes que perderam seus antagonistas. O contrário não é verdadeiro, entretanto, porque um espaço apreciavelmente mais amplo não é regularmente observado em pessoas com oclusão especialmente pesada ou bruxismo.

A forma do dente pode criar a aparência de um espaço duplo de LPD. Quando o feixe de raios X é direcionado de modo que duas convexidades de uma superfície radicular apareçam em um receptor de imagem, um espaço duplo de LPD é visto (Figura 12.14). Um exemplo comum deste espaço duplo de LPD é visto nas eminências vestibular e lingual na superfície mesial das raízes dos primeiros e segundos molares mandibulares.

Osso esponjoso

O osso esponjoso (também chamado **osso trabecular** ou **canceloso**) fica entre as placas corticais em ambos os maxilares. É composto de finas placas radiopacas e bastonetes (trabéculas) que circundam muitas pequenas bolsas radiotransparentes de medula óssea. Nas radiografias bidimensionais, o padrão radiográfico das trabéculas vem de duas fontes anatômicas. A primeira é o próprio osso esponjoso. A segunda é a superfície endosteal do osso cortical externo, onde o osso esponjoso se funde com o osso cortical. Nesta superfície, as placas trabeculares são relativamente espessas e contribuem significativamente para a imagem radiográfica. Existe uma grande variação no padrão trabecular entre indivíduos e entre diferentes locais anatômicos no mesmo paciente. É importante reconhecer os limites dessa variação para que ela não seja confundida com doença. Para avaliar o padrão trabecular em uma área específica, o clínico deve examinar a distribuição trabecular, o tamanho e a densidade e compará-los ao longo dos dois maxilares e especialmente com a região correspondente no lado oposto. Essa comparação permite ao clínico avaliar se uma região particularmente suspeita é de natureza anatômica ou patológica.

As trabéculas na maxila anterior são tipicamente finas e numerosas, formando um padrão fino, granular e denso (Figura 12.15), e os espaços medulares são consequentemente pequenos e relativamente numerosos. Na maxila posterior, o padrão trabecular é geralmente bastante semelhante ao padrão na maxila anterior, embora os espaços medulares possam ser ligeiramente maiores.

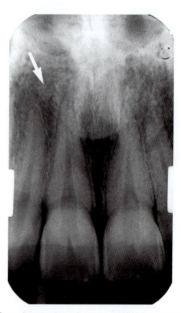

Figura 12.15 O padrão trabecular na maxila anterior é caracterizado por placas trabeculares finas e múltiplos pequenos espaços trabeculares (*seta*).

Na mandíbula anterior, as trabéculas são mais espessas que na maxila, resultando em um padrão mais grosseiro (Figura 12.16) com placas trabeculares que são orientadas mais horizontalmente. As placas trabeculares também são menores que na maxila, e os espaços medulares são correspondentemente maiores. Na mandíbula posterior, as trabéculas perirradiculares e os espaços medulares podem ser semelhantes aos da mandíbula anterior, mas geralmente são maiores (Figura 12.17). As placas trabeculares também são orientadas em particular horizontalmente nesta região. Abaixo dos ápices dos molares inferiores, o número de trabéculas diminui ainda mais. Em alguns casos, a área logo abaixo das raízes molares até a borda inferior da mandíbula pode parecer quase desprovida de trabéculas. A distribuição e o tamanho das trabéculas em ambas as mandíbulas mostram uma relação com a espessura (e força) das placas corticais adjacentes. Pode-se especular que onde as placas corticais são espessas (p. ex., na região posterior do corpo mandibular), não é necessário

CAPÍTULO 12 Anatomia Radiográfica 181

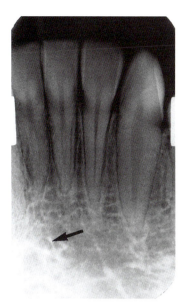

Figura 12.16 O padrão trabecular na mandíbula anterior é caracterizado por placas trabeculares mais grossas (*seta*) e maiores espaços medulares do que na maxila anterior.

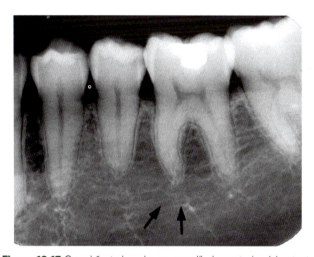

Figura 12.17 O padrão trabecular na mandíbula posterior é bastante variável, geralmente mostrando grandes espaços medulares e trabeculação esparsa, em especial inferiormente (*setas*).

o apoio interno das trabéculas, portanto, há relativamente poucas, exceto quando necessário para suportar os alvéolos. Em contraste, na maxila e na região anterior da mandíbula, onde as placas corticais são relativamente finas e menos rígidas, as trabéculas são mais numerosas e emprestam reforço interno à mandíbula. Ocasionalmente, os espaços trabeculares nessa região são muito irregulares, com alguns tão grandes que imitam as lesões patológicas. Esse achado pode ser um desafio diagnóstico (Quadro 12.3).

Osso cortical

Placas corticais vestibulares e linguais da mandíbula e da maxila não apresentam uma imagem discernível nas radiografias periapicais, *bitewing* e panorâmica. Eles são bem representados em imagens de CBCT, com melhor visualização nas imagens axiais, coronais ou transversais (Figuras 12.7 e 12.18). O osso cortical tem maior conteúdo mineral que o osso esponjoso adjacente e parece mais radiopaco. A superfície endosteal do córtex é lisa e se funde com as trabéculas do osso esponjoso. A espessura do osso cortical varia com a localização

> **QUADRO 12.3 Padrão trabecular esparso: variação anatômica *versus* doença.**
>
> A escassez ou ausência aparente de trabéculas pode sugerir a presença de doença em um paciente assintomático.
> - Pode haver considerável variação nos padrões trabeculares entre os pacientes, por isso é importante examinar outras regiões do complexo maxilomandibular, preferencialmente no lado contralateral, para avaliar o padrão trabecular geral para esse indivíduo. Avalie se a área de dispersão trabecular se desvia sensivelmente daquela normal
> - Compare com radiografias anteriores da região em questão para determinar se a aparência atual representa uma alteração de uma condição anterior. Uma anormalidade é mais provável quando a comparação indica uma mudança no padrão trabecular
> - Se radiografias anteriores não estiverem disponíveis, é frequentemente útil repetir o exame radiográfico com uma exposição reduzida, pois isso pode demonstrar a presença de um padrão trabecular esparso que foi superexposto e "queimado" na projeção inicial
> - Em um paciente assintomático, pode ser apropriado expor outra radiografia em um momento posterior para monitorar as alterações de intervalo.

anatômica. Em particular, o osso vestibular adjacente aos dentes é frequentemente fino e dificilmente discernido nas radiografias. As imagens da CBCT revelam a proximidade da superfície da raiz com as placas corticais do osso alveolar e detectam variações anatômicas, como fenestrações ou defeitos de deiscência (Figura 12.18).

MAXILA E OSSOS DA FACE MÉDIA

As maxilas e os ossos palatinos formam os maxilares superiores. A maxila compreende um corpo em forma de pirâmide e quatro processos – alveolar, palatino, zigomático e frontal.

Sutura intermaxilar

Os processos alveolar e palatino articulam-se na linha média para formar a sutura intermaxilar entre os incisivos centrais. Nas radiografias periapicais intraorais, essa sutura aparece como uma fina linha radiolucente na linha média entre as duas porções da pré-maxila (Figura 12.19). Estende-se desde a crista alveolar entre os incisivos centrais superiormente até a espinha nasal anterior e continua posteriormente entre os processos palatinos maxilares até a face posterior do palato duro. Não é incomum que esta sutura radiolucente estreita termine na crista alveolar em um pequeno aumento arredondado ou em forma de "V" (Figura 12.20).

Nas imagens de CBCT, a sutura intermaxilar é melhor avaliada nos cortes coronal e axial (Prancha 12.2). A sutura é limitada por duas bordas radiopacas paralelas de osso cortical fino em cada lado da maxila. A região radiotransparente é geralmente de largura uniforme. As margens corticais adjacentes podem ser lisas ou ligeiramente irregulares. A aparência da sutura intermaxilar depende da variabilidade anatômica e, no caso da radiografia periapical, da angulação dos raios X através da sutura. A avaliação da sutura intermaxilar é importante no planejamento da expansão ortodôntica do palato.

Espinha nasal anterior

A espinha nasal anterior é frequentemente demonstrada nas radiografias periapicais dos incisivos centrais superiores (Figura 12.21). Localizada na linha média, situa-se aproximadamente 1,5 a 2 cm acima da crista alveolar, geralmente na junção da extremidade inferior do septo nasal ou logo abaixo da abertura nasal, ou imediatamente abaixo dela. É radiopaca por causa de sua composição óssea e geralmente tem formato de V. Nas imagens de CBCT, a espinha nasal anterior é melhor observada em cortes axiais e sagitais como uma projeção triangular da superfície anterior da maxila ao nível do assoalho nasal (Pranchas 12.2 e 12.7).

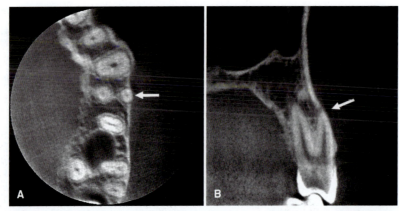

Figura 12.18 Cortes de tomografia computadorizada de feixe cônico axial (**A**) e coronal (**B**) demonstrando a proximidade das raízes do primeiro pré-molar à placa cortical vestibular. Observe o defeito de fenestração adjacente à raiz vestibular do primeiro pré-molar (*setas*).

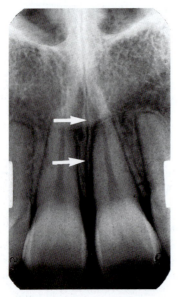

Figura 12.19 A sutura intermaxilar (*setas*) aparece como uma radiotransparência curva na linha média da maxila.

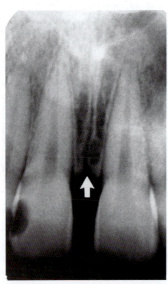

Figura 12.20 A sutura intermaxilar pode terminar em um alargamento em forma de V (*seta*) na crista alveolar. Esta é uma variação normal e não deve ser confundida com perda óssea alveolar associada à doença periodontal.

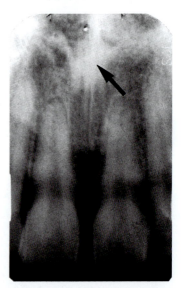

Figura 12.21 A espinha nasal anterior é vista como uma projeção opaca, irregular ou em forma de V do assoalho da abertura nasal na linha média (*seta*).

Abertura nasal (piriforme) e cavidade nasal

Como a abertura e a cavidade nasal, cheias de ar ficam logo acima da cavidade oral, sua imagem radiolucente pode ser aparente nas radiografias intraorais dos dentes superiores, especialmente nas projeções dos incisivos centrais. Nas incisões periapicais dos incisivos superiores, a borda inferior da abertura da fossa aparece como uma linha radiopaca que se estende bilateralmente longe da base da espinha nasal anterior (Figura 12.22). Acima dessa linha está o espaço radiolucente da porção inferior da cavidade nasal. O septo nasal relativamente radiopaco é visto na linha média a partir da espinha nasal anterior (Figura 12.23). A sombra do septo pode parecer mais ampla do que o esperado e não é nitidamente definida, porque a imagem é uma sobreposição de cartilagem septal e osso vômer. Além disso, o septo frequentemente se desvia ligeiramente da linha média, e sua placa óssea (o vômer) é curvada.

Dependendo do campo de visão, a CBCT pode abranger toda a extensão da cavidade nasal. Os limites da cavidade nasal podem ser avaliados nos planos coronal, sagital e axial. A lâmina crivosa do osso etmoidal e as células aéreas etmoidais formam o teto da cavidade nasal. O palato duro forma o soalho (Pranchas 12.2, 12.4 e 12.5).

Conchas e cornetos nasais

As paredes laterais contêm projeções ósseas finas chamadas **conchas**. As conchas e sua cobertura mucosa são chamadas de **cornetos** (ou

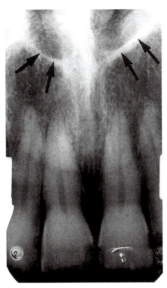

Figura 12.22 O assoalho anterior da abertura nasal (*setas*) aparece como linhas opacas que se estendem lateralmente a partir da espinha nasal anterior.

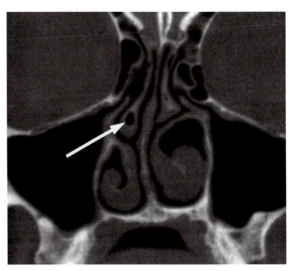

Figura 12.24 Concha bolhosa. Corte coronal através das conchas nasais mostrando pneumatização da concha média (*seta*) ou concha bolhosa.

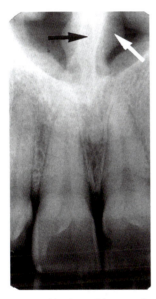

Figura 12.23 O septo nasal (*seta preta*) surge diretamente acima da espinha nasal anterior e é coberto de cada lado pela mucosa (*seta branca*).

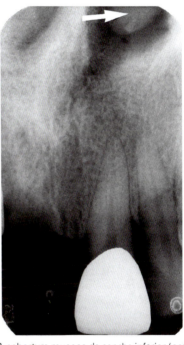

Figura 12.25 A cobertura mucosa da concha inferior (*seta*) é ocasionalmente visualizada na cavidade nasal.

turbinados) (Pranchas 12.2, 12.4 e 12.5). Existem três cornetos nasais – superior, médio e inferior – que definem os espaços denominados meato superior, médio e inferior (Prancha 12.4). A pneumatização da concha é denominada **concha bolhosa** e é uma variante comum com uma frequência relatada de 14 a 53% (Figura 12.24).

Nas radiografias periapicais das regiões dos incisivos superiores e caninos, a concha nasal inferior é frequentemente visualizada, estendendo-se das paredes laterais direita e esquerda para diferentes distâncias em direção ao septo. Estas conchas preenchem quantidades variáveis das porções laterais da cavidade (Figura 12.25).

Assoalho nasal e palato duro

Os processos palatinos são projeções ósseas horizontais espessas que formam os três quartos anteriores do palato duro e o assoalho da cavidade nasal. Nas radiografias periapicais, o assoalho da abertura nasal e um pequeno segmento da cavidade nasal são ocasionalmente projetados em uma radiografia canina maxilar (Figura 12.26). Na região posterior da maxila, o assoalho da cavidade nasal pode ser visto na região do seio maxilar. Pode falsamente transmitir a impressão de um septo no seio ou uma parede sinusal superior limitante (Figura 12.27).

Varreduras de CBCT de FOV médio e total podem mostrar toda a extensão do assoalho nasal (palato duro), melhor visualizadas em cortes coronal e sagital (Pranchas 12.4, 12.5 e 12.7). A ruptura do palato duro sugere distúrbios no desenvolvimento, como uma fenda palatina. Áreas de protuberância óssea ou toro são frequentemente observadas, especialmente na linha média.

Diversos canais nutrícios também podem ser observados perfurando o contorno cortical do palato duro em exames de alta resolução.

Canal nasopalatino e forame incisivo

O **canal nasopalatino** origina-se no pavimento anterior da cavidade nasal e sai na maxila anterior como o **forame incisivo**, localizado na

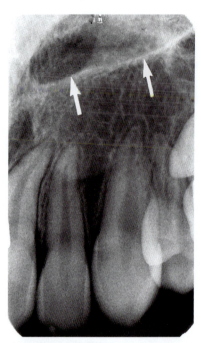

Figura 12.26 O assoalho da abertura nasal (*setas*) frequentemente pode ser visto se estendendo posteriormente a partir da espinha nasal anterior, acima do incisivo lateral superior e do canino.

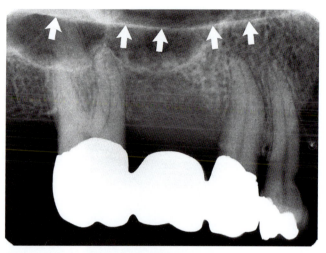

Figura 12.27 O assoalho da cavidade nasal, ou palato duro (*setas*), se estende posteriormente, sobreposto ao seio maxilar.

linha média na face anterior do processo palatino imediatamente palatal aos incisivos centrais superiores. Dentro desse forame há dois canais laterais – os canais incisivos ou forames de Stensen – que abrigam o ramo terminal da artéria palatina descendente e o nervo nasopalatino. Ocasionalmente, pode haver dois canais medianos adicionais – os forames de Scarpa, que abrigam os nervos nasopalatinos.

Nas radiografias intraoral e panorâmica, o forame incisivo geralmente é projetado entre as raízes e na região dos terços médio e apical dos incisivos centrais (Figura 12.28). Aparece como uma radiotransparente ovoide, muitas vezes com bordas difusas. Ocasionalmente, as paredes laterais do canal nasopalatino são vistas como um par de linhas radiopacas que se estendem verticalmente desde o pavimento da abertura nasal até o forame incisivo (Figura 12.29A). Quando um ângulo vertical exagerado é usado, como nas projeções oclusais maxilares anteriores, as aberturas do forame de Stensen no assoalho nasal podem ser vistas (Figura 12.30).

Existe uma grande variação na aparência do forame incisivo nas radiografias periapicais. O forame varia acentuadamente em sua forma, tamanho e nitidez radiográfica. Pode parecer suavemente simétrico ou muito irregular, e suas bordas podem estar bem demarcadas ou mal definidas. A posição da imagem do forame também é variável e pode ser reconhecida nos ápices das raízes do incisivo central, perto da crista alveolar, em qualquer ponto entre elas, ou se estendendo por toda a distância. A grande variabilidade de sua imagem radiográfica é principalmente o resultado de (1) diferentes ângulos nos quais o feixe de raios X é direcionado para os incisivos centrais superiores e (2) alguma variabilidade em seu tamanho anatômico. Muitas vezes, um grande forame incisivo pode mimetizar uma doença (Quadro 12.4).

As imagens de CBCT demonstram melhor a anatomia do canal nasopalatino e forame incisivo (Figura 12.29B e C). A forma e o tamanho do forame incisivo são melhor avaliados em cortes axiais (Figura 12.29B e Pranchas 12.2 e 12.3). A variação no tamanho do canal nasopalatino é reconhecida em cortes sagitais (Figura 12.31 e Prancha 12.7). A avaliação das localizações do forame e do canal é importante no planejamento da colocação do implante na maxila anterior (ver Capítulo 15).

Fossa lateral

A fossa lateral (também chamada de **fossa incisiva**) é uma suave depressão na maxila perto do ápice do incisivo lateral (Figura 12.32A). Pode parecer difusamente radiolucente nas projeções periapicais dessa região, sobrepostas à raiz do incisivo lateral (Figura 12.32B). Uma lâmina dura intacta ao redor da raiz do incisivo lateral, associada à ausência de sintomas clínicos, indicará ausência de doença periapical.

Nariz

O tecido mole da ponta do nariz é frequentemente visto em projeções dos incisivos centrais e laterais superiores, sobrepostos às raízes desses dentes. A imagem do nariz tem uma aparência uniforme e ligeiramente opaca com uma borda afiada (Figura 12.33). Ocasionalmente, as narinas radiotransparentes podem ser identificadas, especialmente quando um maior ângulo vertical é usado.

Canal nasolacrimal

Os ossos nasais e maxilares formam o canal nasolacrimal. Ele corre do aspecto medial da borda anteroinferior da órbita inferiormente para drenar sob a concha inferior para a cavidade nasal. A anatomia do canal nasolacrimal é distinta na CBCT e melhor avaliada nos planos axial e coronal (Pranchas 12.2 e 12.4). Ocasionalmente pode ser visualizado em radiografias periapicais na região acima do ápice do canino, especialmente quando uma angulação vertical é usada (Figura 12.34). Os canais nasolacrimais são geralmente vistos nas projeções oclusais maxilares (ver Capítulo 7) na região dos molares (Figura 12.35).

Seios paranasais

Os seios paranasais consistem em quatro pares de cavidades preenchidas com ar – os seios maxilares, frontal e esfenoide e células aéreas etmoidais – e drenam para dentro da cavidade nasal através de **óstios**. Os seios são revestidos por membrana mucosa. Apenas os seios maxilares são visualizados em radiografias periapicais. As varreduras de CBCT abrangem os seios em diferentes extensões, dependendo do FOV e da região que está sendo radiografada. A imagem de CBCT de FOV limitado e médio do arco maxilar posterior evidenciará alguma porção dos seios maxilares e, frequentemente, das células aéreas etmoidais. A CBCT de FOV total irá abranger todos os seios paranasais. A intrincada anatomia dos limites dos seios e suas rotas de drenagem para a cavidade nasal são a base da avaliação radiológica dos seios.

CAPÍTULO 12 Anatomia Radiográfica

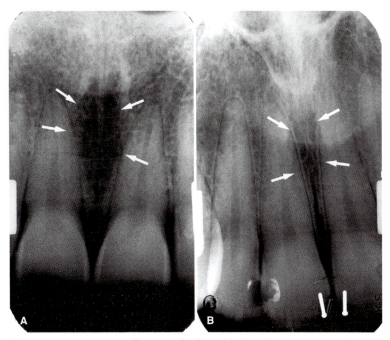

Figura 12.28 A. O forame incisivo aparece como uma radiotransparência ovoide (*setas*) entre as raízes dos incisivos centrais. **B.** Observe suas bordas, que são difusas, mas dentro dos limites normais.

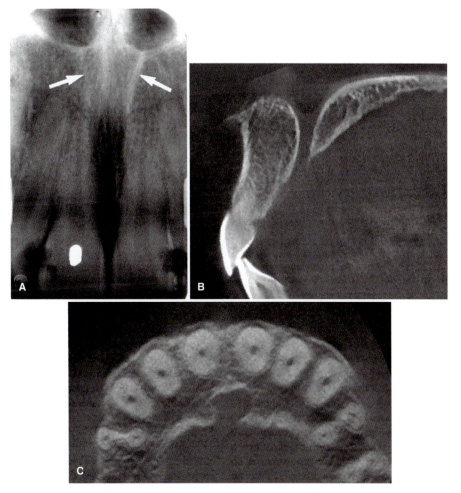

Figura 12.29 Canal nasopalatino. **A.** As paredes laterais do canal nasopalatino (*setas*) se estendem do forame incisivo até o assoalho da fossa nasal. **B.** A imagem do feixe cônico no plano sagital mostra os forames superiores no assoalho da fossa nasal, as bordas anterior e posterior do canal e o forame incisivo se abrindo para o palato duro. **C.** A imagem de feixe cônico no plano axial no nível do forame incisivo mostra as bordas anterior e lateral do canal incisivo que se encontra palatal às raízes incisivas vistas em corte transversal.

> **QUADRO 12.4 Canal nasopalatino – variação anatômica *versus* doença.**
>
> - O canal nasopalatino é um local potencial de formação de cisto. Um cisto do canal nasopalatino é radiograficamente perceptível porque frequentemente causa aumento do forame e canal. Muitas vezes, a aparência de um forame incisivo grande pode imitar um cisto. Presume-se a presença de um cisto se a largura do forame for superior a 1 cm ou se a ampliação puder ser demonstrada em radiografias sucessivas
> - Em uma radiografia periapical, a radiotransparência do forame incisivo normal pode ser projetada sobre o ápice de um incisivo central para simular uma radiotransparência periapical. A presença de uma lâmina dura intacta ao redor do incisivo central em questão e a falta de sintomas clínicos indicarão ausência de doença periapical.

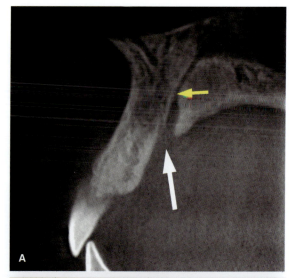

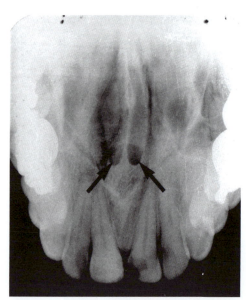

Figura 12.30 Os forames superiores do canal nasopalatino (*setas*) aparecem apenas lateralmente ao septo nasal e posteriormente à espinha nasal anterior.

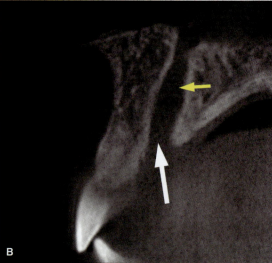

Figura 12.31 A e **B**. Cortes de tomografia computadorizada de feixe cônico sagital através do plano mediano sagital mostrando o curso do canal nasopalatino (*seta amarela*) e a abertura do forame incisivo (*seta branca*). Observe o intervalo de variação normal no tamanho dessas estruturas.

Seio maxilar

O seio maxilar se desenvolve pela invaginação da membrana mucosa da cavidade nasal. O maior dos seios paranasais normalmente ocupa praticamente todo o corpo da maxila. Sua função é desconhecida. O seio maxilar pode ser considerado como uma pirâmide de três lados, a base, a parede medial adjacente à cavidade nasal e seu ápice se estendendo lateralmente no processo zigomático da maxila. Seus três lados são (1) a parede superior formando o assoalho da órbita, (2) a parede anterior se estendendo acima dos pré-molares e (3) a parede posterior abaulada acima dos dentes molares e da tuberosidade maxilar. O seio comunica-se com a cavidade nasal pelo óstio, de aproximadamente 3 a 6 mm de diâmetro e posicionado sob a face posterior da concha média do osso etmoidal (Pranchas 12.2, 12.4, 12.5 e 12.7).

Radiografias periapicais mostram a porção inferior do seio maxilar. O assoalho do seio maxilar é uma fina camada de osso cortical e aparece como uma fina linha radiopaca (Figura 12.36). Nos adultos, os seios costumam se estender desde o aspecto distal do canino até a parede posterior da maxila acima da tuberosidade. Na ausência de doença, parece contínuo, mas em um exame minucioso, pode-se notar que ele tem pequenas interrupções em sua continuidade ou radiodensidade. Quando vistas em radiografias periapicais, essas descontinuidades são provavelmente ilusões causadas pela superposição de pequenos espaços medulares.

Os seios maxilares mostram considerável variação de tamanho. Eles aumentam durante a infância, atingindo o tamanho maduro entre 15 e 18 anos. Eles podem mudar durante a vida adulta em resposta a fatores ambientais. Os seios direito e esquerdo geralmente parecem semelhantes em forma e tamanho, embora assimetria esteja ocasionalmente presente. Os assoalhos do seio maxilar e da cavidade nasal são vistos em radiografias periapicais aproximadamente no mesmo nível em torno da idade da puberdade. Em indivíduos mais velhos, o seio pode se estender ainda mais no processo alveolar; na região posterior da maxila, seu assoalho pode aparecer consideravelmente abaixo do nível do assoalho da cavidade nasal. Anteriormente, cada seio é restrito pela fossa canina e costuma projetar-se superiormente, cruzando o nível do pavimento da cavidade nasal na região dos pré-molares ou caninos. Consequentemente, nas radiografias periapicais do canino, os assoalhos do seio e da cavidade nasal são sobrepostos e vistos cruzando um ao outro, formando um "Y" invertido na área (Figura 12.37).

O grau de extensão do seio maxilar no processo alveolar é extremamente variável. Em algumas projeções periapicais, o assoalho do seio está bem acima dos ápices dos dentes posteriores; em outras, pode se estender bem além dos ápices em direção à crista alveolar.

CAPÍTULO 12   Anatomia Radiográfica   187

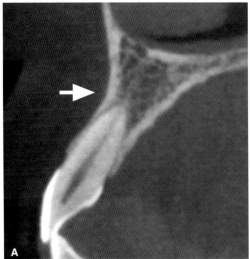

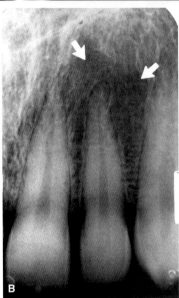

Figura 12.32 A. Corte de tomografia computadorizada de feixe cônico através do eixo longo de um incisivo lateral superior, mostrando a fossa lateral como uma depressão na superfície vestibular (*seta*). **B.** A fossa lateral é uma radiotransparência difusa (*setas*) na região do ápice do incisivo lateral.

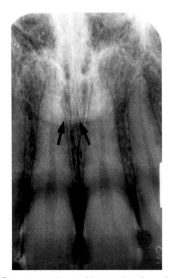

FIGURA 12.33 O contorno dos tecidos moles do nariz (*setas*) é sobreposto na maxila anterior.

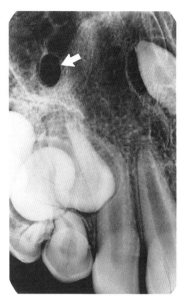

Figura 12.34 O canal nasolacrimal (*seta*) é ocasionalmente visto perto do ápice do canino quando é utilizada angulação vertical acentuada. Observe o *mesiodens* (dente supranumerário) na linha média superior ao incisivo central.

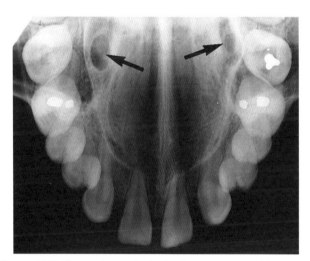

Figura 12.35 Os canais nasolacrimais são comumente vistos como radiotransparências ovoides (*setas*) nas projeções oclusais maxilares. Eles não devem ser confundidos com os forames palatinos maiores, que não são aparentes nas projeções oclusais maxilares.

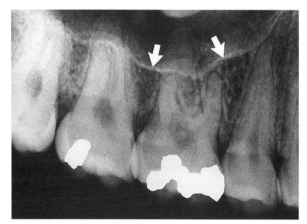

Figura 12.36 A borda inferior do seio maxilar (*setas*) aparece como uma fina linha radiopaca perto dos ápices dos pré-molares e molares superiores.

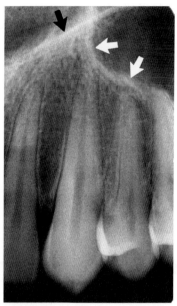

Figura 12.37 A borda anterior do seio maxilar (*setas brancas*) cruza o assoalho da fossa nasal (*seta preta*).

Em resposta a uma perda de função (associada à perda de dentes posteriores), o seio pode se expandir mais para dentro do osso alveolar, ocasionalmente se estendendo até a crista alveolar (Figura 12.38). As raízes dos molares geralmente estão em justaposição ao seio maxilar. Os ápices radiculares podem se projetar anatomicamente no assoalho do seio, causando pequenas elevações ou proeminências ao longo do assoalho do seio maxilar. Imagens periapicais podem transmitir a impressão de que as raízes se projetam na cavidade sinusal, o que é uma ilusão. A relação íntima entre as raízes dentárias e o seio maxilar é melhor avaliada com CBCT (Figura 12.39), e esta é a modalidade de escolha quando a avaliação crítica do assoalho do seio maxilar é clinicamente indicada. A camada fina de osso que cobre a raiz é vista como uma fusão da lâmina dura e do assoalho do seio. Raramente, defeitos podem estar presentes na cobertura óssea dos ápices radiculares no assoalho do seio, e a lâmina dura apical pode estar indistinta. Devido a essa estreita relação, as manifestações da doença odontogênica e da doença do seio maxilar são frequentemente desafiadoras em termos de diagnóstico (Quadro 12.5).

Frequentemente, linhas radiolucentes finas de largura uniforme são encontradas dentro da imagem periapical do seio maxilar (Figura 12.40). Estas são as sombras dos canais neurovasculares ou sulcos nas paredes do seio lateral que acomodam os vasos alveolares superiores posteriores,

> **QUADRO 12.5** **Relação entre os dentes e o seio maxilar.**
>
> A estreita relação entre o seio maxilar e os dentes leva à possibilidade de que sintomas clínicos originados no seio possam ser percebidos nos dentes e vice-versa.
> - Os canais que transportam os nervos alveolares superiores atravessam as paredes anterolateral e posterolateral do seio (Figura 12.40). Os nervos estão em contato íntimo com a membrana que reveste o seio. Como resultado, uma inflamação aguda do seio é frequentemente acompanhada por dor nos dentes maxilares inervados pela porção do nervo próxima à área da inflamação do seio. A avaliação clínica cuidadosa dos dentes posteriores superiores para descartar a doença dentária é importante para diferenciar a verdadeira dor odontogênica da dor relacionada ao seio
> - Ocasionalmente, a inflamação periapical e periodontal dos dentes molares superiores pode se estender para causar inflamação da mucosa do seio maxilar, conhecida como sinusite maxilar odontogênica (ver Capítulo 28). Ao contrário da rinossinusite crônica, a sinusite maxilar odontogênica é geralmente unilateral. Aproximadamente 10% dos casos de sinusite maxilar são de etiologia odontogênica.

seus ramos e os nervos alveolares superiores que os acompanham. Embora possam ser encontrados cursando em qualquer direção (incluindo verticalmente), eles geralmente são vistos percorrendo um curso posteroanterior curvo que é convexo em direção ao processo alveolar.

Em geral, uma ou várias linhas radiopacas atravessam a imagem do seio maxilar (Figura 12.41). Essas linhas opacas são chamadas de septos. São dobras finas de osso cortical que se projetam a poucos milímetros de distância do assoalho e da parede do antro, ou podem se estender pelo seio. Eles geralmente são orientados verticalmente e variam em número, espessura e comprimento. Embora os septos pareçam separar os seios em compartimentos distintos, isso raramente é o caso. Em vez disso, os septos normalmente se estendem apenas alguns milímetros no volume central do seio. Os septos merecem atenção porque às vezes imitam a doença periapical, e as câmaras que eles criam no recesso alveolar podem complicar a busca por um fragmento de raiz deslocado para dentro do seio. Nestas situações clínicas, a CBCT é a modalidade de escolha na realização dessa avaliação anatômica.

O assoalho do seio maxilar ocasionalmente mostra pequenas projeções radiopacas, que são nódulos do osso (Figura 12.42). Estes devem ser diferenciados das pontas das raízes, que se assemelham em forma. Em contraste com um fragmento de raiz, que é bastante homogêneo na aparência, os nódulos ósseos frequentemente mostram trabeculação; embora possam ser bem definidos, em certos pontos da sua superfície eles se misturam com o padrão trabecular do osso adjacente. Um fragmento de raiz também pode ser reconhecido pela presença de um canal radicular.

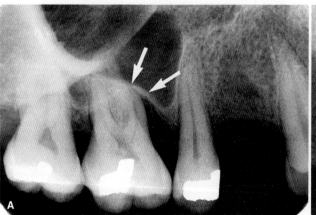
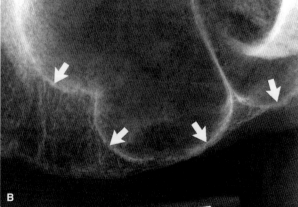

Figura 12.38 A e **B**. O assoalho do seio maxilar (*setas*) geralmente se estende em direção à crista do rebordo alveolar em resposta aos dentes perdidos.

CAPÍTULO 12 Anatomia Radiográfica   189

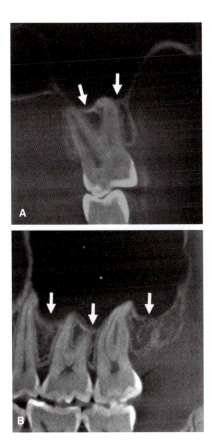

Figura 12.39 Cortes de tomografia computadorizada coronal (**A**) e sagital (**B**) através da região posterior da maxila demonstrando a relação entre os dentes e o assoalho do seio maxilar (*setas*). A borda corticada do seio mergulha entre as raízes dos dentes. A dilaceração da raiz mesiovestibular do molar maxilar é representada na Imagem no plano coronal.

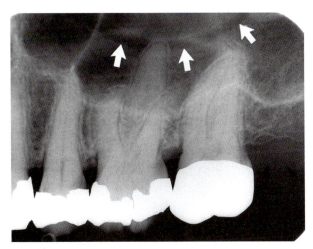

Figura 12.40 Canais neurovasculares (*setas*) na parede lateral do seio maxilar. Tais canais vasculares, embora tipicamente menos proeminentes, são comumente vistos nas paredes do seio maxilar normal.

Nas radiografias periapicais, é comum ver o assoalho da fossa nasal em vistas periapicais dos dentes posteriores sobreposto ao seio maxilar (Figura 12.27). O assoalho da fossa nasal é geralmente orientado mais ou menos horizontalmente, dependendo da colocação do filme, e é superposto nas vistas maxilares. A imagem, uma linha sólida opaca, frequentemente aparece mais espessa do que as paredes e septos adjacentes do seio.

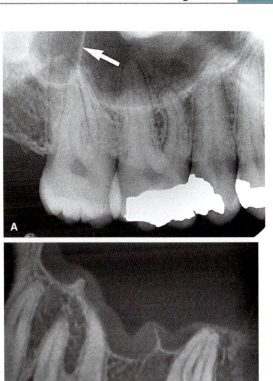

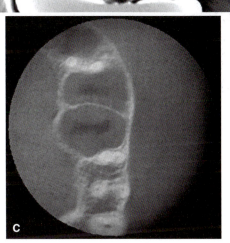

Figura 12.41 Septos do seio maxilar. **A.** Septo (*seta*) no seio maxilar formado por uma crista baixa de osso na parede do seio (ver também Figuras 12.38B e 12.40). **B.** Corte sagital mostra septos na região do primeiro molar ausente (paciente diferente de **A**). Observe também o espessamento da membrana mucosa do seio. **C.** Corte axial de **B** no nível do septo mostra a extensão dos septos da parede vestibular para a parede palatina do seio.

Seios etmoidais, esfenoidais e frontais

Os seios etmoidais, esfenoidais e frontais não estão no campo da imagem para radiografia periapical. No entanto, esses seios são bem visualizados em exames de CBCT e em radiografias panorâmicas e cefalométricas. Quando os seios paranasais são visualizados na CBCT, os limites anatômicos e os padrões de drenagem do seio devem ser examinados sistematicamente (Quadro 12.6).

Os seios etmoidais são divididos em células aéreas etmoidais anteriores e posteriores, e o número de células aéreas por lado varia de 3 a 18. Células aéreas frequentemente extramurais – células aéreas fora do

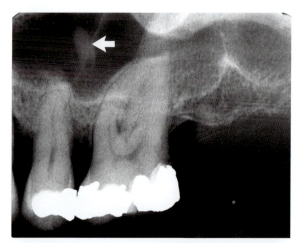

Figura 12.42 Essa massa óssea (*seta*) pode representar um nódulo ósseo, uma variante normal do assoalho do seio maxilar, mas é provavelmente um fragmento de raiz retido de uma extração anterior.

osso etmoide – podem ser visualizadas. Estas incluem células aéreas *agger nasi*, as mais anteriores, responsáveis pela pneumatização do osso lacrimal, e células de Haller, responsáveis pela pneumatização do assoalho orbital. Ocasionalmente, células Haller são vistas em imagens panorâmicas (Capítulo 9).

Os seios esfenoidais são estruturas da linha média no corpo do osso esfenoide e começam a se desenvolver aproximadamente aos 4 meses de gestação. Os seios variam consideravelmente de tamanho, e os seios esfenoidais direito e esquerdo são frequentemente assimétricos e separados por um septo ósseo. Muitas vezes, múltiplos septos estão presentes, dando ao seio uma aparência "locular". Os seios esfenoidais podem se estender inferiormente, resultando em pneumatização, e são bem demonstrados nas tomografias computadorizadas e nas radiografias cefalométricas (ver Capítulo 8).

Os seios frontais são os últimos seios paranasais a se desenvolver, geralmente começando aproximadamente aos 6 a 7 anos de idade. A hipoplasia do seio frontal é uma variante normal comum e a aplasia dos seios frontais é observada em aproximadamente 4% da população. Os seios frontais estão bem demonstrados nas tomografias computadorizadas e nas radiografias cefalométricas (Capítulo 8).

Processo zigomático e zigoma

O processo zigomático da maxila é uma extensão da superfície maxilar lateral que surge na região dos ápices dos primeiros e segundos molares e se articula com o processo maxilar do zigoma (malar).

> **QUADRO 12.6 Avaliação sistemática de seios paranasais em tomografia computadorizada.**
>
> Em um seio paranasal normal, o revestimento epitelial é relativamente fino e pouco visível nas radiografias. Assim, os seios aparecem radiolucentes, com um contorno ósseo bem curvado. Alterações inflamatórias e neoplásicas no revestimento do seio surgem como uma densidade de tecido mole contrastada com a cavidade preenchida com ar. Os seios são avaliados quanto à presença de espessamento dos tecidos moles, à integridade das bordas e à patência das vias de drenagem dos seios paranasais. A avaliação dos seios paranasais deve incluir um exame crítico das seguintes estruturas anatômicas:
> - *Complexo osteomeatal*: o seio maxilar drena através do óstio até o infundíbulo – um canal entre o processo uncinado do osso etmoidal e a parede inferomedial da órbita (Pranchas 12.1, 12.2, 12.4 e 12.5). Os canais do infundíbulo drenam para o hiato semilunar (Prancha 12.4) e depois para o meato médio. O complexo do óstio maxilar, infundíbulo, processo uncinado, hiato semilunar, bolha etmoidal e meato médio é referido como o complexo osteomeatal. Esta região é o caminho de drenagem comum para os seios frontal e maxilar e células aéreas etmoidais anteriores e, portanto, deve ser cuidadosamente inspecionado quanto à patência. Este complexo é melhor visualizado em cortes coronal e axial
> - *Recesso frontal*: este é o caminho para a drenagem do seio frontal para o meato médio. Este recesso é melhor visualizado em cortes sagitais e coronais (Prancha 12.4)
> - *Recesso esfenoetmoidal*: é o caminho de drenagem para o seio esfenoidal e células aéreas etmoidais posteriores no meato superior na região posterior da cavidade nasal. Este recesso está localizado entre as células etmoidais posteriores e o seio esfenoidal (Prancha 12.1). É melhor apreciado em cortes axiais e sagitais.

Nas radiografias periapicais, o processo zigomático aparece como uma linha radiopaca em forma de U com sua extremidade aberta direcionada superiormente. A extremidade arredondada fechada é projetada na região apical dos primeiros e segundos molares (Figura 12.43). O tamanho, a largura e a definição do processo zigomático são bastante variáveis e sua imagem pode ser grande, dependendo do ângulo em que o feixe foi projetado. O seio maxilar pode se expandir lateralmente no processo zigomático da maxila (e no osso zigomático após a sutura maxilozigomática ter se fundido), resultando em uma região radiolucente relativamente aumentada dentro da imagem em forma de U do processo.

Quando o seio está em recesso profundo no interior do processo, como na Figura 12.43B (e talvez dentro do zigoma), a imagem do espaço aéreo dentro do processo é escura. Tipicamente, as paredes do processo são finas e bem definidas (em contraste com o espaço de ar radiolucente muito escuro). Quando o seio apresenta relativamente pouca penetração do processo maxilar, como na Figura 12.43A

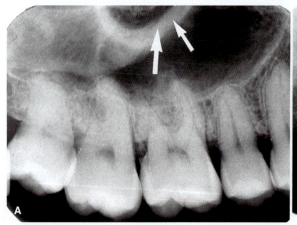 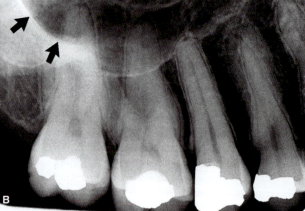

Figura 12.43 O processo zigomático da maxila (*setas*) se projeta lateralmente da parede maxilar. Seu tamanho pode ser bastante variável: pequeno com bordas grossas (**A**) ou grande com bordas finas (**B**).

(geralmente em indivíduos mais jovens ou indivíduos que mantiveram seus dentes posteriores e vigorosa função mastigatória), a imagem das paredes do processo zigomático da maxila tende a ser mais espessa e a aparência do seio nesta região é menor e mais opaca.

A borda inferior do zigoma se estende posteriormente desde a borda inferior do processo zigomático da maxila até o processo zigomático do osso temporal. Pode ser identificada como uma radiopacidade uniforme sobre os ápices dos molares (Figura 12.44). O processo zigomático do osso temporal e o corpo do zigoma compõem o arco zigomático. A proeminência dos ápices molares sobrepostos à sombra do zigoma e a quantidade de detalhes periapicais fornecidos pela radiografia dependem principalmente da extensão da aeração (pneumatização) do zigoma pelo seio maxilar e da orientação do feixe de raios X.

Os processos zigomáticos da maxila se articulam posteriormente com o processo maxilar do zigoma. Esses dois processos formam o segmento anterior do arco zigomático (Pranchas 12.2 e 12.5). A sutura zigomaticomaxilar é visualizada como uma linha fina, radiotransparente e irregular nesta porção do arco. Rupturas da integridade ou simetria do arco podem estar associadas a anormalidades do desenvolvimento craniofacial ou traumatismo facial.

Prega nasolabial

Uma linha oblíqua que demarca uma região que parece estar coberta por um véu de ligeira radiopacidade frequentemente percorre radiografias periapicais da região dos pré-molares (Figura 12.45). A linha de contraste é nítida e a área de maior radiopacidade é posterior à linha. A linha é a prega nasolabial, e o véu opaco é o tecido espesso da bochecha sobreposto aos dentes e ao processo alveolar. A imagem da prega torna-se mais evidente com a idade, como o enrugamento repetido da pele ao longo da linha (onde o elevador do lábio, a cabeça zigomática e o orbicular se inserem na pele) e a degeneração das fibras elásticas finalmente levam a formação e aprofundamento das pregas permanentes. Esse recurso radiográfico frequentemente se mostra útil na identificação do lado da maxila representado por um filme da área, se for edêntulo e poucas outras características anatômicas forem demonstradas.

Placas pterigoides (processos)

As placas pterigoides medial e lateral estão imediatamente posteriores à maxila. Essas estruturas são melhor visualizadas em cortes tomográficos coronal e axial (Pranchas 12.2 e 12.5) e devem ser cuidadosamente analisadas ao avaliar-se um paciente com traumatismo facial. O envolvimento das placas pterigoides é uma característica essencial das fraturas **Le Fort** (ver Capítulo 27). As imagens dessas duas placas são extremamente variáveis, e elas não aparecem em muitas radiografias intraorais da área do terceiro molar. Quando são aparentes, quase sempre lançam uma única sombra homogênea radiopaca, sem qualquer evidência de trabeculação (Figura 12.46). Estendendo-se inferiormente à placa pterigoide medial está o processo hamular (Figura 12.47), que, por inspeção minuciosa, pode mostrar trabéculas.

MANDÍBULA

Sínfise

As radiografias da região da sínfise mandibular de bebês demonstram uma linha radiolucente através da linha média da mandíbula entre as imagens dos incisivos centrais decíduos formados (Figura 12.48). Essa sutura geralmente se funde no fim do primeiro ano de vida, após o que não é mais evidente radiograficamente. Não é frequentemente encontrada em radiografias dentárias porque poucos pacientes jovens têm uma causa a ser examinada radiograficamente. Se esta radiotransparência for encontrada em indivíduos mais velhos, é anormal e pode sugerir uma fratura ou uma fissura.

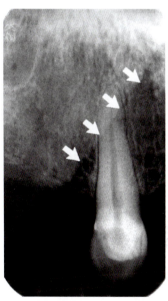

Figura 12.45 A prega do tecido mole nasolabial (*setas*) se estende através da região canino-pré-molar.

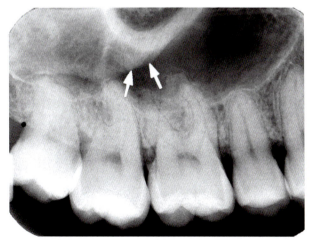

Figura 12.44 A borda inferior do zigoma (*setas*) se estende posteriormente a partir da porção inferior do processo zigomático da maxila.

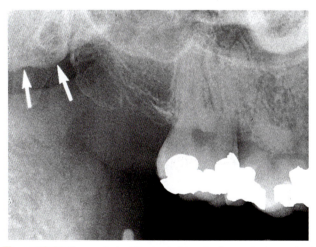

Figura 12.46 Placas pterigoides (*setas*) localizadas posteriormente à tuberosidade maxilar.

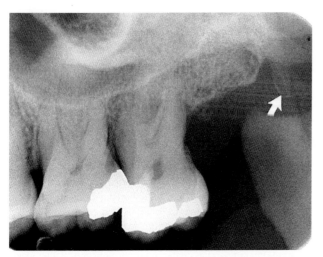

Figura 12.47 O processo hamular (*seta*) se estende inferiormente a partir da placa pterigoide medial.

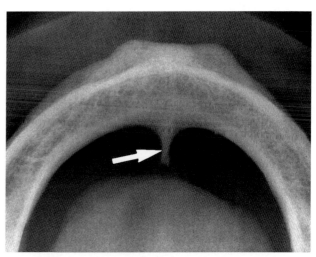

Figura 12.49 Tubérculo geniano (*seta*) na face lingual da mandíbula nesta vista oclusal mandibular transversal. Este tubérculo é extraordinariamente proeminente.

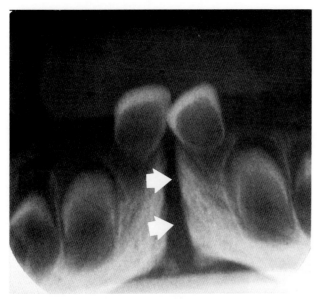

Figura 12.48 Sínfise mandibular (*setas*) em um recém-nascido. Essa sutura fechou no primeiro ano. Observe a erupção bilateral de incisivos decíduos supranumerários.

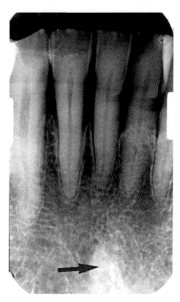

Figura 12.50 Os tubérculos genianos (*seta*) aparecem como massa radiopaca, neste caso sem evidência do forame lingual.

Tubérculos genianos

Os tubérculos genianos (também chamados de **espinha mentual**) estão localizados na superfície lingual da mandíbula ligeiramente acima da borda inferior e na linha média. São protuberâncias ósseas, mais ou menos em forma de coluna, que são frequentemente divididas em uma proeminência direita e esquerda e uma proeminência superior e inferior. Eles ligam os músculos genioglosso (nos tubérculos superiores) e os músculos gênio-hióideos (nos tubérculos inferiores) à mandíbula. Eles são bem visualizados em radiografias oclusais mandibulares como uma ou mais pequenas projeções (Figura 12.49). Sua aparência nas radiografias periapicais da região dos incisivos inferiores é variável; muitas vezes aparecem como massa radiopaca (3 a 4 mm de diâmetro) na linha média abaixo das raízes do incisivo (Figura 12.50). Eles também podem não ser aparentes.

Forames linguais

Os forames linguais de linha média estão presentes em 96 a 100% dos indivíduos, localizados na região dos tubérculos genianos (Prancha 12.8B). O forame superior contém um feixe neurovascular de artérias e nervos linguais, enquanto o forame inferior é suprido pelas artérias sublinguais ou submentuais e pelo nervo milo-hióideo. Nas radiografias periapicais, o forame lingual (Figura 12.51) é tipicamente visualizado como um único canal radiolucente redondo com uma borda opaca bem definida na linha média, abaixo do nível dos ápices dos incisivos.

A localização anatômica é essencial no planejamento do tratamento pré-cirúrgico, pois o dano ao feixe neurovascular durante o preparo do implante, por exemplo, pode levar a sangramento excessivo.

Crista mentual

Nas radiografias periapicais dos incisivos centrais mandibulares, a crista mentual (protuberância) pode ocasionalmente ser vista como duas linhas radiopacas que projetam-se bilateralmente para a frente e para cima em direção à linha média (Figura 12.52). Elas são de largura e densidade variáveis e podem ser encontradas se estendendo de baixo na área dos pré-molares de cada lado até a linha média, onde se encontram apenas abaixo ou sobrepostas nas raízes dos dentes incisivos inferiores. A imagem da crista mentual é mais proeminente quando o feixe é direcionado paralelamente à superfície do tubérculo mentual (como no uso da técnica da bissetriz).

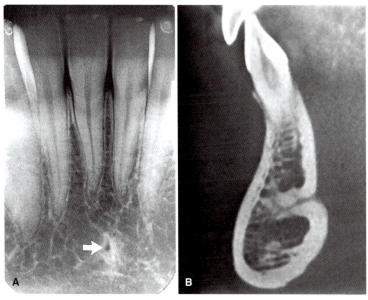

Figura 12.51 Forame lingual. **A.** Forame lingual em vista periapical (*seta*), com borda esclerótica, na região da sínfise da mandíbula. **B.** Corte sagital de feixe cônico através da linha média mandibular mostra forame lingual superior estendendo-se profundamente na mandíbula a partir da superfície lingual.

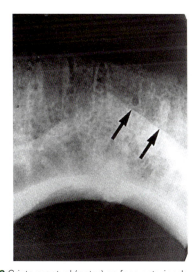

Figura 12.52 Crista mentual (*setas*) na face anterior da mandíbula, vista como uma crista radiopaca. A crista mentual é mais proeminente quando o feixe está inclinado bem abaixo do plano oclusal.

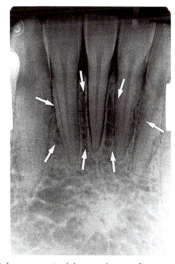

Figura 12.53 A fossa mentual é uma depressão na superfície anterior da mandíbula e é vista como uma área radiolucente com bordas mal definidas (*setas*) na região das raízes do incisivo.

Fossa mentual

A fossa mentual é uma depressão no aspecto labial da mandíbula estendendo-se lateralmente a partir da linha média e acima da crista mentual. Por causa da pouca espessura do osso mandibular nesta área, a imagem dessa depressão pode ser semelhante à da fossa submandibular (ver adiante) e também pode ser confundida com doença periapical envolvendo os incisivos (Figura 12.53).

Forame mentual

O forame mentual é geralmente o limite anterior do canal dentário inferior que é aparente nas radiografias periapicais (Figura 12.54). Sua imagem é bastante variável, e pode ser identificada em radiografias periapicais apenas cerca de metade do tempo, porque a abertura do canal mentual é direcionada superior e posteriormente. Como resultado, a visão usual dos pré-molares não é projetada através do eixo longo da abertura do canal. Esta circunstância é responsável pela aparência variável do forame mentual. Embora a parede do forame consista em osso cortical, a densidade da imagem do forame varia, assim como a forma e a definição de sua borda. Pode ser redonda, achatada (oblonga), semelhante a uma fenda ou muito irregular e parcial ou completamente corticada. O forame é visto a meio caminho entre a margem inferior da mandíbula e a crista do processo alveolar, geralmente na região do ápice do segundo pré-molar. Além disso, por estar na superfície da mandíbula, a posição da sua imagem em relação às raízes dentárias é influenciada pela angulação da projeção. Ele pode ser projetado em qualquer lugar, desde apenas mesial às raízes do primeiro molar permanente até a mesial anterior da raiz do primeiro pré-molar.

A localização e o tamanho do forame mentual são melhor avaliados em cortes de TC (Figura 12.55 e Prancha 12.3). Quando a visualização do forame mentual é fundamental para o plano de tratamento, como na colocação de implantes, a CBCT é a modalidade de escolha. Uma importante variação anatômica a ser detectada ao se colocarem implantes na região dos pré-molares é a alça anterior, onde o canal

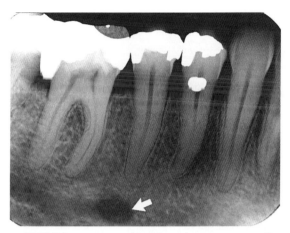 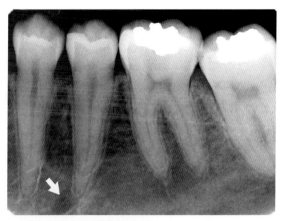

Figura 12.54 O forame mentual (*seta*) aparece como uma radiotransparência oval tipicamente perto do ápice do segundo pré-molar.

Figura 12.56 O forame mentual (*seta*) (sobre o ápice do segundo pré-molar) pode simular doença periapical. No entanto, a continuidade da lâmina dura ao redor do ápice indica a ausência de anormalidade periapical.

alveolar inferior se estende anteriormente ao forame mentual antes de se inclinar posteriormente para sair pelo forame mentual. A incidência de um forame mentual acessório é de cerca de 7%.

Quando o forame mentual é projetado sobre um dos ápices pré-molares, ele pode simular uma doença periapical (Figura 12.56). Em tais casos, a evidência do canal alveolar inferior, que se estende até a radiotransparência suspeita ou a presença de lâmina dura detectável na área, sugeriria a verdadeira natureza da sombra escura. Entretanto, a relativa pouca espessura da lâmina dura sobreposta ao forame radiolucente pode resultar em considerável *burnout* da imagem da lâmina dura, o que dificulta seu reconhecimento. Não obstante, é provável que uma segunda radiografia de outro ângulo mostre claramente a lâmina dura bem como alguma mudança na posição do forame radiolucente em relação ao ápice.

Canal alveolar inferior

A imagem radiográfica do canal alveolar inferior é uma sombra linear escura com bordas superior e inferior radiopacas finas moldadas pela lamela óssea (cortical) que circunda o canal (Figura 12.57). Às vezes as paredes do canal são vistas apenas parcialmente ou não são vistas de todo. A largura do canal mostra alguma variabilidade interpaciente, mas é geralmente constante anterior à região do terceiro molar. O curso do canal pode ser aparente entre os forames mandibular e mentual. Apenas raramente a imagem de sua continuação anterior em direção à linha média é discernível na radiografia.

A relação do canal alveolar inferior com as raízes dos dentes inferiores pode variar desde um contato próximo com todos os molares e o segundo pré-molar até com uma situação em que o canal não tem relação íntima com nenhum dos dentes posteriores. No quadro usual, no entanto, o canal está em contato com o ápice do terceiro molar, e a distância entre ele e as outras raízes aumenta à medida que progride anteriormente. Quando os ápices dos molares são projetados sobre o canal, a lâmina dura pode estar superexposta, transmitindo a impressão de uma lâmina ausente ou um espessado LPD que é mais radiotransparente do que aparentemente normal para o paciente (Figura 12.58). Para garantir a solidez de tal dente, outros procedimentos de

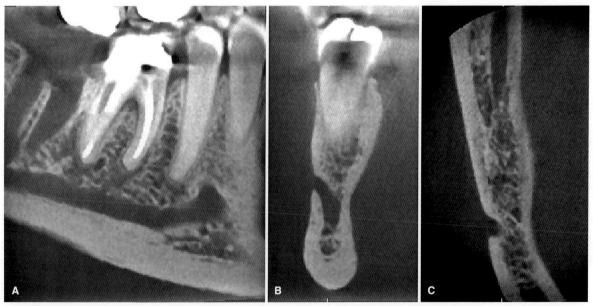

Figura 12.55 Imagens de feixe de cone através do forame mentual. **A.** Corte sagital através do corpo da mandíbula mostra o canal alveolar inferior subindo em direção ao forame mentual, que se encontra anterior ao ápice do segundo pré-molar. **B.** Corte coronal através do forame mentual mostra como o canal alveolar inferior ascende para sair através do córtex bucal no forame mentual. Uma compreensão clara dessa anatomia é importante quando os implantes são colocados nessa região. **C.** Corte axial através do forame mentual demonstra a inclinação posterior da abertura do forame mentual na superfície vestibular da mandíbula. Observe também o corte do canal alveolar inferior que se encontra mais posteriormente, inferior aos molares e adjacente ao córtex lingual (*topo da imagem*).

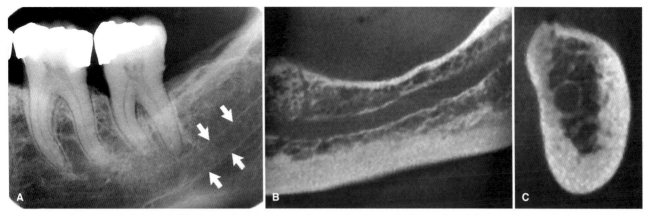

Figura 12.57 Canal alveolar inferior. **A.** Na vista periapical, as *setas* denotam bordas corticais superior e inferior radiopacas. **B.** Corte de feixe cônico através do corpo da mandíbula (paciente diferente) mostra bordas corticadas do canal alveolar inferior. **C.** A vista transversal do feixe cônico mostra o canal alveolar inferior circular com bordas corticadas adjacentes à placa lingual.

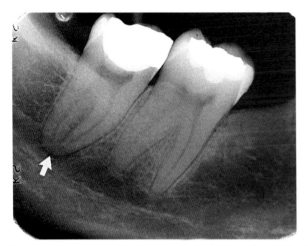

Figura 12.58 A sobreposição do canal alveolar inferior sobre o ápice de um molar faz com que a imagem do espaço do ligamento periodontal pareça mais larga (*seta*). No entanto, a presença de uma lâmina dura intacta indica que não há doença periapical.

testes clínicos devem ser usados (p. ex., teste de vitalidade). Como o canal geralmente está localizado logo abaixo dos ápices dos dentes posteriores, não é provável que a alteração do ângulo vertical para uma segunda radiografia periapical da área separe as imagens dos ápices e do canal.

O trajeto do canal alveolar inferior está bem demonstrado na TC (Figura 12.59 e na Prancha 12.8C e F). Em cortes transversais e coronais, o canal alveolar inferior é tipicamente visto como uma radiotransparência oval ou arredondada com bordas corticadas (Figura 12.59). Às vezes, a corticalização pode ser fina ou imperceptível. A relação do canal com as raízes dentárias deve ser avaliada. Esta relação varia muito entre os pacientes, principalmente na região molar, com o canal alveolar inferior ocupando uma posição próxima à raiz do ápice adjacente à borda inferior da mandíbula. Outras variações incluem o canal alveolar inferior bífido com frequência relatada de cerca de 15%; elas podem ser vistas em imagens panorâmicas e de feixe cônico (Figura 12.59). Pacientes com canais de bífidos têm maior risco de anestesia inadequada ou complicações cirúrgicas, por exemplo, na colocação de implantes.

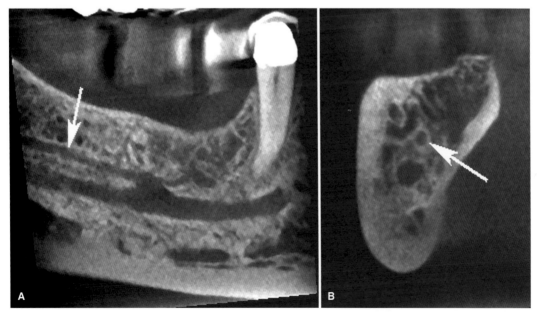

Figura 12.59 Canal alveolar inferior. **A.** O corte sagital de feixe cônico através do corpo da mandíbula mostra um canal alveolar inferior bífido. O ramo superior tem um diâmetro menor que o canal primário (*seta*). **B.** A imagem transversal mostra canal primário e canal secundário superior (*seta*).

Canais nutrícios

Os canais nutrícios carregam um feixe neurovascular e aparecem como linhas radiolucentes de largura razoavelmente uniforme. Eles são vistos com maior frequência em radiografias periapicais mandibulares que se estendem verticalmente do canal dentário inferior diretamente para o ápice de um dente (Figura 12.60) ou para o espaço interdental entre os incisivos inferiores (Figura 12.61). Eles são visíveis em cerca de 5 a 40% de todos os pacientes e são mais frequentes em pacientes negros, pacientes do sexo masculino, pacientes mais velhos e pacientes com pressão alta, diabetes melito ou doença periodontal avançada. Eles podem ser acentuados em uma crista óssea alveolar fina. Por serem espaços anatômicos com paredes de osso cortical, suas imagens ocasionalmente possuem bordas hiperostóticas. Às vezes, um canal nutrício é orientado perpendicularmente ao córtex e aparece como uma pequena radiotransparência circular simulando uma radiotransparência patológica.

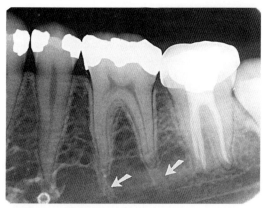

Figura 12.60 Canais nutrícios (*setas*), demonstrados pelas bordas corticais radiopacas, descendem do primeiro molar mandibular. Canais nutrícios neste local são um achado comum.

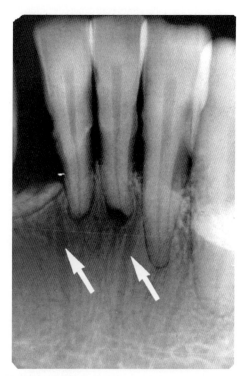

Figura 12.61 Canais nutrícios vistos como estruturas radiolucentes verticais (*setas*) na mandíbula anterior estão frequentemente associados à doença periodontal, como neste paciente.

Linha milo-hióidea

A linha milo-hióidea (também chamada de **linha oblíqua interna**) é uma crista ligeiramente irregular do osso na superfície lingual do corpo mandibular. Sua margem anterior fica cerca de 10 mm abaixo do rebordo alveolar lingual ao segundo pré-molar e se estende posteriormente à área do terceiro molar, cerca de 5 mm abaixo da crista alveolar. Esta crista serve como inserção para o músculo milo-hióideo. Em uma radiografia periapical, sua imagem corre diagonalmente para baixo e para a frente a partir da área dos terceiros molares até a região dos pré-molares, aproximadamente no nível dos ápices dos dentes posteriores (Figura 12.62). Esta imagem é por vezes sobreposta nas imagens das raízes molares. As margens da imagem geralmente não são bem definidas, mas parecem bastante difusas e de largura variável. Ocasionalmente, a crista é relativamente densa com bordas nitidamente demarcadas (Figura 12.63). É mais evidente nas radiografias periapicais quando o feixe é posicionado com excessiva angulação negativa. Geralmente, quando a crista se torna menos definida, seus limites anterior e posterior se misturam gradualmente com o osso circundante.

Fossa da glândula submandibular (fóvea)

Na superfície lingual do corpo mandibular, imediatamente abaixo da crista milo-hióidea na área do molar, há frequentemente uma depressão no osso. Essa concavidade acomoda a glândula submandibular e

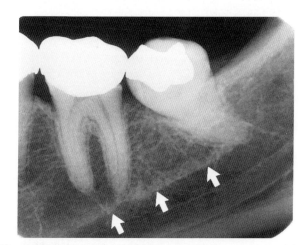

Figura 12.62 Crista milo-hióidea (*setas*) correndo ao nível dos ápices molares e acima do canal alveolar inferior.

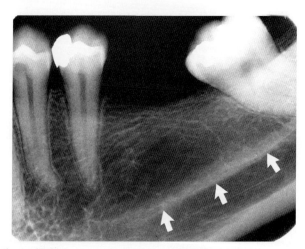

Figura 12.63 A crista milo-hióidea (*setas*) pode ser densa, especialmente quando uma radiografia é exposta com angulação negativa excessiva.

frequentemente aparece como uma área radiolucente com o padrão trabecular esparso característico da região (Figura 12.64). Esse padrão trabecular é ainda menos definido nas radiografias periapicais e panorâmicas da área, pois é sobreposta à massa relativamente reduzida da concavidade. A imagem radiográfica da fossa é nitidamente limitada superiormente pela crista milo-hióidea e inferiormente pela borda inferior da mandíbula, mas é mal definida anteriormente (na região dos pré-molares) e posteriormente (em torno do ramo ascendente). Embora a imagem pareça notavelmente radiolucente, acentuada pela densa linha milo-hióidea e pela borda inferior da mandíbula, a consciência de sua possível presença deve impedir que ela seja confundida com uma lesão óssea por clínicos inexperientes.

A CBCT permite a avaliação da região da fossa submandibular nos planos coronal e axial. A extensão e a profundidade dessa concavidade, ou rebaixo, variam muito (Prancha 12.8D). A identificação dessa característica anatômica é crucial no exame da anatomia mandibular para o planejamento do tratamento com implantes.

Linha oblíqua (externa)

A linha oblíqua é uma continuação da borda anterior do ramo mandibular. Segue um curso anteroinferior lateral ao processo alveolar e é relativamente proeminente em sua parte superior; ela se projeta consideravelmente na superfície externa da mandíbula na região do terceiro molar (Figura 12.65). Essa elevação óssea gradualmente se aplana e geralmente desaparece aproximadamente onde o processo alveolar e a mandíbula se unem abaixo do primeiro molar. Trata-se de uma linha de fixação do músculo bucinador. Caracteristicamente é projetada em radiografias periapicais posteriores superiores à linha milo-hióidea, com as quais percorre um curso quase paralelo. Aparece como uma linha radiopaca de largura, densidade e comprimento variáveis, misturando-se na sua extremidade anterior com a sombra do osso alveolar.

Borda inferior da mandíbula (cortical inferior mandibular)

Ocasionalmente, a borda inferior da mandíbula é vista nas projeções periapicais (Figura 12.66) como uma faixa óssea radiopaca caracteristicamente ampla e radiopaca.

Processo coronoide

A imagem do processo coronide da mandíbula é frequentemente aparente nas radiografias periapicais da região dos molares superiores como uma radiopacidade triangular, com seu ápice direcionado superiormente e anteriormente, sobreposto na região do terceiro molar (Figura 12.67). Em alguns casos, ele pode aparecer tão à frente quanto o segundo molar e ser projetado acima, sobre ou abaixo desses molares, dependendo da posição da mandíbula e da projeção dos raios X. Normalmente, a sombra do processo coronoide é homogênea, embora a trabeculação interna possa ser vista em alguns casos. Sua aparência nas radiografias dos molares superiores resulta do movimento para baixo e para a

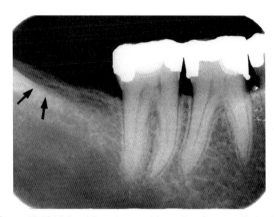

Figura 12.65 Linha oblíqua (externa) (*setas*) na face vestibular da mandíbula, vista como uma linha radiopaca perto da crista alveolar na região do terceiro molar mandibular.

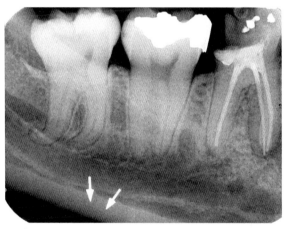

Figura 12.66 A borda inferior da mandíbula (*setas*) é vista como uma faixa radiopaca densa e ampla.

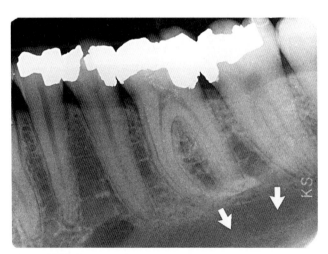

Figura 12.64 Fossa da glândula submandibular (*setas*), indicada por uma região radiolucente com bordas mal definidas e osso trabecular esparso que se encontra inferiormente aos molares inferiores.

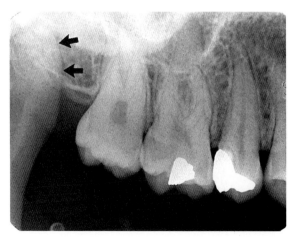

Figura 12.67 Processo coronoide da mandíbula (*setas*) sobreposto à tuberosidade maxilar.

frente da mandíbula quando a boca está aberta. Consequentemente, se a opacidade reduzir o valor diagnóstico da imagem, a radiografia deve ser refeita e a segunda visualização deve ser obtida com a boca minimamente aberta. (Essa contingência deve ser considerada sempre que essa área for examinada radiograficamente.) Ocasionalmente, especialmente quando sua sombra for densa e homogênea, o processo coronoide é confundido com um fragmento de raiz. A verdadeira natureza da sombra pode ser facilmente demonstrada pela obtenção de duas radiografias com a boca em posições diferentes e observando a mudança de posição da sombra suspeita.

O processo coronoide é visto livre de superposição nas imagens de TC (Pranchas 12.2 e 12.5). Quando a tarefa diagnóstica primária for a avaliação do processo coronoide – por exemplo, para avaliar a hiperplasia coronoide – a tomografia computadorizada, preferencialmente a CBCT, deve ser a modalidade de escolha.

ARTICULAÇÃO TEMPOROMANDIBULAR (ATM)

A região da articulação temporomandibular (ATM) é visualizada em imagens panorâmicas, cefalométricas e de CBCT. A ATM é a articulação entre a fossa glenoide do osso temporal e o côndilo da mandíbula. A fossa glenoide é uma depressão côncava localizada na porção escamosa do osso temporal (Pranchas 12.6 e 12.7). É delimitada anteriormente pela eminência articular e posteriormente pelas fissuras escamotimpânica e petrotimpânica. A eminência articular é geralmente descrita como um declive posterior, adjacente à fossa, e a crista, que é a ponta inferior da eminência. O côndilo é tipicamente elipsoide e é mais longo na dimensão mediolateral do que na dimensão anteroposterior. O côndilo é angulado com o polo medial sendo posicionado posteriormente ao polo lateral, formando tipicamente um ângulo de 15 a 30° com o plano sagital. Ao visualizar cortes através da ATM, é útil fazer reconstruções personalizadas através do eixo longo axial da cabeça condilar. Os cortes oblíquos resultantes são referidos como cortes sagitais e frontais "corrigidos" (Figura 12.68).

- Em vista sagital, a fossa e a eminência formam um "S" invertido, caracteristicamente visto como uma linha radiopaca lisa (Figura 12.68B). O ângulo da inclinação posterior da eminência pode variar consideravelmente e é tipicamente de 30 a 60° em relação ao plano de Frankfurt. A variação anatômica que forma uma eminência íngreme (ângulo > 60°) é sugerida para predispor a distúrbios internos da ATM
- A superfície superior da cabeça condilar é geralmente arredondada ou convexa (Figura 12.68C), mas variações anatômicas, como ligeiro achatamento ou convexidade acentuada, são frequentemente observadas. O tamanho e a forma das cabeças condilares direita e esquerda devem ser comparados. Quando uma assimetria é observada, a simetria de toda a mandíbula deve ser avaliada, incluindo a intercuspidação dos dentes e qualquer desvio da mandíbula na abertura
- Em adultos, as superfícies articulares do côndilo, da fossa glenoide e da eminência articular têm uma borda corticada. Condições patológicas, como a osteoartrite, muitas vezes causam um afinamento ou perda dessa corticação normal. No entanto, essa borda corticada não é visualizada durante os períodos de crescimento condilar e, portanto, não é vista até aproximadamente 18 anos de idade
- Com os dentes em máxima intercuspidação, o côndilo é normalmente centrado de forma concêntrica dentro da fossa glenoide. Embora considerável desvio desta posição seja observado em radiografias de indivíduos assintomáticos, o côndilo é frequentemente retratado em indivíduos com disfunção da ATM.

BASE DO CRÂNIO

Uma varredura de CBCT com FOV total e muitas vezes médio engloba a região da base do crânio; a anatomia desta região é melhor avaliada em cortes axiais e coronais. Para facilitar a visualização, é útil orientar o volume de CBCT para o plano de Frankfurt, com os cortes axiais paralelos a este plano e cortes coronais perpendiculares a ele. Cinco ossos formam a base do crânio: etmoide, esfenoide, occipital, frontal (pareado) e temporal (pareado).

Toda a base craniana é avaliada quanto a simetria, integridade e continuidade. Por exemplo, infecções ou neoplasias podem se estender das células aéreas etmoidais para a fossa craniana através da placa cribriforme (lâmina crivoide), rompendo essa estrutura anatômica. Além disso, é importante estar familiarizado com os vários forames e canais na base do crânio.

A base anterior do crânio é formada pelos ossos frontais (lateralmente), placa cribriforme e crista etmoidal (medialmente) e asa menor do osso esfenoide (posteriormente). Esses ossos também contribuem para o teto da cavidade nasal, células aéreas etmoidais e órbitas. A base anterior do crânio é melhor visualizada em cortes coronal e sagital (Pranchas 12.4, 12.5 e 12.7).

A base média do crânio é formada por corpo e asas maiores do osso esfenoide e porções petrosa e escamosa dos ossos temporais; ela cobre os seios esfenoidais e as células aéreas da mastoide, as orelhas média e interna e as fossas infratemporais (Pranchas 12.5 e 12.7). A sela túrcica é uma depressão no corpo do esfenoide que contém a glândula hipófise. Esta depressão, juntamente com os processos clinoides anterior e posterior, forma uma linha corticada em forma de U em cortes sagitais e tem forma de sela em cortes coronais. Existe uma ampla variação nas dimensões da sela túrcica, com a dimensão anteroposterior variando de 5 a 16 mm e a profundidade variando

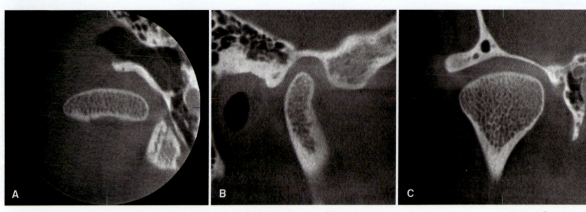

Figura 12.68 Imagem de tomografia computadorizada por feixe cônico com FOV limitado da articulação temporomandibular. Cortes axiais (**A**), sagitais corrigidas (**B**) e frontais (**C**). Observe as bordas corticais intactas em todas as superfícies articulares.

de 4 a 12 mm (Figura 12.68). Em ambos os lados da sela túrcica, encontra-se o sulco carotídeo, visto se estendendo posteriormente ao canal carotídeo, que passa verticalmente através da porção petrosa do osso temporal (Prancha 12.2). O clivo é um osso triangular formado pela união dos ossos esfenoide e basioccipital e se estende posterior e caudalmente a partir da sela túrcica (Figura 12.69). A união entre esses ossos – a sincondrose esfeno-occipital – é completada aos 16 a 20 anos de idade. Assim, uma sincondrose aberta, vista como uma lacuna no clivo, é uma aparência normal para crianças menores de 16 anos de idade (Figura 12.70).

Existem várias comunicações importantes entre a fossa craniana média e o espaço extracraniano, como se segue:

- *Fusão orbitária superior* (Prancha 12.1): localizada lateralmente ao corpo do esfenoide e logo abaixo dos processos clinoides anteriores, abriga os nervos cranianos III, IV, V e VI e as veias oftálmicas superiores
- *Forame redondo (rotundum)*: canal que atravessa a asa maior do osso esfenoide e abriga a divisão maxilar do nervo trigêmeo para a fossa pterigopalatina. O curso desse canal é melhor visualizado em cortes coronais (Prancha 12.5)
- *Forame oval*: localizado no corpo do esfenoide, abriga a divisão mandibular do nervo trigêmeo para a fossa infratemporal. É visualizado adequadamente em cortes axiais e coronais (Pranchas 12.2 e 12.5). Há considerável variação no tamanho deste forame
- *Forame espinhoso*: localizado posterior e lateral ao forame ovale, é melhor visualizado em cortes axiais (Prancha 12.2).

Uma importante região anatômica a ser examinada é a fossa pterigopalatina. Trata-se de uma fossa em forma de funil localizada abaixo da base do crânio, que se comunica com a fossa craniana média, a cavidade nasal, a órbita, a fossa infratemporal e a cavidade oral (Prancha 12.6). Essa fossa é delimitada anteriormente pela parede posterior da maxila e posteriormente pelo processo pterigoide do osso esfenoide. A abertura para a fossa pterigopalatina a partir do aspecto lateral é a fissura pterigomaxilar. Em cortes sagitais, a fossa é vista como uma radiotransparência em forma de pera invertida (Prancha 12.7); em cortes axial e coronal, aparece como uma área retangular (Pranchas 12.1 e 12.5).

O processo estiloide é notado como uma projeção óssea da superfície inferior da parte petrosa do osso temporal adjacente ao forame estilomastóideo. O comprimento deste processo varia de 5 a 50 mm. O ligamento estilo-hióideo é frequentemente calcificado, com frequências relatadas de até 30%. O processo mastoide é outra protuberância da superfície inferior do osso temporal. A pneumatização deste processo ósseo pelas células aéreas da mastoide ocorre a partir dos 3 a 5 anos de idade. Como resultado da presença de ar, as células aéreas da mastoide aparecem como espaços aéreos radiotransparentes, e a opacificação dessas células de ar geralmente indica doença. Às vezes, a pneumatização pode se estender anteriormente na eminência articular e até mesmo no zigoma ou no osso occipital adjacente ao processo mastoide.

VIA RESPIRATÓRIA

As imagens de CBCT de FOV médio a total geralmente abrangem o espaço aéreo da cavidade nasal à faringe. A faringe é tipicamente considerada em três porções: nasofaringe, orofaringe e hipofaringe (Figura 12.71 e Prancha 12.7). A nasofaringe está atrás da cavidade nasal e se estende ao nível do palato duro. A orofaringe abrange a região

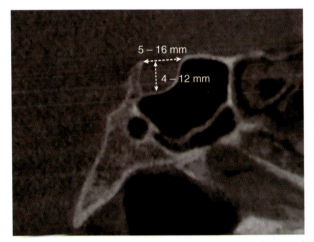

Figura 12.69 Corte de tomografia computadorizada de feixe cônico através do plano sagital mediano mostrando a sela túrcica. A faixa de variação em suas dimensões anteroposterior e vertical é indicada.

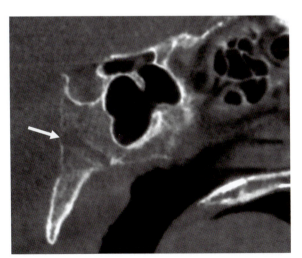

Figura 12.70 Clivo mostrando incompleta sincondrose esfeno-occipital (*seta*). Esta é uma aparência normal até que a sincondrose seja concluída, geralmente aos 16 a 20 anos de idade. Observe a aparência de uma sincondrose completada na Figura 12.69.

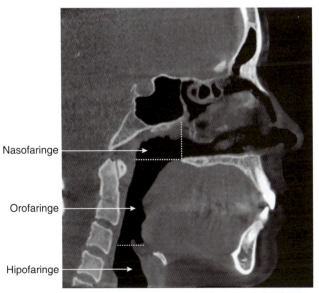

Figura 12.71 Imagem de tomografia computadorizada de feixe cônico através do plano mediano sagital mostrando a via respiratória faríngea. As linhas pontilhadas indicam os limites da nasofaringe, orofaringe e hipofaringe.

entre a língua e a parede da faringe, estendendo-se desde o nível do palato duro até a base da epiglote. A região posterior ao palato mole, do nível do palato duro até a ponta caudal da úvula, é algumas vezes referida como a velofaringe. A hipofaringe é a parte mais caudal da faringe, abaixo da epiglote. Variações anatômicas no tamanho do palato mole ou língua ou aumento patológico das tonsilas palatinas podem causar estreitamento das dimensões das vias respiratórias.

MATERIAIS RESTAURADORES

Os materiais restauradores variam em sua aparência radiográfica, dependendo principalmente de seu número atômico e também influenciados por sua espessura e densidade. Uma variedade de materiais restauradores pode ser reconhecida em radiografias de projeção e tomografias computadorizadas

- O amálgama de prata é completamente radiopaco (Figura 12.72)
- O ouro é igualmente opaco aos raios X, seja como uma coroa (Figura 12.73) ou como um *inlay* ou condensado como folha de ouro
- Os pinos de aço inoxidável (Figura 12.74) e as coroas de aço inoxidável (Figura 12.75) parecem altamente radiopacos
- Uma base de hidróxido de cálcio é colocada em uma cavidade profunda para proteger a polpa. Tal material de base é tipicamente composto por ser radiopaco (Figura 12.76), de modo que o desenvolvimento de cárie recorrente (radiolucente) possa ser identificado
- A guta-percha, uma substância semelhante à borracha usada para preencher canais de polpa durante a terapia endodôntica, também é radiopaca, mas de menor radiodensidade do que o amálgama (Figura 12.77)
- Cones de prata, anteriormente usados para obliterar canais pulpares durante a terapia endodôntica, são altamente radiopacos (Figura 12.78)
- As restaurações compostas são em geral parcialmente radiopacas, assim como as restaurações de porcelana, que usualmente são fundidas a um *coping* metálico (Figura 12.79)
- Aparelhos ortodônticos ao redor dos dentes (Figura 12.80) são relativamente radiopacos, embora menos que as coroas de aço inoxidável.

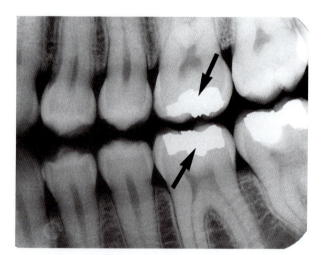

Figura 12.72 Restaurações de amálgama parecem completamente radiopacas (*setas*).

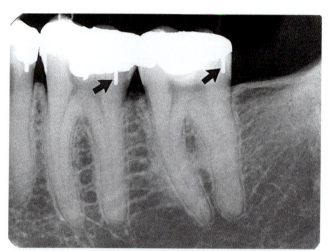

Figura 12.74 Pinos de aço inoxidável (*setas*) fornecem retenção para restaurações de amálgama.

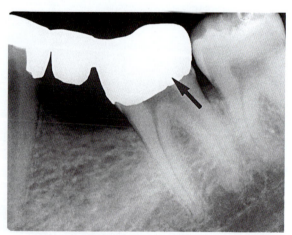

Figura 12.73 Uma coroa de ouro fundido, aparecendo completamente radiopaca (*seta*), serve como o pilar terminal de uma ponte.

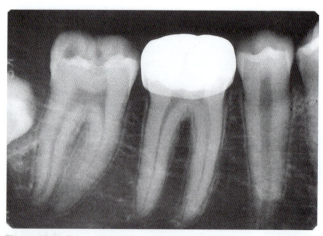

Figura 12.75 Coroas de aço inoxidável aparecem na maioria das vezes radiopacas.

CAPÍTULO 12 Anatomia Radiográfica   201

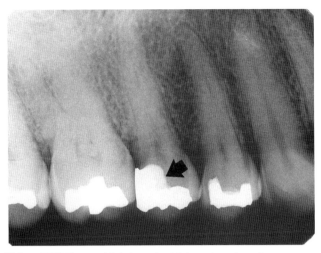

Figura 12.76 O material de base (*seta*) é geralmente radiopaco, mas menos opaco que a restauração de amálgama.

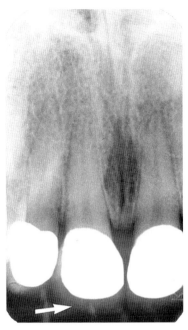

Figura 12.79 A porcelana parece radiotransparente (*seta*) sobre um *coping* de metal.

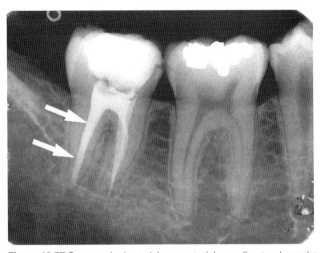

Figura 12.77 Guta-percha (*setas*) é um material semelhante a borracha radiopaco usado na terapia endodôntica.

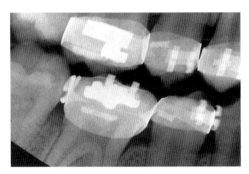

Figura 12.80 Aparelhos ortodônticos têm uma aparência radiopaca característica.

BIBLIOGRAFIA

Berkovitz BKB, Holland GR, Moxham BL. *Oral Anatomy, Histology and Embryology*. 4th ed. London: Mosby; 2009.

Claeys V, Waskens G. Bifid mandibular canal: literature review and case report. *Dentomaxillofac Radiol*. 2005;34:55–58.

Harnesberger HR, Osborn AG, Ross J, et al, eds. *Diagnostic and Surgical Imaging Anatomy: Brain, Head and Neck, Spine*. Salt Lake City: Amirsys; 2006.

Jacobs R, Mraiwa N, van Steenberghe D, et al. Appearance, location, course, and morphology of the mandibular incisive canal: an assessment on spiral CT scan. *Dentomaxillofac Radiol*. 2002;31:322–327.

Kasle MJ. *An Atlas of Dental Radiographic Anatomy*. 4th ed. PhiladLPDhia: Saunders; 1994.

Liang X, Jacobs R, Lambrichts I, et al. Lingual foramina on the mandibular midline revisited: a macroanatomical study. *Clin Anat*. 2007;20:246–251.

Lusting JP, London D, Dor BL, et al. Ultrasound identification and quantitative measurement of blood supply to the anterior part of the mandible. *Oral Surg Oral Med Oral Pathol Oral Radiol Endod*. 2003;96:625–629.

Mraiwa N, Jacobs R, van Steenberghe D, et al. Clinical assessment and surgical implications of anatomic challenges in the anterior mandible. *Clin Implant Dent Relat Res*. 2003;5:219–225.

Naitoh M, Hiraiwa Y, Aimiya H, et al. Accessory mental foramen assessment using cone-beam computed tomography. *Oral Surg Oral Med Oral Pathol Oral Radiol Endod*. 2009;107:289–294.

Von Arx T, Matter D, Buser D, et al. Evaluation of the location and dimensions of lingual foramina using limited cone-beam computed tomography. *J Oral Maxillofac Surg*. 2011;69:2777–2785.

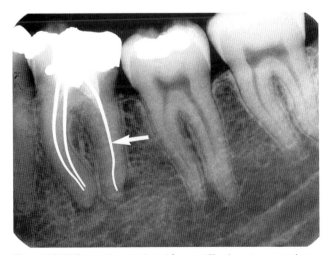

Figura 12.78 Cones de prata (*seta*) foram utilizados para preencher os canais radiculares deste paciente.

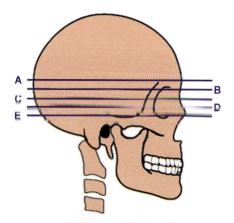
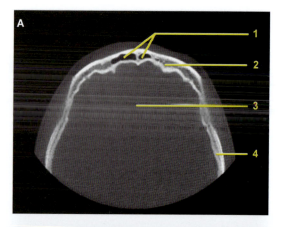
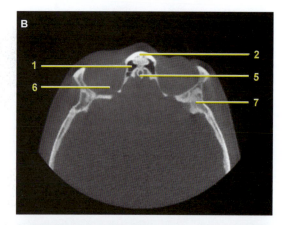
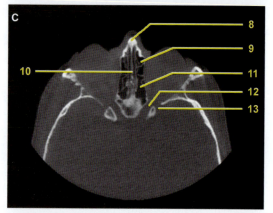
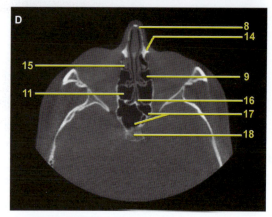
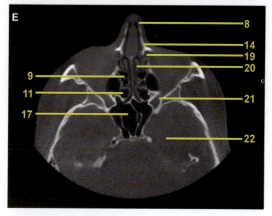

1. Seio frontal
2. Osso frontal
3. Fossa craniana anterior
4. Porção escamosa do osso temporal
5. Apófise da crista etmoidal
6. Órbita
7. Asa maior do osso esfenoide
8. Osso nasal
9. Células aéreas etmoidais anteriores
10. Placa perpendicular de osso etmoide
11. Células aéreas etmoidais posteriores
12. Canal óptico
13. Fissura orbital superior
14. Processo nasal do osso maxilar
15. Processo uncinado
16. Recesso esfenoetmoidal
17. Seio esfenoidal
18. Assoalho da sela túrcica
19. Ducto nasolacrimal
20. Concha superior
21. Fissura orbitária inferior
22. Fossa craniana média

PRANCHA 12.1

CAPÍTULO 12 Anatomia Radiográfica

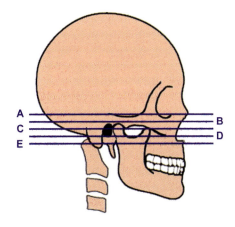
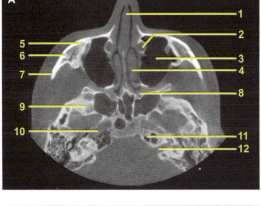
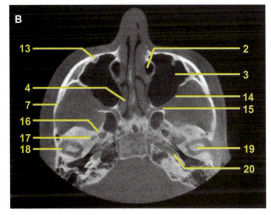
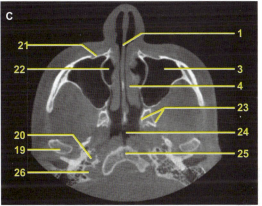
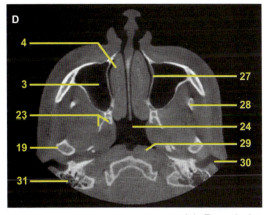
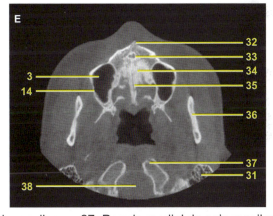

1. Septo nasal
2. Ducto nasolacrimal
3. Seio maxilar
4. Cornetos nasais
5. Processo zigomático da maxila
6. Sutura zigomaticomaxilar
7. Arco zigomático
8. Fossa pterigopalatina
9. Asa maior asa do osso esfenoide
10. Canal carotídeo
11. Porção petrosa do osso temporal
12. Meato acústico interno
13. Canal infraorbital
14. Parede lateral do seio maxilar
15. Fissura pterigomaxilar
16. Forame oval
17. Forame espinhoso
18. Fossa glenoide
19. Côndilo mandibular
20. Canal carotídeo
21. Forame infraorbital
22. Cavidade nasal
23. Placas pterigoides
24. Via respiratória nasofaríngea
25. Osso occipital
26. Forame jugular
27. Parede medial do seio maxilar
28. Processo coronoide
29. Parede faríngea
30. Meato acústico externo
31. Processo mastoide
32. Espinha nasal anterior
33. Canal nasopalatino
34. Palato duro
35. Sutura intermaxilar
36. Ramo da mandíbula
37. Arco anterior do atlas (C1)
38. Forame magno

PRANCHA 12.2

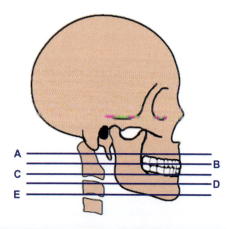
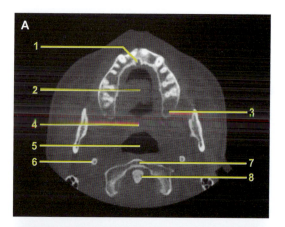
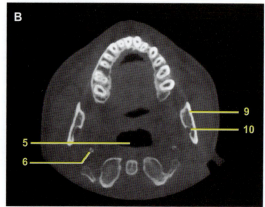
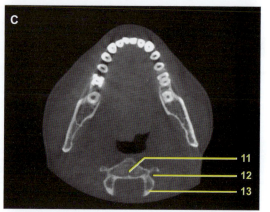
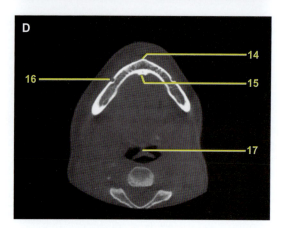
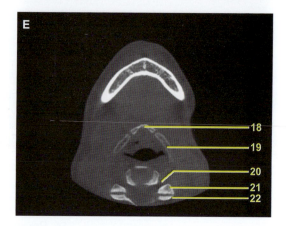

1. Forame incisivo
2. Língua
3. Tuberosidade maxilar
4. Palato mole
5. Via respiratória orofaríngea
6. Processo estiloide
7. Arco anterior do atlas (C1)
8. Processo odontoide de C2
9. Ramo da mandíbula
10. Forame mandibular
11. Corpo Inferior de C2
12. Forame transverso
13. Lâmina de C2
14. Sínfise mandibular
15. Tubérculos genianos
16. Forame mentual
17. Epiglote
18. Corpo do osso hioide
19. Corno maior do osso hioide
20. Forame neural de C2-C3
21. Processo articular superior de C3
22. Processo articular inferior de C2

PRANCHA 12.3

CAPÍTULO 12 Anatomia Radiográfica

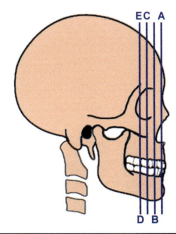
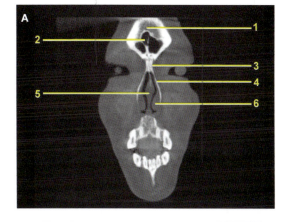
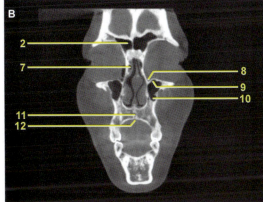
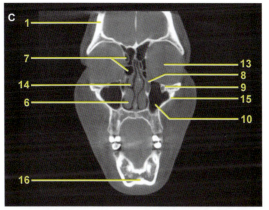
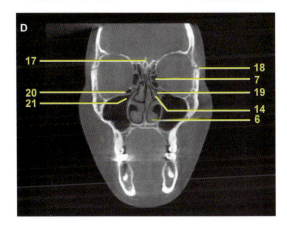
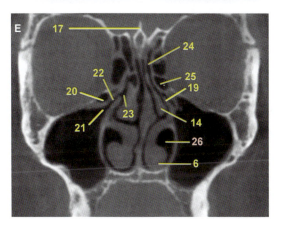

1. Osso frontal
2. Seio frontal
3. Osso nasal
4. Osso maxilar
5. Septo nasal
6. Corneto nasal inferior
7. Células aéreas etmoidais
8. Ducto nasolacrimal
9. Canal infraorbital
10. Seio maxilar
11. Canal nasopalatino
12. Forame incisivo
13. Órbita
14. Concha nasal média
15. Processo zigomático da maxila
16. Mandíbula
17. Crista etmoidal
18. Sutura frontozigomática
19. Processo uncinado
20. Células aéreas etmoidais infraorbitárias (células de Haller)
21. Óstio do seio maxilar
22. Infundíbulo
23. Hiato semilunar
24. Recesso frontal
25. Bolha etmoidal
26. Meato inferior

PRANCHA 12.4

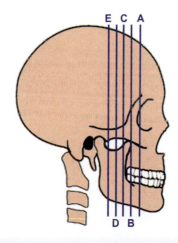
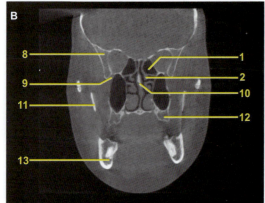
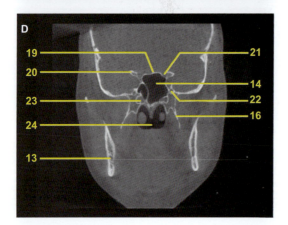
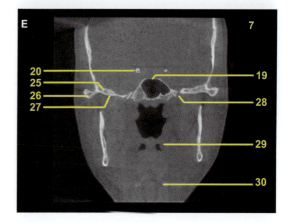

1. Células aéreas etmoidais
2. Concha nasal superior
3. Concha nasal média
4. Arco zigomático
5. Seio maxilar
6. Concha nasal inferior
7. Palato duro (assoalho da cavidade nasal)
8. Osso esfenoide
9. Fissura orbital inferior
10. Placa perpendicular do osso etmoide
11. Processo coronoide da mandíbula
12. Tuberosidade maxilar
13. Canal alveolar inferior
14. Seio esfenoidal
15. Fossa pterigopalatina
16. Placa pterigoide lateral
17. Placa pterigoide medial
18. Ramo mandibular
19. Assoalho da sela túrcica
20. Processo clinoide anterior
21. Canal óptico
22. Forame redondo
23. Canal pterogóideo (vidiano)
24. Via respiratória nasofaríngea
25. Osso temporal escamoso
26. Processo zigomático do osso temporoal
27. Sutura esfenoescamosa
28. Forame oval
29. Tonsilas palatinas
30. Osso hioide

PRANCHA 12.5

CAPÍTULO 12 Anatomia Radiográfica

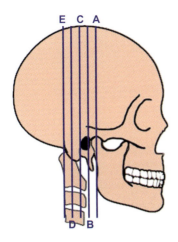
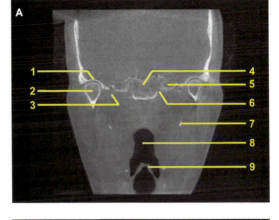
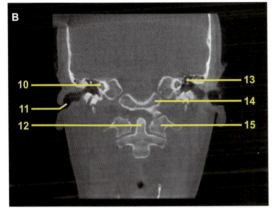
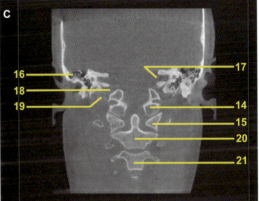
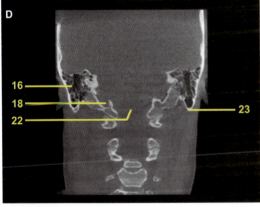
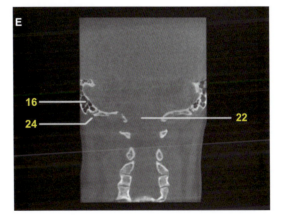

1. Fossa glenoide
2. Côndilo mandibular
3. Forame espinhoso
4. Basioccipital (parte basilar do occipital)
5. Canal carotídeo
6. Sutura petro-occipital
7. Processo estiloide
8. Via respiratória orofaríngea
9. Epiglote
10. Canal semicircular
11. Meato acústico externo
12. Processo odontoide de C2
13. Ossículos da orelha
14. Côndilos occipitais
15. Massa lateral de C1
16. Células aéreas da mastoide
17. Meato acústico interno
18. Forame jugular
19. Bulbo jugular
20. Corpo de C2
21. Corpo de C3
22. Forame magno
23. Processo mastoide
24. Sutura occipitomastoide

PRANCHA 12.6

208 PARTE 2 Imagem

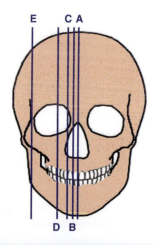
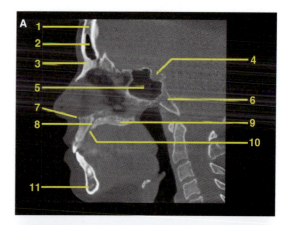
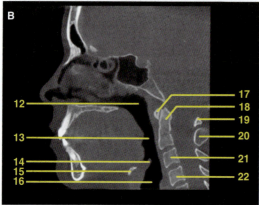
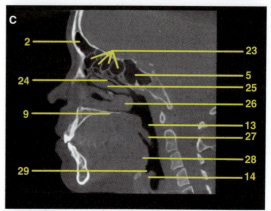
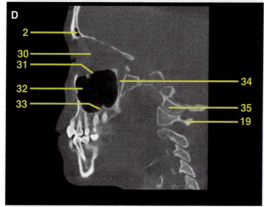
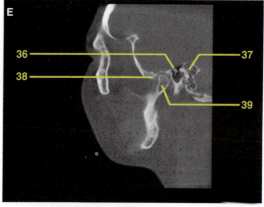

1. Osso frontal
2. Seio frontal
3. Osso nasal
4. Sela túrcica
5. Seio esfenoidal
6. Clivo
7. Espinha nasal anterior
8. Canal nasopalatino
9. Palato duro
10. Forame incisivo
11. Sínfise mandibular
12. Via respiratória nasofaríngea
13. Via respiratória orofaríngea
14. Epiglote
15. Osso hioide
16. Hipofaringe
17. Arco anterior de C1
18. Processo odontoide de C2
19. Arco posterior de C1
20. Processo espinhoso de C2
21. Corpo de C3
22. Corpo de C4
23. Células aéreas etmoidais
24. Hiato semilunar
25. Concha média
26. Concha inferior
27. Palato mole
28. Base da língua
29. Valécula (da epiglote)
30. Órbita
31. Assoalho da órbita/teto do seio maxilar
32. Seio maxilar
33. Assoalho do seio maxilar
34. Fossa pterigopalatina
35. Côndilo occipital
36. Ossículo do orelha média
37. Processo mastoide
38. Eminência articular
39. Côndilo mandibular

PRANCHA 12.7

CAPÍTULO 12 Anatomia Radiográfica

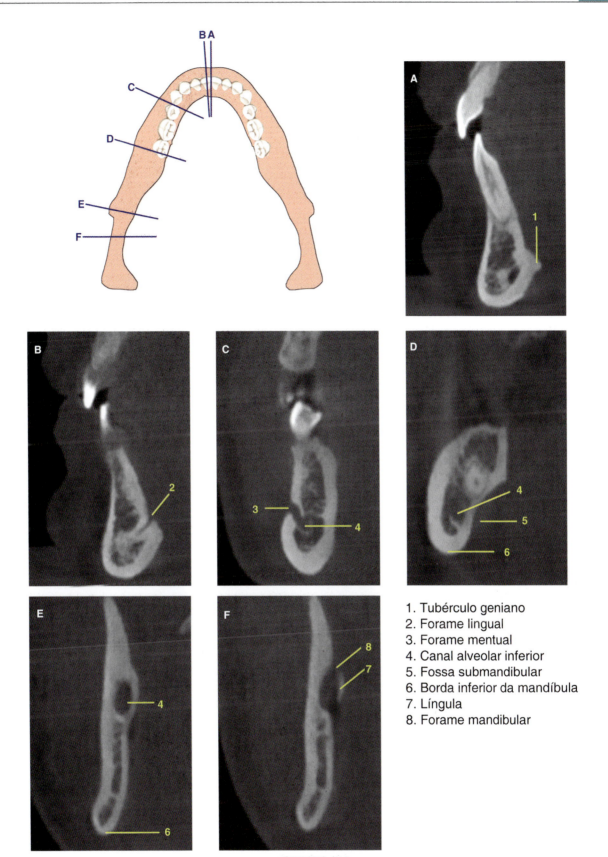

1. Tubérculo geniano
2. Forame lingual
3. Forame mentual
4. Canal alveolar inferior
5. Fossa submandibular
6. Borda inferior da mandíbula
7. Língula
8. Forame mandibular

PRANCHA 12.8

13
Outras Modalidades de Imagens

Sanjay M. Mallya

As modalidades de imagem descritas neste capítulo empregam equipamentos e técnicas que estão além das necessidades rotineiras da maioria dos dentistas gerais. Dessas modalidades, tomografia com multidetector (MDCT; do inglês, *multidetector computed tomography*) e ressonância magnética (RM) são frequentemente prescritas por dentistas especialistas para o diagnóstico e o tratamento de doenças maxilofaciais. A medicina nuclear, a ultrassonografia e a tomografia por emissão de pósitrons (PET) são utilizadas para fins mais especializados e têm aplicações em odontologia. Assim, os dentistas devem ter uma compreensão básica de seus princípios operacionais e aplicações clínicas.

TOMOGRAFIA COMPUTADORIZADA COM MULTIDETECTOR

Em 1972, Godfrey Hounsfield, engenheiro, anunciou a invenção de uma revolucionária técnica de imagem que utilizou a matemática de reconstrução de imagens, desenvolvida duas décadas antes por Cormack, para produzir imagens transversais da cabeça. Hounsfield e Cormack dividiram o Prêmio Nobel de Fisiologia ou Medicina em 1979 por seu trabalho pioneiro que levou à invenção da **tomografia computadorizada (TC)**, considerada por muitos como uma das cinco principais inovações da medicina. A palavra "tomografia" é derivada das palavras gregas *tomos* (fatia) e *graphe* (desenho) – a TC produz imagens de cortes do corpo. O princípio básico da TC é o mesmo – seja aplicado a *tomografia computadorizada convencional*, MDCT, ou por *feixe cônico* (CBCT; do inglês, *cone beam computed tomography*) (ver Capítulos 10 e 11). Em todas as técnicas de TC, uma fonte de raios X colimada e um detector giram em torno do paciente (Figuras 13.1 a 13.3). O detector registra a atenuação de fótons medindo o número de fótons que saem do paciente, captando essas informações em várias centenas de ângulos através do arco rotacional. Algoritmos matemáticos complexos traduzem esses dados de atenuação em um mapa tridimensional (3D) que localiza espacialmente as estruturas atenuantes.

SCANNERS TOMOGRÁFICOS COMPUTADORIZADOS

O início do escaneamento por TC requeria um tempo de verificação de 5 minutos. Subsequentemente, o *design* do *scanner* de TC evoluiu ao longo de quatro gerações e diminuiu esse tempo de varredura para 1 a 2 segundos. Nesses projetos convencionais, o tubo de raios X e o conjunto de detectores, montados em um pórtico, giravam em torno do paciente deitado em uma mesa. No fim de cada revolução, a mesa avançava através do pórtico, enquanto o conjunto do detector de tubos de raios X retornava à sua posição original para desenrolar a fiação conectada que fornecia energia e transferia os dados do detector para o computador. Os *scanners* de primeira geração usavam um feixe "semelhante a um lápis" e registravam dados com um único detector. O feixe de raios X era colimado na fonte e na superfície do detector para minimizar a radiação de dispersão que chega ao detector. Os *scanners* de segunda a quarta geração usavam um conjunto de múltiplos detectores dispostos em um arco ou em um anel externo fixo (Figura 13.1A e B). O movimento da mesa através do pórtico, tipicamente de 1 a 5 mm, posicionava o paciente para visualizar a próxima fatia. Os *scanners* de TC que usam esse tipo de movimento de *step and shoot* para aquisição de imagens são chamados de ***scanners* incrementais**. O conjunto de imagens finais consiste em uma série de imagens espaçadas, contíguas ou sobrepostas no plano axial.

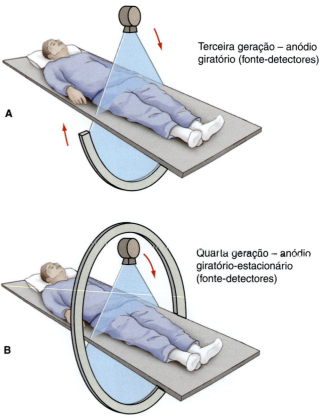

Figura 13.1 Geometria dos *scanners* de tomografia computadorizada (TC). **A.** Nos *scanners* de TC, a fonte de raios X emite um feixe em forma de leque. Nos *scanners* de TC de terceira geração, tanto a fonte de raios X quanto a matriz de detectores giram ao redor do paciente em um caminho circular. O paciente é movido incrementalmente entre cada rotação da fonte. **B.** Nos *scanners* de TC de quarta geração, o tubo de raios X gira em torno do paciente, e o feixe remanescente é detectado por um arranjo circular fixo.

No início dos anos 1990, foram introduzidos *scanners* de TC que adquiriam dados de imagem de maneira helicoidal (Figura 13.2). Esses **tomógrafos helicoidais**, ou **tomógrafos espirais**, usam uma tecnologia de "anel deslizante" que eliminava a necessidade de conexões direcionadas com fio para o tubo de raios X móvel e detector. O pórtico, contendo o tubo de raios X e os detectores, gira continuamente em torno do paciente, enquanto a mesa na qual o paciente está deitado avança continuamente através do pórtico. Uma hélice contínua de dados é adquirida à medida que o feixe de raios X se desloca pelo paciente. A tomografia computadorizada helicoidal é agora o modo de varredura predominante. A tomografia helicoidal oferece várias vantagens. Ele substituiu o processo de varredura incremental por aquisição de imagem contínua e reduziu acentuadamente os tempos de varredura. Como os *scanners* de TC incrementais, essas unidades também usam uma série de detectores em uma única linha, permitindo a captura de imagens de fatias únicas em cada revolução do pórtico.

A **TC com multidetector (MDCT)**, também conhecida como **TC multicorte**, foi introduzida no fim da década de 1990 e agora se tornou o aparelho de mais utilizado em todo o mundo. Na MDCT, várias filas de detectores são incorporadas ao arranjo no eixo z (eixo craniocaudal, cabeça do paciente para o pé), permitindo a captura de múltiplas fatias de imagem durante cada revolução do pórtico (Figura 13.3). A tecnologia MDCT reduziu consideravelmente os tempos de varredura, limitando o artefato de movimento da respiração, do peristaltismo ou das contrações do coração; isso é importante para pacientes que não conseguem reter a respiração por longos períodos e para pacientes pediátricos e com traumatismo. As configurações dos detectores atuais melhoraram a resolução espacial para dimensões submilimétricas. A aquisição volumétrica com imagem isotrópica permite a reformatação em planos diferentes da aquisição axial, sem comprometer a qualidade da imagem. Os *scanners* MDCT contemporâneos têm de 64 a 128 fileiras de detectores, com alguns fornecedores fabricando *scanners* com 320 e 640 linhas de detectores.

Tubos de raios X

Os *scanners* MDCT operam com alta tensão de tubo e corrente de tubo e, portanto, exigem tubos de raios X especiais para atender às altas demandas de produção e resfriamento de calor. As unidades MDCT usam tubos de raios X com ânodos giratórios (Figura 1.9), com alta capacidade térmica, de até 8 milhões de unidades de calor (compare com tubos dentários de 20.000 unidades de calor). Eles normalmente operam em pico de 120 quilovolts (kVp) (faixa de 80 a 140 kVp) e em altas correntes de tubo (200 a 800 mA). A alta saída de raios X minimiza o tempo de exposição e melhora a qualidade da imagem, aumentando a relação sinal-ruído. O alto kVp também fornece uma ampla faixa dinâmica, reduzindo a absorção óssea em comparação com o tecido mole e prolonga a vida útil do tubo, reduzindo a carga do tubo. Os tubos operam continuamente usando geradores trifásicos ou de alta frequência. Para minimizar a exposição do paciente, o feixe é colimado em um fino feixe em leque antes de entrar no paciente. Alguns dos fótons de raios X interagem com o paciente e são dispersos. Para melhorar a qualidade da imagem, o feixe residual é novamente colimado para remover os fótons dispersos antes que ele atinja a matriz do detector.

Detectores

Na MDCT, o feixe de raios X que sai do paciente é capturado por uma matriz de detectores de estado sólido. Esses detectores são geralmente feitos de materiais cintilantes de alto número atômico, como Gd_2S_2O. Os detectores absorvem fótons de raios X e produzem luz visível, que é detectada por fotodiodos e convertida em um sinal eletrônico que forma os dados a serem analisados. Os detectores de cintilação têm alta eficiência de detecção de raios X e absorvem quase 90% dos fótons incidentes. Esta eficiência aumentada permite tempos de varredura curtos e aumenta a relação sinal-ruído. Como descrito anteriormente, os colimadores predeterminados limitam a quantidade de radiação espalhada que atinge o detector. Isso diminui o ruído e melhora o contraste da imagem.

Parâmetros de aquisição de imagens por meio de tomografia com multidetector

Campo de visão

O **campo de visão (FOV; do inglês, *field of view*)** deve abranger a região anatômica que está sendo radiografada. Para os protocolos de TC maxilofacial e mandibular, o FOV normalmente varia de 7 a 18 cm, para abranger todo o esqueleto maxilofacial desde a base do crânio até a borda inferior da mandíbula. Após a aquisição, todo o FOV, ou parte dele, pode ser reconstruído em um conjunto de dados de imagem. Um *scout* ou uma visão de reconhecimento ou localizador é feita primeiramente e é tipicamente uma projeção lateral da cabeça. Essa visão do *scout* permite ao tecnólogo definir o FOV. Algumas técnicas automáticas de controle de exposição (ver adiante) usam informações desta visão de reconhecimento para estimar a corrente do tubo com base no tamanho e na anatomia do paciente.

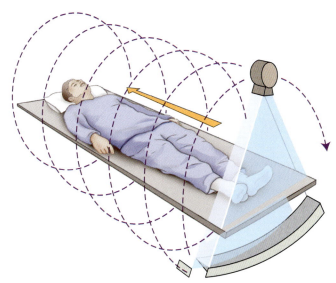

Figura 13.2 Imagem de tomografia computadorizada helicoidal. Nos *scanners* helicoidais, o paciente é movido continuamente através do pórtico e a fonte de raios X se move continuamente ao redor do paciente em um círculo. O efeito líquido é descrever um caminho helicoidal – e imagem – através do paciente. Cortes axiais verdadeiros são reconstruídos no *software*.

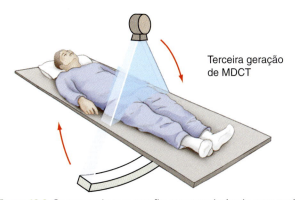

Terceira geração de MDCT

Figura 13.3 *Scanners* de tomografia computadorizada com multidetector (MDCT) usam um conjunto de detectores relativamente amplo, com 64 a 640 linhas. Nestes *scanners*, todas as partes do arco da matriz do detector são equidistantes da fonte de raios X. Formação de imagem de tomografia computadorizada.

Configurações de exposição (kVp, mA)

A maioria dos exames de TC de adultos é realizada com uma voltagem de tubo de 120 kVp. Reduzir o kVp diminuirá a dose de radiação, mas aumentará o ruído da imagem. Vários protocolos de MDCT pediátricos usam um kVp mais baixo (80 a 120 kVp) para reduzir a dose de radiação para o paciente. No entanto, diminuir o ajuste de miliampere (mA) é o método mais comum para minimizar a dose de radiação. Notavelmente, várias unidades oferecem controle automático de exposição, em vez de usar configurações fixas de mA, em que o mA é ajustado automaticamente, dependendo do tamanho do paciente e da parte do corpo que está sendo examinada.

Espessura da fatia e configurações do detector

Na TC convencional de fatia única, a espessura da fatia da imagem é determinada pela colimação da largura do feixe. Na MDCT, várias fatias são adquiridas em uma rotação de pórtico e a espessura mínima da fatia depende da largura da linha do detector. Após a aquisição, os dados das linhas contíguas do detector podem ser combinados (*binning*) para reconstruir fatias de diferentes espessuras. Por exemplo, considere um tomógrafo de 320 fatias com elementos detectores de 0,5 mm de largura. A largura do feixe seria de 320 × 0,5 mm = 160 mm. O volume adquirido pode ser reconstruído em fatias de 320 × 0,5 mm, 160 × 1 mm, 80 × 2 mm. A tarefa de diagnóstico orienta a espessura da fatia reconstruída. Para os exames maxilofaciais, a avaliação óssea é tipicamente realizada com cortes de 0,5 mm a 0,75 mm de espessura, enquanto os cortes de 1 mm de espessura são adequados para o exame de tecido mole.

O **intervalo** (***pitch***) da varredura influencia a velocidade de varredura, a sobreposição de seções e a dose de radiação. Para MDCT, o campo é definido como:

$$\text{Pitch} = \frac{\text{Distância movida pela mesa por rotação de 360°}}{\text{Largura do feixe}}$$

Quando o *pitch* é 1, não há sobreposição entre fatias. Em um *pitch* menor que 1, as fatias se sobrepõem, produzindo imagens com maior resolução. No entanto, o comprimento da imagem do tecido por rotação do *gantry* é menor, resultando em tempos de varredura maiores para a imagem da mesma região anatômica. Importante: a dose de radiação para o paciente é aumentada. Quando o *pitch* é maior que 1, as aquisições helicoidais são separadas. Isso permite tempos de varredura mais rápidos para o mesmo comprimento de varredura e com menos dose de radiação. No entanto, os dados ausentes entre as rotações helicoidais reduzem a resolução da imagem no eixo *z*.

Reconstrução de imagem por tomografia computadorizada
Algoritmos de reconstrução

Os fótons registrados pelos detectores representam um composto das características de absorção de todas as estruturas anatômicas no caminho do feixe de raios X. Algoritmos de computador usam essas contagens de fótons para reconstruir as imagens seccionais. Os métodos usados para reconstruir imagens são complexos. Considere um objeto com quatro compartimentos, como mostrado na Figura 13.4. Os coeficientes de atenuação linear (densidades) de cada uma das quatro células podem ser calculados usando quatro equações simultâneas para resolver quatro incógnitas. Este método se torna impraticável computacionalmente quando existem 512^2 ou 1.024^2 células. Em vez disso, os métodos chamados **algoritmos de retroprojeção filtrada** envolvendo transformadas de Fourier são usados para a rápida reconstrução da imagem. Uma modificação desses métodos, chamada **reconstrução de Feldkamp**, é usada para a MDCT considerar o raio de divergência dos raios X. Esse mesmo princípio é usado em imagens de CBCT (ver Capítulo 10). Algoritmos adicionais são aplicados para corrigir o movimento helicoidal do *scanner* e para construir cortes transversais planos a partir da informação helicoidal. Nos últimos anos, uma técnica de processamento de imagem chamada reconstrução iterativa vem sendo usada em vez de retroprojeção filtrada para reduzir o ruído das imagens. Essa técnica permite o uso de protocolos de baixa dose, mas produz imagens com qualidade de imagem comparável ou melhor.

Kernels (núcleos) para osso e tecido mole

Após a reconstrução, vários algoritmos de processamento de imagem, ou "filtros", são aplicados para acentuar as características específicas da imagem TC. Na prática clínica, esses filtros são frequentemente chamados de "*kernels* ósseos" e "*kernels* de tecido mole" (Figura 13.5) e são projetados para facilitar objetivos diagnósticos específicos. Por exemplo, a avaliação óssea requer uma resolução espacial mais alta – a aplicação do *kernel* ósseo reconstruirá uma imagem com detalhes mais nítidos para enfatizar a estrutura óssea, embora com algum aumento no ruído da imagem. Por outro lado, a avaliação das áreas de tecido mole requer a identificação de pequenas diferenças na atenuação, e os *kernel* de tecidos moles produzem imagens com menos ruído e melhor resolução de contraste.

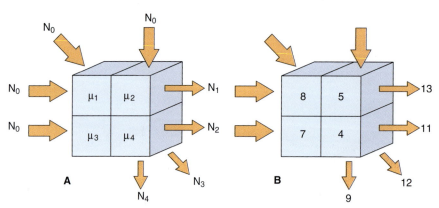

Figura 13.4 Reconstrução de imagem. **A.** Considere quatro volumes com diferentes coeficientes de atenuação linear (μ). Um feixe que entra no objeto com fótons N_0 é reduzido em intensidade pelo objeto. A intensidade do feixe remanescente é medida pela matriz do detector. O valor de cada célula no objeto pode ser determinado pela resolução de quatro (ou mais) equações simultâneas independentes. Tal abordagem de força bruta é computacionalmente intensiva e, na prática, algoritmos muito mais rápidos são usados para reconstruir imagens. **B.** Essa tarefa é conceitualmente similar aos problemas do Sudoku, pois a exposição ao detector é conhecida e os algoritmos de retroprojeção filtrados estimam a intensidade da exposição em cada *voxel*.

CAPÍTULO 13 Outras Modalidades de Imagens

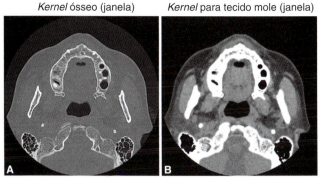

Figura 13.5 A. Imagens axiais de tomografia computadorizada através do arco dentoalveolar maxilar, reconstruídas com o núcleo ósseo. Observe os detalhes da trabeculação óssea. **B.** Fatia axial do mesmo plano reconstruída com um núcleo de tecido mole. Observe contraste reforçado entre músculos e gordura subcutânea.

Pós-processamento de conjuntos de dados tomográficos computadorizados com multidetector

Números de tomografia computadorizada e unidades Hounsfield

A imagem de TC é gravada e exibida como matriz de blocos individuais chamados *voxels* (elementos de volume) (Figura 13.6). Cada quadrado da matriz da imagem é um ***pixel***. Imagens MDCT têm tipicamente 512 × 512 *pixels*. Cada *pixel* recebe um número de TC representando a densidade do tecido, inferido a partir dos dados de atenuação pelos algoritmos de reconstrução. Esse número é proporcional ao grau em que o material dentro do *voxel* atenuou o feixe de raios X. Os números TC são normalizados para o valor de atenuação da água, e expressos em uma escala de unidades arbitrárias – **Unidades Hounsfield** (HU), em homenagem ao inventor Hounsfield. Na escala HU, o número de TC da água é definido como

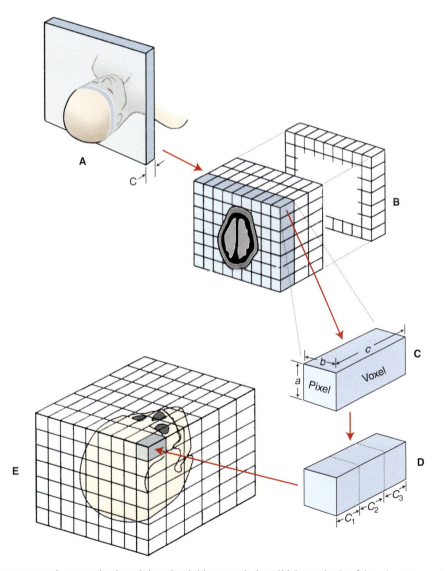

Figura 13.6 A. Os dados para uma imagem de plano único são obtidos a partir de múltiplas projeções feitas durante o curso de uma rotação de 360° ao redor do paciente. A espessura da fatia (*c*) é controlada pela largura do colimador pós-paciente. **B.** Uma imagem de plano único é construída a partir de características de absorção do sujeito e exibida como diferenças em densidade óptica, variando de – 1.000 a + 4.000 HU. Vários planos podem ser visualizados a partir de várias varreduras contíguas. **C.** A imagem consiste em matriz de *pixels* individuais representando a face de um volume chamado *voxel*. Embora as dimensões *a* e *b* sejam determinadas em parte pelo programa de computador usado para construir a imagem, a dimensão *c* é controlada pelo colimador como em **A**. **D.** *Voxels* cuboides podem ser criados a partir do *voxel* retangular original por interpolação de computador. Isso permite a formação de imagens multiplanares e tridimensionais (**E**).

zero, e o número de TC do ar é definido como –1.000. A derivação matemática dos números TC e unidades Hounsfield de tecidos e materiais comuns é mostrada na Tabela 13.6.

Largura e níveis da janela

As imagens de TC são normalmente de 12 bits, o que significa que elas têm 4.096 (2^{12}) tons de cinza. Monitores de exibição normalmente exibirão de 256 a 1.024 tons de cinza. O olho humano é capaz de distinguir aproximadamente 32 níveis de cinza em uma luminância fixa; assim, imagens de 6 a 8 bits são geralmente suficientes para a exibição de imagens de TC. Os aplicativos de *software* que exibem imagens de TC permitem que o espectador reduza o intervalo de níveis de cinza exibidos e essa tarefa de pós-processamento é conhecida como janelas (Figura 13.7). Ao definir a **largura da janela** e o **nível da janela**, o espectador manipula a escala de contraste e o brilho da imagem exibida (Figura 13.8). A largura da janela define o intervalo de números de TC que serão exibidos na escala de cinza. O nível da janela é o número do TC no centro desse intervalo.

Reformatação planar curva e multiplanar

Os conjuntos de dados volumétricos reconstruídos da MDCT podem ser vistos como imagens nos planos axial, coronal e sagital ou em qualquer plano arbitrário, dependendo da tarefa diagnóstica. Isto é referido como **reformatação multiplanar (MPR; do inglês,** *multiplanar reformation*), e a visualização simultânea em três planos ortogonais muitas vezes facilita a interpretação radiográfica (Figura 13.9). A visualização de programas de *software* permite que o usuário exiba essas imagens na espessura de 1 *voxel* ou fatias mais espessas combinando dados de vários *voxels*. A reformatação planar curva é realizada pela criação de um plano de reformatação que percorre o eixo longo de uma estrutura anatômica, por exemplo, a arcada dentária, e pode ser aplicada para gerar vistas "panorâmicas" das mandíbulas.

Técnicas especiais de pós-processamento permitem a visualização do conjunto de dados 3D (Figura 13.10). Renderização de superfície (ou exibição de superfície sombreada) fornece uma vista 3D de uma superfície. Esses algoritmos de computador delineiam uma superfície com base no limiar (identificando *pixels* com números de TC dentro de um intervalo especificado) e detecção de borda (identificando *pixels* com alterações nítidas nos números de TC). Os *pixels* são então sombreados pela atribuição de um valor de brilho para simular uma cena 3D. Muitos programas de *software* permitem que o usuário interaja com essas imagens renderizadas, como rotação ou remoção da superfície externa para visualizar outra estrutura. A renderização de volume é uma técnica semelhante, porém mais avançada. Ambas as técnicas de renderização são auxiliares valiosos para a revisão primária das imagens MPR, por exemplo, para visualizar a assimetria facial e as fraturas (Figuras 13.10 e 27.25).

TABELA 13.1 Unidades típicas Hounsfield (HU) para ar e tecidos.	
Tecido	**Unidades Hounsfield (números de TC)**
Osso	+ 200 (trabecular) a + 3.000 (cortical densa)
Músculo	+ 40 a + 80
Sangue coagulado	+ 50 a + 75
Sangue	+ 15 a + 30
LCR	+ 15
Água	0
Gordura	– 60 a – 100
Pulmão	– 200 a – 600
Ar	– 1.000
$HU = 1.000 \times \dfrac{\mu - \mu_{H_2O}}{\mu_{H_2O}}$ em que μ é o coeficiente de atenuação linear	

TC, tomografia computadorizada; LCR, líquido cefalorraquidiano.

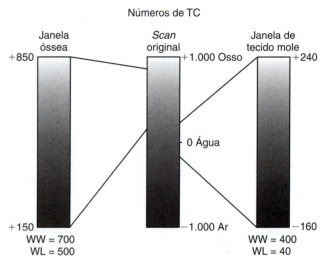

Figura 13.7 Largura e nível da janela. Os números de tomografia computadorizada (*TC*) são escalonados no osso cortical (*+ 1.000*), água (0) e ar (*– 1.000*). A visualização de tecido ósseo ou mole é otimizada melhorando o contraste da região apropriada da imagem original. Largura da janela (*WW*) é o intervalo de números de TC usado e o nível de janela (*WL*) é a importação do intervalo. Parâmetros predefinidos no *software* (vistas da janela do osso e do tecido mole) são usados para melhorar a visualização desses tecidos. Neste exemplo, uma janela óssea pode ter um alcance de 700 unidades e média de 500 unidades, enquanto uma janela de tecido mole pode ter um alcance de 400 unidades e média de 40 unidades.

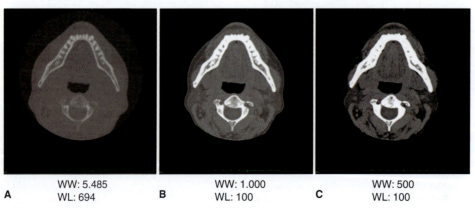

Figura 13.8 Manipulação da largura da janela (*WW*) e nível da janela (**A** a **C**) e mudanças resultantes no contraste da imagem. *WL*, nível da janela.

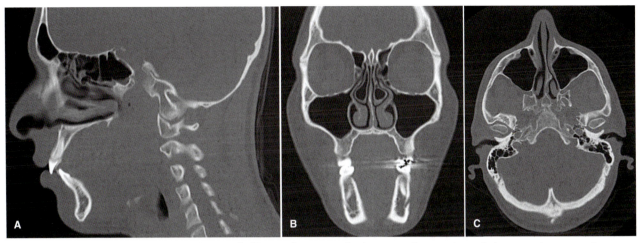

Figura 13.9 Vistas de reconstrução multiplanar facilitam a interpretação da anatomia complexa. **A.** Imagens de tomografia computadorizada demonstrando o plano sagital através dos incisivos laterais e forame lacerado. Observe os seios frontal, etmoidal e esfenoidal. **B.** Vista coronal através dos seios etmoidal e maxilar e forame mentual na mandíbula esquerda. **C.** Vista axial através do nível dos seios maxilares e côndilos mandibulares. O lado direito do paciente aparece no lado esquerdo das imagens coronais e sagitais, como se o paciente estivesse deitado de costas com os dedos dos pés apontados para o observador.

Artefatos

Artefatos são discrepâncias sistêmicas entre os números de TC em *voxels* reconstruídos e os coeficientes de atenuação verdadeira das estruturas anatômicas que eles representam. Alguns artefatos comumente encontrados na região maxilofacial são descritos a seguir.

Artefato de volume parcial

Quando um único *voxel* representa tecidos de diferentes densidades (p. ex., osso e tecido mole), o número de TC resultante para esse *voxel* é um valor intermediário que não representa com precisão qualquer um dos tecidos. Esse artefato ocorrerá quando o objeto que está sendo visualizado for menor que o tamanho de um *voxel* individual

reconstruído. Praticamente, esse artefato pode aparecer como ruptura parcial de uma fina camada de osso cortical, por exemplo, as paredes ósseas das células aéreas etmoidais ou do osso temporal.

Artefato de endurecimento de feixe

Os tubos de raios X produzem um feixe de raios X polienergético. À medida que viaja através do tecido do paciente, os fótons de energia mais baixa são preferencialmente atenuados, e a energia média do feixe é aumentada. O endurecimento do feixe resulta em dois tipos de artefatos – *artefatos de cupping (escavação)* e estrias escuras (Figura 13.11). Artefatos que endurecem os feixes se manifestam como faixas escuras entre duas estruturas altamente atenuantes, como ossos compactos, implantes dentários e restaurações dentárias.

Artefatos em estrias causados por metal

Artefatos de estrias de metal ocorrem por causa da absorção quase completa de fótons de raios X por restaurações metálicas. Eles aparecem como estrias opacas no plano oclusal (Figura 13.11).

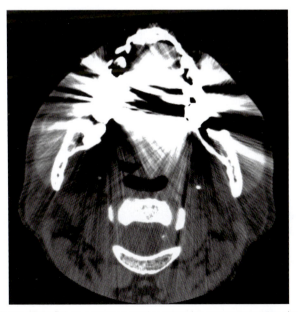

Figura 13.10 Renderização tridimensional (3D). Visualizações 3D com a configuração de limiar para visualizar o osso (*esquerda*) ou tecido mole (*direita*) e fazer com que pareça ter profundidade, destacando estruturas próximas às estruturas da frente e sombreamento próximo às costas. Este paciente apresenta microssomia hemifacial e demonstra desenvolvimento incompleto dos ossos frontal esquerdo, esfenoide, temporal maxilar, zigomático e mandibular. Observe também tamanho reduzido da órbita esquerda, depressão da ponta do nariz, dentes maxilares esquerdos ausentes e incompletamente erupcionados, desvio da mandíbula direita para a esquerda, face inferior esquerda afundada e malformação da orelha esquerda. (Imagens Cortesia de Dr. P.-L. Westesson, University of Rochester, NY.)

Figura 13.11 Faixas escuras e estrias causadas por restaurações dentárias metálicas.

Agentes de contraste

Os agentes de contraste são substâncias usadas para melhorar a visualização da interface entre as estruturas. A tomografia computadorizada frequentemente utiliza meios de contraste à base de iodo, administrados por via intravenosa, para melhorar o detalhe dos tecidos moles e da imagem vascular. O iodo no meio de contraste tem um alto número atômico ($Z = 53$) e absorve eficientemente os raios X (Figura 13.12). Os tumores malignos da face frequentemente são mais vascularizados do que os tecidos normais circundantes; assim, a presença do iodo perfundindo esses tecidos aumenta sua densidade radiográfica e torna suas margens mais detectáveis. O meio de contraste também ajuda a visualizar os linfonodos aumentados contendo carcinoma metastático. No entanto, o meio de contraste pode ser nefrotóxico em pacientes idosos com doença renal.

Aplicações

Exames de imagem por MDCT têm diversas aplicações em diagnóstico e tratamento de doenças dentomaxilofaciais. As indicações para MDCT estão listadas no Quadro 13.1. Para algumas dessas indicações clínicas, os objetivos diagnósticos podem ser realizados pela CBCT (ver Capítulos 10, 11 e 17). A Tabela 13.2 compara resolução espacial, resolução de contraste e dose de radiação da MDCT e CBCT. Em comparação com a CBCT, a MDCT tem maior dose de radiação e menor resolução espacial.

Para a maioria das patologias intraósseas no osso, a CBCT pode ser adequada. No entanto, a MDCT tem uma alta resolução de contraste e fornece excelente visualização dos tecidos moles. Assim, quando há envolvimento evidente ou suspeito de tecidos moles, a MDCT é o protocolo de TC preferido.

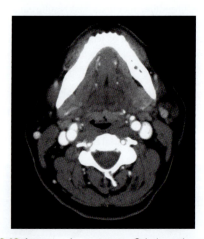

Figura 13.12 Agentes de contraste. O iodo pode ser administrado por via intravenosa para destacar vasos sanguíneos e estruturas com um rico suprimento vascular, incluindo a periferia de alguns tumores. Imagem de tomografia computadorizada através da mandíbula na janela do tecido mole e após administração de iodo. Observe os grandes vasos proeminentes, localizados apenas na região anterior e lateral das vértebras cervicais e músculos do assoalho da boca e do pescoço.

QUADRO 13.1 Indicações para tomografia computadorizada com multidetector para região maxilofacial.

- Infecções, incluindo osteomielite e infecções intersticiais
- Traumatismo medial e mandibular
- Anomalias de desenvolvimento do esqueleto craniofacial
- Cistos intraósseos benignos e neoplasias dos maxilares
- Neoplasias benignas e malignas que se originam ou se estendem para os tecidos moles orofaciais
- Cistos de tecido mole.

TABELA 13.2 Comparação dos parâmetros de tomografia computadorizada com multidetector e tomografia computadorizada de feixe cônico.

Parâmetro	Tomografia computadorizada com multidetector	Tomografia computadorizada com feixe cônico
Resolução de contraste de tecido mole	Excelente	Ruim
Resolução espacial típica, largura do detector	0,5 mm e acima	0,08 a 0,4 mm
Dose de radiação, tomografia computadorizada maxilofacial sem contraste	Protocolo padrão: 0,65 mSv Protocolo de baixa dose: 0,18 mSv	Tipicamente, < 0,1 mSv

IMAGEM DE RESSONÂNCIA MAGNÉTICA

A ressonância magnética (RM) é uma técnica de imagem com um impacto revolucionário no diagnóstico por imagem, tanto em termos do espectro de contraste do tecido como da falta de riscos associados à radiação ionizante (ver Capítulo 2). Em 1973, Paul Lauterbur descreveu o potencial de produzir imagens baseadas nos princípios da ressonância magnética nuclear (RMN). Posteriormente, Sir Peter Mansfield desenvolveu o uso do campo magnético e a análise matemática dos sinais para a reconstrução da imagem. Nos anos 1980, a ressonância magnética foi desenvolvida e refinada para aplicação clínica prática. Lauterbur e Mansfield receberam o Prêmio Nobel de Fisiologia ou Medicina em 2003.

Para produzir uma imagem de RM, o paciente é primeiramente colocado dentro de um grande ímã. Este campo magnético faz com que os núcleos de muitos átomos no corpo, particularmente hidrogênio, se alinhem com o campo magnético. O *scanner* direciona um pulso de radiofrequência para o paciente, fazendo com que alguns núcleos de hidrogênio absorvam energia (ressoem). Quando o pulso de radiofrequência é desligado, os núcleos de hidrogênio liberam a energia armazenada, que é detectada como um sinal no *scanner*. Esse sinal é usado para construir a imagem de RM – em essência, um mapa da distribuição de hidrogênio mais as propriedades teciduais locais que influenciam a intensidade do sinal de ressonância magnética.

A ressonância magnética não é invasiva e utiliza radiação não ionizante. Ela produz imagens com excelente resolução de tecido mole em qualquer plano de imagem. As limitações práticas das imagens de RM incluem alto custo e longos tempos de varredura. Além disso, objetos metálicos no campo de imagens, como restaurações dentárias e aparelhos ortodônticos, podem produzir artefatos de imagem. Objetos ferromagnéticos, como corpos estranhos ou dispositivos cirúrgicos, podem se mover para o campo magnético forte, ferindo o paciente.

Momento magnético nuclear

Prótons e nêutrons individuais (núcleons) nos núcleos de todos os átomos possuem um *spin* ou momento angular. Em núcleos com números iguais de prótons e nêutrons, o *spin* de cada núcleo cancela o de outro, produzindo um *spin* líquido de zero. No entanto, os núcleos que contêm um próton ou um nêutron não pareados têm um *spin* líquido. Uma lei fundamental da física é que a massa carregada girando (*spinning*) tem um campo magnético associado, designado **momento magnético nuclear**. Assim, núcleos com núcleons desemparelhados atuam como ímãs com **dipolos magnéticos** (polos norte e sul). Esta propriedade-chave dos núcleos é fundamental na confecção de uma imagem de RM. A Tabela 13.3 lista a abundância de núcleos biológicos

TABELA 13.3 Propriedades magnéticas de núcleos biológicos abundantes.

Isótopo	Abundância (%)	Relação giromagnética (MHz/T)
^{1}H	99	42,6
^{12}C	98	0[a]
^{16}O	99	0[a]
^{19}F	100	40,0
^{23}Na	100	11,3
^{31}P	100	17,2

[a]Isótopos com uma razão giromagnética de zero não produzem sinal de ressonância magnética.

de relevância na RM. Destes núcleos, a RM clínica padrão usa o núcleo de hidrogênio para produzir sinais para a geração de imagens.

Campo magnético externo

Na imagem clínica de RM, o paciente é colocado dentro de um campo magnético forte. As forças de campo variam de 0,1 a 7 T, sendo 1,5 T a mais comum (1,5 T é cerca de 30.000 vezes a força do campo magnético da Terra).

Um núcleo de hidrogênio consiste em um único próton não pareado e, portanto, atua como um dipolo magnético. Normalmente, esses dipolos magnéticos são orientados aleatoriamente no espaço (Figura 13.13). Quando colocados dentro de um campo magnético externo forte, os momentos magnéticos desses prótons individuais se alinham ao longo da direção do campo magnético (Figura 13.14).

Dois estados de energia são possíveis para o núcleo de hidrogênio: menor estado de energia (*spin-up*, momento magnético na direção do campo magnético externo) e maior estado de energia (*spin-down*, momento magnético contra a direção do campo magnético externo). Os núcleos preferem estar em um estado de menor energia, e assim, no equilíbrio, mais núcleos de hidrogênio têm momentos magnéticos na direção do campo magnético externo (também chamado de eixo Z). Nessa situação, a magnetização da rede (ou ***magnetização longitudinal, M^Z***, Figura 13.17) – a soma de todos os momentos magnéticos de todos os prótons – está na direção do campo magnético. Aumentar a força do campo magnético aumenta a magnitude da magnetização longitudinal.

Precessão

Além de se alinhar com a direção do campo magnético externo ou contra esta, o momento magnético dos prótons também precede em torno do campo magnético externo (Figura 13.15). Este movimento se assemelha a um pião ou giroscópio, que gira em torno de uma posição vertical à medida que diminui a velocidade. Da mesma forma, a existência do campo magnético externo faz com que o eixo do próton giratório oscile (precessão) em torno do eixo do campo magnético aplicado (Figura 13.16). A frequência de precessão é chamada de **frequência de Larmor** ou **frequência de ressonância** e é definida pela equação de Larmor. As aplicações práticas da equação de Larmor para a ressonância magnética clínica são discutidas no Quadro 13.2.

Pulso de radiofrequência e ressonância

Os núcleos de hidrogênio em equilíbrio no campo magnético externo estão no estado de energia inferior ou no estado de energia superior e alternam entre esses estados de energia ao absorver ou liberar energia. Na ressonância magnética, um pulso de radiofrequência (radiação eletromagnética não ionizante; Figura 1.3) é emitido para o paciente. A frequência de pulso de radiofrequência corresponde à frequência de Larmor do núcleo de hidrogênio – combinar a frequência do pulso de radiofrequência com a frequência de Larmor faz com que os prótons ressoem e absorvam a energia de radiofrequência. Esta absorção de energia faz com que alguns dos núcleos de baixa energia (*spin-up*) ganhem energia para se converterem ao estado de alta energia (*spin-down*). Consequentemente, a magnetização longitudinal, M_Z, é reduzida (Figura 13.17). Quanto mais tempo o pulso de radiofrequência for aplicado, menor será a magnetização longitudinal resultante. O pulso de radiofrequência faz com que os prótons se precessem em fase um com o outro, resultando em magnetização do tecido no plano

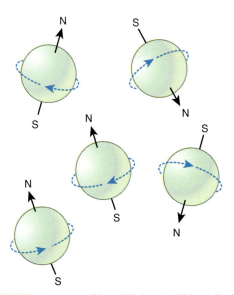

Figura 13.13 Dipolos magnéticos. Núcleos de hidrogênio dentro de um paciente normalmente têm dipolos aleatoriamente orientados e, portanto, nenhum vetor magnético líquido.

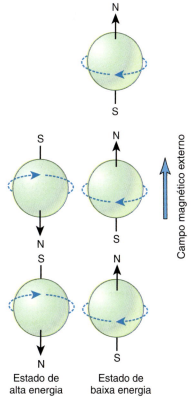

Figura 13.14 Núcleos de hidrogênio em um campo magnético externo. Na presença de um forte campo magnético externo aplicado, a maioria dos núcleos está no estado de energia inferior e está alinhada em paralelo com o campo magnético, enquanto outros se alinham no estado de energia mais alto, antiparalelo ao campo magnético.

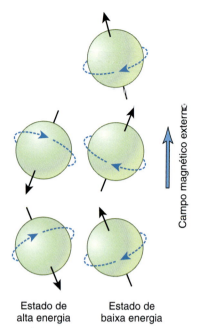

Figura 13.15 Núcleos de hidrogênio em um campo magnético externo. Os dipolos magnéticos não estão alinhados exatamente com o campo magnético externo. Em vez disso, os eixos dos prótons giratórios realmente oscilam ou trepidam com uma leve inclinação em vez de serem absolutamente paralelos com a corrente do ímã externo.

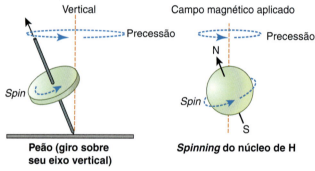

Figura 13.16 Precessão. Assim como um peão gira em torno de um eixo vertical ao ser lançado, o eixo de rotação de um núcleo de hidrogênio em rotação gira em torno da direção do campo magnético externo. Esse movimento é chamado de precessão, e a taxa ou frequência de precessão é chamada de frequência precessional, de ressonância ou de Larmor. A frequência de Larmor depende da força do campo magnético externo e é específica para as espécies nucleares.

> **QUADRO 13.2 Aplicações práticas da equação de Larmor em imagem por ressonância magnética clínica.**
>
> - Os núcleos de hidrogênio são abundantes e possuem uma alta relação giromagnética e, portanto, uma alta frequência de Larmor, que permite a produção eficiente de sinais para produzir uma imagem de ressonância magnética
> - A relação giromagnética de cada núcleo é única (ver Tabela 13.3). Assim, para uma dada força de campo magnético, as frequências de Larmor de diferentes núcleos também são únicas, e isso permite a excitação seletiva de núcleos de hidrogênio durante a geração de imagens clínicas
> - A frequência de Larmor de uma espécie nuclear é diretamente proporcional à força do campo magnético externo. Na ressonância magnética, um gradiente magnético local é aplicado em um local anatômico. Isso separa espacialmente os prótons do tecido em "fatias" de diferentes frequências de Larmor – a base para codificar espacialmente sinais de ressonância magnética em fatias de imagem.
>
> $$\omega = \gamma \times B_0$$
>
> em que ω é a frequência de Larmor, γ é a relação giromagnética e B_0 é a força do campo magnético externo.

transversal (*magnetização transversal*, M_{XY}) perpendicular ao eixo Z longitudinal (Figura 13.17). Um pulso de radiofrequência de intensidade e duração suficientes pode diminuir o M_Z para zero (Figura 13.18). Esse pulso de radiofrequência é chamado de **pulso de radiofrequência em 90°** ou um **ângulo de inclinação de 90°** e maximiza a magnetização transversal M_{XY} porque os momentos magnéticos de todos os núcleos estão em fase.

Sinal de ressonância magnética

A precessão da magnetização transversal, M_{XY}, induz uma corrente elétrica em uma bobina receptora (Figura 13.19). A magnitude dessa corrente é proporcional à concentração total de núcleos de hidrogênio (densidade de prótons) no tecido. A força do sinal também depende do grau em que o hidrogênio é ligado dentro de uma molécula. Átomos de hidrogênio fortemente ligados, como na hidroxiapatita no osso, não se alinham com o campo magnético externo e produzem um sinal fraco. Átomos de hidrogênio fracamente ligados e móveis, como aqueles em tecidos moles e líquidos, reagem ao pulso de radiofrequência e produzem um sinal detectável no fim do pulso de radiofrequência. A concentração de núcleos de hidrogênio fracamente ligados disponíveis para criar o sinal é referida como **densidade de prótons** ou **densidade de *spin*** do tecido em questão. Quanto maior a concentração de átomos de hidrogênio fracamente ligados, mais forte é a magnetização transversal, mais forte é o sinal de RM e mais brilhante a parte correspondente da imagem de RM.

Quando o pulso de radiofrequência é desligado, os núcleos começam a retornar ao seu estado de rotação de energia inferior original, um processo chamado de **relaxamento**. Como alguns dos núcleos de alta energia retornam ao estado de baixa energia, a magnetização longitudinal, M_Z, retorna ao seu estado de equilíbrio original. Além disso, e de forma independente, os momentos magnéticos individuais dos prótons começam a interagir entre si e a defasar. Essa defasagem resulta na redução da magnetização no plano transversal, M_{XY}, uma condição denominada **decaimento**. Por causa da perda da magnetização transversal e da defasagem dos núcleos de hidrogênio, há uma perda de intensidade do sinal de RM. A voltagem decrescente registrada na bobina receptora é chamada de sinal de **decaimento de livre indução**.

Relaxamento T1 e T2

O relaxamento no final do pulso de radiofrequência resulta na recuperação da magnetização longitudinal; isso é realizado pela transferência de energia dos núcleos individuais de hidrogênio (*spin*) para as moléculas circundantes (rede). Este é um processo exponencial, e o tempo necessário para que 63% da magnetização longitudinal, M_Z, retorne ao equilíbrio é chamado de **tempo de relaxamento T1** ou **tempo de relaxamento *spin*-rede**. O tempo de relaxamento T1 varia com os diferentes tecidos e reflete a capacidade de seus núcleos transferirem seu excesso de energia para as moléculas adjacentes (Tabela 13.4). Tecidos com alto teor de fluidos, como o líquido cefalorraquidiano (LCR), tendem a ter tempos T1 longos, porque a alta energia inerente da água inibe a transferência de energia dos núcleos de hidrogênio excitados. No entanto, tecidos com alto teor de gordura, como a medula óssea, tendem a ter tempos T1 curtos, refletindo a baixa energia inerente da gordura e a relativa facilidade com que a energia é transferida dos núcleos de hidrogênio excitados.

Quando o pulso de radiofrequência é aplicado, os núcleos de hidrogênio se prendem ao redor do eixo Z em fase (ou em sincronia um

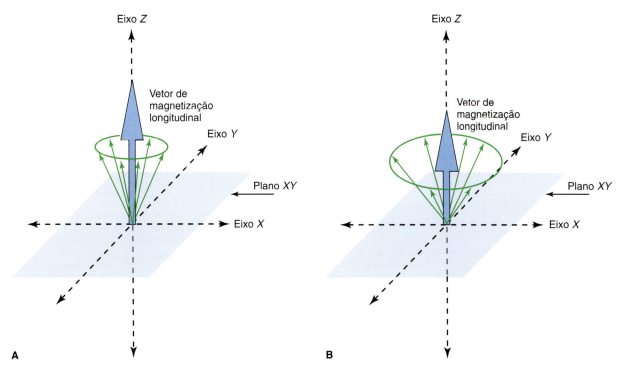

Figura 13.17 Magnetização longitudinal. Quando os núcleos de hidrogênio estão em um campo magnético externo, resultam dois estados de energia: *spin-up*, que é paralelo à direção do campo, e *spin-down*, que é antiparalelo à direção do campo. **A.** O efeito combinado desses dois estados de energia é um momento magnético líquido fraco, ou vetor de magnetização paralelo ao campo magnético aplicado. **B.** Quando a frequência do pulso de radiofrequência coincide com a frequência de Larmor, os prótons absorvem a energia de radiofrequência, fazendo com que alguns núcleos de baixa energia se convertam ao estado de alta energia, reduzindo o vetor magnético longitudinal (*seta azul vertical* no eixo Z).

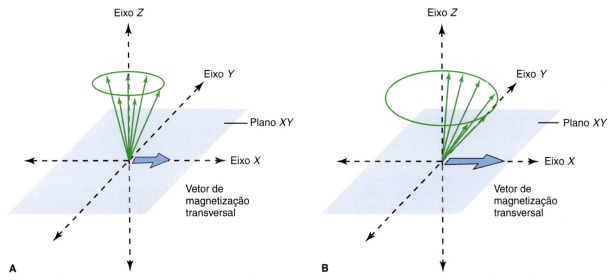

Figura 13.18 Magnetização transversal. **A.** O pulso de radiofrequência também faz com que os prótons se prendam em fase um com o outro, resultando em um vetor de magnetização tecidual no plano transversal (plano XY). **B.** O aumento da intensidade e da duração da radiofrequência do pulso aumenta o vetor de magnetização transversal porque os núcleos estão mais próximos da fase (*seta azul horizontal* no eixo X).

com o outro). Depois que o pulso de radiofrequência é interrompido, os momentos magnéticos dos núcleos de hidrogênio adjacentes começam a interferir um no outro, fazendo com que os núcleos se defasem (precessivamente de forma assíncrona um em relação ao outro) com uma perda resultante da magnetização transversal, M_{XY}. A constante de tempo que descreve a taxa exponencial de perda de magnetização transversal é chamada de **tempo de relaxamento T2** ou **tempo de relaxamento *spin-spin***. Como a magnetização transversal decai rapidamente para zero, o mesmo acontece com a amplitude e a duração do sinal de rádio detectado. O relaxamento T2 ocorre mais rapidamente que o relaxamento T1. Como os tempos de T1, os tempos de T2 também são uma característica dos tecidos que estão sendo examinados. Na gordura, as moléculas estão intimamente empacotadas, e isso resulta em interações mais potentes de defasamento entre os núcleos de hidrogênio adjacentes. Assim, tecidos com maior teor de gordura têm tempos curtos de relaxamento T2. Em contraste, o arranjo molecular da água é mais amplamente espaçado, e assim os tecidos contendo mais fluido têm tempos de relaxamento T2 longos.

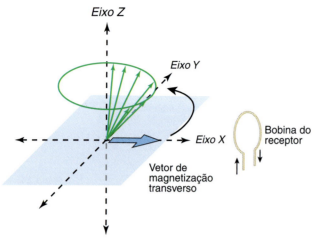

Figura 13.19 Bobina do receptor. A precessão do vetor magnético transversal líquido no plano XY induz um fluxo de corrente em uma bobina receptora, o sinal de ressonância magnética. A frequência deste sinal induzido de corrente alternada coincide com a frequência do pulso de radiofrequência e a frequência de Larmor de núcleos de hidrogênio.

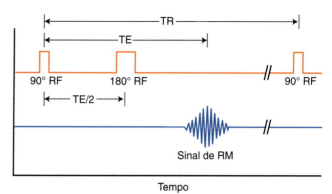

Figura 13.20 Sequências de pulso *spin-echo*. As características básicas de uma sequência de pulsos de ressonância magnética (*RM*) são o tempo de repetição (*TR*, a duração entre pulsos de radiofrequência [*RF*] de 90° repetidos) e o tempo de eco (*TE*, o tempo após a aplicação do pulso de radiofrequência de 90°) quando o sinal RM é lido. TR determina a quantidade de relaxamento T1 que ocorreu no momento em que o sinal foi coletado, enquanto TE controla a quantidade de relaxamento T2 que ocorreu quando o sinal foi coletado. Na sequência *spin-echo*, um pulso de 180° é aplicado para reforçar os *spins*. O tempo desse pulso é metade do tempo TE.

TABELA 13.4 Tempos de relaxamento T1 e T2 em um campo principal de 1,5 T.

Tipo de tecido	Tempo T1 (ms)	Tempo T2 (ms)
Gordura	240 a 250	60 a 80
Medula óssea	550	50
Substância branca do cérebro	780	90
Substância cinzenta do cérebro	920	100
Músculo	860 a 900	50
Líquido cefalorraquidiano (semelhante à água)	2.200 a 2.400	500 a 1.400

Sequências de pulso de ressonância magnética clínica e definição do contraste da imagem

O sinal de RM produzido por uma única aplicação de um pulso de radiofrequência é um sinal relativamente fraco e é inadequado para reconstruir imagens de RM clinicamente úteis. Os protocolos clínicos de RM utilizam ciclos repetidos de aplicação de pulsos de radiofrequência e detecção de sinais a fim de acumular dados suficientes para reconstruir uma imagem de RM. Por exemplo, quando a matriz de ressonância magnética é de 256 × 256 *pixels*, a média do sinal de 256 medições é usada. Além disso, a temporização e a polaridade dos pulsos de radiofrequência e o tempo das medições de sinal podem ser modulados para gerar imagens com diferentes contrastes de tecido. Uma *sequência de pulso* RM descreve a sequência temporal desses parâmetros, conforme definido pelo operador, para determinar a aparência da imagem resultante. As duas sequências fundamentais da RM são as sequências *spin-echo* (*SE*) e *gradiente-eco* (*GRE*) – as sequências de RM contemporâneas são variações destas duas sequências, com modulação ou adição de parâmetros. A maioria dos exames de ressonância magnética maxilofacial é realizada com modificações à sequência *spin-echo* convencional, representada graficamente na Figura 13.20.

Na imagem de ressonância magnética *spin-echo*, um pulso de radiofrequência de 90° é aplicado para induzir uma magnetização transversal, M_{XY}. Após esse pulso de radiofrequência, a magnetização longitudinal M_Z começa a aumentar (relaxamento T1), e os núcleos são depurados a uma taxa determinada pelas propriedades do tecido (relaxamento T2). Sem relação com as propriedades do tecido, a falta de homogeneidade no campo magnético externo causa rápida defasagem

e diminuição de M_{XY} e mascara as diferenças nas propriedades de relaxamento do tecido T2. Para minimizar essa influência indesejável, um pulso de radiofrequência de 180° é aplicado para reforçar a precessão, aumentar a magnetização transversal M_{XY} e produzir um sinal mensurável que reflita as propriedades do tecido.

O *spin-echo* rápido (FSE) e o *turbo spin-echo* (TSE) são modificações da sequência *spin-echo* tradicional e são projetados para uma aquisição de imagem mais rápida. Sequências de gradiente-eco refocalizam *spins* aplicando campos de gradiente, em vez de usar um pulso de radiofrequência de 180°. Além disso, o pulso inicial de radiofrequência é um pulso de radiofrequência de 90° ou menor. Algumas modificações são projetadas para melhorar ou suprimir sinais de tecidos específicos. Por exemplo, as sequências Curta Recuperação de Inversão T1 (STIR; do inglês, *Short T1 Inversion Recovery*), Seletiva de Deslocamento Químico (CHESS; do inglês, *Chemical Shift Selective*) e Saturação de Gordura (FATSAT; do inglês, *Fat Saturation*) minimizam o sinal da gordura, permitindo melhor visualização das estruturas adjacentes. Da mesma forma, sequências de recuperação de inversão atenuada (FLAIR; do inglês, *fluid attenuated inversion recovery*) atenuam o sinal do fluido, permitindo melhor visualização da patologia adjacente ao LCR.

Os parâmetros-chave de uma sequência de pulsos são o tempo de repetição (TR) e o tempo de eco (TE). O TR é a duração entre os pulsos repetidos de radiofrequência de 90° (Figura 13.20) e determina a quantidade de relaxamento T1 ocorrida no momento em que o sinal é captado. O TE é o tempo entre o centro do pulso de radiofrequência de 90° e o centro de medição de eco, quando o sinal de RM é lido. Ele controla a quantidade de relaxamento T2 que ocorreu quando o sinal é captado. Os protocolos clínicos de RM ajustam o TR e o TE para acentuar diferenças nos tecidos com base no tempo de relaxamento T1, tempo de relaxamento T2 ou densidade de prótons (Tabela 13.5) e produzem imagens com diferentes espectros de contraste tecidual (Figura 13.21).

Imagem ponderada em T1

Uma imagem ponderada em T1 enfatiza as diferenças nos valores T1 dos tecidos (Tabela 13.4); isso é feito pelo uso de TR curto (tipicamente 400 a 800 ms com campo magnético de 1,5 T) e TE curto (20 ms). Em tais imagens, os tecidos com tempos T1 curtos, como a gordura, aparecem brilhantes, enquanto os tecidos com tempos T1 longos, como o LCR, aparecem escuros (Figura 13.21). Imagens ponderadas em T1 são mais comumente usadas para demonstrar anatomia.

TABELA 13.5 Manipulação do contraste da imagem por ressonância magnética por manipulação do tempo de repetição e do eco.		
Contraste da imagem	Tempo de repetição	Tempo de eco
Ponderada em T1	Curto (400 a 800 ms)	Curto (≤ 25 ms)
Ponderada em T2	Longo (> 2.000 ms)	Longo (80 a 150 ms)
Densidade ponderada de prótons	Longo (> 2.000 ms)	Curto (≤ 25 ms)

Repetição e tempos de eco (em milissegundos) para geração de imagens em um campo magnético de 1,5 T.

Imagem ponderada em T2

Uma imagem ponderada em T2 enfatiza as diferenças nos valores T2 dos tecidos (Tabela 13.3); isso é realizado pelo uso de TR longo (2.000 ms) e TE longo (normalmente 80 a 150 ms). Em tais imagens, tecidos com longos tempos T2, como LCR ou líquido da articulação temporomandibular (ATM), parecem brilhantes, enquanto tecidos com curtos tempos T2, como gordura, aparecem escuros (Figura 13.22). Imagens com ponderação em T2 são usadas para descrever alterações patológicas, como inflamação e neoplasia.

Existem muitas sequências de pulsos que variam a força e o tempo dos pulsos de radiofrequência que enfatizam ou suprimem vários tecidos nas imagens resultantes.

Gradientes de *scanner*

Para gerar uma imagem, os sinais de RM do paciente devem ser atribuídos espacialmente para gerar essa imagem. Isto é conseguido usando três bobinas de gradiente dentro do diâmetro do ímã de imagem orientado nos planos X (da esquerda para a direita), Y (anterior para posterior) e Z (da cabeça aos dedos do pé), que modificam a intensidade do campo magnético ao redor do paciente. O gradiente do eixo Z cria um campo magnético de gradiente na dimensão craniocaudal. Quando esse gradiente é aplicado, a frequência de Larmor dos núcleos de hidrogênio varia linearmente ao longo do gradiente magnético. A frequência de pulso de radiofrequência é selecionada para corresponder à frequência de Larmor na fatia axial desejada do tecido a ser examinado. A inclinação do gradiente aplicado e a largura de banda (faixa) do pulso de radiofrequência determinam a espessura dessa fatia. A localização do sinal dentro dos planos X e Y (transversal) é derivada desligando-se a bobina de gradiente Z seguida de viragem rápida no gradiente X e depois nas bobinas de gradiente Y (denominadas codificação de fase e frequência, respectivamente). Os sinais de RM resultantes podem agora ser separados com base em suas localizações nos planos X, Y e Z, permitindo a reconstrução 3D da imagem de RM.

Agentes de contraste

Os agentes de contraste, mais comumente gadolínio, podem ser administrados por via intravenosa para melhorar o contraste tecidual (Figuras 13.23 e 13.24). O gadolínio é uma substância paramagnética e encurta os tempos de relaxamento T1 dos tecidos, tornando-os mais brilhantes. Os tecidos que realçam incluem tecidos normais, como vasos com sangue de fluxo lento, mucosa sinusal e músculo. Tecidos patológicos, incluindo neoplasias, infecções, inflamações e lesões pós-traumáticas, muitas vezes são realçados, permitindo que eles sejam melhor diferenciados do tecido normal circundante.

Evidências sugerem uma associação entre o uso da administração intravenosa de gadolínio e a fibrose sistêmica nefrogênica. Os principais fatores de risco são insuficiência renal e baixa taxa de filtração glomerular estimada (TFGe < 30). O American College of Radiology (ACR) recomenda a avaliação da creatinina sérica em todos os pacientes que receberão administração intravenosa de gadolínio. Em pacientes de alto risco, como pacientes com 60 anos ou mais, ou com histórico de doença renal, a TFGe é calculada. Quando a TFGe é menor que 30, a administração de gadolínio não é recomendada.

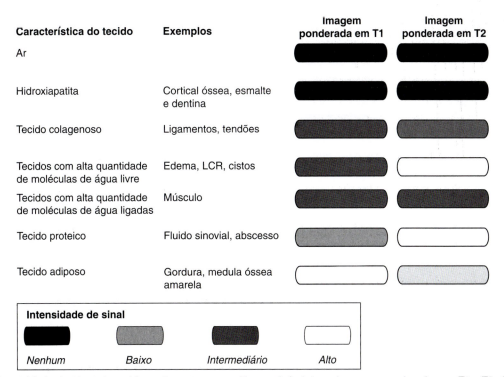

Figura 13.21 Intensidade do sinal de tecidos relevantes na região craniofacial em imagens ponderadas em T1 e T2. As intensidades de sinal são caracterizadas em uma escala sem intensidade de sinal (*preto*) para intensidade de sinal baixo, intermediário e alto (*brilhante*). *LCR*, líquido cefalorraquidiano.

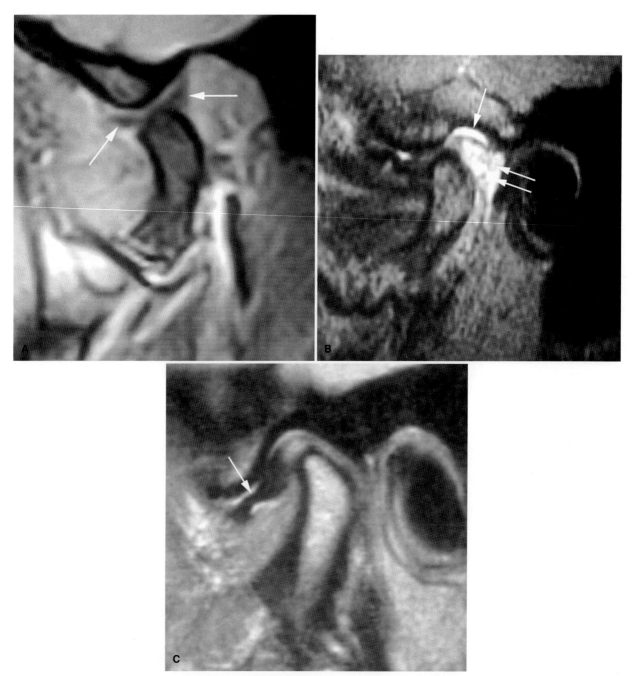

Figura 13.22 Imagem por ressonância magnética (RM) da articulação temporomandibular (ATM). **A.** Imagem de RM ponderada em T1 da ATM. Nesta imagem, a mandíbula está parcialmente aberta, como indicado pela localização do côndilo em relação à eminência articular. O disco articular, que tem uma aparência de "gravata-borboleta" (*setas*), está em uma posição normal em relação ao côndilo de translação. **B.** A imagem de RM ponderada em T2 da ATM ilustra tanto o derrame inflamatório no espaço articular superior (*seta*) quanto a hiperemia causada pelo aumento da vasculatura nos tecidos retrodiscais (*setas duplas*). **C.** Nesta RM de prótons ou de densidade de *spin* da ATM, o disco é deslocado anteriormente (*seta*), com a banda posterior na posição de 9 h em relação à cabeça condilar. (**B** e **C**, Cortesia de Richard Harper, DDS, Dallas, TX.)

Vantagens e limitações da imagem por ressonância magnética

A ressonância magnética tem várias vantagens sobre outros procedimentos de diagnóstico por imagem.

- *Resolução de contraste superior de tecidos moles.* Os coeficientes de atenuação de raios X dos tecidos moles podem variar em não mais que 1%, limitando o contraste radiográfico. No entanto, os tempos de relaxamento T1 e T2 podem variar em até 40%
- Nenhum risco associado à radiação ionizante
- Imagens multiplanares diretas em todos os três planos são possíveis sem reorientar o paciente.

Desvantagens da imagem de RM incluem:

- Tempos de imagem relativamente longos limitam seu uso em pacientes que podem não conseguir ficar parados por longos períodos de tempo
- Pacientes com claustrofobia podem não conseguir tolerar o espaço de imagem confinado dentro do aparelho de ressonância magnética
- A presença de substâncias ferromagnéticas dentro do corpo do paciente apresenta riscos potenciais – os campos magnéticos fortes podem mover esses objetos, causar aquecimento excessivo ou induzir fortes correntes elétricas, que podem prejudicar

CAPÍTULO 13 Outras Modalidades de Imagens 223

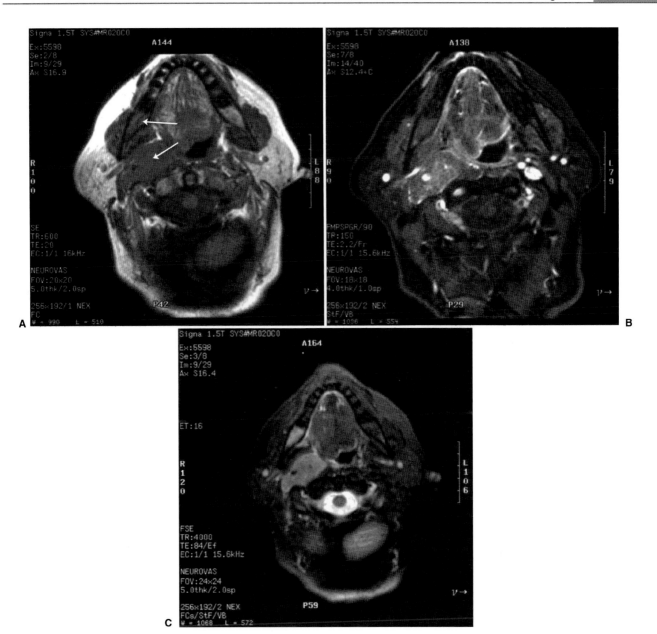

Figura 13.23 Imagens de ressonância magnética (RM). Exame de imagem por RM realizado para avaliar massa cervical em um paciente com diagnóstico conhecido de mieloma múltiplo. **A.** Imagem em T1 axial pré-contraste (sem saturação de gordura) através da mandíbula. Note a medula anormalmente escura na mandíbula posterior direita (*seta superior*; compare com o lado esquerdo) e massa no espaço carotídeo direito (*seta inferior*). **B.** Imagem em T1 pós-contraste com saturação de gordura. Observe o aumento anormal da massa no espaço carotídeo direito. **C.** Imagem em T2 axial com saturação de gordura demonstrando um sinal anormalmente luminoso tanto na medula na mandíbula direita como na massa no espaço carotídeo direito. (Cortesia de Dr. Thomas Underhill, Radiology Associates, Richmond, VA.)

o paciente. A ressonância magnética é contraindicada em pacientes com dispositivos médicos eletrônicos implantados, como marca-passos cardíacos, alguns clipes de aneurisma cerebral e em pacientes com corpo estranho ferroso, como estilhaços ou balas
- Metais usados em restaurações dentárias não se movem, mas frequentemente distorcem significativamente a imagem em sua vizinhança. Os implantes de titânio causam apenas uma pequena degradação da imagem local. Aparelhos dentários removíveis devem ser retirados antes da ressonância magnética
- *Considerações especiais em pacientes de imagem submetidos a tratamento ortodôntico:*
  - Arcos ortodônticos de aço estão sujeitos a forças substancialmente altas e podem precisar ser removidos. Arcos feitos de cromocobalto, níquel-titânio e molibdênio de titânio exibem forças mínimas

- Suportes de aço inoxidável, bandas e retentores fixados devem ser verificados para garantir a fixação segura e podem ser deixados no lugar, se estiverem seguros, a menos que interfiram na região da imagem que está sendo examinada.

Aplicações da ressonância magnética no diagnóstico maxilofacial

Devido à sua excelente resolução de contraste de tecido mole, a ressonância magnética é útil na avaliação das condições dos tecidos moles. Aplicações de ressonância magnética em odontologia incluem:

- Avaliar a posição e a integridade do disco articular da ATM (Figura 13.22)
- Avaliar as neoplasias da cavidade oral e dos maxilares para determinar a extensão do tecido mole, o envolvimento dos linfonodos e a invasão perineural (Figuras 13.23 e 13.24)

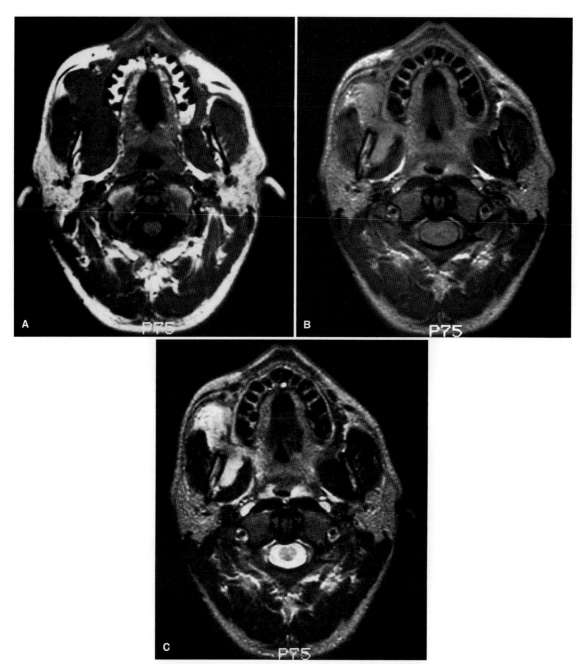

Figura 13.24 Intensificação do gadolínio da imagem de ressonância magnética (RM). **A.** Imagem de RM axial em T1 de um rabdomiossarcoma envolvendo os tecidos moles da face direita. O tumor não pode ser distinguido dos músculos masseter e pterigoide adjacentes porque ambos têm o mesmo sinal tecidual. **B.** Imagem de RM pós-gadolínio axial em T1. O tumor agora tem um sinal mais claro (mais leve) que os músculos adjacentes devido à sua maior vascularização, realçada pelo gadolínio. **C.** Imagem no plano Axial em T2. O tumor tem um sinal mais brilhante do que os músculos adjacentes devido ao maior conteúdo de fluido do tumor.

- Avaliar doenças das glândulas salivares, incluindo cistos e neoplasias, infecções e obstruções
- Avaliar lesões vasculares na região orofacial (Figura 13.25)
- Avaliar suspeita de osteomielite precoce das mandíbulas para determinar alterações edematosas na medula gordurosa e no tecido mole circundante.

MEDICINA NUCLEAR

Radiografia de projeção, tomografia computadorizada, ressonância magnética e ultrassonografia diagnóstica são técnicas de imagem morfológica que registram alterações anatômicas macroscópicas na imagem. Em contraste, a medicina nuclear de diagnóstico monitora a incorporação de radionuclídeos nos tecidos e fornece informações funcionais sobre a natureza da alteração fisiopatológica. As aplicações diagnósticas da medicina nuclear relevantes para as doenças maxilofaciais incluem a detecção e o monitoramento de doença metastática, tumores ósseos, distúrbios do crescimento esquelético e infecção.

A imagem por radionuclídeo usa átomos ou moléculas radioativas que emitem raios γ (gama). Os radionuclídeos permitem a medição da função tecidual *in vivo* e fornecem um marcador precoce da doença por meio da detecção e medição de alterações bioquímicas. Depois que os radionuclídeos são administrados, eles se distribuem no corpo de acordo com suas propriedades químicas, como seus isótopos estáveis. Na medicina nuclear, os tecidos do paciente servem como fonte de radiação, e a intensidade e a localização do sinal

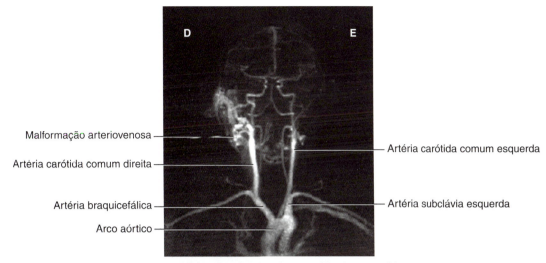

Figura 13.25 Angiografia por ressonância magnética de cabeça e pescoço. Esta imagem, feita com gadolínio como agente de contraste, demonstra malformação arteriovenosa na região da face direita. Observe a artéria carótida alargada e o suprimento rico de vasculatura na região média da face direita. Esta é uma imagem de intensidade máxima feita a partir de uma série de fatias individuais. (Imagem cedida pela Dra. Susan White, UCLA School of Dentistry.)

são os parâmetros-chave em sua interpretação. Na *cintigrafia planar*, uma câmara gama detecta raios gama e forma imagens para demonstrar a distribuição e a localização do radionuclídeo no corpo. *Imagens de tomografia computadorizada por emissão de fóton único (SPECT;* do inglês, *single photon emission computed tomography)* e imagens de *PET* são técnicas avançadas de medicina nuclear que geram visualizações tomográficas, e essa informação funcional é frequentemente sobreposta às informações morfológicas dos exames de MDCT.

Cintigrafia planar dos ossos

A cintigrafia óssea é uma técnica de imagem bidimensional que representa os locais de renovação óssea ativa. Utiliza o radionuclídeo tecnécio 99m (^{99m}Tc). O ^{99m}Tc tem meia-vida de 6 h e emite primariamente fótons gama de 140 keV. Para a imagem do osso, o ^{99m}Tc está ligado ao difosfonato de metileno (MDP), um análogo do pirofosfato. O composto é estável, não é metabolizado no corpo e é rapidamente eliminado do plasma por excreção renal, com mais de 70% da radioatividade administrada sendo liberada em 6 h. A cintigrafia óssea tem alta sensibilidade e pode detectar de 5 a 10% de desmineralização no osso. Sua localização para o osso depende da vascularidade local e do grau de atividade osteoblástica. Aproximadamente 30% do radionuclídeo administrado são adsorvidos no osso, ocorrendo a captação máxima na primeira hora.

A varredura óssea trifásica é um protocolo comum para imagens de ^{99m}Tc-MDP. Uma dose de 740 a 1.110 megabecqueréis (MBq, aproximadamente 20 a 30 mCi) é administrada por injeção intravenosa. Posteriormente, as imagens são adquiridas com uma câmara gama, que utiliza cristais de cintilação como detectores de radiação, dando à técnica o nome de **cintigrafia**. A dose efetiva da cintigrafia óssea é de aproximadamente 3 a 6 mSv (ver Capítulo 3).

As três fases estão descritas na Tabela 13.6. Tanto o fluxo sanguíneo quanto a atividade osteoblástica influenciam a captação. A captação de radionuclídeos é maior no osso trabecular e em áreas que possuem uma superfície de mineralização superior, como a coluna vertebral. Em crianças, a atividade osteoblástica associada ao crescimento provoca maior absorção nos ossos fisários e da face. O *turnover* ósseo de baixo nível associado à doença periodontal também se manifesta como aumento da captação.

TABELA 13.6 **Cintigrafia esquelética trifásica.**

Fase	Descrição	Tempo após injeção	Informação funcional
1	Fluxo sanguíneo	30 a 60 s	Reflete vascularidade
2	*Pool* de sangue	Dentro de 10 min	Reflete o envolvimento dos tecidos moles
3	Defasado	2 a 6 h	Reflete a atividade osteoblástica

Tomografia computadorizada por emissão de fóton único

A imagem SPECT é uma técnica de medicina nuclear tomográfica (Figura 13.27). Nesta técnica, a câmara gama é rodada 360° em torno do paciente. A aquisição de imagens demora cerca de 30 a 45 min. Os dados adquiridos são processados por algoritmos de reconstrução matemática em cortes axiais contíguos, como em imagens de CBCT e MDCT. A imagem tomográfica minimiza a sobreposição e aumenta o contraste e a resolução espacial. Imagens SPECT podem ser fundidas com imagens de TC para combinar as informações funcionais e morfológicas (Figura 13.27D e E).

Aplicações da cintigrafia óssea e da tomografia computadorizada por emissão de fóton único

A cintigrafia óssea e a SPECT têm as seguintes aplicações no diagnóstico e no planejamento do tratamento da doença maxilofacial e aproveitam a alta sensibilidade dessa técnica:

- Tumores ósseos primários e metastáticos
- Anormalidades da articulação temporomandibular, como hiperplasia condilar e reabsorção condilar (Figura 13.26)
- Osteomielite e osteonecrose das mandíbulas (Figuras 13.27 e 13.28)
- Displasia esquelética – displasia fibrosa e doença de Paget.

Imagens tomográficas por emissão de pósitrons

Imagem PET é uma técnica de medicina nuclear de diagnóstico tomográfico. A imagem PET tem uma sensibilidade quase 100 vezes maior que a de uma câmara gama e depende de radionuclídeos emissores de pósitrons. Uma técnica utiliza o composto 2-[^{18}F]

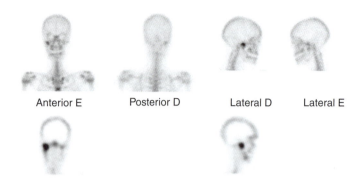

Figura 13.26 Imagem de radionuclídeos com aumento da captação de ^{99m}Tc-metileno difosfonato (MDP) na região da articulação temporomandibular direita. As imagens planas na fileira de cima foram capturadas com uma câmera gama. As duas imagens tomográficas mais baixas foram capturadas com tomografia computadorizada por emissão de fóton único (SPECT).

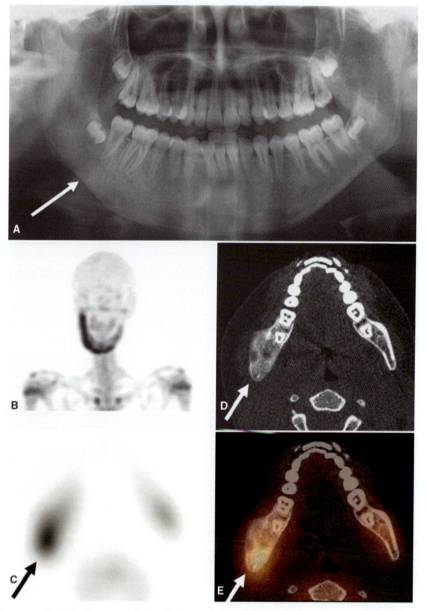

Figura 13.27 Tomografia computadorizada por emissão de fóton único (SPECT)/Tomografia computadorizada (TC) de uma menina de 14 anos com osteomielite crônica da mandíbula. **A.** Vista panorâmica demonstrando expansão e esclerose da mandíbula direita (*seta*). **B.** Imagem de radionuclídeo plano mostrando captação ao longo da mandíbula e especialmente no lado direito. **C.** Imagem no plano Axial de SPECT mostrando aumento de atividade nas regiões posteriores de ambos os lados da mandíbula e principalmente no lado direito (*seta*). **D.** Imagem no plano Axial de TC no mesmo nível da imagem em **C**. Observe expansão periosteal e áreas líticas na mandíbula direita (*seta*). **E.** Imagem de fusão SPECT/TC demonstrando a área de maior atividade na mandíbula direita (*seta*). (Modificada de Strobel K, Merwald M, Huellner MW, et al.: [Importance of SPECT/CT for resolving diseases of the jaw] [em alemão]. *Radiologe*. 2012; 52: 638–645.)

fluoro-2-desoxi-D-glicose (FDG) que é incorporado em células com uma atividade glicólica elevada. O radiofármaco emite um pósitron, que interage com um elétron livre e aniquilação mútua, resultando na produção de dois fótons de 551 keV emitidos a 180° um do outro. O *scanner* PET consiste em um anel de muitos detectores em círculo ao redor do paciente (Figura 13.29). Detectores opostos eletronicamente acoplados identificam simultaneamente o par de fótons gama e isso forma a base da localização espacial da origem do sinal. Os *scanners* PET-TC contemporâneos adquirem sequencialmente a imagem PET e a imagem TC e sobrepõem informações morfológicas e funcionais (Figura 13.30).

Aplicações

No diagnóstico maxilofacial, a imagem FDG-PET/TC é útil para detectar e monitorar doença óssea metastática, malignidades primárias e recorrentes (Figura 13.30) e osteomielite.

Ultrassonografia (US)

A sonografia é uma técnica baseada em ondas sonoras que adquire imagens em tempo real sem o uso de radiação ionizante. O fenômeno percebido como som é o resultado de mudanças periódicas na pressão do ar contra o tímpano. A frequência dessas mudanças varia de 1.500 a 20.000 Hz. Por definição, o ultrassom tem uma frequência maior que 20 kHz, que é maior que a faixa audível. Na ultrassonografia diagnóstica (ou ultrassonografia), a aplicação clínica da ultrassonografia, utilizam-se de frequências vibratórias na faixa de 1 a 20 MHz.

Os *scanners* usados para sonografia geram impulsos elétricos que são convertidos em ondas sonoras de frequência ultra-alta por um transdutor, um dispositivo que pode converter uma forma de energia em outra – neste caso, energia elétrica em energia sônica. O transdutor que emite o ultrassom é segurado contra a parte do corpo que está sendo examinada. O feixe ultrassônico passa ou interage com tecidos de diferentes impedâncias acústicas. Ondas sônicas que refletem (eco) em direção ao transdutor são detectadas pelo transdutor, amplificadas, processadas e exibidas como uma imagem digital. As técnicas atuais permitem que os ecos sejam processados a uma taxa suficientemente rápida para permitir a

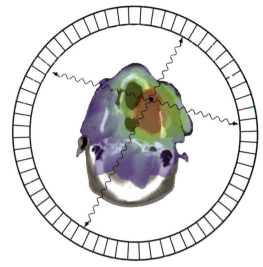

Figura 13.29 *Scanner* tomográfico por emissão de pósitrons consiste em um anel de detectores que mede pares de raios 511 keV viajando em direções opostas da aniquilação de pósitrons. Cada par é gravado simultaneamente; assim, a localização do radionuclídeo pode ser determinada como a interseção dos pares de detectores que registram eventos simultâneos. A localização da fonte comum do radionuclídeo é prontamente determinada como a interseção das trajetórias de voo dos raios gama.

percepção do movimento; isso é chamado de geração de **imagens em tempo real**.

O sinal de ultrassom transmitido ao paciente é atenuado por uma combinação de absorção, reflexão, refração e difusão. Quanto maior a frequência das ondas sonoras, maior a resolução da imagem, mas menor a penetração do som através dos tecidos moles. A fração do feixe que é refletida para o transdutor depende da impedância acústica do tecido, que é um produto da sua densidade (e da velocidade do som através dele) e do ângulo de incidência do feixe. Por causa de sua impedância acústica, um tecido tem um padrão de eco interno característico. Consequentemente, não apenas as mudanças nos padrões de eco distinguem entre diferentes

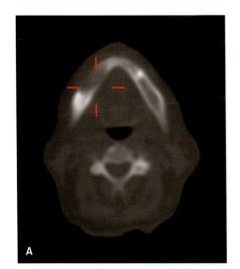
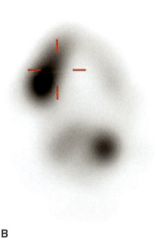
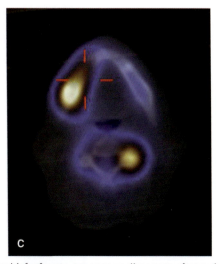

Figura 13.28 TC por emissão de fóton único (SPECT) de osteonecrose da mandíbula por bisfosfonato em uma mulher com câncer de mama tratada com ácido zoledrônico por 2 anos por causa de uma lesão metastática na segunda vértebra cervical (áxis). **A.** TC axial demonstrando osteonecrose da mandíbula esquerda associada a bisfosfonatos, que é principalmente lítica, mas também esclerótica mais posteriormente. **B.** SPECT mostrando substancial deposição de pertecnetato de ^{99m}Tc no corpo da mandíbula (*à esquerda*) e região da superfície articular direita do áxis. **C.** Imagem de fusão demonstrando captação de radioisótopo mais significativa na porção esclerótica (*posterior*) da osteonecrose de mandíbula por bisfosfonato e na lesão metastática esclerótica em C2. (Imagens Cortesia de Dott.ssa Franca Dore, da Azienda Ospedaliero-Universitaria Trieste.)

tecidos e fronteiras, mas também podem estar correlacionadas com alterações patológicas dentro de um tecido. Os tecidos que não produzem sinais, como os cistos cheios de fluido, são considerados **anecoicos** e aparecem em preto. Os tecidos que produzem um sinal fraco são **hipoecoicos**, enquanto os tecidos que produzem sinais intensos, como ligamentos, pele, agulhas ou cateteres, são **hiperecogênicos** e parecem brilhantes. Assim, a interpretação dos sonogramas depende do conhecimento das propriedades físicas do ultrassom e da anatomia dos tecidos que estão sendo escaneados.

A ultrassonografia é utilizada na região da cabeça e pescoço para avaliação de neoplasias em tireoide, paratireoide, glândulas salivares ou linfonodos; pedras em glândulas salivares ou ductos; síndrome de Sjögren; e os vasos do pescoço, incluindo a artéria carótida, para placas ateroscleróticas (Figuras 13.30 e 13.31). A ultrassonografia também é usada para orientar a aspiração com agulha fina no pescoço. Avanços mais recentes incluem imagens em 3D para permitir reformatação multiplanar, renderizações de superfície (p. ex., de uma face fetal) e ultrassonografia com Doppler colorido para avaliação do fluxo sanguíneo (Figura 13.32).

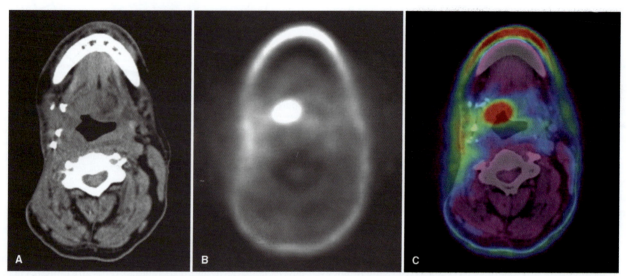

Figura 13.30 Imagem de tomografia por emissão de pósitrons (PET) e tomografia por emissão de pósitrons fundidos/tomografia computadorizada (TC). Este paciente tem um carcinoma recorrente conhecido na base da língua. **A.** Imagem de TC com algoritmo de tecido mole no nível da margem inferior da mandíbula. Os quatro objetos metálicos no lado direito do paciente, posteriores à mandíbula, representam os clipes vasculares da cirurgia anterior. **B.** Imagem com fluoro-2-desoxi-D-glicose (FDG)-PET mostrando uma região ovalada de alta atividade metabólica do tumor na base da língua direita. A atividade de FDG na mandíbula anterior está relacionada à atividade metabólica de baixo nível nas proximidades de uma placa de reconstrução. **C.** Imagens fundidas **A** e **B** demonstrando a região de alta atividade metabólica sobreposta à anatomia da TC. A intensidade da atividade de FDG foi codificada por cores, sendo o vermelho a intensidade mais alta e o roxo, a mais baixa. As imagens foram adquiridas em um *scanner* combinado PET/TC. (Cortesia de do Dr. Todd W. Stultz, Cleveland Clinic, OH.)

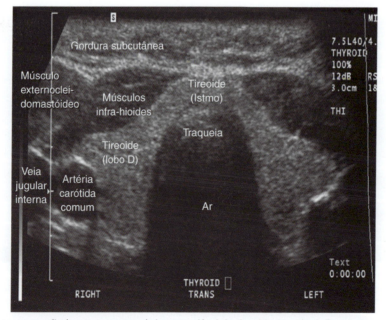

Figura 13.31 Exame de ultrassonografia (corte transverso) de uma glândula tireoide saudável. Essa imagem mostra tecidos glandulares, musculares, adiposos e vasculares, devido à diferente impedância acústica desses tecidos. (Cortesia de Dr. Christos Angelopoulos, Columbia University, College of Dental Medicine, NY.)

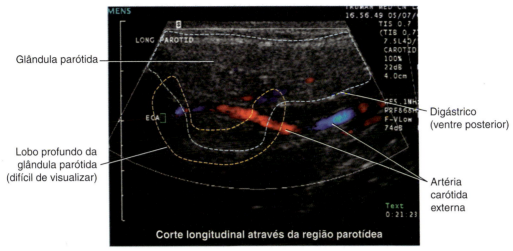

Figura 13.32 Exame de ultrassonografia com Doppler. Corte longitudinal através da glândula parótida, incluindo lobo profundo e ventre posterior do músculo digástrico. Com o ultrassom Doppler, o transdutor registra pequenas alterações na direção do fluxo sanguíneo. Nesta imagem, a artéria carótida externa é codificada em vermelho, onde o sangue flui em direção ao transdutor, e azul, onde se afasta do transdutor. (Cortesia de Dr. Christos Angelopoulos, Columbia University, College of Dental Medicine, NY.)

BIBLIOGRAFIA

Imagem por ressonância magnética

Blink EJ. An easy introduction to basic MRI physics for anyone who does not have a degree in physics: http://mri-physics.net/.
Bushberg JT, Seibert JA, Leidholdt EM Jr, et al. *The Essential Physics of Medical Imaging*. 3rd ed. Baltimore: Lippincott Williams & Wilkins; 2012.
Bushong SC, Clarke G. *Magnetic Resonance Imaging: Physical and Biological Principles*. 4th ed. St Louis: Mosby; 2015.
Elison JM, Leggitt VL, Thomson M, et al. Influence of common orthodontic appliances on the diagnostic quality of cranial magnetic resonance images. *Am J Orthod Dentofacial Orthop*. 2008;134:563–572.
Patel A, Bhavra GS, O'Neill JR. MRI scanning and orthodontics. *J Orthod*. 2006;33:246–249.

Medicina nuclear

Christian P, Waterstram-Rich KM. *Nuclear Medicine and PET/CT: Technology and Techniques*. 7th ed. St Louis: Mosby; 2011.
Dore F, Filippi L, Biasotto M, et al. Bone scintigraphy and SPECT/CT of bisphosphonate-induced osteonecrosis of the jaw. *J Nucl Med*. 2009;50:30–35.
Schiepers C. *Diagnostic Nuclear Medicine*. 2nd ed. Berlin: Springer; 2006.
Sharp PF, Gemmell HG, Murray AD. *Practical Nuclear Medicine*. 3rd ed. London: Springer-Verlag; 2005.
Van den Wyngaert T, Huizing MT, Fossion E, et al. Prognostic value of bone scintigraphy in cancer patients with osteonecrosis of the jaw. *Clin Nucl Med*. 2011;36:17–20.

Tomografia computadorizada

American College of Radiology: ACR-ASNR-SPR practice parameter for the performance of computed tomography (CT) of the extracranial head and neck. 2012; Available at: https://www.acr.org/~/media/ACR/Documents/PGTS/guidelines/CT_Head_Neck.pdf. Accessed July 30, 2017.
Bushberg JT, Seibert JA, Leidholdt EM Jr, et al. *The Essential Physics of Medical Imaging*. 3rd ed. Baltimore: Lippincott Williams & Wilkins; 2012.
Fishman EK, Jeffrey RB Jr. *Multidetector CT: Principles, Techniques, and Clinical Applications*. Philadelphia: Lippincott Williams & Wilkins; 2004.
Mahesh M. *MDCT Physics: The Basics - Technology, Image Quality and Radiation Dose*. Lippincott Williams & Wilkins; 2009.
Mahesh M. Search for isotropic resolution in CT from conventional through multiple-row detector. *Radiographics*. 2002;22(4):949–962.

Ultrassonografia

Emshoff R, Bertram S, Strobl H. Ultrasonographic cross-sectional characteristics of muscles of the head and neck. *Oral Surg Oral Med Oral Pathol Oral Radiol Endod*. 1999;87:93–106.
Kremkau FW. *Sonography: Principles and Instruments*. 8th ed. St Louis: Saunders; 2010.
Rumack CM, Wilson SR, Charboneau JW, et al. *Diagnostic Ultrasound*. 4th ed. Philadelphia: Mosby; 2011.
Shimizu M, Okamura K, Yoshiura K, et al. Sonographic diagnostic criteria for screening Sjögren's syndrome. *Oral Surg Oral Med Oral Pathol Oral Radiol Endod*. 2006;102:85–93.
Tempkin B. *Ultrasound Scanning: Principles and Protocols*. 3rd ed. St Louis: Saunders; 2009.

14

Além da Imagem Tridimensional (3D)

Sanjay M. Mallya

Na última década, os avanços tecnológicos em imagens tridimensionais (3D) com tomografia computadorizada (TC) aprimoraram o diagnóstico e o planejamento do tratamento dentomaxilofacial. Paralelamente ao crescimento da TC de feixe cônico (CBCT; do inglês, *cone beam computed tomography*), há um número crescente de tecnologias digitais que estão sendo aplicadas na odontologia. Essas tecnologias são de natureza diversa, com aplicações em documentação e comunicação de registros eletrônicos de saúde, *design* auxiliado por computador (CAD), produção assistida por computador (CAM) e, mais recentemente, aprendizado de máquina e inteligência artificial. A capacidade de integrar informações digitais de diferentes fontes produziu abordagens inovadoras para o planejamento do tratamento, fabricação de aparelhos dentários e restaurações e monitoramento do tratamento. Este capítulo fornece uma visão geral das tecnologias contemporâneas que maximizam as informações fornecidas pela geração de imagens da CBCT para aumentar o diagnóstico e o planejamento do tratamento.

IMAGEM QUADRIDIMENSIONAL (4D)

O diagnóstico por imagem é frequentemente realizado para avaliar as alterações temporais (p. ex., para monitorar a progressão ou recorrência da doença) ou para avaliar os resultados do tratamento. Na maior parte, isso é tipicamente realizado por uma comparação visual subjetiva das regiões de interesse em dois exames radiográficos que foram adquiridos em momentos diferentes. Aplicativos especiais de *software* podem mesclar informações digitais dessas duas imagens para identificar mudanças de intervalo que não são facilmente perceptíveis pela avaliação visual. Esses aplicativos geralmente criam e exibem uma imagem composta para fornecer uma interface visual e interativa para facilitar a avaliação subjetiva e quantitativa de alterações relacionadas a doenças ou tratamentos.

Anteriormente, tais técnicas comparativas foram utilizadas para avaliar cárie, doença periodontal e cicatrização de lesões periodontais apicais em radiografias intraorais bidimensionais (2D) convencionais. Essas técnicas aplicaram a radiografia de subtração, uma abordagem baseada em computador, para mesclar informações de imagens digitais temporalmente separadas e "subtrair" as informações comuns para retratar a mudança de intervalo. No entanto, esta abordagem é significativamente limitada pela natureza 2D das radiografias periapicais e *bitewing*. Pequenas mudanças nas relações entre o feixe de raios X, o receptor e o paciente causam mudanças perceptíveis na imagem radiográfica projetada e produzem artefatos nas imagens de subtração, diminuindo a especificidade da técnica. Assim, a radiografia de subtração usando imagens intraorais não se traduziu em uma prática clínica de rotina. No entanto, a natureza 3D das imagens de CBCT supera as limitações da geometria de projeção 2D. Diversas aplicações de *software* foram desenvolvidas para sobreposição de imagens de CBCT e análise quantitativa de mudanças. Alguns pacotes comerciais de *software* de análise de CBCT (p. ex., InVivo [Anatomage, San Jose, CA] e OnDemand 3D [Cybermed Inc., Seul, Coreia]) incorporam esses módulos para facilitar a comparação de imagens seriais.

A imagem de CBCT em quatro dimensões (4D), também referida como sobreposição de imagens, usa dois volumes de CBCT do mesmo paciente adquiridos em diferentes momentos. É imperativo que esses dois exames de CBCT sejam reconstruídos com o mesmo tamanho de *voxel*. A primeira etapa é o **registro de imagens** – um processo para alinhar espacialmente os dois volumes da CBCT. Esse processo estabelece a correspondência espacial entre os *voxels* dos dois conjuntos de dados de imagem. A segunda etapa é a **transformação da imagem** – em que algoritmos de computador identificam pontos ou regiões correspondentes nos dois conjuntos de dados da CBCT e calculam as rotações de volume que devem ser aplicadas para maximizar o alinhamento dos pontos e regiões correspondentes. Essas transformações de "corpo rígido" alteram somente a posição e a orientação do volume da varredura e não alteram a forma ou o tamanho do volume da CBCT individual. O registro de imagem pode ser facilitado pelo fornecimento de marcadores externos (p. ex., colocados na pele do paciente ou incorporados em um *stent* de imagem personalizado). No entanto, isso raramente é feito na prática clínica de rotina. A maioria das abordagens de registro de imagens usa a anatomia do paciente como "marcadores" para registro. Abordagens para o registro de imagens são listadas a seguir.

- **Registro baseado em marcos**. Neste procedimento, os pontos de referência anatômicos correspondentes são identificados para servir como marcadores de localização espacial em cada volume de CBCT. Esses pontos são registrados via interação do usuário por seleção manual de pontos em imagens segmentadas de superfície dos dois volumes CBCT. Teoricamente, três pontos de referência são suficientes para a transformação do corpo rígido das estruturas maxilofaciais. Na prática, mais de três pontos são usados. O algoritmo de registro calcula um "centroide" – uma localização média dos pontos selecionados em cada volume de imagem. Diferenças na localização espacial 3D dos dois centroides são usadas para calcular as rotações de volume que devem ser aplicadas até que as distâncias entre pares de pontos correspondentes sejam minimizadas

- **Registro baseado em segmentação**. As superfícies do esqueleto maxilofacial ou da pele são identificadas por segmentação, e o algoritmo do computador transforma um volume de imagem até que as distâncias médias entre duas superfícies correspondentes sejam minimizadas. A segmentação é facilmente realizada e é computacionalmente menos exigente, e o registro pode ser rápido e automatizado

- **Registro baseado em voxel**. A correspondência espacial é obtida combinando os valores de cinza dos *voxels* individuais. O algoritmo de registro pode usar os *voxels* de todo o volume de CBCT ou de uma região predefinida selecionada pelo operador. Normalmente, esses métodos são totalmente automatizados e minimizam as variações associadas ao operador na identificação de pontos de referência. Para a maioria das aplicações maxilofaciais, a base do crânio demonstrou ser uma região estável confiável para correspondência de *voxel*. Os métodos de registro de imagem baseados em *voxel* têm se mostrado confiáveis e reprodutíveis, com erros de registro de 0,5 mm ou menos.

Aplicações clínicas

A capacidade de sobrepor volumes de CBCT 3D facilita avaliações subjetivas e quantitativas de mudanças temporais. Alguns pacotes comerciais de *software* de análise de CBCT fornecem esses recursos, permitindo que os usuários apliquem essa técnica a situações de prática clínica. Com programas de *software* que usam registro baseado em *voxel*, o processo de sobreposição de imagens é tipicamente automatizado, reduzindo o tempo e a variabilidade do operador. Vários grupos de pesquisa investigaram a aplicabilidade e a confiabilidade desta técnica para avaliar o crescimento e os resultados da cirurgia ortognática. Aprimoramentos tecnológicos provavelmente tornarão o processo amigável, rápido e confiável e facilitarão sua aplicação aos cuidados clínicos de rotina. As aplicações clínicas potenciais que se beneficiariam da imagem 4D estão listadas a seguir.

- Avaliação das alterações esqueléticas e dos tecidos moles durante o tratamento ortodôntico (Figura 14.1)
- Avaliação das alterações morfológicas das vias respiratórias causadas por manipulações do tratamento ortognático e ortodôntico e por dispositivos usados para controlar a apneia obstrutiva do sono (Figura 14.2)
- Avaliação dos resultados do tratamento cirúrgico ortodôntico e ortognático para avaliar a estabilidade e a recidiva (Figura 14.3)
- Avaliação das alterações associadas ao crescimento no esqueleto maxilofacial
- Monitoramento das alterações adaptativas e padrões de doenças na articulação temporomandibular após tratamentos cirúrgicos ortodônticos e maxilofaciais
- Avaliação da cicatrização óssea e do sucesso dos enxertos ósseos colocados para aumento do rebordo ou reconstrução cirúrgica
- Monitoramento da estabilidade e da recorrência de lesões patológicas intraósseas.

PLANEJAMENTO DE TRATAMENTO ORIENTADO POR COMPUTADOR

Os dados tridimensionais da TC são valiosos para a avaliação pré-cirúrgica da anatomia maxilofacial (p. ex., para planejar a cirurgia maxilofacial reconstrutiva para indicações estéticas, funcionais e protéticas ou para planejar a colocação de implantes dentários). Diversas aplicações de *software* comercial podem usar dados volumétricos de TC para planejamento cirúrgico auxiliado por computador. Alguns fornecedores oferecem essas funções avançadas como módulos que podem ser adicionados ao conjunto de análise CBCT padrão, facilitando sua aplicação à prática clínica. Espera-se que a aplicação do CAD/CAM às intervenções cirúrgicas maxilofaciais aumente. Normalmente, os aplicativos de *software* de planejamento cirúrgico usam dados de CBCT Digital Imaging and Communication in Medicine (DICOM) e fornecem visualização 3D por segmentação de superfície e renderização volumétrica da área anatômica visualizada. A região de interesse pode ser um local de implante potencial, uma lesão patológica na mandíbula, um defeito cirúrgico, uma aberração do desenvolvimento maxilofacial ou o local da cirurgia ortognática. Por meio de uma interface interativa, o usuário manipula os dados da TC e simula procedimentos cirúrgicos (p. ex., colocação do implante ou reposicionamento da mandíbula). As alterações cirúrgicas simuladas são então exportadas em formato digital e um objeto tangível gerado por CAD/CAM, como um *stent* ou guia cirúrgico, é produzido para transferir o plano *in silico* (por meio de uma simulação computacional) para a anatomia do paciente durante a cirurgia.

Planejamento de implantes dentários. O planejamento de implantes auxiliados por computador é amplamente utilizado na prática clínica padrão. O objetivo do tratamento com implantes dentários é a restauração funcional e estética da dentição do paciente. A tomografia computadorizada fornece informações diagnósticas essenciais para avaliar a morfologia dos locais desdentados, a qualidade óssea no local do implante proposto e as relações com as estruturas vitais e dentes adjacentes. Para resultados precisos e previsíveis, a colocação de implantes dentários deve ser orientada para a prótese. Existem vários aplicativos de *software* comercial para planejamento e colocação de implantes dentários orientados por computador (Capítulos 11 e 15). As aplicações de tratamento orientadas por imagem para o planejamento de implantes são descritas em detalhes no Capítulo 15.

Em geral, os programas proprietários de *software* de planejamento de tratamento de implantes importam dados de CBCT no formato DICOM, permitindo uma transferência relativamente fácil dos dados digitais de CBCT para aplicativos de *software* de planejamento de tratamento. Normalmente, a CBCT é adquirida com um guia radiográfico no local, para descrever as localizações dos implantes propostos e, de preferência, também anatomia e posição desejadas da restauração suportada pelos implantes. O *software* de planejamento de tratamento inclui uma "biblioteca de implantes" – sobreposições personalizadas correspondentes à forma e ao tamanho dos tipos de implantes individuais. No *software* de planejamento, o clínico pode inserir virtualmente as sobreposições dos implantes, levando em consideração fatores anatômicos e funcionais individuais, o paralelismo dos implantes e o projeto da restauração protética. Estes incluem disponibilidade local de volume ósseo, angulação em relação aos dentes adjacentes e proximidade de estruturas vitais. Os implantes virtualmente posicionados podem ser angulados e reposicionados para simular o plano de tratamento final desejado (Figura 14.4A). O planejamento do tratamento com implantes virtuais permite que o clínico avalie a necessidade de aumento ósseo e se tal aumento poderia ser realizado no momento da colocação do implante (Figura 14.4B).

O plano de tratamento virtual direciona a fabricação de um guia cirúrgico projetado por CAD/CAM (Figura 14.5). O uso de guias cirúrgicos permite a colocação previsível do implante com diminuição do tempo intraoperatório. Esses guias podem ser mucosos, ósseos ou dentários. Muitos aplicativos de *software* permitem que o usuário combine dados de uma varredura óptica intraoral da dentição para melhor identificação dos limites anatômicos dos dentes e da mucosa dos locais desdentados para aumentar a precisão da orientação cirúrgica. Os médicos devem estar cientes de que a colocação de implantes dentários guiada por computador não é 100% precisa. Mesmo com o uso de um guia cirúrgico fabricado por CAD/CAM, existem desvios nas posições dos implantes colocados no final, em relação ao planejamento. Assim, o clínico deve incorporar zonas de segurança apropriadas no processo de planejamento do tratamento para garantir que a colocação do implante não comprometa estruturas vitais adjacentes e dentes ou outros implantes.

Cirurgia ortognática. Abordagens convencionais para o planejamento da cirurgia ortognática incluem análise cefalométrica e cirurgia simulada em modelos dentários de gesso. Mais recentemente, o planejamento virtual tem sido usado para programar essas abordagens

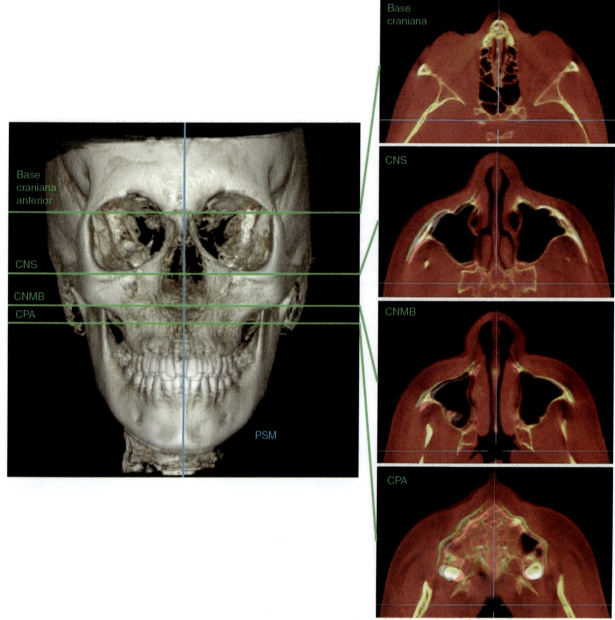

Figura 14.1 Avaliação das alterações esqueléticas causadas pela rápida expansão palatina. O expansor esquelético maxilar é um dispositivo assistido por implante para expansão palatal. Neste aparelho, quatro microimplantes fornecem ancoragem para as forças aplicadas para expandir a maxila. Os implantes flanqueiam a sutura palatina mediana e envolvem os córtices do palato e do assoalho nasal. As tomografias computadorizadas de feixe cônico pré e pós-tratamento foram obtidas usando registro automatizado baseado em *voxel* (OnDemand 3D, Cybermed Inc., Seul, Coreia), usando a região da base craniana anterior para correlação espacial. Imagens fundidas foram analisadas para avaliar as alterações induzidas pelo tratamento na maxila e no esqueleto mediano. Cortes fundidos selecionados nos planos axiais através do palato (**B**) e as regiões superior e inferior da cavidade nasal (**C** e **D**) demonstram alterações induzidas pelo aparelho na maxila, com separação da sutura palatina mediana. Existe excelente alinhamento da anatomia óssea na região da base anterior do crânio (**E**), confirmando a estabilidade dessa região que não é afetada pelo dispositivo de expansão palatal. *CPA*, corte palatino axial; *CNMB*, corte nasal mais baixo; *PSM*, plano sagital maxilar; *CNS*, corte nasal superior. (Imagem cortesia de Daniele Cantarella e Dra. Won Moon, UCLA School of Dentistry. De Cantarella D, Dominguez-Mompell R, Mallya SM et al. Changes in the midpalatal and pterygopalatine sutures induced by microimplant-supported skeletal expander, analyzed with a novel 3D method based on CBCT imaging. *Prog Orthod.* 2017; 18: 34.)

cirúrgicas, especialmente em pacientes com deformidades craniofaciais complexas. O planejamento virtual com dados de TC 3D oferece várias vantagens sobre as técnicas convencionais. Os programas de *software* de planejamento de tratamento podem integrar dados digitais da TC, varreduras ópticas da arcada dentária e tecidos moles para fornecer ao médico um modelo virtual interativo combinado. Isso é especialmente valioso em pacientes com má oclusão assimétrica e assimetria facial. A comunicação fácil do plano virtual facilita a colaboração entre membros da equipe de tratamento. É importante ressaltar que essa abordagem pode diminuir o tempo da sala de cirurgia e as complicações cirúrgicas, reduzindo, assim, os custos e melhorando os resultados dos pacientes. Estudos têm demonstrado que o planejamento cirúrgico assistido por computador possui alta precisão, com erros médios de menos de 2 mm para dimensões lineares e de aproximadamente 1,2° para medidas angulares. Vários pacotes de *software* comercial estão disponíveis para planejamento cirúrgico maxilofacial virtual.

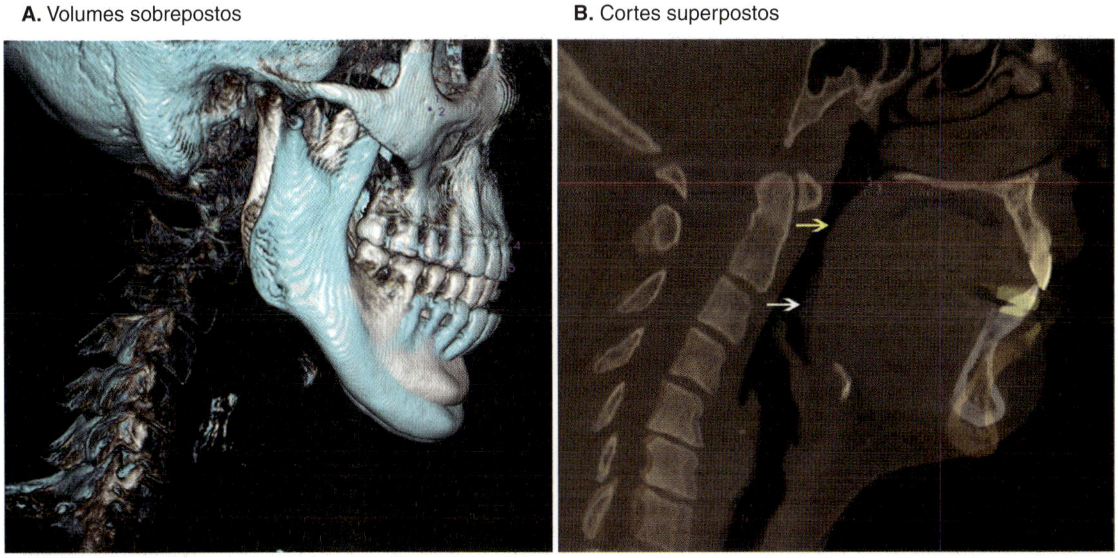

A. Volumes sobrepostos   **B.** Cortes superpostos

Figura 14.2 Alterações nas vias respiratórias causadas por um dispositivo de avanço mandibular para a apneia obstrutiva do sono. A apneia obstrutiva do sono, um distúrbio crônico do sono causado pelo colapso das vias respiratórias superiores durante o sono, é frequentemente administrada com um aparelho oral que avança a mandíbula e puxa a língua anteriormente para aumentar a potência da orofaringe. As tomografias computadorizadas de feixe cônico pré e pós-aplicação foram registradas e sobrepostas usando o programa de *software* InVivo (Anatomage, San Jose, CA). (**A**) Reconstruções volumétricas tridimensionais sobrepostos mostrando um movimento anterior e descendente da mandíbula quando o aparelho é usado. (**B**) Cortes sagitais sobrepostos mostrando que o aparelho causa um leve movimento anterior da língua (*seta branca*). Observe a ausência de mudança na posição do palato mole (*seta amarela*).

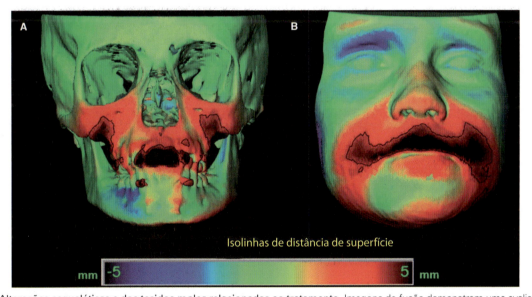

Figura 14.3 Alterações esqueléticas e dos tecidos moles relacionadas ao tratamento. Imagens de fusão demonstram uma avaliação gráfica e quantitativa das alterações. A barra de escala de cores na parte inferior das imagens mostra a magnitude e a direção das alterações (*azul* = para dento, *vermelho* = para fora). Modelo de superfície tridimensional demonstra alterações em (**A**) processos zigomáticos da maxila e (**B**) tecido mole do lábio superior. (Modificada de Cevidanes LH, Motta A, Proffit WR et al. Cranial base superimposition for 3-dimensional evaluation of soft-tissue changes. A*m J Orthod Dentofacial Orthoped.* 137 [4, supl. 1]: S120-S129.)

Estes incluem Dolphin (Dolphin Imaging, Chatsworth, CA), InVivo (Anatomage, San Jose, CA), Maxilim (Mechelen, Bélgica), MIMICS e Proplan CMF (Materialise, Bélgica). No entanto, esses aplicativos de *software* são caros e o processo de planejamento virtual exige conhecimento especializado e muito tempo. Muitos cirurgiões maxilofaciais usam serviços de terceiros para o planejamento inicial, manipulação de *software* e construção de *stents*.

O planejamento do tratamento ortognático virtual envolve várias etapas e começa pela combinação de dados anatômicos. A anatomia do esqueleto é fornecida pela tomografia computadorizada, seja TC com multidetector (MDCT; do inglês, *multidetector computed tomography*) ou CBCT. A anatomia dental é capturada por varredura óptica da dentição ou por digitalização de modelos de gesso convencionais. Além disso, a posição natural da cabeça e as relações oclusais intercúspides são registradas. Fotografias tridimensionais fornecem informações sobre a superfície do tecido mole facial. Marcadores fiduciais podem ser usados para facilitar o registro de dados de imagem e subsequente sobreposição desses conjuntos de dados DICOM anatômicos. Muitas vezes, esses pacientes podem ter aparelhos ortodônticos fixos, que causam artefatos consideráveis

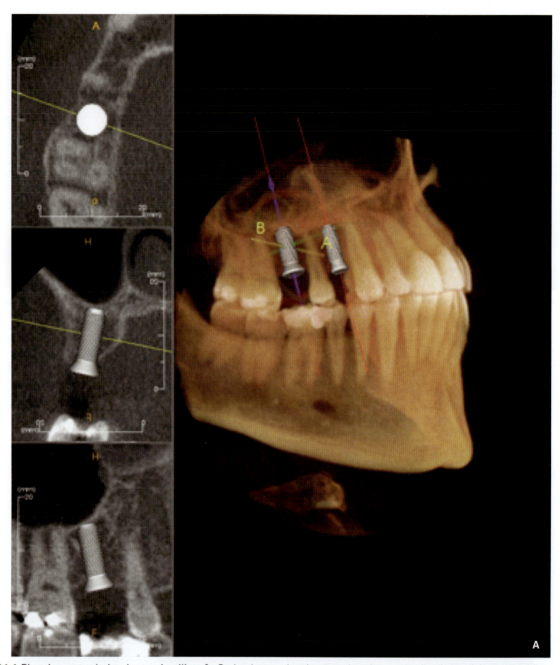

Figura 14.4 Planejamento de implantes *in silico*. **A.** Os implantes virtuais são colocados na maxila direita. A imagem tridimensional do volume mostra implantes virtuais nas regiões do primeiro pré-molar e do primeiro molar. Cortes axiais, coronais e sagitais através do implante molar virtual são mostrados. O implante virtual é colocado entre os córtices vestibular e palatal e envolve o assoalho do seio maxilar direito. *(continua)*

na imagem da TC. Ferramentas no aplicativo de *software* permitem a remoção dessas áreas artificiais. Usando ferramentas de *software*, o cirurgião realiza a osteotomia virtual, imitando cortes cirúrgicos e reposicionando os fragmentos virtuais (Figura 14.6). A morfologia das mandíbulas e a localização das estruturas vitais guiam a posição da osteotomia e a colocação virtual dos dispositivos de fixação. O *software* de planejamento também prevê mudanças no tecido mole com movimentos variados dos fragmentos do esqueleto. Para traduzir o plano virtual para a sala de operação, uma tala interoclusal fabricada por CAD/CAM é produzida para guiar o reposicionamento de fragmentos durante a cirurgia real. Placas de corte personalizadas e dispositivos de fixação também podem ser fabricados e impressos (Figura 14.7).

Implantes personalizados para aumento facial e para restaurar defeitos maxilofaciais. Programas de *software* proprietários podem projetar e imprimir implantes personalizados para aumento facial (p. ex., para aumentar o queixo, ossos zigomáticos e mandíbula). Da mesma forma, defeitos maxilofaciais de traumatismo ou cirurgia radical podem ser restaurados por meio da concepção de uma prótese personalizada implantossuportada. Os implantes personalizados oferecem várias vantagens sobre os implantes comerciais. Os implantes personalizados têm um ajuste mais preciso e são adaptados aos contornos ósseos subjacentes. Ao restaurar aberrações unilaterais, o lado não afetado pode ser espelhado. Os implantes personalizados exigem mínima alteração cirúrgica da anatomia óssea antes da colocação do implante. Isso reduz o tempo e o custo da cirurgia.

CAPÍTULO 14   Além da Imagem Tridimensional (3D)   235

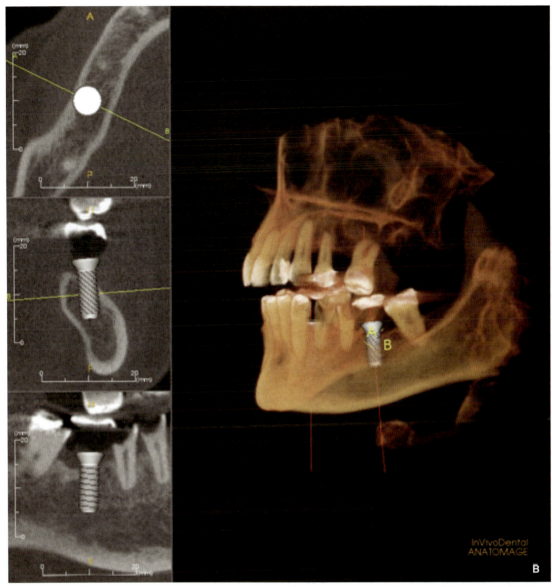

Figura 14.4 (*continuação*) **B.** Um implante virtual é posicionado na primeira região molar mandibular esquerda. A localização e a angulação do implante são guiadas pelo *stent* de imagem radiopaco. Cortes axiais, coronais e sagitais através do implante molar virtual mostram a exposição das roscas do implante, indicando a necessidade de aumento ósseo.

IMPRESSÃO TRIDIMENSIONAL

A impressão tridimensional, também conhecida como manufatura aditiva ou prototipagem rápida, é uma tecnologia crescente com aplicações cada vez maiores nos serviços de saúde. Inicialmente desenvolvida para produzir modelos de escala e protótipos no setor de engenharia, essa tecnologia cresceu para produzir peças e objetos de qualidade em pequeno número e a um custo menor. Na medicina e na odontologia, modelos impressos em 3D da anatomia de um paciente podem ser criados para planejamento de tratamento pré-cirúrgico e criação de modelos cirúrgicos e próteses dentárias. Essa tecnologia também promete imprimir tecidos biológicos que podem ser usados para imprimir órgãos e tecidos humanos.

Essa tecnologia é de particular relevância para a geração de imagens radiológicas, que na maioria das vezes fornece informações anatômicas que formam a base do projeto de CAD/CAM. Na odontologia, muitas aplicações de impressão 3D são baseadas na anatomia esquelética e dentária, adquirida via MDCT ou CBCT. As informações anatômicas das imagens de TC suportam uma ampla variedade de aplicativos de

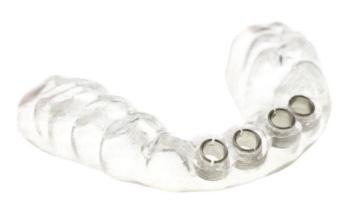

Figura 14.5 Um guia cirúrgico suportado por dentes (dentossuportado). (Imagem cedida por Anatomage, San Jose, CA.)

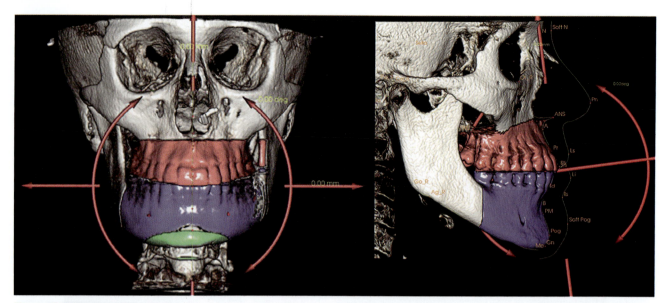

Figura 14.6 Planejamento cirúrgico assistido por computador. Os segmentos de osteotomia de maxila e mandíbula podem ser reposicionados em qualquer plano. (Imagens cortesia de Anatomage, San Jose, CA.)

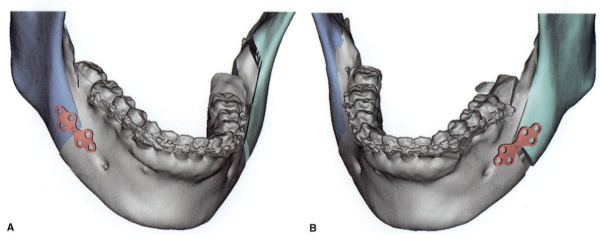

A   B

Figura 14.7 A e **B**. Desenho auxiliado por computador de placas de titânio personalizadas para estabilizar os segmentos mandibulares após uma osteotomia sagital bilateral. (Modificada de Li B, Shen S, Jiang W et al. A new approach of splint-less orthognathic surgery using a personalized orthognathic surgical guide system: a preliminary study. *Int J Oral Maxillofac Surg.* 2017;46:1298–1305.)

impressão 3D. Imagens de TC fornecem excelente contraste para diferenciar entre osso e tecido mole, o que facilita o pós-processamento. Os passos básicos para a geração de um modelo 3D a partir de dados de TC são descritos a seguir.

- *Aquisição e reconstrução de TC*: os conjuntos de dados de TC devem ser reconstruídos com *voxels* isotrópicos para manter a realidade anatômica sem perda de informações. Os exames de MDCT devem ser reconstruídos com *kernels* ósseos (ver Capítulo 13). A espessura dos cortes reconstruídos afeta a precisão dos modelos impressos. Para a maioria das aplicações, a espessura da reconstrução deve ser de pelo menos 1,25 mm. Cortes finos requerem uma segmentação considerável, que pode ser demorada, enquanto cortes mais espessos podem comprometer a precisão do modelo impresso. Áreas anatômicas como o orbital, a lâmina papirácea e a parede anterior do seio maxilar consistem em osso fino e requerem cortes finos para precisão
- *Segmentação de imagens*: os dados DICOM da TC são importados para programas de *software* especializados que segmentam

o região de interesse. Por exemplo, se a tarefa é criar um modelo da mandíbula, os *voxels* que representam a mandíbula precisam ser particionados do restante das estruturas gravadas. Nas imagens de TC, isso pode ser realizado inicialmente por limiar, para identificar *pixels* na faixa de unidades de Hounsfield ósseas (ver Capítulo 13). No entanto, o limiar delineará os *pixels* com base em seus valores de cinza, mas não na localização espacial. Para isolar *pixels* que compõem um região de interesse, algoritmos de segmentação de crescimento de região podem ser aplicados. O operador inicialmente seleciona uma ou mais "sementes" (sítios) dentro da região anatômica a ser segmentada. O algoritmo do computador compara os valores de cinza dos *pixels* vizinhos e, quando semelhantes, adiciona esses *pixels* para expandir a semente. O processo é iterativo e continua até que não seja possível adicionar mais *pixels*. A entrada do operador pode ser necessária para adicionar manualmente *pixels*, modificar limites ou apagar regiões. Imperfeições na segmentação se manifestam como imprecisões no modelo impresso em 3D

- *Criação de um arquivo STL (Standard Tessellation Language)*: o formato de arquivo mais utilizado para impressão 3D é STL. O termo *tesselation* (mosaico) refere-se a formas de geometria diferente em uma superfície sem superposições ou lacunas. Da mesma forma, um arquivo STL representa a superfície da região segmentada como facetas triangulares
- *Criação do modelo impresso em 3D*: o termo impressão 3D ou manufatura aditiva engloba sete categorias de tecnologias usadas para criar modelos, dispositivos ou implantes. As cinco tecnologias utilizadas na área da saúde são descritas a seguir:
  - *Fotopolimerização de cuba*: também referida como *estereolitografia*, este processo usa uma resina líquida fotocurável que solidifica quando exposta a uma fonte de luz intensa. Um feixe de *laser* é usado para iluminar apenas o corte transversal da região de interesse e curar a resina, produzindo uma camada de corte transversal 2D do modelo. A cuba contendo resina é abaixada sucessivamente (ou levantada para impressoras de baixo para cima) até que todos os cortes da região de interesse tenham sido impressos. O modelo é então curado usando uma fonte de luz ultravioleta. O modelo final pode exigir o acabamento para suavizar bordas. Pequenos dispositivos de mesa estão disponíveis para uso interno e podem ser usados para fabricar guias de implantes e modelos do complexo maxilomandibular e dentes. As resinas podem ser opacas ou transparentes para demonstrar estruturas segmentares internas, como canais neurovasculares ou lesões (Figura 14.8)
  - *Material de jateamento*: este processo é semelhante ao de impressoras jato de tinta. Um bico se move horizontalmente e injeta o fotopolímero em uma plataforma de construção. A camada de material é curada por luz ultravioleta e o bocal continua a construir a próxima camada no topo dessa camada, imprimindo camadas sucessivas do modelo. Esse processo permite que vários materiais ou várias cores sejam usados. Os materiais utilizados incluem polimetilmetacrilato, poliestireno, polipropileno, acrilonitrilo-butadieno-estireno, policarbonato, poliestireno de alto impacto e polietileno de alta densidade. Este método foi usado para imprimir modelos odontológicos e guias para implantes

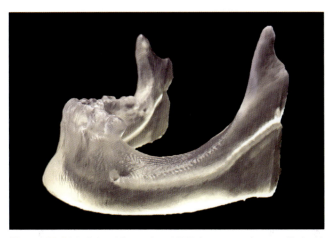

Figura 14.8 Modelo tridimensional (3D) impresso da mandíbula. A anatomia mandibular de uma tomografia computadorizada de feixe cônico foi segmentada e impressa usando uma impressora 3D de polimerização em cuba (Formlabs2). O modelo 3D serviu para realizar uma cirurgia simulada para um enxerto de bloco de ramo mandibular. O canal mandibular é segmentado e pode ser visto através da resina transparente. (Imagem por cortesia de Dr. Mohammed Husain, UCLA School of Dentistry, e Dr. Paul Anstey, consultório particular, Beverly Hills, CA.)

- *Jateamento do aglutinante*: este processo é semelhante ao jateamento de material. O material de construção é um pó com um aglutinante líquido que age como um adesivo. O bico de impressão move-se horizontalmente para depositar camadas do pó seguidas pelo ligante líquido. O objeto impresso é então abaixado e camadas de pó e ligante são depositadas para construir o modelo sucessivamente. O pós-processamento inclui aspiração para remover o pó residual e inflar o modelo com uma resina ou elastômero
- *Extrusão de material*: também chamado de *modelagem de deposição de mecha*, este processo é amplamente utilizado para aplicações médicas e não médicas devido ao seu baixo custo. O material de construção é aquecido em um bocal e depositado em uma plataforma, onde esfria e endurece. Os materiais utilizados são plásticos e polímeros. A resolução dessa técnica é menor e os produtos acabados são menos precisos
- *Fusão de leito de pó*: as tecnologias nessa categoria incluem sinterização direta a *laser* de metal, fusão por feixe de elétrons, sinterização seletiva por calor, fusão seletiva a *laser* e sinterização seletiva a *laser*. Uma camada de pó é depositada em uma plataforma de construção e um *laser* ou feixe de elétrons é usado para derreter e fundir partículas dentro da região de interesse. Camadas sucessivas do modelo são construídas como nas técnicas anteriores. Os materiais utilizados incluem plásticos, polímeros e metais, incluindo materiais biocompatíveis para uso a longo prazo.

Aplicações clínicas da impressão tridimensional

- *Traumatismo e reconstrução craniofacial*: modelos impressos em três dimensões ajudam o cirurgião a visualizar traumatismos complexos, em particular a localização e a direção das fraturas, e a luxação dos segmentos fraturados. Os modelos podem ser usados para dobrar placas e recortar barras antes da cirurgia, diminuindo o tempo intraoperatório. A cirurgia de simulação pode ser realizada nos modelos, permitindo ao cirurgião antecipar possíveis problemas que podem ser encontrados no momento da cirurgia
- *Guias cirúrgicas de implante*: após o planejamento de implante virtual, guias cirúrgicos impressos em 3D podem ser fabricados para facilitar a colocação do implante
- *Prótese maxilofacial*: a impressão tridimensional pode ser usada para gerar próteses desenhadas em CAD para restaurar defeitos cirúrgicos após cirurgias radicais ou situações de traumatismo
- *Planejamento de tratamento e orientação do paciente*: modelos tridimensionais impressos podem ser usados para realizar procedimentos cirúrgicos simulados (p. ex., cirurgia ortognática ou retirada de enxerto para aumento ósseo). Quando estruturas vitais, como canais neurovasculares, também são segmentadas no modelo, o clínico pode antecipar potenciais limitações intraoperatórias e avaliar melhor o risco dessas estruturas a partir do procedimento cirúrgico (Figura 14.8).

BIBLIOGRAFIA

Imagens quadridimensional (4D)

Cevidanes LH, Styner MA, Proffit WR. Image analysis and superimposition of 3-dimensional cone-beam computed tomography models. *Am J Orthod Dentofacial Orthop*. 2006;129(5):611–618.

Cevidanes LH, Hajati AK, Paniagua B, et al. Quantification of condylar resorption in temporomandibular joint osteoarthritis. *Oral Surg Oral Med Oral Pathol Oral Radiol Endod*. 2010;110(1):110–117.

Cevidanes LH, Motta A, Proffit WR, et al. Cranial base superimposition for 3-dimensional evaluation of soft-tissue changes. *Am J Orthod Dentofacial Orthop*. 2010;137(4 suppl):S120–S129.

Koerich L, Weissheimer A, de Menezes LM, et al. Rapid 3D mandibular super-imposition for growing patients. *Angle Orthod.* 2017;87(3):473–479.

Nada RM, Maal TJ, Breuning KH, et al. Accuracy and reproducibility of voxel based superimposition of cone beam computed tomography models on the anterior cranial base and the zygomatic arches. *PLoS ONE.* 2011;6(2):e16520.

Ponce-Garcia C, Lagravere-Vich M, Cevidanes LHS, et al. Reliability of three-dimensional anterior cranial base superimposition methods for assessment of overall hard tissue changes: a systematic review. *Angle Orthod.* 2017.

Impressão tridimensional

Marro A, Bandukwala T, Mak W. Three-dimensional printing and medical imaging: a review of the methods and applications. *Curr Probl Diagn Radiol.* 2016;45(1):2–9.

Mitsouras D, Liacouras P, Imanzadeh A, et al. Medical 3D printing for the radiologist. *Radiographics.* 2015;35(7):1965–1988.

Planejamento de tratamento orientado por computador

Bornstein MM, Al Nawas B, Kuchler U, et al. Consensus statements and recommended clinical procedures regarding contemporary surgical and radiographic techniques in implant dentistry. *Int J Oral Maxillofac Implants.* 2013.

Bengtsson M, Wall G, Greiff L, et al. Treatment outcome in orthognathic surgery—A prospective randomized blinded case-controlled comparison of planning accuracy in computer-assisted two- and three-dimensional planning techniques (part II). *J Craniomaxillofac Surg.* 2017;45(9):1419–1424.

De Riu G, Virdis PI, Meloni SM, et al. Accuracy of computer-assisted orthognathic surgery. *J Craniomaxillofac Surg.* 2017.

Li B, Shen S, Jiang W, et al. A new approach of splint-less orthognathic surgery using a personalized orthognathic surgical guide system: a preliminary study. *Int J Oral Maxillofac Surg.* 2017;46(10):1298–1305.

Xia JJ, Shevchenko L, Gateno J, et al. Outcome study of computer-aided surgical simulation in the treatment of patients with craniomaxillofacial deformities. *J Oral Maxillofac Surg.* 2011;69(7):2014–2024.

Implantes Dentais

Edwin Chang

Dois avanços significativos revolucionaram a prática moderna da odontologia: o advento e o refinamento progressivo da reabilitação de implantes dentários e a ampla aplicação da tomografia computadorizada tridimensional. A radiologia oral e maxilofacial desempenha um papel cada vez mais crucial no planejamento bem-sucedido, na colocação e no acompanhamento a longo prazo dos implantes dentários. Este capítulo fornece uma visão geral das técnicas de imagem usadas na moderna implantologia dentária e a contribuição da imagem radiológica nas fases pré-operatória, intraoperatória e pós-operatória do tratamento.

TÉCNICAS DE IMAGEM

Como com todos os exames de diagnóstico por imagem, a prescrição radiográfica deve ser guiada por um exame clínico completo e o estudo de imagem proposto deve maximizar o benefício do diagnóstico, minimizando o risco e o custo da radiação. Para ajudar neste processo de tomada de decisão, os clínicos devem estar familiarizados com as indicações, vantagens e limitações das técnicas de imagem usadas na implantologia oral (Tabela 15.1 e Quadro 15.1).

Radiografia intraoral

A radiografia intraoral é frequentemente a modalidade de imagem de primeira linha no cenário odontológico. Isso inclui imagens periapicais, de asa de mordida (interproximais ou *bitewing*) e oclusais. A imagem periapical é o exame mais comumente utilizado em todas as fases da avaliação do implante dentário (Figura 15.1). Para avaliação pré-operatória, a radiografia intraoral fornece uma avaliação da cicatrização óssea no local desdentado. Identifica a presença de raízes retidas, patologia periapical residual e variantes, como a osteosclerose, que complicam a colocação do implante. As radiografias periapicais permitem uma avaliação adequada do estado dos dentes adjacentes e proporcionam aproximações mesiodistais e verticais aos limites anatômicos adjacentes e estruturas vitais. Por se tratar de radiografias de projeção bidimensional, as imagens periapicais não fornecem informações sobre a dimensão vestibulolingual. No passado, as radiografias oclusais foram usadas para fornecer uma avaliação básica do contorno bucolingual da mandíbula. No entanto, a base do corpo mandibular geralmente exibe uma dimensão bucolingual mais larga do que o processo alveolar, resultando em superestimação da largura óssea vestibulolingual (Figura 15.2). As limitações anatômicas tornam as radiografias oclusais ineficazes na avaliação dos locais edêntulos na maxila. O advento e o aumento da acessibilidade da tomografia computadorizada (TC) tridimensional na odontologia têm reduzido progressivamente a contribuição das imagens oclusais para tais finalidades.

As principais vantagens da radiografia intraoral são seu custo relativamente baixo e risco quase irrelevante de radiação; ampla disponibilidade em consultórios odontológicos; excelente resolução espacial; e, no caso de sistemas digitais baseados em estado sólido, a possibilidade de geração instantânea de imagens. Entretanto, a imagem intraoral é limitada pela cobertura anatômica relativamente estreita e pela incapacidade de fornecer análises tridimensionais precisas.

A superimposição de estruturas contíguas torna impraticável a análise da espessura das placas corticais vestibular e lingual e pode obscurecer a visualização precisa de estruturas anatômicas cruciais, como o canal alveolar inferior. Além disso, a imagem periapical está sujeita a distorção geométrica e magnificação decorrentes de alongamento ou encurtamento (ver Capítulos 6 e 7), o que limita seu uso para medições lineares – um objetivo crucial de imagens pré-operatórias para o planejamento de implantes. No geral, a radiografia intraoral continua a ser uma ferramenta valiosa na avaliação inicial de um único espaço edêntulo ou curta distância edêntula e deve ser considerada como modalidade de imagem de primeira linha nas fases intra e pós-operatória do tratamento com implantes.

Radiografia panorâmica

A imagem panorâmica é a segunda técnica de imagem dentária mais utilizada devido à sua ampla cobertura anatômica, facilidade de aquisição e custo relativamente baixo. Ele fornece uma visão geral das estruturas ósseas de maxila e mandíbula, incluindo os assoalhos dos seios maxilares e os canais alveolares inferiores – considerações estruturais importantes na colocação do implante posterior (Figura 15.3). No entanto, as principais limitações da imagem panorâmica são a distorção da imagem e a sobreposição de imagens fantasma. O grau de distorção é imprevisível – depende do posicionamento do paciente e da aproximação do complexo maxilomandibular do paciente dentro da curvatura padronizada da calha focal. Estruturas localizadas vestibularmente a este canal focal predefinido são distorcidas e parecem estreitas na dimensão horizontal, enquanto estruturas localizadas lingualmente à camada focal aparecerão horizontalmente ampliadas. Esta distorção não uniforme impede medições mesiodistais precisas da crista desdentada e não pode ser corrigida de forma confiável com o *software*. Além disso, uma ampliação vertical de aproximadamente 15 a 30% está presente, e a ligeira angulação vertical negativa do feixe de raios X projeta imagens de estruturas posicionadas lingualmente mais na imagem. Entretanto, assim como a imagem intraoral, a falta de recursos tridimensionais impede a avaliação precisa da dimensão vestibulolingual do osso disponível. Além disso, a resolução das imagens panorâmicas é menor que a das radiografias intraorais. No entanto, imagens panorâmicas são valiosas para o exame inicial de um paciente que vislumbra a necessidade de colocação de implante dentário, particularmente quando múltiplos locais de implantes são considerados ao mesmo tempo, ou quando imagens intraorais não podem ser feitas devido à anatomia do paciente ou à má cooperação do mesmo. Diretrizes da American Academy of Oral and Maxillofacial Radiology recomendam radiografia panorâmica e intraoral para a avaliação inicial da colocação do implante dentário.

TABELA 15.1 Técnicas de imagem comumente usadas para colocação de implantes.			
Técnica de imagem	Vantagens	Desvantagens	Recomendação
Imagem periapical	• Prontamente disponível • Alta resolução • Distorção mínima • Menores custo financeiro e exposição à radiação	• Cobertura anatômica restrita • Não é possível avaliar a dimensão bucolingual • Sujeita a alongamento e encurtamento • Sobreposição anatômica • Difícil de reproduzir a geometria de projeção • Pode ser limitada pela cooperação e anatomia do paciente	• Avaliação inicial de espaço desdentado único ou extensão desdentada • Imagem intraoperatória durante a colocação do implante • Radiografia pós-operatória inicial e ressonância magnética
Imagem panorâmica	• Prontamente disponível • Ampla cobertura anatômica • Baixos custo financeiro e exposição à radiação	• Distorção de imagem • Sobreposição anatômica e imagens fantasma • Resolução mais baixa • Não é possível avaliar a dimensão bucolingual • Dependente do operador	• Exame inicial de múltiplos espaços desdentados • Acompanhamento radiográfico de múltiplos implantes
Imagem de CBCT	• Campo de visão variável: de um único local edêntulo até mandíbulas completas (dependente do fabricante) • Tomografia 3D: sem superposição • Dimensionalmente preciso • Cada vez mais acessível • Simular cirurgia de implante com *software* especializado	• Custo financeiro moderado e exposição à radiação • Suscetível a artefatos de endurecimento por feixe • Dependente do operador (especialmente por conta de movimento do paciente) • Treinamento especial para interpretação • Não calibrada para medições de densidade óssea (HU) • Contraste dos tecidos moles	• Após o exame inicial, a CBCT é recomendada para avaliação radiológica completa • Recomendada antes e depois do aumento ósseo • No pós-operatório, recomendada para implantes sintomáticos (mobilidade do implante, sensação alterada, implante deslocado) • Não é apropriada para imagens de retorno assintomáticas

3D, tridimensional; *CBCT*, tomografia computadorizada por feixe cônico; *HU*, unidades Hounsfield.

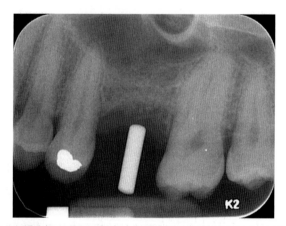

Figura 15.1 Imagem periapical de um local de implante potencial na maxila posterior esquerda. Um guia de imagem contendo um marcador radiopaco cilíndrico foi inserido intraoralmente para representar o ângulo desejado de colocação do implante.

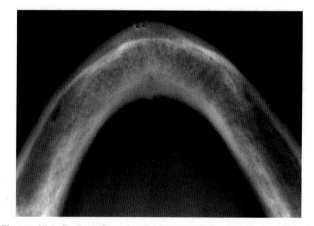

Figura 15.2 Radiografia oclusal transversal da mandíbula edêntula. Note que apenas os contornos vestibulares mais largos da mandíbula são visualizados; estes geralmente estão localizados abaixo do local de implante desejado. Isso poderia resultar em uma superestimação da quantidade de osso bucolingual disponível.

Tomografia computadorizada (tomografia computadorizada com multidetector e tomografia computadorizada de feixe cônico)

A TC é uma técnica de imagem que gera visualizações tridimensionais de várias projeções feitas em vários ângulos diferentes ao redor do paciente. Inovações tecnológicas recentes levaram ao desenvolvimento de sofisticados sistemas de TC com multidetector (MDCT; do inglês, *multidetector computed tomography*) que são amplamente utilizados na medicina. Imagens de MDCT são adquiridas com o paciente em decúbito dorsal em uma mesa que avança através de um pórtico rotatório (ver Capítulo 13). Embora a MDCT tenha sido usada para avaliar várias condições maxilofaciais, seu custo mais elevado, maior dose de radiação e acessibilidade limitada aos dentistas restringiram sua ampla adoção para fins de planejamento de implantes dentários.

Nas últimas duas décadas, a TC de feixe cônico (CBCT; do inglês, *cone beam computed tomography*) evoluiu para fornecer informações tridimensionais de alta resolução; agora é aplicada a vários objetivos diagnósticos maxilofaciais. Em contraste, as unidades de CBCT adquirem imagens com o paciente em posição supina, sentada ou em pé, dependendo do fabricante e do modelo da unidade. A imagem da CBCT oferece a vantagem de uma alta resolução espacial e doses de radiação muito menores.

Seguindo uma história abrangente do paciente, avaliação clínica e exame radiográfico inicial com imagens periapicais e/ou panorâmicas, a CBCT tornou-se a modalidade de imagem de escolha para

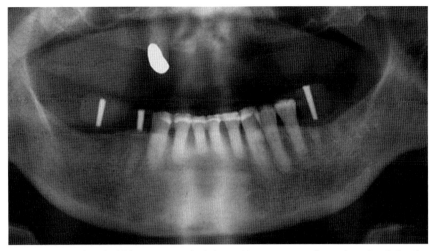

Figura 15.3 Imagem panorâmica recortada, adquirida com um guia de imagem, representando os eixos desejados de três potenciais implantes mandibulares.

QUADRO 15.1 Recomendações da American Academy of Oral and Maxillofacial Radiology para imagens do paciente com implante dentário.

Recomendação 1. A radiografia panorâmica deve ser utilizada como modalidade de imagem de escolha na avaliação inicial do paciente com implante dentário.

Recomendação 2. Use a radiografia periapical intraoral para suplementar as informações preliminares da radiografia panorâmica.

Recomendação 3. Não use imagens transversais, incluindo tomografia computadorizada de feixe cônico (CBCT), como um exame de imagem diagnóstica inicial.

Recomendação 4. O exame radiográfico de qualquer local de implante potencial deve incluir imagens ortogonais transversais ao local de interesse.

Recomendação 5. A CBCT deve ser considerada como a modalidade de imagem de escolha para imagens transversais pré-operatórias de potenciais locais de implantes.

Recomendação 6. A CBCT deve ser considerada quando as condições clínicas indicarem necessidade de procedimentos de aumento ou desenvolvimento do local antes da colocação dos implantes dentários: (1) aumento do seio, (2) enxerto ósseo em bloco ou em partículas, (3) enxerto de ramo ou sínfise, (4) avaliação de dentes impactados no campo de interesse e (5) avaliação de lesão traumática prévia.

Recomendação 7. A CBCT deve ser considerada se os procedimentos de reconstrução e aumento ósseo (p. ex., preservação da crista ou enxerto ósseo) tiverem sido realizados para tratar as deficiências do volume ósseo antes da colocação do implante.

Recomendação 8. Na ausência de sinais ou sintomas clínicos, use radiografia periapical intraoral para avaliação pós-operatória de implantes. Radiografias panorâmicas podem ser indicadas para casos que requeiram terapia de implante mais extensa.

Recomendação 9. Use imagens transversais (particularmente CBCT) imediatamente no pós-operatório somente se o paciente apresentar mobilidade do implante ou sensação alterada, especialmente se a fixação estiver na mandíbula posterior.

Recomendação 10. Não use imagens de CBCT para revisão periódica de implantes clinicamente assintomáticos.

Recomendação 11. A imagem de corte transversal, idealmente, CBCT, deve ser considerada se a recuperação do implante for antecipada.

De Tyndall DA, Price JB, Tetradis S et al. Position statement of the American Academy of Oral and Maxillofacial Radiology on selection criteria for the use of radiology in dental implantology with emphasis on feixe cônico computed tomography. *Oral Surg Oral Med Oral Pathol Oral Radiol.* 2012;113:817-826.

---

a avaliação pré-cirúrgica do local do implante. A CBCT permite análises tridimensionais precisas da quantidade de osso disponível, da espessura das placas corticais contíguas, da qualidade e arquitetura do osso trabecular e da proximidade de estruturas e limites anatômicos adjacentes. A CBCT também é a modalidade de escolha para a avaliação pré-operatória dos seios maxilares antes da elevação do assoalho sinusal, a avaliação dos locais do doador e do receptor para procedimentos de enxerto ósseo autógeno e para avaliar o resultado desses procedimentos. As imagens de CBCT também são usadas no projeto e fabricação de guias cirúrgicos usando o desenho auxiliado por computador (CAD; do inglês, *computer-aided design*) e a tecnologia CAD/CAM (*computer-aided manufacturing*).

Como acontece com todas as modalidades de imagens baseadas em radiação ionizante, o uso da CBCT deve seguir protocolos de aquisição de imagem responsáveis e criteriosos. O campo anatômico de visão deve ser limitado à região de interesse. Dependendo dos objetivos da imagem, o campo pode ser estendido além dos locais edêntulos para abranger a anatomia adjacente relevante, como os óstios do seio maxilar antes do levantamento do seio, as cristas oblíquas externas para coleta óssea ou as coroas dentárias opostas para planejamento protético e fabricação de guias cirúrgicos. Para produzir um estudo diagnosticamente aceitável usando a menor quantidade de radiação ionizante, os parâmetros de exposição devem ser adaptados a idade, tamanho e anatomia do paciente, e esforços devem ser feitos durante a aquisição da imagem para minimizar o movimento. É importante ressaltar que, dada a complexidade dos volumes de imagens tridimensionais e a inclusão de estruturas além da região dentoalveolar, o treinamento avançado é necessário para interpretar os estudos da CBCT com competência.

Técnicas de reconstrução de imagem

Após a aquisição de um volume de CBCT, o volume da imagem deve ser reconstruído em planos específicos para extrair as informações necessárias para o planejamento do implante. Devido à curvatura da arcada dentária, os planos anatômicos ortogonais (axial, coronal e sagital) não são ideais para avaliar as dimensões mesiodistal e vestibulolingual do osso disponível. Portanto, a reformatação planar curva é aplicada. Isso é conseguido selecionando-se primeiro uma fatia axial de referência do arco maxilar ou mandibular, no nível da mira de seus dentes. Ferramentas de *software* dedicadas são usadas para definir a curva da arcada dentária, adaptada à anatomia do paciente (Figura 15.4A), e subsequentemente gerar uma série de imagens transversais orientadas perpendicularmente à arcada deste paciente em intervalos predefinidos, igualmente espaçados (tipicamente 1 a 2 mm).

As ferramentas de *software* são usadas para fazer medições da altura vertical e largura bucolingual do local edêntulo (Figura 15.4B). Reconstruções pseudopanorâmicas também podem ser feitas paralelamente a esse arco personalizado e reconstruídas em várias espessuras; fatias mais finas permitem uma visualização anatômica localizada que é livre de superposição, enquanto uma fatia mais espessa se parecerá mais com uma radiografia panorâmica (Figura 15.4C). Por fim, podem ser geradas representações volumétricas e de superfície tridimensionais das mandíbulas desdentadas para ajudar a visualizar a forma geral e o contorno das mandíbulas desdentadas (Figura 15.4D). Imagens de reconstruções CBCT podem ser entregues em formato digital e podem ser impressas em tamanho real (ou seja, 1:1) em papel fotográfico de alta qualidade.

Outras técnicas

Outras técnicas de imagem radiográfica que têm sido utilizadas para o planejamento de implantes incluem as imagens tomográficas oblíqua lateral, cefalométrica lateral e convencional. Essas técnicas foram substituídas em grande parte por imagens de CBCT na prática contemporânea para o planejamento do tratamento com implantes. Embora a ressonância magnética (RM) produza imagens transversais das mandíbulas sem radiação ionizante, sua representação das estruturas do tecido duro é inadequada para o planejamento do implante.

AVALIAÇÃO PRÉ-OPERATÓRIA E PLANEJAMENTO DE TRATAMENTO

Diversas considerações funcionais, estéticas e cirúrgicas contribuem para o sucesso da colocação do implante. Antes da disponibilidade generalizada de imagem por CBCT, a colocação do implante era predominantemente uma abordagem orientada cirurgicamente, com a quantidade de osso disponível que ditava em grande parte a posição final do implante. No entanto, com o aumento da acessibilidade da imagem tridimensional, as tendências atuais mudaram para uma abordagem impulsionada pela prótese. Os dados da CBCT podem ser virtualmente acoplados a modelos digitais de impressão, permitindo maior comunicação entre o cirurgião e o dentista restaurador. A posição ideal do suposto implante é primeiro identificada com base nas necessidades funcionais e estéticas do paciente, bem como no estado da dentição remanescente. Esta informação é então traduzida para o ambiente digital e, por meio de *software* especializado, a cirurgia de implante pode ser simulada usando bibliotecas de implantes virtuais. Com base na quantidade de osso disponível e na forma da crista óssea residual, a necessidade de procedimentos adicionais de enxerto ósseo e alveoloplastia pode ser identificada e as opções de tratamento fornecidas. As maiores transparência e comunicação entre a equipe do implante e o paciente permitem um desfecho mais previsível e mantém as expectativas sinceras durante a tomada de decisão informada.

Avaliação radiológica da quantidade óssea

A principal vantagem da CBCT é a capacidade de avaliar com precisão a quantidade de osso disponível nas três dimensões. É geralmente aceito que, idealmente, o implante deve ser colocado a pelo menos 1,5 mm dos dentes adjacentes, 3 mm de um implante adjacente e 2 mm de estruturas anatômicas vitais, como o canal alveolar inferior. Os limites anatômicos usuais são discutidos mais adiante, tanto no maxilar quanto na mandíbula.

Na maxila anterior, a limitação vertical absoluta é o assoalho da fossa nasal. No entanto, a dimensão vertical do osso disponível é muitas vezes limitada pela atrofia residual da crista, que pode levar ao desenvolvimento de uma concavidade bucal proeminente. A CBCT orienta a decisão para enxerto ósseo bucal adicional ou comprometimento restaurador para um implante mais curto e mais angulado (Figura 15.5). Na região do incisivo central superior, a proximidade com o canal nasopalatino deve ser avaliada. É importante reconhecer que existem grandes diferenças morfológicas nas dimensões e configuração do canal nasopalatino; mesmo no próprio paciente, o diâmetro do canal pode variar amplamente ao longo de seu comprimento (Figura 15.6). CBCT descreve com precisão a topografia do canal; é particularmente valioso quando há limitações potenciais de espaço, como no caso de um incisivo lateral mesialmente posicionado.

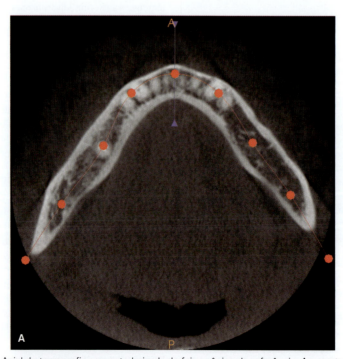

Figura 15.4 A. Imagem no plano Axial de tomografia computadorizada de feixe cônico de referência. A curvatura do arco mandibular é aproximada através de uma série de pontos de conexão. (*continua*)

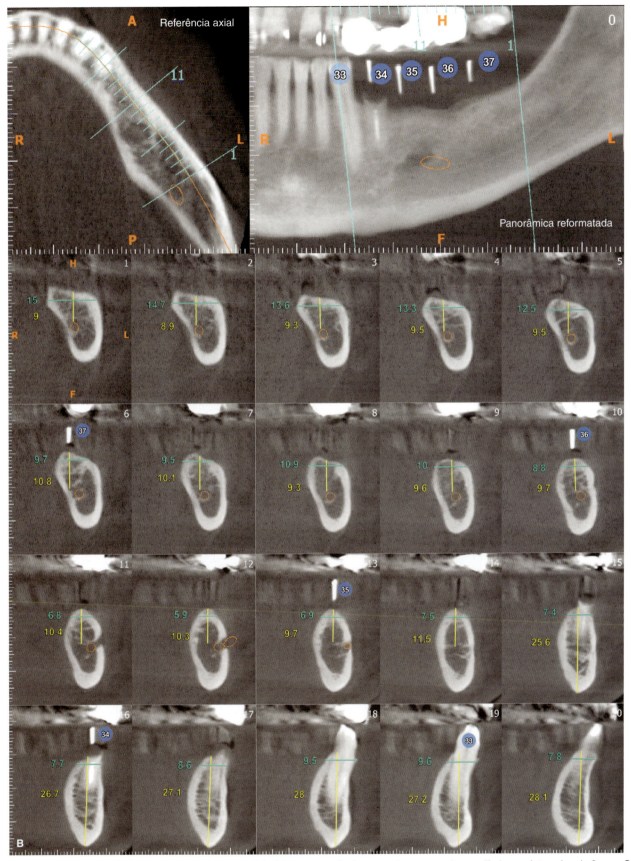

Figura 15.4 (*continuação*) **B.** Cortes transversais sequenciais feitos perpendicularmente à curvatura da mandíbula, em intervalos de 2 mm. Os locais desdentados são rotulados (na notação da FDI World Dental Federation). As medições verticais e bucolinguais estão de acordo com o guia de imagem. O curso do canal mandibular é delineado em *laranja*. (*continua*)

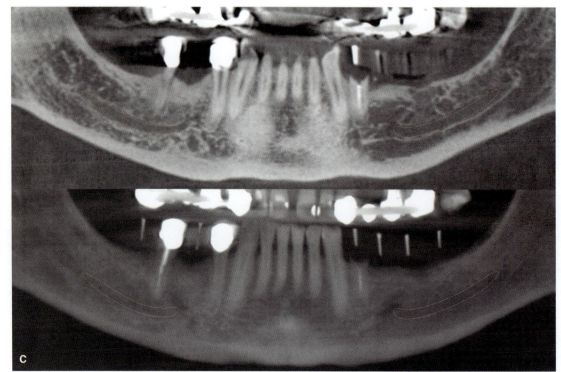

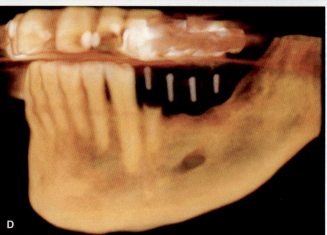

Figura 15.4 (*continuação*) **C.** Reformatação multiplanar pseudopanorâmica da mandíbula com espessura fina (0,2 mm, *superior*) e espessura da fatia grossa (40 mm, *inferior*). **D.** Representação volumétrica tridimensional da mandíbula posterior esquerda desdentada.

Na maxila posterior, o assoalho do seio maxilar é o limite vertical usual para a colocação do implante. A pneumatização do processo alveolar é um processo fisiológico normal, muitas vezes acelerado pela perda dentária. Embora o assoalho do seio maxilar possa ser prontamente identificado em imagens bidimensionais, o padrão de pneumatização pode ser variável na dimensão transversal, e a posição exata do assoalho da cavidade pode ser totalmente apreciada apenas com imagens tridimensionais. (Figura 15.7). Se um procedimento de elevação do seio for planejado, a CBCT fornece informações pré-operatórias cruciais, como a presença de septos transversais, doença do seio inflamatório e ramos proeminentes da artéria alveolar posterossuperior (Figura 15.8).

Na mandíbula anterior, a limitação usual para a colocação do implante é uma estreita largura óssea vestibulolingual secundária à atrofia residual da crista. Embora a palpação clínica da crista residual forneça uma estimativa do osso bucolingual disponível, apenas a tomografia computadorizada pode fornecer uma avaliação precisa. É importante ressaltar que a mandíbula anterior contém uma rede de vasos linguais anastomosados que ocasionalmente podem ser identificados como canais ósseos (o forame mediano e o forame lingual lateral) (Figura 15.9A). O canal incisivo mandibular, a continuação anterior do canal alveolar inferior além do forame mentual, é outra estrutura vital que pode ser radiograficamente aparente (Figura 15.9B). Essas estruturas, se violadas durante a colocação do implante, ocasionalmente foram relatadas como resultando em hemorragia e distúrbios neurossensoriais. CBCT retrata estes canais melhor do que as radiografias bidimensionais. Isso pode permitir um resultado de tratamento mais previsível, mesmo dentro de uma região que é tradicionalmente considerada como uma "zona segura" para a colocação de implantes.

Embora o canal alveolar inferior seja frequentemente considerado a limitação vertical óbvia para a colocação do implante na mandíbula posterior, é importante reconhecer que a morfologia transversal da mandíbula geralmente segue uma forma sigmoide no plano bucolingual (Figura 15.10). A superfície vestibular do processo alveolar é muitas vezes mais posicionada lingualmente do que o corpo mandibular subjacente, e uma concavidade está presente ao longo da superfície lingual da mandíbula (*i. e.*, a fossa submandibular). Essa morfologia

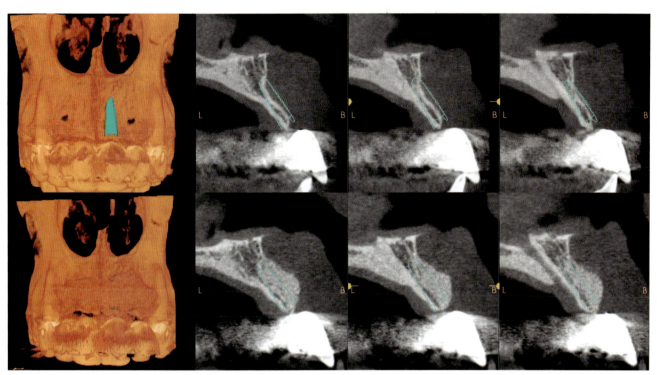

Figura 15.5 *Superior*: Representação volumétrica tridimensional e cortes transversais bucolinguais de um incisivo central superior esquerdo desdentado. Observe a proeminente concavidade bucal do processo alveolar, que impede que o implante desejado seja colocado sem comprometimento estético significativo. O implante virtual mostra uma extensa exposição à rosca bucal, se colocada na inclinação ideal, identificando a necessidade de aumento ósseo vestibular antes da colocação do implante. *Inferior*: Cortes de tomografia computadorizada de feixe cônico após enxerto ósseo vestibular. Note como o tamanho do implante desejado está agora totalmente incorporado no osso.

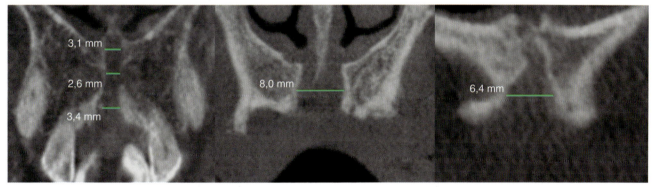

Figura 15.6 Três exemplos de variação morfológica no canal nasopalatino. Fatias coronais representando um canal fino e uniforme (*à esquerda*), dois canais largos e convergentes (*meio*) e um canal em forma de funil (*à direita*).

única não é visualizada em imagens periapicais e panorâmicas, que não fornecem informações na dimensão bucolingual e, muitas vezes, não são detectadas durante o exame clínico, porque os contornos linguais do corpo mandibular são difíceis de serem palpados devido à sua fixação muscular. Além disso, a CBCT mostrou-se superior às imagens panorâmicas na identificação do canal alveolar inferior. Isso, em conjunto com a capacidade de delinear objetivamente os contornos vestibulares da mandíbula, pode muitas vezes resultar em mudanças no tamanho e na angulação do implante planejado.

Avaliação radiológica da qualidade óssea

A qualidade óssea local é um fator importante para o sucesso do implante. O osso desdentado deve fornecer estabilidade primária do implante e um ambiente pré-implante que seja favorável à osteointegração. Atualmente, a avaliação radiológica da qualidade óssea nos locais desdentados é, em grande parte, uma avaliação subjetiva da arquitetura trabecular. Numerosos sistemas de classificação foram propostos, mas poucos foram validados como medidas práticas de resultados clínicos. O sistema de classificação proposto por Misch *et al.* (Tabela 15.2) é o mais amplamente utilizado e descreve quatro categorias de osso (D1 a D4) com base na espessura do osso cortical e na densidade e distribuição do osso trabecular (Figura 15.11). Devido à sua capacidade de visualizar claramente a espessura do osso cortical e a organização do osso trabecular, essas avaliações são melhores em imagens de TC transversal do que em imagens intraorais e panorâmicas. No entanto, a distinção entre um córtex "espesso" ou "fino" e um osso trabecular "grosseiro" ou "delicado" depende dos limites subjetivos do observador, que são variáveis entre os clínicos.

Objetivamente, a densidade óssea é formalmente definida como a massa mineral por unidade de volume de osso. Quando aplicada ao diagnóstico de osteoporose e avaliação do risco de fratura, essa avaliação é tipicamente realizada por meio da absorciometria por dupla emissão de raios X (DEXA). Estimativas brutas de densidade óssea

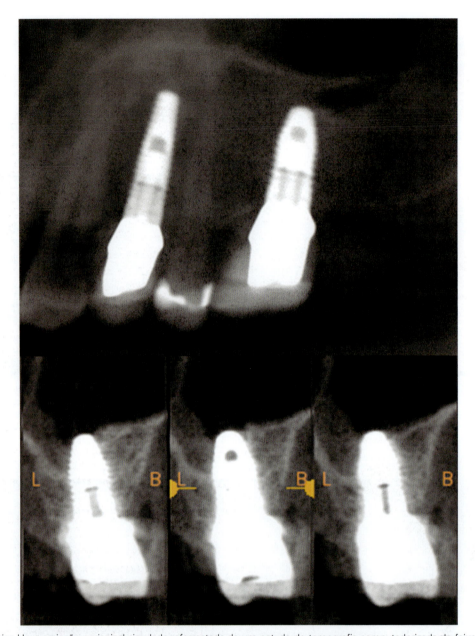

Figura 15.7 *Superior:* Uma projeção periapical simulada reformatada de um estudo de tomografia computadorizada de feixe cônico. A posição do assoalho do seio maxilar em relação ao ápice do implante colocado no primeiro molar superior esquerdo é difícil de determinar devido à superposição anatômica. *Inferior:* Estes cortes transversais bucolinguais do mesmo implante demonstram a pneumatização irregular do processo alveolar, o que é difícil de se apreciar em uma imagem bidimensional projetiva. O assoalho do seio é posicionado mais superiormente dentro do aspecto bucal do processo alveolar, e posicionado mais inferiormente na porção palatina deste local. O ápice deste implante é mais orientado palatalmente dentro do processo alveolar, e foi colocado além do pavimento sinusal.

obtidas a partir dos números de TC em imagens de MDCT (unidades Hounsfield ou HU) foram usadas para prever a estabilidade do implante. As faixas de HU para a classificação de Misch da densidade óssea foram propostas (Tabela 15.2). No entanto, devido a sua ampla geometria de feixe, aumento da radiação de dispersão e menor resolução de contraste, as medições de HU de conjuntos de dados de CBCT não são confiáveis para a predição da densidade óssea. Em geral, a densidade óssea na mandíbula anterior é maior, enquanto é menor na maxila posterior.

A imagem radiológica dos sítios de implantes propostos ajuda na detecção de fragmentos de raízes retidos e corpos estranhos, bem como na exclusão de patologia residual. Os achados que requerem tratamento incluem doença inflamatória, cistos e neoplasias, e a tomografia computadorizada de feixe cônico fornece excelente caracterização de sua extensão óssea. Os achados que não requerem tratamento, mas que ainda podem afetar o planejamento do implante, também são ocasionalmente encontrados. Por exemplo, áreas de osteosclerose são achados incidentais comuns (Figura 15.12). Embora não seja uma contraindicação direta para a colocação do implante, a presença de osteosclerose pode causar deflexão durante a osteotomia do implante. Além disso, as áreas osteoscleróticas apresentam uma vascularização relativamente menor, o que pode afetar a cicatrização e a osteointegração. Da mesma forma, a presença de displasia óssea periapical também complica a colocação do implante; alguns relatos de casos mostraram que a intervenção cirúrgica em regiões de displasia óssea, incluindo a colocação de implantes, pode resultar em infecção secundária do osso displásico, o que pode levar ao desenvolvimento de osteomielite e sequestro ósseo (Figura 15.13).

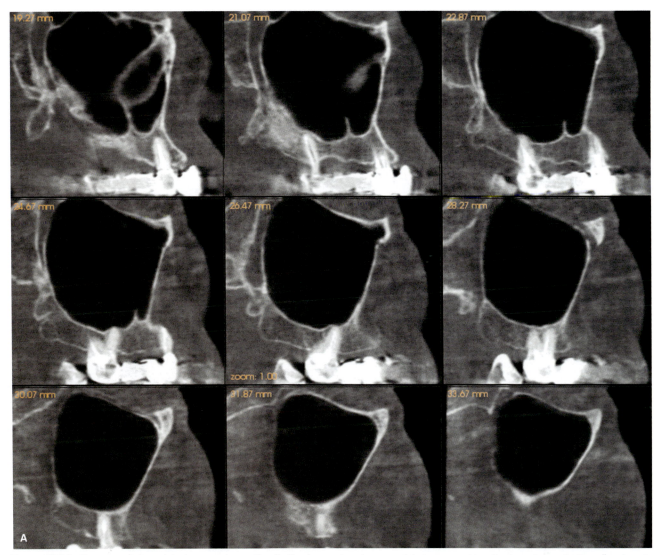

Figura 15.8 A. Cortes sagitais seriais de um seio maxilar direito demonstrando uma crista transversal localizada ao longo do assoalho do seio apical à região dos primeiros molares desdentados, o que pode complicar o procedimento de elevação do seio. O seio parece normal e totalmente arejado. (*continua*)

IMAGEM INTRAOPERATÓRIA

Durante a colocação do implante cirúrgico, a imagem intraoperatória é limitada a modalidades rápidas, incluindo radiografias periapicais e panorâmicas de base digital. Essas radiografias confirmam a posição da broca-piloto apropriada e permitem a identificação de erros precoces, de modo que possam ser feitas modificações adequadas às etapas restantes da osteotomia. Ocasionalmente, os acidentes cirúrgicos podem exigir imagens radiológicas avançadas no intraoperatório – por exemplo, quando um implante é deslocado para o seio maxilar ou colocado através do canal alveolar inferior. Em tais situações, a visualização conveniente da CBCT localizará com precisão o implante ou avaliará a extensão da invasão do canal nervoso (Figura 15.14).

APLICAÇÕES GUIADAS POR IMAGEM

Mais recentemente, os avanços na tecnologia de computadores e prototipagem estereolitográfica têm facilitado as técnicas guiadas por imagem para o planejamento do tratamento de implantes e colocação cirúrgica. Vários programas de *software* de planejamento de implantes usam conjuntos de dados de CBCT para determinar a posição tridimensional ideal de um implante proposto. No entanto, o sucesso final do procedimento depende da transferência bem-sucedida do plano virtual para o centro cirúrgico. Várias técnicas de cirurgia guiada foram desenvolvidas para servir como um canal físico entre os ambientes virtual e cirúrgico. Tais abordagens cirúrgicas guiadas são especialmente úteis nos casos em que requisitos anatômicos, funcionais ou estéticos devem ser atendidos dentro de uma margem de erro relativamente estreita.

Os guias estereolitográficos convencionais são projetados para serem suportados por um dos três tipos de tecido: dentes, mucosa ou osso. No paciente parcialmente dentado, os guias com suporte de dente são geralmente preferidos, já que permitem a realização de cirurgia sem retalho enquanto se mantém a estabilidade do guia sem o uso de pinos de fixação (Figura 15.15). Essa técnica requer pelo menos dois ou três dentes não móveis no arco, e os contornos desses dentes podem ser capturados digitalmente usando varredura óptica tridimensional de superfície de modelos de gesso ou diretamente por meio de uma câmera especializada de varredura óptica intraoral. Esse modelo de superfície é subsequentemente sobreposto ao conjunto de dados de CBCT, que permite um perfil preciso das coroas dos dentes que, de outra forma, seriam obscurecidas pelos feixes dos artefatos de endurecimento das restaurações. A literatura atual sugere que os guias suportados por dentes são mais precisos do que guias suportados por mucosa e osso.

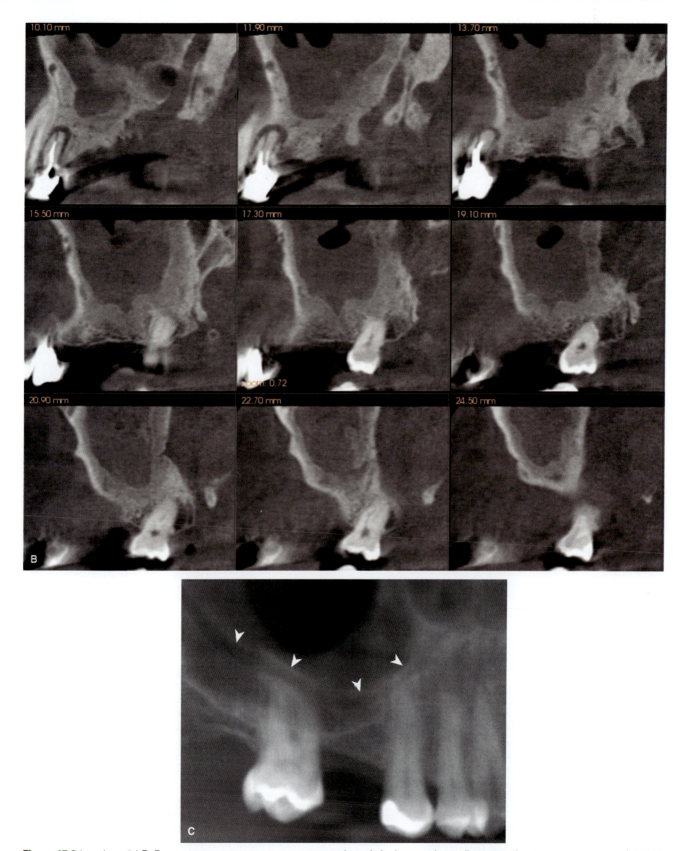

Figura 15.8 (*continuação*) **B.** Em contraste com estes cortes transversais sagitais de um seio maxilar esquerdo mostram que as paredes sinusais são espessadas e escleróticas e que a maior parte do espaço antral é radiopacificada. Esses achados poderiam implicar a possibilidade de sinusite, que é uma contraindicação relativa a um procedimento de elevação do seio. **C.** A imagem reformatada de um volume de tomografia computadorizada de feixe cônico da maxila direita representa um ramo proeminente da artéria alveolar superior posterior (*setas brancas*). A localização tridimensional deste vaso pode ser mapeada em preparação para uma cirurgia de elevação do seio.

CAPÍTULO 15   Implantes Dentais   249

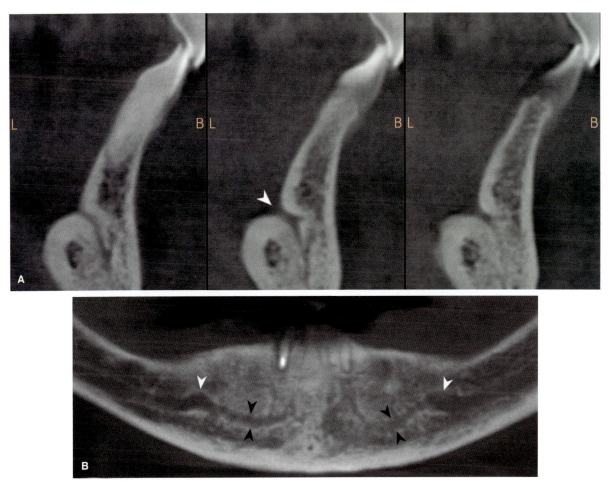

Figura 15.9 A. Imagens de corte transversal da linha média da mandíbula, representando um forame lingual mediano proeminente (*ponta de seta branca*), que poderia resultar em hemorragia se violado durante a colocação do implante. B. Imagem reformatada panorâmica (espessura de fatia de 3 mm) demonstrando proeminentes canais incisivos inferiores (*pontas de seta pretas*) cursando anteriormente aos forames mentuais (*pontas de seta brancas*).

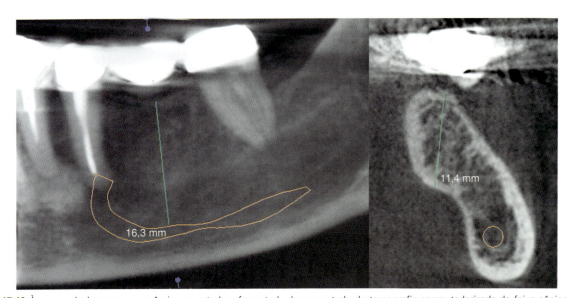

Figura 15.10 À *esquerda*: Imagem panorâmica recortada reformatada de um estudo de tomografia computadorizada de feixe cônico no local do primeiro molar inferior esquerdo. A altura vertical da crista alveolar ao canal do nervo alveolar inferior esquerdo (*delineada em laranja*) mede pouco mais de 16 mm. *Direita:* Um corte transversal no meio do mesmo local (primeiro molar esquerdo da mandíbula) no plano bucolingual. Uma concavidade lingual proeminente limita a colocação do implante em um ângulo ideal em relação à restauração do pôntico e raízes dos dentes adjacentes. Note que esta informação não pode ser obtida em radiografias periapicais e panorâmicas.

TABELA 15.2	Classificação de Misch para densidade óssea.		
Classificação/tipo	Aparência radiográfica	Localização anatômica típica	Faixa de densidade na MDCT (HU)
D1	Principalmente composto de osso cortical denso Os espaços medulares são dificilmente visíveis	Ocasionalmente na mandíbula anterior Raramente na mandíbula posterior	> 1.250
D2	Camada externa espessa de osso cortical poroso Padrão ósseo trabecular grosseiro	Comumente nas mandíbulas anterior e posterior Ocasionalmente na maxila anterior	850 a 1.250
D3	Camada mais fina de osso cortical poroso Padrão ósseo trabecular fino	Comumente na maxila anterior, na maxila posterior e na mandíbula posterior Ocasionalmente na mandíbula anterior	350 a 850
D4	Contorno de fraco a imperceptível de osso cortical fino O processo alveolar é composto principalmente de osso trabecular delicado	Comumente na maxila posterior Raramente na maxila anterior	150 a 350

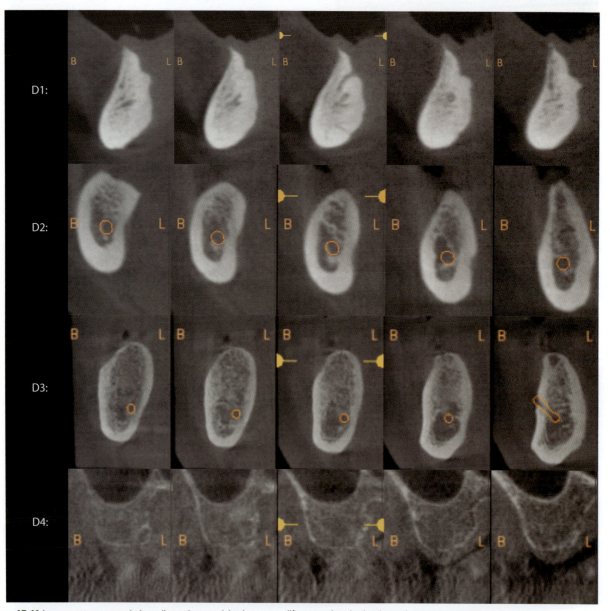

Figura 15.11 Imagens transversais bucolinguais em série de quatro diferentes locais desdentados que exemplificam as classificações de Misch da densidade óssea. Os canais do nervo mandibular são delineados em *laranja*. *Primeira linha*: O processo alveolar de uma mandíbula anterior edêntula que é composta principalmente de osso cortical denso. Isto é sugestivo de uma classificação de densidade óssea D1. *Segunda linha*: Um exemplo de classificação D2 em mandíbula posterior direita, com osso trabecular grosseiro circundado por uma camada externa de osso cortical espesso. *Terceira linha*: O revestimento de osso cortical fino revestindo o osso trabecular fino na mandíbula posterior direita, que é um exemplo típico de um osso do tipo D3. *Quarta linha*: Cortes transversais de uma maxila posterior direita demonstrando um padrão ósseo trabecular fino coberto por um fraco revestimento do osso cortical. Isto é representativo de uma classificação de densidade óssea D4.

CAPÍTULO 15   Implantes Dentais   251

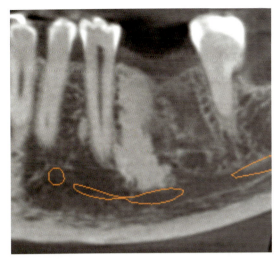

Figura 15.12 Corte de tomografia computadorizada de feixe cônico através da mandíbula posterior esquerda demonstrando uma grande área de osteoesclerose localizada na face mesial do local de um primeiro molar esquerdo desdentado mandibular.

Nos pacientes desdentados, o guia cirúrgico pode ser suportado apenas por mucosa ou osso. Um guia com suporte de mucosa ainda permitirá uma abordagem cirúrgica sem retalho, mas a precisão do guia depende da resiliência da mucosa e do uso de pinos de fixação (Figura 15.16). Alternativamente, um guia suportado pelo osso repousa inteiramente no osso, mas o cirurgião deve primeiro levantar uma extensão extensa para assentar o guia (Figura 15.17). A principal vantagem de um sistema suportado por osso é que ele confere maior visualização do campo cirúrgico, o que permite a detecção precoce de erros posicionais por meio de visualização direta e sensação tátil. No entanto, a necessidade de levantar um retalho aumenta o desconforto e o tempo de recuperação do paciente e pode resultar em complicações pós-operatórias, como inchaço e sangramento. Alguns estudos sugeriram que os guias apoiados na mucosa conferem maior precisão clínica do que os guias com suporte ósseo.

Além de modelos cirúrgicos estáticos, abordagens mais recentes de orientação cirúrgica permitem uma abordagem mais dinâmica. Assim como nas abordagens de planejamento estático, a posição e a inclinação do suposto implante são planejadas com base em um exame de tomografia computadorizada pré-operatório. No entanto, para a colocação do implante na mandíbula, esses sistemas empregam tecnologia de navegação intraoperatória sofisticada que fornece *feedback* ao vivo sobre a localização e a angulação da peça de mão cirúrgica em relação à posição do implante planejada *in silico* (simulada). Isto é tipicamente obtido usando-se marcadores fiduciais registrados com as imagens de TC, sensores posicionais conectados ao *stent* do paciente e a peça de mão, e um monitor digital externo representando a posição em tempo real da cabeça da broca em relação aos dados de planejamento virtual (Figura 15.18). A principal vantagem dessa abordagem em relação aos moldes cirúrgicos estáticos é que ela permite que o cirurgião faça modificações em tempo real na posição predeterminada do implante, ao mesmo tempo que retém os benefícios da orientação da TC. No entanto, o *hardware* e o *software* adicionais necessários para operar esses sistemas reduzem sua acessibilidade em comparação com os guias estáticos, e as etapas adicionais de rastreamento e exibição do instrumento cirúrgico introduzem potenciais fontes de erro.

Apesar de sua rápida evolução, a colocação de implantes guiada cirurgicamente não é usada na maioria dos casos de implantes, e há evidências insuficientes para justificar seu uso rotineiro. É importante reconhecer que os adjuvantes cirúrgicos guiados por imagem não podem substituir a habilidade e a perspicácia clínicas, e é ingênuo considerar tal técnica como uma abordagem amigável ao implante na colocação de implantes. O cirurgião deve estar preparado para todas as possíveis complicações intra e pós-operatórias, incluindo a capacidade de desviar-se das orientações cirúrgicas quando surgirem situações inesperadas, como a necessidade de refletir um retalho e realizar um aumento ósseo adicional.

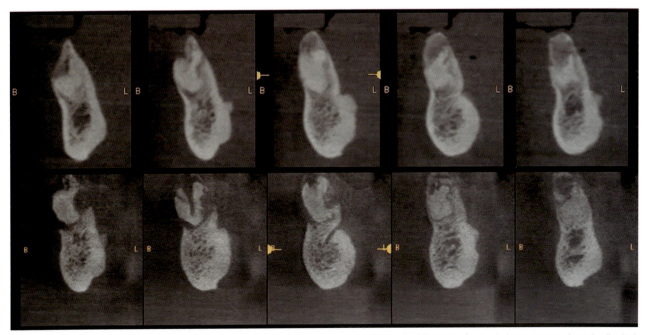

Figura 15.13 *Linha superior*: imagens de tomografia computadorizada por feixe cônico (CBCT) de um foco relativamente maduro de displasia óssea periapical na mandíbula anterior de um paciente avaliado para o planejamento do tratamento com implantes. *Linha inferior*: Após a colocação do implante, o paciente relatou dor na área do implante. Dois dos implantes falharam no pós-operatório imediato. Os cortes de CBCT no pós-operatório demonstram osteíte rarefacional em torno dos focos de osso displásico e perda parcial das placas corticais vestibulares e linguais, sugestivas de osteomielite.

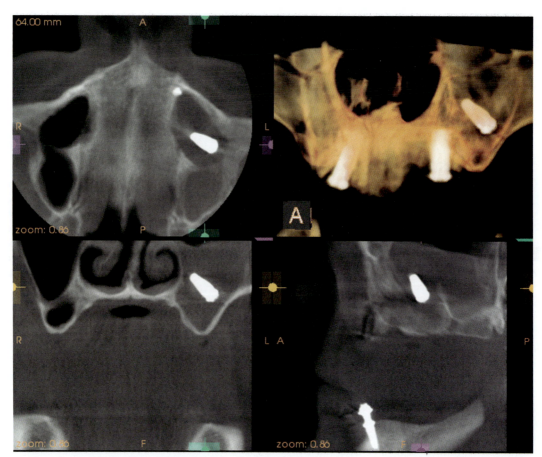

Figura 15.14 Representações axial (*superior esquerda*), coronal (*inferior esquerda*), sagital (*inferior direita*) e tridimensional (*superior direita*) demonstrando um implante dentário deslocado para o seio maxilar esquerdo. Observe o espessamento grave da mucosa ao redor do implante deslocado.

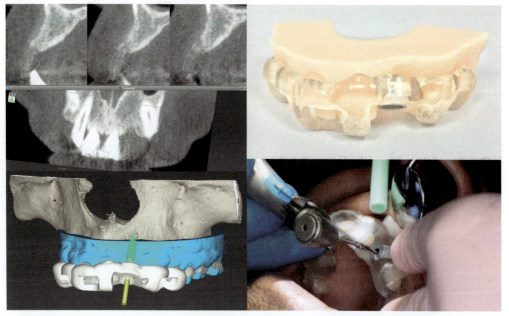

Figura 15.15 *Canto superior esquerdo*: Cortes transversais bucolingual e mesiodistal de uma tomografia computadorizada de feixe cônico (CBCT), adquiridos para o planejamento do implante no local de um incisivo lateral esquerdo maxilar desdentado. Em função de os dentes restantes estarem presentes, um guia com suporte de dente foi planejado para auxiliar na colocação do implante. Um modelo de gesso do arco do paciente foi escaneado digitalmente e registrado com os dados da CBCT, que são descritos em azul-escuro. Com base na quantidade de osso disponível e na posição desejada da coroa protética, a posição ideal do implante virtual foi determinada (delineada em *azul-claro*). *Parte inferior esquerda*: Modelos tridimensionais da superfície do maxilar (*cinza*), o modelo da maxila (*azul-escuro*) e o *stent* cirúrgico digital (*branco*). *Em cima à direita*: O *stent* cirúrgico final impresso por meio de uma técnica de prototipagem rápida, apoiado com segurança em cima de uma réplica do modelo de gesso do paciente. *Parte inferior direita*: Fotografia clínica da prótese cirúrgica assentada guiando a osteotomia do implante. (Cortesia Canaray: Especialistas em Radiologia Oral, Toronto, ON e Dr. G. McLachlin, Calgary, AB.)

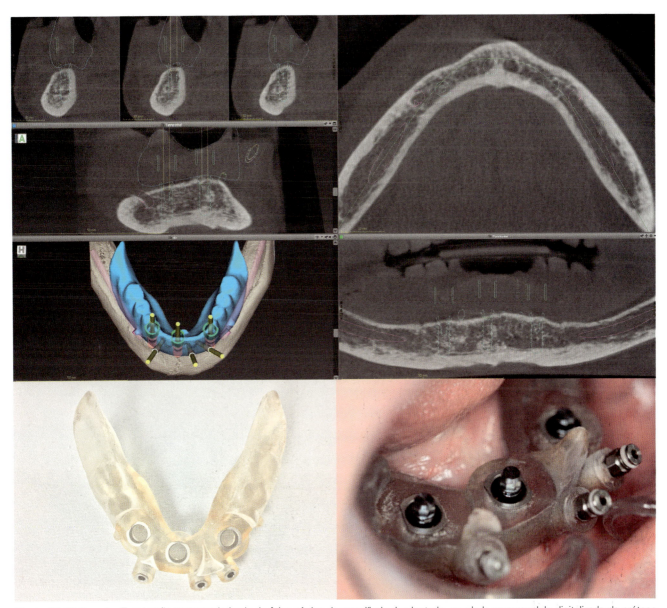

Figura 15.16 *Superior:* Tomografia computadorizada de feixe cônico da mandíbula desdentada, acoplada a um modelo digitalizado da prótese total inferior existente do paciente (*azul-escuro*). Três implantes orientados verticalmente são planejados na região interforaminal da mandíbula para suportar uma prótese fixa, implanto-retida (*azul-claro*). Neste caso, optou-se por uma abordagem sem retalho e por um guia apoiado na mucosa estabilizada por três pinos de fixação posicionados entre esses implantes (também em *azul-claro*). *Inferior à esquerda*: O guia final impresso com suporte de mucosa. Observe as mangas adicionais para permitir a inserção de pinos de fixação. *Inferior à direita*: Fotografia clínica do guia assentado com os pinos e implantes de fixação no lugar. (Cortesia Canaray: Especialistas em Radiologia Oral, Toronto, ON, Dr. J. Mahn, Paris, ON, e N. N. Tomkins e S. Goergen, Brantford, ON.)

IMAGEM E MONITORAMENTO PÓS-OPERATÓRIOS

Imediatamente após a colocação do implante, uma imagem periapical deve ser adquirida para servir como uma imagem de base para futuras comparações. Se vários implantes foram colocados, uma imagem panorâmica pode ser apropriada. Durante a fase protética do tratamento, podem ser obtidas imagens periapicais ou *bitewing* para garantir o assentamento completo do pilar e da restauração do implante. Quando tais imagens são obtidas, é importante posicionar o feixe central como perpendicular ao eixo longitudinal da fixação do implante quanto possível. Pequenos desvios angulares podem resultar na sobreposição das roscas do implante e permitir que pequenas lacunas entre o aparelho e a prótese passem despercebidas (Figura 15.19).

Na fase de manutenção, a imagem de retorno anual, durante os primeiros 4 anos de acompanhamento, tem sido recomendada para pacientes assintomáticos. Isso é particularmente importante no primeiro ano de sobrecarga funcional, quando a perda óssea marginal e a falha do implante são mais prováveis de ocorrer. Os indicadores mais confiáveis de sucesso do implante são estabilidade clínica e evidência radiográfica do osso adjacente ao corpo do implante. Devido à sua superior resolução e pronta acessibilidade, a imagem periapical é recomendada como a modalidade de primeira linha para monitorar a osteointegração do implante. Quando o instrumento está idealmente posicionado, a imagem deve demonstrar a aposição de osso normal ao redor das roscas do implante e o restabelecimento da crista alveolar sobrejacente (Figura 15.20). Para manter as comparações de intervalo objetivas, as imagens de retorno devem se esforçar para manter a mesma geometria de projeção e parâmetros de exposição que a imagem de linha de base pós-operatória imediata. Considerando dose de radiação, custo e sua suscetibilidade a artefatos de endurecimento de

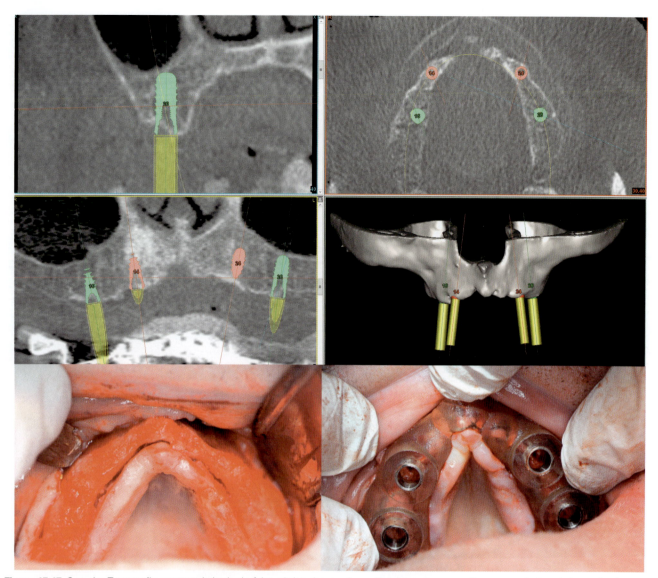

Figura 15.17 *Superior*: Tomografia computadorizada de feixe cônico das maxilas edêntulas para uma prótese removível apoiada em implantes. Quatro implantes foram planejados nas regiões do primeiro pré-molar (*vermelho*) e molar (*verde*), para serem colocados com o auxílio de um guia de suporte ósseo. *Inferior*: Fotografias clínicas demonstrando a incisão da crista feita para uma membrana mucoperiosteal completa (*esquerda*) e o guia cirúrgico totalmente assentado no osso (*direita*). (Cortesia Canaray: Especialistas em Radiologia Oral, Toronto, ON e Dr. J. Mahn, Paris, ON.)

feixe, a tomografia computadorizada de feixe cônico não é recomendada para pacientes com retorno assintomático.

Se o paciente se tornar sintomático após a colocação do implante, o exame clínico e a correlação radiológica são indicados. A mobilidade do implante pode surgir da perda óssea peri-implantar subsequente a peri-implantite, falha do implante em osteointegrar-se, pilar ou restauração soltos ou fratura do implante. Semelhante à doença periodontal, a perda óssea peri-implantar geralmente se manifesta como perda óssea da crista com migração apical progressiva (Figura 15.21). Um implante que não se osteointegra revelará uma junção radiotransparente uniforme entre a fixação do implante e o osso adjacente (Figura 15.22). Em ambos os casos, a falha do implante pode ser atribuída a uma combinação de controle inadequado da placa, carga adversa e fatores sistêmicos. Quando tal problema é identificado, um exame de CBCT pode ser prescrito para caracterizar objetivamente a extensão da perda óssea, particularmente na dimensão bucolingual, e para avaliar a integridade dos córtices adjacentes. Esses achados podem ser úteis no planejamento de procedimentos corretivos de aumento ósseo ou na remoção e substituição completa de um implante.

Um implante que é colocado além de suas conexões anatômicas locais geralmente causa sintomas. Em maxila e mandíbula anteriores, a presença de uma concavidade bucal proeminente e um córtex bucal relativamente fino pode resultar em perfuração cortical e exposição da rosca (Figura 15.23). Isso pode levar à inflamação do tecido mole sobrejacente, com sintomas de dor, sangramento e supuração. Na maxila posterior, os implantes são ocasionalmente colocados além do assoalho do seio maxilar, o que pode resultar em inflamação significativa da mucosa antral e no desenvolvimento de sinusite (Figura 15.24). Na mandíbula posterior, os implantes podem se estender para dentro do lúmen do canal alveolar inferior, o que pode levar a sensação alterada ou dormência (Figura 15.25). Nessas situações, o exame de CBCT pode oferecer informações valiosas para elucidar a etiologia dos sintomas e ajudar a orientar o manejo.

Em resumo, a imagem diagnóstica é essencial para o planejamento pré-operatório de implantes dentários, avaliação intraoperatória, orientação cirúrgica durante a colocação do implante e a avaliação pós-operatória de pacientes com retorno e sintomáticos. Com contínuos avanços científicos e tecnológicos, a prática de implantes dentários provavelmente continuará a evoluir em um ritmo rápido. Os clínicos precisarão permanecer atualizados com a literatura científica e aplicar as decisões de tratamento baseadas em evidências apropriadas que equilibrem a eficácia diagnóstica, os riscos potenciais de radiação e os custos de assistência à saúde.

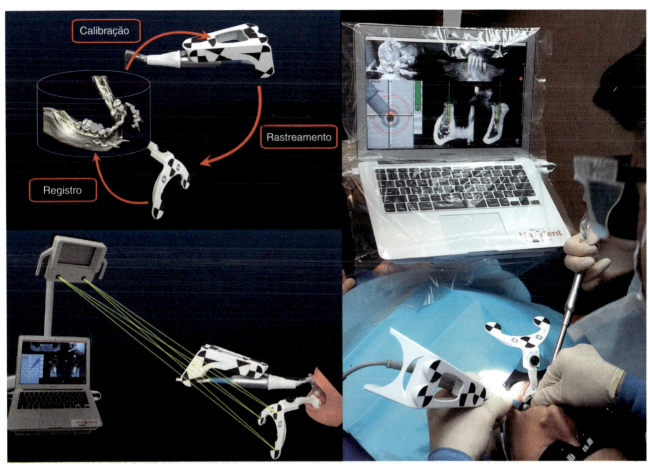

Figura 15.18 Um exemplo de um sistema dinâmico de orientação cirúrgica (Navident). A tomografia computadorizada de feixe cônico (CBCT) é adquirida com o paciente usando um marcador fiduciário especializado (*formas radiopacas em zigue-zague*) presas a um *stent* intraoral (*parte superior esquerda*). Um implante de rastreamento óptico padronizado é então conectado ao *stent* intraoral durante a cirurgia, cuja posição é precisamente registrada nos dados da CBCT através dos marcadores fiduciais no escaneamento. Outro acessório de rastreamento similar é conectado à peça de perfuração. Após um processo de calibração, as posições exatas do paciente e da cabeça de perfuração podem ser rastreadas por câmeras especializadas (*canto inferior esquerdo*) e suas posições em tempo real em relação ao volume de CBCT transmitido em um computador *laptop* (*direita*). (Cortesia ClaroNav, Inc., Toronto, ON.)

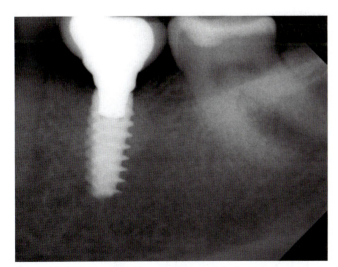

Figura 15.19 Uma radiografia periapical que foi adquirida com um raio central posicionado inferiormente, resultando em uma aparência difusa das roscas do implante. A junção entre a prótese sobre o implante e o pilar restaurador também é pouco visualizada.

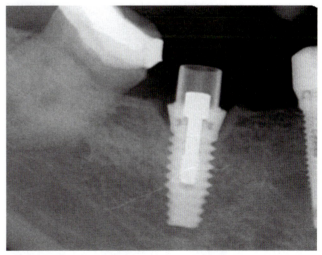

Figura 15.20 Imagem periapical de um implante recentemente colocado demonstrando a presença de osso normal adjacente às roscas do implante. A crista alveolar sobrejacente foi restabelecida. Estes achados em conjunto com a imobilidade clínica sugerem uma integração bem-sucedida do implante.

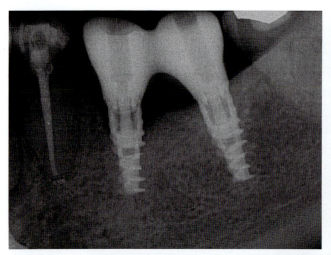

Figura 15.21 Imagem periapical demonstrando perda óssea ao longo das superfícies mesial e distal do implante colocado na região do segundo pré-molar esquerdo inferior desdentado.

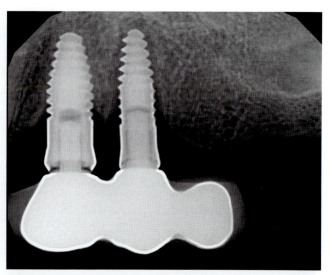

Figura 15.22 A imagem periapical da maxila posterior esquerda demonstra um revestimento radiolucente uniforme ao redor do implante colocado no local do segundo pré-molar edêntulo. Isso poderia implicar a presença de uma junção de tecidos moles, indicando falha na osteointegração. Perda moderada da crista óssea é observada em torno do implante adjacente no local do primeiro pré-molar desdentado, mas o restante deste implante parece estar embutido no osso.

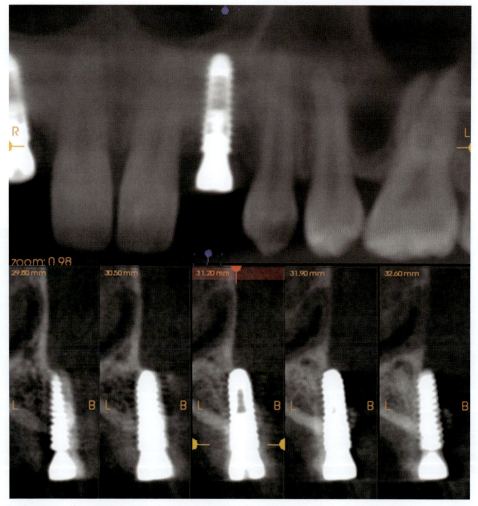

Figura 15.23 *Superior*: Imagem reformatada panorâmica recortada de um implante colocado no local do incisivo lateral esquerdo maxilar desdentado. Nesta visão, o implante parece estar embutido no osso. *Inferior*: Imagens de corte transversal bucal do mesmo implante mostrando que as roscas bucais estão expostas através de uma concavidade bucal proeminente.

CAPÍTULO 15 Implantes Dentais

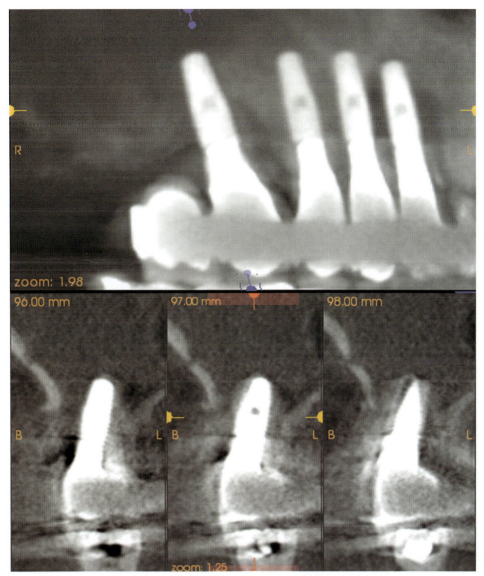

Figura 15.24 *Superior:* Imagem reformatada panorâmica recortada de um implante colocado no local de um primeiro molar desdentado direito. *Inferior:* Imagens transversais bucolinguais do mesmo implante demonstrando que foi colocado através do assoalho do seio maxilar direito. O espaço antral direito é opacificado e as paredes do seio parecem escleróticas, o que poderia sugerir a presença de sinusite.

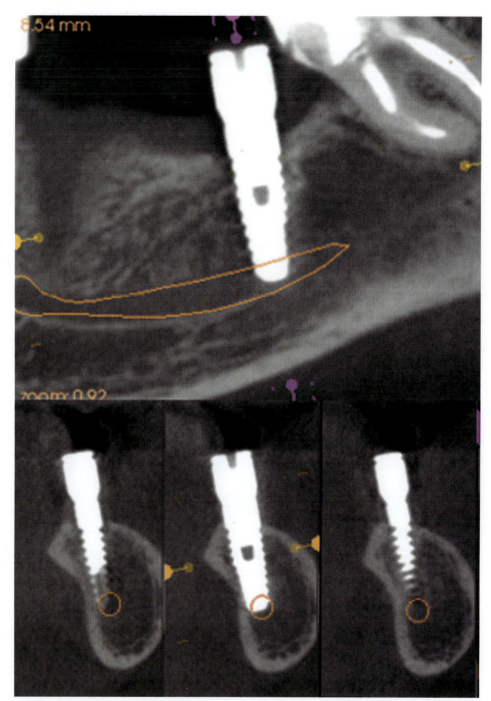

Figura 15.25 Vistas mesiodistal (*superior*) e bucolingual (*inferior*) de um implante que foi colocado através do canal do nervo alveolar inferior esquerdo (*delineado em laranja*) em um paciente relatando dormência e sensação alterada.

BIBLIOGRAFIA

Aguiar MF, Marques AP, Carvalho AC, et al. Accuracy of magnetic resonance imaging compared with computed tomography for implant planning. *Clin Oral Implants Res.* 2008;19(4):362–365.

Angelopoulos C, Thomas SL, Hechler S, et al. Comparison between digital panoramic radiography and cone-beam computed tomography for the identification of the mandibular canal as part of presurgical dental implant assessment. *J Oral Maxillofac Surg.* 2008;66(10):2130–2135.

Arisan V, Karabuda CZ, Ozdemir T. Implant surgery using bone- and mucosa-supported stereolithographic guides in totally edentulous jaws: surgical and post-operative outcomes of computer-aided vs. standard techniques. *Clin Oral Implants Res.* 2010;21(9):980–988.

Arisan V, Karabuda ZC, Ozdemir T. Accuracy of two stereolithographic guide systems for computer-aided implant placement: a computed tomography-based clinical comparative study. *J Periodontol.* 2010;81(1):43–51.

Bencharit S, Schardt-Sacco D, Zuninga JR, et al. Surgical and prosthodontic rehabilitation for patient with agressive florid cemento-osseous dysplasia. A clinical report. *J Prosthet Dent.* 2003;90:220–224.

Bornstein MM, Al-Nawas B, Kuchler U, et al. Consensus statements and recommended clinical procedures regarding contemporary surgical and radiographic techniques in implant dentistry. *Int J Oral Maxillofac Implants.* 2014;29:78–82.

Correa LR, Spin-Neto R, Stavropoulos A, et al. Planning of dental implant size with digital panoramic radiographs, CBCT-generated panoramic images, and CBCT cross-sectional images. *Clin Oral Implants Res.* 2014;25(6):690–695.

Di Giacomo GA, da Silva JV, da Silva AM, et al. Accuracy and complications of computer-designed selective laser sintering surgical guides for flapless dental implant placement and immediate definitive prosthesis installation. *J Periodontol.* 2012;83(4):410–419.

Ersoy AE, Turkyilmaz I, Ozan O, et al. Reliability of implant placement with stereolithographic surgical guides generated from computed tomography: clinical data from 94 implants. *J Periodontol.* 2008;79(8):1339–1345.

Fortin T, Bosson JL, Isidori M, et al. Effect of flapless surgery on pain experienced in implant placement using an image-guided system. *Int J Oral Maxillofac Implants.* 2006;2:298–304.

Friedrich RE, Laumann F, Zrnc T, et al. The Nasopalatine Canal in Adults on Cone Beam Computed Tomograms-A Clinical Study and Review of the Literature. *In Vivo.* 2015;29(4):467–486.

Gerlach RC, Dixon DR, Goksel T, et al. Case presentation of florid cemento-osseous dysplasia with concomitant cemento-ossifying fibroma discovered during implant explantation. *Oral Surg Oral Med Oral Pathol Oral Radiol.* 2013;115(3):e44–e52.

Gröndahl K, Lekholm U. The predictive value of radiographic diagnosis of implant instability. *Int J Oral Maxillofac Implants.* 1997;12(1):59–64.

Hämmerle CH, Stone P, Jung RE, et al. Consensus statements and recommended clinical procedures regarding computer-assisted implant dentistry. *Int J Oral Maxillofac Implants.* 2009;24(suppl):126–131.

Horner K, Islam M, Flygare L, et al. Basic principles for use of dental cone beam computed tomography: consensus guidelines of the European Academy of Dental and Maxillofacial Radiology. *Dentomaxillofac Radiol.* 2009;38:187–195.

Jung RE, Schneider D, Ganeles J, et al. Computer technology applications in surgical implant dentistry: a systematic review. *Int J Oral Maxillofac Implants.* 2009;24(suppl):92–109.

Kawai T, Hiranuma H, Kishino M, et al. Cemento-osseous dysplasia of the jaws in 54 japanese patients. A radiographic study. *Oral Surg Oral Med Oral Pathol Oral Radiol Endod.* 1999;87:107–114.

Kim YK, Park JY, Kim SG, et al. Magnification rate of digital panoramic radiographs and its effectiveness for pre-operative assessment of dental implants. *Dentomaxillofac Radiol.* 2011;40(2):76–83.

Kusum CK, Mody PV, Indrajeet, et al. Interforaminal hemorrhage during anterior mandibular implant placement: An overview. *Dent Res J (Isfahan).* 2015;12(4):291–300.

Kütük N, Demirbaş AE, Gönen ZB, et al. Anterior mandibular zone safe for implants. *J Craniofac Surg.* 2013;24(4):e405–e408.

Loubele M, Bogaerts R, Van Dijck E, et al. Comparison between effective radiation dose of CBCT and MSCT scanners for dentomaxillofacial applications. *Eur J Radiol.* 2009;71:461–468.

Ludlow JB, Timothy R, Walker C, et al. Effective dose of dental CBCT-a meta analysis of published data and additional data for nine CBCT units. *Dentomaxillofac Radiol.* 2015;44(1):20140197.

Misch CE. *Contemporary Implant Dentistry.* 3rd ed. St Louis: Mosby; 2008.

Oliveira MTF, Cardoso SV, Silva CJ, et al. Failure of dental implants in cemento-osseous dysplasia: a critical analysis of a case. *Rev Odontol UNESP.* 2014;43(3):223–227.

Ozan O, Turkyilmaz I, Ersoy AE, et al. Clinical accuracy of 3 different types of computed tomography derived stereolithographic surgical guides in implant placement. *J Oral Maxillofac Surg.* 2009;67(2):394–401.

Pereira-Maciel P, Tavares-de-Sousa E, Oliveira-Sales MA. The mandibular incisive canal and its anatomical relationships: A cone beam computed tomography study. *Med Oral Patol Oral Cir Bucal.* 2015;20(6):e723–e728.

Raico Gallardo YN, da Silva Olivio IR, Mukai E, et al. Accuracy comparison of guided surgery for dental implants according to the tissue of support: a systematic review and meta-analysis. *Clin Oral Implants Res.* 2016;[Epub ahead of print].

Resnik RR, Kircos LT, Misch CE. Diagnostic Imaging and Techniques. In: Misch CE, eds. *Contemporary Implant Dentistry.* 3rd ed. St. Louis: Mosby; 2008:38–67.

Ribeiro-Rotta RF, Lindh C, Pereira AC, et al. Ambiguity in bone tissue characteristics as presented in studies on dental implant planning and placement: a systematic review. *Clin Oral Implants Res.* 2011;22(8):789–801.

Rosenfeld AL, Mandelaris GA, Tardieu PB. Prosthetically directed implant placement using computer software to ensure precise placement and predictable prosthetic outcomes. Part 2: rapid-prototype medical modeling and stereolithographic drilling guides requiring bone exposure. *Int J Periodontics Restorative Dent.* 2006;26(4):347–353.

Schneider D, Marquardt P, Zwahlen M, et al. A systematic review on the accuracy and the clinical outcome of computer-guided template-based implant dentistry. *Clin Oral Implants Res.* 2009;20(suppl 4):73–86.

Sharan A, Madjar D. Maxillary sinus pneumatization following extractions: a radiographic study. *Int J Oral Maxillofac Implants.* 2008;23(1):48–56.

Tahmaseb A, Wismeijer D, Coucke W, et al. Computer technology applications in surgical implant dentistry: a systematic review. *Int J Oral Maxillofac Implants.* 2014;29(suppl):25–42.

Tyndall DA, Price JB, Tetradis S, et al. Position statement of the American Academy of Oral and Maxillofacial Radiology on selection criteria for the use of radiology in dental implantology with emphasis on cone beam computed tomography. *Oral Surg Oral Med Oral Pathol Oral Radiol.* 2012;113:817–826.

Van Assche N, Vercruyssen M, Coucke W, et al. Accuracy of computer-aided implant placement. *Clin Oral Implants Res.* 2012;23(suppl 6):112–123.

Vazquez L, Nizamaldin Y, Combescure C, et al. Accuracy of vertical height measurements on direct digital panoramic radiographs using posterior mandibular implants and metal balls as reference objects. *Dentomaxillofac Radiol.* 2013;42(2):20110429.

Yildirim YD, Güncü GN, Galindo-Moreno P, et al. Evaluation of mandibular lingual foramina related to dental implant treatment with computerized tomography: a multicenter clinical study. *Implant Dent.* 2014;23(1):57–63.

16

Garantia de Qualidade e Controle de Infecção

Sanjay M. Mallya

Um **programa de garantia de qualidade** em radiologia é uma série de procedimentos projetados para garantir a operação ideal e consistente de cada componente na cadeia de imagem. Quando todos os componentes funcionam adequadamente, o resultado são radiografias consistentes e de alta qualidade feitas com ajustes de exposição ideais e uma dose de radiação reduzida para pacientes e funcionários do escritório.

O objetivo de um **programa de controle de infecção** em radiologia é evitar a contaminação cruzada e entre os pacientes e a equipe dentária na prática de Radiologia.

GARANTIA DE QUALIDADE RADIOGRÁFICA

Como as radiografias são indispensáveis para o diagnóstico do paciente, o dentista deve garantir que as condições ótimas de exposição e processamento do filme sejam mantidas. Para alcançar este objetivo, um programa de garantia de qualidade inclui a avaliação do desempenho de máquinas de raios X, procedimentos de processamento de filme manual e automático, receptores de imagem e condições de visualização. A otimização de todas as etapas da cadeia de imagem maximiza o rendimento diagnóstico e diminui a dose de radiação para os pacientes. Exemplos de falhas comuns no manuseio de sensores digitais são fornecidos no Capítulo 4, e problemas com o processamento de filmes são apresentados no Capítulo 5.

A fim de gerenciar efetivamente um programa de garantia de qualidade, um consultório odontológico deve identificar um indivíduo para assumir a responsabilidade primária de implementar o programa de garantia de qualidade e coordenar as ações corretivas quando indicado. A maioria dos procedimentos de garantia de qualidade é rapidamente realizada e pode ter uma influência significativa na qualidade radiográfica. Os procedimentos de garantia de qualidade descritos nesta seção abordam imagens intraorais, panorâmica, cefalométrica e de tomografia computadorizada de feixe cônico (CBCT; do inglês, *cone beam computed tomography*). A Tabela 16.1 resume as tarefas e sua frequência.

Exposições e técnicas radiográficas

Este conjunto de procedimentos de melhoria de qualidade permite que o clínico identifique uma ampla gama de erros que afetam a qualidade da imagem, incluindo erros técnicos e mau funcionamento da fonte de raios X. Esses procedimentos são os mesmos para filmes e radiografia digital. Este processo ajuda a minimizar os erros na técnica radiográfica, incluindo o posicionamento do paciente e as configurações de exposição. O processo minimiza problemas sistemáticos que podem estar relacionados à calibração do equipamento.

Tarefas diárias

Insira as descobertas no log (registro de retomadas) de retomada. Um meio simples e eficaz de reduzir o número de radiografias defeituosas é manter um registro de retomada. Todos os erros de imagens que precisam ser reexpostas são registrados. Esse processo revela rapidamente a origem de problemas recorrentes e facilita a rápida resolução.

Tarefas semanais

Revise as retomadas no log. O registro de retomada deve ser revisado semanalmente para identificar quaisquer problemas recorrentes com condições de processamento de filme ou técnica do operador. Essas informações podem ser usadas para iniciar ações corretivas, incluindo a educação da equipe.

Tarefas mensais

Verifique os gráficos de exposição. O consultório odontológico deve manter um gráfico de exposição radiográfica próximo à unidade radiográfica, preferencialmente adjacente ao painel de controle de equipamento de raios X onde esses parâmetros são selecionados. O gráfico deve indicar o pico adequado de quilovoltagem (kVp), miliamperes (mA) e tempo (s) de exposição para fazer radiografias de cada região da cavidade oral (Figura 16.1). Essas tabelas ajudam a garantir que todos os operadores usem os fatores de exposição apropriados. Normalmente, o mA é fixado em sua configuração mais alta; o kVp é fixado, geralmente, a 70 kVp; e o tempo de exposição varia de acordo com o tamanho do paciente e a localização da área de interesse na boca.

Os tempos de exposição são inicialmente determinados empiricamente. No caso de placas de fósforo fotoestimulável (PSP) e sensores digitais, deve-se começar usando os tempos de exposição sugeridos pelo fabricante. Os tempos de exposição são lenta e sistematicamente reduzidos ao ponto em que a degradação da imagem é notada. Com o filme, o processamento cuidadoso da temperatura-tempo (ver Capítulo 5) deve ser usado com soluções novas durante essa determinação inicial dos tempos de exposição.

Todos os meses, esse gráfico deve ser inspecionado para verificar se as informações são legíveis e precisas.

Verifique os aventais e colares de proteção. Os aventais e colares de proteção devem ser inspecionados visualmente em busca de evidências de rachaduras. Um exame fluoroscópico realizado por um indivíduo qualificado pode confirmar quaisquer rachaduras na blindagem de chumbo. Esses itens devem ser substituídos conforme necessário. O craqueamento geralmente é causado por dobrar os protetores quando não estão em uso. Pode ser minimizado pendurando os aventais de um cabide ou colocando-os sobre uma barra horizontal (um suporte cilíndrico).

Tarefas anuais

Inspecione e calibre o equipamento de raios X. Quando uma nova máquina de raios X é comprada, ela deve ser instalada por um especialista qualificado, seguindo os regulamentos federais e estaduais. Antes de seu uso clínico, o especialista qualificado realiza testes

CAPÍTULO 16 Garantia de Qualidade e Controle de Infecção

TABELA 16.1 Cronograma de procedimentos de garantia da qualidade radiográfica.

	Tarefa	Diária	Semanal	Mensal	Anual
Monitoramento de exposição e técnica	Insira as descobertas no registro de retomadas (*log*)	•			
	Reveja os registros de retomada		•		
	Cheque as tabelas de exposição			•	
	Cheque os aventais e colares de tireoide			•	
	Inspecione e calibre os equipamentos de raios X				•
Radiografia convencional (filme)	Reabasteça as soluções de processamento	•			
	Verifique a temperatura das soluções de processamento	•			
	Compare a radiografia com a radiografia de referência	•			
	Substitua as soluções de processamento		•		
	Mantenha limpos os equipamentos de processamento radiográfico		•		
	Limpe caixas de visualização (negatoscópios)		•		
	Verifique a luz de segurança da câmara escura			•	
	Limpe as telas intensificadoras			•	
	Renove o estoque de filmes			•	
Radiografia digital	Calibre imagens exibidas			•	
	Inspecione as placas PSP			•	
	Inspecione sensores CCD e CMOS			•	
	Verifique a qualidade da imagem digital				•
	Realize manutenção preventiva de unidades panorâmicas e cefalométricas baseadas em CCD e CMOS				•
	Realize manutenção preventiva de leitores de placas PSP				•
CBCT	Calibre o detector[a]	•		•	•
	Avalie a qualidade do exame do paciente	•			
	Entre no registro (*log*) de retomada	•			
	Reveja os registros (*log*) de retomadas		•		
	Realize manutenção preventiva da unidade de CBCT				•
	Meça a qualidade de imagem[b]			•	•

[a]Varia dependendo da recomendação do fabricante, mas deve fazer parte da manutenção preventiva anual.
[b]Um conjunto de parâmetros é medido mensalmente e outro conjunto de parâmetros de qualidade anualmente. *CBCT*, tomografia computadorizada de feixe cônico; *CCD*, dispositivo de carga acoplada; *CMOS*, óxido metálico semicondutor complementar; *PSP*, fósforo fotoestimulável.

de aceitação. Este **teste de aceitação** refere-se a um grupo formal de testes que inspecionam a unidade de raios X e confirmam que a unidade de raios X funciona de acordo com os padrões específicos do fornecedor e da indústria. Quando em uso, os equipamentos de raios X são geralmente bastante estáveis, e raramente é um mau funcionamento do equipamento a causa de más radiografias. Os testes de aceitação devem ser realizados em intervalos periódicos para garantir a continuidade da função ideal e servem como programa de garantia de qualidade para unidades de raios X.

Os equipamentos de raios X precisam ser calibrados anualmente, a menos que um problema específico seja identificado ou que seja necessário reparo substancial que possa afetar a operação. Um especialista qualificado, em geral o pessoal de serviço de um fornecedor, um médico qualificado ou um radiologista oral e maxilofacial qualificado, deve fazer essas medições da máquina por causa do equipamento especializado e do conhecimento necessário. O American Association of Physicists in Medicine (AAPM) Report No. 175 descreve esses procedimentos detalhadamente e especifica os limites de tolerância para a variância para os diversos parâmetros.

- *Radiação de vazamento*: um detector de radiação de alta sensibilidade deve ser usado para detectar a radiação de vazamento do invólucro do tubo. Nenhuma radiação de vazamento deve ser detectada
- *Saída dos raios X*: um dosímetro de radiação deve ser usado para avaliar a reprodutibilidade da saída de radiação (Figura 16.2). Faça

pelo menos três medições e calcule o coeficiente de variação (COV = desvio padrão dividido pela média). O COV não deve exceder 5%
- *Colimação e alinhamento do feixe*: o diâmetro do campo para equipamentos de raios X intraorais dentárias não deve ser maior que 2,75 polegadas (7 cm) nos EUA (no Brasil, 6 cm). A ponta do dispositivo indicador de posição, ou o cilindro de mira, deve estar estreitamente alinhada com o feixe de raios X.

Para equipamentos panorâmicos, o feixe que sai do paciente não deve ser maior que a fenda do colimador que segura o receptor; isto pode ser testado gravando filmes dentários na frente e atrás da fenda do colimador. Um alfinete de gravata ou clipes deve ser colocado atrás de ambos os filmes para permitir o realinhamento subsequente. Ambos os filmes são expostos, processados e realinhados. A exposição ao filme na frente da fenda deve ser comparável em tamanho à exposição do filme atrás da fenda. O serviço é necessário se a exposição frontal do filme for maior ou não estiver bem orientada com a exposição do filme atrás da fenda.

Para unidades radiográficas cefalométricas, o alinhamento do feixe de raios X e o conjunto do cefalostato devem ser verificados. Isto inclui o ajuste das hastes de orelha (oliva) nos planos vertical e horizontal, de tal modo que o feixe seja perpendicular às hastes de suporte das olivas e ao plano do receptor.

- *Energia do feixe*: o kVp do feixe deve ser medido para garantir precisão e reprodutibilidade. A medição de kVp requer equipamento especializado. As medições devem ser feitas em todo o espectro

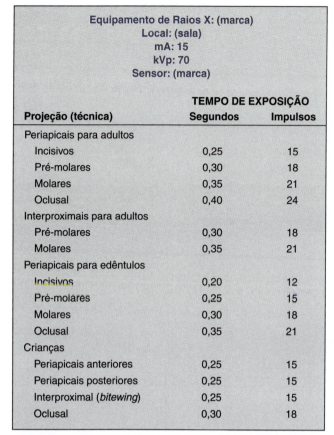

Figura 16.1 Tabela de exposição (gráfico) de parede com sugestões de possíveis informações de identificação para configurações de equipamentos de raios X, tipo de sensor ou filme, miliamperagem (mA) e quilovoltagem de pico (kVp) e tempos de exposição apropriados para várias localizações anatômicas e tamanhos de pacientes. Os tempos ótimos de exposição devem ser determinados empiricamente em cada consultório porque variam de acordo com as configurações do equipamento utilizadas, a distância entre a fonte e a pele e outros fatores.

dos valores de kVp usados para aquela unidade, com uma variação aceitável de 10% ou menos

- *Camada semirredutora ou de meio valor de feixe (HVL)*: a HVL do feixe deve ser medida para garantir que o feixe atenda aos requisitos regulamentares. Isso é feito usando um dosímetro e discos de alumínio de espessura específica. Os requisitos regulatórios da Food and Drug Administration (FDA) dos EUA, 21CFR 20, são listados a seguir.

Quilovoltagem pico (kVp)	Equipamento de raios X intraoral	Equipamento de raios X panorâmico e cefalométrico
60	1,5	1,5
70	1,5	1,8
71	2,1	2,5
80	2,3	2,9
90	2,5	3,2

Camada semirredutora (mm de alumínio)

- *Temporizador*: contadores de pulsos elétricos registram o número de pulsos gerados por um equipamento de raios X durante um intervalo de tempo predefinido. O temporizador deve ser preciso e reprodutível. O desvio não deve exceder 10% para configurações de temporizador maiores que 10 ms

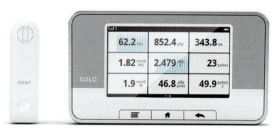

Figura 16.2 O dispositivo RaySafe X2 Solo DENT foi projetado para consultórios odontológicos e mede dose, taxa de dosagem, kVp, tempo de exposição, pulsos e frequência de pulso. O sensor pode ser usado para aplicações de tomografia computadorizada intraoral, panorâmica, cefalométrica e de feixe cônico. (Cortesia Fluke Biomedical, www.flukebiomedical.com.)

- *mA*: a linearidade do controle mA deve ser verificada se duas ou mais configurações de mA estiverem disponíveis no equipamento. Normalmente, é feita uma exposição usando a configuração usual de *bitewing* de adulto. Os mA são então reduzidos para o próximo valor mais baixo, e o tempo de exposição é aumentado para produzir os mesmos mAs (produto do mA e tempo de exposição em segundos).
Exemplo: uma máquina possui configurações de 10 mA e 15 mA, e 15 mA e 0,4 s são usados para *bitewing* de adulto.
Primeiro teste de exposição: 15 mA e 0,4 s (= 6 mAs)
Segundo ajuste de exposição do teste: 10 mA e 0,6 s (= 6 mAs)
Uma discrepância implica não linearidade no controle de mA ou uma falha no temporizador. Essa variação não deve exceder 10%
- *Estabilidade do cabeçote do tubo*: o cabeçote do tubo deve ser estável quando colocado ao redor da cabeça do paciente e não deve se mover durante a exposição. Quando o cabeçote do tubo estiver instável, o serviço é necessário para ajustar o mecanismo de suspensão. O desvio deve ser de 0,5 cm ou menos
- *Tamanho do ponto focal*: meça o tamanho do ponto focal porque ele pode ficar aumentado com o acúmulo excessivo de calor em um equipamento de raios X. Um ponto focal ampliado contribui para a imprecisão geométrica na imagem resultante. Um equipamento especializado é necessário para este teste.

Radiografia baseada em filmes

As tarefas de garantia de qualidade para exame de imagem baseada em filme destinam-se principalmente a assegurar condições ótimas e consistentes para o processamento do filme. Estas condições, incluindo a efetividade (força) do processamento químico e a temperatura, podem variar ligeiramente; verificações diárias são necessárias. As tarefas de garantia de qualidade para imagens baseadas em filme são mais frequentes e normalmente requerem mais tempo que a garantia de qualidade para receptores digitais.

Tarefas diárias

Reabasteça soluções de processamento. No início de cada dia de trabalho, verifique os níveis das soluções de processamento e reabasteça com solução de revelação nova e solução de fixação nova, conforme necessário. A causa mais comum de radiografias convencionais de qualidade ruim é o processamento deficiente na câmara escura, em particular, o uso de soluções depletadas (fracas).

Verifique a temperatura das soluções de processamento. No início de cada dia de trabalho, verifique a temperatura das soluções de processamento. As soluções devem atingir a temperatura ideal antes do uso: 20 °C para processamento manual e 28 °C para processadores automáticos aquecidos. As instruções que acompanham o filme e o processador trazem a temperatura ideal. Os processadores automáticos não aquecidos devem estar localizados longe de janelas ou aquecedores que possam causar variações de temperatura durante o dia. A regulação adequada da temperatura é necessária para um processamento preciso da temperatura e do tempo.

Compare radiografias de filme com filme de referência. Um meio simples e eficaz de monitorar rotineiramente a qualidade das imagens produzidas em um consultório é verificar os filmes diários em relação a um filme de referência. Um filme de referência fornece um padrão visual para o processamento ideal de filmes. A comparação de imagens diárias com o filme de referência pode revelar problemas antes que eles interfiram na qualidade diagnóstica das imagens. Quando um problema é identificado, é importante determinar a fonte provável e tomar ações corretivas. Por exemplo, se as soluções de processamento estiverem se esgotando, as radiografias resultantes serão claras e terão um contraste reduzido. Tanto o revelador quanto o fixador devem ser trocados quando a degradação da qualidade da imagem for evidente. Imagens claras também podem resultar de soluções frias ou de um tempo de revelação insuficiente. Imagens escuras podem ser causadas por tempo de revelação excessivo, revelador muito quente ou vazamentos de luz.

Filmes de referência podem ser:

- *Imagens do paciente*: logo após a substituição das soluções de processamento de filmes, a radiografia do paciente que foi exposta e processada adequadamente com a técnica de temperatura-tempo exata é montada em um canto da caixa de visualização. Essa imagem, com ótima densidade e contraste, serve como referência para as radiografias feitas nos dias e semanas seguintes (Figura 16.3).
- *Radiografias de um objeto de teste padrão*: este é o método mais preciso e rigoroso de testar soluções de processamento de filme, mas requer equipamento adicional e mais tempo para executar. Uma cunha de degrau de alumínio serve como um objeto de teste que fornece uma gama consistente de tons de cinza (ver Figuras 5.22 e 5.24). Uma cunha escalonada pode ser fabricada usando poucas folhas sobrepostas de folhas de chumbo, escalonadas para criar "degraus" com múltiplas espessuras de chumbo. A cunha escalonada é colocada no filme e exposta para fazer a imagem de referência. O *phantom* de garantia de qualidade dental digital (DDQA), descrito posteriormente, também pode ser usado para fornecer um objeto de teste confiável. As imagens de referência diárias devem ser feitas com o mesmo conjunto de configurações de exposição (kVp e miliamperes-segundo [mAs]) e a distância filme-fonte. Imagens padrão também podem ser feitas usando um sensitômetro para expor o filme a um padrão de luz calibrado.

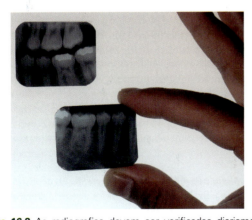

Figura 16.3 As radiografias devem ser verificadas diariamente em comparação a um filme de referência feito com soluções novas. À medida que as soluções de processamento se esgotam, as imagens diárias tornam-se cada vez mais claras e perdem o contraste. Quando essas alterações são aparentes, tanto o revelador quanto o fixador devem ser substituídos.

Após o processamento, um densitômetro é usado para medir a densidade óptica de cada região do padrão de imagem no filme. Mudança nas leituras de densidade do dia indica um problema no processamento do filme.

Tarefas semanais

Substitua soluções de processamento. A frequência com que as soluções de processamento são substituídas depende principalmente da taxa de uso das soluções e também do tamanho dos tanques, se uma cobertura é usada (tampa do recipiente) e a temperatura das soluções. Na maioria das clínicas, as soluções devem ser trocadas semanalmente ou a cada 2 semanas. Os resultados do teste de cunha escalonada ajudam a determinar a frequência adequada.

Equipamento de processamento limpo. A limpeza regular do equipamento de processamento é necessária para uma operação ideal. Os tanques de solução dos equipamentos de processamento manual e automático devem ser limpos quando as soluções forem trocadas. Os rolos de processadores de filme automáticos devem ser limpos semanalmente de acordo com as instruções do fabricante. Após a limpeza, os tanques e roletes devem ser enxaguados como o fabricante recomenda para evitar que o limpador interfira na ação das soluções de processamento de filmes.

Negatoscópios limpos. As caixas de visualização devem ser limpas semanalmente para remover quaisquer partículas ou defeitos que possam interferir na interpretação do filme.

Tarefas mensais

Verifique a iluminação da câmara escura. O filme fica embaçado, com véu, na câmara escura devido a filtros inadequados de luz de segurança, exposição excessiva à luz de segurança e luz difusa de outras fontes. Esses filmes são escuros, mostram baixo contraste e têm uma aparência cinza lamacenta. A câmara escura deve ser inspecionada mensalmente para avaliar a integridade das luzes de segurança (de preferência, filtros GBX-2 com lâmpadas de 15 W). O filtro de vidro deve estar intacto, sem rachaduras. Para verificar vazamentos de luz em uma câmara escura, todas as luzes são apagadas; o indivíduo permite que sua visão se acomode ao escuro e verifica vazamentos de luz, especialmente em torno de portas e aberturas. Vazamentos de luz devem ser marcados com giz ou fita adesiva para facilitar a correção. Materiais específicos devem ser utilizados para vedar vazamentos de luz sob as portas.

Limpe as telas de intensificação. Todas as telas de intensificação em cassetes panorâmicos e cefalométricos devem ser limpas mensalmente. A presença de arranhões ou detritos resulta em áreas de luz recorrentes nas imagens resultantes. A espuma que suporta as telas deve estar intacta e capaz de manter ambas as telas bem próximas do filme. Se o contato próximo entre o filme e as telas não for mantido, a imagem aparecerá sem nitidez.

"Rode" o filme. O filme de raios X odontológico é bastante estável quando é manuseado adequadamente. O filme de raios X deve ser armazenado em local fresco e seco, longe de uma fonte de radiação. O estoque deve ser girado quando o novo filme for recebido, para que o filme antigo não se acumule no armazenamento. O filme mais antigo sempre deve ser usado primeiro, mas nunca após a data de vencimento.

Radiografia digital

Um número crescente de consultórios odontológicos utiliza receptores digitais para radiografias intraorais. Estes incluem sensores de estado sólido (dispositivo de carga acoplada [CCD], semicondutor de óxido metálico complementar [CMOS]) e sistemas PSP. Tal como acontece com a imagem baseada em filme, é importante que os consultórios odontológicos avaliem periodicamente os componentes do sistema digital para garantir que eles mantenham uma imagem de diagnóstico de alta qualidade. Os elementos essenciais dos programas de garantia de qualidade para radiografia dentária digital estão descritos no Relatório Técnico 1094 da American Dental Association (ADA) e no Relatório AAPM No. 175.

Tarefas mensais

Calibre os monitores de imagem. Interpretação de imagens digitais é realizada em um monitor de computador. Esses monitores podem ser monitores de nível médico projetados para estar em conformidade com os padrões DICOM ou monitores de alto nível para o consumidor – monitores de cristal líquido (LCD) ou monitores de diodo emissor de luz (LED). Independentemente do tipo, os monitores utilizados para o diagnóstico radiológico devem ser calibrados e verificados mensalmente. As imagens dos padrões de teste, como o Padrão de Teste de Imagem de Diagnóstico Médico da Society for Motion Picture and Television Engineers (SMPTE) ou a imagem AAPM TG18-QC, devem ser usadas para auxiliar o avaliador a ajustar o brilho e o contraste e identificar defeitos no visor. Essas imagens de padrão de teste estão disponíveis publicamente pela Internet e requerem treinamento mínimo para uso, e a avaliação periódica pode ser concluída em poucos minutos.

Inspecione placas de fósforo fotoestimuláveis. As placas PSP podem ficar arranhadas durante o uso. Esses arranhões podem ser vistos como faixas claras nas imagens processadas (ver Figuras 4.22A e 4.23) e podem comprometer a qualidade do diagnóstico e imitar patologia ou objetos estranhos. Placas PSP devem ser inspecionadas mensalmente e removidas do serviço quando tais defeitos forem encontrados.

Inspecione os sensores CCD e CMOS. Os sensores de CCD e CMOS devem ser inspecionados mensalmente para confirmar que o invólucro de plástico e as conexões de cabo ao sensor e USB (Universal Serial Bus) estejam intactos. Embora o sensor possa ser funcional com sinais de danos a esses componentes, isso pode indicar uma falha iminente. Alguns desses danos podem ser reparáveis.

Tarefas anuais

Verifique a qualidade da imagem digital. O Relatório Técnico ADA 1094 recomenda que os sensores digitais e placas PSP sejam verificados anualmente quanto a sinais de degradação da imagem. Isso é testado usando objetos de teste tipo fantoma (*phantom*). O simulador DDQA (Figura 16.4) combina três componentes – um medidor de par de linhas (para avaliar a resolução espacial), uma cunha (para avaliar a faixa dinâmica) e profundidade uniforme de diâmetro variável (para avaliar a resolução de contraste/detalhe). O objeto também é projetado para fornecer distâncias objeto-fonte e receptor-fonte clinicamente relevantes.

Idealmente, as imagens do objeto de teste devem ser usadas para fornecer medições para o teste de aceitação. As imagens adquiridas periodicamente devem ser comparadas com essa imagem inicial para avaliar as alterações nos parâmetros da imagem ao longo do tempo. É importante reconhecer que a imagem exibida é uma função do *hardware* de imagem (sensor ou placa PSP) e do *software* usado para exibir a imagem. Assim, o efeito de atualizações de *software* ou de novos *softwares* na qualidade de imagem exibida deve ser testado usando os parâmetros de imagem de objeto de teste descritos anteriormente.

Manutenção preventiva de unidades panorâmicas e cefalométricas baseadas em CCD e CMOS. Equipamentos de radiografia panorâmica e cefalométrica digital devem ser inspecionados periodicamente, conforme recomendado pelo fabricante. Normalmente, isso é feito anualmente. Além de inspeção e calibração da saída dos raios X, conforme descrito na seção sobre exposição radiográfica, os detectores CCD e CMOS panorâmicos e cefalométricos devem ser avaliados quanto à uniformidade e aos artefatos. O cronograma de manutenção preventiva deve calibrar e confirmar a função adequada dos componentes mecânicos que movimentam o sensor durante a aquisição da imagem e a veracidade do *software* de junção das imagens.

Manutenção preventiva de leitores de fósforo fotoestimuláveis. A imagem latente em placas PSP é convertida em uma imagem digital em um *scanner* PSP. Esses *scanners* devem ser calibrados e testados na instalação inicial e em intervalos periódicos para garantir o funcionamento adequado e a produção de imagens que atendam às especificações do sistema do fornecedor e aos padrões do setor. Após o teste de aceitação inicial, a manutenção preventiva anual deve ser realizada para avaliar todo o sistema PSP. É importante reconhecer que a imagem de um sistema PSP é influenciada por múltiplos fatores, incluindo o estado da placa de imagem, o funcionamento adequado de múltiplos componentes mecânicos e eletrônicos que controlam o feixe de *laser* e os tubos fotomultiplicadores que coletam sinal, processamento digital do sinal e, eventualmente, a calibração do monitor. A garantia anual de qualidade e a manutenção preventiva devem confirmar o funcionamento adequado desses processos.

O Relatório AAPM No. 93 descreve os procedimentos para testes de aceitação e controle de qualidade dos sistemas de imagens PSP. As medidas de qualidade e função incluem ruído escuro e uniformidade, linearidade do sistema e ajuste automático, uniformidade geométrica da imagem, resolução espacial e *jitter* de *laser* (variação nas medições). Notavelmente, o funcionamento inadequado dos componentes do *scanner* PSP pode resultar em imprecisões dimensionais na imagem, o que pode afetar a análise cefalométrica.

Tomografia computadorizada de feixe cônico

A geração de imagens CBCT no consultório aumentou nos últimos anos. Embora os protocolos de garantia de qualidade para qualidade de imagem e dose de radiação tenham sido bem estabelecidos para a tomografia computadorizada com multidetector (MDCT; do inglês, *multidetector computed tomography*), a orientação para CBCT da AAPM e da ADA está sendo desenvolvida. Diretrizes amplas foram publicadas pelo consórcio SEDENTEXCT.

Teste de aceitação

Todas as instalações da CBCT devem ser realizadas por um especialista qualificado. O teste de aceitação deve incluir a avaliação dos parâmetros de saída dos raios X, controles mecânicos e eletrônicos do equipamento e a função e calibração dos detectores. O consórcio SEDENTEXCT desenvolveu diretrizes para testes de aceitação para unidades de CBCT dentárias. O processo de teste de aceitação inclui a aquisição de imagens de linha de base de um *phantom* de teste para monitorar periodicamente as alterações na qualidade da imagem. Os *phantom*s para medição de qualidade de imagem CBCT são fornecidos pelo fabricante ou estão disponíveis em fornecedores terceirizados. Estes incluem o simulador QRM Dental CBCT e o objeto de teste CBCT – Leeds Dental SEDENTEXCT IQ (Figura 16.5). Os *phantom*s devem permitir medições de uniformidade de imagem, resolução espacial, resolução de contraste, ruído de imagem e precisão geométrica.

Tarefas diárias

Avalie a qualidade da digitalização do paciente. Os dentistas que obtêm imagens de CBCT em seus consultórios devem incluir a avaliação da qualidade da imagem como parte de sua avaliação interpretativa para cada exame do paciente. Normalmente, isso é realizado em poucos minutos e é um meio eficaz para identificar falhas de *hardware* e *software* e erros do operador no posicionamento e exposição do paciente. Os achados que impactam a qualidade ou interpretação do diagnóstico devem ser incluídos no relatório de radiologia.

CAPÍTULO 16 Garantia de Qualidade e Controle de Infecção

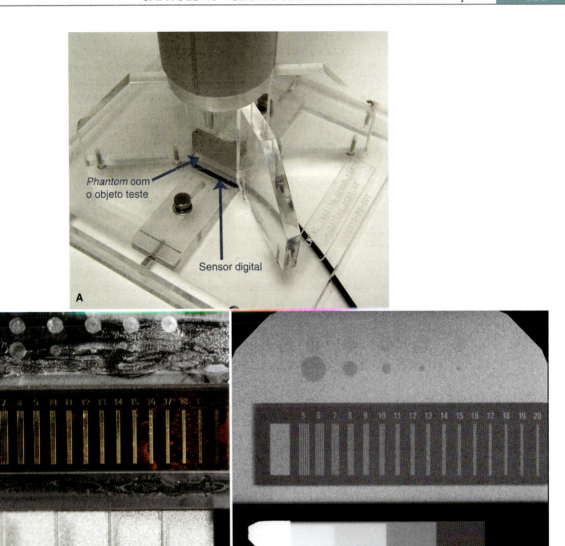

Figura 16.4 *Phantom* para medir o desempenho da qualidade de imagem de sistemas de raios X odontológicos digitais. **A.** Suporte de plástico permite o posicionamento do tubo de direcionamento do equipamento de raios X sobre o dispositivo de teste, que é posicionado sobre o sensor digital. **B.** O dispositivo de teste contém, de cima, duas fileiras de furos não vazados (poços) de diâmetro e profundidade variados com um fundo acrílico para medir detalhes de contraste, um padrão gravado de fendas em um fundo metálico para medir a resolução espacial em pares de linhas por milímetro e uma cunha escalonada calibrada para medir a resposta à dose. **C.** Imagem resultante. (Imagens cortesia do Dr. Peter K. Mah: www.dentalimagingconsultants.com.)

Insira as descobertas no registro de retomada. Como com outros tipos de imagens radiográficas, o consultório/clínica deve manter um registro das repetições feitas. Este documento revela rapidamente a origem de problemas recorrentes e facilita a rápida resolução.

Tarefas semanais

Revise as repetições (log). O registro de retomada deve ser revisado semanalmente para identificar quaisquer problemas recorrentes com condições de processamento de filme ou técnica do operador. Essas informações podem ser usadas para iniciar ações corretivas, incluindo a educação da equipe.

Tarefas mensais

Medição de qualidade de imagem. As diretrizes do SEDENTEXCT recomendam que alguns parâmetros de qualidade de imagem sejam avaliados mensalmente:

Densidade de imagem: isso é obtido medindo as intensidades médias de *pixel* dentro de uma região de interesse no espectro de controle de qualidade e comparando essas medidas com medidas de linha de base semelhantes (estabelecidas durante o teste de aceitação). A variação não deve ser superior a 10% da linha de base.

Uniformidade e artefatos: a uniformidade da imagem é medida examinando-se intensidades de *pixels* em regiões de interesse no centro e na periferia do *phantom*. Não deve haver artefatos visíveis na imagem, e as intensidades médias de *pixels* em várias regiões dentro do volume da imagem devem ser de ± 10% da medida média.

Tarefas anuais

Manutenção preventiva de dispositivos de tomografia computadorizada de feixe cônico. A maioria dos fabricantes de CBCT recomenda a manutenção preventiva de unidades de CBCT, normalmente em uma base anual. Isso geralmente é realizado por um

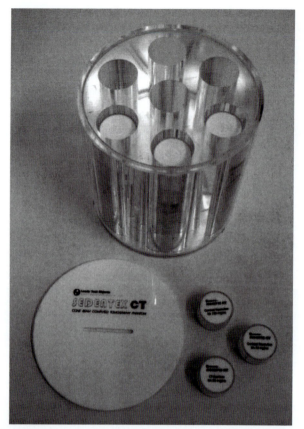

Figura 16.5 O simulador SEDENTEXCT IQ para medição da qualidade de imagem da tomografia computadorizada por feixe cônico. O suporte de inserção tem 16 cm de diâmetro. A atenuação no corpo do suporte de inserção fornece avaliação da uniformidade da imagem e do ruído da imagem. Inserções individuais permitem a medição de resolução espacial, resolução de contraste, intensidade de *pixel* e artefatos de endurecimento de feixe. (De Pauwels R, Beinsberger J, Stamatakis H et al. Comparison of spatial and contrast resolution for cone-beam computed tomography scanners. *Oral Surg Oral Med Oral Pathol Oral Radiol.* 2012;114(1):127–135.)

técnico qualificado ou por um especialista qualificado. As tarefas de manutenção incluem avaliação da saída dos raios X, colimação do feixe, componentes mecânicos do pórtico e da cadeira e uniformidade e artefatos do detector.

Medição de qualidade de imagem. Além dos aspectos de qualidade de imagem avaliados mensalmente (descritos anteriormente), as diretrizes do SEDENTEXCT recomendam que o ruído, a resolução espacial, a resolução do contraste e a precisão geométrica sejam medidos a cada ano.

CONTROLE DE INFECÇÃO

O dentista, o pessoal auxiliar do consultório odontológico e os pacientes correm maior risco de adquirir tuberculose, herpes-vírus, infecções do trato respiratório superior e hepatite dos tipos A a E. Após o reconhecimento da síndrome da imunodeficiência adquirida (AIDS) na década de 1980, procedimentos higiênicos rigorosos foram introduzidos em consultórios odontológicos. O principal objetivo dos procedimentos de controle de infecção é evitar a contaminação cruzada e a transmissão de doenças do paciente para a equipe, da equipe para o paciente e de paciente para paciente. O potencial de contaminação cruzada na radiografia dentária é grande. Durante a realização das radiografias, as mãos do operador são contaminadas pelo contato com a boca do paciente e filmes e suportes de filme contaminados com saliva. O operador também deve ajustar as configurações do painel de controle do cabeçote do tubo de raios X e do equipamento de raios X para fazer a exposição. Essas ações levam à possibilidade de contaminação cruzada. A contaminação cruzada também pode ocorrer quando um operador lida com sensores digitais ou abre pacotes de filme para processar os filmes na câmara escura. Os procedimentos descritos nas seções a seguir minimizam ou eliminam essa contaminação cruzada (Quadro 16.1). Cada consultório ou clínica odontológica deve ter uma política escrita descrevendo suas práticas de controle de infecção. É melhor que um indivíduo em uma prática, geralmente o dentista, assuma a responsabilidade pela implementação desses procedimentos. Essa pessoa também orienta outros membros da prática.

Precauções-padrão

As **precauções-padrão** (também chamadas de precauções universais) são práticas de controle de infecção projetadas para proteger os trabalhadores da exposição a doenças transmitidas pelo sangue e certos fluidos corporais, incluindo a saliva. Sob precauções-padrão, todo o sangue e saliva humanos são tratados como se fossem infecciosos para o vírus da imunodeficiência humana (HIV) e para o vírus da hepatite B. Por conseguinte, os meios utilizados para proteger contra a contaminação cruzada são utilizados para todos os indivíduos. Nos EUA, a ADA e o Centers for Disease Control and Prevention (CDC) enfatizam o uso de precauções-padrão, porque muitos pacientes não sabem que são portadores de doenças infecciosas ou optam por não revelar essas informações.

Uso de equipamento de proteção pessoal durante todos os procedimentos radiográficos

O equipamento de proteção pessoal é um meio eficaz para proteger o operador da exposição a material potencialmente infeccioso, incluindo sangue e saliva.

- A higiene das mãos é a mais importante medida para evitar a disseminação de infecções. Depois que o paciente estiver sentado, o clínico deve lavar as mãos com sabão comum ou antimicrobiano, específico para os cuidados de saúde. As fricções manuais à base de álcool também são eficazes
- Luvas descartáveis devem ser usadas à vista do paciente se o ambiente do consultório permitir. O operador deve sempre usar luvas ao fazer radiografias ou manuseio de barreiras receptoras contaminadas ou materiais associados, como rolos de algodão e instrumentos de retenção de receptor, ou ao remover proteções de barreira de superfícies e equipamentos radiográficos
- Os operadores devem usar roupas de proteção (p. ex., avental descartável ou avental de laboratório) que cubram as roupas e a pele para evitar possíveis contaminações. Óculos, máscaras ou viseiras devem ser usados se a exposição a respingos de fluidos corporais for antecipada.

Desinfecção e cobertura de superfícies de contato clínico

As superfícies de contato clínico são superfícies que podem ser tocadas por mãos enluvadas ou instrumentos que entram na boca. Estes incluem equipamento de raios X e painel de controle, computador do

---

QUADRO 16.1 Principais etapas no controle de infecções radiográficas.

- Aplicar precauções padrão
- Usar equipamentos de proteção individual durante todos os procedimentos radiográficos
- Desinfetar e cobrir o equipamento de raios X, superfícies de trabalho, cadeira e avental
- Esterilizar instrumentos não descartáveis
- Usar filme protegido por barreira (sensor) ou recipiente descartável
- Evitar a contaminação do equipamento de processamento.

lado da cadeira, dispositivo de alinhamento do feixe, cadeira odontológica e encosto de cabeça, avental de proteção, colar da tireoide e superfícies nas quais o receptor é colocado. O CDC classifica isso como **itens não críticos**. São objetos que podem entrar em contato com saliva, sangue ou pele intacta, mas não com membranas mucosas orais. O objetivo de prevenir a contaminação cruzada é abordado desinfetando todas essas superfícies e usando barreiras para isolar o equipamento do contato direto.

Barreiras feitas de plástico transparente devem cobrir as superfícies de trabalho que foram previamente limpas e desinfetadas. As barreiras protegem a superfície subjacente de se tornar contaminada e devem ser trocadas quando danificadas e rotineiramente após cada paciente. Embora as barreiras auxiliem muito o controle de infecções, elas não substituem a necessidade de limpeza e desinfecção eficazes da superfície. A experiência demonstrou que a falha de barreiras mecânicas é comum durante a atividade diária do tratamento. Sempre que isso acontecer, as superfícies que forem acidentalmente expostas devem ser limpas e desinfetadas. Os operadores devem evitar tocar paredes e outras superfícies com luvas contaminadas.

Qualquer superfície de contato clínico que esteja contaminada ou potencialmente contaminada deve ser desinfetada. A Tabela 16.2 lista os desinfetantes de atividade de nível intermediário e baixo recomendados para uso em superfícies de contato clínico. Desinfetantes de nível intermediário são agentes registrados pela Environmental Protection Agency (EPA) e são tuberculicidas – um eficiente eliminador da tuberculose – e capazes de prevenir outras doenças infecciosas, incluindo o vírus da hepatite B e o HIV. Os desinfetantes de baixo nível são registrados na EPA sem atividade tuberculicida, mas inativam o vírus da hepatite B e o HIV. Desinfetantes de alto nível são usados para esterilização química e nunca devem ser usados em superfícies de contato clínico.

- As bancadas e o console de controle de raios X devem ser cobertos com uma barreira de plástico. Ao cobrir o console de controle de raios X, o operador deve incluir o interruptor de exposição e o controle do tempo de exposição, se eles forem partes integrantes da unidade (Figura 16.6). Um interruptor de exposição dos raios X que é separado do console deve ser coberto com uma barreira de plástico
- O encosto de cabeça da cadeira, os ajustes do encosto de cabeça e o encosto podem ser facilmente cobertos com um saco plástico (Figura 16.7). O cabeçote do tubo de raios X, o dispositivo indicador de posição e a região de articulação do cabeçote com o braço articulado devem ser cobertos enquanto ainda estiverem molhados com desinfetante, com uma barreira para impedir qualquer gotejamento (Figura 16.8). Esse saco plástico deve vestir o cabeçote do equipamento de raios X, fechando-se com um nó na extremidade aberta ou colocando um elástico de borracha mais largo sobre o cabeçote do tubo de raios X próximo à articulação com o braço articulado

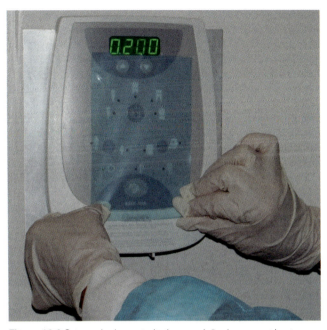

Figura 16.6 O console de controle de exposição deve ser coberto com uma barreira limpa e trocado após cada paciente.

- O avental de proteção deve ser limpo, desinfetado e coberto entre os pacientes, pois é frequentemente contaminado com saliva como resultado do manuseio (reajuste de sua posição) durante um procedimento radiográfico. O avental deve ser suspenso em um cabide para roupas pesadas para permitir virar de frente para trás. Deve ser pulverizado com um desinfetante de baixo nível e depois limpo (Figura 16.9)
- As tabelas (gráficos) de exposição devem ser mantidas longe de fontes de contaminação e não devem ser manuseadas durante o exame radiográfico
- O descanso de queixo panorâmico e as empunhaduras dos pacientes devem ser limpos com um desinfetante de baixo nível. Blocos de mordida descartáveis podem ser usados. As guias de posicionamento da cabeça, o painel de controle e o interruptor de exposição devem ser cuidadosamente limpos com uma toalha de papel bem umedecida em desinfetante. O técnico em radiologia deve usar luvas descartáveis enquanto posiciona e expõe o paciente. As luvas devem ser removidas antes de o cassete ser removido do equipamento para processamento, porque o cassete e o filme permanecem extraorais e não devem ser manuseados com luvas descartáveis contaminadas
- As peças auriculares do cefalostato, suportes auriculares de retentores e suporte de testa ou ponteira nasal devem ser limpos e desinfetados. Todas essas peças acessórias também devem ser cobertas com uma barreira de plástico
- Após a exposição do paciente, as barreiras devem ser removidas e as superfícies de trabalho contaminadas (incluindo as superfícies da câmara escura) e o avental devem ser pulverizados com desinfetante e limpos conforme descrito anteriormente. As barreiras devem ser substituídas em preparação para o próximo paciente.

Esterilização de instrumentos não descartáveis

Instrumentos de contenção do receptor são classificados pelo CDC como **itens semicríticos** – instrumentos que não são usados para penetrar tecido mole ou osso, mas entram em contato com a membrana mucosa oral. É melhor usar instrumentos de retenção de receptores que possam ser esterilizados, preferencialmente por vapor sob pressão (autoclave). Depois de usar esses instrumentos, desmonte o anel de

TABELA 16.2 Desinfetantes para superfícies de contato clínico.

Atividade	Agente Desinfetante	Concentração
Baixa	Compostos de amônio quaternário	
Baixa a intermediária	Compostos fenólicos	0,5 a 3%
	Compostos de iodóforo[a]	0,1 a 0,2%
Intermediária	Álcool etílico, álcool isopropílico	70%
	Hipoclorito de sódio	1.000 ppm[b]

[a]Apenas iodóforos que sejam desinfetantes registrados pela Environmental Protection Agency (Agência de Proteção Ambiental).
[b]Solução de hipoclorito de sódio doméstica (alvejante) a 5,25 a 6% diluída a 1:50 fornece > 1.000 ppm de cloro disponível.

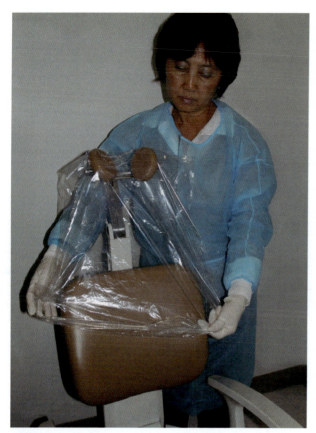

Figura 16.7 Um novo saco plástico é colocado sobre a cadeira e o apoio de cabeça para cada paciente.

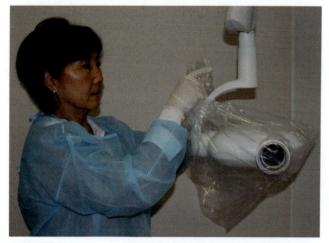

Figura 16.8 Um saco de plástico é colocado sobre o cabeçote do tubo de raios X com um elástico grande logo acima da extremidade giratória ou de fixação, como mostrado aqui. O plástico é puxado firmemente sobre o dispositivo indicador de posição e preso com uma faixa de borracha leve que desliza sobre o dispositivo e é colocado próximo ao cabeçote.

mira, o braço de suporte e o bloco de mordida. Cada instrumento deve ser limpo com água quente e sabão para remover saliva e detritos. Os componentes limpos são então carregados em bolsas plásticas ou de papel e esterilizados em autoclave. Após a esterilização, os instrumentos devem ser mantidos em bolsas para armazenamento e posterior transporte para a área de radiografia. Quando os instrumentos são levados para a área de radiografia, é uma boa prática mantê-los na bolsa

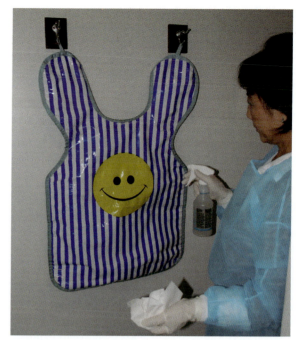

Figura 16.9 Avental plumbífero (com chumbo) é pulverizado com desinfetante e depois seco e coberto com um saco de pano.

até imediatamente antes do uso. Após o uso, os instrumentos devem ser substituídos na bolsa para reforçar a limpeza na área. A mesma bolsa de esterilização deve ser usada para transportar os instrumentos contaminados de volta para as áreas de limpeza e esterilização.

Uso de barreiras com sensores digitais

Os sensores para imagem digital não podem ser esterilizados pelo calor, por isso é importante usar uma barreira para protegê-los da contaminação quando colocados na boca do paciente (Figura 16.10). Normalmente, os fabricantes desses sensores recomendam o uso de bainhas de plástico que se estendem por alguns centímetros ao longo do cabo do sensor. No entanto, essas barreiras falham aproximadamente 40% do tempo. O uso suplementar de "luvas" de látex fornece proteção adicional significativa e é recomendado para uso rotineiro ao usar sensores digitais. Como essas barreiras podem falhar, os sensores devem ser limpos e desinfetados com um desinfetante hospitalar de nível intermediário, registrado pela EPA, após cada paciente. O fabricante de tal equipamento deve ser consultado para o desinfetante adequado. Alguns fabricantes projetaram sensores de estado sólido que podem ser imersos em um esterilizante a frio (um desinfetante de alto nível registrado na EPA).

Os sensores PSP são colocados em sacos de plástico descartáveis com um selo dobrado para uso na boca. Como todo o saco plástico vai para a boca com sensores PSP, essas placas podem ficar contaminadas com saliva quando removidas dos sacos plásticos para processamento. Essa contaminação pode levar à contaminação cruzada de outras placas e equipamentos de processamento. Para minimizar este problema, as placas PSP devem ser desinfetadas entre os pacientes, usando um método recomendado pelo fabricante. As placas de PSP podem ser esterilizadas a gás com óxido de etileno.

Uso de filme protegido por barreira (sensor) ou recipiente descartável

Para evitar a contaminação de suprimentos de filme na caixa, eles devem ser dispensados em quantidades de procedimento. O número necessário de filmes para uma série boca inteira ou interproximal deve ser pré-embalado em envelopes de moeda ou copos de papel

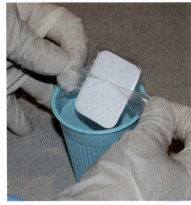

Figura 16.11 Filme dental com uma barreira plástica para proteger o filme do contato com a saliva. Durante a abertura, o plástico é removido e o filme limpo é solto em um recipiente.

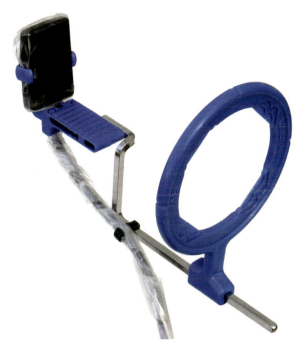

Figura 16.10 Instrumento de fixação de filme com barreira para proteger o sensor e o cabo da saliva. (Imagem cortesia de Dentsply Rinn: www.rinncorp.com.)

na sala de preparação central. Estes envelopes de filmes devem ser dispensados com os instrumentos de suporte de filmes. Para ocasiões imprevistas em que um número incomum de filmes seja necessário, um pequeno recipiente de filmes pode estar à mão na sala de preparação e esterilização central. Ninguém usando luvas contaminadas deve retirar um filme desta fonte. Os filmes devem ser dispensados apenas por membros da equipe com as mãos limpas ou usando luvas limpas.

Os pacotes de filmes podem ser pré-embalados em um envelope plástico (Figura 16.11), que protege o filme do contato com saliva e sangue durante a exposição. Filme protegido por barreira se encaixa na maioria dos instrumentos de suporte de filme. Uma característica atraente dos envelopes de proteção é a facilidade com que eles podem ser abertos e o filme extraído. Para melhores resultados, o pacote deve ser imerso em um desinfetante após os filmes terem sido expostos na boca do paciente. Em seguida, o pacote deve ser seco e aberto, permitindo que o filme caia. Os envelopes de barreira podem ser convenientemente abertos em uma área iluminada, o filme pode ser deixado em uma área de trabalho limpa ou em um papel limpo ou copo de plástico, e o filme pode ser transferido para o carregador diurno ou câmara escura para processamento.

Se a película protegida por barreira não for usada, a película exposta deve ser colocada em um recipiente descartável para posterior transporte para a câmara escura para processamento. Os pacotes de filme de papel são expostos à saliva e possivelmente ao sangue durante a exposição na boca do paciente. Para evitar que a saliva se infiltre em um pacote de filme de papel, uma toalha de papel deve ser colocada ao lado do recipiente para filmes expostos. O praticante deve usar essa toalha para limpar cada filme à medida que é removido da boca do paciente e antes de ser colocado com os outros filmes expostos. Esse problema também pode ser evitado usando filme embalado em vinil.

Prevenção de contaminação do equipamento de processamento

Depois de feitas todas as exposições ao filme, o operador deve retirar as luvas e levar o recipiente de filmes contaminados para a câmara escura. O objetivo na câmara escura é quebrar a cadeia de infecção de modo que apenas os filmes limpos sejam colocados nas soluções de processamento. Duas toalhas devem ser colocadas na superfície de trabalho da câmara escura. O recipiente de filmes contaminados deve ser colocado em uma dessas toalhas. Depois que o filme exposto for removido do pacote, ele deve ser colocado na segunda toalha. A embalagem do filme é descartada na primeira toalha com o recipiente.

O procedimento para remover o filme de um pacote sem tocar (contaminar) é simples. A Figura 16.12 ilustra o método para abrir um pacote de filme contaminado enquanto usa luvas contaminadas sem tocar no filme. O praticante veste um par de luvas limpas, pega o pacote de filme pela extremidade com código de cores e puxa a aba para cima e para longe do pacote para revelar a aba de papel preto enrolada no final do filme. Segurando o filme sobre um copo, o praticante agarra com cuidado a aba de papel preto que envolve o filme e puxa o filme do pacote. Quando o filme é retirado do pacote, ele cai do papel para dentro do copo. O invólucro de papel pode precisar ser agitado levemente para que o filme fique livre. Os materiais de embalagem devem ser colocados na primeira toalha de papel. Depois que todos os filmes são abertos, o praticante reúne a embalagem e o recipiente contaminados e os descarta junto com as luvas contaminadas. Os filmes limpos são processados da maneira usual. Não é necessário usar luvas ao manusear filmes processados, montagens de filmes ou prontuários de pacientes.

Um procedimento alternativo ao expor filmes em embalagens de vinil é colocar a película exposta, ainda no invólucro protetor de plástico, em uma solução desinfetante aprovada quando ela é removida da boca e depois de limpá-la com uma toalha de papel. Deve permanecer no desinfetante após a exposição do último filme pelo tempo recomendado. A imersão por 30 s em uma solução de hipoclorito de sódio a 5,25% é eficaz.

Processadores automáticos de filme com carregadores de luz natural apresentam um problema especial devido ao risco de contaminação das mangas com luvas ou pacotes de filme contaminados. Uma abordagem é limpar os filmes por imersão em um desinfetante, com ou sem um envelope de plástico, como descrito anteriormente. Com este método, o operador limpa os filmes, calça luvas limpas e leva apenas pacotes de filme limpos para o carregador diurno. Uma abordagem alternativa é abrir a parte superior do carregador, colocar uma barreira limpa na parte inferior e inserir o copo de pacotes de filme exposto em um copo limpo. O operador fecha a parte de cima, calça luvas limpas, empurra as mãos pela manga e abre os pacotes de filme, permitindo que o filme caia no copo limpo. Depois de todos os pacotes de filmes terem sido abertos, as luvas contaminadas são removidas, os filmes são carregados no revelador e as mãos são removidas. A parte superior do carregador pode ser removida e os materiais contaminados são então removidos.

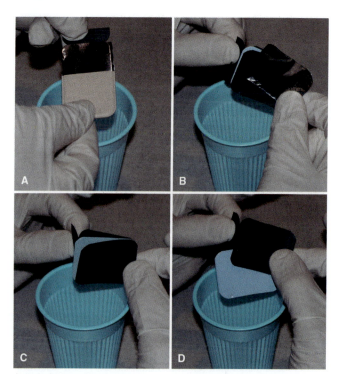

Figura 16.12 Método para retirar os filmes do pacote sem tocá-los com luvas contaminadas. **A.** A aba do pacote é aberta e a folha de chumbo e o papel preto intercalados são retirados da embalagem. **B.** A folha é girada para longe do papel preto e descartada. **C.** A embalagem de papel é aberta. **D.** O filme pode cair em um copo limpo.

BIBLIOGRAFIA

Controle de infecção

American Academy of Oral and Maxillofacial Radiology infection control guidelines for dental radiographic procedures. *Oral Surg Oral Med Oral Pathol.* 1992;73:248–249.

American Dental Association Council on Scientific Affairs and American Dental Association Council on Dental Practice. Infection control recommendations for the dental office and the dental laboratory. *J Am Dent Assoc.* 1996;127:672–680.

Bartoloni JA, Chariton DG, Flint DJ. Infection control practices in dental radiology. *Gen Dent.* 2003;51:264–271.

Centers for Disease Control and Prevention. *Summary of Infection Prevention Practices in Dental Settings: Basic Expectations for Safe Care.* Atlanta, GA: US Department of Health and Human Services, Centers for Disease Control and Prevention, National Center for Chronic Disease Prevention and Health Promotion, Division of Oral Health; 2016. Available at: https://www.cdc.gov/oralhealth/infectioncontrol/pdf/safe-care.pdf.

Hubar JS, Gardiner DM. Infection control procedures used in conjunction with computed dental radiography. *Int J Comput Dent.* 2000;3:259–267.

Kalathingal S, Youngpeter A, Minton J, et al. An evaluation of microbiologic contamination on a phosphor plate system: is weekly gas sterilization enough? *Oral Surg Oral Med Oral Pathol Oral Radiol Endod.* 2010;109:457–462.

MacDonald DS, Waterfield JD. Infection control in digital intraoral radiography: evaluation of microbiological contamination of photostimulable phosphor plates in barrier envelopes. *J Can Dent Assoc.* 2011;77:b93.

Miller CH, Palenik CJ. *Infection Control and Management of Hazardous Materials for the Dental team.* 4th ed. St Louis: Mosby; 2009.

Palenik CJ. Infection control practices for dental radiography. *Dent Today.* 2004;23:52–55.

Rutala WA, Weber DJ, Healthcare Infection Control Practices Advisory Committee (HICPAC). *Guideline for Disinfection and Sterilization in Healthcare Facilities.* Atlanta, GA: Department of Health and Human Services, Centers for Disease Control and Prevention; 2008. Available at: https://www.google.com/url?sa=t&rct=j&q=&esrc=s&source=web&cd=2&ved=0ahUKEwigxM-3J6P3XAhVSwWMKHTjuBNwQFgg4MAE&url=https%3A%2F%2Fwww.cdc.gov%2Finfectioncontrol%2Fpdf%2Fguidelines%2Fdisinfection-guidelines.pdf&usg=AOvVaw0LPt-NzLafoISl3DqPAAQ-.

U.S. Department of Labor, Occupational Safety and Health Administration. Occupational exposure to bloodborne pathogens, needlestick and other sharp injuries, final rule. *Fed Regist.* 2001;66:5317–5325. Available at: https://www.osha.gov/pls/oshaweb/owadisp.show_document?p_id=16265&p_table=FEDERAL_REGISTER.

Garantia de qualidade

American Dental Association Council on Scientific Affairs. The use of dental radiographs: update and recommendations. *J Am Dent Assoc.* 2006;137:1304–1312.

American Dental Association Council on Scientific Affairs. Dental radiographic examinations: recommendations for patient selection and limiting radiation exposure. Revised 2012. http://www.ada.org/sections/professionalResources/pdfs/Dental_Radiographic_Examinations_2012.pdf.

American Dental Association Technical Report. No. 1094. Quality assurance for digital intra-oral radiographic systems.

Buchanan A, Benton B, Carraway A, et al. Perception versus reality-findings from a phosphor plate quality assurance study. *Oral Surg Oral Med Oral Pathol Oral Radiol.* 2017;123(4):496–501.

Goren AD, Lundeen RC, Deahl ST II, et al. Updated quality assurance self-assessment exercise in intraoral and panoramic radiography, American Academy of Oral and Maxillofacial Radiology, Radiology Practice Committee. *Oral Surg Oral Med Oral Pathol Oral Radiol Endod.* 2000;89:369–374.

Carestream Dental, Dental Radiography Series: Quality assurance in dental radiography. Available at: http://www.carestreamdental.com/ImagesFileShare/.sitecore.media_library.Files.Film_and_Anesthetics.8661_US_Quality_Assurance_Brochure.pdf.

Kwan AL, Ching H, Gray JE, et al. Acceptance Testing and Quality Control of Dental Imaging Equipment. The Report of AAPM Task Group 175, 2016. Available at: http://www.aapm.org/pubs/reports/RPT_175.pdf.

Mah P, McDavid WD, Dove SB. Quality assurance phantom for digital dental imaging. *Oral Surg Oral Med Oral Pathol Oral Radiol Endod.* 2011;112:632–639.

National Council for Radiation Protection and Measurements. *Radiation Protection in Dentistry, NCRP Report No. 145.* Bethesda, MD: National Council on Radiation Protection and Measurement; 2003.

National Radiological Protection Board. Guidance notes for dental practitioners on the safe use of x-ray equipment; 2001. www.nrpb.org.uk.

Quality control recommendations for diagnostic radiography, Volume 1, Dental facilities, CRCPD Publication 01-4, July 2001.

Quality assurance in radiology and medicine. Dental Conebeam CT phantoms. http://www.qrm.de/index.htm.

Pauwels R, Beinsberger J, Stamatakis H, et al. Comparison of spatial and contrast resolution for cone-beam computed tomography scanners. *Oral Surg Oral Med Oral Pathol Oral Radiol.* 2012;114(1):127–135.

Samei E, Badano A, Chakraborty D, et al. *Assessment of Display Performance for Medical Imaging Systems, Report of the American Association of Physicists in Medicine (AAPM) Task Group 18*. Madison, WI: Medical Physics Publishing; 2005. Available at: https://www.aapm.org/pubs/reports/OR_03.pdf.

Seibert J, Bogucki T, Ciona T, et al. Acceptance testing and quality control of photostimulable storage phosphor imaging systems. The report of AAPM Task Group 93, 2006. Available at: http://www.aapm.org/pubs/reports/RPT_93.pdf.

SMPTE RP-133. 1991 Specifications for medical diagnostic imaging test pattern for television monitors. Available at: https://www.smpte.org/store/product/smpte-rp-1331991-specifications-medical-diagnostic-imaging-test-pattern-television.

U.S. Department of Health and Human Services, Food and Drug Administration. Performance standards for ionizing radiation emitting products. 21 CFR 1020.30: Diagnostic x-ray systems and their major components. U.S. Food and Drug Administration, Maryland, 2014. Available at: https://www.accessdata.fda.gov/scripts/cdrh/cfdocs/cfcfr/CFRSearch.cfm?fr=1020.30.

Prescrição de Imagens Diagnósticas

Ernest W. N. Lam

Os exames de imagem oral e maxilofacial são uma forma de teste de diagnóstico que deve ser realizada apenas quando um achado histórico ou um sinal clínico ou sintoma indicar que a imagem provavelmente contribui para o diagnóstico ou plano de tratamento. Portanto, os exames de imagem devem ser realizados somente após a obtenção de um histórico médico e odontológico minucioso do paciente e realização de um exame clínico. O procedimento de diagnóstico por imagem específico prescrito deve ser orientado por este exame e adaptado especificamente às necessidades do paciente e à tarefa diagnóstica. Como a maioria das imagens dentomaxilofaciais usa radiação ionizante, o dentista deve certificar-se de que os benefícios potenciais de planejamento de diagnóstico e tratamento superem os riscos associados à radiação para o paciente (ver Capítulos 2 e 3).

EXAMES RADIOLÓGICOS

O desenho do tipo e escopo do exame de imagem deve ser orientado por:

- Natureza ou gravidade percebida de uma anormalidade (incluindo seu tamanho e acessibilidade)
- Capacidade da técnica de imagem de revelar com precisão as características do diagnóstico da anormalidade (sensibilidade e especificidade)
- Quantidade de detalhes da imagem necessária (resolução)
- Dose de radiação para o paciente.

Em alguns casos, a imagem convencional intraoral ou panorâmica pode ser totalmente apropriada. Outros casos podem exigir abordagens de imagem mais sofisticadas, como tomografia computadorizada (TC), ressonância magnética (RM), medicina nuclear ou ultrassonografia. Por exemplo, a imagem intraoral fornece alta resolução espacial e é a melhor escolha para avaliar criticamente os efeitos de doenças envolvendo um dente e suas estruturas de suporte. Em contraste, imagens panorâmicas podem permitir ao clínico examinar uma doença mais extensa envolvendo uma área maior, mas com resolução de imagem mais baixa e mais artefatos de imagem. Técnicas avançadas de imagem, como TC de feixe cônico (CBCT; do inglês, *cone beam computed tomography*) e TC com multidetector (MDCT; do inglês, *multidetector computed tomography*), podem ser necessárias quando houver necessidade de avaliar a anatomia seccional da região em três dimensões. A ressonância magnética e a ultrassonografia são mais adequadas para demonstrar os tecidos moles. Quando a atividade metabólica de uma anormalidade precisar ser avaliada, a medicina nuclear pode ser útil. Imagem com MDCT e medicina nuclear irá fornecer uma dose de radiação substancialmente maior para o paciente do que a imagem convencional ou CBCT. Assim, é importante que os dentistas desenvolvam habilidades para selecionar o exame mais apropriado, considerando a tarefa diagnóstica, a dose de radiação e o custo do procedimento de imagem.

Imagens intraorais

Imagens intraorais oferecem ao clínico a maior resolução espacial em relação a outras modalidades de imagens radiográficas usadas em odontologia. Portanto, quando detalhes finos forem importantes ou imagens forem necessárias para investigar uma possível anormalidade envolvendo um dente ou suas estruturas de suporte, a imagem intraoral é a melhor escolha.

A geometria do feixe de raios X incidente e a posição do receptor em relação ao feixe de raios X determinam a área de imagem. As imagens periapicais, onde o receptor de imagem é posicionado paralelamente ao eixo longo dos dentes e ao processo alveolar, são ótimas para demonstrar a raiz ou as raízes dos dentes, as estruturas de suporte (o ligamento periodontal e lâmina dura) e o processo alveolar perirradicular. Uma limitação da imagem periapical é a distorção geométrica, que ocorre se os raios X incidentes não forem perpendiculares ao eixo longo de uma raiz dentária ou à crista do processo alveolar.

As imagens interproximais são feitas com o receptor adjacente às coroas de um sextante da dentição e as cristas dos processos alveolares da maxila e mandíbula. No caso em que a crista do processo alveolar em um ou em ambos os arcos foi perdida, talvez devido à doença periodontal, o receptor de imagem pode ser girado de modo que sua dimensão mais longa seja orientada verticalmente – a chamada *bitewing* vertical. Uma técnica semelhante pode ser usada para fazer *bitewing* dos dentes anteriores. As imagens com mordentes são ótimas para revelar a cárie interproximal. Essas imagens são feitas com uma inclinação para baixo de 5 a 10° dos raios X incidentes para projetar as cristas dos processos alveolares em relação aos dentes adjacentes com distorção mínima. Essa orientação também minimiza a sobreposição das cúspides opostas na superfície oclusal e, assim, melhora a probabilidade de detectar lesões oclusais precoces na junção dentina-esmalte.

Imagens oclusais são feitas com o receptor de imagem localizado entre as superfícies oclusais dos dentes. Essas imagens podem ser feitas em crianças que podem ter bocas pequenas ou superficiais em vez de imagens periapicais ou em adultos para complementar imagens periapicais e de mordida. Em adultos, as imagens oclusais são frequentemente obtidas com receptores maiores (American National Standards Institute [ANSI]) número 4), para que áreas maiores das mandíbulas possam ser visualizadas sem comprometer a resolução da imagem; em crianças, os receptores menores (ANSI número 2) são tipicamente usados.

Imagens extraorais

Imagens extraorais permitem ao clínico visualizar uma região anatômica maior do que as imagens intraorais, mas com resolução de imagem muito menor. Como o termo implica, imagens extraorais são feitas com o receptor de imagem localizado fora da boca. Dependendo das posições do feixe e receptor de raios X incidentes, podem ser realizadas numerosas vistas da face e dos maxilares para descrever especificamente várias estruturas anatômicas. As técnicas de imagem extraoral mais utilizadas na odontologia são imagens panorâmicas (Capítulo 9) e imagens cefalométricas (Capítulo 8). Menos comumente, imagens de projeção convencional do crânio, face intermediária e mandíbula podem ser obtidas usando as projeções lateral oblíqua, Caldwell, occipitomental (Waters), fronto-occipital (Towne) ou submentovértice (basal) (Capítulo 8).

A imagem panorâmica é uma forma de imagem de corte fino ou tomografia que cria uma visão ampla da face intermediária e do complexo maxilomandibular, bem como das estruturas adjacentes, utilizando um feixe de raios X em movimento e um receptor de imagem. No entanto, as imagens panorâmicas têm menor resolução espacial do que as imagens intraorais, e a angulação do feixe de raios X e a geometria de projeção resultam em distorção da imagem. Além disso, a imagem panorâmica é suscetível ao movimento do paciente durante a aquisição, e o padrão complexo de sobreposição de estruturas anatômicas dificulta sua interpretação. Assim, embora uma visão ampla da anatomia seja vantajosa, as desvantagens de menor resolução, sobreposição anatômica, distorção da imagem e movimento potencial do paciente durante a aquisição da imagem não permitem a avaliação do detalhe anatômico fino fornecido pela imagem intraoral.

Imagens avançadas

Para a maioria das patologias dentomaxilofaciais, a decisão de usar modalidades de imagem avançadas tridimensionais – incluindo CBCT, MDCT e RM – deve ser tomada se as imagens intraorais, panorâmicas ou cefalométricas não fornecerem as informações necessárias sobre planejamento e diagnóstico. É importante ressaltar que o dentista deve reconhecer que essas técnicas avançadas de imagem geralmente produzem imagens com menor resolução espacial do que as imagens intraorais e panorâmicas e que a CBCT e a MDCT fornecem doses de radiação substancialmente maiores. Técnicas avançadas de imagem são discutidas nos Capítulos 10, 11 e 13. Embora o uso dessas modalidades tenha aumentado, é importante reconhecer que a decisão de empregá-las deve ser guiada pelos achados históricos e pelo exame clínico. Quando a imagem bidimensional convencional for considerada inadequada ou inapropriada, a prescrição de imagens avançadas pode ser apropriada. Dentistas que optam por operar seus próprios sistemas de imagem avançados devem ser bem versados em todos os aspectos da tecnologia de imagem, incluindo física de imagem, geração de artefato de imagem, reconstrução de imagem e interpretação de doenças em modalidades de imagem avançadas. Em geral, esses tópicos exigem conhecimento especializado e treinamento; portanto, os dentistas devem considerar encaminhar seus pacientes a um especialista em radiologia oral e maxilofacial para esses procedimentos.

DIRETRIZES PARA PEDIDOS DE IMAGENS

Diretrizes formam uma estrutura para as práticas de solicitação de imagens dos dentistas. As diretrizes não são regras rígidas e rápidas, mas sim princípios sobre os quais as decisões podem ser tomadas. Isso inclui adequação do exame de imagem para fornecer as informações de diagnóstico necessárias e os riscos associados à radiação. No entanto, o dentista deve aplicar as diretrizes somente após uma revisão detalhada do histórico médico e odontológico do paciente, além de um exame clínico completo para identificar sinais ou sintomas de possível doença. É importante ressaltar que os achados de imagem devem ajudar potencialmente a direcionar o diagnóstico e/ou o plano de tratamento do paciente.

Imagens diagnósticas prévias

Muitos pacientes já podem ter sido atendidos por outro dentista e imagens já podem ter sido feitas. Tais imagens podem ser úteis,

independentemente de quando foram feitas. Mesmo quando essas imagens anteriores não refletem a condição clínica atual do paciente, elas podem ser valiosas para demonstrar se uma condição (p. ex., cárie, doença periodontal) permaneceu inalterada, piorou ou mostrou resolução ou cura. Imagens feitas relativamente mais recentemente podem ser adequadas para a tarefa de diagnóstico atual, evitando, assim, a necessidade de fazer imagens durante a visita atual. Para todos os novos pacientes, o dentista deve revisar o histórico de imagens anterior do paciente como parte da visita inicial e tentar obter essas imagens do consultório anterior.

Imagens administrativas

Imagens administrativas são aquelas obtidas por outras razões que não o diagnóstico; Estes podem incluir imagens feitas para uma companhia de seguros para aprovar um tratamento ou para um conselho de exame dentário para além do que pode ser necessário para o diagnóstico. As imagens feitas para fins administrativos geralmente não beneficiam o paciente, seja o diagnóstico ou o plano de tratamento do paciente; portanto, fazer essas imagens deve ser evitado. O relatório do National Council on Radiation Protection and Measurements Report nº 145 fornece orientação específica: "*O uso administrativo de radiação para fornecer informações não relacionadas à saúde do paciente não será permitido. Não será permitido aos estudantes realizar exposições radiográficas de pacientes, outros estudantes ou voluntários apenas para fins de educação ou licenciatura.*"

Diretrizes para solicitar exames radiográficos odontológicos

As seguintes categorias gerais de situações ditam a necessidade de imagens:

- Quando houver evidência clínica de uma anormalidade que não possa ser totalmente avaliada apenas pelo exame físico
- Quando houver alta probabilidade de doença que não seja clinicamente evidente.

Na primeira categoria, um paciente pode ter um inchaço duro na região dos pré-molares da mandíbula com expansão das superfícies vestibular e lingual. Tal evidência clínica alerta o dentista para a necessidade de uma imagem de diagnóstico a fim de determinar a natureza do inchaço. Na segunda categoria, um paciente pode procurar atendimento odontológico geral depois de não ter consultado um dentista por muitos anos e o exame clínico não mostra evidências de cárie. No entanto, imagens interproximais podem ser indicadas. Como esse paciente não realizou radiografias interproximais por muitos anos, é razoável supor que as imagens *bitewing* terão um benefício potencial ao detectar cáries interproximais que não sejam clinicamente evidentes. Na ausência de indicadores clínicos de cárie precoce, o dentista deve confiar no conhecimento da prevalência de cárie e os fatores de risco para essa doença, para, assim, decidir se a interproximal pode gerar benefício diagnóstico em potencial neste paciente em particular.

Em meados da década de 1980, um painel de dentistas e cientistas gerais e especializados foi convocado pela Food and Drug Administration (FDA) nos EUA para desenvolver parâmetros práticos para a prescrição de imagens dentárias. As diretrizes foram desenvolvidas como uma medida de proteção contra radiação para reduzir a exposição aos raios X aos pacientes sem comprometer a qualidade do atendimento de novos pacientes ou aqueles que recorrem à busca de atendimento odontológico geral. As diretrizes foram revisadas em 2004 e novamente em 2012, em colaboração com a American Dental Association (ADA) (Quadro 17.1 e Tabela 17.1). É importante notar que, no intervalo desde o primeiro documento de 1987, não houve mudança na filosofia que sustenta as diretrizes originais.

CAPÍTULO 17 Prescrição de Imagens Diagnósticas

QUADRO 17.1 Critérios de Seleção da American Dental Association para prescrição de radiografias dentárias.

Resultados históricos positivos	Sinais ou sintomas clínicos positivos
1. Tratamento periodontal e endodôntico prévio	1. Evidência clínica de doença periodontal
2. História de dor ou traumatismo	2. Restaurações grandes ou profundas
3. História familiar de anomalias dentárias	3. Lesões cariosas profundas
4. Avaliação pós-operatória de cicatrização	4. Dentes mal posicionados ou clinicamente impactados
5. Monitoramento de remineralização	5. Inchaço
6. Presença de implantes ou avaliação para colocação de implantes	6. Evidência de traumatismo dentário/facial
	7. Mobilidade dos dentes
	8. Trato sinusal ("fístula")
	9. Clinicamente suspeita de patologia sinusal
	10. Anormalidades de crescimento
	11. Envolvimento oral em doença sistêmica conhecida ou suspeita
	12. Achados neurológicos positivos na cabeça e no pescoço
	13. Evidência de objetos estranhos
	14. Dor e/ou disfunção da articulação temporomandibular
	15. Assimetria facial
	16. Dentes do pilar para prótese parcial fixa ou removível
	17. Hemorragia inexplicada
	18. Sensibilidade inexplicada dos dentes
	19. Erupção incomum, espaçamento ou migração de dentes
	20. Morfologia do dente incomum, calcificação ou cor
	21. Ausência inexplicada de dentes
	22. Erosão dentária clínica
	23. Peri-implantite

De Dental Radiographic Examinations: Recommendations for patient selection and limiting radiation exposure. 2012.

Os critérios de seleção que fazem parte das diretrizes da FDA/ADA descrevem circunstâncias que sugerem a necessidade de diagnóstico por imagem. Essas circunstâncias, chamadas de critérios de seleção, incluem a idade do paciente, a identificação de um achado histórico médico ou odontológico ou um sinal ou sintoma. As diretrizes revisadas de 2012 reconhecem 6 achados históricos positivos e 23 sinais ou sintomas clínicos positivos para os quais a obtenção de imagens pode ser necessária (Quadro 17.1). Em muitos casos, os critérios de seleção só podem ser conhecidos pelo dentista após uma entrevista e/ou exame clínico do paciente. A identificação dos critérios de seleção sugere o tipo de exame de imagem com maior probabilidade de beneficiar o paciente, fornecendo informações diagnósticas confiáveis. Embora as diretrizes forneçam ao dentista os princípios subjacentes ao pedido de diagnóstico por imagem, sua aplicação depende muito do julgamento clínico dos dentistas. Portanto, o cirurgião-dentista, que pode ser o único indivíduo que conhece os históricos médico e odontológico do paciente e a suscetibilidade à doença bucal, deve tomar a decisão final sobre a solicitação de imagens usando as diretrizes como um recurso e não como um regulamento. A ADA foi um parceiro igualitário com as agências governamentais na revisão das diretrizes e recomenda seu uso. Essas diretrizes, portanto, formam a base das recomendações deste capítulo.

As diretrizes ressaltam a importância de equilibrar o benefício diagnóstico com o risco do paciente. Portanto, os dentistas devem expor os pacientes à radiação apenas quando houver uma expectativa razoável de que a imagem diagnóstica beneficiará o atendimento ao paciente. Os critérios de seleção referem-se a um achado ou a um sinal ou sintoma encontrado no histórico médico ou odontológico do paciente ou em um exame clínico e sugerem que um exame radiológico produziria informações clinicamente úteis. Um conceito-chave no uso dos critérios de seleção e na aplicação das diretrizes é o reconhecimento da necessidade de considerar cada paciente como um indivíduo. Em outras palavras, as imagens que um dentista escolhe são uma receita baseada na necessidade individual, assim como a medicação é prescrita com base na necessidade individual. Em algumas jurisdições, portanto, essa prática é chamada de radiologia de prescrição. Sem alguma indicação específica, é inadequado irradiar o paciente "apenas para ver se há algo lá". A principal exceção a essa regra é o exemplo que usamos anteriormente: o de imagens interproximais para a detecção de cáries interproximais quando não existem sinais clínicos de lesões precoces mesmo cariosas. A probabilidade de encontrar uma doença oculta em um paciente com todos os dentes permanentes irrompidos e nenhuma evidência clínica ou histórica de anormalidade ou fatores de risco é tão baixa que qualquer imagem apenas para procurar por essa doença não é indicada. A decisão de prescrever exames de imagem a um paciente sem ter obtido um histórico médico ou odontológico ou ter concluído um exame clínico não é considerada responsável.

A aplicação dessas diretrizes às circunstâncias específicas de cada paciente requer disciplina e julgamento clínico, reunindo o conhecimento, a experiência e a preocupação do dentista com o bem-estar do paciente. O julgamento clínico também é necessário para reconhecer situações que não são descritas pelas diretrizes, mas quais pacientes precisariam de imagens diagnósticas, no entanto.

Visita inicial

Para uma criança na dentição decídua que é cooperativa e tem contatos posteriores fechados, apenas imagens interproximais são necessárias para detectar cárie interproximal. A imagem adicional é recomendada somente quando a história médica ou odontológica ou o exame clínico revelarem a causa. Crianças sem evidência de anormalidade e com contatos proximais abertos podem não necessitar de exame radiológico nesse momento.

Para uma criança na dentição mista após a erupção do dente permanente primeiro molar, as diretrizes recomendam imagens *bitewing* (interproximais) para detectar cárie interproximal e uma imagem panorâmica ou imagens periapicais ou oclusais selecionadas para detectar anormalidades que possam surgir durante o crescimento e desenvolvimento.

No caso de adolescentes e adultos com parcial ou totalmente dentados, as diretrizes recomendam exames radiológicos individualizados com base na história médica ou odontológica do paciente ou se o exame clínico revelar uma causa para imagens adicionais. A presença de doença disseminada (p. ex., cárie generalizada ou doença periodontal) pode indicar a necessidade de uma série de boca completa e de imagens periapicais. Alternativamente, se a doença for localizada, um exame mais limitado, consistindo em um subconjunto dessas imagens, pode ser concluído. Em uma circunstância sem evidência de doença dentária passada ou atual, apenas imagens interproximais podem ser feitas para investigar o paciente quanto à cárie interproximal.

Para um paciente desdentado que solicita cuidados prostodônticos, as diretrizes recomendam um exame individualizado baseado na história médica ou odontológica do paciente ou se o exame clínico revelar uma causa para imagens adicionais. Isso pode incluir imagens periapicais, oclusais ou panorâmicas selecionadas e CBCT se os implantes dentários estiverem sendo considerados.

PARTE 2 Imagem

TABELA 17.1 Diretrizes da American Dental Association para prescrição de radiografias dentárias.

	IDADE DO PACIENTE E ESTÁGIO DE DESENVOLVIMENTO DENTAL	
Tipo de consulta	**Criança com dentição primária (antes da erupção do primeiro dente permanente)**	**Criança com dentição de transição (após a erupção do primeiro dente permanente)**
Novo paciente[a] sendo avaliado para doenças bucais	Exame radiográfico individualizado que consiste em vistas periapicais/oclusais selecionadas e/ou interproximais posteriores se as superfícies proximais não puderem ser visualizadas ou sondadas. Pacientes sem evidência de doença e com contatos proximais abertos podem não necessitar de exame radiográfico nesse momento	Exame radiográfico individualizado, composto por interproximais posteriores com exame panorâmico ou *bitewing* posteriores e imagens periapicais selecionadas
Retorno de paciente[a] com cárie clínica ou em maior risco de cárie[b]	Exame interproximal posterior em intervalos de 6 a 12 meses, se as superfícies proximais não puderem ser examinadas visualmente ou com uma sonda	
Retorno de paciente[a] sem cárie clínica e sem risco aumentado de desenvolver cárie[b]	Exame interproximal posterior em intervalos de 12 a 24 meses se as superfícies proximais não puderem ser examinadas visualmente ou com uma sonda	
Retorno de paciente[a] com doença periodontal	Julgamento clínico quanto a necessidade e tipo de imagens radiográficas para avaliação da doença periodontal. A imagem latente pode consistir em, mas não está limitada a, imagens interproximais e/ou periapicais selecionadas de áreas nas quais a doença periodontal (além da gengivite não específica) pode ser demonstrada clinicamente	
Paciente (novo e de retorno) para o monitoramento do crescimento e desenvolvimento dentofacial e/ou avaliação das relações dentárias/esqueléticas	Julgamento clínico quanto a necessidade e tipo de imagens radiográficas para avaliação e/ou monitoramento do crescimento e desenvolvimento dentofacial ou avaliação das relações dentárias e esqueléticas	
Paciente com outras circunstâncias, incluindo mas não limitado a implantes propostos ou existentes, outras patologias dentárias e craniofaciais, necessidades restauradoras/endodônticas, doença periodontal tratada e remineralização de cárie	Julgamento clínico quanto a necessidade e tipo de imagens radiográficas para avaliação e/ou monitoramento dessas condições	

	IDADE DO PACIENTE E ESTÁGIO DO DESENVOLVIMENTO DENTAL	
Adolescente com dentição permanente (antes da erupção dos terceiros molares)	**Adulto, dentado ou parcialmente edêntulo**	**Adulto, edêntulo**
Exame radiográfico individualizado, composto por interproximais posteriores com exame panorâmico ou *bitewing* posteriores e imagens periapicais selecionadas; o exame radiográfico intraoral de boca inteira é preferido quando o paciente tem evidência clínica de doença dentária generalizada ou história de tratamento odontológico extenso		Exame radiográfico individualizado, baseado em sinais e sintomas clínicos
Exame *bitewing* posterior em intervalos de 6 a 12 meses se as superfícies proximais não puderem ser examinadas visualmente ou com uma sonda	Exame *bitewing* posterior com intervalos de 6 a 18 meses	Não aplicável
Exame *bitewing* posterior com intervalos de 18 a 36 meses	Exame *bitewing* posterior com intervalos de 24 a 36 meses	Não aplicável
Julgamento clínico quanto a necessidade e tipo de imagens radiográficas para avaliação da doença periodontal. A imagem pode consistir em, mas não está limitada a, imagens *bitewing* e/ou periapical selecionadas de áreas em que a doença periodontal (diferente da gengivite não específica) pode ser demonstrada clinicamente		Não aplicável
Julgamento clínico quanto a necessidade e tipo de imagens radiográficas para avaliação e/ou monitoramento do crescimento e desenvolvimento dentofacial ou avaliação das relações dentárias e esqueléticas. Exame panorâmico ou periapical para avaliar os terceiros molares em desenvolvimento	Geralmente não indicado para monitoramento do crescimento e desenvolvimento. Julgamento clínico quanto a necessidade e tipo de imagens radiográficas para avaliação das relações dentárias e esqueléticas	
Julgamento clínico quanto a necessidade e tipo de imagens radiográficas para avaliação e/ou monitoramento dessas condições		

[a]Consulte o Quadro 17.1.
[b]Os fatores que aumentam o risco de cárie podem ser avaliados usando os formulários de avaliação de risco de cárie da American Dental Association (0 a 6 anos de idade) e (maior que 6 anos de idade), disponíveis em http://www.ada.org.
Nota. As recomendações nesta tabela estão sujeitas a julgamento clínico e podem não se aplicar a todos os pacientes. Elas devem ser usadas por dentistas somente depois de revisar o histórico médico e odontológico do paciente, e completar um exame clínico. Como todas as precauções devem ser tomadas para minimizar a exposição à radiação, devem ser usados colares de tireoide e aventais de proteção sempre que possível.
De Dental Radiographic Examinations: Recommendations for patient selection and limiting radiation exposure. 2012.

Visita de retorno

Os pacientes que retornam após o término do tratamento inicial precisarão de um exame cuidadoso antes de determinar a necessidade de imagens diagnósticas adicionais. Assim como no exame inicial, as imagens devem ser obtidas se o histórico médico ou odontológico do paciente, ou se o exame clínico revelar a causa para imagens adicionais ou avaliação.

As diretrizes recomendam imagens de mordida ou interproximais, ou ainda *bitewing* para pacientes de retorno para detectar cárie interproximal. A frequência ideal para essas imagens depende da idade do paciente e da probabilidade de encontrar essa doença no que se refere ao risco de doença. Se o paciente apresentar fatores de alto risco para cáries dentárias (p. ex., má alimentação, má higiene bucal etc.) ou cárie clinicamente demonstrável, imagens interproximais podem

CAPÍTULO 17 Prescrição de Imagens Diagnósticas

ser feitas em intervalos de 6 a 12 meses para crianças e adolescentes e 6 a 18 meses para adultos até que nenhuma lesão cariosa seja clinicamente evidente. Os intervalos recomendados são mais longos para pacientes que não apresentam alto risco para cáries: 12 a 24 meses para uma criança, 18 a 36 meses para um adolescente e 24 a 36 meses para um adulto. Como a categoria de risco de um indivíduo pode mudar, o intervalo entre a geração de imagens também pode mudar. Além da triagem de cárie interproximal com *bitewing*, as orientações desestimulam a imagem em intervalos de tempo predeterminados e regulares, sem indicação clínica.

As diretrizes da FDA/ADA de 2012 também incluem uma nova seção relacionada a avaliação e monitoramento da perda óssea devido à doença periodontal. Alguma forma de doença periodontal pode afetar adultos mais velhos, e esta doença é responsável por uma parte substancial da perda dentária. A imagem radiológica desempenha um papel importante na avaliação de pacientes com doença periodontal após a doença ser detectada inicialmente no exame clínico e para monitorar a progressão da doença. Imagens podem ajudar na demonstração de suporte ósseo para a dentição; além disso, a imagem também pode ajudar a demonstrar os fatores locais de irritação que podem contribuir para a doença, incluindo a presença de cálculo e restaurações com defeito (contorno, falta e excesso). Ocasionalmente, o comprimento e as características morfológicas das raízes dentárias, visíveis nas imagens periapicais, também podem ser fatores cruciais no prognóstico da doença. Essas observações sugerem que, quando existe evidência clínica de doença periodontal, é apropriado fazer imagens intraorais, geralmente uma combinação de imagens periapicais e de interproximais, para ajudar a estabelecer e monitorar a gravidade da perda óssea periodontal.

Diretrizes para solicitar exames de tomografia computadorizada de feixe cônico

Ao contrário das diretrizes para imagens dentárias, as diretrizes para a solicitação de imagens de CBCT são relativamente novas e seus critérios de seleção são amplamente testados. SEDENTEXCT, um consórcio europeu de pesquisadores e radiologistas clínicos orais e maxilofaciais, publicou um documento abrangente que aborda critérios de seleção, garantia de qualidade e abordagens para minimizar a dose de radiação do paciente. O consórcio SEDENTEXCT revisou extensivamente a literatura em busca de evidências para o uso de CBCT em uma ampla gama de cenários clínicos em odontologia. Entre os principais tópicos abordados estão imagem da dentição em desenvolvimento (p. ex., dentes impactados), requisitos de imagem para auxiliar na restauração da dentição (p. ex., avaliação de doença periapical, endodontia, traumatismo) e aplicações cirúrgicas orais e maxilofaciais (p. ex., extração dentária, colocação de implantes dentários, cirurgia ortognática, tratamento da articulação temporomandibular). O documento é um recurso abrangente que orienta os profissionais no processo de tomada de decisão da CBCT. A abordagem adotada por esse grupo é adequadamente conservadora no uso de radiação ionizante.

Na mesma linha das diretrizes para o pedido de exames radiográficos odontológicos, o consórcio SEDENTEXCT recomenda que os exames de CBCT.

- Não devem ser prescritos a menos que uma história e um exame clínico tenham sido realizados
- Devem ser justificados para cada paciente para garantir que os benefícios superem os riscos
- Devem potencialmente adicionar novas informações para auxiliar a gestão do paciente

Das muitas aplicações discutidas no documento SEDENTEXCT, dois temas gerais emergem como melhores práticas para exames de imagem por CBCT. Primeiro, se, no passado, a MDCT fosse a modalidade de imagem de escolha para uma investigação particular de tecidos duros, a CBCT deveria ser usada agora. Esta declaração reconhece que as doses de radiação da CBCT são geralmente mais baixas do que as doses da MDCT para exames similares. Em segundo lugar, o tamanho do campo de imagens deve ser limitado apenas à área de interesse e não ir além. De acordo com o primeiro tema, tamanhos de campo menores fornecem doses de radiação menores do que campos de visão maiores.

Diretrizes para uso de CBCT em disciplinas clínicas específicas foram desenvolvidas por várias organizações profissionais. A American Academy of Oral and Maxillofacial Radiology (AAOMR) e a American Association of Endodontists desenvolveram conjuntamente uma declaração de posição para orientar os clínicos sobre o uso da CBCT para tarefas diagnósticas específicas em endodontia. Essas diretrizes baseadas em evidências consideraram a eficácia diagnóstica da CBCT e seu impacto na orientação do tratamento endodôntico adequado; eles fornecem 11 recomendações que abordam o uso de CBCT no tratamento endodôntico não cirúrgico e cirúrgico (Quadro 17.2).

Para fornecer orientação sobre o uso da CBCT no diagnóstico ortodôntico e no planejamento do tratamento, a AAOMR reuniu um painel de radiologistas e ortodontistas orais e maxilofaciais a fim de desenvolver recomendações clínicas. O painel identificou várias situações clínicas específicas que poderiam se beneficiar de imagens de CBCT além daquelas fornecidas por imagens bidimensionais com radiografia panorâmica e cefalométrica (Quadro 17.3).

Várias organizações profissionais em todo o mundo desenvolveram diretrizes para uso de CBCT em implantologia dentária. A declaração de posição da AAOMR fornece recomendações ativas para orientar a avaliação pré-cirúrgica dos locais de implantes potenciais e a avaliação pós-cirúrgica da colocação do implante e complicações relacionadas (Quadro 15.1). Essas recomendações são discutidas em mais detalhes no Capítulo 15.

CONSIDERAÇÕES DA IMAGEM NA AUSÊNCIA DE ACHADO POSITIVO

Na ausência de um achado histórico ou de um sinal ou sintoma clínico, o dentista deve considerar quatro fatores antes de solicitar a imagem: a prevalência de uma anormalidade nos maxilares, a probabilidade de que tal anormalidade não produza um sinal ou sintoma clinicamente detectável, a capacidade da modalidade de imagem para detectar a doença e se a detecção de tal anormalidade influenciaria o manejo do paciente.

Infelizmente, há poucos dados de prevalência de anormalidades do complexo maxilomandibular. A maioria das informações é tendenciosa em relação aos dados relatados por serviços de patologia acadêmica oral e maxilofacial que arquivam dados de submissões de biopsia. No entanto, como a maioria das anormalidades nunca é biopsiada e só é registrada nos prontuários dos pacientes, é difícil obter informações confiáveis. Anormalidades que se desenvolvem centralmente dentro dos ossos da mandíbula têm uma probabilidade de aproximadamente 85% de ocorrer nas áreas periapicais dos dentes e são essencialmente de origem odontogênica. Aproximadamente 7% são relatados como de desenvolvimento na origem; os 8% restantes formam a base do processo decisório. Isto é, pedimos imagens para procurar por elas? Como grupo, os tumores odontogênicos são raros. Dados de vários serviços de biopsia de patologia bucomaxilofacial relatam incidências de tumores variando de aproximadamente 0,7 a 2,7% de todos os acessos – um número muito pequeno. Os cistos odontogênicos são, no entanto, mais comuns, com uma incidência de aproximadamente 17%, sendo o maior percentual de cistos interpretados por patologistas bucomaxilofaciais como cistos radiculares. Os cistos não odontogênicos, em comparação, são ainda mais raros, representando

QUADRO 17.2 Recomendações para o uso da tomografia computadorizada de feixe cônico em diagnóstico e tratamento endodôntico.

1. As radiografias intraorais devem ser consideradas a modalidade de imagem de escolha na avaliação do paciente endodôntico.
2. A tomografia computadorizada por feixe cônico (CBCT) com campo de visão limitado (FOV) deve ser considerada a modalidade de imagem de escolha para o diagnóstico em pacientes que apresentam sinais e sintomas clínicos contraditórios ou não específicos associados a dentes não tratados ou previamente tratados endodonticamente.
3. A CBCT com FOV limitado deve ser considerada a modalidade de imagem de escolha para o tratamento inicial de dentes com potencial para canais extras e suspeita de morfologia complexa, como dentes anteriores mandibulares, pré-molares e molares superiores e inferiores e anomalias dentárias.
4. Se uma CBCT pré-operatória não tiver sido realizada, a CBCT com FOV limitado deve ser considerada como a modalidade de imagem de escolha para a identificação intraconsulta e localização de canais calcificados.
5. Radiografias intraorais devem ser consideradas a modalidade de imagem de escolha para imagens pós-operatórias imediatas.
6. A CBCT com FOV limitado deve ser considerada a modalidade de imagem de escolha se o exame clínico e a radiografia intraoral bidimensional forem inconclusivos na detecção da fratura radicular vertical.
7. A CBCT com FOV limitado deve ser a modalidade de imagem de escolha na avaliação da não cicatrização de prévio tratamento endodôntico para ajudar a determinar a necessidade de tratamento adicional, como tratamento ou extração não cirúrgica ou cirúrgica.
8. A CBCT com FOV limitado deve ser a modalidade de imagem de escolha para o retratamento não cirúrgico para avaliar as complicações do tratamento endodôntico, como material de obturação do canal radicular excessivamente estendido (sobreobturação), instrumentos endodônticos fraturados e localização das perfurações.
9. A CBCT com FOV limitado deve ser considerada como a modalidade de imagem de escolha para planejamento de tratamento pré-cirúrgico para localizar ápice(s) radicular(es) e avaliar a proximidade de estruturas anatômicas adjacentes.
10. A CBCT com FOV limitado deve ser considerada como a modalidade de imagem de escolha para colocação cirúrgica de implantes.
11. A CBCT com FOV limitado deve ser considerada a modalidade de imagem de escolha para diagnóstico e tratamento de traumatismo dentoalveolar limitado, fraturas radiculares, luxação e/ou deslocamento de dentes e fraturas alveolares localizadas na ausência de outras lesões maxilofaciais ou de tecido mole que possam exigir outras modalidades avançadas de imagem.
12. A CBCT com FOV limitado é a modalidade de imagem de escolha na localização e diferenciação de defeitos de reabsorção externa e interna e na determinação de tratamento e prognóstico apropriados.

De AAE-AAOMR Joint Position Statement. Use of cone beam computed tomography in endodontics. *Oral Surg Oral Med Oral Pathol Oral Radiol Endod.* 2015;120:508-512.

QUADRO 17.3 Indicações clínicas para o uso da tomografia computadorizada de feixe cônico em diagnóstico ortodôntico e planejamento do tratamento.

1. Avaliar anomalias na estrutura e erupção dos dentes
2. Avaliar os limites dentoalveolares
3. Avaliar a assimetria esquelética craniofacial
4. Avaliar as discrepâncias maxilomandibulares
5. Avaliar as articulações temporomandibulares
6. Avaliar a morfologia das vias respiratórias
7. Planejar o tratamento cirúrgico ortodôntico e ortognático combinado
8. Identificar locais ideais para dispositivos de ancoragem temporária
9. Avaliar as alterações esqueléticas e dentárias produzidas pelos expansores maxilares

De AAOMR. Clinical recommendations regarding use of cone beam computed tomography in orthodontic treatment. *Oral Surg Oral Med Oral Pathol Oral Radiol.* 2013;116(2):238-257.

um uso mais eficiente do tempo do dentista, é contrário às melhores práticas clínicas, por meio das quais a seleção de imagens é baseada nos achados da história médica ou odontológica ou do exame clínico. A realização de uma entrevista completa com o paciente e o exame antes de solicitar imagens deve ser o protocolo padrão em qualquer prática odontológica.

As doses de radiação das imagens diagnósticas orais e maxilofaciais são tipicamente muito baixas e existe um risco negligenciável de danos para qualquer paciente individual a partir de um conjunto de imagens. No entanto, há um grande custo social, tanto em termos de custos de cuidados de saúde e risco de radiação, se milhões de pacientes odontológicos receberem exames sem um rendimento diagnóstico, como aconteceria se fossem realizados exames de rotina ou de triagem. Além disso, existe agora uma preocupação crescente entre o público e as profissões da saúde sobre o uso crescente de radiação ionizante nos cuidados de saúde em geral e os riscos que representa para o público. Na odontologia, essa preocupação veio à tona mais recentemente com a aplicação de sistemas de CBCT de grande campo de visão.

Em resumo, há evidências insuficientes para justificar a imagem, periódica ou não, apenas para detectar patologia quiescente da mandíbula. Muitas vezes, os dentistas usam essas abordagens "defensivas" e realizam exames de imagem para reduzir sua exposição à responsabilidade por negligência. Embora os processos possam ser apresentados por várias razões, é improvável que eles sejam bem-sucedidos se puder ser demonstrado que o praticante realizou o atendimento dentro dos parâmetros de cuidado – documentando uma história médica e odontológica completa e um exame clínico e cuidadosamente considerando as diretrizes para solicitar imagens diagnósticas quando clinicamente indicado.

CONSIDERAÇÕES ESPECIAIS

Gravidez

Ocasionalmente, é necessário obter imagens diagnósticas de uma paciente grávida. Embora a imagem não seja contraindicada em uma paciente grávida, muitos dentistas e gestantes têm preocupações com a irradiação em um feto em desenvolvimento. Quando as práticas de proteção contra radiação são seguidas (ver Capítulo 3), incluindo colimação, receptores rápidos ou digitais e aventais de proteção, as doses da radiologia diagnóstica dentomaxilofacial são insignificantes (ver Tabela 3.2 e Figura 3.4). De fato, as doses fetais da radiografia dentomaxilofacial são aproximadamente 42.000 vezes menores do que a dose limite para efeitos determinísticos no embrião e no feto (ver Capítulo 2). Como a imagem radiológica em todos os pacientes é baseada em uma necessidade diagnóstica, as diretrizes se aplicam

aproximadamente 1% dos acessos, sendo o canal incisivo ou cisto nasopalatino o cisto não odontogênico mais comumente encontrado.

Nos EUA, uma revisão de aproximadamente 30 milhões de registros de seguro de saúde determinou que a detecção de doença quiescente (doença sem qualquer sinal ou sintoma clínico) não se justifica com base nos custos econômicos e radiobiológicos e na morbidade e mortalidade dos pacientes. Em estudos baseados em pacientes, nos quais os critérios de seleção foram cuidadosamente aplicados, apenas um pequeno número de entidades é perdido – raízes reabsorvidas, raízes primárias retidas, hipercerose e osteosclerose. Normalmente, essas entidades não exigem tratamento.

Alguns dentistas estabelecem procedimentos em suas práticas para que pacientes novos ou em recuperação sejam vistos por um assistente ou higienista dentário que faz um conjunto predeterminado de imagens diagnósticas no início da consulta, mesmo antes de o dentista ter tido a chance de examinar o paciente. Embora isso possa parecer

CAPÍTULO 17 Prescrição de Imagens Diagnósticas

igualmente a pacientes grávidas e àquelas que não estejam grávidas. Recomenda-se, no entanto, que, quando a imagem é realizada em todos os pacientes, incluindo aquelas que possam estar grávidas, um colar protetor da tireoide seja usado quando não obstruir uma região anatômica essencial da imagem.

Terapia de radiação

Pacientes com diagnóstico de malignidade nas regiões orais ou periorais podem receber radioterapia para sua doença. Durante o tratamento, os tecidos orais podem receber 50 Gy ou mais, e embora esses pacientes estejam frequentemente apreensivos em receber exames de diagnóstico, as doses de radiação dos procedimentos de imagens dentárias são relativamente insignificantes em comparação com as doses terapêuticas já recebidas. Pacientes que receberam radioterapia podem ter xerostomia induzida por radiação e estão em alto risco para o desenvolvimento de cáries, o que pode produzir sérias consequências se extrações forem necessárias no futuro. Pacientes que foram submetidos a radioterapia, incluindo a cavidade oral, devem ser cuidadosamente monitorados, pois estão em risco especial de doença dentária.

EXEMPLOS DE UTILIZAÇÃO DAS DIRETRIZES

Nos exemplos a seguir, considere as maneiras pelas quais as diretrizes podem ser aplicadas a diferentes situações clínicas:

- A primeira visita de um menino de 5 anos a um consultório odontológico. Os pais do paciente não relatam condições médicas conhecidas e o paciente é cooperativo. O exame clínico da criança revela que existem contatos abertos entre todos os dentes decíduos e não há evidência de cárie. Como a criança cresceu em uma comunidade que tem um suprimento de água fluoretada, uma dieta razoavelmente boa está sendo observada, e os pais parecem bem motivados para promover uma boa higiene bucal, nenhum exame radiológico é necessário nesse momento. Imagens para a detecção de anormalidades do desenvolvimento não são previstas nessa idade, porque uma avaliação completa não pode ser feita aos 5 anos de idade. Mesmo que possa ser feita, pode ser muito cedo para iniciar o tratamento de tais anormalidades
- A primeira visita de uma menina de 10 anos com dentição mista ao consultório odontológico. A primeira consulta da paciente ao dentista ocorreu quando ela estava com 6 anos e sua família havia se mudado recentemente para uma comunidade que não tinha fluoretação da água. Infelizmente você não conseguiu obter imagens prévias do paciente. O pai relata não haver condições médicas conhecidas e a paciente é cooperativa. A paciente tem coroas de aço inoxidável nos dois dentes molares decíduos remanescentes e algumas amálgamas de duas superfícies colocadas de maneira conservadora em um único molar decíduo da maxila. O exame clínico da criança revela que não há evidências de cárie dentária e, quando há dentes adjacentes, há contatos entre eles. Nesse momento, pode ser razoável obter imagens dos dentes posteriores para avaliação de cárie interproximal com duas interproximais. Além disso, pode ser útil fazer uma imagem panorâmica dessa paciente para avaliar a dentição em desenvolvimento, o que também permitirá que o dentista identifique a presença de qualquer anomalia dentária em desenvolvimento
- A visita de retorno de um adolescente de 17 anos a um consultório odontológico. Você trata esse paciente desde os 4 anos de idade. Quando o paciente era criança, ele tinha permissão para tomar suco antes de dormir, então você foi capaz de interromper esta prática pelos pais do paciente, mas não antes que o tratamento extensivo da dentição decídua do paciente fosse realizado. Felizmente, seus esforços para impor boas práticas de higiene bucal funcionaram bem e o adolescente de 17 anos tem uma dentição permanente livre de

cáries. No passado, você colocou selantes de fissuras em todos os dentes pré-molares e molares permanentes. As últimas imagens da mordida do paciente foram feitas há aproximadamente 26 meses. Nesse momento, pode ser razoável obter imagens dos dentes posteriores para cárie interproximal com duas radiografias *bitewing*. Além disso, pode ser útil fazer uma imagem panorâmica desse paciente para avaliar a presença de terceiros molares em desenvolvimento

- Uma mulher de 25 anos recebendo um *check-up* de 6 meses após seu último tratamento para um incisivo fraturado. A paciente não apresenta fatores de alto risco para cárie, não há sinais clínicos de cárie e nenhuma cárie é evidente nas imagens interproximais realizadas há 6 meses. Além disso, ela não demonstra evidências de doença periodontal ou outros sinais ou sintomas notáveis em geral ou associados ao dente recém-fraturado. Desde que o incisivo fraturado mostre o teste de vitalidade normal, nenhuma radiografia é recomendada para esta paciente. Se a polpa do dente se tornar não vital, uma imagem periapical desse dente deve ser feita
- Um homem de 45 anos que retorna ao consultório do dentista após 1 ano. Em sua última visita, duas restaurações de amálgama de três superfícies foram colocadas nos primeiro e segundo pré-molares superiores direitos, e a terapia de canal foi realizada no primeiro molar inferior direito. Também neste momento, o paciente tem uma cavidade de 5 mm na furca bucal do primeiro molar superior esquerdo, mas nenhuma outra evidência de periodontite crônica. As diretrizes recomendam que esse paciente realize imagens interproximais para determinar se ele ainda possui cáries ativas e imagens periapicais dos pré-molares superiores direitos e do primeiro molar inferior direito para avaliar a extensão da doença periodontal e a doença inflamatória periapical, respectivamente
- Uma mulher de 65 anos que vem ao consultório pela primeira vez. Nenhuma imagem radiológica anterior está disponível. A paciente tem história de terapia do canal radicular em dois dentes, embora não saiba quais dentes foram tratados. O exame clínico revela múltiplos dentes cariados, múltiplos dentes ausentes e bolsas periodontais entre 3 e 7 mm envolvendo a maioria dos dentes remanescentes. As diretrizes recomendam um exame em série de boca completa, incluindo imagens de mordida para esta paciente, devido à alta probabilidade de encontrar cárie, doença periodontal e doença inflamatória periapical.

BIBLIOGRAFIA

Detecção de doenças

Atchison KA, White SC, Flack VF, et al. Efficacy of the FDA selection criteria for radiographic assessment of the periodontium. *J Dent Res.* 1995;74:1424–1432.

Atchison KA, White SC, Flack VF, et al. Assessing the FDA guidelines for ordering dental radiographs. *J Am Dent Assoc.* 1995;126:1372–1383.

Atieh MA. Diagnostic accuracy of panoramic radiographs in determining the relationship between the inferior alveolar nerve and mandibular third molar. *J Oral Maxillofac Surg.* 2010;68:74–82.

Corbet EF, Ho DK, Lai SM. Radiographs in periodontal disease and management. *Austral Dent J.* 2009;54(suppl 1):S27–S43.

Daley TD, Wysocki GP, Pringle GA. Relative incidence of odontogenic tumors and oral and jaw cysts in a Canadian population. *Oral Surg Oral Med Oral Pathol.* 1994;77:276–280.

Devereux L, Moles D, Cunningham SJ, et al. How important are lateral cephalometric radiographs in orthodontic treatment planning? *Am J Orthod Dentofac Orthop.* 2011;139:e175–e181.

Jindal SK, Sheikh S, Kulkarni S, et al. Significance of pre-treatment panoramic radiographic assessment of edentulous patients - a survey. *Med Oral Pathol Oral Cir Buccal.* 2011;16:e600–e606.

Jing W, Xuan M, Lin Y, et al. Odontogenic tumours: a retrospective study of 1642 cases in a Chinese population. *Int J Oral Maxillofac Surg.* 2007;36:20–25.

Madden RP, Hodges JS, Salmen CW, et al. Utility of panoramic radiographs in detecting cervical calcified carotid atheroma. *Oral Surg Oral Med Oral Pathol Oral Radiol Endod.* 2007;103:543–548.

Masood F, Robinson W, Beavers KS, et al. Findings from panoramic radiographs of the edentulous population and review of the literature. *Quintessence Int.* 2007;38:e298–e305.

Moles DR, Downer MC. Optimum bitewing examination recall intervals assessed by computer simulation. *Commun Dent Health.* 2000;17:14–19.

Mupparapu M, Kim IH. Calcified carotid artery atheroma and stroke: a systematic review. *J Am Dent Assoc.* 2007;138:483–492.

Osterne RLV, de Matos Brito RG, Nues Alves APV, et al. Odontogenic tumors: a 5-year retrospective study in a Brazilian population and analysis of 3406 cases reported in the literature. *Oral Surg Oral Med Oral Pathol Oral Radiol Endod.* 2011;111:474–481.

Reddy MS, Geurs NC, Jeffcoat RL, et al. Periodontal disease progression. *J Periodontol.* 2000;71:1583–1590.

Schiffman E, Ohrbach R, Truelove E, et al. Diagnostic criteria for temporomandibular disorders (DC/TMD) for clinical and research applications. Recommendations of the International RDC/TMD Consortium Network and the Orofacial Pain Special Interest Group. *J Orofac Pain Headache.* 2014;28:6–27.

Senel B, Kamburoglu K, Ucok O, et al. Diagnostic accuracy of different imaging modalities in detection of proximal caries. *Dentomaxillofac Radiol.* 2010;39:501–511.

Tawfik MA, Zyada MM. Odontogenic tumors in Dakahlia, Egypt: analysis of 82 cases. *Oral Surg Oral Med Oral Pathol Oral Radiol Endod.* 2010;198:e67–e73.

White SC, Atchison KA, Hewlett ER, et al. Efficacy of FDA guidelines for ordering radiographs for caries detection. *Oral Surg Oral Med Oral Pathol.* 1994;77:531–540.

White SC, Atchison KA, Hewlett ER, et al. Clinical and historical predictors of dental caries on radiographs. *Dentomaxillofac Radiol.* 1995;24:121–127.

Yoon SJ, Yoon W, Kim OS, et al. Diagnostic accuracy of panoramic radiographs in the detection of calcified carotid arteries. *Dentomaxillofac Radiol.* 2008;37:104–108.

Zeichner SJ, Ruttimann UE, Webber RL. Dental radiography: Efficacy in the assessment of intraosseous lesions of the face and jaws in asymptomatic patients. *Radiol.* 1987;162:691–695.

Diretrizes para prescrição de radiografias

American Association of Endodontists, American Academy of Oral and Maxillofacial Radiology Joint Position Statement. Use of cone beam computed tomography in endodontics. *Oral Surg Oral Med Oral Pathol Oral Radiol Endod.* 2015;120:508–512.

American Academy of Oral and Maxillofacial Radiology. Clinical recommendations regarding use of cone beam computed tomography in orthodontic treatment. *Oral Surg Oral Med Oral Pathol Oral Radiol.* 2013;116(2):238–257.

American Academy of Oral and Maxillofacial Radiology Position Statement. Selection criteria for the use of radiology in dental implantology with emphasis on cone beam computed tomography. *Oral Surg Oral Med Oral Pathol Oral Radiol.* 2012;1113:817–826.

American Dental Association Council on Scientific Affairs. The use of dental radiographs. *JADA.* 2006;137:1304–1312.

American Dental Association Council on Scientific Affairs. Dental radiographic examinations: recommendations for patient selection and limiting radiation exposure. Revised 2012: http://www.ada.org/sections/professionalResources/pdfs/Dental_Radiographic_Examinations_2012.pdf.

American Dental Association Council on Scientific Affairs. The use of cone-beam computed tomography in dentistry. An advisory statement from the American Dental Association Council on Scientific Affairs. *J Am Dent Assoc.* 2012;143:899–902.

Atchison KA, Luke LS, White SC. An algorithm for ordering pretreatment orthodontic radiographs. *Am J Orthod Dentofac Orthop.* 1992;102:29–44.

Bohay RN, Stephens RG, Kogon SL. A study of the impact of screening or selective radiography on the treatment and post delivery outcome for edentulous patients. *Oral Surg Oral Med Oral Pathol Oral Radiol Endod.* 1998;86:353–359.

Brooks SL. A study of selection criteria for intraoral dental radiography. *Oral Surg Oral Med Oral Pathol.* 1986;62:234–239.

Brooks SL, Brand JW, Gibbs SI, et al. Imaging of the temporomandibular joint: a position paper of the American Academy of Oral and Maxillofacial Radiology. *Oral Surg Oral Med Oral Pathol Oral Radiol Endod.* 1997;83:609–618.

Flack VF, Atchison KA, Hewlett ER, et al. Relationships between clinician variability and radiographic guidelines. *J Dent Res.* 1996;75:775–782.

Kantor ML. Trends in the prescription of radiographs for comprehensive care patients in U.S. and Canadian dental schools. *J Dent Educ.* 1993;57:794–797.

Kantor ML. Use of radiology practice guidelines and compliance with accreditation standards in US and Canadian dental schools. *J Dent Educ.* 2000;79:1532–1536.

McClean PM, Miller JW. Recommendations on administratively required radiographs. *JADA.* 1983;107:61–63.

National Council on Radiation Protection and Measurements. Dental x-ray protection, NCRP Report 145, Bethesda, MD, 2003, National Council on Radiation Protection and Measurements.

Rushton VE, Horner K, Worthington HV. Routine panoramic radiography of new adult patients in general dental practice: relevance of diagnostic yield to treatment and identification of radiographic selection criteria. *Oral Surg Oral Med Oral Pathol Oral Radiol Endod.* 2002;93:488–495.

SEDENTEXCT. Radiation Protection Number 172, Cone beam CT for dental and maxillofacial radiology (Evidence-based guidelines) http://www.sedentexct.eu/files/radiation_protection_172.pdf. Accessed January 12, 2017.

Tyndall DA, Price JB, Tetradis S, et al. Position statement of the American Academy of Oral and Maxillofacial Radiology on selection criteria for the use of radiology in dental implantology with emphasis on cone beam computed tomography. *Oral Surg Oral Med Oral Pathol Oral Radiol.* 2012;113:817–826.

U.S. Department of Health and Human Services, Public Health Service, Food and Drug Administration, and American Dental Association, Council on Dental Benefit Programs, Council on Scientific Affairs. The selection of patients for dental radiographic examinations, revised (2012): http://www.fda.gov/Radiation-EmittingProducts/RadiationEmittingProductsandProcedures/MedicalImaging/MedicalX-Rays/ucm116504.htm.

White SC, Heslop EW, Hollender LG, et al. Parameters of radiologic care: an official report of the American Academy of Oral and Maxillofacial Radiology. *Oral Surg Oral Med Oral Pathol Oral Radiol Endod.* 2001;91:498–511.

Dosagem e efeitos da radiação

Falk A, Lindhe JE, Rohlin M, et al. Effects of collimator size of a dental X-ray unit on image contrast. *Dentomaxillofac Radiol.* 1999;28:261–266.

Goske MJ, Applegate KE, Boylan J, et al. The "Image Gently" campaign: increasing CT radiation dose awareness through a national education and awareness program. *Pediatr Radiol.* 2008;38:265–269.

Ludlow JB, Timothy R, Walker C, et al. Effective dose of dental CBCT - a meta analysis of published data and additional data for nine CBCT units. *Dentomaxillofac Radiol.* 2015;44:20140197.

Ludlow JB, Davies-Ludloe LE, White SC. Patient risk to common dental radiographic exams: the impact of 2007 ICRP recommendations regarding dose calculation. *JADA.* 2008;139:1237–1243.

Ludlow JB, Ivanovic M. Comparative dosimetry of dental CBCT devices and 64 row CT for oral and maxillofacial radiology. *Oral Surg Oral Med Oral Pathol Oral Radiol Endod.* 2008;106:930–938.

Rohlin M, White SC. Comparative means of dose reduction in dental radiography. *Curr Opin Dent.* 1992;2:1–9.

Sikorski PA, Taylor KW. The effectiveness of the thyroid shield in dental radiology. *Oral Surg Oral Med Oral Pathol.* 1984;58:225–236.

Velders XL, van Aken J, van der Stelt PF. Absorbed dose to organs in the head and neck from bitewing radiography. *Dentomaxillofac Radiol.* 1991;20:161–165.

White SC, Mallya SM. Update on the biological effects of ionizing radiation, relative dose factors, and radiation hygiene. *Aust Dent J.* 2012;57(suppl 1):2–8.

Wood RE, Harris AMP, van der Merwe EJ, et al. The lead apron revisited: Does it reduce gonadal radiation dose in dental radiology? *Oral Surg Oral Med Oral Pathol.* 1991;171:642–646.

PARTE 3 Interpretação

18

Princípios de Interpretação Radiográfica

Mariam T. Baghdady

Espera-se que os dentistas tenham habilidades básicas na interpretação das imagens radiológicas que fazem em suas práticas odontológicas. Essa habilidade requer o domínio de dois componentes identificáveis – e não separáveis – do diagnóstico visual: a percepção, a capacidade de reconhecer padrões anormais na imagem; e a cognição, a capacidade de interpretar esses padrões anormais para se chegar a uma interpretação ou diagnóstico. Este capítulo fornece uma visão geral do raciocínio diagnóstico em radiologia oral e uma estrutura analítica para auxiliar na interpretação de imagens radiográficas. Este quadro irá equipar o leitor com uma estratégia sistemática para análise de imagem.

IMAGENS DIAGNÓSTICAS ADEQUADAS

Qualquer método de análise de imagem é limitado pelas informações contidas nas imagens de diagnóstico disponíveis. Um primeiro passo essencial é garantir que haja um número adequado de imagens de qualidade que exiba a região de interesse em sua totalidade. Quando imagens planas ou de projeção estão sendo usadas, várias imagens em ângulos de projeção discretamente diferentes, bem como imagens feitas em ângulos retos umas às outras, geralmente fornecem informações adicionais significativas. Quando apropriado, o uso de formas avançadas de diagnóstico por imagem também pode fornecer informações valiosas (ver Capítulos 11 e 14).

ESTRATÉGIAS DE PESQUISA VISUAL

A capacidade de localizar e identificar padrões anormais na imagem de diagnóstico envolve primeiramente uma pesquisa visual de toda a imagem. A capacidade de reconhecer um padrão anormal requer tanto uma apreciação quanto um conhecimento profundo das variações das aparências da anatomia normal. Isto é especialmente verdadeiro na busca de imagens panorâmicas. Pesquisas recentes mostraram que o emprego de uma estratégia de busca sistemática por médicos iniciantes melhora sua capacidade de detectar anormalidades em imagens panorâmicas.

Uma estratégia de busca sistemática envolve a identificação de uma lista de estruturas anatômicas normais que seriam contidas dentro da imagem. Em uma imagem periapical, a lista pode incluir a coroa, a estrutura da raiz, a câmara pulpar e o sistema de canais radiculares, o espaço do ligamento periodontal e a lâmina dura. Em uma imagem panorâmica, essa estratégia pode envolver a identificação da borda posterior da maxila, do assoalho do seio maxilar, do processo zigomático da maxila e da margem orbital. Em um conjunto de dados de imagens de tomografia computadorizada por feixe cônico (CBCT; do inglês, *cone beam computed tomography*), a anatomia normal seria revisada através de todo o volume da imagem nos planos de Imagem no plano Axial, coronal e sagital. Em face de uma variedade complexa de estruturas anatômicas, o uso de uma estratégia de busca sistemática permitirá que o clínico iniciante pesquise a imagem completa de maneira mais significativa. Uma apreciação completa da anatomia normal e suas variantes é um primeiro passo vital na interpretação da imagem. Quando uma anormalidade é detectada em uma imagem, o clínico deve então se concentrar em formular uma interpretação ou diagnóstico da anormalidade.

RACIOCÍNIO PARA DIAGNÓSTICO NA RADIOLOGIA ORAL

O raciocínio clínico na radiologia oral e maxilofacial diagnóstica pode ser considerado singular no sentido de a tarefa inicial requerer que o dentista se envolva em uma fase perceptiva complexa que envolve a diferenciação de estruturas anatômicas normais e anormais em imagens bidimensionais de estruturas tridimensionais. Após o processo de busca, se uma descoberta for considerada anormal, o clínico formará uma representação mental tridimensional da anormalidade que inclui a localização precisa, o tamanho, a estrutura interna e como a anormalidade afeta as estruturas normais circundantes. Esse complexo passo perceptivo é um método de identificar as características da anormalidade que servirá para chegar a uma interpretação ou diagnóstico plausível.

Comumente, o clínico iniciante pode memorizar características específicas associadas a cada tipo de anormalidade e, em seguida, tentar usar essas informações para interpretar imagens. Esta abordagem mostrou-se ineficaz na correta interpretação das anormalidades radiográficas. Alternativamente, verificou-se que compreender o mecanismo básico da doença subjacente às alterações que cada tipo de anormalidade pode produzir na imagem de diagnóstico é mais eficaz para melhorar a precisão do diagnóstico de um médico principiante.

Worth, um pioneiro em radiologia oral diagnóstica e maxilofacial, afirmou: "Aparências radiográficas são regidas por alterações anatômicas e fisiológicas na presença de processos de doença. O diagnóstico radiológico baseia-se no conhecimento dessas alterações, sendo pré-requisito a conscientização dos mecanismos da doença. " Os termos "mecanismo da doença" e " ciência básica" são usados indistintamente para descrever a fisiopatologia das anormalidades nos níveis bioquímico, celular, tecidual e de órgãos. Pesquisas mais recentes sugerem que uma compreensão dos mecanismos da doença desempenha um papel essencial no aprimoramento da precisão diagnóstica em clínicos principiantes. Essa abordagem pode ajudar o clínico a criar uma compreensão mais verdadeira das entidades de diagnóstico e de seus recursos, construindo representações mentais coerentes de diferentes categorias de doenças. Assim, quando o dentista entende por que certas características ocorrem, é mais capaz de fazer a interpretação ou o diagnóstico que faz sentido, em vez de simplesmente se concentrar na contagem de recursos radiológicos e na memorização. Além disso, o ensino de mecanismos de doenças e identificação de características radiográficas de maneira mais integrada produz um nível mais alto de precisão diagnóstica no clínico iniciante do que quando esses assuntos são abordados de maneira mais isolada.

ANÁLISE DE ACHADOS ANORMAIS

Existem duas formas principais de processamento de diagnóstico em radiologia; a primeira é a estratégia analítica ou sistemática, que já mencionamos. Essa abordagem baseia-se em uma análise passo a passo de todas as características de imagem de um achado anormal, de modo que uma interpretação ou diagnóstico possa ser feito com base nesses achados (Figura 18.1). Acredita-se que esse processo analítico reduza o viés e o fechamento prematuro do processo de tomada de decisão.

A segunda forma, que é uma estratégia não analítica, pressupõe que visualizar uma anormalidade em sua totalidade em um nível mais global pode levar automaticamente a uma hipótese diagnóstica mais holística. Esta hipótese é então testada iniciando uma busca deliberada por recursos que suportem a hipótese. Essa abordagem não analítica sugere que o clínico possa tomar uma decisão mais automática em relação ao diagnóstico sem uma análise detalhada da característica da imagem. O especialista radiologista oral e maxilofacial pode confiar no "reconhecimento de padrões" como uma estratégia diagnóstica não analítica. Há, no entanto, alguma evidência empírica de que o raciocínio não analítico pode ser empregado com sucesso por clínicos novatos. Os críticos de ensinar os principiantes a confiar no processamento não analítico argumentam que o sucesso dessa estratégia de diagnóstico é limitado pela experiência mínima do novato e as aparências variadas de anatomia normal e distúrbios patológicos nas imagens. Embora o raciocínio não analítico e analítico possam ser vistos como processos separados e distintos, a pesquisa demonstrou que eles podem ser complementares. Os estudantes que aprendem radiologia oral poderiam se beneficiar de treinamento específico no uso de combinar estratégias diagnósticas analíticas e não analíticas.

Uma ferramenta analítica para a identificação de resultados anormais é apresentada na próxima seção. A principal função desta ferramenta é coletar todas as características de imagem disponíveis do achado anormal. Uma vez que a informação é montada, será útil no processo de diagnóstico. Como as características de imagem estão sendo coletadas, é importante integrar o mecanismo de doença subjacente a essas características, quando possível. Por exemplo, a Figura 18.2 mostra a maturação da displasia cemento-óssea. No estágio inicial (Figura 18.2A), o osso periapial é reabsorvido e substituído por tecido conjuntivo fibroso; portanto, parece radiotransparente na imagem. Em um estágio mais avançado, essa anormalidade produz um osso imaturo no centro (Figura 18.2B), resultando no aparecimento de um foco radiopaco localizado no centro da radiolucência (radiotransparência). O conhecimento do mecanismo da doença subjacente ao desenvolvimento da displasia cemento-óssea permite que o dentista faça o diagnóstico correto, mesmo que a lesão esteja em uma localização incomum (a maxila) e depois que o dente associado tenha sido extraído (Figura 18.2C).

ESTRATÉGIA ANALÍTICA OU SISTEMÁTICA

Passo 1: Localizar a anormalidade
Localizada ou generalizada

A localização anatômica da anormalidade e sua extensão devem ser descritas. Se uma aparência anormal afetar todas as estruturas ósseas da região maxilofacial uniformemente, os processos de doença **generalizada**,

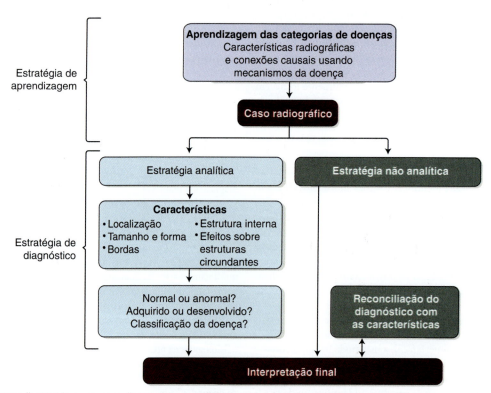

Figura 18.1 Diagrama ilustrando o processo diagnóstico em radiologia oral. A fase de estratégia de aprendizagem representa o estágio em que um novato aprende sobre as categorias de doenças. A fase de estratégia diagnóstica demonstra as técnicas diagnósticas usadas pelo clínico quando confrontado com uma anormalidade.

CAPÍTULO 18   Princípios de Interpretação Radiográfica   281

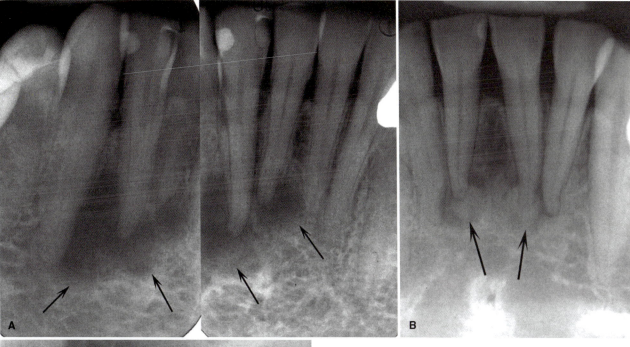

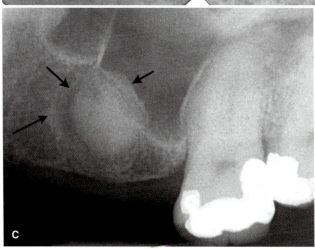

Figura 18.2 Série de imagens periapicais mostrando diferentes fases de maturação da displasia cemento-óssea. **A.** A fase radiolucente inicial após osso periapical foi reabsorvida e substituída por tecido conjuntivo. **B.** Fase de maturação tardia (*setas*) mostrando osso central amorfo (radiopaço) circundado por uma borda interna radiolucente. **C.** Fase madura (*setas*) de displasia cemento-óssea em uma localização incomum e após o dente associado ter sido extraído.

como anormalidades metabólicas ou endócrinas do osso, devem ser considerados. Se a anormalidade for **localizada**, a anormalidade é **unilateral** ou **bilateral**? Condições anormais, como a displasia fibrosa, são mais comumente unilaterais, enquanto a doença de Paget óssea e o querubismo são sempre vistos bilateralmente nos maxilares (Figura 18.3).

Localização na mandíbula

A identificação do centro geométrico ou epicentro de uma lesão pode auxiliar na determinação dos tipos de células ou tecidos contidos na anormalidade em questão. O epicentro pode ser estimado pela identificação do ponto médio das extensões mesiodistal, superoinferior e vestibulolingual da anormalidade. Essa estimativa pode se tornar menos precisa com lesões muito grandes ou lesões com bordas mal definidas. A seguir, alguns exemplos de como relacionar o epicentro da lesão ao tecido de origem:

- Se o epicentro tiver localização coronal em um dente, provavelmente a lesão tem origem odontogênica (Figura 18.4)
- Se o epicentro estiver localizado superior ao canal da mandíbula (CM), a probabilidade é maior que seja de origem odontogênica (Figura 18.5)
- Se o epicentro estiver localizado abaixo do canal da mandíbula, é improvável que seja origem odontogênica (Figura 18.6); em vez disso, é mais provável que tenha surgido de fontes celulares não odontogênicas
- Se o epicentro estiver localizado dentro do canal da mandíbula, a lesão provavelmente é de natureza neural ou vascular (Figura 18.7)
- A probabilidade de lesões decorrentes de fontes cartilaginosas é maior na região da cabeça da mandíbula
- Se o epicentro estiver dentro do seio maxilar, a lesão não é de origem odontogênica, ao contrário de uma lesão que deslocou o assoalho antral do processo alveolar da maxila (Figura 18.8).

A outra razão para estabelecer a localização exata da lesão é que algumas anormalidades podem ser encontradas em locais muito específicos dentro das mandíbulas, embora a localização em si e por si só nunca deva ser usada como o único aspecto característico quando as anormalidades estão sendo interpretadas. A seguir, alguns exemplos dessa observação:

- Os epicentros das lesões centrais de células gigantes são comumente localizados mesialmente aos primeiros dentes molares na mandíbula e mesial aos caninos na maxila em pacientes jovens
- A osteomielite ocorre mais comumente na mandíbula e raramente na maxila
- A displasia óssea periapical ocorre nas regiões periapicais dos dentes (Figura 18.2).

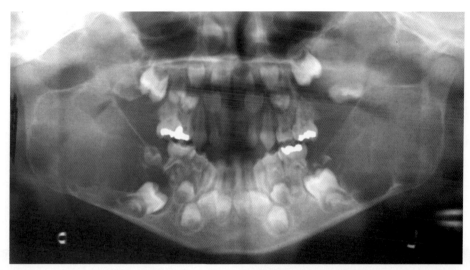

Figura 18.3 Essa lesão, chamada de *querubismo*, é bilateral, manifestando-se nos ramos mandibular esquerdo e direito. Como a origem da lesão é na região média do ramo, os molares inferiores foram deslocados mesialmente em ambos os lados.

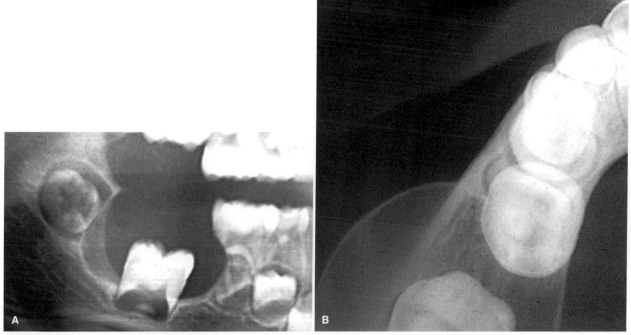

Figura 18.4 A. Imagem panorâmica recortada de uma lesão cujo epicentro é coronal ao primeiro molar mandibular não irrompido. **B.** Projeção oclusal proporcionando uma visão em ângulo reto da mesma lesão.

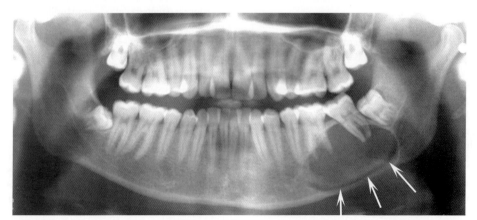

Figura 18.5 Imagem panorâmica revelando um ameloblastoma no corpo da mandíbula esquerda. O canal da mandíbula foi deslocado inferiormente ao córtex inferior (*setas*), indicando que a lesão começou superior ao canal.

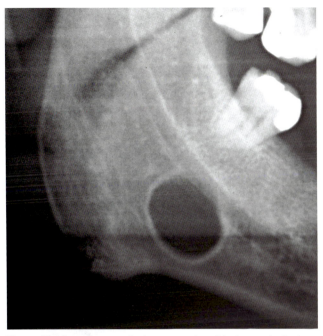

Figura 18.6 Imagem panorâmica recortada exibindo uma lesão (uma glândula salivar submandibular ou defeito de Stafne) localizada abaixo do canal da mandíbula e, portanto, é improvável que seja de origem odontogênica.

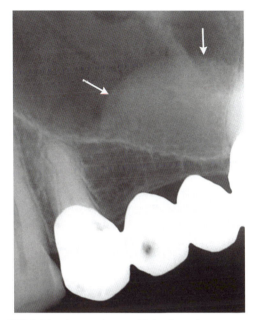

Figura 18.8 A falta de um córtex periférico (*setas*) neste pseudocisto de retenção indica que ele se originou no seio e não no processo alveolar. Portanto, é improvável que seja de origem odontogênica.

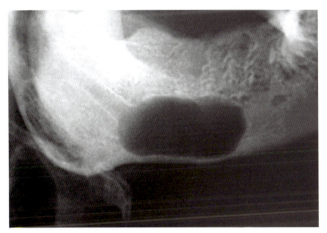

Figura 18.7 Imagem lateral oblíqua da mandíbula revelando uma lesão dentro do canal da mandíbula. A expansão fusiforme discreta do canal indica uma lesão neural.

Única ou múltipla

Estabelecer se uma anormalidade é solitária ou múltipla ajuda na compreensão do mecanismo da anormalidade da doença. Além disso, a lista de possíveis anomalias múltiplas e semelhantes nos maxilares é relativamente curta. Exemplos de lesões que podem ser multifocais nos maxilares são displasia cemento-óssea, tumor odontogênico queratocístico (TOQ), lesões malignas metastáticas, mieloma múltiplo (Figura 18.9) e infiltrados leucêmicos. Exceções, é claro, podem ocorrer, mas esses critérios gerais servem como um guia para uma interpretação ou diagnóstico preciso.

Etapa 2: Avaliar a periferia e a forma da anormalidade

A periferia está bem ou mal definida? Se um lápis imaginário puder ser usado para traçar confiantemente os limites da lesão, a borda provavelmente é bem definida (Figura 18.10). O clínico não deve ficar

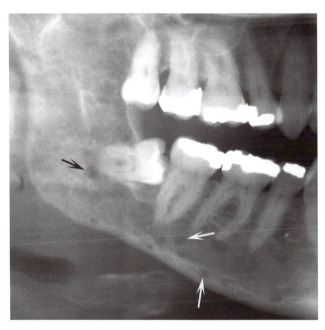

Figura 18.9 Imagem panorâmica recortada revelando várias pequenas lesões perfuradas do mieloma múltiplo (algumas são indicadas por *setas*) envolvendo o corpo e o ramo da mandíbula.

excessivamente preocupado se algumas áreas estiverem mal definidas; isto pode ocorrer devido à forma da lesão ou à direção do feixe de raios X naquele local específico. Uma lesão bem definida é aquela em que a maior parte da margem é bem definida. Em contraste, é difícil delinear exata e reprodutivelmente uma borda mal definida (Figura 18.11).

A transição entre uma lesão e o osso adjacente normal é outra característica importante da periferia a ser considerada. A margem de uma lesão pode exibir uma zona de transição entre os padrões ósseos anormais e normais. Por exemplo, uma lesão com um córtex radiopaco fino em sua margem exibe uma zona estreita de transição; isto é, a transição da lesão anormal para o osso adjacente normal através

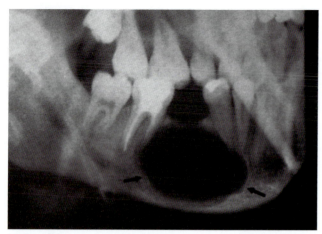

Figura 18.10 Imagem oblíqua lateral da mandíbula mostrando a borda bem definida (*setas*) de um cisto residual.

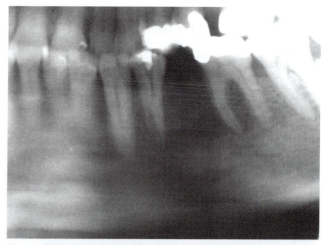

Figura 18.11 Imagem panorâmica recortada mostrando a borda mal definida de uma neoplasia maligna que destruiu o osso entre o primeiro molar e o primeiro pré-molar.

do córtex é estreita. Lesões com uma borda esclerótica exibem uma zona relativamente larga de transição. Uma análise mais detalhada desses dois tipos de margem ou fronteiras pode ajudar a definir a natureza da lesão.

Bordas bem definidas

Perfuração da borda. Uma borda perfurada possui um limite agudo que tem uma zona de transição muito estreita e não há reação óssea imediatamente adjacente à lesão. O termo perfurado denota algo semelhante a perfurar um pedaço de filme ou papel com um furador. A borda da perfuração resultante é bem definida e o osso adjacente tem uma aparência normal até a borda do furo. Este tipo de borda é visto às vezes no mieloma múltiplo (Figura 18.9).

Borda corticalizada. Uma borda corticalizada é aquela que exibe uma linha óssea radiopaca fina e uniforme na margem de uma lesão. Isto é comumente visto com cistos e neoplasias benignas ou tumores (Figura 18.4).

Margem esclerótica. Uma borda esclerótica é aquela que mostra uma zona de transição mais ampla e difusa entre a lesão e o osso circundante normal. A borda radiopaca representa o osso reativo que geralmente não é uniforme em largura. Essa borda pode ser vista na displasia óssea periapical e pode indicar a capacidade da lesão de estimular a produção do osso circundante (Figura 18.2).

Radiolucência interna "tecido mole" periférico. Uma lesão radiopaca centralmente localizada pode ser circundada por um aro radiolucente de largura variável. Estas lesões são descritas como tendo uma estrutura interna radiolucente e radiopaca mista. Histologicamente, o aro radiolucente representa tecido conjuntivo não mineralizado e é por vezes referido como uma "cápsula de tecido mole". Este aro radiolucente pode ser visto em conjunto com a margem corticalizada, como é observado em odontomas e cementoblastomas (Figuras 18.12 e 18.13).

Bordas mal definidas

Borda difusa. A borda mal definida é difícil de definir. A zona de transição é frequentemente gradual e larga entre as trabéculas ósseas normais adjacentes e as trabéculas com aparência anormal da lesão. O foco desta observação é nas trabéculas, e não nos espaços medulares radiotransparentes. Exemplos de condições com esse tipo de borda são osteíte esclerosante (Figura 18.14) e displasia fibrosa.

Borda invasiva. Borda invasiva é aquela em que há poucas ou nenhuma trabécula entre a margem da lesão e o osso normal. Além disso, a zona de transição é tipicamente ampla (Figura 18.15). Em contraste com a borda difusa descrita anteriormente, o foco desta

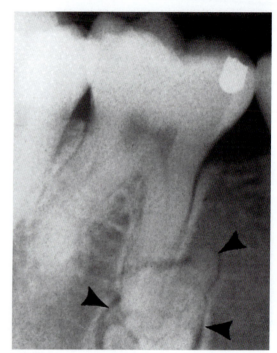

Figura 18.12 A borda radiolucente fina indica uma cápsula de tecido conjuntivo posicionada entre a estrutura radiopaca interna desse odontoma e o limite radiopaco externo da cortical (*setas*).

observação é a ampliação da radiolucência à custa de trabéculas ósseas adjacentes normais. Essas bordas também foram descritas como permeáveis porque a lesão cresce em torno das trabéculas existentes, produzindo extensões radiolucentes, digitiformes ou do tipo baía na periferia. Esse crescimento pode resultar no aumento dos espaços medulares na periferia (Figura 18.16). Bordas invasivas geralmente estão associadas a um crescimento rápido e podem ser observadas em lesões malignas.

Forma

A lesão pode ter uma forma específica ou pode ser irregular. Seguem dois exemplos:

- Uma forma **circular** ou "hidráulica", semelhante a um balão inflado ou cheio, é característica de um cisto (Figura 18.4)

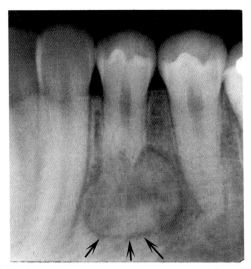

Figura 18.13 Imagem periapical revelando massa radiopaca associada à raiz do primeiro pré-molar. A periferia radiolucente proeminente (*setas*) é característica de uma cápsula de tecido conjuntivo do cementoblastoma.

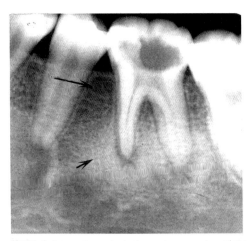

Figura 18.14 A imagem periapical mostra uma transição gradual das densas trabéculas de osteíte esclerosante (*seta curta*) para o padrão trabecular normal próximo à crista do processo alveolar (*seta longa*). Este é um exemplo de uma borda de mesclagem mal definida.

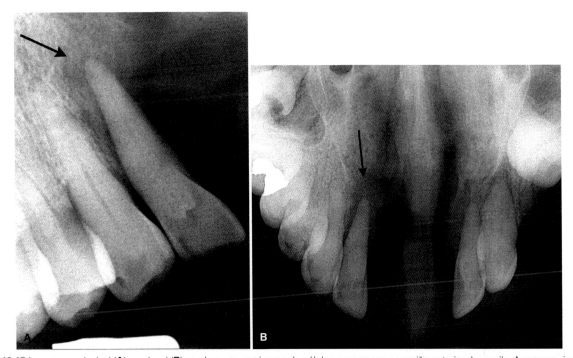

Figura 18.15 Imagens periapical (**A**) e oclusal (**B**) revelam um carcinoma de células escamosas na região anterior da maxila. A margem invasiva se estende além do incisivo lateral (*seta*), e a região radiolucente sem trabéculas aparentes representa a destruição óssea por trás dessa margem.

- Forma **festonada** descreve uma série de arcos ou semicírculos contíguos que podem se desenvolver em torno das raízes dos dentes ou dentro da cortical óssea adjacente e pode refletir o mecanismo do crescimento de uma lesão (Figura 18.17). Esta forma pode ser observada em cistos (p. ex., tumor odontogênico queratocístico [TOQ]), lesões semelhantes a cistos (p. ex., cistos ósseos simples) e algumas neoplasias benignas. Ocasionalmente, uma lesão com uma periferia festonada é denominada **multilocular**; entretanto, o termo *multilocular* é reservado para a descrição da estrutura interna.

Etapa 3: Analisar a estrutura interna

A aparência interna de uma lesão pode ser classificada em uma das três categorias básicas: totalmente radiolucente, totalmente radiopaca ou mista radiolucente e radiopaca (densidade mista).

A **radiolucência total** é característica de uma lesão em que o osso normal foi completamente reabsorvido. Isso é comumente visto em cistos (Figura 18.4A). Em contraste, a **radiopacidade total** implica que a lesão é preenchida com algum tipo de matriz mineralizada; isso é observado nos osteomas. Lesões **mistas radiolucentes e radiopacas** são aquelas em que o material calcificado (radiopaco) é depositado em um fundo radiotransparente. Uma parte desafiadora desta análise é decidir se o material calcificado observado está localizado na própria lesão ou se está localizado na vestibular ou lingual; essa dificuldade é inerente ao uso de imagens bidimensionais para representar estruturas tridimensionais. Forma, tamanho, padrão e densidade do material calcificado devem ser examinados. Por exemplo, o osso pode ser identificado pela presença de um padrão trabecular. Além disso, o grau de radiopacidade pode ajudar. Por exemplo, o esmalte é mais radiopaco

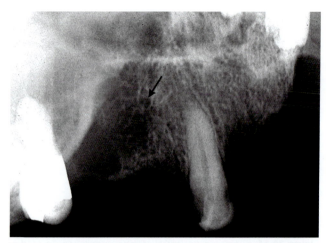

Figura 18.16 Imagem oclusal lateral de uma lesão revelando uma periferia mal definida com aumento dos pequenos espaços medulares na margem (*seta*). Isso é característico de uma neoplasia maligna – neste caso, um linfoma.

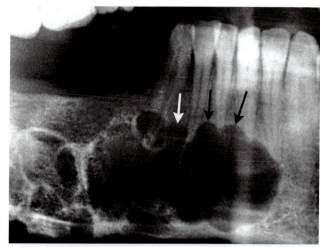

Figura 18.17 Imagem panorâmica recortada de um TOQ com borda festonada, especialmente ao redor do ápice dos dentes associados (*setas*).

que o osso. A seguir está uma lista dos materiais mais radiolucentes aos mais dos radiopacos vistos em radiografias simples:

- Ar, gordura e gás
- Fluido
- Tecido mole
- Medula óssea
- Osso trabecular
- Osso cortical e dentina
- Esmalte
- Metal.

Esta lista é útil, mas a quantidade de tecido ou material na área pode afetar o grau de radiolucência ou radiopacidade. Por exemplo, uma grande quantidade de osso cortical pode ser tão radiopaca quanto o esmalte.

A seção a seguir apresenta algumas possíveis estruturas internas que podem ser vistas em lesões com densidade mista radiolucente e radiopaca.

Padrões trabeculares anormais

O osso anormal pode exibir vários padrões trabeculares diferentes daqueles observados no osso normal. Essas variações são resultantes de uma diferença em número, comprimentos, larguras e orientações das trabéculas. Por exemplo, na displasia fibrosa, as trabéculas são geralmente mais numerosas, mais curtas, não alinhadas em resposta às forças aplicadas ao osso, e são aleatoriamente orientadas resultando em padrões descritos como aparência de casca de laranja ou vidro fosco (Figura 18.18). Outro exemplo é a estimulação da nova formação óssea nas trabéculas existentes em resposta à inflamação. O resultado são trabéculas espessas, exibindo uma área mais radiopaca (Figura 18.14).

Septação interna

As septações representam estrias ósseas encontradas em uma lesão que parecem dividir a lesão em dois ou mais compartimentos. O termo **multilocular** é usado para descrever os compartimentos resultantes. A origem desse osso interno pode ser osso residual, como nos ameloblastomas. Em outras lesões, como lesões centrais de células gigantes, as células do tumor podem formar ossos em um padrão linear reconhecível. O comprimento, a espessura e a orientação de um septo devem ser observados. O aparecimento dos septos pode informar o clínico sobre a natureza e patogênese da lesão. Por exemplo, os septos que são curvos e grosseiros podem ser vistos no ameloblastoma,

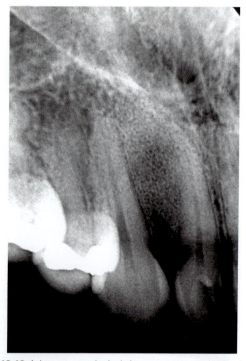

Figura 18.18 A imagem periapical de uma pequena lesão de displasia fibrosa entre o incisivo lateral e o canino demonstra mudança no padrão ósseo. Maior número de trabéculas por unidade de área está presente; elas são pequenas e finas e orientados aleatoriamente em um padrão de casca de laranja.

dando origem a um padrão interno multilocular ou "bolha de sabão". Este padrão reflete pequenos nichos de células tumorais ou formações semelhantes a cistos dentro do tumor no nível histopatológico dentro do ameloblastoma. Os pequenos nichos de tumores ou áreas semelhantes a cistos aprisionam e remodelam o osso ao redor deles à medida que aumentam de tamanho (Figura 18.19A e B). Este padrão também pode, às vezes, ser observado em queratocistos odontogênicos. Os mixomas odontogênicos também exibem septação interna. Em alguns casos, este tumor contém alguns septos retos e finos. Nas lesões centrais de células gigantes, o osso reativo na forma osteoide pouco calcificado pode se desenvolver e aparecer como septações de baixa densidade e finas ou granulares na imagem.

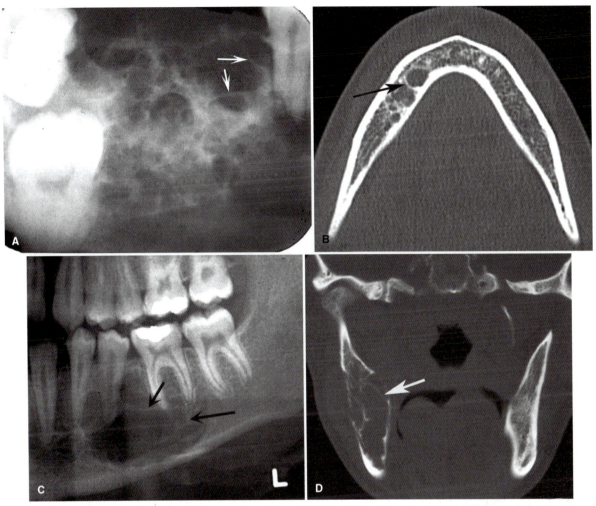

Figura 18.19 A. Imagem periapical de um ameloblastoma. O padrão multilocular criado pelos septos (*setas*) divide a estrutura interna em compartimentos menores, semelhantes a bolhas de sabão. **B.** A imagem de tomografia computadorizada com multidetectores axial de um ameloblastoma tem tipicamente septos curvos (*seta*). **C.** Uma imagem panorâmica de uma lesão central de células gigantes com septações fracas (*setas*). **D.** Imagem tomográfica computadorizada coronal de um mixoma odontogênico com septos tipicamente retos (*seta*).

Calcificação distrófica

A calcificação distrófica é a mineralização que ocorre em tecidos moles danificados. É mais comumente vista em gânglios linfáticos calcificados que aparecem como massas densas e semelhantes a couve-flor no tecido mole. Em cistos cronicamente inflamados, a calcificação pode ter uma aparência particulada muito delicada sem um padrão reconhecível.

Osso amorfo

Este tipo de osso distrófico tem uma estrutura homogênea, densa e mal organizada e, às vezes, é arranjado em formas redondas, ovais ou aglomerados (Figura 18.2).

Estrutura dentária

A estrutura dentária geralmente pode ser identificada pela organização de esmalte, dentina e polpa. Além disso, a densidade desse material é equivalente à densidade normal da estrutura dentária e é de maior densidade que o osso circundante (Figura 18.12).

Etapa 4: Analisar os efeitos da lesão sobre estruturas adjacentes

Avaliar os efeitos de uma lesão em estruturas adjacentes permite ao dentista inferir o comportamento biológico, e esse comportamento pode auxiliar na identificação da doença. No entanto, é necessário ter conhecimento dos mecanismos da doença. Por exemplo, a doença inflamatória periapical pode estimular a reabsorção óssea (rarefação) ou a formação (esclerose). A formação óssea pode ocorrer na superfície das trabéculas existentes, resultando em espessamento das trabéculas, e isso pode ser refletido em um aumento geral na radiopacidade do osso (Figura 18.14). Uma lesão **que ocupa um espaço,** como um cisto, um neoplasma ou tumor benigno, cria lentamente seu próprio espaço ao deslocar os dentes e outras estruturas adjacentes (Figura 18.4). As seções a seguir apresentam exemplos de efeitos nas estruturas vizinhas e as conclusões que podem ser inferidas a partir do comportamento das lesões.

Dentes, lâmina dura e espaço do ligamento periodontal

O deslocamento de dentes é visto mais comumente com lesões que ocupam espaço de crescimento lento e benignas. A direção do deslocamento dentário é significativa. Lesões com um epicentro acima da coroa de um dente (ou seja, cistos dentígeros e ocasionalmente odontomas) irão deslocar o dente apicalmente (Figura 18.4A). As lesões das células gigantes centrais que surgem no querubismo têm uma propensão para deslocar os dentes em direção mesial (anterior), dados os epicentros dessas lesões (Figura 18.3). Algumas lesões (p. ex., linfoma, leucemia, histiocitose de células de Langerhans) crescem nas papilas dentárias em desenvolvimento e podem empurrar um dente em desenvolvimento na direção coronal (Figura 18.20).

A reabsorção dos dentes geralmente ocorre com um processo mais crônico ou de crescimento lento (Figura 18.4A). Também pode resultar de inflamação crônica. Embora a reabsorção dentária seja mais comumente relacionada a processos benignos, alguns tumores malignos, particularmente sarcomas, podem ocasionalmente reabsorver dentes.

O aumento do espaço do ligamento periodontal pode ser observado em diferentes tipos de anormalidades. É importante observar se o alargamento é localizado ou generalizado, irregular ou uniforme. Além disso, a lâmina dura adjacente deve ser avaliada para determinar sua condição. Por exemplo, o movimento ortodôntico dos dentes resulta em alargamento generalizado do espaço do ligamento periodontal ao redor das raízes, mas a lâmina dura permanece intacta. As lesões malignas podem crescer rapidamente e invadir o espaço do ligamento, resultando em alargamento irregular e destruição da lâmina dura (Figura 18.21).

Reação do osso circundante

Algumas anormalidades podem estimular uma reação óssea na periferia. Um exemplo é o córtex de um cisto ou a borda frequentemente esclerótica vista na displasia cemento-óssea, conforme descrito anteriormente. A borda corticalizada de um cisto não é realmente parte do cisto, mas é uma reação óssea que se desenvolve em resposta ao estímulo à medida que aumenta. A identificação da formação óssea periférica fornece uma característica comportamental, sugerindo que a anormalidade tem a capacidade de estimular uma reação osteoblástica. A osteíte rarefaciente periapical também pode estimular uma reação óssea esclerótica (Figura 18.14), assim como algumas lesões metastáticas da próstata e da mama.

Canal da mandíbula e forame mentual

Alterações do canal da mandíbula podem ser características de processos mórbidos específicos. O deslocamento superior do canal da mandíbula está fortemente associado à displasia fibrosa quando o epicentro ocorre abaixo do canal. O alargamento do canal da mandíbula com manutenção de um limite cortical é um indício de lesão benigna de origem vascular ou neural no interior do canal (Figura 18.7). O alargamento irregular com destruição cortical pode indicar a presença de uma neoplasia maligna que cresce ao longo do comprimento do canal.

Cortical óssea e reações periosteais

Os limites corticais do osso podem ser remodelados em resposta ao crescimento de uma lesão dentro da maxila ou mandíbula. Uma

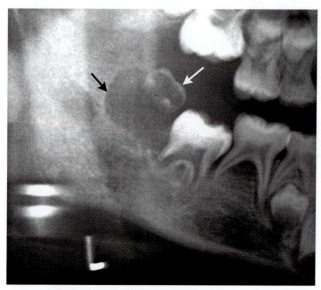

Figura 18.20 A infiltração leucêmica da mandíbula mostra o deslocamento coronal do segundo molar em desenvolvimento (*seta branca*) dos remanescentes de sua cripta (*seta preta*). Há falta de lâmina dura ao redor do ápice do primeiro molar e alargamento do espaço do ligamento periodontal ao redor do segundo molar decíduo.

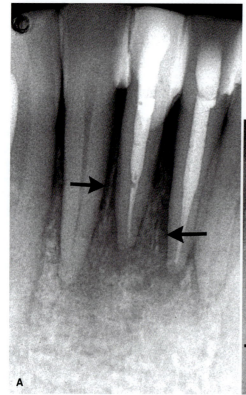
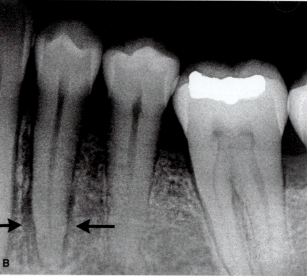

Figura 18.21 A e **B.** Imagens periapicais revelando um linfoma que invadiu a mandíbula. Há alargamento irregular dos espaços do ligamento periodontal (*setas*).

lesão de crescimento lento pode permitir que o periósteo da superfície produza osso novo, de forma que a superfície óssea expandida resultante parece ter mantido um córtex externo (Figura 18.4B). Em contraste, uma lesão que cresce rapidamente supera a capacidade do periósteo de responder, e o córtex pode ser perdido (Figura 18.22). A forma externa remodelada da mandíbula ou maxila pode fornecer informações sobre o padrão de crescimento da entidade. Por exemplo, um tumor como o fibroma ossificante geralmente tem um padrão de crescimento concêntrico com um epicentro nítido. Já uma displasia óssea, como displasia fibrosa, irá aumentar o osso com um padrão de crescimento que é ao longo do osso sem um epicentro evidente (Figura 18.23).

O exsudato de uma lesão inflamatória pode estimular o periósteo a depositar novo osso (Figura 18.24). Quando esse processo ocorre mais de uma vez, um tipo de padrão de casca de ovo pode ser visto. Esse padrão é mais comumente observado em lesões inflamatórias e mais raramente em tumores como leucemia e histiocitose de células de Langerhans. Outros exemplos de padrões de formação óssea periosteal reativa incluem novas formações ósseas espiculadas em ângulo reto com o córtex superficial, que é visto com lesões metastáticas da próstata ou em um padrão irradiante de osso espiculado visto no osteossarcoma (Figura 18.25) ou um hemangioma.

Etapa 5: Formular a interpretação

Os passos anteriores permitem ao dentista coletar uma série de achados radiológicos de forma organizada e sistemática. (O Quadro 18.1 apresenta o processo na forma abreviada.) Agora, o significado de cada observação deve ser determinado e ponderado. A capacidade de dar mais importância a algumas observações sobre as outras vem com a experiência.

Depois que uma interpretação inicial de trabalho tiver sido alcançada, as ambiguidades são resolvidas procurando mais recursos ou colocando mais peso em um recurso ou outro. Por exemplo, na análise de uma lesão hipotética, são feitas observações do movimento dentário, reabsorção dentária e uma borda destrutiva invasiva. Os efeitos nos dentes neste exemplo podem indicar um processo benigno; no entanto, a margem invasiva e a destruição óssea são características mais importantes e indicam um processo maligno. Na abordagem analítica (Figura 18.1), todas essas características acumuladas são usadas para tomar uma decisão diagnóstica. Um algoritmo de diagnóstico como o mostrado na Figura 18.26 pode auxiliar nesse processo de tomada de decisão. Seguindo esse algoritmo, o observador toma decisões em relação a qual categoria de doença geral a entidade se encaixa e, em seguida, prossegue para categorias menores e mais específicas. Este não é um método infalível porque qualquer algoritmo pode ocasionalmente falhar, uma vez que as lesões às vezes não se comportam como esperado.

Decisão 1: Normal ou anormal

O clínico deve determinar se a entidade de interesse é uma variação do normal ou de uma anormalidade. Esta é uma decisão crucial porque as variações do normal não requerem tratamento ou investigação adicional. Portanto, o clínico deve desenvolver um conhecimento profundo e apreciação ou as variações nas aparências da anatomia normal. A importância disso não pode ser exagerada.

Decisão 2: Desenvolvida ou adquirida

Se a área de interesse for anormal, o próximo passo é decidir se as características radiográficas representam uma anormalidade de desenvolvimento ou uma mudança adquirida. Por exemplo, a observação

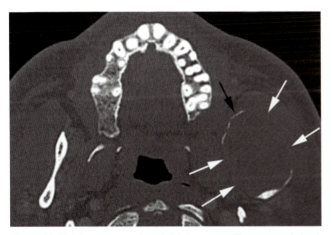

Figura 18.22 A Imagem no plano Axial de tomografia computadorizada de um ameloblastoma envolvendo o ramo da mandíbula esquerdo mostra expansão significativa do ramo com deslocamento da borda óssea (*seta preta*). Em algumas áreas (*setas brancas*) a velocidade de crescimento do tumor excedeu a capacidade do osso de mantê-lo confinado.

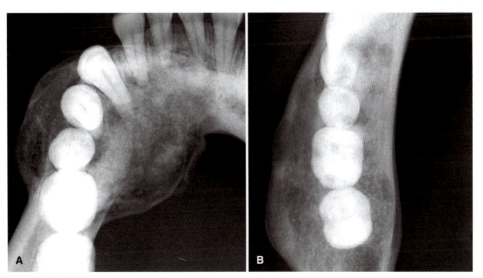

Figura 18.23 A. Imagem oclusal de um fibroma ossificante. A expansão concêntrica da mandíbula é característica de um tumor benigno. **B.** Imagem oclusal de displasia fibrosa com discreta expansão fusiforme da mandíbula, mas sem epicentro evidente.

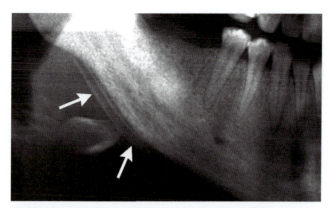

Figura 18.24 Imagem panorâmica de osteomielite revelando pelo menos duas camadas de osso novo (*setas*) produzidas pelo periósteo no aspecto inferior da mandíbula.

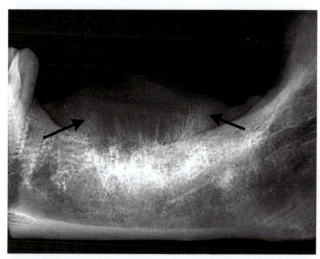

Figura 18.25 Imagem de amostra de uma mandíbula ressecada com um osteossarcoma. Observe as finas espículas lineares do osso na margem superior do processo alveolar (*setas*).

QUADRO 18.1 Análise de lesão intraóssea.
Etapa 1: Localizar a anormalidade • Posição anatômica (epicentro) • Localizada ou generalizada • Unilateral ou bilateral • Única ou multifocal **Etapa 2: Avaliar periferia e forma da anormalidade** *Periferia* • Bem definida • Perfurada • Corticalizada • Esclerótica • Cápsula de tecido mole • Mal definida • Difusa • Invasiva *Forma* • Circular • Festonada • Irregular **Etapa 3: Analisar a estrutura interna** • Totalmente radiolucente • Totalmente radiopaca • Radiotransparência mista e radiópaca (descrever padrão) **Passo 4: Avaliar os efeitos da lesão sobre estruturas adjacentes** • Dentes, lâmina dura, espaço do ligamento periodontal • Canal da mandíbula e forame mentual • Seio maxilar • Densidade do osso adjacente e padrão trabecular • Cortical óssea externa e reações periosteais **Etapa 5: Formular a interpretação**

de que um dente tem uma raiz anormalmente curta leva à pergunta pertinente: "O dente desenvolveu uma raiz curta ou a raiz se desenvolveu para um comprimento normal e depois ficou mais curta?" Se a resposta for a última, o processo deve ser reabsorção radicular externa (uma anormalidade adquirida). Se o dente desenvolver apenas uma raiz curta, o canal pulpar não deve ser visível até o fim da raiz devido ao desenvolvimento normal do ápice. Em contraste, a reabsorção radicular externa pode encurtar a raiz, mas o canal permanece visível até o fim da raiz (Figura 18.27).

Decisão 3: Classificação da doença

Se a anormalidade for adquirida, o próximo passo é selecionar a categoria de doença mais provável para a alteração adquirida. A categoria da doença pode ser estabelecida observando-se as características e como elas refletem um mecanismo específico da doença. As categorias podem incluir inflamação, cistos, neoplasia benigna, neoplasia maligna, displasia óssea, anormalidades vasculares, doenças metabólicas ou alterações físicas, como fraturas (ou seja, traumatismos). Os capítulos seguintes descrevem as características radiológicas e características das doenças nessas categorias com base nos mecanismos que dão origem a essas anormalidades. A análise deve se empenhar para restringir a interpretação a uma dessas categorias de doenças; isso direciona o próximo curso de ação para investigação, encaminhamento e tratamento continuados. Esse também pode ser um bom momento para trazer as informações clínicas – como histórico do paciente e sinais e sintomas clínicos – ao processo de tomada de decisão. Esta informação adicional pode ajudar o clínico a refinar a interpretação para uma lista curta (uma interpretação diferencial) de doenças dentro da categoria. Quando possível, considerar essas informações ao final ajuda a evitar o problema de fazer uma busca incompleta das imagens ou tentar fazer com que as características radiográficas se encaixem em um diagnóstico preconcebido.

Decisão 4: Como proceder

Depois que uma categoria de doença ou uma interpretação diferencial de doenças é determinada, o clínico deve decidir como proceder. Essa decisão pode exigir exames adicionais de imagem, biopsia, observação (observação expectante) ou tratamento definitivo. Por exemplo, se uma lesão se encaixa na categoria de neoplasia maligna, o paciente deve primeiro ser encaminhado a um radiologista oral e maxilofacial para uma possível imagem avançada, para caracterizar ainda mais e avaliar a lesão. Imagens avançadas também podem ajudar a determinar um local ideal para biopsia e tratamento. A displasia óssea periapical pode não exigir mais investigação ou tratamento. Em outros casos, um período de observação seguido de reexame em alguns meses pode ser indicado se a anormalidade parecer benigna e não houver necessidade clara de tratamento imediato.

Com treinamento avançado ou experiência em diagnóstico por imagem, o dentista pode estar apto a sugerir uma anormalidade específica ou pelo menos fazer uma pequena lista de anormalidades de uma ou duas das categorias de doença. É importante reconhecer, no entanto, que a imagem é apenas um teste de diagnóstico disponível

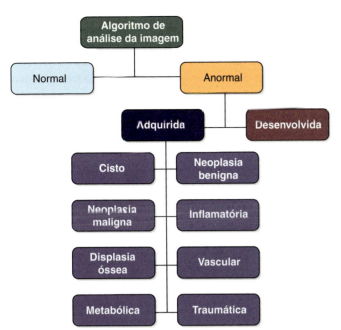

Figura 18.26 Algoritmo representando o processo diagnóstico que segue a avaliação das características radiográficas de uma anormalidade.

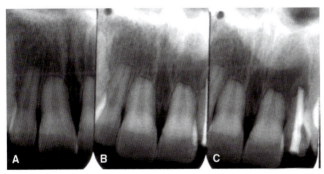

Figura 18.27 A a C. Imagens periapicais revelando reabsorção externa dos incisivos superiores, que é uma anormalidade adquirida devido à presença de câmaras pulpares largas no ápice das raízes dos dentes.

para o dentista, e não é infalível. Portanto, é importante que o dentista entenda as limitações da imagem e reconheça seu valor junto com outras informações clínicas e teste de diagnóstico que possa ser solicitado.

COMO REDIGIR UM LAUDO DE IMAGENS DIAGNÓSTICAS

Ao analisar imagens de diagnóstico, é aconselhável redigir um laudo formal para fins de documentação e comunicação com outros médicos. O laudo radiográfico pode ser subdividido nas seguintes subcategorias.

Informações gerais do paciente

Esta seção aparece no início do laudo e inclui o nome do paciente, a idade, o sexo e qualquer identificação alfanumérica, como uma clínica ou um número de registro médico. Além disso, o nome do médico de referência (se aplicável) e a data do relatório também estão incluídos.

Procedimentos de imagens

Esta seção resume os procedimentos de imagem fornecidos junto com a data do exame. Informações específicas devem ser fornecidas em relação à CBCT. Por exemplo, campo de visão, espessura de corte e distância entre planos. Um exemplo para relatar o procedimento de imagem poderia ser o seguinte: "Os exames de imagem incluem radiografias panorâmica, intraorais, oclusais padrão maxilar, imagens de MDCT axiais e cornais da mandíbula realçada por contraste realizados em 20 de fevereiro de 2017."

Informações clínicas

Esta é uma seção opcional que inclui informações clínicas pertinentes sobre a condição do paciente fornecidas pelo médico responsável ou pelo médico que dita o laudo, se um exame clínico foi feito antes do exame radiológico. As informações clínicas devem ser breves e resumir as informações referentes à anormalidade em questão. Por exemplo, "O exame clínico revelou massa no assoalho da boca, possivelmente uma rânula. Paciente com história de linfoma."

Achados

Esta seção compreende uma lista objetiva detalhada de observações feitas a partir das imagens de diagnóstico. Pode seguir-se à análise passo a passo apresentada anteriormente de localização anatômica, extensão da lesão, periferia e forma, estrutura interna e efeitos nas estruturas circundantes. Esta seção não inclui uma interpretação radiológica.

Interpretação

As observações recolhidas a partir da imagem radiológica ou imagens permitem ao dentista elucidar o seu significado, e isto é chamado de interpretação. Se informações adicionais do histórico do paciente estiverem disponíveis ou se informações clínicas ou outras informações diagnósticas estiverem disponíveis, juntamente com os resultados da interpretação radiológica, um diagnóstico pode ser feito. Em alguns casos, no entanto, as características radiológicas podem ser patognomônicas de uma doença, caso em que a interpretação é o diagnóstico.

Quando possível, o clínico deve esforçar-se para fornecer uma interpretação definitiva da anormalidade da imagem. Quando isso não for possível, uma pequena lista de anormalidades ou uma interpretação diferencial (listada em ordem de probabilidade) é aceitável. Esta lista não deve, no entanto, ser exaustiva; idealmente, deve ser limitada a doenças dentro de uma ou talvez duas categorias de doença, no máximo. Em algumas situações, quando necessário, sugestões sobre estudos adicionais e tratamento podem ser incluídas. Por último, o nome e a assinatura do médico que redige o laudo estão incluídos.

AUTOAVALIAÇÃO

Para praticar a técnica analítica apresentada, o leitor deve examinar as Figuras 18.4A e B e anotar todas as observações e os resultados do algoritmo de diagnóstico antes de ler a seção seguinte.

Descrição
Localização

A anormalidade é singular e unilateral, e o epicentro é coronal ao primeiro molar inferior.

Periferia e forma

A lesão tem um limite cortical bem definido que se liga à junção cemento-esmalte e formato redondo.

Estrutura interna

A estrutura interna é completamente radiotransparente.

Efeitos sobre estruturas adjacentes

a radiografia oclusal revela que a parede cortical vestibular expandiu-se de forma suave e curva e ainda existe um limite cortical fino.

Efeitos sobre dentes adjacentes

A lesão deslocou o primeiro molar em direção apical, o que reforça a decisão de que a origem era coronal a esse dente. Além disso, a lesão deslocou o segundo molar distalmente e o segundo pré-molar em direção mesial. Ocorreu reabsorção apical da raiz distal do segundo molar decíduo.

Análise

Executar todas as observações é um primeiro passo importante no processo de interpretação. Para realizar este próximo passo, são necessários mais conhecimentos sobre a condição patológica e uma certa quantidade de experiência. O primeiro objetivo é selecionar a categoria correta de doenças (p. ex., inflamação, neoplasia benigna, cisto); nesse ponto, o clínico deve tentar não deixar que todos os nomes de doenças específicas impressionem.

Essas imagens revelam uma aparência anormal. A localização coronal da lesão sugere que o tecido que compõe esta anormalidade é provavelmente derivado de um componente do folículo dental. Os efeitos nas estruturas circundantes indicam que essa anormalidade é adquirida. O deslocamento e a reabsorção dos dentes, o córtex periférico intacto, a forma curva e a estrutura interna radiolucente indicam uma lesão benigna e de crescimento lento, mais provável na categoria cisto. Os tumores odontogênicos, como o fibroma ameloblástico, podem ser considerados, mas são menos prováveis devido à forma.

O tipo mais comum de cisto de aspecto folicular é um cisto dentígero. Queratocistos odontogênicos são observados ocasionalmente nesta localização, mas a reabsorção dentária e o grau de expansão não são característicos dessa condição patológica. Portanto, a interpretação final é um cisto dentígero, com TOQ e fibroma ameloblástico como possibilidades na interpretação diferencial, embora menos provável. O tratamento geralmente é indicado para cistos dentígeros, e esse paciente deve ser encaminhado para consulta com um cirurgião bucomaxilofacial.

BIBLIOGRAFIA

Baghdady M, Carnahan H, Lam EW, et al. The integration of basic sciences and clinical sciences in oral radiology. *J Dent Educ.* 2013;77: 757–763.

Baghdady M, Carnahan H, Lam EW, et al. Dental and dental hygiene students' diagnostic strategy and instructional method. *J Dent Ed.* 2014;8:1279–1285.

Baghdady M, Pharoah M, Regehr G, et al. The role of basic sciences in diagnostic oral radiology. *J Dent Educ.* 2009;73:1187–1193.

Eva KW, Hatala RM, LeBlanc VR, et al. Teaching from the clinical reasoning literature: combined reasoning strategies help novice diagnosticians overcome misleading information. *Med Educ.* 2007;41:1152–1158.

Woods N. Science is fundamental: the role of biomedical knowledge in clinical reasoning. *Med Educ.* 2007;41:1173–1177.

Worth HM. *Principles and Practice of Oral Radiologic Interpretation.* Chicago: Year Book Medical Publishers; 1972.

19

Cáries Dentárias

Daniel P. Turgeon

MECANISMO DA DOENÇA

A cárie dentária é uma doença multifatorial que se desenvolve como resultado da interação de três fatores: o dente, a placa e a dieta. Além disso, outros fatores também podem contribuir para o processo; por exemplo, a saliva, a aplicação de flúor, o sistema imunológico, a duração da exposição a microrganismos e o *status* socioeconômico do paciente. O *Streptococcus mutans* na placa desempenha um papel fundamental no processo de desmineralização. O número de *S. mutans* presentes é responsivo e diretamente proporcional à quantidade de açúcar consumida da dieta.

O ácido láctico é produzido pela fermentação de frutose por *S. mutans* no biofilme bacteriano; isso, por sua vez, causa uma redução no pH local e na desmineralização da estrutura dentária. O processo de desmineralização em lesões precoces de cáries começa abaixo da superfície do esmalte, deixando para trás uma fina camada mineralizada e intacta de cálcio e fosfato que pode persistir por algum tempo. O processo de cárie não progride de maneira linear. Pelo contrário, é um ciclo contínuo de desmineralização e remineralização, no qual o processo de desmineralização acaba por dominar. O processo pode ser modificado e inclinado em favor da remineralização, influenciando os fatores mencionados anteriormente: reduzindo a ingestão de açúcar, removendo os *S. mutans* contendo placa e aplicando flúor tópico para fortalecer a superfície dentária. Se isto for bem-sucedido, resulta em uma lesão interrompida. Uma lesão interrompida pode, no entanto, tornar-se ativa novamente se houver atividade renovada na placa.

A desmineralização da estrutura dentária, denominada lesão cariosa, representa o efeito da doença e não a própria doença. Clinicamente, a aparência da cárie varia com o tempo; uma lesão precoce e ativa aparecerá como uma mancha branca e calcária, enquanto uma lesão mais antiga, interrompida, aparecerá mais escura (preta ou marrom). A taxa de desmineralização irá variar com base nos fatores mencionados anteriormente, mas também irá variar dependendo da estrutura cristalina do dente. O esmalte é composto principalmente de cristais de hidroxiapatita acelular mineralizada e compacta. Em comparação, a dentina é composta aproximadamente de 45% de cristais de apatita inorgânicos, 30% de matriz orgânica e 25% de água. Essas diferenças resultam em maior taxa de desmineralização dentro da dentina. A destruição da superfície externa do esmalte (cavitação) geralmente ocorre após o envolvimento da dentina, e a desmineralização pode progredir até a polpa, causando necrose e/ou destruição do dente (Figura 19.1).

PAPEL DA IMAGEM NA DETECÇÃO DE LESÕES CARIOSAS

Um exame clínico completo que inclua imagens é necessário para diagnosticar lesões cariosas. Um exame clínico pode ser capaz de identificar lesões cariosas nas superfícies lisas oclusais e expostas dos dentes.

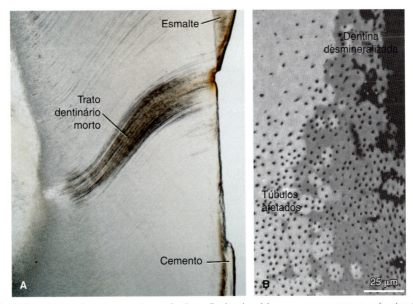

Figura 19.1 A. Micrografia de luz mostrando tratos mortos na lesão radicular de cárie que aparece escura sob a luz transmitida. **B.** Micrografia eletrônica de varredura mostrando túbulos vazios sob uma lesão cariosa. (De Nanci A. *Ten Cate's Oral histology: Development, Structure, and Function*. St. Louis: Mosby Elsevier; 2013. Cortesia de Dr. A. Nanci, Montreal, QC.)

No entanto, é quase impossível identificar clinicamente a cárie que ocorre nas superfícies proximais dos dentes (*i. e.*, cárie interproximal), a menos que tenha havido cavitação. Quando isso ocorre, geralmente significa que a lesão cariosa se tornou grande o suficiente para ser identificada clinicamente. Infelizmente, quando uma lesão de cárie atinge esse estágio, o dente afetado pode necessitar de tratamento endodôntico ou, se o dente for determinado como não restaurável, pode requerer extração.

A imagem interproximal intraoral é a imagem preferida para detectar cárie interproximal em dentes posteriores. Enquanto o operador puder posicionar corretamente o receptor de imagem (sensor ou filme), as superfícies proximais devem ser claramente visíveis (Figura 19.2). Como uma lesão de cárie causa uma desmineralização do esmalte e da dentina, mais fótons de raios X penetram na região desmineralizada do dente, criando uma região radiotransparente (escura) nas imagens. Cárie às vezes é visível em uma imagem panorâmica, mas nesses casos as cáries são geralmente grandes o suficiente para serem clinicamente aparentes. Como as imagens panorâmicas têm comparativamente pouca resolução em comparação com os receptores intraorais, elas não devem ser usadas para detectar cáries (ver Capítulo 9).

Mesmo quando a desmineralização é detectada em uma imagem, isso não significa que ela represente uma lesão cariosa ativa. Isso poderia simplesmente representar uma lesão mais antiga, inativa (presa), que pode ser descrita como uma "cicatriz" no esmalte. Isso é possível porque os minerais da saliva estão em contato com a superfície mais externa do dente e podem remineralizá-lo, mas não podem atingir os tecidos mais profundos. Nenhuma imagem única pode diferenciar cárie ativa de cárie aprisionada; fazer isso requer uma segunda imagem, feita em outro momento, para comparação (Figura 19.3).

O intervalo recomendado entre os exames de imagem pode variar substancialmente; entre 6 meses para pacientes com maior risco para 36 meses para pacientes de baixo risco. A decisão de obter imagens deve, portanto, ser adaptada para cada paciente. Os fatores que aumentam o risco estão resumidos na Tabela 19.1.

Recentemente, alguns sistemas de imagem panorâmica incorporaram uma aplicação de "imagem extraoral interproximal" (Figura 19.4). Embora alguns fabricantes afirmem que isso pode ser mais eficaz do que imagens *bitewing* intraorais na detecção de cáries, estudos mostraram resultados ambíguos. Portanto, continuamos a ser da opinião de que as imagens intraorais ainda são o método preferido para diagnosticar a cárie interproximal. Imagens *bitewing* extraorais podem ser usadas quando for impossível obter imagens intraorais, por exemplo, com pacientes não cooperativos, pacientes com reflexo de vômito grave ou com restrições anatômicas, como grandes toros mandibulares.

Apesar de nossas melhores práticas de monitoramento clínico, algumas lesões cariosas não são diagnosticadas porque podem não ser visíveis em uma imagem. Como as lesões de cárie progridem lentamente, especialmente no esmalte, é importante que os dentistas adotem uma abordagem individualizada para cada paciente, que compreendam os fatores que contribuem para a doença e que incorporem exames de imagem, se necessário.

EXAME COM SENSORES INTRAORAIS DIGITAIS

Os sensores digitais estão substituindo rapidamente o filme em odontologia clínica. Como vimos no Capítulo 4, dois tipos de sensores diferentes estão disponíveis: sensores de estado sólido e placas de fósforo fotoestimuláveis (PSPs). Para alguns pacientes, os sensores de estado sólido podem ser mais difíceis de colocar devido ao seu tamanho (principalmente sua espessura), causando desconforto ao paciente. Além do mais, isso pode criar mais dificuldades de posicionamento para o dentista ou sua equipe. Dito isso, os fabricantes estão desenvolvendo sensores mais novos, mais finos e com características que os tornam mais confortáveis para os pacientes, incluindo cantos

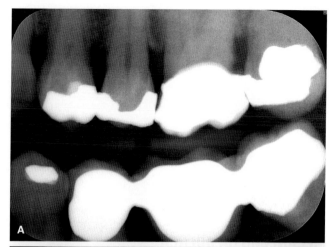

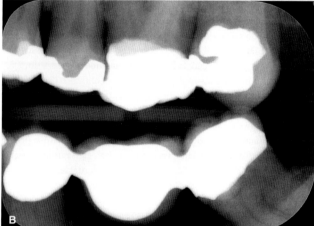

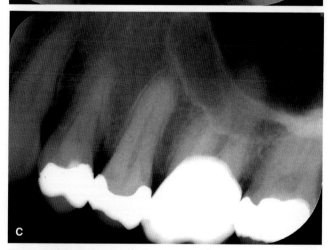

Figura 19.2 A. Imagem *bitewing* com angulação vertical e horizontal correta, demonstrando lesão cariosa na face distal do primeiro molar esquerdo superior. **B.** Imagem *bitewing* do mesmo paciente com angulação horizontal incorreta, causando uma sobreposição das regiões interproximais escondendo a lesão cariosa. **C.** Imagem periapical do mesmo paciente com uma angulação vertical incorreta, causando uma sobreposição da restauração coronária com uma porção da raiz e ocultando a lesão cariosa.

arredondados. Infelizmente, a área de superfície ativa dos sensores de estado sólido é menor que a de seus equivalentes de filme, algumas vezes levando à necessidade de uma segunda imagem para completar o exame (Figura 19.5). Embora os PSPs sejam ligeiramente mais grossos e mais rígidos que o filme, eles são semelhantes em tamanho e podem, portanto, ser tão fáceis de posicionar quanto o filme.

CAPÍTULO 19 Cáries Dentárias

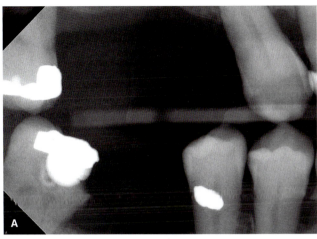
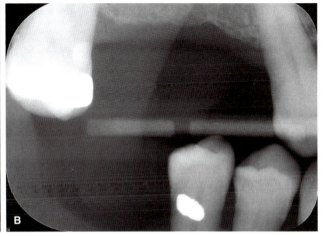

Figura 19.3 A. Imagem *bitewing* mostrando lesão cariosa na face distal do primeiro pré-molar inferior direito. **B.** Imagem *bitewing* do mesmo paciente, obtida 5 anos depois. Observe a ausência de crescimento da lesão cariosa.

TABELA 19.1 Fatores que aumentam o risco de cárie.

1. Múltiplas cáries anteriores
2. Cárie recorrente
3. Restaurações existentes de qualidade inadequada
4. Má higiene bucal
5. Exposição insuficiente de flúor
6. Consumo frequente de bebidas açucaradas (incluindo amamentação prolongada)
7. História familiar de saúde bucal deficiente
8. Defeitos do esmalte
9. Xerostomia
10. Incapacidade de ter higiene dental adequada (possivelmente por conta de uma deficiência física)
11. Radioterapia de cabeça e pescoço
12. Transtornos alimentares (bulimia)
13. Abuso de álcool e drogas
14. Atendimento odontológico irregular

Dispositivos de suporte para sensores estão disponíveis no mercado para sensores de estado sólido e PSP. Esses dispositivos de indicação de posição facilitam o posicionamento dos sensores e do feixe de raios X para evitar a sobreposição de superfícies proximais adjacentes. Múltiplos estudos demonstraram que as imagens digitais são equivalentes aos filmes convencionais em relação à sensibilidade da detecção de cáries. Uma exceção é a detecção de cáries no esmalte, em que as imagens do filme têm maior sensibilidade relatada. Para adolescentes e adultos, os maiores sensores do American National Standards Institute (ANSI) (n° 2) são usados para adquirir imagens interproximais. Sensores menores de tamanho ANSI (n° 0 ou n° 1) podem ser usados em crianças. Em adultos com o segundo ou terceiro molar, quase sempre há necessidade de duas imagens por lado. E como é o caso das imagens de filmes, as imagens digitais também devem ser vistas em um monitor de alta qualidade com uma escala de cinza apropriada e em uma sala com luz suave.

EXAME COM FILME INTRAORAL CONVENCIONAL

Como nos sensores digitais, o filme ANSI n° 2 é usado para exames *bitewing* em adolescentes e adultos, mas também pode ser usado em pacientes mais jovens quando os primeiros molares estiverem em erupção. Nesses casos, apenas uma imagem pode ser necessária. Em crianças menores, filme ANSI n° 0 ou n° 1 pode ser usado. Antes de serem analisados, os filmes devem ser montados em molduras com bordas escuras e devem ser visualizados em uma sala escura com uma caixa de luz e uma lupa para otimizar a resolução do filme. O uso do filme ANSI n° 3 deve ser desencorajado. O tamanho (comprimento) do filme é tal que, quando colocado na boca, o plano do filme se dobra, distorcendo, assim, as imagens dos dentes e das cristas ósseas.

DETECÇÃO DE LESÕES CARIOSAS

Superfícies proximais

Aparência típica

Como os cristais de esmalte estão orientados a 90° em relação à superfície do esmalte, a penetração de ácido e, portanto, a desmineralização ocorre ao longo dos longos eixos desses cristais de esmalte. Assim, a forma clássica de uma lesão de cárie em esmalte é um triângulo com sua ampla base na superfície proximal do dente e sua ponta apontando para a junção dentino-esmalte (Figura 19.6). Outras formas também podem ser vistas; estes podem incluir uma banda, um retângulo ou simplesmente um entalhe (Figura 19.7). Quando a ponta de uma lesão de cárie atinge a junção dentino-esmalte, ela se espalha ao longo da interface esmalte-dentina e penetra na dentina, onde um segundo triângulo se forma. Aqui, a base larga está localizada na junção dentino-esmalte e sua ponta está apontada para a câmara pulpar. Pode-se esperar que a desmineralização na dentina seja mais agressiva devido ao menor teor mineralizado, criando um triângulo com uma base mais larga do que no esmalte. A lesão de cárie progride então através dos túbulos dentinários em direção à câmara pulpar. Em comparação com a desmineralização do esmalte, uma vez que a lesão dentinária atingiu um certo tamanho, ela pode perder sua forma triangular, especialmente se a cavitação tiver ocorrido.

As lesões cariosas interproximais são mais comumente encontradas em uma região que se estende entre os pontos de contato dos dentes apicalmente até próximo da margem gengival livre. O ponto mais inferior dessa área pode ser mais relevante em pacientes com perda óssea periodontal (Figura 19.8). A localização da cárie nesta região muito definida do dente é de grande ajuda na diferenciação da cárie de um artefato comum da imagem intraoral: o *burnout* cervical (apagamento da região cervical). Existe um risco maior de cárie em uma superfície interproximal que esteja em contato com uma lesão cariosa ou uma restauração. Atenção especial deve ser dada à investigação dessas superfícies aparentemente intactas.

Devido à espessura vestibulolingual das superfícies proximais dos dentes posteriores, uma pequena quantidade de desmineralização no meio da superfície proximal pode não ser visível radiograficamente. Deve haver desmineralização de aproximadamente 35% do esmalte

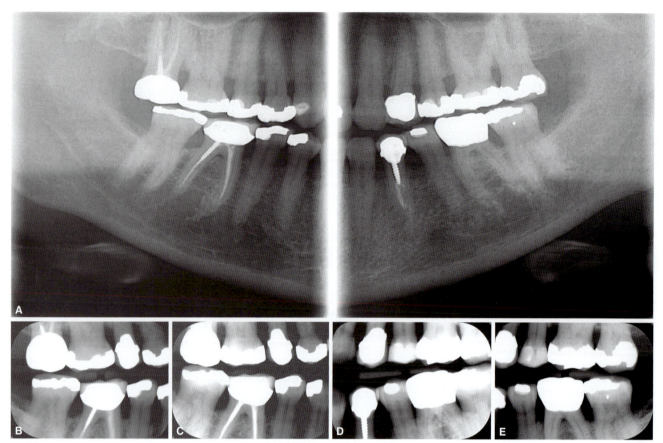

Figura 19.4 A. Imagem *bitewing* extraoral. **B** a **E.** Imagens *bitewing* intraorais do mesmo paciente. Observe a maior resolução das imagens intraorais. (Cortesia de Dr. M. Michaud, Montreal, QC.)

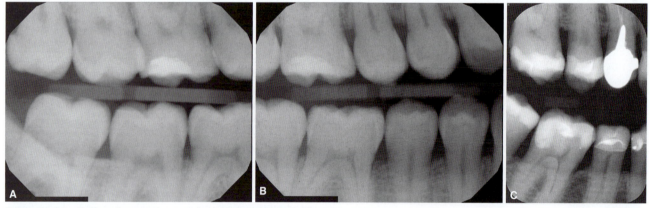

Figura 19.5 A e **B.** Duas imagens interproximais do lado esquerdo do paciente para cobrir as superfícies interproximais da parte distal dos caninos para a parte distal dos dentes mais posteriores. Observe a lesão cariosa na superfície distal do segundo pré-molar esquerdo da mandíbula. **C.** Imagens verticais *bitewing* também podem ser obtidas e são frequentemente usadas quando o paciente apresenta perda óssea periodontal.

antes que essas lesões possam ser observadas em uma imagem. Esta é uma das razões pelas quais a profundidade verdadeira de uma lesão (verificada histologicamente) é mais frequentemente maior do que a que pode ser vista em uma imagem. Outros estudos também mostraram que a experiência do operador desempenha um papel importante nesse diagnóstico.

Interpretações falso-positivas

Todos os estudos publicados sobre este assunto mostraram que não há 100% de concordância no diagnóstico de cárie entre diferentes observadores. Isto é especialmente verdadeiro com a cárie do esmalte, mas também pode ocorrer às vezes com a cárie dentinária. Como mencionado anteriormente, a experiência do observador também desempenha um papel fundamental no processo de interpretação. Quando se pensa que uma lesão cariosa é detectada em uma imagem, mas a estrutura dentária está de fato intacta, ela é chamada de resultado falso-positivo. Embora isso possa ser causado por uma variação na morfologia do dente, a fonte mais comum de erro é a má interpretação do *burnout* cervical como cárie dentária.

O *burnout* cervical produz um artefato que mimetiza uma lesão cariosa próxima à área da junção amelocementária (JEC) do dente. À medida que os raios X se encontram com a superfície proximal convexa do dente, os fótons de raios X que passam quase tangencialmente pela superfície do dente "veem" menos estrutura dentária do que os fótons que passam mais profundamente pelo dente. Esta área de convexidade é comumente localizada apical à JEC, próximo

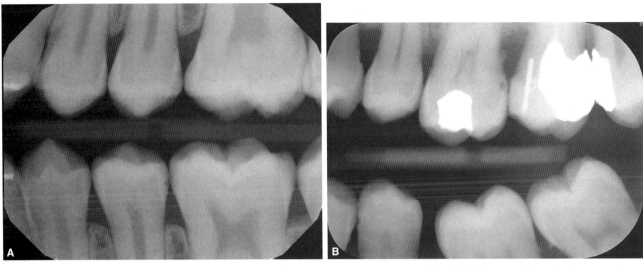

Figura 19.6 Duas imagens *bitewing* mostrando a forma triangular de lesões cariosas na superfície distal dos segundos pré-molares superiores e inferiores da mandíbula (**A**) e na superfície distal do primeiro pré-molar inferior esquerdo e mesial do segundo pré-molar inferior esquerdo (**B**). (Cortesia de Dr. T. N. Ly, Montreal, QC.)

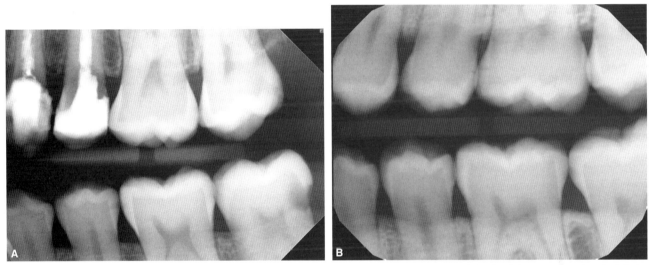

Figura 19.7 A. Imagem interproximal mostrando uma lesão cariosa com aparência de banda na superfície distal do segundo pré-molar inferior esquerdo. **B.** Imagem interproximal mostrando uma lesão cariosa de forma retangular na face mesial do segundo molar inferior esquerdo. Múltiplas outras lesões cariosas interproximais são visíveis. (Cortesia de: Dr. T. N. Ly, Montreal, QC.)

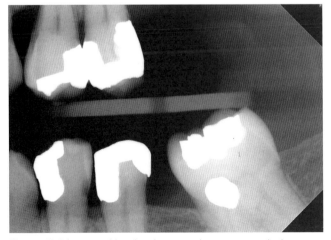

Figura 19.8 Imagem *bitewing* de um paciente com perda óssea periodontal horizontal moderada e uma lesão cariosa com epicentro da JEC sobre a superfície distal do primeiro pré-molar inferior esquerdo.

à altura normal da crista alveolar. A estrutura do dente mais fino absorve menos raios X; consequentemente, a área parece relativamente mais radiotransparente em uma imagem. O *burnout* cervical também pode ser visto em dentes multirradiculados quando as raízes mais bucalmente posicionadas não se sobrepõem perfeitamente a uma raiz lingual ou palatina na direção mesiodistal (Figura 19.9). A presença de uma furca rasa na superfície mesial ou distal do dente pode tornar a área mais radiotransparente. No entanto, a presença de duas raízes sobrepostas pode ser confirmada pela identificação dos espaços do ligamento periodontal de cada raiz.

A presença de desmineralização que não pode ser vista (ou que ainda não pode ser vista) é chamada de descoberta falso-negativa. A falta de treinamento ou experiência é frequentemente a causa desse erro, mas pode ser agravada quando as imagens utilizadas não fornecem uma representação precisa das superfícies proximais de um dente. O erro técnico mais comum neste caso é a sobreposição entre as superfícies proximais dos dentes adjacentes. No entanto, isso pode ser facilmente corrigido modificando a posição do sensor ou a angulação horizontal do feixe de raios X (Figura 19.2).

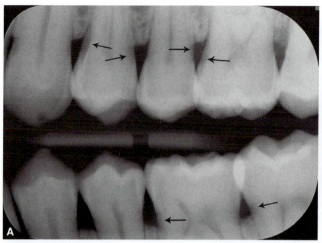 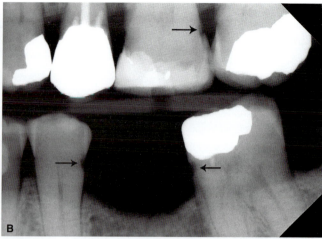

Figura 19.9 A. Imagem interproximal mostrando *burnout* (queimadura) cervical (*setas*), que pode mimetizar uma lesão cariosa. **B.** Imagem interproximal com lesões cariosas (*setas*), que, comparadas com o *burnout*, demonstram borda irregular e descontinuidade da superfície do dente; elas estão frequentemente presentes em pacientes com perda óssea periodontal.

Estadiamento e cavitação

Vários sistemas de classificação ou pontuação têm sido usados ao longo dos anos para categorizar o tamanho e a profundidade da cárie. Um dos mais recentes é o International Caries Classification and Management System (ICCMS). Este sistema separa a progressão da cárie em quatro estágios: sã (0), inicial (RA), moderada (RB), extensa (RC), esmalte e subcategorias. Na fase inicial (RA), a desmineralização é pontuada como uma radiotransparência na metade externa do esmalte (RA1), a metade interna do esmalte sem ou com comprometimento da junção dentino-esmalte (RA2) e do terço externo da dentina. (RA3) O estágio moderado (RB) é pontuado como radiotransparência, atingindo o terço médio da dentina (RB4). Finalmente, quando a radiotransparência atinge o terço interno da dentina ou da polpa, ela é pontuada como RC5 e RC6, respectivamente (Figura 19.10). Um estudo mostrou que, em média, 32% das lesões cariosas que se estendem para o terço externo da dentina também se apresentam com cavitação clínica. Esse valor sobe para 72% para lesões no terço médio da dentina ou mais profundo. A capacidade de identificar ou pelo menos suspeitar de cavitação é importante, pois, uma vez que isso ocorra, as bactérias da lesão manterão a atividade da lesão cariosa, a menos que sejam tratadas cirurgicamente.

Quando não há restaurações metálicas nas proximidades, alguns relatos sustentam que um exame de tomografia computadorizada de feixe cônico (CBCT; do inglês, *cone beam computed tomography*) (ver Capítulo 11) será extremamente preciso na determinação do estado de profundidade e cavitação de uma superfície proximal. No entanto, o uso de CBCT para este único propósito não é apenas desencorajado, mas não baseado em evidências. Além disso, a maior dose de radiação conferida por este exame deve proibir seu uso para este propósito. Quando uma CBCT é obtida por outro motivo, todo o volume deve ser avaliado para outras anomalias e patologias, incluindo a cárie (Figura 19.11).

Considerações sobre tratamento

A decisão de tratar uma lesão cariosa cirurgicamente baseia-se em vários fatores. O dentista deve levar em consideração o estado de risco de cárie do paciente, a profundidade da lesão e se há cavitação. De modo geral, intervenções conservadoras, como instruções de higiene oral e aplicação tópica de flúor, podem ser postas em prática para cáries nas categorias ICCMS RA (esmalte ou terço externo da dentina), enquanto o tratamento cirúrgico é necessário quando houver cavitação ou tiver atingido o terço médio da dentina (RB). As diferenças nas estratégias de gerenciamento entre os pacientes serão baseadas principalmente no *status* de risco de cárie; um paciente com maior risco de cárie se beneficiaria de uma abordagem mais proativa em comparação a um paciente com baixo risco de cárie (Tabela 19.1). Quando a decisão de não intervir em uma lesão cariosa cirurgicamente é tomada, um cronograma de acompanhamento de imagem deve ser colocado em prática para monitorar a lesão cariosa. O período de acompanhamento deve basear-se no risco de cárie do paciente. Idealmente, quando novas imagens são feitas, elas devem ser tão semelhantes quanto possível às originais, para que qualquer comparação seja a mais precisa possível. A imagem de acompanhamento pode ser comparada com a imagem original para ver se a lesão cresceu (ativa) ou não (estável). Se a lesão tiver progredido, a decisão sobre o tratamento cirúrgico pode ser revisada.

Superfícies oclusais
Aparência típica

Cárie pode ocorrer nas superfícies oclusais dos dentes pré-molares e molares, mais frequentemente em crianças e adolescentes. O desenvolvimento e a penetração do esmalte e da dentina ocorrem de maneira similar às superfícies proximais. A diferença está na aparência radiográfica da cárie oclusal. É quase impossível detectar cáries oclusais limitadas ao esmalte em uma radiografia. O esmalte é simplesmente muito espesso para que uma lesão cariosa seja detectável. Uma vez que a lesão atinja a dentina, em vez de criar uma forma triangular, ela criará uma forma mais semicircular, com a base ampla do semicírculo na junção dentino-esmalte.

Em comparação com a cárie proximal, a detecção clínica de cáries oclusais é frequentemente mais confiável, em particular para identificar pequenas lesões cariosas. Clinicamente, novas lesões podem aparecer na cor branca, enquanto lesões mais antigas, possivelmente inativas, terão uma coloração mais escura (marrom ou preta). Uma vez que haja suspeita de cárie oclusal, uma imagem deve ser obtida para avaliar a profundidade da lesão.

Interpretações falso-positivas

Lesões oclusais podem passar facilmente despercebidas, particularmente aquelas pequenas cáries que são limitadas ao esmalte. Como essas lesões estão localizadas na parte inferior das fossetas e fissuras oclusais, muitas vezes há uma superposição do esmalte saudável ao redor, o que leva a esses resultados falso-negativos. Esta é uma das razões pelas quais um exame clínico é vital para detectar cáries oclusais. Vários estudos mostraram que um exame clínico é mais preciso que uma radiografia na detecção dessas pequenas lesões.

CAPÍTULO 19 Cáries Dentárias 299

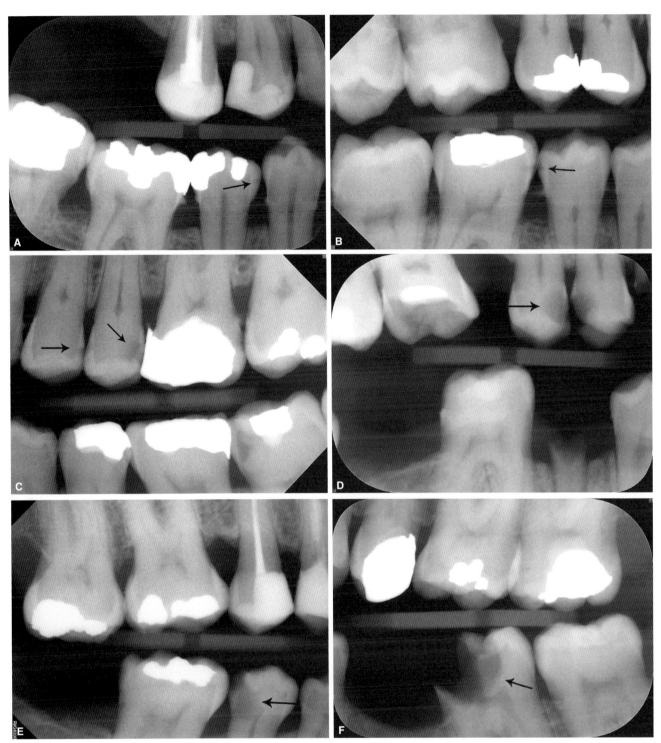

Figura 19.10 Múltiplas imagens interproximais com diferentes profundidades de cárie (*setas*). **A.** Cárie dentro da metade externa do esmalte (RA1). **B.** Cárie dentro da metade interna do esmalte (RA2). **C.** Cárie dentro do terço externo da dentina (RA3). **D.** Cárie dentro do terço médio da dentina (RB4). **E.** Cárie dentro do terço interno da dentina (RC5). **F.** Cárie em contato com a polpa (RC6).

Da mesma forma que uma lesão de cárie progride através do esmalte proximal, a cárie oclusal que penetra no esmalte se espalha ao longo da junção dentino-esmalte, antes de entrar na dentina propriamente dita. Dentro da dentina, a lesão de cárie frequentemente assume uma forma circular, centralizada no sulco oclusal (Figura 19.12). Com cáries oclusais, o dentista pode ver uma linha radiotransparente ao longo da junção dentino-esmalte; isso pode ser confundido com disseminação mais ampla da lesão cariosa. Embora essa aparência também possa ser vista em cárie de superfície proximal, é mais pronunciada nesse local. Esse artefato, que é causado pelo contraste diferencial entre o esmalte mais radiopaco e a dentina menos radiopaca, é chamado de efeito de banda *Mach* (Figura 19.13). Descrito pela primeira vez por Ernst Mach em 1865, esse artefato visual e perceptivo surge como resultado da estimulação diferencial e inibição de receptores vizinhos na retina. Quando um conjunto de receptores da retina no olho é "superestimulado" pela percepção da densidade radiopaca do esmalte, inibidores adjacentes que percebem a dentina mais radiotransparente são inibidos. O resultado desta

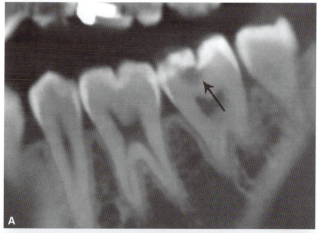
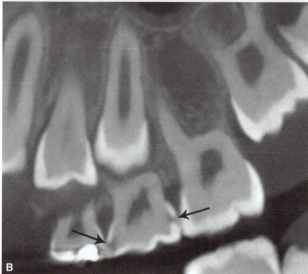
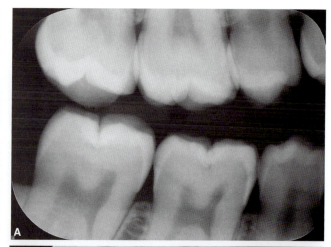
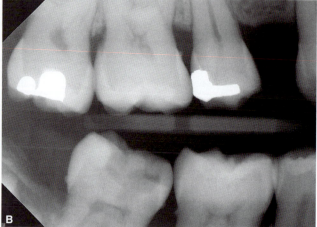

Figura 19.11 Imagens de tomografia computadorizada de feixe cônico revelando lesões cariosas (*setas*). **A.** Uma lesão cariosa na superfície oclusal do segundo molar. **B.** Lesões cariosas em ambas as superfícies interproximais do segundo molar decíduo.

Figura 19.12 Imagens interproximais com aparência clássica de cárie oclusal. **A.** Uma pequena radiotransparência é centralizada em uma cavidade oclusal em ambos os molares mandibulares. **B.** Se não for tratada, pode cavitar e crescer mais.

resposta diferencial dos receptores da retina resulta na percepção de uma banda radiotransparente que corre na dentina superficial logo ao lado da junção dentino-esmalte. Para superar o efeito de banda *Mach*, o dentista pode mascarar o esmalte mais radiopaco; então a banda *Mach* deve desaparecer se as cáries não estiverem presentes. Se, no entanto, a banda *Mach* não desaparecer, a sua presença indica o envolvimento de cárie da junção dentino-esmalte. Quando uma lesão é percebida dessa forma e é visível apenas na imagem e não há evidência clínica de doença, seria razoável observar e monitorar a área para evitar tratamentos desnecessários.

Considerações sobre cavitação e tratamento

Como a lesão oclusal se espalha para envolver mais dentina, pode não haver dentina suficiente para suportar as forças mastigatórias; isso pode levar à cavitação da superfície. Quando isso acontece, torna-se fácil identificar clinicamente a lesão cariosa. Mesmo nesses casos, ainda é importante obter imagens do dente – possivelmente uma imagem *bitewing* para avaliar a profundidade e uma imagem periapical para avaliar a região apical (Figura 19.14). Isso permitirá que o dentista saiba de antemão a profundidade aproximada da lesão cariosa e se a câmara pulpar pode estar envolvida.

Se a descoloração for notada em uma fenda sem cavitação, uma imagem *bitewing* pode ser necessária para avaliar a possibilidade de cárie e a profundidade da lesão. Mesmo sem cavitação clínica, as cáries oclusais que chegam à dentina provavelmente exigirão tratamento operatório.

Superfícies bucais e linguais

A cárie que surge nas superfícies vestibular e lingual dos dentes pode ocorrer nas cavidades e fissuras dessas superfícies ou nas superfícies lisas perto da gengiva. Ao visualizar essas lesões em uma única imagem, é impossível localizar a lesão na face vestibular ou lingual. Uma segunda imagem incorporando uma angulação horizontal diferente pode ser obtida para ajudar a fazer essa determinação (consulte a técnica de deslocamento de tubo ou a regra de objeto bucal no Capítulo 6). As cáries que se desenvolvem nessas áreas geralmente têm uma forma circular ou oval e são bem definidas. Além disso, a estrutura dentária circundante está intacta (Figura 19.15). Quando uma lesão de cárie bucal ou lingual está próxima à superfície oclusal, ela pode ser confundida com uma lesão oclusal devido à sobreposição de imagens. Entretanto, as lesões oclusais são geralmente mais extensas, não são tão bem definidas e apresentarão uma linha radiolucente no esmalte oclusal. Em ambos os casos, um exame clínico confirmará o diagnóstico.

Superfícies da raiz

Cárie envolvendo as raízes pode ser detectada em pacientes com recessão gengival ou perda óssea periodontal. O cemento é mais macio e mais fino que o esmalte (aproximadamente 20 a 50 μm próximo à JEC), fazendo com que a cárie progrida mais rapidamente. A dificuldade com uma lesão de cárie radicular é diferenciá-la do *burnout* cervical (Figura 19.9). Alguns sinais radiográficos podem ser úteis para o praticante. Primeiro, quando não há perda óssea ao redor de um dente, é muito provável que a radiotransparência na borda da raiz seja simplesmente um *burnout* cervical. Além disso, com a cárie, o exame clínico demonstraria uma irregularidade ou uma depressão. Com o *burnout* cervical, a superfície radicular estaria intacta. Finalmente, a forma da radiotransparência do *burnout* pode ser explicada com frequência pela anatomia do dente (Figura 19.9A). Felizmente, a maioria das lesões radiculares pode e deve ser detectada clinicamente, sejam elas vestibulares, linguais ou interproximais.

Cáries rampantes

Cárie **rampante** é o termo usado para descrever a progressão rápida com envolvimento grave e generalizado. Isso é mais comum em crianças pequenas que têm hábitos de higiene oral inadequados, juntamente com maus hábitos alimentares (p. ex., dormir com uma mamadeira de leite ou suco) (Figura 19.16). De fato, o aumento da disponibilidade de flúor na água potável e o uso de sistemas de liberação tópica de flúor ajudaram a controlar o desenvolvimento de cárie nesses pacientes. Múltiplas lesões cariosas também podem ser observadas em pacientes adultos com xerostomia. Isso é frequentemente visto após a radioterapia para câncer de cabeça e pescoço. Exames de imagem desses pacientes podem demonstrar cáries avançadas e generalizadas, envolvendo superfícies lisas e dentes que geralmente não apresentam lesões cariosas (Figura 19.17). Essas lesões, frequentemente chamadas de "cárie de radiação", são principalmente cáries de superfície lisa localizadas perto das áreas cervicais dos dentes. Higiene impecável junto com substitutos tópicos de flúor e saliva podem ajudar a anular os efeitos da xerostomia e limitar o impacto sobre os dentes.

Associação a restaurações dentárias

Algumas lesões cariosas se desenvolvem na margem de uma restauração existente. Estas são chamadas de cáries **recorrentes** (ou secundárias) e representam nova desmineralização (Figura 19.18). Essas novas lesões

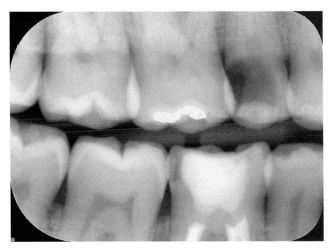

Figura 19.13 Uma linha radiolucente é visível na junção dentino-esmalte oclusal. Isso é causado pela diferença de contraste entre os dois tecidos e é chamado de banda *Mach*.

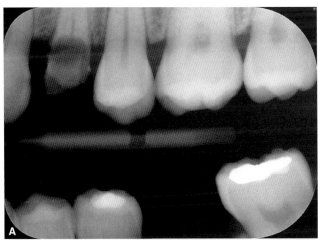

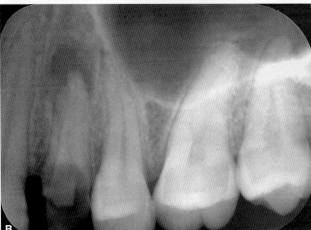

Figura 19.14 A. Destruição coronal quase completa da cárie no primeiro pré-molar superior esquerdo. **B.** Uma vez que a lesão é grande o suficiente para atingir ou se aproxima da polpa, uma imagem periapical deve ser obtida para avaliar a região apical para uma lesão inflamatória (osteíte), que é o caso aqui.

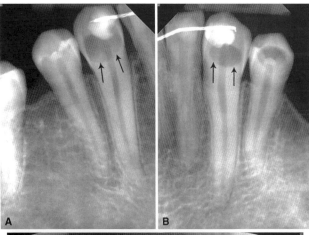

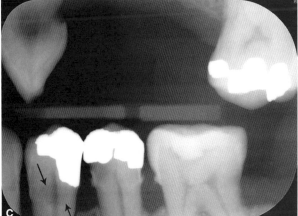

Figura 19.15 A a **C.** As cáries bucais ou vestibulares (*setas*) geralmente têm uma forma circular, são bem definidas e estão na área cervical.

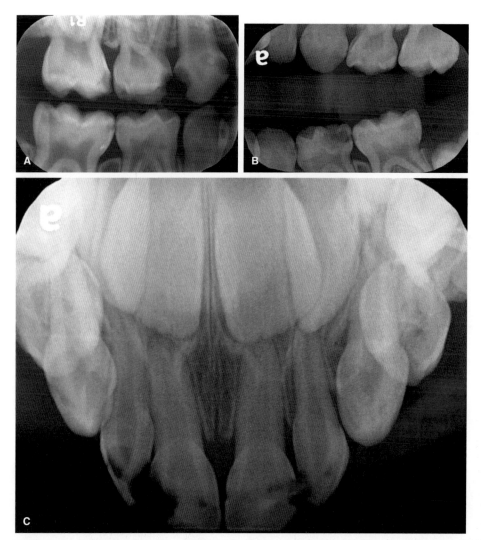

Figura 19.16 Imagens interproximais (**A** e **B**) e imagem oclusal anterior (**C**) de um paciente de 4 anos de idade com múltiplas lesões cariosas (cárie rampante). (Cortesia de Dr. C. Quach, Montreal, QC.)

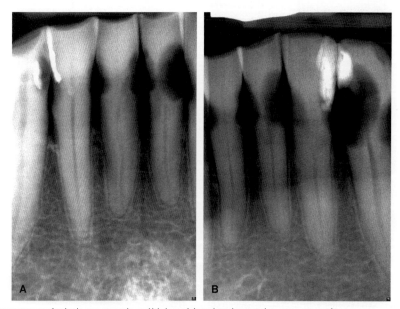

Figura 19.17 A e **B.** Duas imagens periapicais mostrando múltiplas cáries de raiz grandes em um paciente com xerostomia após radioterapia da cabeça e pescoço.

CAPÍTULO 19 Cáries Dentárias 303

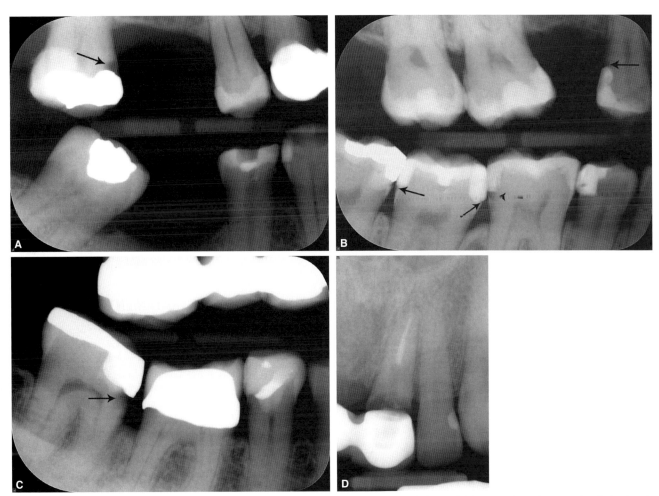

Figura 19.18 A. Imagem interproximal mostrando uma lesão cariosa recorrente na superfície mesial do segundo molar superior direito (*seta*). **B.** Imagem *bitewing* revelando múltiplas cáries recorrentes (*setas*). **C.** Imagem *bitewing* mostrando uma cárie recorrente na superfície mesial do segundo molar inferior direito (*seta*). **D.** Imagem periapical anterior mostrando grande lesão cariosa recorrente neste incisivo central sustentando uma ponte.

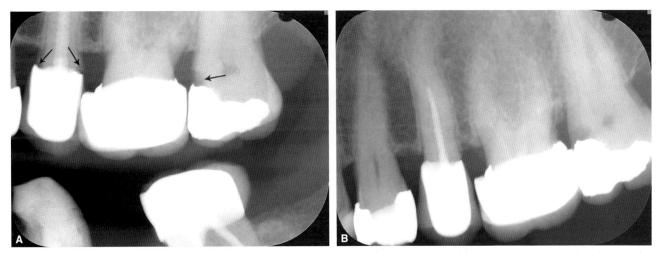

Figura 19.19 A. Imagem *bitewing* mostrando lesão cariosa recorrente em ambas as faces mesial e distal do segundo pré-molar superior esquerdo e na mesial do segundo molar (*setas*). **B.** Imagem periapical da mesma região onde as lesões cariosas ao redor do pré-molar não são visíveis devido ao aumento da angulação vertical. A lesão cariosa no segundo molar ainda é visível, mas não é tão bem definida quanto na *bitewing* lateral.

cariosas podem ser causadas por uma restauração defeituosa e/ou higiene dental ineficaz. Tais lesões aparecerão como radiotransparências na estrutura dentária na junção entre a restauração e o dente. Outro tipo de lesão cariosa associada a uma restauração é chamada de cárie **residual**. Estas são diferentes das cáries recorrentes, no sentido de que as cáries residuais representam áreas de desmineralização que permanecem quando a lesão original é incompletamente removida. Embora isso possa ser involuntário, na maioria das vezes pode ser intencional quando uma grande lesão cariosa invade a polpa. Uma restauração temporária é implantada para estimular o desenvolvimento de dentina terciária (capeamento indireto da polpa). Alguns meses depois, o restante da lesão cariosa é removido e uma restauração final pode ser feita.

Uma das dificuldades em detectar cáries recorrentes interproximais é obter uma imagem que mostre a radiotransparência. Infelizmente, se a imagem obtida foi feita com uma angulação vertical inadequada, a restauração pode esconder a lesão cariosa recorrente. Portanto, é vital examinar a área completamente e obter imagens de alta qualidade em que o feixe de raios X esteja orientado de forma ideal para permitir a visualização da interface entre o dente e a restauração. Isso é melhor obtido com uma imagem interproximal (Figuras 19.2 e 19.19). Em caso de dúvida, uma segunda imagem com uma angulação diferente pode ser adquirida.

Alguns materiais usados na odontologia cirúrgica têm aparência radiotransparente e podem ser confundidos com cáries recorrentes ou residuais. Esses materiais geralmente são usados como uma base colocada abaixo de uma restauração. A forma da radiotransparência pode ajudar o dentista a diferenciar entre um material dentário radiotransparente e cáries residuais. A história clínica do procedimento operatório também deve confirmar isso. Uma vez que os materiais de *liner* (forramento) e de base não devem estender-se para a periferia de uma restauração (*i. e.*, a margem da superfície da cavidade), eles não devem ser confundidos com cáries recorrentes. Outros tipos de materiais restauradores, incluindo materiais compostos mais antigos, também podem imitar lesões cariosas. Esses materiais foram frequentemente utilizados para restaurações interproximais na região anterior da maxila e podem ser diferenciados da cárie devido às suas bordas bem definidas, suas formas e, às vezes, à base ou revestimento radiopaco em sua periferia (Figura 19.20).

FERRAMENTAS DE DIAGNÓSTICO ALTERNATIVO PARA DETECTAR A CÁRIE DENTÁRIA

Além da imagem, outros métodos foram desenvolvidos para identificar lesões cariosas. Estes incluem fluorescência induzida pela luz, *lasers*, transiluminação e condutância elétrica. Os sistemas de fluorescência induzida pela luz podem ser usados para identificar a desmineralização em superfícies lisas. Os outros sistemas são mais comumente usados em superfícies oclusais e interproximais. Tais sistemas funcionam dando ao dentista um número ou valor indicando a presença ou ausência de desmineralização. Alguns desses sistemas podem, no entanto, ter dificuldade em identificar lesões cariosas abaixo e ao redor de restaurações dentárias. Por enquanto, eles devem ser usados para complementar os exames de imagem.

CONSIDERAÇÕES DE TRATAMENTO

A decisão de tratar ou não tratar uma lesão cariosa depende de uma infinidade de fatores, incluindo a higiene bucal do paciente, seu histórico dentário, fatores de risco de cárie e a profundidade e o número de lesões cariosas. A desmineralização limitada ao esmalte muitas vezes não requer tratamento cirúrgico. Em vez disso, essas lesões devem ser abordadas de forma não invasiva com aplicação tópica de flúor, melhor higiene bucal e redução da frequência e quantidade de ingestão de açúcar. Além disso, essas lesões devem ser acompanhadas para confirmar que elas tenham sido interrompidas. Isso também é verdade quando uma lesão acaba de chegar à dentina. Nestes casos, o tratamento cirúrgico pode ou não ser necessário. Quando uma lesão cariosa envolve a dentina mais profunda ou causa cavitação, ela deve ser removida mecanicamente e colocada em seu lugar.

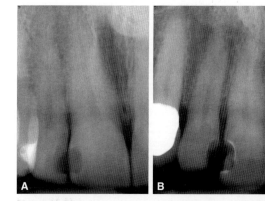
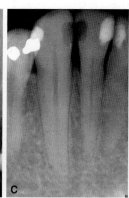
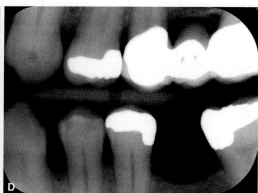

Figura 19.20 A. Imagem periapical mostrando restaurações radiotransparentes colocadas na superfície distal do incisivo central e na superfície mesial do incisivo lateral. Elas têm uma forma bem definida em comparação com uma lesão cariosa. **B.** Imagem periapical mostrando restaurações radiotransparentes com um revestimento radiopaco colocado abaixo do compósito. Isso ajuda a confirmar o diagnóstico e descartar a cárie. **C.** Imagem periapical com restaurações radiotransparentes, novamente com revestimento radiopaco na superfície distal do incisivo lateral e superfície mesial do canino. **D.** Imagem *bitewing* mostrando duas restaurações radiotransparentes oclusais com revestimento radiopaco no primeiro pré-molar esquerdo da mandíbula. Essas restaurações não são comuns em dentes posteriores.

BIBLIOGRAFIA

Abesi F, Mirshekar A, Moudi E, et al. Diagnostic accuracy of digital and conventional imagery in the detection of non-cavitated approximal dental caries. *Iran J Radiol*. 2012;9(1):17–21.

American Dental Association Council on Scientific Affairs, US Food and Drug Administration. Dental imaging examinations: Recommendations for patient selection and limiting radiation exposure. Revised 2012.

http://www.ada.org/sections/professionalResources/pdfs/Dental_Imageic_Examinations_2012.pdf.

Atchison KA, White SC, Flack VF, et al. Assessing the FDA guidelines for ordering dental images. *J Am Dent Assoc*. 1995;126(10):1372–1383.

Bahrami G, Hagstrøm C, Wenzel A. Bitewing examination with four digital receptors. *Dentomaxillofac Radiol*. 2003;32(5):317–321.

Berry HM Jr. Cervical burnout and Mach band: two shadows of doubt in radiologic interpretation of carious lesions. *J Am Dent Assoc*. 1983;106(5):622–625.

Haiter-Neto F, Wenzel A, Gotfredsen E. Diagnostic accuracy of cone beam computed tomography scans compared with intraoral image modalities for detection of caries lesions. *Dentomaxillofac Radiol*. 2008;37(1):18–22.

Hilton TJ, Ferracane JL, Broome JC. Caries management: diagnosis and treatment strategies. In: *Summit's Fundamentals of Operative Dentistry: A Contemporary Approach*. Hanover Park: Quintessence; 2013:93–130.

Kamburoglu K, Kolsuz E, Murat S, et al. Proximal caries detection accuracy using intraoral bitewing image, extraoral bitewing imagery and panoramic imagery. *Dentomaxillofac Radiol*. 2012;41(6):450–459.

Nanci A. Dentin-pulp complex and repair and regeneration of oral tissues. In: *Ten Cate's Oral Histology: Development, Structure, and Function*. St. Louis: Mosby Elsevier; 2013:165–204, 337–354.

NIH Consensus Development Conference on Diagnosis and Management of Dental Caries Throughout Life. Bethesda, MD, March 26–28, 2001. Conference papers. *J Dent Educ*. 2001;65(10):935–1179.

Pitts NB, Ismail AI, Martignon S, et al. ICCMS guide for practitioners and educators, ICCMS implementation workshop; 2014.

Selwitz RH, Ismail AI, Pitts NB. Dental caries. *Lancet*. 2007;369(9555):51–59.

BIBLIOGRAFIA

Decisão de tratamento

Bader JD, Shugars DA. The evidence supporting alternative management strategies for early occlusal caries and suspected occlusal dentinal caries. *J Evid Based Dent Pract*. 2006;6(1):91–100.

Bjørndal L, Kidd EA. The treatment of deep dentine caries lesions. *Dent Update*. 2005;32(7):402–404, 407–410, 413.

Evans RW, Pakdaman A, Dennison PJ, et al. The caries management system: an evidence-based preventive strategy for dental practitioners. Application for adults. *Aust Dent J*. 2008;53(1):83–92.

Evans RW, Dennison PJ. The caries management system: an evidence-based preventive strategy for dental practitioners. Application for children and adolescents. *Aust Dent J*. 2009;54(4):381–389.

Gordan VV, Garvan CW, Heft MW, et al. Restorative treatment thresholds for interproximal primary caries based on imageic images: findings from the dental practice-based research network. *Gen Dent*. 2009;57(6):654–663.

Kakudate N, Sumida F, Matsumoto Y, et al. Restorative treatment thresholds for proximal caries in dental PBRN. *J Dent Res*. 2012;91(12):1202–1208.

Pitts NB. Are we ready to move from operative to non-operative/preventive treatment of dental caries in clinical practice? *Caries Res*. 2004;38(3):294–304.

Ricketts DN, Kidd EA, Innés N, et al. Complete or ultraconservative removal of decayed tissue in unfilled teeth. *Cochrane Database Syst Rev*. 2006;(3):CD003808.

Detecção de cáries

Abdinian M, Razavi SM, Faghihian R, et al. Accuracy of digital bitewing imagery versus different view of digital panoramic imagery for detection of proximal caries. *J Dent Tehran UMS*. 2015;12(4):290–297.

Akdeniz BG, Grondahl HG, Magnusson B. Accuracy of proximal caries depth measurements: comparison between limited cone beam computed tomography, storage phosphor and film imagery. *Caries Res*. 2006;40(3):202–207.

Hellén-Halme K, Petersson A, Nilsson M. Effect of ambient light and monitor brightness and contrast settings on the detection of approximal caries in digital images: an in vitro study. *Dentomaxillofac Radiol*. 2008;37(7):380–384.

Hintze H, Wenzel A, Danielsen B. Behaviour of approximal carious lesions assessed by clinical examination after tooth separation and imagery: a 2.5 year longitudinal study in young adults. *Caries Res*. 1999;33(6):415–422.

Isidor S, Faaborg-Andersen M, Hintze H, et al. Effect of monitor display on detection of approximal caries lesions in digital images. *Dentomaxillofac Radiol*. 2009;38(8):537–541.

Jacobsen JH, Hansen B, Wenzel A, et al. Relationship between histological and imageic caries lesion depth measured in images from four digital imagery systems. *Caries Res*. 2004;38(1):34–38.

Jørgensen PM, Wenzel A. Patient discomfort in bitewing examination with film and four digital receptors. *Dentomaxillofac Radiol*. 2012;41(4):323–327.

Mejáre I. Bitewing examination to detect caries in children and adolescents—when and how often? *Dent Update*. 2005;32(10):588–590, 593–594, 596–597.

Mejáre I, Stenlund H, Zelezny-Holmlund C. Caries incidence and lesions progression from adolescence to young adulthood: a prospective 15-year cohort study in Sweden. *Caries Res*. 2004;38(2):130–141.

Mjör IA, Toffenetti F. Secondary caries: a literature review with case reports. *Quintessence Int*. 2000;31(3):165–179.

Poorterman JHG, Weerheijm KL, Groen HJ, et al. Clinical and imageic judgement of occlusal caries in adolescents. *Eur J Oral Sci*. 2000;108(2):93–98.

Qvist V, Johannesen L, Bruun M. Progression of approximal caries in relation to iatrogenic preparation damage. *J Dent Res*. 1992;71(7):1370–1373.

Ratledge DK, Kidd EA, Beighton D. A clinical and microbiological study of approximal carious lesions, 1: the relationship between cavitation, imageic lesion depth, the site specific gingival index and the level of infection of the dentine. *Caries Res*. 2001;35(1):3–7.

Simon JC, Lucas S, Lee R, et al. Near-infrared imaging of secondary caries lesions around composite restorations at wavelengths from 1300-1700 nm. *Dent Mater*. 2016;32(4):587–595.

Wenzel A. A review of dentists' use of digital imagery and caries diagnosis with digital systems. *Dentomaxillofac Radiol*. 2006;35(5):307–314.

Wenzel A, Anthonisen PN, Juul MB. Reproducibility in the assessment of caries lesion behaviour: a comparison between conventional film and subtraction imagery. *Caries Res*. 2000;34(3):214–218.

Wenzel A, Haiter-Neto F, Gotfredsen E. Risk factors for a false positive test outcome in diagnosis of caries in approximal surfaces: impact of imageic modality and observer characteristics. *Caries Res*. 2007;41(3):170–176.

Wenzel A, Hirsch E, Christensen JH, et al. Detection of cavitated approximal surfaces using cone beam CT and intraoral receptors. *Dentomaxillofac Radiol*. 2013;42(1):39458105.

Young SM, Lee JT, Hodges RJ, et al. A comparative study of high-resolution cone beam computed tomography and charge-coupled device sensors for detecting caries. *Dentomaxillofac Radiol*. 2009;38(7):445–451.

20

Doenças Periodontais

Susanne E. Perschbacher

O periodonto sustenta os dentes no complexo maxilomandibular e é composto pela gengiva, pelo ligamento periodontal, pelo cemento e pelos processos alveolares dos maxilares. As doenças periodontais são uma coleção heterogênea de condições que afetam essas estruturas e são caracterizadas por uma resposta inflamatória do hospedeiro nos tecidos periodontais que pode levar a alterações localizadas ou generalizadas no osso de suporte e tecidos moles ao redor dos dentes. Se não forem tratadas, essas mudanças podem resultar na perda dos dentes.

Nos últimos anos, a carga de saúde das doenças periodontais vem aumentando na população, particularmente entre aqueles grupos socioeconômicos mais baixos. A prevalência relatada de doença periodontal na população dos EUA pode variar entre os estudos e depende do método de avaliação e do limiar utilizado. Por exemplo, quando o critério de perda de inserção clínica maior que 4 mm é usado, a prevalência é de cerca de 23%. Um recente estudo em grande escala nos EUA descobriu que 46% dos adultos com mais de 30 anos tinham periodontite. Neste estudo, a periodontite foi definida tanto pela perda de inserção clínica (3 mm ou mais) quanto pela profundidade de sondagem periodontal (4 mm ou maior). A identificação, o gerenciamento e o acompanhamento das doenças periodontais são uma responsabilidade crucial dos profissionais de odontologia, e a imagem desempenha um papel importante no diagnóstico bem-sucedido, no planejamento do tratamento e no monitoramento dessas condições.

MECANISMO DA DOENÇA

O biofilme da placa dentária desempenha um papel primordial no início das doenças periodontais. As bactérias implicadas na doença periodontal, predominantemente bastonetes gram-negativos e espiroquetas, colonizam as superfícies dentárias e radiculares entre a raiz e a margem gengival e, em alguns casos, invadem o tecido circundante. Embora essas bactérias possam danificar diretamente os tecidos do hospedeiro por meio da liberação de toxinas, mais significativamente, elas também podem estimular indiretamente uma reação inflamatória do hospedeiro. A liberação de mediadores inflamatórios como parte dessa resposta é responsável por grande parte dos danos aos tecidos moles circundantes e estimulação da reabsorção óssea osteoclástica. Além disso, a resposta inflamatória causa perda e migração apical do epitélio juncional, o que, por sua vez, leva ao desenvolvimento da formação de bolsa periodontal, o que facilita ainda mais a colonização bacteriana.

A doença periodontal frequentemente progride em surtos, com manifestações do processo sendo brandas ou leves, moderadas ou graves. Como em todos os processos inflamatórios, há períodos cíclicos de inflamação ativa e destruição tecidual, seguidos por períodos de quiescência sem alterações apreciáveis. A duração relativa das fases destrutiva e quiescente depende da forma da doença periodontal, da natureza dos patógenos bacterianos e da resposta do hospedeiro. As

práticas de higiene bucal rompem o biofilme da placa dentária local e são um fator primordial que determina o desenvolvimento e a progressão da doença periodontal. O início da doença e sua progressão podem ser modificados por fatores sistêmicos que alteram a resposta imune do hospedeiro e podem incluir idade, estresse, tabagismo ou doença sistêmica. Alterações hormonais que surgem durante a puberdade, gravidez e menopausa também podem contribuir para o aparecimento e a progressão da doença periodontal. Taxas maiores de doença periodontal também são vistas em populações socioeconômicas mais baixas e naquelas em que o atendimento odontológico é negligenciado.

Os indicadores clínicos das doenças periodontais refletem a resposta tecidual do hospedeiro ao biofilme bacteriano oral, e estes se manifestam como sinais de inflamação. Inflamação dos tecidos gengivais, gengivite, é vista como inchaço gengival, edema e eritema. A progressão para periodontite manifesta-se com fixação clínica progressiva e perda óssea que é caracterizada por formação de bolsa e/ou recessão gengival. Outros sinais clínicos incluem sangramento à sondagem, exsudatos purulentos e mobilidade dentária. A doença geralmente é indolor, e a maioria dos pacientes não tem consciência de sua presença até que a mobilidade do dente se torne avançada e haja perda de dentes.

AVALIAÇÃO DA DOENÇA PERIODONTAL

Contribuições da imagem diagnóstica

No diagnóstico das doenças periodontais, os exames clínicos e radiológicos são complementares. Na avaliação do estado periodontal de um paciente, o exame clínico é concluído primeiro para determinar quais exames adicionais, incluindo a aquisição de imagens diagnósticas, são necessários.

O exame clínico pode incluir a obtenção do índice gengival, a realização de sondagem periodontal, a identificação de locais de sangramento, a medição da recessão gengival, a determinação da perda de inserção clínica, a mobilidade dentária e a avaliação da quantidade de gengiva inserida. As imagens radiológicas são um complemento a esse exame, e a prescrição de exames de imagem é indicada quando o exame clínico sugere periodontite.

Uma vez que tenha sido determinado que a investigação adicional é necessária com diagnóstico por imagem, essas imagens podem contribuir com informações importantes sobre o estado do periodonto que não podem ser derivadas do exame clínico. Imagens também fornecem um registro permanente da condição do osso em qualquer ponto no curso da doença. As imagens diagnósticas ajudam o clínico a identificar a extensão da destruição dos processos alveolares, os fatores predisponentes locais e as características do periodonto que podem influenciar no prognóstico. As imagens radiológicas também ajudam o dentista a avaliar a relação clínica coroa-raiz, um fator que pode influenciar o prognóstico do dente e qualquer prótese planejada.

Um resumo das importantes características radiológicas relacionadas ao estado periodontal que podem ser identificadas nas imagens diagnósticas está listado no Quadro 20.1.

Em resumo, um diagnóstico completo da doença periodontal requer um exame clínico completo do paciente, combinado com evidência identificada em imagens de diagnóstico.

O dentista também deve determinar a frequência ideal de exames de imagem para pacientes que estejam sendo tratados para a doença periodontal. A extensão da atividade da doença continuada, que pode ser determinada clinicamente, deve ditar a frequência dos exames de imagem subsequentes.

MODALIDADES DE IMAGEM PARA AVALIAÇÃO DA DOENÇA PERIODONTAL

Imagem intraoral

As imagens intraorais fornecem a mais alta resolução espacial de qualquer modalidade de imagem, o que permite ao dentista detectar detalhes finos do periodonto. O detalhe da imagem é essencial, uma vez que as estruturas que estão sendo avaliadas são geralmente de tamanho submilimétrico, e muitos dos sinais radiológicos da doença periodontal são sutis, incluindo perda precoce do osso e alterações no espaço do ligamento periodontal e na lâmina dura. Modalidades de imagem intraoral utilizadas para a avaliação da doença periodontal incluem imagens *bitewing* (interproximal) e imagens periapicais.

As imagens interproximais devem ser consideradas a principal opção de imagem para caracterizar as doenças periodontais. Estas imagens descrevem com maior precisão a distância entre a junção cemento-esmalte e a crista do processo alveolar inter-radicular, porque o feixe de raios X incidente é orientado quase em ângulo reto com os longos eixos dos dentes. As imagens periapicais têm o benefício de demonstrar o comprimento total do dente, o que permite avaliar a porcentagem de raiz afetada pela perda óssea. No entanto, imagens periapicais podem fornecer uma visão distorcida da relação entre os dentes e a localização da crista alveolar devido a maiores variações na obliquidade do feixe de raios X primário. Isso ocorre mais comumente na maxila devido às limitações anatômicas impostas ao posicionamento do receptor pela altura da abóbada palatina. Em tais circunstâncias, o nível da crista alveolar vestibular pode ser projetado próximo ou acima do nível da junção cemento-esmalte do palatino, fazendo com que a altura do osso pareça maior do que realmente é.

> ### QUADRO 20.1 **Avaliação radiográfica das condições periodontais.**
>
> As radiografias são especialmente úteis na avaliação das seguintes características:
> - Quantidade de osso presente
> - Condição das cristas alveolares
> - Perda óssea nas áreas de furca
> - Largura do espaço do ligamento periodontal
> - Fatores locais irritantes que aumentam o risco de doença periodontal
> - Cálculo
> - Restaurações mal contornadas ou superestendidas
> - Comprimento e morfologia da raiz e relação coroa-raiz
> - Contatos interproximais abertos, que podem ser locais para impactação de alimentos
> - Considerações anatômicas
> - Posição do seio maxilar em relação a uma deformidade periodontal
> - Ausência, dentes supranumerários, impactados e inclinados/angulados
> - Considerações patológicas
> - Cárie
> - Lesões periapicais
> - Reabsorção da raiz.

A utilidade de imagens intraorais na avaliação das doenças periodontais pode ser otimizada por meio de imagens de alta qualidade técnica. A técnica para obter imagens periapicais e interproximais é abordada em maiores detalhes nos capítulos sobre geometria de projeção e projeções intraorais (ver Capítulos 6 e 7), mas as características que são particularmente importantes para a imagem da relação entre os dentes e os processos alveolares são enfatizadas aqui. O plano do receptor de imagem deve ser colocado paralelamente ao eixo longo do dente ou alinhado ao dente, ou tão próximo dessa posição ideal quanto as limitações anatômicas da boca permitirem. O feixe de raios X é direcionado ao longo de um eixo perpendicular ao eixo longo do dente e ao plano do receptor de imagem; essa orientação minimiza a distorção das imagens dos dentes e dos tecidos periodontais. Ao fazer isso, os dentes são representados em suas posições corretas em relação ao processo alveolar quando não há (1) nenhuma sobreposição dos contatos interproximais entre as coroas dentárias; (2) sem sobreposição das raízes dos dentes adjacentes; e (3) as cúspides bucal e lingual dos molares são sobrepostas umas sobre as outras.

Em pacientes com perda de inserção clínica de moderada a grave que tenha sido identificada no exame clínico, as imagens padrão (ou seja, horizontais) *bitewing* não podem representar a crista alveolar devido à extensão da perda óssea. Neste caso, o dentista deve decidir, antes que as imagens sejam feitas, para reorientar o receptor em 90°, de modo que uma imagem *bitewing* vertical possa ser feita. O método de *bitewing* vertical usa os mesmos receptores de imagem de tamanho 2 do American National Standards Institute (ANSI), mas orientados de tal maneira que o eixo longo do receptor esteja em uma orientação vertical. Embora a geometria da imagem não seja alterada em comparação com o método horizontal padrão, a área receptora adicional disponibilizada pela reorientação permite ao dentista visualizar o processo alveolar quando houver perda significativa de inserção clínica (Figura 20.1).

Limitações da imagens intraorais

Imagens *bitewing* intraorais e periapicais não podem, no entanto, fornecer uma representação completa do estado do periodonto devido às limitações inerentes a estas técnicas. Em primeiro lugar, as imagens *bitewing* e periapicais são representações bidimensionais de estruturas anatômicas tridimensionais. Como a imagem não pode revelar a natureza tridimensional dessa anatomia, os defeitos ósseos interproximais podem não ser visualizados efetivamente, pois as paredes vestibulares e/ou linguais podem sobrepor-se ao defeito em si ou à outra parede. Além disso, em alguns casos, a estrutura dentária pode sobrepor-se ao osso interproximal, mascarando-o de ser claramente visto. Contudo, o decréscimo sutil na densidade aparente da estrutura da raiz (i. e., onde a raiz pode parecer mais radiotransparente) pode indicar perda óssea na superfície vestibular ou lingual da raiz. O uso de múltiplas imagens adquiridas em diferentes angulações (p. ex., em uma série de boca completa) pode permitir que o dentista use a regra de objeto bucal para obter informações tridimensionais. Como exemplo disso, duas imagens intraorais feitas em locais adjacentes podem permitir que o dentista determine se uma placa cortical foi perdida na face vestibular ou lingual da raiz do dente. Em segundo lugar, as imagens intraorais mostram tipicamente perda óssea menos grave do que a atual. As lesões destrutivas mais precoces (estágio I) no osso não causam mudança suficiente para serem detectáveis. Terceiro, as imagens intraorais não demonstram relações de tecido mole a tecido duro e, portanto, não fornecem informações sobre a profundidade das bolsas de tecido mole (por isso, é necessário um exame clínico complementar). E, finalmente, o nível ósseo é frequentemente medido em relação à posição da junção cemento-esmalte; no entanto, este ponto de referência não é válido em situações em que há supraerupção dos dentes, ou quando há erupção passiva em pacientes com atrito grave.

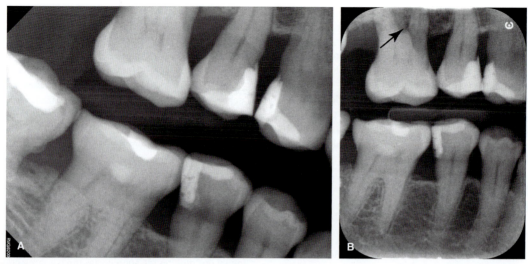

Figura 20.1 A. Projeção interproximal horizontal, que não demonstra os níveis ósseos periodontais na superfície distal do primeiro molar superior nem a superfície mesial do primeiro pré-molar inferior. **B.** A projeção vertical *bitewing* no mesmo local captura essas superfícies, além de revelar o envolvimento da furca do primeiro molar (*seta*).

Por essas razões, embora as imagens intraorais desempenhem um papel inestimável no diagnóstico e no planejamento do tratamento de pacientes com doença periodontal, seu uso deve ser associado a um exame clínico cuidadoso.

Imagem panorâmica

A imagem panorâmica tem muitos recursos que são atraentes para o dentista. Imagens panorâmicas são relativamente rápidas e confortáveis de adquirir e fornecem uma visão geral dos dentes e mandíbulas em uma única imagem. No entanto, as imagens panorâmicas são inerentemente limitadas pelo método em que são produzidas. Esse procedimento de imagem extraoral cria imagens com superposições e distorções que não surgem nas imagens intraorais, e sua menor resolução em relação às imagens intraorais dificulta as investigações detalhadas, particularmente nas áreas anteriores das mandíbulas. Além disso, as limitações que já foram discutidas com relação à imagem intraoral não são superadas com imagens panorâmicas. E, finalmente, a aquisição de imagens panorâmicas pode ser tecnicamente desafiadora, resultando em erros adicionais de posicionamento do paciente que apenas aumentam muitos comprometimentos dessa técnica.

Imagens panorâmicas de alta qualidade podem demonstrar alterações nas estruturas periodontais, e alguns estudos mostraram que podem fornecer informações diagnósticas comparáveis às das imagens intraorais. Alguns autores sugerem que uma imagem panorâmica complementada com imagens intraorais selecionadas pode ser adequada para avaliação periodontal. No entanto, a menos que um sistema panorâmico já esteja disponível ou seja prescrito para outra consulta diagnóstica, o uso de imagens panorâmicas como uma ferramenta primária de imagem para caracterizar a doença periodontal é desencorajado. A seleção de modalidades de imagem deve sempre ser baseada na otimização do benefício do paciente para o diagnóstico, minimizando o risco. E, certamente, as imagens intraorais cuidadosamente selecionadas alcançam melhor esses objetivos.

Tomografia computadorizada de feixe cônico

A tomografia computadorizada de feixe cônico (CBCT; do inglês, *cone beam computed tomography*) tem como grande vantagem a capacidade de visualizar as estruturas ósseas de suporte dos dentes de qualquer ângulo, sem superposições anatômicas. Esse recurso supera muitas das limitações associadas às técnicas de imagem intraoral e panorâmica. A CBCT permite melhor visualização de alguns defeitos periodontais que não são bem representados em imagens bidimensionais convencionais. Por exemplo, a CBCT pode permitir uma avaliação mais completa da arquitetura de defeitos verticais complexos e crateras, furcas e perda da placa cortical vestibular e lingual (Figura 20.2). Além disso, características anatômicas, como a morfologia radicular ou a fenestração cortical e a patologia periapical coexistente, que podem ser pertinentes ao diagnóstico, planejamento terapêutico e prognóstico, também podem ser mais bem visualizadas. O uso de imagens de CBCT pode, no entanto, ser limitado por artefatos de imagem causados por restaurações metálicas, e estes podem obscurecer os detalhes da arquitetura óssea que está sendo examinada. Relações de sinal-ruído comprometidas e baixa resolução de contraste também podem limitar a visibilidade de estruturas ósseas de baixa densidade em imagens de CBCT presentes em alguns pacientes. Evidências atuais não corroboram o uso rotineiro da CBCT para a imagem do periodonto, porque não oferece uma vantagem significativa sobre as técnicas de imagem intraorais, particularmente quando o custo adicional e a dose de radiação são considerados. No entanto, a CBCT, particularmente sistemas de pequeno volume e alta resolução, pode ser indicada para orientar o manejo de lesões ósseas selecionadas, especialmente quando a cirurgia estiver sendo considerada.

Técnicas especiais

O *software* de computador e as técnicas de processamento de imagens têm sido usados para melhorar as imagens a fim de otimizar a detecção da perda óssea associada à doença periodontal. A mais utilizada dessas técnicas é a radiografia por subtração digital (ver Capítulo 4). A vantagem deste método é que ele permite melhor detecção de pequenas quantidades de perda óssea entre imagens feitas em momentos diferentes do que pode ser alcançado apenas por inspeção visual. No entanto, a subtração de imagens é difícil de usar porque a técnica de subtração se baseia em fazer duas imagens onde o feixe de raios X incide; as localizações de osso e dentes na imagem e no receptor de imagem são idênticas, o que é difícil de realizar na prática geral. A introdução mais recente de programas de *software* que podem corrigir algumas discrepâncias no posicionamento e alinhamento em imagens digitais sequenciais torna as técnicas de subtração mais indulgentes. No entanto, esta técnica de diagnóstico continua sendo basicamente uma ferramenta de pesquisa.

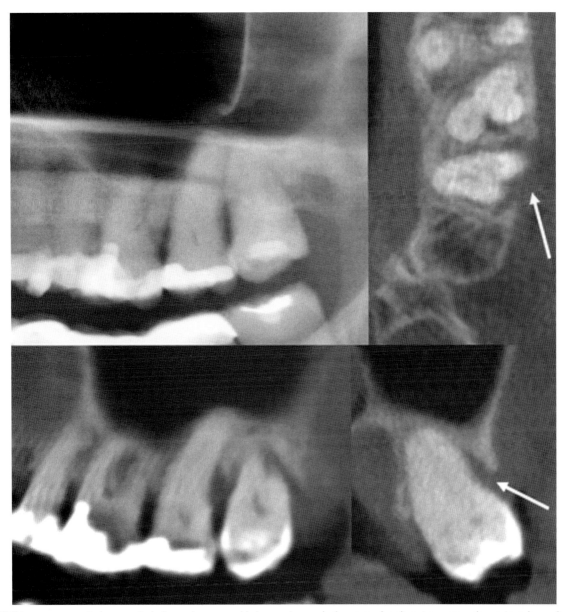

Figura 20.2 Imagem panorâmica recortada (*superior esquerda*) demonstra perda óssea moderada entre o segundo e o terceiro molar. As imagens de tomografia computadorizada axial (*superior direita*), coronal (*inferior direita*) e parassagital (*inferior esquerda*) demonstram os defeitos ósseos nessa região mais claramente. A perda óssea periodontal em torno da superfície vestibular do terceiro molar é bem visualizada (*setas*), o que não pôde ser apreciado na imagem panorâmica.

Outra modalidade que está em desenvolvimento é chamada de *tomografia computadorizada de abertura sintonizada (TACT*; do inglês, *tuned aperture computed tomography)*. Essa tomografia pode criar cortes de imagem através dos processos alveolares, e visa permitir melhor visualização dos defeitos ósseos, sem aumento da dose sobre a imagem intraoral. Esta técnica ainda não está disponível comercialmente.

APARÊNCIA DA ANATOMIA NORMAL

Os processos alveolares normais que suportam a dentição têm uma aparência característica. Uma camada fina de osso cortical radiopaco frequentemente cobre a crista do processo alveolar, e a altura da crista encontra-se em um nível que é aproximadamente 0,5 a 2,0 mm apical aos níveis das junções cemento-esmalte dos dentes adjacentes. Entre os dentes posteriores, a crista alveolar é orientada paralelamente a uma linha imaginária conectando junções cemento-esmalte adjacentes (Figura 20.3). Em contraste, entre os dentes anteriores, a crista alveolar é um ponto entre os dentes que pode ter um córtex bem definido (Figura 20.4). Uma superfície cortical bem mineralizada para a crista alveolar indica a ausência de periodontite. No entanto, a falta de uma crista alveolar bem mineralizada pode ser encontrada em pacientes sem e com periodontite.

A crista alveolar é contínua com a lâmina dura dos dentes adjacentes. Na ausência de doença, a junção entre a crista alveolar e a lâmina dura dos dentes posteriores forma um ângulo agudo adjacente à raiz do dente. O espaço do ligamento periodontal é fino, radiotransparente, e circunda toda a superfície radicular localizada entre a lâmina dura radiopaca e a superfície da raiz do dente. O espaço do ligamento periodontal é muitas vezes um pouco mais amplo em torno das porções cervicais das raízes dos dentes, particularmente os dentes pré-molares, e em adolescentes com dentes em erupção. Nessa situação, se a lâmina dura ainda formar um ângulo agudo e bem definido com a crista alveolar, a condição deve ser considerada uma variante do normal e não uma indicação de doença. A espessura vestibular/

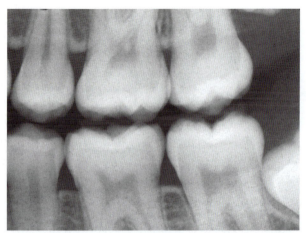

Figura 20.3 A crista alveolar normal encontra-se entre 0,5 e 2,0 mm apicalmente às junções cemento-esmalte adjacentes e forma um ângulo agudo com a lâmina dura do dente adjacente. As cristas nem sempre aparecem com um córtex externo bem definido.

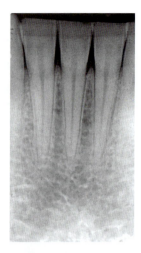

Figura 20.4 Entre os dentes anteriores, a crista alveolar normal é pontiaguda e bem corticada, e está localizada dentro de 0,5 a 2,0 mm das junções cemento-esmalte adjacentes.

lingual da crista alveolar varia amplamente, e pode ser muito fina coronalmente. Isso pode aparecer em uma imagem bidimensional como um aumento na radiotransparência óssea em direção à crista. Esses tipos de variações na densidade, por si sós, não são uma indicação de doença. Pelo contrário, eles podem ser uma variação do normal.

CARACTERÍSTICAS DAS IMAGENS DAS DOENÇAS PERIODONTAIS

Como a gengivite é uma condição inflamatória confinada à gengiva, não há alterações no osso subjacente. Por isso, a aparência do osso em uma imagem diagnóstica é normal.

Para todos os tipos de doença periodontal, as mudanças observadas nas imagens diagnósticas refletem mudanças observadas com qualquer condição inflamatória do osso. Essas alterações podem ser divididas em mudanças na morfologia do osso de suporte e mudanças na densidade e padrão trabecular.

Alterações na morfologia tornam-se aparentes observando uma perda do osso da crista interproximal, e o osso se sobrepõe às superfícies vestibulares ou linguais das raízes dentárias. Alterações no padrão trabecular dos processos alveolares refletem uma redução ou um aumento na estrutura óssea ou uma combinação de ambas. Uma redução é vista como um aumento na radiotransparência (rarefação) por causa de diminuição no número ou na densidade das trabéculas existentes, ou em ambos. Um aumento no osso é visto como um aumento na radiopacidade (esclerose) como resultado de um aumento na espessura e/ou densidade de trabéculas, e/ou seu número. Como com todas as lesões inflamatórias do osso, a doença periodontal geralmente envolve uma combinação de perda óssea e formação óssea. No entanto, lesões precoces agudas apresentam predominantemente perda óssea, enquanto lesões crônicas têm maior componente de esclerose óssea. Os seguintes padrões de perda óssea podem ser vistos na imagem diagnóstica como resultado da periodontite.

Mudanças na morfologia dos processos alveolares
Alterações iniciais nos ossos

As primeiras alterações ósseas que ocorrem na periodontite aparecem como áreas de erosão localizada da crista alveolar interproximal (Figura 20.5). Nas regiões anteriores do complexo maxilomandibular, há menor angulação aguda das cristas alveolares e leve perda da altura do osso da crista alveolar. Nas regiões posteriores das mandíbulas, pode haver perda do ângulo normalmente agudo entre a lâmina dura e a crista alveolar.

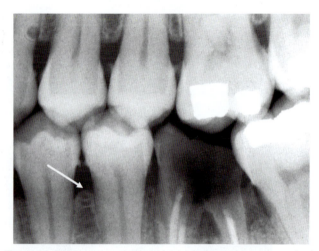

Figura 20.5 A doença periodontal inicial é vista como uma perda de densidade cortical e um arredondamento da junção entre a crista alveolar e a lâmina dura (*seta*). Observe também a perda óssea mais pronunciada em torno do primeiro molar mandibular e o cálculo interproximal generalizado.

Nos estágios iniciais da doença periodontal, esse ângulo pode perder sua superfície cortical normal (margem) e parecer "arredondado", com uma borda irregular e difusa. Mesmo que apenas pequenas mudanças sejam aparentes, o início do processo da doença pode não ser recente, porque há um atraso antes que a evidência de perda óssea seja visível em uma imagem. Além disso, variações no ângulo de projeção dos raios X incidentes podem causar uma pequena alteração na altura aparente da crista alveolar. Pequenas regiões de perda óssea nos aspectos bucais ou linguais dos dentes também são muito mais difíceis de detectar.

Uma lesão em estágio I ou II nem sempre evolui para uma lesão mais grave posteriormente; no entanto, se houver progressão da doença periodontal, as alterações ósseas podem se estender além das primeiras alterações na crista alveolar. Defeitos na morfologia do processo alveolar e da crista podem ser descritos como sendo horizontais ou verticais (angulares) na natureza, como crateras interdentais e defeitos na furca, e como perda das placas corticais vestibulares ou linguais. A presença e a gravidade desses defeitos ósseos podem, é claro, variar regionalmente no mesmo paciente paciente e, certamente, entre pacientes diferentes.

Perda óssea horizontal

A perda óssea horizontal descreve o aparecimento de uma perda na altura do processo alveolar em que a crista ainda está na horizontal (*i. e.*, paralela a uma linha imaginária que une as junções cemento-esmalte de dentes adjacentes). A crista óssea é posicionada mais apicalmente do que a 0,5 mm a 2,0 mm da junção cemento-esmalte que é considerada a faixa de normal. Na perda óssea horizontal, a crista das placas corticais vestibular e lingual e o osso interdentário intermediário foram reabsorvidos (Figura 20.6).

O estágio inicial (I) da perda óssea pode ser definido como perda de até 15% do comprimento da raiz do dente, ou uma profundidade de sondagem de 4 mm ou menos. A periodontite em estágio II é definida como perda óssea entre 15 e 33% do comprimento da raiz e profundidades de sondagem de até 5 mm. A doença periodontal de estágio III e IV mais grave é definida como perda óssea que se estende até o terço médio da raiz do dente e além, com profundidades de sondagem de 6 mm ou mais. A crista normal do processo alveolar pode ser de até 2 mm apical à junção cemento-esmalte, e, portanto, a avaliação da quantidade de perda óssea deve ser considerada a partir deste ponto e não da própria junção.

Quando as junções cemento-esmalte dos dentes adjacentes estão em diferentes níveis horizontais, a crista alveolar pode ter uma aparência angular. A avaliação cuidadosa da linha imaginária que conecta as junções cemento-esmalte adjacentes, bem como o ângulo agudo feito pela crista óssea à lâmina dura, não deve ser confundida com um defeito ósseo vertical (angular) verdadeiro (Figura 20.7). Cuidados também devem ser tomados em usar a junção como ponto de referência em casos de supraerupção do dente e atrito grave (Figura 20.8). Com supraerupção, o processo alveolar não necessariamente se remodelará, de modo que uma relação normal seja mantida para a junção.

A situação é semelhante na erupção passiva, que pode acompanhar atrito grave, embora, neste caso, a perda óssea não se deva à periodontite. Mesmo assim, ainda pode haver perda de inserção, o que poderia ser de significado clínico.

É importante reconhecer que a extensão da perda óssea evidente em um único exame não indica a atividade atual da doença. Por exemplo, um paciente que anteriormente tinha doença periodontal generalizada e subsequente terapia bem-sucedida irá mostrar uma altura óssea reduzida (*i. e.*, um periodonto reduzido), mas o nível ósseo pode permanecer estável. O restabelecimento da corticação da crista alveolar é um bom indicador da estabilização do periodonto.

Defeitos ósseos verticais

Um defeito vertical (ou angular, infraósseo) descreve a aparência da perda óssea que é localizada em uma ou ambas as superfícies radiculares de um único dente, embora um indivíduo possa ter múltiplos defeitos ósseos verticais. Esses defeitos estão associados à periodontite nas fases III e IV, e se desenvolvem quando a perda óssea progride pela raiz do dente, resultando em um aprofundamento da bolsa periodontal. Isso se manifesta como um defeito em forma de V ou triangular dentro do osso que se estende apicalmente ao longo da raiz do dente afetado pela crista alveolar. Radiologicamente, o contorno do processo alveolar remanescente tipicamente exibe uma angulação oblíqua a uma linha imaginária conectando a junção cemento-esmalte do dente afetado ao dente adjacente. Em sua forma inicial, um defeito vertical aparece como uma ampliação anormal do espaço do ligamento periodontal na crista alveolar (Figura 20.9A).

O defeito vertical é descrito como de três paredes (cercado por três paredes ósseas) quando as placas corticais vestibular e lingual permanecem intactas. Ele é descrito como de duas paredes quando uma dessas placas foi reabsorvida e como uma parede quando ambas as placas foram perdidas (Figura 20.9B). Dependendo da quantidade de perda óssea, imagens interproximais vertical podem ser necessárias para mostrar toda a extensão da perda (Figura 20.10). As distinções entre esses grupos são importantes na elaboração do plano de tratamento. O número de paredes associadas a um defeito vertical é difícil ou impossível de reconhecer em imagens intraorais, porque uma ou ambas as placas ósseas corticais podem permanecer sobrepostas ao defeito. A visualização da profundidade das bolsas pode ser auxiliada pela inserção de um ponto de guta-percha antes de obter a imagem intraoral. O ponto parece

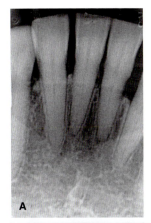

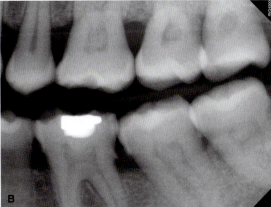

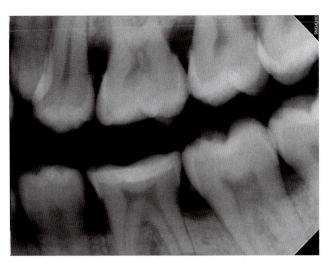

Figura 20.6 A perda óssea horizontal é vista na região anterior (**A**) e na região posterior (**B**) como uma perda das placas corticais vestibulares e linguais e do osso alveolar interdentário.

Figura 20.7 A crista alveolar entre primeiro e segundo molares mandibulares aparece inclinada, mas é aproximadamente paralela ao plano imaginário criado pelas junções cemento-esmalte adjacentes, diferenciando-a de um defeito ósseo vertical (angular). Há uma cratera interproximal e esclerose óssea reativa presentes neste local.

312 PARTE 3 Interpretação

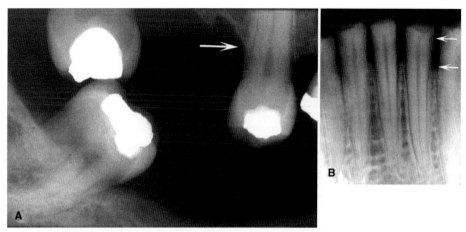

Figura 20.8 A. Este segundo pré-molar superior está extruído; a etiologia do baixo nível ósseo (*seta*) em relação à junção cemento-esmalte não é necessariamente o resultado da doença periodontal. **B.** Um exemplo de erupção passiva relacionada ao atrito grave, resultando no aumento aparente da distância da junção cemento-esmalte à altura do osso (*setas*), não pode ser atribuído à doença periodontal. No entanto, a alteração resultante no nível ósseo em relação à junção ainda pode ser clinicamente significativa.

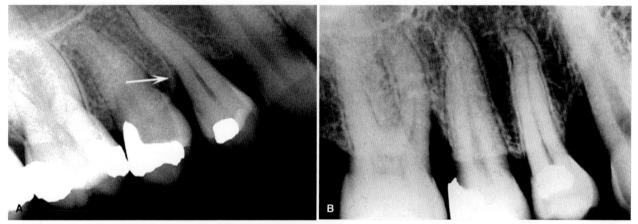

Figura 20.9 A. Um defeito vertical em desenvolvimento. Observe o alargamento anormal do espaço do ligamento periodontal perto da crista (*seta*). **B.** Imagem periapical maxilar revela dois exemplos de efeitos verticais mais graves que afetam a superfície mesial do primeiro molar e a superfície distal do canino.

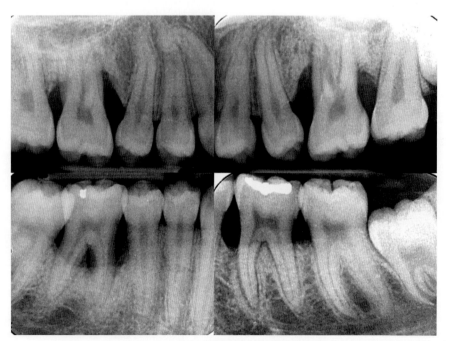

Figura 20.10 Perda óssea vertical típica na periodontite estágio IV. Observe que a perda óssea está confinada à região dos primeiros molares. (Cortesia de Dr. T. Charbeneau, Dallas, TX.)

seguir o defeito, porque a guta-percha é relativamente flexível e radiopaca (Figura 20.11). Inspeções clínicas e cirúrgicas são o melhor meio de determinar o número de paredes ósseas remanescentes. A CBCT também pode ajudar a caracterizar um defeito mais claramente, embora não deva ser usada rotineiramente para esse propósito (Figura 20.12).

Crateras interdentais

A cratera interproximal é uma depressão de duas paredes, uma depressão como uma calha que se desenvolve na crista do processo alveolar entre os dentes adjacentes. As paredes corticais externas vestibular e lingual do osso interproximal se estendem mais coronalmente do que o osso esponjoso entre elas, que foi reabsorvido. Em uma imagem, isso aparece como uma região irregular ou semelhante a uma faixa de osso com menos densidade na crista, imediatamente adjacente ao osso normal mais denso apical à base da cratera (Figura 20.13). Esses defeitos são mais comuns nos segmentos posteriores das mandíbulas, como resultado da dimensão bucolingual mais ampla da crista alveolar nessas regiões.

Perda da placa cortical bucal ou lingual

A placa cortical vestibular ou lingual adjacente aos dentes pode ser reabsorvida. A perda de uma placa cortical pode ocorrer isoladamente ou com outro tipo de perda óssea, como perda óssea horizontal. Esse tipo de perda óssea é visto como um aumento na radiotransparência da raiz dentária próxima à crista alveolar. A forma vista é geralmente semicircular, com a profundidade da radiotransparência dirigida apicalmente em relação ao dente (Figura 20.14). A falta de perda óssea na região interproximal do dente pode dificultar a detecção desse tipo de defeito em imagens convencionais.

Deformidades ósseas nas furcas dos dentes multirradiculares

A doença periodontal progressiva e a perda óssea associada podem se estender até as furcas de dentes multirradiculares. Como a perda óssea se estende apicalmente ao longo da superfície de um dente multirradicular, o osso que cobre a raiz pode atingir o nível da furca ou além dela. A ampliação do espaço do ligamento periodontal (LPD) no ápice da crista óssea inter-radicular da furca é uma forte evidência de que o processo da doença periodontal envolve a furca (Figura 20.15A). Se houve perda suficiente de osso nas superfícies lingual e vestibular de uma furca molar mandibular, a imagem radiotransparente do defeito de furca se torna proeminente (Figura 20.15B). O defeito de furca também pode envolver apenas a placa cortical vestibular ou lingual, e se estender para dentro e apicalmente ao teto da furca. Nesse caso, se o defeito não se estender até a placa cortical oposta, o envolvimento da bifurcação pode parecer mais irregular e radiotransparente do que o osso normal adjacente. O uso da regra do objeto bucal com imagens feitas em diferentes angulações pode permitir ao dentista determinar se a placa cortical vestibular ou lingual foi perdida.

Se a crista óssea estiver localizada na apical da furca, mas o processo da doença não se estender para o osso inter-radicular, a largura do espaço do ligamento periodontal parece normal. Além disso, o osso septal pode parecer mais radiotransparente, mas de outro modo, é normal. Na mandíbula, a crista oblíqua externa pode mascarar o envolvimento da furca dos terceiros molares (Figura 20.15C). Raízes convergentes também podem obscurecer defeitos de furca nos segundos e terceiros molares maxilares e mandibulares.

A perda de osso inter-radicular na furca de um molar superior pode ter origem nas superfícies vestibular, mesial ou distal do dente. A rota mais comum para o envolvimento da furca do primeiro molar permanente superior é da superfície mesial do dente. A imagem do comprometimento da bifurcação não é tão bem definida em torno dos molares superiores quanto dos molares inferiores, porque a raiz palatina é sobreposta ao defeito (Figura 20.15D). No entanto, esse padrão de destruição óssea é ocasionalmente proeminente e aparece como uma radiotransparência invertida em "forma de J", com o gancho do "J" se estendendo até a trifurcação (Figura 20.15E) ou como um triângulo radiolucente sobreposto às raízes do dente envolvido com o seu ápice apontando para a furca (Figura 20.10).

Um diagnóstico definitivo de deformidades de furca complexas requer exame clínico cuidadoso e, às vezes, exploração cirúrgica. As imagens intraorais são uma ferramenta importante na identificação de locais potencialmente envolvidos, além de fornecer informações sobre a morfologia e o comprimento das raízes, o que é importante para o planejamento e o prognóstico do tratamento. A CBCT também pode ser usada para confirmar o envolvimento de um dente e permitir uma caracterização mais detalhada dos defeitos de furca óssea nos casos em que essa informação é necessária para fins de planejamento do tratamento.

Mudanças na densidade interna e no padrão trabecular do osso

Como com todas as outras lesões inflamatórias, as doenças periodontais podem estimular uma reação no osso adjacente. O osso periférico pode parecer mais radiotransparente ou radiopaco, ou mais comumente, exibir

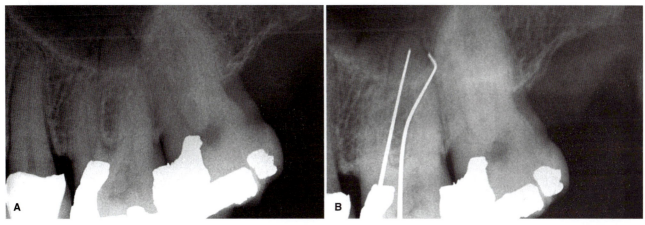

Figura 20.11 Guta-percha pode ser usada para visualizar a profundidade dos defeitos de infraestrutura. **A.** A imagem não mostra o defeito ósseo sem o uso dos pontos de guta-percha. **B.** A imagem revela um defeito ósseo que se estende para a região do ápice. (Cortesia de Dr. H. Takei, Los Angeles, Califórnia.)

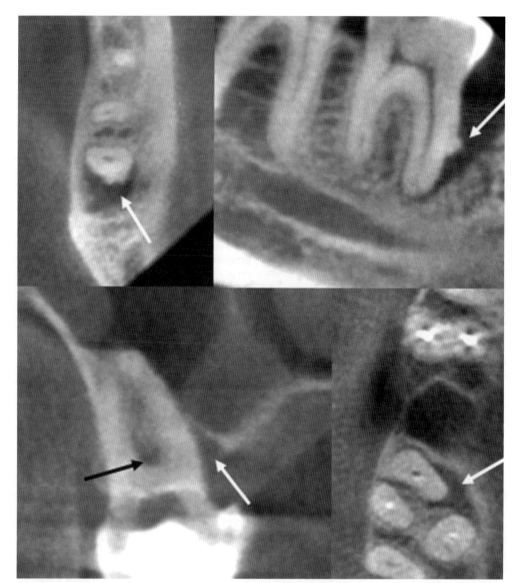

Figura 20.12 Imagens de tomografia computadorizada de feixe cônico demonstrando detalhes da arquitetura de dois defeitos verticais de três paredes (*setas brancas*). As reconstruções axial (*superior esquerda*) e parassagital (*superior direita*) mostram um defeito vertical profundo na superfície distal do segundo molar inferior esquerdo. Cálculo é visto na superfície da raiz. As imagens coronal (*inferior esquerda*) e axial (*inferior direita*) de outro caso mostram um defeito de três paredes no aspecto palatino da raiz mesiovestibular de um molar superior. Envolvimento precoce da furca também é detectado neste dente (*seta preta*).

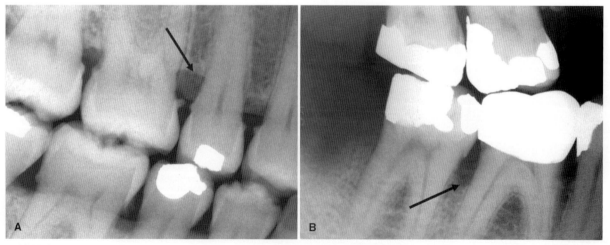

Figura 20.13 Crateras interproximais, existentes como defeitos entre as placas cortical vestibular e lingual, vistas como uma faixa radiotransparente (**A**) ou um ducto (**B**) apical ao nível das bordas da crista. As *setas* indicam a base das crateras.

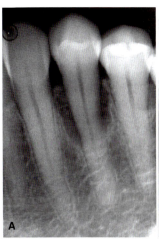
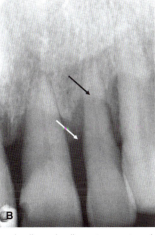

Figura 20.14 A. Perda da crista alveolar lingual adjacente a este primeiro pré-molar mandibular sem perda óssea interproximal associada. **B.** Perda do osso cortical vestibular adjacente aos incisivos centrais e laterais superiores. A *seta preta* indica o nível da crista alveolar vestibular, que demonstra perda mais profunda em relação à crista alveolar lingual (*seta branca*).

tecidos do hospedeiro, manifestada como a perda da ligação clínica dos tecidos moles e do osso de suporte dos dentes envolvidos. Embora a periodontite seja sempre precedida por gengivite, a gengivite nem sempre evolui para periodontite.

Todos os tipos de alterações na morfologia óssea ou padrão trabecular descritos anteriormente podem estar presentes em graus variados em qualquer paciente com periodontite. As mesmas alterações ósseas também podem estar presentes na periodontite necrosante e periodontite como manifestação de doença sistêmica.

Doenças periodontais necrosantes

A doença periodontal necrosante inclui gengivite necrosante e periodontite necrosante. As condições que predispõem a essa doença incluem infecção pelo HIV, desnutrição, estresse e tabagismo. As alterações clínicas e gengivais são comuns às duas condições da doença periodontal necrosante e incluem dor intensa, febre e mal-estar com eritema gengival, sangramento, ulceração e necrose. A periodontite necrosante apresenta ainda uma rápida perda de adesão. O diagnóstico da doença periodontal necrosante é feito por exame clínico, mas os exames de imagem ajudam a caracterizar a extensão da perda óssea.

Periodontite como manifestação de doença sistêmica

Esta categoria de doença inclui doenças nas quais a destruição periodontal é manifestação de uma condição sistêmica. Exemplos de tais doenças incluem doenças hematológicas (p. ex., neutropenia adquirida e leucemia) e doenças genéticas (p. ex., neutropenia familiar ou cíclica, síndrome de Down, síndrome de deficiência de adesão de leucócitos, síndrome de Papillon-Lefèvre e síndrome de Chédiak-Higashi). As alterações orais nessas condições são o resultado de uma resposta imune prejudicada a patógenos periodontais ou uma anormalidade do tecido conjuntivo no periodonto que resulta em maior destruição. A periodontite como manifestação de doenças sistêmicas pode apresentar alterações gengivais e/ou ósseas graves. A síndrome de Papillon-Lefèvre pode ser considerada se houver uma história de perda prematura de dentes decíduos, e os dentes permanentes forem rapidamente perdidos logo após a erupção. Esta síndrome é geralmente observada com hiperqueratose associada de superfícies palmares e plantares.

OUTRAS CONDIÇÕES QUE AFETAM O PERIODONTO

Abscesso periodontal

Um abscesso periodontal é uma lesão destrutiva que progride rapidamente e que geralmente se origina em uma bolsa periodontal de tecidos moles profundos. Ocorre quando a porção coronária da bolsa fica ocluída ou quando o material estranho fica alojado entre um dente e a gengiva. Clinicamente, dor e inchaço, e às vezes uma fístula drenante, estão presentes na região. Se a lesão for aguda, pode não haver alterações visíveis na imagem. Se a lesão persistir, aparece uma região radiotransparente, muitas vezes sobreposta à raiz de um dente. A radiotransparência pode ser uma área focal, redonda de rarefação, com perda da lâmina dura na superfície da raiz envolvida, e uma ponte de osso pode estar presente sobre o aspecto coronal da lesão, separando-a da crista da crista alveolar (Figura 20.18). Após o tratamento, parte do osso perdido pode se regenerar.

Lesões endodôntico-periodontais

Lesões inflamatórias de origem periodontal ou pulpar podem se desenvolver independentemente e fundir-se umas com as outras, ou uma lesão pode induzir a outra. Uma lesão periodontal pode se estender ao ápice da raiz dentária causando pulpite secundária, ou

uma mistura desses padrões. Muito raramente, nenhuma mudança aparente é vista no osso circundante. A mudança radiotransparente reflete perda de densidade e número de trabéculas. As trabéculas parecem muito fracas, o que é mais comumente observado em lesões precoces ou agudas (Figura 20.16A). Se as trabéculas estiverem suficientemente descalcificadas, elas podem não aparecer claramente na imagem, mesmo que ainda estejam presentes; isto explica a aparente remodelação óssea em alguns casos em que a inflamação aguda é tratada com sucesso e as trabéculas remineralizam. A reação óssea radiopaca ou esclerótica aparece por causa da deposição de osso nas trabéculas existentes à custa da medula, resultando em trabéculas mais espessas que podem eventualmente ser tão densas que aparecem como massa radiopaca amorfa (Figura 20.16B). Essa reação esclerótica pode se estender a certa distância da lesão periodontal, às vezes até o córtex inferior da mandíbula. Normalmente, a reação óssea circundante é uma mistura de perda óssea (rarefação) e esclerose. Além disso, produtos inflamatórios de uma lesão periodontal podem se difundir através do córtex do assoalho do seio maxilar para causar mucosite regional (Figura 20.17). Em casos raros, uma reação periosteal pode ser observada no processo alveolar adjacente.

CLASSIFICAÇÃO DAS DOENÇAS PERIODONTAIS

As doenças periodontais são classificadas com base nos tecidos afetados (*i. e.*, apenas gengiva ou com envolvimento do processo alveolar), estágio (gravidade da doença e complexidade do manejo), grau (ou seja, taxa histórica de progressão e risco futuro de progressão), ou associação a outras condições (p. ex., envolvimento sistêmico, condições genéticas ou lesões endodôntico-periodontais combinadas). Uma visão geral simplificada da classificação das doenças periodontais é mostrada no Quadro 20.2 e na Tabela 20.1.

As doenças gengivais podem ser induzidas por biofilme dentário ou não dentário. A gengivite induzida por biofilme dentário é muito mais comum do que as doenças inflamatórias induzidas pelo biofilme não dental que afetam a gengiva. A gengivite induzida por biofilme não dentário pode ser causada por infecções virais ou fúngicas, condições mucocutâneas e alérgicas e lesões traumáticas. A gengivite, como uma condição inflamatória do tecido mole ao redor dos dentes, pode se manifestar como inchaço gengival, edema e eritema. A periodontite distingue-se da gengivite pela destruição clinicamente detectável dos

316 PARTE 3 Interpretação

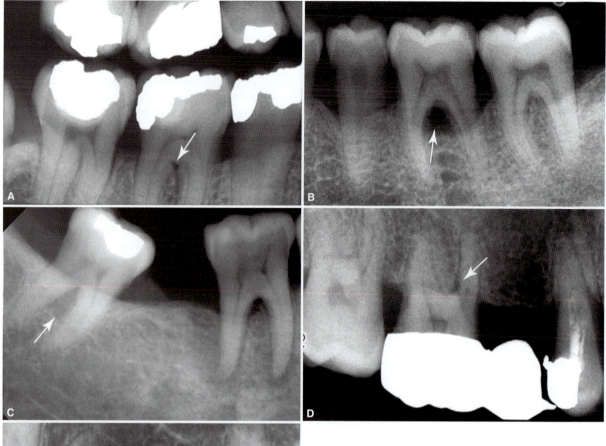

Figura 20.15 A. Imagem periapical revelando comprometimento muito precoce da furca de um molar mandibular caracterizado por discreto alargamento do espaço do ligamento periodontal (LPD) na região de furca (*seta*). **B.** Imagem periapical revelando uma lesão radiotransparente profunda dentro da região de furca (*seta*) resultante da perda de osso na região de furca e nas placas corticais vestibular e lingual. **C.** Grande defeito de furca associado ao terceiro molar inferior direito, que é menos facilmente visualizado devido à sobreposição pelo rebordo oblíquo externo. Há também uma lesão endodôntico-periodontal combinada do primeiro molar (*seta*). **D.** A angulação dessa vista periapical de um primeiro molar superior projetou a raiz palatina para longe da região de trifurcação, revelando um alargamento precoce do espaço do ligamento periodontal (LPD) da furca (*seta*). **E.** Exemplo de uma lesão radiotransparente em forma de "J" invertida (*seta*) resultante da destruição óssea que se estende para a região de trifurcação de um primeiro pré-molar superior de três raízes.

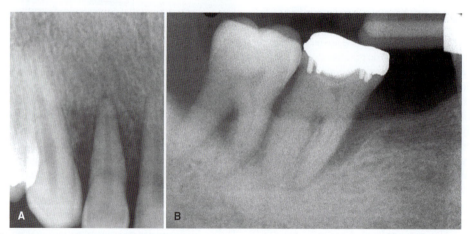

Figura 20.16 A. Exemplo de uma reação principalmente radiotransparente ao redor deste incisivo lateral superior. As trabéculas em direção à crista alveolar na face mesial e distal do dente são pouco perceptíveis e os espaços medulares são aumentados. **B.** Imagem periapical revelando uma reação óssea predominantemente esclerótica, resultante da doença periodontal envolvendo os molares inferiores. As trabéculas são espessas e os espaços medulares são pouco perceptíveis.

a doença inflamatória periapical pode se estender coronariamente ao osso da crista, causando uma periodontite retrógrada. Uma lesão endodôntico-periodontal combinada aparece como um defeito ósseo angular profundo na imagem, estendendo-se ao ápice de um dente e comunicando-se com um foco concomitante de osteíte periapical e rarefacional (Figura 20.19). O defeito ósseo geralmente tem uma largura relativamente uniforme ou aumenta ligeiramente na crista alveolar, criando uma forma semelhante a funil (Figura 20.14C). As lesões endodôntico-periodontais podem afetar uma ou várias superfícies do dente, ou podem ser circunferenciais ao redor de toda a raiz. O tratamento desses defeitos é complicado e envolve terapia endodôntica e periodontal.

Traumatismo oclusal

A oclusão traumática causa alterações degenerativas no osso em resposta a forças oclusais que são maiores que as tolerâncias fisiológicas dos tecidos de suporte do dente. Essas alterações ocorrem como resultado da má adaptação em resposta a forças oclusais excessivas nos dentes ou por forças oclusais normais em um periodonto já comprometido pela perda óssea. Além dos sinais e sintomas clínicos, como aumento da mobilidade, desgaste das facetas, resposta incomum à percussão e histórico de hábitos contribuintes, há achados associados nas imagens, incluindo alargamento do espaço do ligamento periodontal, espessamento da lâmina dura, perda óssea e um aumento no número e tamanho das trabéculas. Outras sequelas de oclusão traumática podem incluir hipercementose e fraturas radiculares. A oclusão traumática isolada não causa gengivite ou periodontite, afeta a ligação epitelial ou leva à formação de bolsas. No entanto, na presença de periodontite preexistente, a perda óssea pode ser acelerada. A oclusão traumática pode ser diagnosticada de forma definitiva apenas por avaliação clínica e não apenas pelos achados de imagem.

Mobilidade dental

A ampliação do espaço do ligamento periodontal sugere mobilidade dentária, que pode resultar de traumatismo oclusal ou falta de suporte ósseo decorrente da perda óssea avançada. Se o dente afetado tiver uma única raiz, a bolsa poderá desenvolver uma forma de ampulheta. Se o dente for multirradicular, pode mostrar um alargamento do espaço do ligamento periodontal nos ápices e na região da furca. Essas mudanças podem se desenvolver quando o dente se move em torno de um eixo de rotação em algum ponto médio das raízes. Além disso, a imagem da lâmina dura pode parecer ampla e nebulosa, e mostrar densidade aumentada.

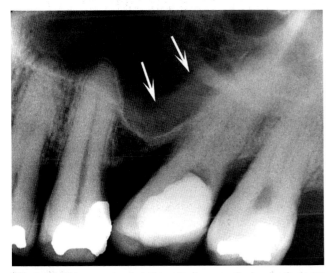

Figura 20.17 Imagem periapical revelando mucosite localizada dentro do seio maxilar (*setas*) imediatamente adjacente a um defeito periodontal vertical.

QUADRO 20.2 Classificação de doença periodontal.

I. Saúde periodontal, doenças gengivais e condições
   a. Saúde periodontal e saúde gengival
   b. Gengivite: induzida por biofilme dentário
   c. Doenças gengivais: indução de biofilme não dentário
II. Periodontite
   a. Doenças periodontais necrosantes
      i. Gengivite necrosante
      ii. Periodontite necrosante
      iii. Estomatite necrosante
   b. Periodontite
      i. Estágios
         1. Estágio I: periodontite inicial
         2. Estágio II: periodontite moderada
         3. Estágio III: periodontite grave com potencial para perda adicional de dentes
         4. Estágio IV: periodontite grave com potencial para perda da dentição
      ii. Extensão e distribuição: localizada; generalizada; distribuição molar-incisivo
      iii. Graus: evidência ou risco de progressão rápida, resposta antecipada ao tratamento
         1. Grau A: taxa de progressão lenta
         2. Grau B: taxa de progressão moderada
         3. Grau C: taxa de progressão rápida
   c. Periodontite como manifestação de doença sistêmica
III. Outras condições que afetam o periodonto
   a. Doenças ou condições sistêmicas que afetam o sistema de suporte periodontal
   b. Abscessos periodontais e lesões endodôntico-periodontais
   c. Deformidades e condições mucogengivais
   d. Forças oclusais traumáticas
   e. Fatores relacionados ao dente e à prótese

Modificado de Canton JG, Armitage G, Berglundh T et al. A new classification scheme for periodontal and peri-implant diseases and conditions–Introduction and key changes from the 1999 classification. *J Periodontol* 2018;89(1):S1-S8.

TABELA 20.1 Classificação de periodontite.

Estágio da periodontite		I	II	III	IV
Gravidade	Perda óssea radiográfica	Terço coronário da raiz (< 15%)	Terço coronário da raiz (15 a 33%)	Estendendo-se ao terço médio da raiz e além	Estendendo-se ao terço médio da raiz e além
Complexidade	Local	Profundidade máxima de sondagem ≤ 4 mm que é principalmente perda óssea horizontal	Profundidade máxima de sondagem ≤ 5 mm que é principalmente perda óssea horizontal	Complexidade do estágio II e: profundidade de sondagem ≥ 6 mm; perda óssea vertical ≥ 3 mm; furcas classe II ou III; defeito de crista moderado	Complexidade de estágio III e: grave defeito de crista e < 20 dentes remanescentes (10 pares opostos)

Modificada de Papapanou PN, Sanz M Buduneli N et al. Periodontitis: Consensus report of workgroup 2 of the 2017 World Workshop on the Classification of Periodontal and Peri-Implant Diseases and Conditions. *J Periodontol* 2018; 89(1):S173-S182.

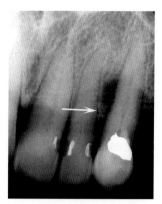

Figura 20.18 Exemplo de abscesso periodontal relacionado ao canino maxilar; observe a área bem definida da perda óssea sobre a região do núcleo superior do dente e estendendo-se em direção mesial para o incisivo lateral. Parece haver uma camada de osso (*seta*) separando a área de destruição óssea da crista do processo alveolar.

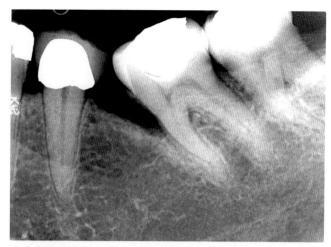

Figura 20.20 O segundo molar inclinou-se mesialmente após a perda do primeiro molar, criando um alinhamento dentário anormal que era difícil para o paciente manter, levando à doença periodontal localizada. Observe o cálculo na superfície mesial do segundo molar. A coroa no segundo pré-molar foi construída com um contorno distal alargado para impedir mais inclinação do molar.

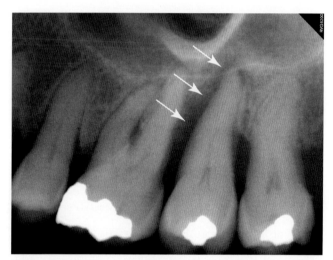

Figura 20.19 Lesão endodôntico-periodontal combinada. Existe um defeito ósseo angular que se estende por toda a extensão da superfície mesial do segundo molar, da crista até o ápice (*setas*).

periodontal. O cálculo é mais comumente visto em associação aos incisivos inferiores, mas pode ser localizado em qualquer superfície ou generalizado em toda a dentição. Outros fatores relacionados aos dentes locais incluem pérolas do esmalte e projeções do esmalte cervical, que são formações de esmalte aberrantes mais comumente encontradas nas regiões de furca de dentes multirradiculares. Essas anomalias alteram a ligação periodontal ao dente e criam locais propícios ao acúmulo de biofilme e à degradação periodontal. Restaurações defeituosas com margens salientes ou mal contornadas também podem levar ao acúmulo de placa devido à dificuldade de limpeza em torno delas, proporcionando um ambiente em que a doença periodontal pode se desenvolver (Figura 20.22).

Contatos abertos

Quando as superfícies mesial e distal dos dentes adjacentes não estão em contato, o paciente tem um contato aberto. Contatos abertos são associados a locais de doença periodontal mais do que contatos fechados. Um contato aberto pode ser perigoso para o periodonto, devido ao potencial de que detritos alimentares sejam retidos na abertura. As partículas de alimento presas podem danificar o tecido mole e induzir uma resposta inflamatória e contribuir para o desenvolvimento da doença periodontal crônica localizada. Situações potenciais semelhantes, nas quais a doença periodontal pode se desenvolver, são discrepâncias na altura de duas cristas marginais adjacentes ou dentes inclinados (Figura 20.20). O alinhamento anormal dos dentes não causa doença periodontal, mas, novamente, proporciona um ambiente em que a doença pode se desenvolver como resultado da dificuldade em manter uma higiene bucal adequada.

Fatores e agentes irritativos locais

Outros fatores locais que são evidentes em uma imagem podem fornecer um ambiente em que a doença periodontal se desenvolve ou pode agravar a doença periodontal existente. Por exemplo, depósitos de cálculo (Figura 20.21) podem impedir a limpeza efetiva de um sulco e levar à formação de placa aumentada e à progressão da doença

OUTROS MODIFICADORES DA DOENÇA PERIODONTAL

O diabetes melito é uma doença comum e um fator de risco conhecido para a periodontite, e o controle glicêmico no diabetes é prejudicado pela inflamação periodontal. Existe, portanto, uma relação sistêmica de mão dupla entre essas doenças. Diabetes descontrolado pode resultar em quebra de proteínas, alterações vasculares degenerativas, diminuição da resistência à infecção e aumento da gravidade das infecções. Consequentemente, os pacientes com diabetes não controlado estão mais dispostos ao desenvolvimento da doença periodontal do que os indivíduos com metabolismo normal da glicose. Pacientes com diabetes descontrolado e doença periodontal também mostram reabsorção mais grave e rápida dos processos alveolares e são mais propensos ao desenvolvimento de abscessos periodontais. Em pacientes cujo diabetes esteja sob controle, a doença periodontal responde normalmente ao tratamento tradicional.

A infecção pelo HIV e a síndrome da imunodeficiência adquirida (AIDS) são outro modificador da doença periodontal. A incidência e a gravidade da doença periodontal são elevadas em pacientes com HIV/AIDS. Nesses indivíduos, o processo da doença é caracterizado por uma rápida progressão que leva ao sequestro ósseo e à perda de vários dentes. Esses pacientes podem não responder à terapia periodontal padrão.

A alta dose de irradiação para os tecidos orais como tratamento para condições malignas na cabeça e pescoço pode ter um efeito prejudicial sobre o periodonto. A radioterapia no complexo maxilomandibular resulta em ossos hipovasculares, hipocelulares e hipóxicos.

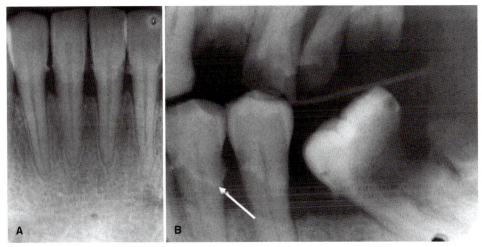

Figura 20.21 O cálculo pode ser visto como pequenos depósitos radiopacos angulares que se projetam entre superfícies interproximais dos dentes (**A**) ou como bandas radiopacas através das raízes representando acumulação circunferencial (*seta* em **B**).

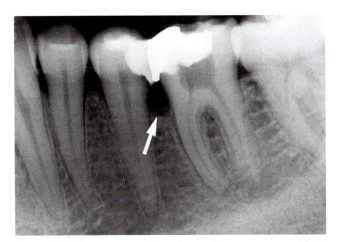

Figura 20.22 Estas restaurações salientes forneceram um ambiente adequado para o acúmulo de placa e subsequente perda óssea periodontal localizada (*seta*).

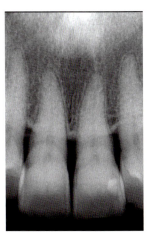

Figura 20.23 Exemplo de um caso em que o córtex interproximal da crista alveolar se formou novamente após terapia periodontal bem-sucedida.

Esse osso pode ser menos capaz de remodelar e ser mais suscetível a infecções, resultando em uma rápida perda óssea que é indistinguível das características da doença periodontal observadas nos exames de imagem. Dentes que foram expostos a campos de radiação de alta dose demonstraram maiores recessão, perda de inserção e mobilidade do que dentes na mesma boca que não estavam dentro do campo.

AVALIAÇÃO DA TERAPIA PERIODONTAL

Ocasionalmente, sinais de tratamento bem-sucedido da doença periodontal são visíveis nas imagens pós-tratamento. O restabelecimento do córtex da crista interproximal (Figura 20.23) e o ângulo da linha aguda entre o córtex e a lâmina dura são bons indicadores da estabilização da doença, embora esses sinais não sejam vistos em todos os pacientes. As margens relativamente radiotransparentes do osso que estavam sofrendo reabsorção ativa antes do tratamento podem se tornar mais escleróticas (radiopacas) após o sucesso da terapia. Em alguns casos, pode ter havido perda mineral considerável do osso esponjoso (aparecendo radiotransparente), de modo que o osso não é aparente na imagem. O sucesso do tratamento pode resultar em remineralização, fazendo com que o osso se torne visível na imagem, dando a falsa impressão de que o osso realmente se transformou em defeitos periodontais. Os clínicos devem estar conscientes do fato de que a angulação do feixe e a exposição à radiografia podem afetar a visibilidade das cristas alveolares. Imagens sequenciais feitas com diferentes angulações de feixes podem dar a falsa impressão de que o osso "cresceu" nos defeitos periodontais. Uma exposição excessiva à radiografia aumenta a densidade da imagem (mais escura), e ossos finos como a crista alveolar podem não ser aparentes, dando a falsa impressão de que o osso foi reabsorvido. Alternativamente, imagens claras podem dar a falsa impressão de crescimento ósseo. Em muitos casos, não há mudanças aparentes nas imagens após o tratamento bem-sucedido. Além disso, as imagens intraorais não revelam a eliminação terapêutica de bolsas periodontais de tecido mole; portanto, a cura é mais bem avaliada clinicamente.

INTERPRETAÇÃO DIFERENCIAL

A maioria dos casos de perda óssea ao redor dos dentes é causada pelas doenças periodontais. Este fato pode tornar o clínico menos sensível a outras doenças com manifestações semelhantes que devem ser sempre consideradas no diagnóstico diferencial. Ocasionalmente, doenças mais graves passam despercebidas ou são reconhecidas tardiamente. O sinal clínico mais provável de uma doença que não a doença periodontal é a presença de um ou poucos dentes soltos adjacentes quando o resto da boca não apresenta sinais de doença periodontal. A suspeita deve ser aumentada se a destruição óssea não tiver o padrão ou a morfologia normalmente associados à doença periodontal.

A doença periodontal origina-se no sulco gengival na crista alveolar e progride ao longo do periodonto, contra o dente afetado. Assim, a perda óssea causada por doença periodontal, como defeitos verticais, deve parecer maior no aspecto coronal e menos grave na borda anterior apicalmente. Essa aparência difere de outras doenças, que podem destruir o osso de suporte em um padrão mais disseminado ou invasivo.

As neoplasias malignas – em particular, o carcinoma de células escamosas – envolvendo o processo alveolar podem imitar o surgimento da doença periodontal. E ocasionalmente a neoplasia maligna é tratada como doença periodontal, resultando em um atraso no diagnóstico e tratamento (Figura 20.24A). Essa malignidade pode exibir características na imagem que sugerem sua verdadeira natureza, como extensa destruição óssea de uma região localizada além do periodonto, ou características invasivas (ver Capítulo 26). O alargamento irregular do espaço do ligamento periodontal ao longo de todo o seu comprimento, com uma periferia áspera ou irregular, e a destruição da lâmina dura são sugestivos de infiltração por uma doença maligna, em vez de doença periodontal. Em alguns casos, o carcinoma de células escamosas pode mimetizar a doença periodontal, e apenas as características clínicas da lesão e a incapacidade de responder ao tratamento indicam a presença de malignidade.

Qualquer lesão que resulte em destruição óssea com bordas mal definidas e sem resposta óssea periférica (esclerose) deve ser vista com suspeita. Outra doença a ser considerada é a histiocitose das células de Langerhans (Figura 20.24B). Muitas vezes, esta doença pode se manifestar como regiões únicas ou múltiplas de destruição óssea ao redor das raízes dos dentes, semelhante à doença periodontal. A aparência de "dentes flutuando no espaço" pode parecer similar à periodontite grave. Além disso, na histiocitose, o epicentro da destruição óssea se dá no nível médio do dente e não na crista, o que pode dar às lesões precoces uma aparência de "colher de pegar sorvete", com a crista alveolar menos reabsorvida ou mesmo intacta (ver Capítulo 26).

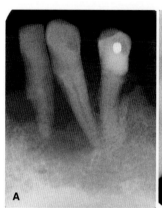
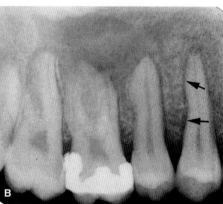
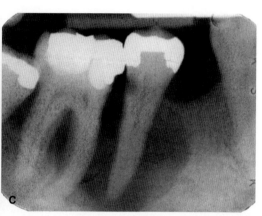

Figura 20.24 A. Imagem periapical de um caso de carcinoma de células escamosas envolvendo o processo alveolar da mandíbula; observe a destruição óssea irregular. **B.** Imagem periapical de um tumor maligno que se estende do seio maxilar até o processo alveolar e invade o espaço do ligamento periodontal dos dentes adjacentes. Observe o alargamento irregular (*setas*). **C.** Imagem periapical de histiocitose de células de Langerhans demonstrando uma lesão com destruição do processo alveolar. Observe o epicentro na região mediana da raiz em vez da crista alveolar, como visto na doença periodontal.

BIBLIOGRAFIA

Características clínicas das doenças periodontais
Herrera C, González I, Sanz M. The periodontal abscess (I): clinical and microbiological findings. *J Clin Periodontol.* 2000;27:387–394.
Newman MG, Takei HH, Klokkevold PR, et al. *Carranza's Clinical Periodontology.* Philadelphia: Saunders; 2006.
Walsh TF, al-Kohail OS, Fosam EB. The relationship of bone loss observed on panoramic radiographs with clinical periodontal screening. *J Clin Periodontol.* 1997;24:153–157.

Classificação
Canton JG, Armitage G, Berglundh T, et al. A new classification scheme for periodontal and peri-implant diseases and conditions—Introduction and key changes from the 1999 classification. *J Periodontol.* 2018;89(suppl 1):S1–S8.
Papapanou PN, Sanz M, Buduneli N, et al. Periodontitis: Consensus report of workgroup 2 of the 2017 World Workshop on the Classification of Periodontal and Peri-Implant Diseases and Conditions. *J Periodontol.* 2018;89(1):S173–S182.

Doença sistêmica
Knight ET, Liu J, Seymour GJ, et al. Risk factors that may modify the innate and adaptive immune responses in periodontal diseases. *Periodontol 2000.* 2016;71:22–51.
Emrich LJ, Shlossman M, Genco RJ. Periodontal disease in non-insulin-dependent diabetes mellitus. *J Periodontol.* 1991;62:123–131.
Epstein JB, Lunn R, Le N, et al. Periodontal attachment loss in patients after head and neck radiation therapy. *Oral Surg Oral Med Oral Pathol Oral Radiol Endod.* 1998;86:673–677.
Farzim I, Edalat M. Periodontosis with hyperkeratosis palmaris and plantaris (the Papillon-Lefèvre syndrome): a case report. *J Periodontol.* 1974;45:316–318.
Nelson RG, Schlossman M, Budding LM, et al. Periodontal diseases and NIDDM in Pima Indians. *Diabetes Care.* 1990;13:8 36–840.
Rateitschak-Plüss EM, Schroeder HE. History of periodontitis in a child with Papillon-Lefèvre syndrome: a case report. *J Periodontol.* 1984;55:35–46.
Winkler JR, Grassi M, Murray PA. Clinical description and etiology of HIV-associated periodontal disease. In: Robinson PB, Greenspan JS, eds. *Prospectus on Oral Manifestations of AIDS.* Littleton, MA: PSG Publishing; 1988.

Epidemiologia
Eke PI, Dye BA, Wei L, et al. Update on prevalence of periodontitis in adults in the United States: NHANES 2009 to 2012. *J Periodontol.* 2015;86(5):611–622.
Melvin WL, Sandifer JB, Gray JL. The prevalence and sex ratio of juvenile periodontitis in a young racially mixed population. *J Periodontol.* 1991;62:330–334.
Papapanou PN. Periodontal diseases: epidemiology. *Ann Periodontol.* 1996;1:1–36.
Position paper: epidemiology of periodontal diseases. American Academy of Periodontology. *J Periodontol.* 1996;67:935–945.

Etiologia
Bimstein E, Garcia-Godoy F. The significance of age, proximal caries, gingival inflammation, probing depths, and the loss of lamina dura in the diagnosis of alveolar bone loss in the primary molars. *ASDC J Dent Child.* 1994;61:125–128.

Page RC, Offenbacher S, Schroeder HE, et al. Advances in the pathogenesis of periodontitis: summary of developments, clinical implications and future directions. *Periodontol 2000*. 1997;14:216–248.

Salvi GE, Lawrence HP, Offenbacher S, et al. Influence of risk factors on the pathogenesis of periodontitis. *Periodontol 2000*. 1997;14:173.

Schwartz Z, Goultschin J, Dean DD, et al. Mechanisms of alveolar bone destruction in periodontitis. *Periodontol 2000*. 1997;14:158.

Van Dyke TE, Serhan CN. Resolution of inflammation: a new paradigm for the pathogenesis of periodontal diseases. *J Dent Res*. 2003;82:82–90.

Imagem de tomografia computadorizada de feixe cônico

Mol A, Balasundaram A. In vitro cone beam computed tomography imaging of periodontal bone. *Dentomaxillofac Radiol*. 2008;37:319–324.

Vandenberghe B, Jacobs R, Yang J. Detection of periodontal bone loss using digital intraoral and cone beam computed tomography images: an in vitro assessment of bony and/or infrabony defects. *Dentomaxillofac Radiol*. 2008;37:252–260.

Walter C, Weiger R, Zitzmann NU. Accuracy of three-dimensional imaging in assessing maxillary molar furcation involvement. *J Clin Periodontol*. 2010;37:436–441.

Manifestações radiográficas

Gutteridge DL. The use of radiographic techniques in the diagnosis and management of periodontal diseases. *Dentomaxillofac Radiol*. 1995;24:107–113.

Jeffcoat MK, Wang IC, Reddy MS. Radiographic diagnosis in periodontics. *Periodontol 2000*. 1995;7:54–68.

Khocht A, Zohn H, Deasy M, et al. Screening for periodontal disease: radiographs vs PSR. *J Am Dent Assoc*. 1996;127:749–756.

Koral SM, Howell TH, Jeffcoat MK. Alveolar bone loss due to open interproximal contacts in periodontal disease. *J Periodontol*. 1981;52:447–450.

Mann J, Pettigrew J, Beideman R, et al. Investigation of the relationship between clinically detected loss of attachment and radiographic changes in early periodontal disease. *J Clin Periodontol*. 1985;12:247–253.

Nielsen IM, Glavind L, Karring T. Interproximal periodontal intrabony defects: prevalence, localization, and etiological factors. *J Clin Periodontol*. 1980;7:187–198.

Rams TE, Listgarten MA, Slots J. Utility of radiographic crestal lamina dura for predicting periodontitis disease activity. *J Clin Periodontol*. 1994;21:571–576.

Waite IM, Furniss JS, Wong WM. Relationship between clinical periodontal condition and the radiological appearance at first molar sites in adolescents: a 3-year study. *J Clin Periodontol*. 1994;21:155–160.

Subtração radiográfica

Eickholz P, Hausmann E. Evidence for healing of periodontal defects 5 years after conventional and regenerative therapy: digital subtraction and bone level measurements. *J Clin Periodontol*. 2002;29:922–928.

Técnica radiográfica

Scarfe WC, Azevedo B, Pinheiro LR, et al. The emerging role of maxillofacial radiology in the diagnosis and management of patients with complex periodontitis. *Periodontol 2000*. 2017;74:116–139.

Bragger I. Radiographic diagnosis of periodontal disease progression. *Curr Opin Periodontol*. 1996;3:59–67.

Gröndahl K, Gröndahl HG, Webber RL, et al. Influence of variations in projection geometry on the detectability of periodontal bone lesions: a comparison between subtraction radiography and conventional radiographic technique. *J Clin Periodontol*. 1984;11:411–420.

Pepelassi EA, Diamanti-Kipioti A. Selection of the most accurate method of conventional radiography for the assessment of periodontal osseous destruction. *J Clin Periodontol*. 1997;24:557–567.

Reed B, Polson A. Relationships between bitewing and periapical radiographs in assessing crestal alveolar bone levels. *J Periodontol*. 1984;55:22–27.

Zaki HA, Hoffmann KR, Hausmann E, et al. Is radiologic assessment of alveolar crest height useful to monitor periodontal disease activity? *Dent Clin North Am*. 2015;59:859–872.

Traumatismo oclusal

Burgett FG. Trauma from occlusion: periodontal concerns. *Dent Clin North Am*. 1995;39:301–311.

Wank GS, Kroll YJ. Occlusal trauma: an evaluation of its relationship to periodontal prostheses. *Dent Clin North Am*. 1981;25:511–532.

21

Anomalias Dentárias

Aditya Tadinada e Anitha Potluri

As anomalias dentárias podem se desenvolver de várias maneiras e são amplamente classificadas como congênitas desenvolvimentais ou adquiridas. Anomalias congênitas são tipicamente herdadas geneticamente, e anomalias de desenvolvimento ocorrem durante a formação de um dente ou dentes. Essas anomalias podem incluir variações no número normal, tamanho, morfologia ou padrão eruptivo dos dentes. Anomalias adquiridas resultam de alterações nos dentes após a formação normal. Dentes que formam raízes anormalmente curtas podem representar anomalias congênitas ou de desenvolvimento, enquanto o encurtamento das raízes dentárias normais por reabsorção externa representa uma mudança adquirida.

ALTERAÇÕES DE DESENVOLVIMENTO

NÚMERO DE DENTES

Dentes supranumerários

Mecanismo da doença. Dentes que se desenvolvem além do complemento normal como resultado do excesso de lâmina dentária nas maxilas são referidos como dentes supranumerários ou suplementares, ou paradentários. O dente ou dentes que se desenvolvem podem ser morfologicamente normais ou anormais. Quando dentes supranumerários têm características morfológicas normais, o termo **complementar** é, algumas vezes, usado. Os dentes supranumerários presentes entre os incisivos centrais superiores são denominados ***mesiodens***, aqueles presentes na área de pré-molares são peridentários, e aqueles presentes na área de molares são chamados distomolares ou paramolares. Estudos recentes em animais sugerem uma etiologia genética para o desenvolvimento de dentes supranumerários – especificamente, os papéis que sinalizam moléculas como proteína morfogenética óssea (BMP; do inglês, *bone morphogenetic protein*) e fator de crescimento de fibroblastos (FGF; do inglês, *fibroblast growth factor*), e vias de sinalização, que incluem sinalizadores *hedgehog* (SHH) e via de sinalização da Wint (Wnt). Os mecanismos exatos pelos quais essas moléculas atuam (p. ex., regulação positiva ou negativa das vias), no entanto, ainda permanecem incertos.

Características clínicas. Os dentes supranumerários ocorrem em 1 a 4% da população e são facilmente identificáveis pela contagem e registro de todos os dentes nos maxilares. Dentes supranumerários podem ter uma incidência maior em populações asiáticas e indígenas, e ocorrem duas vezes mais em homens. Embora dentes supranumerários possam surgir tanto na dentição decídua quanto na dentição permanente, eles são mais comuns na dentição permanente e podem surgir em qualquer parte das mandíbulas.

Dentes supranumerários únicos são mais comuns na região anterior da maxila, onde são referidos como *mesiodens* (Figuras 21.1 a 21.3), e na região dos molares superiores (Figura 21.4), enquanto múltiplos dentes supranumerários ocorrem mais frequentemente nas regiões pré-molares, geralmente na mandíbula, e são frequentemente posicionados no aspecto lingual do processo alveolar (Figuras 21.5 e 21.6).

Dentes supranumerários geralmente são descobertos em imagens porque interferem na erupção normal do dente (Figura 21.7). Quando um dente supranumerário entra em erupção, ele geralmente irrompe fora do arco normal devido a restrições de espaço.

Características da imagem. As características das imagens do dente supranumerário são variáveis. Eles podem aparecer totalmente normais, tanto em tamanho e forma, mas também podem ser menores em tamanho em comparação com a dentição normal adjacente, ou podem ter uma forma cônica com o aspecto de um dente canino. Em casos extremos, os dentes supranumerários podem parecer extremamente deformados.

As imagens podem revelar dentes supranumerários na dentição decídua (Figura 21.8) após 3 ou 4 anos de idade quando os dentes decíduos se formaram, ou na dentição permanente de crianças maiores de 9 a 12 anos. Embora dentes supranumerários possam ser identificados inicialmente em imagens bidimensionais, como imagens periapicais, panorâmicas ou oclusais, a tomografia computadorizada de feixe cônico (CBCT, do inglês, *cone beam computed tomography*) tridimensional pode auxiliar na determinação da localização e do número de dentes supranumerários não irrompidos, patologia associada e quaisquer efeitos que possam ter sobre os dentes adjacentes e estruturas anatômicas. Deve-se tomar cuidado para revisar as imagens panorâmicas para dentes supranumerários, porque elas podem ser obscurecidas na maxila anterior pela imagem da coluna cervical, ou elas podem aparecer distorcidas se estiverem fora do plano focal.

Diagnósticos diferenciais. Vários dentes supranumerários foram associados a inúmeras síndromes geneticamente herdadas, incluindo

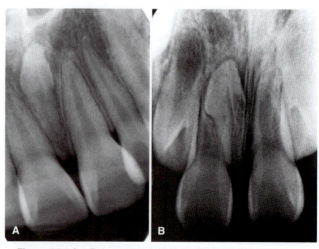

Figura 21.1 A e **B.** Imagens periapicais de mesiodens invertidos.

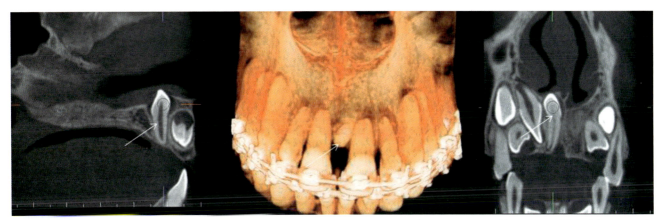

Figura 21.2 Reconstruções de tomografia computadorizada de feixe cônico mostram um dente supranumerário entre os dois incisivos centrais superiores (*seta*).

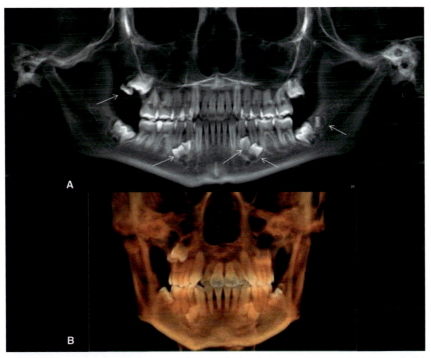

Figura 21.3 Múltiplos dentes supranumerários. **A.** Reconstrução panorâmica de tomografia computadorizada de feixe cônico (CBCT) (*setas*). **B.** Reconstrução tridimensional de um volume de CBCT.

displasia cleidocraniana (ver Capítulo 29), polipose adenomatosa familiar (síndrome de Gardner) (ver Capítulo 24) e picnodisostose.
Tratamento. O tratamento de dentes supranumerários depende de vários fatores, incluindo seu potencial efeito no desenvolvimento da dentição normal, sua posição e número e as possíveis complicações que podem resultar da intervenção cirúrgica. Se os dentes supranumerários erupcionarem, eles podem causar desalinhamento da dentição normal. O dente supranumerário que permanece nos maxilares pode causar reabsorção radicular dos dentes adjacentes e seus folículos podem desenvolver cistos dentígeros ou interferir na sequência de erupção normal. Todos esses fatores influenciam a decisão de remover um dente supranumerário ou mantê-lo em observação.

Dentes ausentes

Mecanismo da doença. As expressões referentes ao não desenvolvimento dentário incluem a ausência de um ou alguns dentes (hipodontia), a ausência de vários dentes (oligodontia) e a incapacidade de desenvolvimento de todos os dentes (anodontia). O não desenvolvimento de dentes pode ser também consequência de diversos mecanismos patológicos independentes que afetam a formação normal da lâmina dentária (p. ex., síndrome orofaciodigital), falha no desenvolvimento de um germe dentário no período correto, falta de espaço necessário devido à malformação dos ossos maxilares e/ou desproporção entre tamanhos de dentes e arcadas.
Características clínicas. A hipodontia na dentição permanente, com exceção dos terceiros molares, é encontrada em 3 a 10% da população e é mais frequentemente encontrada em populações asiáticas e indígenas. Embora a ausência de dentes decíduos seja relativamente incomum, quando há falta de um dente, é geralmente um incisivo superior. Os dentes acometidos com mais frequência são os terceiros molares, seguidos pelos segundos pré-molares (Figura 21.9), e incisivos laterais superiores e incisivos centrais inferiores. A ausência pode ser uni ou bilateral. Crianças que apresentam hipodontia tendem a ter mais de um dente ausente e envolvimento de mais de um grupo morfológico (incisivos, pré-molares e molares).

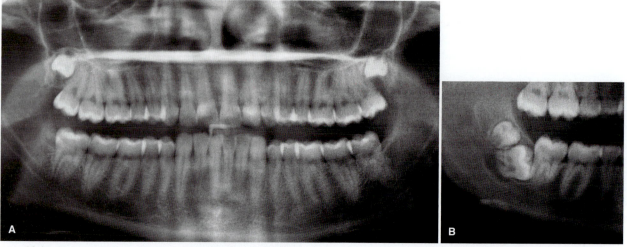

Figura 21.4 A. Exemplo de dois dentes supranumerários na área do terceiro molar superior distomolar. **B.** Exemplo na região do terceiro molar inferior. (A, Cortesia de Dr. H. Grubisa, Oakville, Ontário, Canadá.)

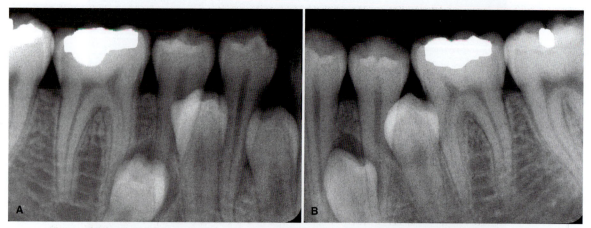

Figura 21.5 A e **B.** Imagens periapicais mostram dentes pré-molares supranumerários bilaterais (peridentário).

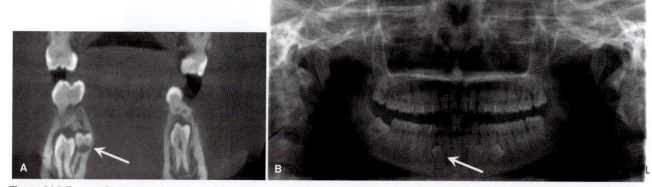

Figura 21.6 Tomografia computadorizada de feixe cônico em corte transversal (**A**) e panorâmica (**B**) de *peridens* (*setas*) se desenvolvendo na lingual do primeiro pré-molar inferior.

Características da imagem. O desenvolvimento dos dentes pode variar notavelmente entre os indivíduos. Os dentes ausentes podem ser reconhecidos pela identificação e contagem dos dentes presentes. Para alguns indivíduos, a erupção de alguns dentes pode ser retardada por vários anos após o tempo estabelecido (especialmente segundos pré-molares inferiores), enquanto os outros podem erupcionar até 1 ano após o dente contralateral.

Diagnósticos diferenciais. Um dente pode ser considerado como não formado quando não puder ser identificado clinicamente ou por meio de imagens, e quando não houver história de sua extração.

Anodontia ou oligodontia pode ocorrer em pacientes com várias condições como fissura labiopalatina e síndromes, incluindo displasia ectodérmica (Figura 21.10), trissomia 21, síndrome de Rieger e síndrome de Book.

Este grupo geneticamente diverso de anormalidades inclui 186 doenças distintas envolvendo 64 mutações genéticas. Além dos dentes ausentes, fenoticamente, estes indivíduos também podem não ter glândulas sudoríparas; tem cabelos finos; pele delicada e fina e unhas malformadas. Quando os dentes estão envolvidos, a condição pode se manifestar com vários dentes ausentes ou malformados que frequentemente têm um formato cônico ou uma diminuição notável no tamanho do dente. As displasias ectodérmicas foram subdivididas em dois grupos. O grupo A inclui entidades com anormalidades envolvendo duas ou mais das estruturas classicamente envolvidas anteriormente identificadas, enquanto o grupo B inclui anormalidades de uma destas estruturas e outra anormalidade de origem ectodérmica que pode incluir glândulas mamárias, glândula tireoide, timo, adeno-hipófise, córnea, conjuntiva, glândula lacrimal, ducto lacrimal ou glândulas meibomianas.

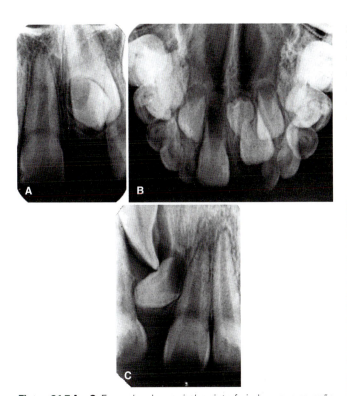

Figura 21.7 A a **C.** Exemplos de *mesiodens* interferindo com a erupção dos dentes permanentes adjacentes.

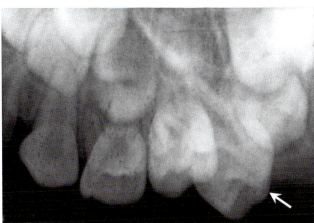

Figura 21.8 Molar decíduo supranumerário *(seta)*.

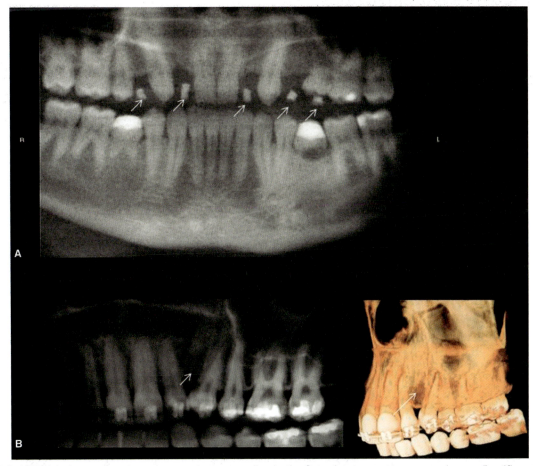

Figura 21.9 A. Múltiplos dentes ausentes em um paciente com oligodontia. *Setas brancas* mostram marcadores radiográficos para o planejamento de implantes dentários. **B.** Reconstrução panorâmica de um volume de tomografia computadorizada de feixe cônico. A *seta branca* mostra um canino maxilar esquerdo ausente.

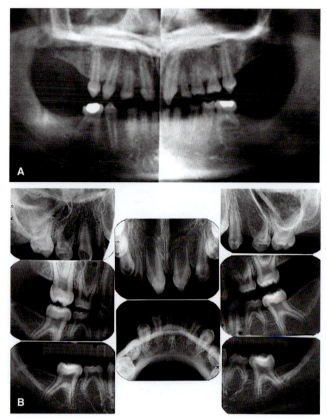

Figura 21.10 A e **B**. Dois exemplos de vários dentes ausentes e malformados na displasia ectodérmica.

Tratamento. Dentes ausentes, oclusão anormal ou alterações na aparência facial podem causar aflições psicológicas em alguns pacientes. Se o grau da hipodontia for leve, as alterações associadas também podem ser discretas e tratadas ortodonticamente. Em casos mais graves, procedimentos protéticos, restauradores e implantes osteointegrados podem ser realizados.

Tamanho dos dentes

Existe uma correlação positiva entre tamanho de dente (dimensão mesiodistal ou vestibulolingual) e altura corporal. Homens têm dentes decíduos e permanentes maiores que os das mulheres. Além dessas variações normais, entretanto, os indivíduos podem ocasionalmente ter dentes incomumente grandes ou pequenos.

Macrodontia

Mecanismo da doença. Na macrodontia os dentes são maiores que o normal; contudo, macrodontia raramente afeta toda a dentição. Frequentemente um dente único, dentes individuais contralaterais, ou um grupo de dentes pode ser envolvido (Figura 21.11). A macrodontia pode ocorrer esporadicamente, e sua causa é desconhecida. As alterações vasculares como hemangioma (surgindo de dentro do osso ou dos tecidos moles adjacentes) podem resultar em um aumento no tamanho e acelerar o desenvolvimento dos dentes adjacentes. A macrodontia também pode ocorrer em hemi-hipertrofia da face ou em gigantismo pituitário.

Características clínicas. Clinicamente, os macrodentes aparecem grandes e podem estar associados a apinhamento, má oclusão ou impactação.

Características da imagem. As imagens revelam o tamanho aumentado tanto dos dentes erupcionados quanto dos não erupcionados. Geralmente, a forma do dente é normal, mas, em alguns casos, podem apresentar discretas alterações morfológicas. O apinhamento pode causar impactação dos dentes adjacentes.

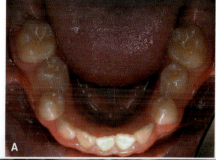
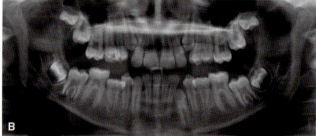

Figura 21.11 A. Fotografia clínica da macrodontia do segundo pré-molar inferior. **B.** Imagem panorâmica mostra as maiores larguras mesial/distal das coroas do dente em comparação com seus respectivos primeiros pré-molares. (Cortesia de Dr. H. Grubisa, Oakville, Ontário, Canadá.)

Diagnósticos diferenciais. O diagnóstico diferencial de um macrodente esporádico inclui geminação e fusão. Quando a fusão ocorre, a contagem dos dentes presentes revela um dente ausente. Na geminação todos os dentes podem estar presentes e normalmente há evidências de que existe uma divisão ou separação das porções coronária ou radicular do dente. A diferenciação entre essas três condições pode não influenciar o tratamento indicado. A radiografia periapical ou panorâmica é mais comumente usada para identificar essa condição.

Tratamento. A maior parte dos casos de macrodontia não requer tratamento. O tratamento ortodôntico pode ser necessário se má oclusão estiver presente.

Microdontia

Mecanismo da doença. Na microdontia os dentes são menores que o normal. Assim como na macrodontia, a microdontia pode envolver todos os dentes ou estar limitada a um único elemento ou a um grupo específico de dentes. Frequentemente, os incisivos laterais e terceiros molares podem ser menores. A microdontia generalizada é extremamente rara, embora ocorra em pacientes com nanismo hipofisário. Os dentes supranumerários também podem ser microdentes.

Características clínicas. Os dentes envolvidos são notadamente pequenos e podem ter morfologia alterada. Os molares microdentes podem ter forma alterada. Por exemplo, os molares inferiores podem ter quatro cúspides em vez de cinco, e molares superiores podem ter quatro cúspides em vez de três (Figura 21.12). Os incisivos laterais microdentes podem ser cônicos (Figura 21.13).

Características da imagem. Esses dentes pequenos frequentemente são malformados.

Diagnósticos diferenciais. O reconhecimento de dentes pequenos determina o diagnóstico. O número e a distribuição dos microdentes podem, também, sugerir síndromes (p. ex., doenças cardíacas congênitas do coração, progeria).

Tratamento. O tratamento protético ou restaurador pode ser considerado para criar um dente de aspecto normal, especialmente ao analisarmos preocupações estéticas nos dentes anteriores.

CAPÍTULO 21 Anomalias Dentárias 327

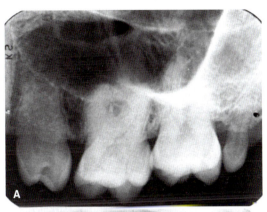

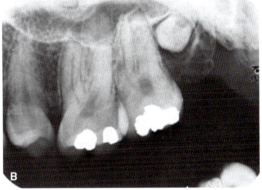

Figura 21.12 A e **B.** Imagens periapicais mostram uma redução no tamanho como no número de cúspides na microdontia dos terceiros molares superiores.

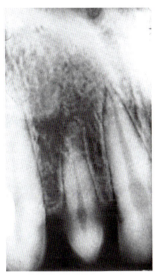

Figura 21.13 Deformidade cônica em microdontia de um incisivo lateral superior.

Irrupção dos dentes

Transposição

Mecanismo da doença. A transposição é a condição em que dois dentes tipicamente adjacentes têm posições trocadas no arco dentário.

Características clínicas. Os dentes mais frequentemente transpostos são o canino permanente e o primeiro pré-molar. Os segundos pré-molares dificilmente erupcionam entre os primeiros e segundos molares. A transposição dos incisivos laterais e centrais é rara. A transposição pode acontecer concomitantemente com a hipodontia, com dentes supranumerários ou com a retenção prolongada de dentes decíduos. Na dentição decídua a transposição ainda não foi relatada.

Características da imagem. As imagens mostram a transposição quando os dentes não estão em sua sequência normal no arco (Figura 21.14). Panorâmica e a imagem em CBCT podem auxiliar na determinação das posições e localizações desses dentes.

Diagnósticos diferenciais. Dentes em transposição, em geral, são facilmente reconhecidos.

Tratamento. Os dentes com transposição são, de um modo geral, modificados proteticamente para melhorar a função e a estética.

Alteração morfológica dos dentes

Fusão

Mecanismo da doença. A fusão dos dentes resulta da união de germes dentários adjacentes de dentes em desenvolvimento. Alguns autores acreditam que a fusão acontece quando dois germes dentários se formam tão próximos entre si que, conforme se desenvolvem, entram em contato e se fundem antes que ocorra a calcificação. Outros autores alegam que uma força física ou pressão produzida nos germes durante o processo de desenvolvimento leva ao contato de germes dentários adjacentes. Homens e mulheres apresentam fusão na mesma proporção; a incidência é maior em populações asiáticas e indígenas.

Características clínicas. A fusão resulta em um número reduzido de dentes no arco. Embora a fusão seja mais comum na dentição decídua, ela também pode ocorrer na dentição permanente. Quando um canino e um incisivo lateral decíduos se fundem, o incisivo lateral permanente correspondente pode não existir. A fusão é mais comum em dentes anteriores de ambas as dentições, decídua e permanente (Figura 21.15). A fusão pode ser total ou parcial, dependendo do estágio de odontogênese e da proximidade dos dentes em desenvolvimento. O resultado pode variar desde um único dente, de tamanho aproximadamente normal, até um dente com quase o dobro do tamanho normal. As coroas dos dentes fusionados normalmente parecem ser grandes e únicas, embora possa ocorrer uma coroa bífida ou um sulco cervicoincisal de diferentes profundidades.

Características da imagem. Imagens periapicais, ou CBCT de campo de visão (FOV; do inglês, *field of view*) pequeno ou limitado, serão úteis para revelar formas ou tamanhos incomuns dos dentes fundidos. As verdadeiras natureza e extensão da união são frequentemente mais evidentes na imagem do que no exame clínico. Os dentes fusionados também podem apresentar uma configuração incomum da câmara pulpar ou canal radicular.

Diagnósticos diferenciais. Os diagnósticos diferenciais para dentes fusionados incluem a geminação e a macrodontia. A fusão pode ser diferenciada da geminação quando há um dente a menos, exceto no caso incomum em que um dente normal e um dente supranumerário se fundiram. A diferenciação é normalmente acadêmica porque há poucas diferenças no tratamento oferecido.

Tratamento. O tratamento de um caso de fusão depende de quais dentes estão envolvidos, do grau de fusão e da morfologia observada. Se os dentes afetados forem decíduos, eles podem permanecer na arcada da forma como estão. Caso o cirurgião-dentista decida pela extração, é importante determinar, em primeiro lugar, se o dente permanente está presente. Nos casos de fusão de dentes permanentes, as coroas fusionadas podem ser modificadas com restaurações que mimetizam duas coroas independentes. A morfologia de dentes fusionados exige exame radiológico antes que os dentes sejam restaurados. O tratamento endodôntico pode ser necessário, mas talvez seja difícil ou impossível se os canais radiculares apresentarem formato incomum. Em alguns casos, é mais seguro deixar os dentes sem intervenção clínica.

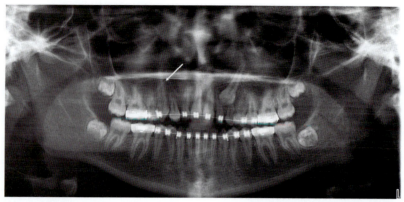

Figura 21.14 Imagem panorâmica demonstrando a transposição bilateral dos caninos (*setas*) superiores e primeiros pré-molares.

Concrescência

Mecanismo da doença. A concrescência ocorre quando as raízes de dois ou mais dentes primários ou permanentes estão fusionadas pelo cemento. Embora a causa ainda seja desconhecida, muitos autores suspeitam que restrição de espaço durante o desenvolvimento, traumatismo local, força oclusal excessiva ou infecção local após o desenvolvimento dentário possam desempenhar um papel importante. Se a condição ocorrer durante o desenvolvimento, é algumas vezes referida como concrescência verdadeira. Se a condição ocorrer mais tarde, é referida como concrescência adquirida.

Características clínicas. Os molares superiores são os dentes envolvidos com maior frequência, especialmente o terceiro molar e um dente supranumerário. Dentes envolvidos podem não erupcionar ou irromper incompletamente. Ambos os sexos são igualmente afetados.

Características da imagem. O exame de imagem nem sempre distingue entre concrescência e dentes que estão em íntimo contato ou simplesmente sobrepostos (Figura 21.16). Quando existir a suspeita dessa condição em uma imagem e a extração de um dos dentes estiver sendo cogitada, radiografias intraorais adicionais feitas em ângulos diferentes ou imagens CBCT podem ser obtidas para delinear melhor a condição do caso.

Diagnósticos diferenciais. De um modo geral, é impossível determinar com total segurança se os dentes, cujas imagens das raízes estejam sobrepostas, estão realmente unidos entre si. Caso as raízes estejam unidas, pode não ser possível dizer se a união é pelo cemento ou pela dentina (fusão). A este respeito, a ausência de um espaço do ligamento periodontal entre as raízes pode ser útil.

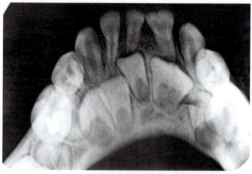

Figura 21.15 Fusão dos incisivos central e lateral em ambas as dentições primária e permanente. Observe a redução no número de dentes e o aumento da largura da massa de dente fusionada.

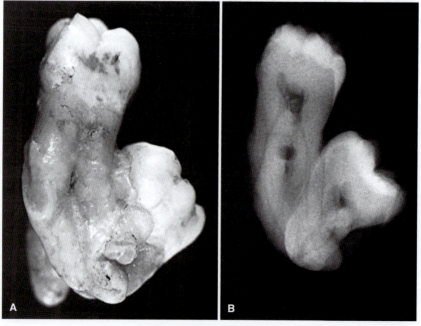

Figura 21.16 A. Concrescência ocorre quando dois dentes são unidos por cemento. **B.** A extração de um dente pode resultar na remoção não pretendida do segundo, porque a ponte de cemento pode não ser bem observada. (Cortesia de Dr. R. Kienholz, Dallas, TX.)

Tratamento. A concrescência interfere no tratamento somente quando é tomada a decisão de remover um ou ambos os dentes envolvidos, porque esta condição complica a extração. O profissional deve alertar o paciente de que a tentativa de extração de um só dente pode resultar na remoção simultânea e não intencional do outro.

Geminação

Mecanismo da doença. A geminação é uma anomalia rara que surge quando o botão dentário único tenta se dividir. A consequência pode ser uma invaginação da coroa com divisão parcial ou, em casos raros, com divisão completa através da coroa e raiz, formando estruturas idênticas. A completa geminação resulta em um dente normal e um dente supranumerário no arco. A causa de geminação é desconhecida, mas alguma evidência sugere que tenha caráter genético.

Características clínicas. Embora a geminação possa ocorrer nas dentições permanente e decídua, ela mais frequentemente afeta os dentes primários, geralmente na região do incisivo. Pode ser detectada clinicamente depois da erupção do dente alterado. A frequência em homens e mulheres é aproximadamente a mesma. O esmalte ou a dentina dos dentes geminados podem ser hipoplásicos ou hipocalcificados.

Características da imagem. As imagens revelam a forma alterada dos tecidos duros e da câmara pulpar dos dentes geminados. Múltiplas imagens periapicais feitas a partir de diferentes ângulos, imagens panorâmicas ou tomografia computadorizada (CBCT) podem auxiliar no diagnóstico. Um esmalte radiopaco contorna os sulcos e as invaginações das coroas e os acentua. A câmara pulpar é normalmente única e aumentada, podendo estar parcialmente dividida (Figuras 21.17 e 21.18). Nos raros casos de geminação em pré-molares, a imagem do dente é semelhante à de um molar com a coroa aumentada e duas raízes.

Diagnósticos diferenciais. O diagnóstico diferencial da geminação é a fusão. Se o dente malformado é contado como 1, indivíduos com geminação têm uma contagem de dentes normal, enquanto os indivíduos com fusão têm um dente a menos.

Tratamento. Um dente geminado na região anterior pode comprometer a estética do arco e o comprimento do mesmo. Áreas hipoplásicas e de invaginação ou áreas de separação coronária representam locais mais suscetíveis à cárie e que podem, com o passar do tempo, resultar em inflamação pulpar. Dentes afetados podem causar má oclusão e potencializar o desenvolvimento de doença periodontal. Os dentes envolvidos podem ser removidos (especialmente se forem decíduos), a(s) coroa(s) podem ser restauradas ou o dente pode ser deixado sem tratamento e ser periodicamente examinado para prevenir o surgimento de complicações futuras. Antes de o tratamento ser iniciado em um dente primário, o estado do dente permanente e a configuração dos seus canais radiculares devem ser determinados pela imagem.

Taurodontia

Mecanismo da doença. Os corpos do taurodente parecem alongados e as raízes são curtas. A câmara pulpar estende-se de uma posição normal na coroa em todo o comprimento do corpo alongado, levando a um assoalho pulpar mais apicalmente posicionado.

A taurodontia pode ocorrer em qualquer dente na dentição permanente ou primária; no entanto, é geralmente expresso nos molares e menos frequentemente nos pré-molares. O dente único ou múltiplo pode mostrar características de taurodente.

Características clínicas. Em função de corpo e raízes de dentes com taurodontia ficarem abaixo da margem alveolar, as particularidades desses dentes não são identificadas clinicamente.

Características da imagem. A morfologia distinta dos dentes com taurodontia é bem visível em imagens. A característica peculiar é a câmara pulpar alongada e a furcação mais apicalmente posicionada (Figura 21.19). As raízes e os canais radiculares são encurtados em função do corpo longo e da largura normal do dente. As dimensões da coroa são normais. Radiografias periapicais e a panorâmica auxiliam o diagnóstico.

Diagnósticos diferenciais. A imagem de um dente com taurodontia é bem característica e facilmente identificável. O molar em desenvolvimento pode se assemelhar a um dente afetado; entretanto, a identificação dos forames apicais largos e das raízes formadas de maneira incompleta ajuda no diagnóstico diferencial. A taurodontia foi relatada com maior frequência em pacientes com síndrome da trissomia do cromossomo 21.

Tratamento. Dentes com taurodontia não requerem tratamento.

Dilaceração

Mecanismo da doença. A dilaceração é um distúrbio de formação que produz uma curvatura acentuada ou suave no dente em qualquer região na coroa ou na raiz. Embora esta anomalia seja provável de desenvolvimento na natureza, um dos conceitos é que a dilaceração é o resultado de traumatismo mecânico com a parte calcificada de um dente parcialmente formado.

Características clínicas. A maior parte dos casos de dilaceração radicular não é identificada clinicamente. Se a dilaceração for tão pronunciada de modo que o dente não erupcione, a única manifestação clínica será a ausência de um dente. Essa alteração pode acometer a coroa de um dente irrompido, sendo facilmente reconhecida como uma distorção angular (Figura 21.20).

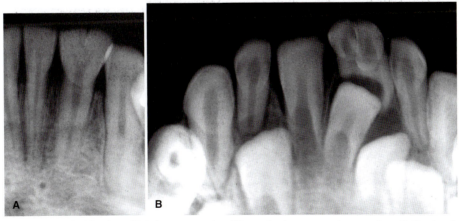

Figura 21.17 A. Geminação de um incisivo lateral inferior mostrando a bifurcação da coroa e câmara pulpar. **B.** Geminação quase completa de um incisivo lateral decíduo.

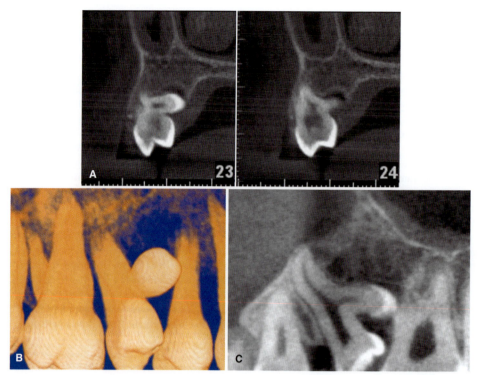

Figura 21.18 A. Geminação de um segundo pré-molar superior esquerdo nos cortes transversais. **B.** Renderização da superfície tridimensional mostrando os dentes geminados e sua associação com o pré-molar. **C.** Imagem CBCT coronal de outro caso de geminação de um segundo pré-molar. Observe o canal radicular comum. (A e B, Cortesia de Dr. B. Friedland, Cambridge, MA.)

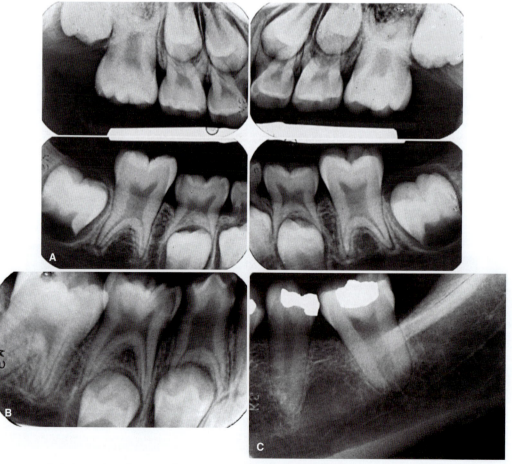

Figura 21.19 Imagens periapicais revelam câmaras pulpares aumentadas e furcações apicalmente posicionadas em primeiros molares permanentes (**A**), um primeiro molar primário (**B**) e um molar permanente (**C**).

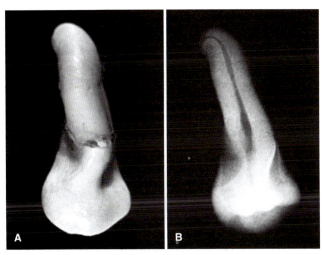

Figura 21.20 A. Dilaceração da coroa pode ser clinicamente reconhecida. **B.** Imagem do espécime em **A**. (Cortesia de Dr. R. Kienholz, Dallas, TX.)

Características da imagem. As imagens são os melhores meios para detectar uma dilaceração radicular. A condição ocorre mais frequentemente em pré-molares superiores. Um ou mais dentes podem estar afetados. Se as raízes dilaceram de forma mesial ou distal, a condição é claramente visível em uma imagem periapical (Figura 21.21). No entanto, quando as raízes estão dilaceradas na direção vestibular (bucal) ou lingual, o raio central passa aproximadamente paralelo à porção defletida da raiz, e a extremidade apical da raiz pode ter a aparência de uma área radiopaca circular ou oval com uma radiotransparência central (o forame apical e o canal radicular), dando a aparência de um "olho de boi." O espaço do ligamento periodontal em torno desta parte dilacerada pode ser visto como um halo radiotransparente circundando a área radiopaca (Figura 21.22). Em alguns casos, especialmente na maxila, a geometria da projeção pode impedir a identificação de uma dilaceração.

Diagnósticos diferenciais. Ocasionalmente, as raízes dilaceradas podem ser difíceis de ser diferenciadas de raízes fusionadas, osteíte condensante ou uma ilha óssea densa. No entanto, estas geralmente podem ser identificadas por imagens feitas em diferentes ângulos.

Tratamento. A dilaceração radicular normalmente não requer tratamento porque ela tem uma inserção óssea adequada. Se o dente precisar ser extraído por qualquer razão, a remoção pode ser complicada, especialmente se o cirurgião-dentista não tiver à mão uma imagem pré-operatória. Por sua vez, coroas dentárias dilaceradas são frequentemente restauradas com coroas protéticas unitárias para melhorar a estética e a função.

Dente Invaginado, *dens in* dente e odontoma dilatado

Mecanismo da doença. Dente invaginado, *dens in* dente e odontoma dilatado, representam graus variáveis de invaginação da superfície do esmalte em um dente. A forma menos grave desta invaginação é dente invaginado e a forma mais grave é odontoma dilatado. A invaginação pode ocorrer na área do cíngulo (dente invaginado) ou na borda incisal (*dens in* dente) da coroa ou na raiz durante o desenvolvimento do dente. Ela também pode envolver câmara pulpar ou sistema do canal radicular; isto pode resultar em uma deformidade da coroa ou da raiz, embora estas anomalias sejam vistas mais frequentemente nas coroas do dente.

Com base na gravidade da invaginação, Oehler classificou-os em três tipos. No tipo I, a invaginação é confinada à coroa e não se estende apicalmente à junção amelocementária. No tipo II, a invaginação se estende para a câmara pulpar, mas permanece dentro do canal radicular sem comunicação com o espaço do ligamento periodontal. No tipo IIIA, a invaginação se estende pela raiz e se comunica com o espaço do ligamento periodontal. E no tipo IIIB, a invaginação se estende pela raiz e se comunica com o espaço do ligamento periodontal no forame apical.

A invaginação coronária origina-se comumente a partir de invaginações anômalas do órgão de esmalte para dentro da papila dentária. Em um dente já formado, o resultado é uma dobra de tecido duro recoberta por esmalte localizada no interior do dente (Figura 21.23). Quando a anormalidade envolve a raiz, ela pode ser o resultado de uma invaginação da bainha epitelial de Hertwig e produzir uma acentuação do sulco radicular longitudinal normal.

Ao contrário do tipo coronário, que é recoberto com esmalte, tal defeito na forma radicular é recoberto por cemento. Se a invaginação retrair ou for removida, uma estrutura longitudinal de cemento, osso e remanescentes de ligamento periodontal pode ser encontrada dentro do canal radicular. Essa estrutura frequentemente se estende por quase todo o comprimento da raiz. Em outros casos, a bainha radicular pode se projetar como uma invaginação em forma de saco que produz um defeito no cemento circunscrito à raiz. Os primeiros pré-molares e segundos molares inferiores têm maior tendência a desenvolver a variação radicular dessa anomalia.

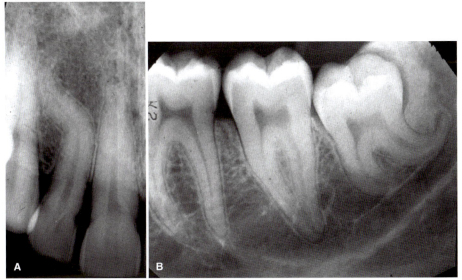

Figura 21.21 Dilaceração da raiz de um incisivo lateral superior (**A**) e terceiro molar inferior (**B**).

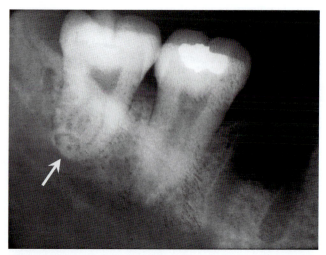

Figura 21.22 A porção mais apical desta raiz do terceiro molar está dilacerada na direção vestibulolingual de modo que seu eixo longo fica longitudinal ao caminho do feixe de raios X. Observe a aparência de "olho de boi" do ápice da raiz produzida pelo canal radicular, raiz do dente e espaço do ligamento periodontal *(seta)*.

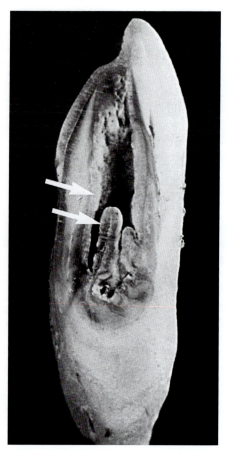

Figura 21.23 *Dens in* dente é caracterizado por uma invaginação de esmalte no dente. Este canino seccionado com um *dens in* dente mostra o esmalte *(setas)* dobrado no interior do dente.

Entre caucasianos e asiáticos, há pouca diferença na frequência da ocorrência. Se todas as formas de expressão de invaginação, desde leve até a mais grave, forem levadas em consideração, a condição é encontrada em aproximadamente 5% desses dois grupos étnicos. A condição parece ser rara em indivíduos de descendência africana. Não há predileção por sexo. Acredita-se haver um alto grau de hereditariedade, embora não exista um traço hereditário específico.

Características clínicas. O dente invaginado pode parecer nada mais do que uma pequena depressão entre o cíngulo e a superfície lingual de um dente incisivo (Figura 21.24). Em *dens in* dente, a depressão está localizada na borda incisal do dente, e a morfologia da coroa pode parecer anormal, tendo a aparência de um microdente cônico (Figura 21.25). Um odontoma dilatado pode ser pensado como o dente invaginado mais extremo e tem grosseiramente a forma de uma rosca com tecido mole central adjacente pelo tecido duro dentário.

O dente invaginado e o *dens in* dente ocorrem mais frequentemente nos incisivos laterais superiores, seguidos, em ordem decrescente, pelos incisivos centrais superiores, pré-molares, caninos e, menos frequentemente, pelos dentes posteriores. A invaginação é rara nas coroas dos dentes inferiores e dos dentes decíduos. A anormalidade ocorre simetricamente em cerca de metade dos casos, e o envolvimento de ambos os incisivos centrais e laterais pode ocorrer.

A importância clínica de *dens invaginatus* e *dens in* dente é o risco de inflamação e necrose pulpar. A base da invaginação é geralmente separada da câmara pulpar por uma parede relativamente fina de esmalte e dentina que reveste a base da invaginação. Aqui, o esmalte é frequentemente fino, geralmente de má qualidade e até ausente em algumas áreas. A abertura da invaginação se comunica com a cavidade oral através de uma constrição estreita. A cavidade que é vista clinicamente é muitas vezes difícil, senão impossível de manter limpa, e, consequentemente, oferece condições favoráveis para a colonização de bactérias e o desenvolvimento de cárie. Lesões cariosas são difíceis de detectar clinicamente e envolvem rapidamente a polpa. Além disso, algumas vezes canais finos se estendem entre a invaginação e a câmara pulpar, resultando em doença pulpar mesmo na ausência de cáries.

Características da imagem. A maioria dos casos de dente invaginado ou *dens in* dente é descoberta com diagnóstico por imagem e podem ser identificados na imagem até mesmo antes que o dente

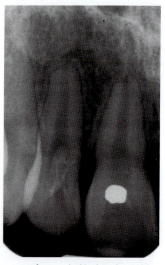

Figura 21.24 Contorno em forma de lágrima invertida e radiopaca do dente invaginado em um incisivo lateral superior. Observe a posição da invaginação na área de cíngulo da coroa do dente.

erupcione. A invaginação de tecido de esmalte é mais radiopaca do que a estrutura dental circundante e pode ser facilmente identificada como uma radiotransparência em forma de lágrima com uma borda radiopaca (Figuras 21.24 e 21.25). As invaginações radiculares aparecem menos frequentemente como estruturas levemente radiotransparentes e mal definidas acompanhando o eixo longitudinal da raiz. Os defeitos podem variar em forma e tamanho,

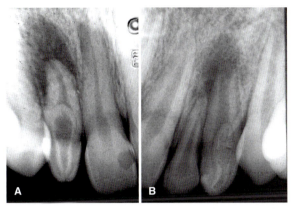

Figura 21.25 A e **B.** Invaginação do esmalte é mais grave no *dens in* dente, como vista nestas duas imagens periapicais. A invaginação começa próxima da borda incisal destes incisivos laterais anormalmente coniformes.

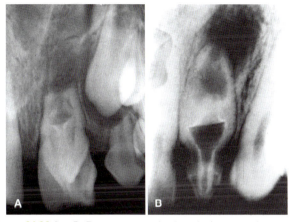

Figura 21.26 A e **B.** Formas graves de *dens in* dente geralmente resultam em necrose da polpa, ápices abertos e rarefação óssea nos ápices do dente.

desde pequenos e superficiais até grandes e profundos, especialmente os que acometem a coroa. Se a invaginação coronária for extensa, a coroa será quase invariavelmente malformada e o forame apical será normalmente amplo (Figura 21.26). Uma causa frequente de um forame apical aberto é a interrupção do desenvolvimento da raiz que acontece como consequência da morte do tecido pulpar. Nas formas mais graves (odontoma dilatado) o dente é extremamente deformado, possuindo um formato circular ou oval com seu interior radiotransparente (Figura 21.27).

Diagnósticos diferenciais. O aspecto e a ocorrência usuais nos incisivos são tão característicos que, uma vez identificados, reduzem a probabilidade de essa anomalia ser confundida com outra condição.

Tratamento. Embora seja importante avaliar cada caso individualmente, a colocação de uma restauração profilática no defeito é comumente o tratamento de escolha e deve assegurar uma expectativa de vida normal para o dente. Uma falha na identificação precoce e no tratamento adequado pode resultar na perda prematura do dente ou na necessidade de tratamento endodôntico.

Dente evaginado

Mecanismo da doença. Ao contrário do dente invaginado ou *dens in* dente, o dente evaginado é consequência de uma projeção do órgão do esmalte. O tubérculo coberto por esmalte resultante normalmente ocorre ou próximo ou ao centro da superfície oclusal de um pré molar, ou ocasionalmente de um molar (Figura 21.28). Os incisivos laterais são mais comumente envolvidos, enquanto os caninos são raramente afetados. A frequência de ocorrência de dente evaginado é maior em populações asiáticas e indígenas.

Características clínicas. Clinicamente, o dente evaginado aparece como um tubérculo de esmalte na superfície oclusal do dente afetado. Ele se expressa como uma protuberância dura, similar a um pólipo, predominantemente no sulco central ou na crista lingual de uma cúspide vestibular de dentes posteriores e na fossa do cíngulo dos dentes anteriores. Pode ocorrer bilateralmente e é mais comum na mandíbula. O tubérculo frequentemente tem um núcleo de dentina e o corno pulpar de tamanho bem reduzido frequentemente se estende para dentro da evaginação. Depois que o tubérculo é desgastado pelos dentes antagonistas, ele aparece como uma pequena faceta de desgaste circular com uma discreta depressão central preta (Figura 21.29). Desgaste funcional, fratura ou remoção cirúrgica indiscriminada deste tubérculo pode precipitar a exposição da polpa e uma resposta inflamatória. Em casos raros, uma comunicação direta microscópica pode ocorrer entre a polpa e a cavidade oral através desse tubérculo. Nestes casos, a polpa pode se tornar infectada logo após a erupção do dente.

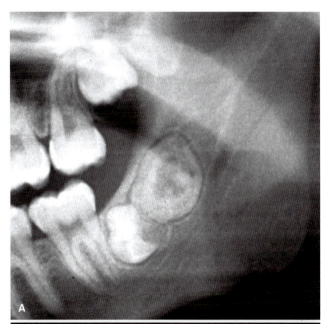

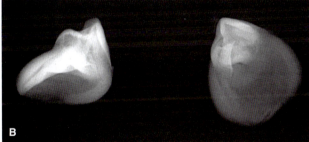

Figura 21.27 A. Odontoma dilatado, a invaginação mais grave do esmalte, é posicionado posterior ao terceiro molar inferior em desenvolvimento nesta imagem panorâmica. **B.** Imagens do odontoma dilatado em duas diferentes angulações.

Características da imagem. A imagem mostra a extensão de um tubérculo de dentina na superfície oclusal a menos que ele já tenha sofrido desgaste. O núcleo de dentina está normalmente recoberto por um esmalte opaco. Um corno pulpar fino pode se estender para dentro do tubérculo, podendo, contudo, não ser visível na imagem. Se o tubérculo estiver desgastado a ponto de ocorrer exposição pulpar ou caso tenha ocorrido fratura do mesmo, o resultado

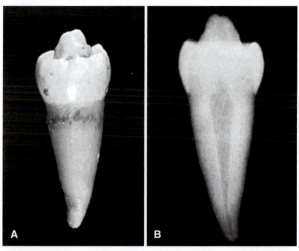

Figura 21.28 A. Tubérculo oclusal do dente evaginado, como visto em um pré-molar inferior. **B.** Imagem periapical do espécime. (Cortesia de Dr. R. Kienholz, Dallas, Texas.)

poderá ser necrose pulpar (Figura 21.29). A necrose é indicada por um forame apical aberto e radiotransparência periapical. A múltipla formação da raiz é frequentemente associada ao dente evaginado, especialmente nos pré-molares inferiores.

Diagnósticos diferenciais. Os aspectos clínico e de imagem podem ser característicos ou podem ser difíceis de visualizar se o tubérculo tiver sido desgastado até a superfície oclusal.

Tratamento. Se o tubérculo causar alguma interferência oclusal ou houver evidências de abrasão pronunciada, deve-se, provavelmente, removê-lo em condições assépticas e a polpa deve ser coberta, se necessário. Tal precaução pode prevenir uma exposição e infecção da polpa como consequência de fratura acidental ou abrasão acentuada.

Malformação molar-incisivo

Mecanismo de doença. A malformação molar-incisivo é uma anomalia dentária de desenvolvimento rara observada nos segundos molares decíduos e nos primeiros molares permanentes e, às vezes, nos incisivos centrais superiores permanentes. A etiologia da malformação molar-incisivo ainda não é completamente entendida, embora se acredite que seja o resultado de um fator epigenético ligado a uma condição sistêmica que afeta o sistema nervoso central quando o paciente tem de 1 a 2 anos de idade. Os pais podem relatar uma história de complicações médicas neurológicas ao nascimento ou nos primeiros 2 anos de vida.

Características clínicas. As características clínicas podem incluir estética inadequada dos incisivos, impactação dos dentes, esfoliação precoce, perda de espaço, doença inflamatória periapical e dor espontânea. As principais manifestações são constrição cervical coronária grave dos molares afetados e subdesenvolvimento significativo de uma ou mais raízes. A malformação molar-incisivo também pode apresentar erupção ectópica dos dentes.

Características da imagem. As características de imagem incluem constrição das coroas na região cervical, e alguns pacientes podem mostrar um defeito anormal semelhante ao entalhe no esmalte cervical dos incisivos centrais superiores permanentes. As raízes de todos os primeiros molares permanentes podem parecer hipoplásicas com suporte ósseo comprometido, e também pode haver comprometimento da furca.

Tratamento. Como há, frequentemente, uma expressão mais forte nos molares, identificar a erupção ectópica espontânea dos primeiros molares permanentes e a constrição cervical é importante para

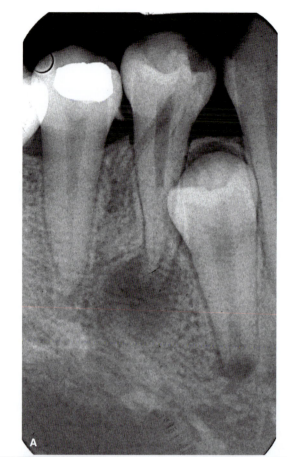

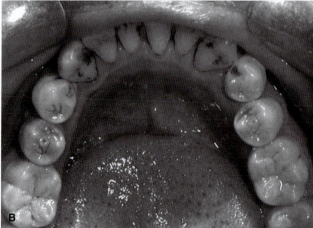

Figura 21.29 A. Imagem periapical de um primeiro pré-molar inferior com um dente evaginado e rarefação óssea apical. **B.** Fotografia clínica de outro caso de dente evaginado envolvendo ambos os segundos pré-molares inferiores, bilateralmente.

o manejo. Manter uma boa saúde periodontal e ossoalveolar é vital para o apoio adequado ao dente e, potencialmente, a futura colocação do implante. O planejamento cuidadoso com uma abordagem baseada em equipe com o odontopediatra e ortodontista do paciente será a chave para gerenciar essa condição.

Amelogênese imperfeita

Mecanismo da doença. A amelogênese imperfeita é uma anomalia genética decorrente de mutações que podem ter ocorrido em um ou mais dos quatro genes candidatos que desempenham algum papel na formação do esmalte: amelogenina (*AMELX*), enamelina (*ENAM*), enamelisina (*MMP20*) e (4) calicreína 4 (*KLK4*).

A mutação pode ser hereditária de uma forma autossômica recessiva ou dominante, ou ela pode ser hereditária em um padrão ligado ao X. Essas mutações levam a alterações marcadas no esmalte de todos ou quase todos os dentes em ambas as dentições e não estão relacionadas a qualquer momento ou período de desenvolvimento do esmalte ou qualquer alteração clinicamente demonstrável (doença ou disfunção alimentar) em outros tecidos. Nos tipos IA hipoplásicos e hipomineralizados, o esmalte pode não ter a estrutura prismática normal e ser laminado em toda a sua espessura ou na periferia. Nesses casos, os dentes foram relatados como mais resistentes à cárie. A dentina e a forma da raiz são geralmente normais. A erupção dos dentes afetados é muitas vezes atrasada e existe uma tendência para a impactação dentária. Embora pelo menos 14 variantes da doença tenham sido descritas, quatro tipos gerais foram delineados com base em sua aparência clínica ou de imagem: um tipo hipoplásico, um tipo de hipomaturação, um tipo hipocalcificado e um tipo hipomaturação-hipoplásico associado ao taurodontismo.

Características clínicas

Forma hipoplásica. O esmalte dos dentes afetados não consegue se desenvolver até sua espessura normal. Consequentemente, a dentina subjacente adquire uma cor castanho-amarelada para o dente. Além disso, o esmalte pode ser anormal; ele pode estar com aspecto perfurado, rugoso, liso ou polido. As coroas dos dentes podem parecer menores, com uma forma quadrada. A espessura do esmalte reduzida também causa perda de contato entre os dentes adjacentes (Figura 21.30). As superfícies oclusais dos dentes posteriores são relativamente planas com cúspides baixas. Isso é resultado do atrito das pontas das cúspides que inicialmente estavam baixas e não foram completamente formadas. A amelogênese imperfeita hipoplásica é a mais facilmente identificável na imagem.

Hipomaturação. Na forma hipomaturada da amelogênese imperfeita, o esmalte tem uma aparência mosqueada, mas é de espessura normal. O esmalte é menos resistente que o normal, sua densidade comparável à da dentina, e pode se quebrar e se soltar da coroa. A cor pode variar do amarelo, castanho, ao branco-claro ou opaco. Em uma forma de hipomaturação da amelogênese imperfeita, os dentes podem ser cobertos com esmalte branco e opaco. Essa aparência foi referida como dentes "cobertos por neve".

Hipocalcificação. A forma de hipocalcificação da amelogênese imperfeita é mais comum do que a variante hipoplásica. As coroas dos dentes têm tamanho e forma normais quando erupcionam porque o esmalte frequentemente possui espessura regular (Figura 21.31). Entretanto, já que o esmalte é pouco mineralizado (é menos denso que a dentina), ele começa a sofrer fraturas logo após o início de sua função na boca, e isto cria defeitos clinicamente reconhecíveis. O esmalte macio sofre abrasão rapidamente, assim como a dentina (ainda mais macia), resultando em um dente com desgastes grosseiros, algumas vezes até o nível da gengiva. Uma sonda exploradora usada com pressão pode penetrar no esmalte macio, apesar de cáries serem incomuns nesses dentes. O esmalte hipocalcificado tem permeabilidade aumentada e se torna manchado ou escurecido. Os dentes de pessoas jovens com hipocalcificação do esmalte generalizada são frequentemente castanho-escuros devido a pigmentos oriundos de alimentos.

Hipomaturação com taurodontia. Esta classificação indica uma combinação de hipomaturação com taurodontia.

Características da imagem.
A amelogênese imperfeita é identificada principalmente por exame clínico, embora as características de imagem ratifiquem a impressão clínica. Os sinais da imagem da amelogênese imperfeita hipoplásica incluem uma forma quadrada da coroa, uma camada relativamente fina e opaca de esmalte e cúspides baixas ou inexistentes e múltiplos contatos abertos entre os dentes.

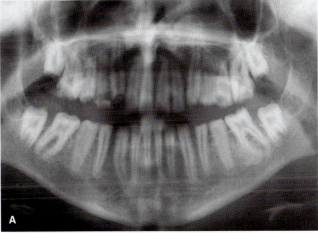
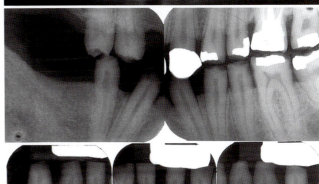
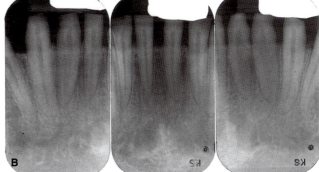

Figura 21.30 A. Imagem panorâmica recortada de amelogênese imperfeita hipoplásica. Observe a ausência de contatos interproximais e a aparência do tipo "cerca de estacas" dos dentes. **B.** Imagens intraorais de outro caso de amelogênese imperfeita. Observe a camada de esmalte muito fina. (A, Cortesia de Dr. S. Roth, Halifax, Nova Scotia, Canadá.)

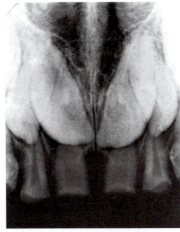

Figura 21.31 A radiopacidade reduzida do esmalte e a rápida abrasão das coroas dos dentes primários são características da amelogênese imperfeita hipomineralizada.

Os dentes anteriores nas imagens são referidos como aparência do tipo "cerca de estacas". A densidade do esmalte é normal. O esmalte perfurado aparece como focos radiopacos bem definidos, sendo diferente da imagem de um dente que possui formato e densidade normais. A amelogênese imperfeita do tipo hipomaturada apresenta espessura normal de esmalte, mas sua densidade é igual à da dentina. Na hipocalcificação, a espessura do esmalte é normal, porém sua densidade é ainda menor (mais radiotransparente) que a da dentina. Quando há abrasão avançada, pode ocorrer obliteração das câmaras pulpares, comprometendo a identificação dessa imagem.

Diagnósticos diferenciais. Quando a abrasão avançada está presente e a dentina secundária já obliterou as câmaras pulpares, a imagem de amelogênese imperfeita é similar à da dentinogênese imperfeita. Entretanto, coroas bulbosas e raízes estreitas, densidade relativamente normal do esmalte remanescente, obliteração das câmaras e canais pulpares e ausência de atrição marcante são características da dentinogênese imperfeita (ver o tópico seguinte) e deve ser diferenciada da amelogênese imperfeita.

Tratamento. O tratamento apropriado para a amelogênese imperfeita é restauração da estética e função dos dentes acometidos.

Dentinogênese imperfeita

Mecanismo da doença. A dentinogênese imperfeita ou dentina opalescente hereditária é uma anomalia genética que envolve principalmente a dentina, embora o esmalte possa ser mais fino que o normal nesta condição. A dentinogênese imperfeita ocorre com igual frequência em ambos os sexos. Tanto a dentição decídua quanto a permanente podem ter esse defeito. Três formas de dentinogênese imperfeita foram descritas e cada uma delas foi associada a um gene em particular. A dentinogênese imperfeita do tipo I, associada à osteogênese imperfeita, é causada por mutações de um dos dois genes envolvidos na síntese de colágeno: genes de colágeno do tipo I alfa 1 (*COL1A1*) e colágeno do tipo I alfa 2 (*COL1A2*). A dentinogênese imperfeita dos tipos II e III é causada por mutações dos genes da sialoproteína dentinária (*DSP*) e da sialofosfoproteína dentinária (*DSPP*).

As raízes dentárias e as câmaras pulpares dos dentes do tipo I são geralmente pequenas e subdesenvolvidas, e a dentição decídua pode ser mais gravemente afetada que a dentição permanente. A dentinogênese imperfeita do tipo II é semelhante à do tipo I, mas afeta apenas a dentina, sem defeitos no esqueleto. A expressão da dentinogênese imperfeita do tipo II é variável, e ocasionalmente indivíduos exibem câmaras pulpares aumentadas nos dentes decíduos. A dentinogênese imperfeita do tipo III, ou o chamado isolado de Brandywine, foi descrita em uma população de menos de duzentas pessoas na região de Brandywine, em Maryland. Existe alguma controvérsia quanto à diferenciação entre os tipos II e III; no entanto, os dentes do tipo III exibem câmaras pulpares aumentadas, tornando-as mais suscetíveis à exposição pulpar.

A dentinogênese imperfeita é encontrada em associação com aproximadamente 25% dos casos de osteogênese imperfeita, um distúrbio hereditário caracterizado por um erro inato na síntese do colágeno tipo I. A anormalidade geralmente é transmitida como um traço autossômico dominante. A osteogênese imperfeita resulta em ossos frágeis, mas, além disso, os pacientes podem ter esclera azul, ossos wormianos (ossos nas suturas do crânio), deformidades esqueléticas e osteopenia progressiva. Os achados orais também podem incluir más oclusões de classe III e um aumento na incidência de primeiros e segundos molares impactados.

Características clínicas. A aparência dos dentes com dentinogênese imperfeita é característica. As coroas exibem um alto grau de translucência âmbar e várias cores de amarelo a azul-acinzentado. As cores mudam de acordo com os dentes observados com luz transmitida ou refletida. O esmalte se fratura facilmente dos dentes, e as coroas se desgastam rapidamente. Nos adultos, os dentes frequentemente podem se desgastar até a gengiva. A dentina exposta fica manchada. A cor dos dentes desgastados pode mudar para castanho-escuro ou preto. Alguns pacientes demonstram mordida aberta anterior.

Características da imagem. As coroas em pacientes com dentinogênese imperfeita são geralmente de tamanhos normais, porém uma constrição da porção cervical dos dentes confere às coroas uma aparência bulbosa. As imagens podem revelar atrição de branda a grave da superfície oclusal. As raízes normalmente são pequenas e delgadas e pode haver obliteração parcial ou completa das câmaras pulpares. No início do desenvolvimento, os dentes podem parecer ter câmaras pulpares amplas, mas elas são rapidamente obliteradas pela formação de dentina. Por último, os canais radiculares podem estar ausentes ou ser extremamente finos (Figura 21.32). Ocasionalmente, as áreas de rarefação óssea podem ser vistas em associação com o que parece ser dentes sadios sem evidências de comprometimento pulpar. Essas alterações podem ocorrer como resultado de comunicações microscópicas entre a polpa residual e a cavidade oral. Essas lesões não acontecem tão frequentemente quanto na displasia dentinária. As arquiteturas ósseas da maxila e da mandíbula são normais.

Diagnósticos diferenciais. A displasia dentinária (seção seguinte) está no diagnóstico diferencial.

Tratamento. A colocação de coroas protéticas nos dentes acometidos normalmente não tem sucesso, a menos que os dentes possuam bom suporte radicular. Os dentes não devem ser extraídos em pacientes dos 5 aos 15 anos de idade. Geralmente é preferível colocar sobredentaduras totais para evitar reabsorção alveolar. Em adultos, as extrações dos dentes e reabilitação protética podem ser recomendadas.

Displasia dentinária

Mecanismo da doença. A displasia dentinária é uma anormalidade autossômica dominante geneticamente herdada que afeta a dentina. Na displasia dentinária tipo I ou radicular, as alterações mais

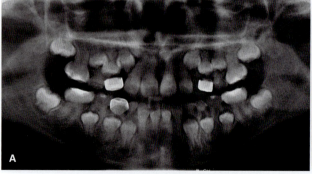
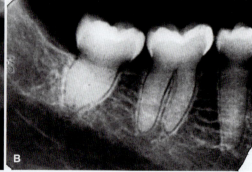

Figura 21.32 A e **B.** A dentinogênese imperfeita é caracterizada por coroas bulbosas, constrição na junção cemento-esmalte, raízes curtas e tamanho reduzido da câmara pulpar e dos canais radiculares.

marcantes são encontradas nas aparências das raízes dentárias. Na displasia de dentina tipo II ou coronal, as alterações nas coroas são mais claramente vistas na forma alterada das câmaras pulpares. As mutações do gene da sialoproteína da dentina (*DSPP*), o mesmo gene que foi responsável pela dentinogênese imperfeita dos tipos II e III, também estão implicadas no caso da displasia dentinária do tipo II. A displasia dentinária é menos frequente que a dentinogênese imperfeita (1 : 100.000 *versus* 1:8.000).

Características clínicas. Clinicamente, os dentes com displasia de dentina radicular do tipo I têm, em sua maioria, cor e forma normais nas dentições primária e adulta. Ocasionalmente, uma leve translucidez marrom-azulada é aparente. Os dentes estão frequentemente desalinhados no arco, e os pacientes podem descrever deriva e esfoliação espontânea com pouco ou nenhum traumatismo. Na displasia coronal da dentina tipo II, as coroas dos dentes decíduos parecem ser da mesma cor, tamanho e contorno que os dentes com dentinogênese imperfeita – uma interessante coincidência à luz da suposta ligação genética entre as duas anormalidades da dentina. Embora não seja universalmente aceito, existem relatos de que os dentes decíduos rompem rapidamente. Os dentes permanentes têm coroas clinicamente normais.

Características da imagem. No tipo I (displasia dentinária radicular), as raízes de ambos os dentes, decíduos e permanentes, são curtas ou possuem formatos anormais (Figura 21.33). As raízes molares foram descritas como tendo um formato "W" raso. As raízes dos dentes decíduos podem parecer espículas finas. As câmaras pulpares e os canais radiculares tornam-se completamente obliterados antes da erupção; no entanto, isso é variável. A extensão da obliteração dos canais e câmaras pulpares é variável. Além disso, cerca de 20% dos dentes com displasia dentinária do tipo I estão associados à rarefação óssea; esse é provavelmente o resultado de comunicações microscópicas entre a polpa residual e a cavidade oral. A associação da lesão inflamatória periapical com dentes sem cárie é uma importante característica para a identificação de displasia dentinária. Na displasia dentinária do tipo II, a obliteração das câmaras pulpares (Figura 21.34) e a redução do calibre dos canais radiculares ocorrem (pelo menos de 5 a 6 anos) em contraste com a displasia dentinária tipo I. À medida que as câmaras pulpares dos molares são preenchidas com a dentina hipertrófica, as câmaras pulpares podem tornar-se esféricas ou em forma de cardo, e pode haver vários nódulos pulpares. Ocasionalmente, os dentes anteriores e os pré-molares desenvolvem uma câmara pulpar de formato retangular por causa de sua extensão para a raiz. As raízes da variante coronária têm formato e proporção normais.

Diagnósticos diferenciais. O diagnóstico diferencial para displasia dentinária inclui apenas uma outra entidade, a dentinogênese imperfeita, porque ambas as anormalidades podem parecer clinicamente semelhantes. Ambas as entidades podem apresentar coroas com câmaras pulpares obliteradas e coloração alterada. O achado de uma câmara pulpar de um dente unirradicular com formato retangular ressalta a probabilidade de displasia dentinária. No entanto, na displasia dentinária do tipo II, as câmaras pulpares tornam-se obliteradas após a erupção.

Algumas vezes, o tamanho da coroa também pode ser uma característica diferenciadora entre as duas. Os dentes na dentinogênese imperfeita possuem coroas bulbosas típicas com constrição da região cervical, enquanto as coroas em displasia dentinária são geralmente de forma, tamanho e proporção normais. Se as raízes forem curtas e estreitas, é mais provável que se trate de dentinogênese imperfeita.

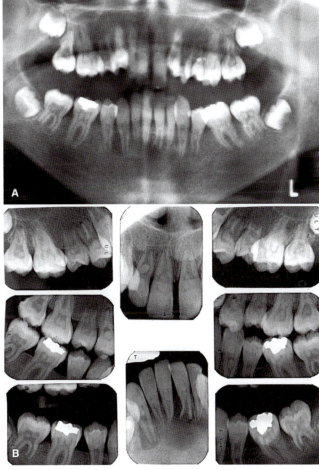

Figura 21.34 Imagens panorâmica (**A**) e periapicais (**B**) do mesmo caso mostram obliteração da câmara pulpar, redução no calibre dos canais radiculares e nódulos obscurecendo as câmaras pulpares em forma de chama ou ovoide associadas a displasia dentinária (coronal) do tipo II. Observe as áreas de osteíte rarefaciente associadas a alguns dos dentes anteriores inferiores.

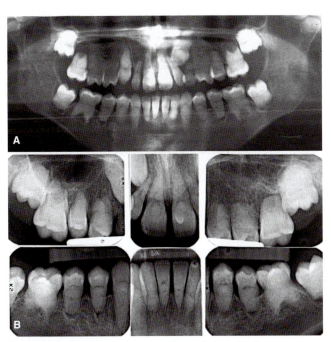

Figura 21.33 Imagens panorâmica (**A**) e periapicais (**B**) do mesmo caso mostram as raízes curtas e pouco desenvolvidas; câmaras pulpares e canais radiculares obliterados; e osteíte periapical rarefaciente associada à displasia dentinária tipo I (radicular). Observe a meia-lua ou a forma "semilunar" das câmaras pulpares.

Tratamento. Dentes com displasia dentinária do tipo I têm tão pouco suporte radicular que a reabilitação com próteses removíveis é praticamente a única alternativa de tratamento. Os dentes que têm formato, tamanho e suporte normais (tipo II) podem ser restaurados se estiverem sofrendo desgaste de forma rápida. A estética comprometida dos dentes anteriores com alteração de cor pode ser melhorada com tratamento protético.

Odontodisplasia regional

Mecanismo da doença. A odontodisplasia regional ou "dentes fantasma" é uma condição rara na qual o esmalte e a dentina são hipoplásicos e hipocalcificados. Esta interrupção localizada no desenvolvimento do dente tipicamente afeta apenas alguns dentes adjacentes em um quadrante – daí a denominação de regional. Esses dentes podem ser decíduos ou permanentes. Se os dentes decíduos forem afetados, os seus sucessores normalmente também estarão envolvidos. Embora existam muitas teorias a respeito da etiologia dessa condição, a causa é ainda desconhecida.

Características clínicas. Os dentes afetados por odontodisplasia são pequenos e apresentam pontos de coloração castanha como consequência de manchamento do esmalte hipocalcificado e hipoplásico. Eles são frágeis, mais suscetíveis a cáries e estão sujeitos a fraturas e infecção pulpar. Os incisivos centrais geralmente são os mais acometidos, sendo que os incisivos laterais e caninos ocasionalmente também são (mais frequentemente na maxila). A erupção dos dentes defeituosos normalmente é tardia, podendo não ocorrer em casos mais graves.

Características da imagem. Como esses dentes são muito pouco mineralizados, as imagens dos dentes com odontodisplasia regional foram descritas como tendo uma aparência "parecida com fantasma". As câmaras pulpares são grandes e os canais pulpares amplos porque a dentina hipoplásica é fina, servindo apenas para delimitar a imagem da raiz (Figura 21.35). Além disso, as raízes são curtas e com limites imprecisos. O esmalte é fino e menos denso que o normal, sendo algumas vezes tão fino e pouco mineralizado que pode não ser evidente na imagem. O dente é pouco mais que um fino envoltório de dentina e esmalte hipoplásicos. Os dentes que não irrompem são tão hipomineralizados e hipoplásicos que parecem estar sofrendo reabsorção.

Diagnósticos diferenciais. Os dentes malformados ocasionalmente vistos em uma das expressões da dentinogênese imperfeita ocasionalmente podem ser confundidos com os dentes na odontodisplasia regional. Apenas alguns dentes da dentição em um segmento isolado do arco são afetados na odontodisplasia regional, enquanto a dentinogênese imperfeita que se assemelha à odontodisplasia regional é generalizada. Além disso, o esmalte na odontodisplasia regional é hipoplásico, o que não é o caso da dentinogênese imperfeita. Finalmente, o fato de o caráter da dentinogênese imperfeita geralmente apresentar uma história de envolvimento familiar, em contraste com a odontodisplasia regional (que não é hereditária), é outra importante característica distintiva.

Tratamento. Com o advento de novos materiais restauradores, é recomendável manter e restaurar os dentes afetados o máximo possível. Dentes não erupcionados devem ser mantidos durante o período de crescimento ósseo. Dentes permanentes seriamente danificados, com comprometimento pulpar, podem ter indicação de extração e reabilitação protética.

Pérola de esmalte

Mecanismo da doença. Uma pérola de esmalte ou enameloma é um pequeno glóbulo de esmalte com 1 a 3 mm de diâmetro que ocorre nas raízes dos molares (Figura 21.36). É encontrada em aproximadamente 3% da população, provavelmente formada pela bainha epitelial de Hertwig, antes de perder seu potencial formador de esmalte. Normalmente, somente uma pérola se desenvolve, porém podem existir mais de uma em um mesmo indivíduo. As pérolas de esmalte contêm um núcleo de dentina e raramente possuem um corno pulpar que se estende da câmara do dente afetado.

Características clínicas. A maioria das pérolas de esmalte se forma abaixo da margem gengival e não é detectada durante o exame clínico. Elas tipicamente se desenvolvem nas áreas de furca dos dentes molares, frequentemente ficam exatamente na altura ou ligeiramente apicais à junção cemento-esmalte. As pérolas de esmalte que se formam nos molares superiores são geralmente na furca mesial ou

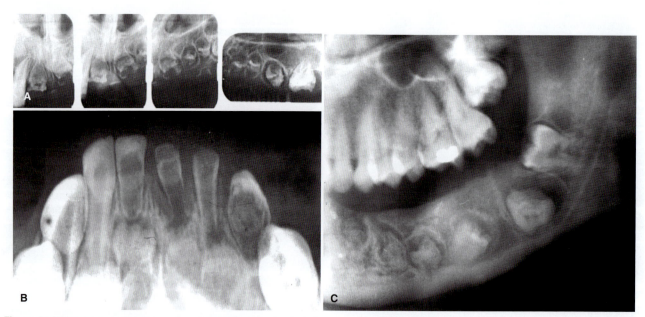

Figura 21.35 Imagens periapicais revelam parca mineralização de todos os tecidos duros dentários da odontodisplasia regional. Observe nas imagens como apenas uma parte do arco está envolvida. **A.** Envolvimento da dentição maxilar esquerda. **B.** Envolvimento dos incisivos e caninos decíduos. **C.** Envolvimento dos pré-molares inferiores esquerdos e primeiro e segundo molares. Observe a falta de irrupção e hipoplasia de esmalte e dentina expressos principalmente como raízes curtas.

CAPÍTULO 21 Anomalias Dentárias

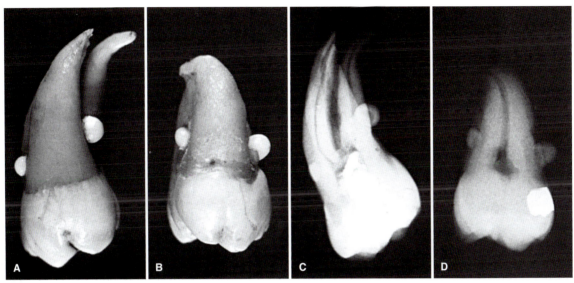

Figura 21.36 A e **B**. As pérolas de esmalte são pequenas excrescências de esmalte e dentina nas áreas de furca dos dentes. **C** e **D**. Imagens dos dentes em **A** e **B**. (Cortesia de Dr. R. Kienholz, Dallas, Texas.)

distal, e as pérolas que se desenvolvem nos molares inferiores estão mais frequentemente na furca vestibular ou lingual. Geralmente não há sintomatologia associada à presença de pérolas, embora elas possam ser um fator de predisposição para a formação de bolsa periodontal e doença periodontal subsequente.

Características da imagem. A pérola de esmalte se apresenta lisa, arredondada e com grau de radiopacidade comparado ao do esmalte que recobre a coroa (Figura 21.37). Em alguns casos, a dentina aparece como uma sombra radiotransparente pequena e arredondada no centro da esfera radiopaca de esmalte. Se for projetada sobre a coroa, pode não ser evidente.

Diagnósticos diferenciais. É possível confundir uma pérola de esmalte com uma porção de cálculo isolada ou com um nódulo pulpar. A distinção entre nódulo pulpar e pérola de esmalte pode ser obtida ao aumentarmos a angulação vertical, projetando, dessa forma, a pérola de esmalte fora da câmara pulpar. Se a opacidade for um cálculo, ele é normalmente detectável de forma clínica. Ocasionalmente, projeções oblíquas dos molares superiores ou inferiores podem causar sobreposição das raízes na região de furca, produzindo uma densidade similar às das pérolas de esmalte. Nesse caso, realizar uma nova radiografia com uma pequena diferença na angulação horizontal elimina essa região radiopaca.

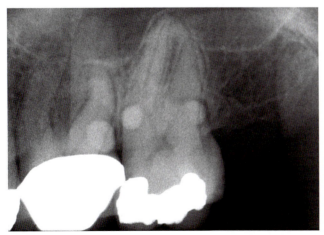

Figura 21.37 Três pérolas de esmalte (uma ligada ao primeiro molar e duas no segundo molar) são aparentes nesta imagem periapical.

Tratamento. Em geral, a identificação de massa radiopaca sobreposta ao dente como sendo uma pérola de esmalte não indica uma necessidade de tratamento. O cirurgião-dentista pode remover a massa se sua localização na altura da junção cemento-esmalte for um fator que predisponha à doença periodontal. A possibilidade de que ela possa conter um corno pulpar deve ser sempre considerada.

Cúspide em garra

Mecanismo da doença. A cúspide em garra é uma hiperplasia anormal do cíngulo de incisivos superiores ou inferiores. Tem como consequência a formação de uma cúspide supranumerária. Esmalte normal recobre a cúspide e se funde com a face lingual do dente. Qualquer sulco de desenvolvimento que estiver presente pode se tornar uma área suscetível a cáries. A cúspide pode ou não conter uma extensão (corno) da polpa. Não existe predileção étnica aparente.

Características clínicas. A cúspide em garra é pouco frequente. Pode ser encontrada em ambos os sexos e nos incisivos decíduos ou permanentes. Pode variar em tamanho, desde um cíngulo mais proeminente até uma estrutura semelhante a uma cúspide que se estende até a borda incisal. Quando observada por uma visão incisal, o incisivo fica com aspecto de "T", com o topo do "T" representado pela borda incisal. Embora normalmente ocorra como uma entidade patológica isolada, a sua incidência maior foi relatada em dentes relacionados a síndromes que apresentam fendas palatinas e associadas a outras anomalias.

Características da imagem. A imagem radiopaca de uma cúspide de garra é sobreposta à da coroa do incisivo envolvido (Figura 21.38). O contorno da cúspide é suave, e uma camada de esmalte de aspecto normal é geralmente distinguível. A imagem pode não revelar um corno pulpar. A cúspide é frequentemente aparente antes da irrupção e pode simular a presença de um dente supranumerário.

Diagnósticos diferenciais. O aspecto de uma cúspide em garra é bem característico. Mesmo que não possa ser diferenciada de um dente supranumerário com uma única imagem, podemos realizar uma segunda radiografia usando métodos de localização espacial para demonstrar uma conexão entre esta estrutura e o dente.

Tratamento. Se sulcos de desenvolvimento estiverem presentes onde a cúspide se funde com a superfície lingual do incisivo, o tratamento pode ser necessário para prevenir o desenvolvimento de cárie.

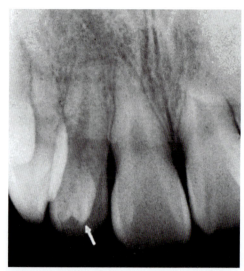

Figura 21.38 Incisivo lateral superior com uma cúspide em forma de garra (*seta*). O dente também apresenta duas invaginações de esmalte, uma próxima à borda incisal e uma segunda na área do cíngulo. (Cortesia de Dr. R. A. Cederberg, Dallas, TX.)

Se a cúspide for grande, ela pode causar problemas de oclusão ou comprometimento estético. Remover a cúspide de maneira lenta e gradativa pode estimular a formação de dentina secundária e evitar exposição de um corno pulpar.

Hipoplasia de Turner

Mecanismo da doença. Hipoplasia de Turner ou dente de Turner é o termo usado para descrever um dente permanente com um defeito hipoplásico em sua coroa. Esse defeito pode ter sido causado por uma infecção periapical do dente decíduo antecessor ou por traumatismo mecânico transmitido através do dente decíduo ou, ainda, por uma doença sistêmica prolongada que afeta a mineralização dos dentes. Se o traumatismo ocorrer durante o período de formação da coroa, os ameloblastos do dente permanente em desenvolvimento podem ser afetados e resultar em algum grau de hipoplasia ou hipomineralização do esmalte.

Características clínicas. A hipoplasia de Turner afeta de forma mais frequente os pré-molares inferiores, geralmente pela maior probabilidade de ocorrência de cárie nos molares decíduos, sua proximidade para os pré-molares em desenvolvimento e seu tempo relativo de mineralização. A gravidade do defeito depende da gravidade da infecção ou do traumatismo mecânico e do estágio de desenvolvimento do dente permanente e, nesse caso, o resultado varia de um defeito hipoplásico a uma região de hipomineralização no esmalte. A área hipomineralizada sofre pigmentação e o dente normalmente apresenta uma mancha acastanhada na coroa. Se a lesão tiver sido forte o suficiente para causar hipoplasia, a coroa pode apresentar perfurações ou um defeito mais pronunciado.

Características da imagem. As irregularidades de esmalte associadas à hipoplasia de Turner alteram o contorno normal do dente afetado e frequentemente são visíveis em uma radiografia (Figura 21.39). A região envolvida da coroa pode aparecer como uma zona radiotransparente mal definida. Uma área pigmentada de hipomineralização pode não ser visível por causa de uma diferença insuficiente no grau de radiopacidade entre o ponto e a coroa do dente. Além disso, áreas hipomineralizadas podem se remineralizar pelo contato contínuo com a saliva.

Diagnósticos diferenciais. Outras condições que resultam na deformação da coroa dentária, como radioterapia de altas doses, devem ser levadas em consideração, embora vários dentes adjacentes estejam normalmente envolvidos. Pequenos defeitos podem ser confundidos com lesões de cárie, mas podem ser facilmente diferenciados no exame clínico.

Tratamento. Se uma imagem do dente acometido por hipoplasia de Turner mostrar que o mesmo possui bom suporte radicular, a estética e a função da coroa deformada podem ser restauradas.

Sífilis congênita

Mecanismo da doença. Cerca de 30% das pessoas com sífilis congênita têm hipoplasia dentária que acomete os incisivos permanentes e os primeiros molares. O desenvolvimento dos dentes decíduos é comumente alterado. Os incisivos afetados são chamados de incisivos de Hutchinson, e os molares são chamados de "molares em amora." As alterações características dessa condição parecem ser consequência de uma infecção direta do dente em desenvolvimento, já que o espiroqueto sifilítico foi identificado no germe dentário.

Características clínicas. O incisivo afetado tem uma coroa com características similares às de uma "chave de fenda", com as superfícies medial e distal convergindo da porção média da coroa para a borda incisal (Figura 21.40). Tem-se a impressão de que a borda incisal é menor que a porção cervical do dente. Observa-se frequentemente uma chanfradura da borda incisal. Embora os incisivos centrais superiores geralmente apresentem essas alterações sifilíticas, os incisivos centrais superiores e os centrais inferiores também podem estar acometidos.

Assim como as coroas dos incisivos, as coroas dos primeiros molares também podem estar afetadas e são bem características, geralmente menores que o normal e podem até mesmo ser menores que as coroas dos segundos molares. A característica mais marcante é a constrição do terço oclusal, que tem a superfície menor que a porção cervical do dente. As cúspides também são menores que o normal e malformadas.

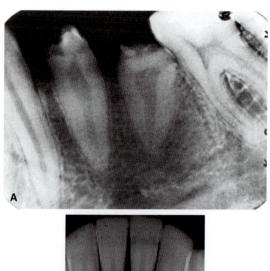
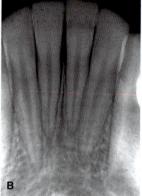

Figura 21.39 A. Hipoplasia de Turner como malformação extensa e hipomineralização das coroas de ambos os pré-molares. **B.** Banda de hipoplasia na coroa do incisivo central inferior esquerdo.

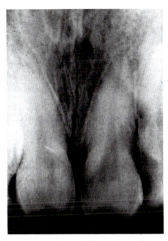

Figura 21.40 A sífilis congênita pode induzir malformação do desenvolvimento dos incisivos centrais superiores, denominados "incisivos de Hutchinson". A morfologia anormal é caracterizada pelo afilamento das superfícies mesial e distal em direção à borda incisal com o entalhe da borda incisal.

O esmalte sobre a superfície oclusal é hipoplásico, formado irregularmente em glóbulos irregulares, semelhante à superfície de uma amoreira, com uma pequena baga com aparência semelhante à de uma amora. *Características da imagem.* Os formatos característicos das coroas dos incisivos e molares afetados podem ser identificados na imagem. Uma vez que as coroas desses dentes se formam aproximadamente com 1 ano de idade, as imagens podem revelar as características dentárias de sífilis congênita de 4 a 5 anos antes da erupção dos dentes. *Tratamento.* Dentes de Hutchinson e molares de amora muitas vezes não necessitam de tratamento odontológico. Restaurações estéticas podem ser usadas para corrigir os defeitos hipoplásicos conforme indicado clinicamente.

ALTERAÇÕES ADQUIRIDAS

As alterações adquiridas da dentição, alterações que são iniciadas depois do desenvolvimento do dente, variam em gravidade desde alterações que não têm nenhuma relevância clínica até aquelas que causam perda dentária. Neste último caso, diagnóstico e tratamento precoces são importantes para a preservação do dente.

Atrição

Mecanismo da doença

A atrição é o desgaste fisiológico da dentição resultante de contatos oclusais entre os dentes superiores e inferiores. Ela ocorre nas superfícies incisal, oclusal e interproximal. O desgaste interproximal faz com que os pontos de contato se tornem amplos e planos. A atrição ocorre em mais de 90% dos adultos jovens e geralmente é mais intensa em homens do que em mulheres. O grau da atrição depende da abrasividade da dieta, dos componentes da saliva, do grau de mineralização dos dentes e da tensão emocional. A atrição fisiológica é um componente normal do processo de envelhecimento. Quando a perda de tecido dentário se torna excessiva, como ocorre no bruxismo, a atrição é considerada patológica.

Características clínicas

Os padrões de desgaste dentário causados pela atrição são característicos. As facetas de desgaste aparecem primeiro nas cúspides e nas cristas marginais, oblíquas e transversais. As bordas incisais dos incisivos superiores e inferiores apresentam evidências de aplainamento. As facetas de desgaste nas superfícies oclusais dos molares se tornam mais pronunciadas, principalmente nas cúspides linguais dos dentes superiores e nas cúspides vestibulares dos dentes posteriores inferiores. A dentina normalmente sofre pigmentação quando fica exposta e o contraste entre a dentina pigmentada e o esmalte deixa em evidência as áreas de atrição. As bordas incisais dos incisivos inferiores tendem a se tornar perfuradas, pois a dentina se desgasta mais rapidamente do que o esmalte circunjacente. No caso de atrito patológico, os padrões de desgaste geralmente não são tão uniformemente progressivos quanto os padrões descritos para atrito fisiológico. As facetas de desgaste se formam mais rapidamente. No entanto, a atrição fisiológica é um termo relativo e suas manifestações clínicas variam de acordo com os costumes (alimentares e outros) de uma população em questão.

Características da imagem

Os aspectos da imagem da atrição resultam em uma alteração nos limites normais da estrutura dentária, modificando as superfícies normalmente curvas em superfícies planas. A coroa é encurtada coronalmente e é destituída do esmalte incisal ou oclusal (Figura 21.41). Frequentemente, vários dentes adjacentes em um mesmo arco apresentam esse padrão de alteração. A redução no tamanho das câmaras pulpares e canais pode ocorrer porque a atrição estimula a deposição da dentina secundária. Esta dentina secundária pode resultar em obliteração completa da câmara pulpar e canais. Geralmente, um espessamento do espaço correspondente ao ligamento periodontal ocorre concomitantemente se o dente apresentar mobilidade. Ocasionalmente, há a presença de hipercementose.

Diagnósticos diferenciais

A identificação de atrito fisiológico é geralmente fácil em virtude de histórico, localização e grau de desgaste característicos destas lesões. O padrão de desgaste, em geral, ocorre de forma esperada e familiar.

Tratamento

A atrição fisiológica geralmente não requer tratamento, a menos que os dentes se tornem sintomáticos ou que haja alguma questão cosmética.

Abrasão

A abrasão é o desgaste dentário não fisiológico em contato com as substâncias externas como resultado do atrito induzido por hábitos viciosos ou ocupacionais. Um histórico ou exame clínico geralmente revela a causa. Embora existam diversas causas, duas ocorrem com frequência moderada e podem ser normalmente evitadas: (1) lesão por escovação e (2) lesão por uso de fio dental. Outras causas podem ser citadas como hábitos de fumar cachimbo, abrir grampos de cabelo usando os dentes, uso impróprio de palitos de dente, grampos de próteses removíveis e cortar linhas de costura com os dentes.

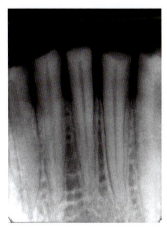

Figura 21.41 O desgaste fisiológico ou atrito é demonstrado nesta imagem periapical dos incisivos inferiores.

Lesão por escovação

Características clínicas. A abrasão da escova de dentes é provavelmente o tipo de lesão mais frequentemente observado nos tecidos duros dentais. O uso de escovas de dente com cerdas duras, ou os movimentos incorretos da escova de dentes com alta pressão podem fazer com que as cerdas criem um defeito de cunha em forma de V na área cervical do dente, geralmente envolvendo esmalte e a superfície da raiz mais macia.

Dentes desgastados podem tornar-se sensíveis à medida que a dentina é exposta. As áreas desgastadas geralmente são mais graves na junção amelocementária nas superfícies labiais e vestibulares dos pré-molares superiores, caninos e incisivos, aproximadamente nessa ordem. O esmalte geralmente limita a extensão coronal da abrasão. As lesões também são mais comuns e mais pronunciadas no lado esquerdo para uma pessoa destra, e vice-versa. A deposição de dentina secundária oposta às áreas desgastadas geralmente acompanha a destruição na superfície, de modo que a exposição pulpar raramente é uma complicação.

Características da imagem. O aspecto de imagens desse tipo de abrasão é de defeitos radiotransparentes nas porções cervicais dos dentes. Esses defeitos têm formato semicircular ou semilunar bem definido, com bordas de maior radiopacidade. As câmaras pulpares dos dentes mais seriamente comprometidos estão frequentemente parcial ou completamente obliteradas. A localização mais comum dessas lesões é a área de pré-molares, normalmente na arcada superior.

Lesão por fio dental

Características clínicas. O uso excessivo ou inadequado de fio dental, particularmente quando usado em associação com dentifrício, pode resultar em abrasão de dentes (Figura 21.42). O local mais comum é a porção cervical das superfícies interproximais logo acima da gengiva.

Características da imagem. Os aspectos da imagem das lesões causadas por fio dental são radiotransparências semilunares estreitas nas áreas cervicais das superfícies interproximais. De um modo geral, as depressões radiotransparentes nas superfícies distais dos dentes são mais profundas que os sulcos presentes nas superfícies mediais, provavelmente porque é mais fácil exercer maior pressão ao se realizar o movimento de puxar o fio para a frente do que de empurrá-lo para trás.

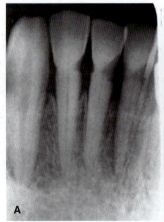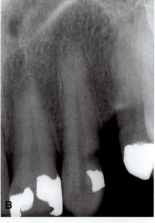

Figura 21.42 A. A abrasão das áreas cervicais dos dentes incisivos é evidente pelo uso excessivo (e inadequado) do fio dental. Observe a obliteração das câmaras pulpares e a redução no tamanho dos canais radiculares. **B.** Abrasão na distal do canino superior por grampo de prótese.

Diagnósticos diferenciais. A abrasão pelo uso incorreto de fio dental é prontamente identificada pelas suas características clínicas e de imagem. A própria localização da lesão já sugere algumas evidências a respeito da natureza de sua etiologia. Isso pode ser verificado pelo histórico do paciente. Em alguns casos essas imagens radiotransparentes podem simular lesões de cárie localizadas nas regiões cervicais dos dentes. O diagnóstico diferencial se baseia no exame clínico.

Tratamento. O principal tratamento recomendado para a abrasão é a eliminação dos hábitos e agentes causadores. Áreas muito desgastadas podem ser restauradas.

Erosão

Mecanismo da doença

A erosão dos dentes resulta de uma ação química que não envolve atividade bacteriana. Embora em muitos casos a causa não seja evidente, em outros é óbvio o contato do ácido com os dentes. A fonte do ácido pode ser de vômito crônico ou refluxo ácido de distúrbios gastrintestinais ou uma dieta rica em grandes quantidades de comidas ácidas, frutas cítricas ou bebidas carbonatadas. Os ácidos da regurgitação atacam as superfícies palatinas ou linguais, e os ácidos da dieta desmineralizam principalmente as superfícies labiais. Algumas profissões envolvem contato com ácidos que podem induzir à erosão dentária. A localização da erosão, o padrão das áreas acometidas e o aspecto da lesão normalmente nos dão informações sobre a origem do agente descalcificante.

Características clínicas

A erosão dentária é normalmente encontrada em incisivos, envolvendo frequentemente múltiplos dentes. As lesões são geralmente depressões lisas e reluzentes presentes na superfície de esmalte, na maior parte das vezes próximas à gengiva. A erosão pode resultar em tanta perda mineral que pontos róseos podem ser observados através do esmalte remanescente.

Características da imagem

Áreas de erosão aparecem como defeitos radiotransparentes na coroa. As margens podem ser tanto bem definidas como difusas. Um exame clínico normalmente esclarece qualquer dúvida a respeito dessas lesões.

Diagnósticos diferenciais

O diagnóstico de erosão é baseado na identificação dos defeitos côncavos ou em forma de "V" no esmalte vestibular ou labial e superfícies dentinárias. As margens da restauração podem se projetar acima da superfície remanescente do dente. Os limites das lesões causadas pela erosão são normalmente mais arredondados comparados com aqueles causados pela abrasão.

Tratamento

Da mesma forma que a abrasão, a erosão é tratada com a identificação e remoção do agente causador. Se a causa forem vômitos crônicos relativos a um transtorno psicológico, uma solução fluoretada de bochecho pode ser prescrita durante o acompanhamento psicológico. Se a causa for desconhecida, o tratamento vai consistir somente na restauração do defeito. A restauração previne danos adicionais, uma possível exposição pulpar e uma aparência estética desagradável.

Reabsorção

A reabsorção é a remoção da estrutura dentária por osteoclastos, denominados odontoclastos, quando esses reabsorvem estruturas dentárias. A reabsorção é classificada como interna ou externa com base na superfície do dente que está sendo reabsorvida. A reabsorção externa afeta a superfície mais externa do dente e a reabsorção interna afeta a superfície mais interna da câmara pulpar e dos canais radiculares. Esses dois tipos se distinguem quanto ao aspecto da imagem e tratamento. A reabsorção discutida aqui não está associada à perda fisiológica normal de dentes decíduos. Embora a etiologia da maioria das lesões de reabsorção seja desconhecida, há pelo menos evidências presuntivas de que algumas lesões sejam as sequelas de inflamação crônica, pressão e função excessivas, ou tumores e cistos adjacentes.

Reabsorção interna

Mecanismo da doença. A reabsorção interna ocorre dentro da câmara ou canal pulpar e envolve a reabsorção da dentina circunjacente. Essa reabsorção resulta em aumento do tamanho do espaço da câmara pulpar, em detrimento da estrutura dentária. Essa condição pode ser transitória e autolimitada ou progressiva. A etiologia do recrutamento e ativação dos odontoclastos é desconhecida, mas pode estar relacionada à inflamação dos tecidos pulpares. Relata-se que a reabsorção interna tem seu início por traumatismo agudo ao dente, capeamentos pulpares direto e indireto, pulpotomia e invaginação de esmalte.

Características clínicas. A reabsorção interna pode afetar qualquer dente das dentições decídua e permanente. Ela ocorre mais frequentemente em dentes permanentes, em geral nos incisivos centrais e primeiro e segundo molares. O processo de reabsorção costuma começar entre os 30 e 50 anos de idade e é mais comum em homens. Quando a lesão está na câmara pulpar da coroa, uma área radiotransparente pode parecer envolver a coroa. Se o aumento da polpa perfurar a dentina e o esmalte tornar-se envolvido, a área pode parecer clinicamente rósea na coroa. Se não for tratada, poderá haver perfuração da coroa, com tecido hemorrágico projetando-se a partir da perfuração, levando à pulpite. Quando a lesão ocorre na raiz do dente, seu curso clínico é insidioso em sua maioria. Se a reabsorção for extensa, ela pode fragilizar o dente e resultar em fratura. Também é possível que a polpa se expanda para dentro do ligamento periodontal e se comunique com uma bolsa periodontal profunda ou com o sulco gengival, acarretando novamente em pulpite infecciosa.

Características da imagem. As imagens podem revelar lesões iniciais assintomáticas de reabsorção interna. As lesões são localizadas, radiotransparentes e têm formato redondo, oval ou alongado dentro da raiz ou da coroa, e são contínuas com a imagem da câmara pulpar ou canal radicular. Essas alterações são agora facilmente demonstradas utilizando radiografias CBCT de alta resolução com pequeno campo de visão. O contorno é geralmente bem definido e suave ou levemente festonado. O resultado é um alargamento irregular da câmara ou canal pulpares (Figura 21.43). Tipicamente, a lesão mostra-se homogênea e radiotransparente, sem trabeculado ósseo ou nódulos pulpares. Entretanto, estruturas internas podem ser aparentes se a superfície da estrutura dentária reabsorvida for muito irregular e tiver uma textura festonada. Em alguns casos, virtualmente toda a polpa pode aumentar dentro do dente, embora geralmente a lesão permaneça localizada.

Diagnósticos diferenciais. As lesões mais comumente confundidas com reabsorção radicular interna são cáries nas superfícies vestibular ou lingual do dente e reabsorção radicular externa. Lesões cariosas têm margens mais difusas do que lesões provocadas por reabsorção radicular interna. O exame clínico rapidamente revela cáries nas superfícies vestibulares ou linguais. Além disso, as superfícies distal e medial da câmara pulpar e dos canais radiculares podem estar separadas das bordas da lesão cariosa. No entanto, com a reabsorção da raiz interna, a imagem da reabsorção não pode ser separada das imagens da câmara pulpar e dos canais radiculares pela alteração da angulação horizontal do feixe de raios X.

Tratamento. O tratamento para reabsorção interna depende da condição do dente. Se o processo não tiver gerado um sério enfraquecimento da estrutura dentária, o tratamento endodôntico

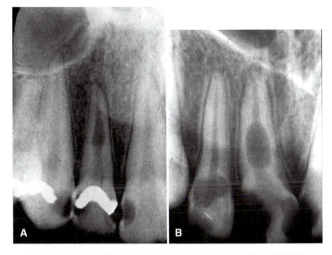
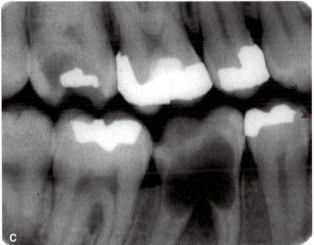
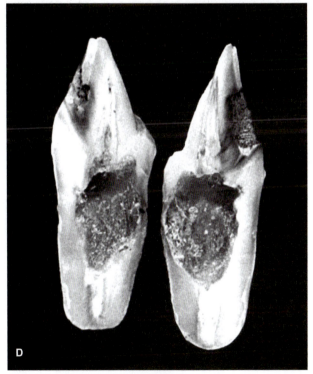

Figura 21.43 A reabsorção radicular interna pode ocorrer na coroa ou na raiz dos dentes. Imagens periapicais mostram reabsorção interna centrada nos canais radiculares (**A** e **B**) e na coroa e nas raízes (**C** e **D**) em um incisivo seccionado (após a redução da coroa).

interromperá a reabsorção. Se a expansão da polpa ainda não tiver comprometido estruturalmente o dente, mas já tiver ocorrido uma perfuração da raiz, a superfície perfurada poderá ser exposta por meio de cirurgia e ser retrobturada. Caso o dente esteja muito desgastado e comprometido pela reabsorção, a exodontia poderá ser a única alternativa.

Reabsorção externa

Mecanismo da doença. Na reabsorção externa, os odontoclastos reabsorvem a superfície mais externa do dente. Esta reabsorção envolve mais comumente a superfície da raiz, mas também pode envolver a coroa de um dente não irrompido. A reabsorção pode envolver o cemento e a dentina e, em alguns casos, gradativamente se estender até a polpa. Uma vez que o recrutamento dos odontoclastos demanda um bom suprimento sanguíneo, somente as porções de dente recobertas por tecido mole estão suscetíveis a esta reabsorção. Esta reabsorção pode ocorrer em um dente isolado, múltiplos dentes ou, em casos raros, toda a dentição. Em muitos casos, a etiologia é desconhecida, porém em algumas situações as causas podem ser atribuídas a lesões inflamatórias locais, dentes reimplantados, cistos e tumores, forças oclusais e mecânicas excessivas e dentes impactados.

Características clínicas. A reabsorção externa geralmente não é identificada clinicamente porque, frequentemente, não há sinais ou sintomas característicos. Mesmo quando há perda considerável de estrutura dentária, o dente em questão tem boa inserção e não apresenta mobilidade. Na reabsorção avançada, podem ocorrer dor e inespecífica e fratura radicular.

A reabsorção externa pode ocorrer tanto no ápice do dente quanto na superfície lateral da raiz, embora seja mais comum nas regiões apical e cervical. A prevalência é ligeiramente maior nos dentes inferiores que nos superiores, acometendo principalmente os incisivos centrais, caninos e pré-molares. A reabsorção radicular externa da raiz é comum. Um estudo realizado em homens e mulheres de 18 a 25 anos revelou que todos os pacientes exibiam algum grau de reabsorção radicular externa em pelo menos 4 dentes.

Características da imagem. Os locais mais comuns para reabsorção radicular externa são as regiões apical e cervical. Quando a lesão se inicia no ápice, ela geralmente causa uma reabsorção branda da estrutura dentária que resulta em um ápice radicular mais arredondado (Figura 21.44). Quase sempre, o osso e a lâmina dura seguem a raiz reabsorvente e exibem uma aparência normal em torno dessa estrutura encurtada – isto é, a lâmina dura e o espaço do ligamento periodontal são preservados. Quando a reabsorção externa ocorre como consequência de uma lesão inflamatória periapical, a lâmina dura que circunda o ápice é perdida. Depois da apicificação (contração das paredes do canal pulpar no ápice), torna-se muito difícil ou mesmo impossível observar a saída do canal. Entretanto, se a reabsorção da região apical tiver ocorrido, o canal pulpar será visível, sendo extremamente amplo nessa região (Figura 21.45).

Ocasionalmente, a reabsorção externa radicular acomete as porções laterais da raiz (Figura 21.46). Estas lesões tendem a ser irregulares, podem envolver um lado mais que o outro e ocorrem em qualquer dente. Uma causa comum para a reabsorção externa na parte lateral da raiz é a presença de um dente adjacente não irrompido. Exemplos de reabsorção externa incluem reabsorção da porção distal da raiz de um segundo molar superior pela coroa de um terceiro molar adjacente e a reabsorção da raiz de um incisivo central e/ou lateral superiores permanentes por um canino superior incluso. Uma completa reabsorção externa pode ocorrer quando o dente ainda não tiver irrompido e estiver totalmente circundado por osso (Figura 21.47), afetando com mais frequência terceiros molares ou caninos superiores. Nesses casos, o dente por inteiro, incluindo a coroa e a raiz, pode sofrer reabsorção. Raízes dentárias molares inferiores também podem ser reabsorvidas externamente na presença de uma densa ilha óssea adjacente; no entanto, a reabsorção é autolimitada.

Diagnósticos diferenciais. Reabsorção radicular externa acometendo o ápice ou as regiões laterais da raiz é facilmente observada em radiografias. Quando a lesão ocorre nas superfícies vestibular ou lingual de uma raiz, acima do nível do osso adjacente, os diagnósticos diferenciais incluem cárie e reabsorção interna. A reabsorção interna aparece de forma característica, como uma expansão da câmara pulpar ou canais radiculares. Em casos de reabsorção externa, a imagem radiográfica da câmara pulpar e canais radiculares intactos pode ser observada por meio da área radiotransparente da reabsorção externa. Além disso, imagens radiográficas realizadas com diferentes angulações podem ser comparadas. A localização da radiotransparência causada pela reabsorção externa se move em relação ao canal pulpar, enquanto a imagem da reabsorção interna permanece fixa ao canal.

Tratamento. Quando a causa da reabsorção radicular externa é conhecida, o tratamento normalmente consiste na remoção dos fatores etiológicos. O tratamento pode envolver a interrupção de forças mecânicas excessivas, a remoção de um dente adjacente impactado e a erradicação de um cisto, de um tumor ou de qualquer fonte de inflamação. Se a área de reabsorção for ampla e estiver em uma região acessível da raiz (p. ex., como na região cervical), a curetagem do defeito e a colocação de uma restauração, em geral, paralisarão a evolução do processo.

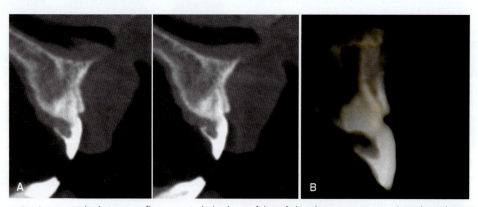

Figura 21.44 A. Os cortes transversais de tomografia computadorizada por feixe cônico demonstram uma área de reabsorção externa afetando a superfície palatina da coroa de um incisivo central superior na junção amelocementária e prosseguindo internamente para dentro da coroa. **B.** A representação tridimensional da superfície do incisivo central superior mostra o defeito de reabsorção no lado lingual do dente.

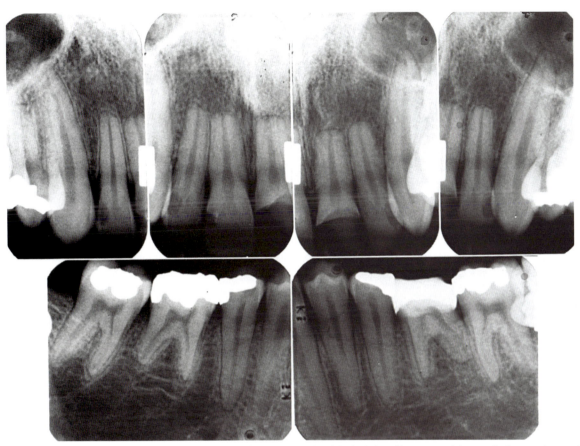

Figura 21.45 A reabsorção radicular externa resulta na perda da estrutura dentária do ápice. Observe os ápices radiculares enfraquecidos, os canais radiculares alargados e a lâmina dura intacta.

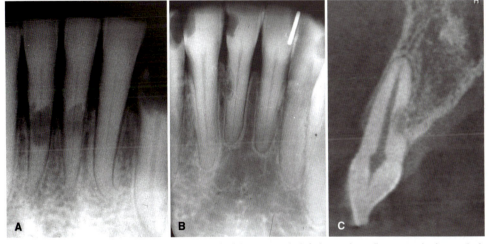

Figura 21.46 A. Reabsorção radicular externa da face lateral dos incisivos centrais inferiores. As radiotransparências estão bem definidas confinadas às superfícies das raízes. **B.** A raiz foi substituída por um crescimento ósseo. Isto é por vezes referido como enostose. **C.** Imagem de tomografia computadorizada de feixe cônico sagital de reabsorção externa da superfície lingual da raiz de um incisivo central com crescimento ósseo no defeito.

Dentina secundária
Mecanismo

A dentina secundária é aquela depositada na câmara pulpar após a completa formação da dentina primária. A deposição da dentina secundária pode ser parte do envelhecimento fisiológico e pode resultar de estímulo inócuo como mastigação ou traumatismo leve. A dentina secundária também se desenvolve após traumatismos em longo prazo derivados de algumas condições patológicas como cárie de progressão moderada, traumatismo, erosão, atrito, abrasão ou um procedimento restaurador. Este último estímulo, especificamente, promove uma resposta coronária mais rápida e localizada que aquela vista como consequência normal do envelhecimento. O termo **dentina terciária** foi sugerido para identificar a dentina que se forma em função de outros estímulos que não envelhecimento e função biológica normais.

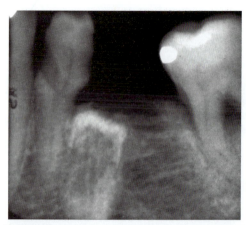

Figura 21.47 Reabsorção externa de um segundo pré-molar impactado. Embora o esmalte e a dentina tenham sido reabsorvidos, o esmalte residual da coroa ainda pode ser visto, bem como uma imagem de uma câmara pulpar.

Características clínicas

A resposta dos odontoblastos na produção de dentina secundária reduz a sensibilidade do dente a estímulos externos. Em indivíduos com idade avançada que já apresentem uma formação extensa de dentina secundária, essa diminuição de sensibilidade pode estar ainda mais pronunciada. De forma semelhante, a formação de uma camada adicional de dentina entre a polpa e a região da lesão reduz a sensibilidade dentária de indivíduos com restaurações recentes ou fraturas coronárias.

Características da imagem

A dentina secundária é indistinguível da dentina primária na imagem. Sua presença é manifestada como uma redução no tamanho da câmara pulpar e dos canais radiculares (Figura 21.48). Quando a formação de dentina secundária ocorre como consequência do envelhecimento normal, o resultado é uma redução generalizada dos tamanhos da câmara e dos canais pulpares. No entanto, uma forma relativamente normal dessas estruturas é mantida. Frequentemente permanecem apenas uma câmara pequena e canais finos. Os cornos pulpares normalmente desaparecem relativamente cedo, seguidos pela redução em tamanho da câmara pulpar e estreitamento dos canais radiculares. Quando estímulos mais específicos iniciam a formação de dentina secundária, ela começa na região adjacente à fonte dos estímulos, alterando a forma normal da câmara pulpar. Embora a formação de dentina secundária possa ser contínua até que a polpa pareça estar completamente obliterada, estudos histológicos mostraram que, mesmo em casos extremos, uma pequena porção de tecido pulpar ainda viável pode ser encontrada.

Diagnósticos diferenciais

A dentina secundária é identificada indiretamente pela redução do tamanho da câmara pulpar. Esse aspecto é diferente de nódulos pulpares. Esses nódulos (ver descrição a seguir) ocupam parte do espaço da câmara ou dos canais, porém possuem uma forma que varia do oval ao redondo (de acordo com a câmara).

Tratamento

A deposição secundária de dentina, por si só, não requer tratamento. A causa precipitante é removida, se possível, e o dente é restaurado quando apropriado.

Nódulos pulpares

Mecanismo

Nódulos pulpares são focos de calcificação que se formam dentro da polpa. Eles podem ser vistos microscopicamente em mais da metade dos dentes de indivíduos jovens e em quase todos os dentes de pessoas com mais de 50 anos de idade. Embora a maior parte seja microscópica, eles variam em tamanho, alguns chegando a ter de 2 a 3 mm de diâmetro, preenchendo quase toda a câmara pulpar. Apenas estas maiores concreções podem ser visualizadas na imagem. Embora essas massas maiores representem apenas de 15 a 25% de todas as calcificações pulpares, elas são achadas comumente em imagens e podem aparecer em um único dente ou em vários. A causa é desconhecida, e não há nenhuma evidência concreta de que estejam associados a algum distúrbio sistêmico ou pulpar.

Características clínicas

Os nódulos pulpares não podem ser identificados clinicamente.

Características da imagem

O aspecto da imagem dos nódulos pulpares é muito variável. Eles podem ser vistos como estruturas radiopacas dentro das câmaras pulpares ou canais radiculares, ou eles podem se estender da câmara pulpar aos canais radiculares (Figura 21.49). Não existe forma ou quantidade uniformes. Eles podem aparecer como massa densa única

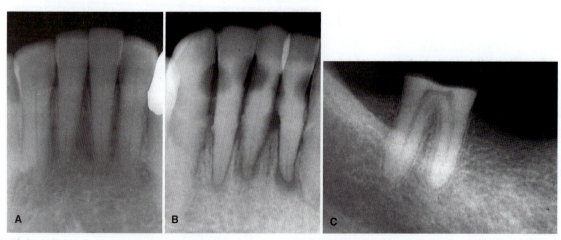

Figura 21.48 A. A formação normal da dentina secundária causa a recessão da câmara pulpar e o estreitamento dos canais radiculares. **B.** A dentina secundária obliterou as câmaras pulpares e estreitou os canais radiculares. Isto é provavelmente um resultado das lesões cariosas. **C.** A formação secundária de dentina obliterou a câmara pulpar estimulada pelo atrito grave da coroa do molar.

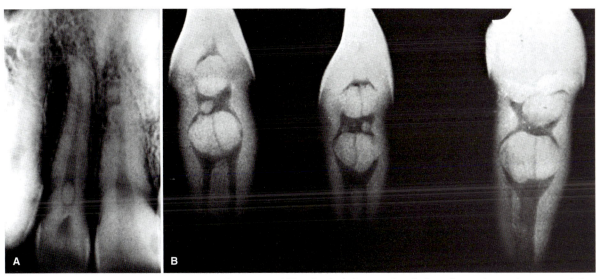

Figura 21.49 A. Nódulos pulpares podem ser encontrados como calcificações isoladas na polpa. **B.** Quando grandes, podem causar deformação da câmara pulpar e dos canais radiculares.

ou como diversas radiopacidades pequenas. Eles podem ser redondos ou ovais, e alguns nódulos pulpares que potencialmente ocupam a maior parte da câmara pulpar ajustam-se à sua forma. Seu contorno varia de bem definido até margem mais difusa. Podem acometer todos os grupos de dentes, especialmente os molares. Em raros casos, o canal sofre uma remodelação e aumenta sua largura para acomodar um nódulo pulpar grande.

Diagnósticos diferenciais

A identificação dos nódulos pulpares não é difícil, embora variem em tamanho e forma. Entretanto, em alguns casos, a diferenciação com a esclerose pulpar pode ser difícil.

Tratamento

Os nódulos pulpares não requerem tratamento. No entanto, quando o tratamento endodôntico está sendo considerado, um planejamento cuidadoso para entender a localização e extensão é importante para o sucesso da terapia endodôntica. A CBCT de FOV pequeno está sendo usada cada vez mais para avaliar de forma pré-operatória os dentes com nódulos pulpares em tratamento endodôntico.

Esclerose pulpar

Mecanismo

A esclerose pulpar é outra forma de calcificação que ocorre na câmara pulpar e nos canais radiculares. Ao contrário dos nódulos pulpares, a esclerose pulpar é um processo difuso. A causa específica é desconhecida, embora esteja fortemente relacionada ao envelhecimento. Cerca de 66% de todos os dentes em indivíduos de 10 a 20 anos de idade e 90% de todos os dentes em indivíduos de 50 a 70 anos de idade mostram evidência histológica de esclerose pulpar. Histologicamente, o padrão de calcificação é amorfo e desorganizado, evidenciando estrias ou colunas lineares de material calcificado paralelo a vasos sanguíneos e nervos na polpa.

Características clínicas

A esclerose pulpar é um processo que não apresenta nenhuma manifestação clínica.

Características da imagem

O estágio inicial da esclerose pulpar passa por um processo degenerativo que não pode ser visto na imagem. A esclerose pulpar difusa produz uma coleção generalizada e mal definida de finas radiopacidades que se estendem por grandes áreas da câmara pulpar e dos canais pulpares (Figura 21.50).

Diagnósticos diferenciais

O diagnóstico diferencial inclui pequenos nódulos pulpares, mas a diferenciação entre eles é acadêmica porque nem a esclerose pulpar nem os nódulos pulpares precisam de tratamento.

Tratamento

A esclerose pulpar não requer tratamento. O tecido pulpar e a esclerose pulpar se tornam importantes quando a terapia endodôntica é indicada por outras razões.

Hipercementose

Mecanismo da doença

Hipercementose é a deposição excessiva de cemento nas raízes dentárias. Na maioria dos casos sua causa é desconhecida. Ocasionalmente, aparece em um dente que extruiu após a perda do seu antagonista. Outra causa de hipercementose é a inflamação, geralmente decorrente de rarefação óssea ou osteíte condensante. Nesse contexto de inflamação, o cemento é depositado na superfície radicular adjacente ao ápice. A hipercementose é ocasionalmente associada a dentes que estão em hiperoclusão ou que sofreram fraturas. Por fim, essa condição ocorre em pacientes com doença óssea de Paget (ver Capítulo 25) e com hiperpituitarismo (gigantismo e acromegalia).

Características clínicas

A hipercementose não provoca qualquer sinal ou sintoma clínico.

Características da imagem

A hipercementose é visualizada nas imagens como uma formação excessiva de cemento ao redor de parte ou de toda a raiz (Figura 21.51). Seu contorno geralmente é suave, mas por vezes pode ser visto um aumento irregular, mas bulboso na largura da raiz. Essa lesão é mais evidente no terço apical da raiz e em geral é vista como um acúmulo levemente irregular de cemento. Esse cemento é um pouco mais radiotransparente do que a dentina. Uma característica importante é que a dentina extra é circundada pela lâmina dura e pelo espaço do ligamento periodontal. No caso da doença de Paget, a hipercementose geralmente é muito pronunciada e de contorno irregular.

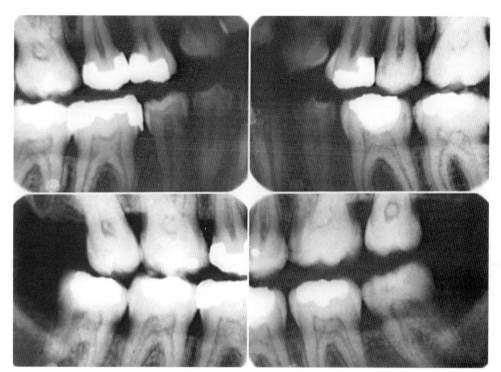

Figura 21.50 A esclerose pulpar é vista como calcificação difusa da câmara e dos canais.

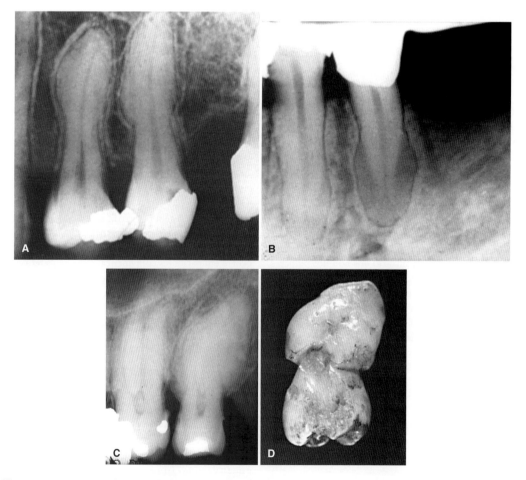

Figura 21.51 Hipercementose das raízes. **A** a **C**. Observe a continuidade da lâmina dura e o espaço do ligamento periodontal que engloba o cemento extra em todos os casos. **D**. Um molar extraído exibe hipercementose extensa. (Cortesia de Dr. R. Kienholz, Dallas, TX.)

Diagnósticos diferenciais

O diagnóstico diferencial pode incluir qualquer estrutura radiopaca que possa ser observada próxima à raiz, como uma ilha de osso denso ou displasia óssea periapical madura. A característica que distingue essas lesões é a presença do espaço da membrana periodontal ao redor da hipercementose. Pode-se confundir essa lesão com um pequeno cementoblastoma. Ocasionalmente, uma raiz muito dilacerada pode lembrar um caso de hipercementose.

Tratamento

A hipercementose não requer tratamento. Se houver uma patologia associada, como uma lesão periapical inflamatória, o tratamento pode ser necessário. A principal relevância da hipercementose pode estar relacionada à dificuldade que pode ser imposta pela configuração radicular, caso a extração seja indicada.

BIBLIOGRAFIA

Abrasão

Bull WH, Callender RM, Pugh BR, et al. The abrasion and cleaning properties of dentifrices. *Br Dent J.* 1968;125:331.

Corica A, Caprioglio A. Meta-analysis of the prevalence of tooth wear in primary dentition. *Eur J Paediatr Dent.* 2014;15(4):385–388.

Erwin JC, Buchner CM. Prevalence of tooth wear in primary dentition. *Eur J Paediatr Dent.* 2014;15(4):385–388. Review.

Amelogênese imperfeita

Bailleul-Forestier I, Molla M, Verloes A, et al. The genetic basis of inherited anomalies of the teeth. Part 1: clinical and molecular aspects of non-syndromic dental disorders. *Eur J Med Genet.* 2008;51:273–291.

Gasse B, Prasad M, Delgado S, et al. Evolutionary analysis predicts sensitive positions of MMP20 and validates newly- and previously-identified MMP20 mutations causing amelogenesis imperfecta. *Front Physiol.* 2017;8:398. doi:10.3389/fphys.2017.00398. eCollection 2017. PMID:28659819.

Seymen F, Kim YJ, et al. Recessive mutations in ACPT, encoding testicular acid phosphatase, cause hypoplastic amelogenesis imperfecta. *Am J Hum Genet.* 2016;99(5):1199–1205. doi:10.1016/j.ajhg.2016.09.018. [Epub 2016 Oct 27]; PMID:27843125.

Wright JT. The molecular etiologies and associated phenotypes of amelogenesis imperfecta. *Am J Med Genet A.* 2006;140:2547–2555.

Anomalias adquiridas

Baden E. Environmental pathology of the teeth. In: Gorlin RJ, Goodman HM, eds. *Thoma's Oral Pathology.* Vol. 1. 6th ed. St Louis: Mosby; 1970.

Mitchell DF, Standish SM, Fast TB. *Oral Diagnosis/Oral Medicine.* Philadelphia: Lea & Febiger; 1978.

Pindborg JJ. *Pathology of the Dental Hard Tissues.* Philadelphia: Saunders; 1970.

Shafer WG, Hine MK, Levy BM. *Oral Pathology.* 4th ed. Philadelphia: Saunders; 1983.

Anormalidades de desenvolvimento

Bergsma D, ed. *Birth Defects Compendium.* 2nd ed. New York: Alan R Liss; 1979.

Dixon GH, Stewart RE. Genetic aspects of anomalous tooth development. In: Stewart RE, Prescott GH, eds. *Oral Facial Genetics.* St Louis: Mosby; 1976.

MacDougall M, Dong J, Acevedo AC. Molecular basis of human dentin diseases. *Am J Med Genet A.* 2006;140A:2536–2546.

Pindborg JJ. *Pathology of the Dental Hard Tissues.* Copenhagen: Munksgaard; 1970.

Schulze C. Developmental abnormalities of the teeth and jaws. In: Gorlin RJ, Goldman HM, eds. *Thoma's Oral Pathology.* Vol. 1. 6th ed. St Louis: Mosby; 1970.

Witkop CJ Jr. Amelogenesis imperfecta, dentinogenesis imperfecta and dentin dysplasia revisited: problems with classification. *J Oral Pathol.* 1989;17:547–553.

Witkop CJ Jr, Rao S. Inherited defects in tooth structure. In: Bergsma D, eds. *Birth Defects, XI: Orofacial Structures.* Vol. 7, no 7. Baltimore: Williams & Wilkins; 1971.

Worth HM. *Principles and Practice of Oral Radiologic Interpretation.* Chicago: Year Book Medical; 1963.

Wright JT. The molecular etiologies and associated phenotypes of amelogenesis imperfecta. *Am J Med Genet A.* 2006;140A:2547ures.

Atrição

Johnson GK, Sivers JE. Attrition, abrasion, and erosion: diagnosis and therapy. *Clin Prev Dent.* 1987;9:12–16.

Murphy TR. Reduction of the dental arch by approximal attrition: quantitative assessment. *Br Dent J.* 1964;116:483–488.

Russell MD. The distinction between physiological and pathological attrition: a review. *J Ir Dent Assoc.* 1987;33:23–31.

Seligman DA, Pullinger AG, Solberg WK. The prevalence of dental attrition and its association with factors of age, gender, occlusion, and TMJ symptomatology. *J Dent Res.* 1988;67:1323–1333.

Cúspide em garra

Meskin LH, Gorlin RJ. Agenesis and peg-shaped permanent lateral incisors. *J Dent Res.* 1963;42:1476–1479.

Natkin E, Pitts DL, Worthington P. A case of talon cusp associated with other odontogenic abnormalities. *J Endod.* 1983;9:491–495.

Dens in dente

Oehlers FA. The radicular variety of dens invaginatus. *Oral Surg Oral Med Oral Pathol.* 1958;11:1251–1260.

Rushton MA. A collection of dilated composite odontomes. *Br Dent J.* 1937;63:65–86.

Soames JV, Kuyebi TA. A radicular dens invaginatus. *Br Dent J.* 1982;152:308–309.

Dente invaginado

Oehlers FA, Lee KW, Lee EC. Dens invaginatus (invaginated odontome): its structure and responses to external stimuli. *Dent Pract Dent Rec.* 1967;17:239–244.

Sykaras SN. Occlusal anomalous tubercle on premolars of a Greek girl. *Oral Surg Oral Med Oral Pathol.* 1974;38:88–91.

Yip WK. The prevalence of dens invaginatus. *Oral Surg Oral Med Oral Pathol.* 1974;38:80–87.

Gallacher A, Ali R, Bhakta S. Dens invaginatus: diagnosis and management strategies. *Br Dent J.* 2016;221:383–387. Published online: 7 October 2016. doi:10.1038/sj.bdj.2016.724.

Dentes ausentes em desenvolvimento

al-Emran S. Prevalence of hypodontia and developmental malformation of permanent teeth in Saudi Arabian school children. *Br J Orthod.* 1990;17:115–118.

Garn SM, Lewis AB. The relationship between third molar agenesis and reduction in tooth number. *Angle Orthod.* 1962;32:14–18.

Keene HJ. The relationship between third molar agenesis and the morphologic variability of the molar teeth. *Angle Orthod.* 1965;35:289–298.

Levin LS. Dental and oral abnormalities in selected ectodermal dysplasia syndromes. *Birth Defects Orig Artic Ser.* 1988;24:205–227.

O'Dowling IB, McNamara TG. Congenital absence of permanent teeth among Irish school-children. *J Ir Dent Assoc.* 1990;36:136–138.

Visioni AF, Lisboa-Costa TN, Pagnan NAB, et al. Ectodermal dysplasias: clinical and molecular review. *Am J Med Genet.* 2009;149A:1980–2002.

Dentes supranumerários

Grahnen H, Lindahl B. Supernumerary teeth in the permanent dentition: a frequency study. *Odontol Rev.* 1961;12:290–294.

Grimanis GA, Kyriakides AT, Spyropoulos ND. A survey on supernumerary molars. *Quintessence Int.* 1991;22:989–995.

Lu X, Yu F, et al. The epidemiology of supernumerary teeth and the associated molecular mechanism. *Organogenesis.* 2017;13(3):71–82. doi:10.1080/15476278.2017.1332554.

Niswander JD. Effects of heredity and environment on development of the dentition. *J Dent Res.* 1963;42:1288–1296.

Rao SR. Supernumerary teeth. In: Bergsma D, eds. *Birth Defects Compendium.* 2nd ed. New York: Alan R Liss; 1979.

Yusof WZ. Non-syndrome multiple supernumerary teeth: literature review. *J Can Dent Assoc.* 1990;56:147–149.

Dentina secundária

Kuttler Y. Classification of dentin into primary, secondary and tertiary. *Oral Surg Oral Med Oral Pathol.* 1959;12:966–969.

Dentinogênese imperfeita e displasia dentinária

Kim JW, Simmer JP. Hereditary dentin defects. *J Dent Res.* 2007;86:292–299.

MacDougall M, Dong J, Acevedo AC. Molecular basis of human dentin diseases. *Am J Med Genet A.* 2006;140:2536–2546.

O Carroll MK, Duncan WK, Perkins TM. Dentin dysplasia: review of the literature and a proposed subclassification based on imaging findings. *Oral Surg Oral Med Oral Pathol.* 1991;72:119–125.

Erosão

Bruggen Cate HJ. Dental erosion in industry. *Br J Ind Med.* 1968;25:249.

Carvalho TS, Colon P, et al. Consensus Report of the European Federation of Conservative Dentistry: erosive tooth wear diagnosis and management. *Swiss Dent J.* 2016;126(4):342–346. PMID:27142130.

Kisely S, Sawyer E, et al. The oral health of people with anxiety and depressive disorders - a systematic review and meta-analysis. *J Affect Disord.* 2016;200:119–132. doi:10.1016/j.jad.2016.04.040. [Epub 2016 Apr 21]. Review. PMID:27130961.

Stafne EC, Lovestedt SA. Dissolution of tooth substance by lemon juice, acid beverages, and acid from some other sources. *J Am Dent Assoc.* 1947;34:586–592.

Fusão

Hagman FT. Anomalies of form and number, fused primary teeth, a correlation of the dentitions. *ASDC J Dent Child.* 1988;55:359–361.

Sperber GH. Genetic mechanisms and anomalies in odontogenesis. *J Can Dent Assoc (Tor).* 1967;33:433–442.

Geminação

Ferrazzano GF, Festa P, Cantile T, et al. Multidisciplinary approach to the treatment of double bilateral upper permanent incisors in a young boy. *Eur J Paediatr Dent.* 2017;18(2):94–98. doi:10.23804/ejpd.2017.18.02.02. PMID: 28598178.

Tannenbaum KA, Alling EE. Anomalous tooth development: case report of gemination and twinning. *Oral Surg Oral Med Oral Pathol.* 1963;16:883–887.

Hipoplasia de Turner

Via WF Jr. Enamel defects induced by trauma during tooth formation. *Oral Surg Oral Med Oral Pathol.* 1968;25:49–54.

Macrodontia

Garn SM, Lewis AB, Kerewsky BS. The magnitude and implications of the relationship between tooth size and body size. *Arch Oral Biol.* 1968;13:129–131.

Malformação molar-incisiva

Brusevold IJ, Bie TMG, Baumgartner CS, et al. Molar incisor malformation in six cases: description and diagnostic protocol. *Oral Surg Oral Med Oral Pathol Oral Radiol.* 2017;124(1):52–61. doi:10.1016/j.oooo.2017.03.050. [Epub 2017 Apr 4].

Lee HS, Kim SH, et al. A new type of dental anomaly: molar-incisor malformation (MIM). *Oral Surg Oral Med Oral Pathol Oral Radiol.* 2014;118(1):101–109. e3. doi:10.1016/j.oooo.2014.03.014. [Epub 2014 Apr 5].

McCreedy C, Robbins H, Newell A, et al. Molar-incisor malformation: two cases of a newly described dental anomaly. *J Dent Child (Chic).* 2016;83(1):33–37.

Nódulo pulpar

Moss-Salentijn L, Hendricks-Klyvert M. Calcified structures in human dental pulps. *J Endod.* 1988;14:184–189.

Da Silva EJ, Prado MC, et al. Assessing pulp stones by cone-beam computed tomography. *Clin Oral Investig.* 2016 Dec 9. PMID:27942985.

Odontodisplasia regional

Crawford PJ, Aldred MJ. Regional odontodysplasia: a bibliography. *J Oral Pathol Med.* 1989;18:251–263.

Pérolas de esmalte

Moskow BS, Canut PM. Studies on root enamel, II: enamel pearls: a review of their morphology, localization, nomenclature, occurrence, classification, histogenesis, and incidence. *J Clin Periodontol.* 1990;17:275–281.

Reabsorção

Bakland LK. Root resorption. *Dent Clin North Am.* 1992;36:91–507.

Bennett CG, Poleway SA. Internal resorption, postpulpotomy type. *Oral Surg Oral Med Oral Pathol.* 1964;17:228–234.

Goldman HM. Spontaneous intermittent resorption of teeth. *J Am Dent Assoc.* 1954;49:522–532.

Massler M, Perreault JG. Root resorption in the permanent teeth of young adults. *J Dent Child.* 1954;21:158–164.

Phillips JR. Apical root resorption under orthodontic therapy. *Angle Orthod.* 1955;20:1–22.

Simpson HE. Internal resorption. *J Can Dent Assoc.* 1964;30:355.

Solomon CS, Notaro PJ, Kellert M. External root resorption: fact or fancy. *J Endod.* 1989;15(5):219–223.

Stafne EC, Austin LT. Resorption of embedded teeth. *J Am Dent Assoc.* 1945;32:1003–1009.

Tronstad L. Root resorption: etiology, terminology, and clinical manifestations. *Endod Dent Traumatol.* 1988;4:241–252.

Wang J, Feng JQ. Signaling pathways critical for tooth root formation. *J Dent Res.* 2017;96(11):1221–1228. 22034517717478. doi:10.1177/0022034517717478.

Sífilis congênita

Bradlaw RV. The dental stigmata of prenatal syphilis. *Oral Surg Oral Med Oral Pathol.* 1953;6:147–158.

Putkonen T. Dental changes in congenital syphilis: relationship to other syphilitic stigmata. *Acta Derm Venereol.* 1962;42–62.

Sarnat BG, Shaw NG. Dental development in congenital syphilis. *Am J Orthod.* 1943;29:270.

Taurodontia

Bixler D. Heritable disorders affecting dentin. In: Steward RE, Prescott GA, eds. *Oral Facial Genetics.* St Louis: Mosby; 1976.

Transposição

Schacter H. A treated case of transposed upper canine. *Dent Rec (London).* 1951;71:105–108.

Condições Inflamatórias dos Maxilares

Ernest W. N. Lam

A inflamação é a condição patológica mais comum que surge nos maxilares. Ao contrário das outras estruturas ósseas do organismo, ossos maxilares são únicos no sentido em que os dentes criam um caminho direto para que agentes ou processos – sejam eles microrganismos patogênicos ou agentes químicos ou físicos – invadam a estrutura óssea. Consequentemente, a resposta inflamatória destrói ou contém o estímulo danoso e estabelece um ambiente para reparar o tecido danificado.

Em condições normais, o metabolismo ósseo representa um equilíbrio entre a produção óssea osteoblástica e a reabsorção óssea osteoclástica. E nessa relação interdependente e muito complexa, os osteoblastos medeiam a atividade de reabsorção dos osteoclastos. A patogenicidade de microrganismos bacterianos, a resposta imune do hospedeiro, a vascularização do tecido e o tempo podem alterar esse equilíbrio para favorecer a formação ou a reabsorção óssea. Para os propósitos deste capítulo, todas as condições inflamatórias do osso, independentemente da etiologia específica, são consideradas como parte de um espectro ou conjunto de condições com diferentes características clínicas e aspectos radiológicos.

Os quatro sinais cardinais de inflamação (**calor**, **rubor edema** e **dor**) podem ser observados em variados graus nos maxilares. As lesões agudas tendem a ter um início tipicamente rápido, causando dor pronunciada. Além disso, as lesões inflamatórias agudas são frequentemente acompanhadas por febre e inchaço. Em contraste, as lesões crônicas são geralmente menos graves com um curso mais prolongado e a dor é geralmente menos intensa. Além disso, a febre pode ser intermitente e de baixo grau, e o inchaço pode se desenvolver gradualmente. De fato, lesões inflamatórias de baixo grau podem não produzir sintomas clínicos significativos.

Quando a fonte inicial da resposta inflamatória é um microrganismo patogênico e uma polpa dentária necrótica, a lesão óssea que se desenvolve é restrita ao ápice radicular. Esta condição é referida como doença inflamatória periapical. Quando a disseminação ocorre através dos tecidos gengivais, a resposta inflamatória é denominada doença periodontal, se envolver as estruturas de suporte dos dentes, ou pericoronarite, se envolver a coroa de um dente parcialmente irrompido. A disseminação mais ampla de microrganismos e a resposta inflamatória através da medula óssea podem ser aumentadas pela vascularização do tecido e pela resposta imune do hospedeiro.

No entanto, em alguns pacientes, um microrganismo patogênico ou uma fonte da infecção não pode ser identificado, e a disseminação hematogênica de uma fonte distante é presumida como a origem. Em outros casos, a incapacidade de cultivar um microrganismo pode ser devida à antibioticoterapia prévia, ou o método de amostragem óssea pode ser inadequado para revelar áreas pequenas e isoladas de osso infectado. Quando a resposta inflamatória se espalha através do osso, do sistema de Havers e dos canais de Volkmann até um espaço adjacente do tecido, de modo que já não está localizada na proximidade do ápice radicular, e há morte ou necrose óssea, é chamada osteomielite. Os nomes das várias condições inflamatórias tendem a descrever suas apresentações e comportamentos clínicos e de imagem; no entanto, todos têm o mesmo mecanismo de doença subjacente, incluindo uma resposta comum do osso à lesão.

DOENÇA INFLAMATÓRIA PERIAPICAL

Terminologia

Periodontite apical (aguda e crônica), abscesso (periapical, radicular ou perirradicular), granuloma (periapical, radicular ou perirradicular) e cisto (periapical, radicular ou perirradicular) são alguns dos muitos termos que foram usados como sinônimos para referirem-se à doença inflamatória periapical. Alguns dos termos que foram usados referem-se a interpretações histopatológicas de processos de doenças que estão associados a características microscópicas que não podem ser identificadas por imagens radiológicas. Em contraste, o termo periodontite apical é usado para descrever um processo de doença que envolve a inflamação e destruição do periodonto apical de origem pulpar (uma ligação etiológica que às vezes não pode ser feita simplesmente visualizando-se uma imagem).

"Osteíte rarefaciente" é o termo radiológico preferido quando se refere a um processo inflamatório associado à destruição óssea no ápice radicular. Nesse contexto, o termo "rarefaciente", derivado da palavra "rarefação", refere-se à perda da mineralização óssea e o termo "osteíte" refere-se à inflamação óssea. O resultado deste processo é uma aparência de maior radiotransparência. Em contraste, o termo "osteíte esclerosante" é usado para se referir a um processo inflamatório no osso associado à deposição óssea ao redor da raiz do dente. "Esclerose" é um termo que se refere a uma "condensação" do osso e, radiologicamente, isso aparece como um aumento na radiopacidade óssea. Osteíte focal esclerosante e "osteíte condensante" têm sido usadas como sinônimos para se referir a esta última condição, embora o uso do termo "condensação" como um adjetivo que descreve a resposta biológica do osso à inflamação deva ser desencorajado.

Mecanismo da doença

A resposta local do osso ao redor de um dente, como resultado da necrose pulpar, é a causa mais comum de doença inflamatória periapical (Figura 22.1). A necrose da polpa ocorre comumente como resultado da invasão bacteriana na polpa dental através de cárie ou por traumatismo dentário. Metabólitos derivados da polpa necrótica saem do ápice radicular, incitando uma resposta inflamatória no espaço periapical do ligamento periodontal e osso adjacente (periodontite apical). Esta reação é caracterizada histopatologicamente por um infiltrado inflamatório composto por células multinucleadas, como neutrófilos nos estágios mais agudos, seguido de monócitos/macrófagos e linfócitos nos estágios mais crônicos da doença.

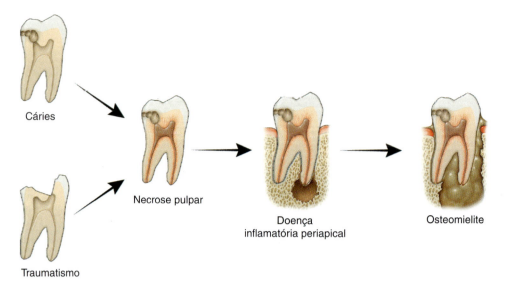

Figura 22.1 O desenvolvimento de doença inflamatória periapical no ápice radicular e a disseminação para o osso adjacente.

Dependendo da gravidade da resposta, os neutrófilos podem se acumular para formar pus, resultando em um abscesso. Este resultado é frequentemente considerado como resposta inflamatória aguda. Alternativamente, na tentativa de reparar a resposta inflamatória apical, o organismo estimula a formação de tecido de granulação juntamente com um infiltrado inflamatório crônico composto predominantemente por linfócitos, plasmócitos e histiócitos, dando origem a um granuloma. O epitélio entrançado dos restos de células epiteliais de Malassez pode ser estimulado a proliferar, desenvolvendo um revestimento dentro da área de destruição óssea apical e formando um cisto. Se o osso adjacente e a medula óssea forem envolvidos na resposta inflamatória, uma resposta compensatória do osso pode ser o isolamento da lesão inflamatória, iniciando o processo da esclerose depositando o osso ao redor da lesão radiotransparente. À medida que a reação inflamatória se torna mais amplamente disseminada, os microrganismos patogênicos, assim como os mediadores inflamatórios, podem atingir a superfície do osso e o periósteo suprajacente.

O periósteo é uma camada densa e irregularmente espessa de tecido conjuntivo que reveste as superfícies ósseas dos maxilares. Extensões de colágeno das estruturas ósseas, chamadas fibras de Sharpey, ancoram o periósteo na superfície óssea. O periósteo consiste em duas camadas celulares discretas: uma camada osteogênica interna que abriga células-tronco pluripotenciais mesenquimais e uma camada fibrosa externa que contém fibroblastos e colágeno. Sob as condições normais, as células-tronco da camada osteogênica podem se diferenciar em osteoblastos, e essas células podem produzir osso. Microrganismos patogênicos e mediadores inflamatórios podem passar através do sistema de Havers e dos canais de Volkmann, desde o foco da inflamação até a superfície externa do osso e a superfície interna do periósteo. Os agentes patogênicos podem em geral distender ou elevar o periósteo aderente da superfície óssea, de modo que o periósteo fique elevado. No entanto, como as fibras de Sharpey ligam o periósteo à superfície óssea, a quantidade de distensão pode ser limitada. Os mediadores inflamatórios também estimulam as células-tronco na camada osteogênica do periósteo, e estes podem se diferenciar em osteoblastos, e o osso novo pode ser depositado em uma resposta chamada neoformação óssea periosteal. Se o suprimento sanguíneo ao osso ficar comprometido, o osso pode sofrer necrose, dando origem a sequestros (morte óssea em processo ou já concluída).

Características clínicas

Os sintomas da doença inflamatória periapical podem variar de nenhum a uma dor de dente ocasional a dor intensa com ou sem tumefação facial, febre e linfadenopatia. Nos estágios mais agudos da doença, um abscesso pode estar associado a dor intensa, tumefação e dor dos tecidos subjacentes à palpação. Além disso, pode causar mobilidade dental e sensibilidade à percussão e, às vezes extrusão do dente envolvido. A drenagem espontânea do abscesso para a cavidade oral através de uma fístula (parúlia) pode resultar em alívio da dor. A lesão aguda pode evoluir para uma crônica (ou seja, granuloma ou cisto), podendo ser assintomática, exceto por surtos intermitentes de dor dentária, que podem ser exacerbações agudas da lesão crônica. Em tais casos, os pacientes podem apresentar uma história de dor intermitente. O dente associado pode ser assintomático, ou pode ser móvel ou sensível à percussão. Mais frequentemente, entretanto, a lesão periapical surge de forma crônica e, nesse caso, pode ser completamente assintomática. É importante que o dentista reconheça que a apresentação clínica da doença inflamatória periapical não se correlaciona necessariamente com os achados histológicos ou de imagem.

Recursos de imagem

Um exame inicial de imagem, composto por imagens intraorais periapicais e oclusais e panorâmicas, pode ser útil para caracterizar a extensão da lesão e dos dentes envolvidos. Embora a rarefação e a esclerose possam ser visíveis nas imagens panorâmicas, as imagens oclusais podem ser úteis para representar a formação de novo osso periosteal. Dependendo da exuberância da resposta óssea, a tomografia computadorizada com multidetectores (MDCT: do inglês, *multidetector computed tomography*) ou a tomografia computadorizada de feixe cônico (CBCT; do inglês, *cone beam computed tomography*) são as modalidades de imagem de escolha para detecção de neoformação óssea periosteal e sequestro ósseo. Além disso, a ressonância magnética (RM) pode ser útil para visualizar alterações na medula óssea e um exame de medicina nuclear com tecnécio (^{99m}Tc) e gálio (^{67}Ga) pode ajudar a confirmar o diagnóstico. Com lesões inflamatórias, um resultado positivo de ^{99m}Tc, representando um aumento da atividade metabólica óssea, e um exame positivo de ^{67}Ga no mesmo local, refletindo um infiltrado de células inflamatórias, pode confirmar os resultados da MDCT, CBCT ou RM.

Características da imagem

As características de imagem da doença inflamatória periapical podem variar dependendo do estágio da doença. Lesões muito precoces podem mostrar alterações muito sutis, se houver, nos tecidos periapicais das imagens, e o diagnóstico pode depender apenas dos sinais e sintomas clínicos do paciente (Figura 22.2). Lesões mais crônicas podem mostrar uma região radiotransparente no periápice e uma área de radiopacidade mais difusa.

Localização

Na maioria dos casos, lesões de doença inflamatória periapical se desenvolvem dentro do espaço do ligamento periodontal. Menos comumente, tais lesões estão centradas em outra região da raiz do dente, decorrente de canais radiculares acessórios, perfurações da raiz a partir da instrumentação do canal radicular pulpar, ou fratura radicular. O epicentro de uma lesão inflamatória periapical está localizado subjacente ao ápice da raiz dentária envolvida (Figura 22.3). No entanto, à medida que a lesão aumenta, o epicentro começa a se mover em uma direção mais apical da raiz do dente.

Periferia

Na maioria das vezes, o contorno das lesões inflamatórias periapicais está mal definido, mostrando uma transição gradual de um padrão trabecular normal para um padrão esclerótico, ou o padrão trabecular normal pode gradualmente se apagar em uma área radiotransparente de perda óssea, dependendo da cronicidade do processo da doença (Figura 22.4). Raramente, a periferia pode ser bem definida com uma zona estreita entre a lesão e o osso normal. Em tais casos, uma periferia corticalizada pode às vezes ser vista.

Estrutura interna

A doença inflamatória periapical precoce pode não apresentar qualquer alteração aparente no padrão ósseo normal no ápice radicular. A incapacidade de perceber uma mudança pode ser devido, em parte, à quantidade de renovação óssea necessária para visualizar a mudança. De fato, a faixa percentual de *turnover* ósseo pode ser ampla, quando alguns autores relatam uma mudança visual de radiotransparência óssea com um mínimo de 12 a 15% de *turnover* da matriz óssea, tanto quanto uma mudança de dois terços da matriz.

A alteração radiológica mais precoce da estrutura óssea no ápice radicular pode envolver a perda da definição da lâmina dura periapical, e isso pode ser acompanhado por uma ampliação focal do espaço do ligamento periodontal apical (Figura 22.3). À medida que a lesão aumenta além do espaço do ligamento periodontal apical, a área de reabsorção óssea é geralmente centrada no periápice da raiz do dente, ou apenas apical. Esta região radiotransparente pode não apresentar a maioria, senão toda a estrutura óssea interna.

Efeitos sobre as estruturas adjacentes

Nos estágios iniciais da doença inflamatória periapical, pode haver pouco efeito no osso adjacente. À medida que a doença evolui, a deposição óssea pode ser vista ao redor do foco de rarefação, alterando a morfologia normal do padrão ósseo trabecular e dos espaços medulares (Figuras 22.4 e 22.5). O grau em que o aparecimento da doença inflamatória periapical é radiotransparente (osteíte rarefaciente) ou radiopaca (osteíte esclerosante) é variável. Uma inspeção mais próxima das regiões escleróticas periféricas revela trabéculas mais espessas que as normais e, às vezes, um aumento no número de trabéculas por unidade de área. Com o tempo, a nova formação óssea pode resultar em uma região esclerótica muito densa, obscurecendo as trabéculas individuais e reduzindo o tamanho dos espaços medulares. Ocasionalmente, a lesão pode parecer ser composta inteiramente de osso esclerótico (osteíte esclerosante), mas geralmente há alguma evidência de alargamento do espaço periodontal apical que pode persistir (Figura 22.6). Em alguns casos, a reação esclerótica

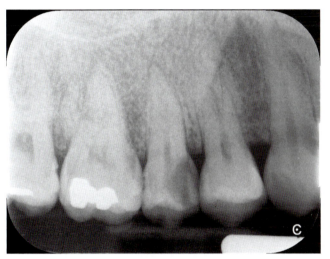

Figura 22.2 Uma lesão precoce em desenvolvimento de osteíte rarefaciente envolvendo o ápice radicular do segundo pré-molar direito superior sem alteração significativa no osso adjacente. Observe a perda da lâmina dura periapical e o aumento discreto da largura apical do espaço do ligamento periodontal.

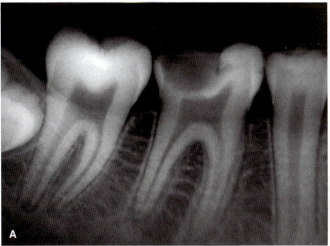 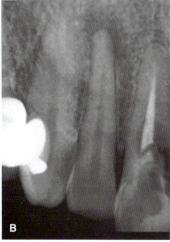

Figura 22.3 Osteíte com rarefação associada a um primeiro molar inferior direito (**A**) e um incisivo lateral superior (**B**). Em ambos os casos, o epicentro da resposta inflamatória localiza-se apical ao ápice radicular. Observe também o aumento gradual do espaço do ligamento periodontal característico de uma lesão inflamatória e a perda da definição da lâmina dura.

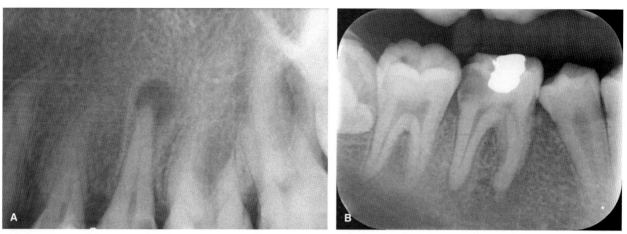

Figura 22.4 Exemplos de osteíte rarefaciente e esclerosante que afetam o segundo pré-molar superior esquerdo (**A**) e as raízes de um primeiro molar inferior direito (**B**). Observe a semelhança do padrão, compreendendo uma região radiotransparente no ápice do dente circundada por uma reação radiopaca difusa do osso esclerótico estendendo-se para o osso adjacente da área de rarefação.

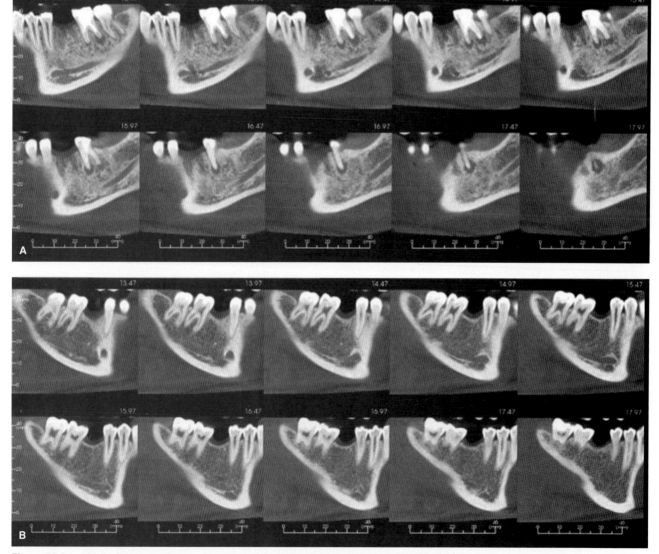

Figura 22.5 Imagens de tomografia computadorizada de feixe cônico sagital corrigido de osteíte rarefaciente e esclerosante que afeta as raízes de um segundo molar inferior esquerdo. Observe a perda do padrão ósseo trabecular normal (**A**) comparado com o lado não afetado (**B**). A resposta esclerótica se estende ao córtex inferior da mandíbula. Essa alteração dá uma importância particular ao canal alveolar inferior.

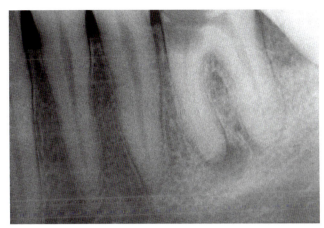

Figura 22.6 Osteíte esclerosante periapical associada ao primeiro molar. Isso é chamado de lesão esclerosante, porque a maior parte da lesão é de formação óssea, resultando em uma densidade muito radiopaca. Note, no entanto, a pequena região de rarefação no ápice radicular e o alargamento do espaço do ligamento periodontal.

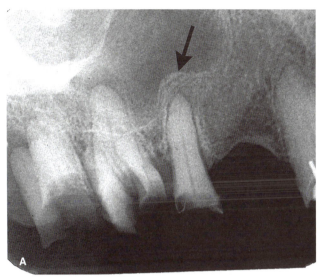

do osso pode ser localizada em uma pequena região ao redor do ápice radicular. No entanto, devido à agressividade do microrganismo patogênico e à exuberância da resposta imune do hospedeiro, bem como à vascularização e à cronicidade do tecido, a resposta esclerótica pode se estender aos dentes adjacentes ou à borda óssea. A resposta inflamatória deve estender-se a um rebordo ósseo, seja ele o assoalho do seio maxilar ou cortical da mandíbula, a resposta inflamatória pode estimular a superfície periosteal, resultando em uma nova formação óssea. Alternativamente, dependendo da exuberância da resposta inflamatória, a cortical óssea pode ser perfurada e perdida.

Os sintomas da inflamação são frequentemente descritos pelos pacientes como sendo de natureza cíclica. Ou seja, os pacientes geralmente experimentam momentos de quiescência e alívio e tempos de exacerbação. Em tempos de quiescência, os osteoblastos depositam osso novo na camada fibrosa interna do periósteo elevado e, radiologicamente, uma linha radiopaca é visível em paralelo ao córtex da superfície óssea com uma linha radiotransparente intermediária. Contudo, em tempos de exacerbação, o periósteo é novamente distendido do córtex superficial recém-formado, estimulando a diferenciação de células pluripotentes adicionais em osteoblastos. Durante o período subsequente de quiescência, outra nova camada de osso novo radiopaco é depositada na camada fibrosa subjacente do periósteo radiotransparente. O resultado desse processo é uma ou mais camadas finas de tecido conjuntivo e um novo osso criado adjacente à superfície óssea. Quando esse processo ocorre ao redor do ápice radicular adjacente ao assoalho de um espaço aéreo, como o seio maxilar, a aparência é chamada de "padrão de halo". Quando o processo ocorre na superfície óssea, é referido como um padrão de "casca de cebola" (Figura 22.7). Reações periosteais também podem ocorrer em superfícies vestibulares ou linguais dos processos alveolares e, em casos raros, envolvem a cortical inferior da mandíbula.

Caso a doença inflamatória periapical envolva o assoalho da fossa nasal ou do seio maxilar, os mediadores inflamatórios também podem estimular o revestimento mucoso adjacente da cavidade, produzindo mucosite regional no assoalho da cavidade sinusal (Figura 22.8).

Efeitos sobre dentes adjacentes

Em muitos aspectos, a reação de um dente à doença inflamatória periapical, independentemente de o dente ser ou não o motivo da reação inflamatória ou de um dente adjacente, espelha de perto a resposta do osso à inflamação. Em alguns casos, as raízes dos dentes podem sofrer reabsorção externa e isso pode ser visto em uma imagem

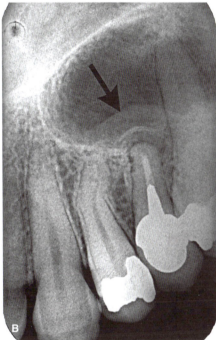

Figura 22.7 Nova formação óssea periosteal no assoalho do seio maxilar como resultado das áreas adjacentes da osteíte rarefaciente. **A.** tipo laminado de formação óssea periosteal (*seta*). **B.** Periostite e espessamento do assoalho da mucosa do seio (mucosite). A mucosite é caracterizada por uma fina faixa radiopaca (*seta*) próxima à formação óssea periosteal.

como uma mudança no contorno da superfície normalmente suave da raiz, com afilamento. Alternativamente, as raízes dentárias podem sofrer hipercementose, e isso pode ser visualizado como raízes em forma de bulbos. A resposta da raiz do dente, seja reabsorção externa ou hipercementose, pode ser assimétrica e não uniforme ao redor da raiz. Quando a osteíte rarefaciente envolve dentes decíduos, a irrupção do dente permanente subjacente pode ser interrompida (Figura 22.9).

Diagnóstico diferencial

Os dois tipos de lesões que mais comumente devem ser diferenciadas da doença inflamatória periapical são a displasia cemento-óssea periapical e uma ilhota óssea densa localizada no ápice de uma raiz dentária. Na fase inicial radiotransparente da displasia cemento-óssea periapical, as características de imagem não podem ser usadas para

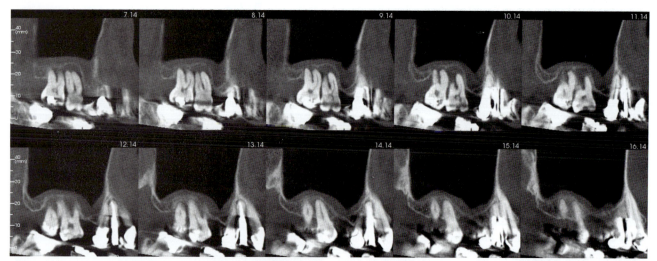

Figura 22.8 Imagens corrigidas da tomografia computadorizada do feixe cônico sagital demonstrando periostite e mucosite do assoalho do seio maxilar.

diferenciar de forma confiável essa lesão de uma doença inflamatória periapical (Figura 22.10). O diagnóstico pode somente basear-se no exame clínico, que geralmente inclui um teste de vitalidade pulpar. Dependendo da idade do paciente e da cronicidade da doença inflamatória periapical, a câmara pulpar do dente envolvido pode estar mais ampliada que os dentes adjacentes. Lesões de displasia cemento-óssea periapical de longa duração podem mostrar o desenvolvimento de um foco radiopaco centralmente dentro da área radiotransparente, o que ajuda na interpretação diferencial, uma vez que a radiopacidade observada na doença inflamatória periapical ocorre na periferia da área radiotransparente. A reabsorção radicular externa também é mais comumente identificada na inflamação do que na displasia cemento-óssea periapical.

Quando uma ilhota óssea densa é centrada no ápice radicular, pode imitar um foco de osteíte esclerosante. Nesses casos, a ilhota não altera a espessura do espaço do ligamento periodontal ao redor do ápice do dente (Figura 22.11). Algumas ilhotas ósseas densas, particularmente quando surgem adjacentes aos ápices de um molar inferior, podem causar reabsorção externa da raiz. Embora a quantidade de reabsorção observada seja limitada, o ápice radicular de tal dente pode ser atenuado e não interferir. No entanto, mesmo em tais casos, um espaço do ligamento periodontal fino e delgado pode ser visualizado entre o ápice radicular reabsorvido e a ilhota óssea densa. Além disso, a zona de transição entre essa ilhota e o osso adjacente normal é estreita, ao contrário da osteíte esclerosante.

Se um paciente foi submetido a tratamento endodôntico realizado com sucesso ou tratamento retrógrado com cirurgia apical, uma área radiotransparente pode persistir no ápice radicular, que pode parecer uma osteíte rarefaciente periapical. Nesses casos, o osso pode estar sendo reparado, e a área central radiotransparente pode ainda não estar totalmente mineralizada. Como a reparação de tais defeitos é por segunda intenção, a área radiotransparente central consiste em tecido conjuntivo denso. Muitas vezes, algumas cicatrizações ósseas podem ser visíveis adjacentes à área radiotransparente e ao osso esponjoso normal. A periferia da área radiotransparente pode exibir um tipo de padrão ósseo granulomatoso ou uma série de trabéculas irradiantes que se estendem desde a borda do foco radiotransparente central até o osso adjacente normal. Esta periferia é por vezes descrita como tendo uma "borda laminada" e "padrão de rosquinha" e essa característica é chamada de "cicatriz fibrosa" (Figura 22.12). Se a interpretação radiológica for incerta, o histórico de tratamento do paciente, assim como os sinais e sintomas clínicos, devem ser considerados.

Em casos raros, lesões metastáticas e malignidades transmitidas pelo sangue, como a leucemia, podem se desenvolver na região periapical do espaço do ligamento periodontal. Uma inspeção cuidadosa do osso circundante pode revelar outras alterações ósseas, que podem incluir pequenas regiões de destruição do osso esponjoso.

Doença inflamatória periapical persistente

Pode haver lesões de recorrência ou persistência inflamatória após tratamento endodôntico. Possíveis etiologias podem incluir tratamento inadequado do canal radicular, perfuração de uma superfície do canal radicular com um instrumento rotatório, morfologia incomum do canal radicular, um canal acessório não tratado e fratura radicular. A imagem de CBCT de campo de visão limitada e de alta definição pode ser útil na determinação da etiologia da doença persistente ou recorrente.

OSTEOMIELITE

O radical "miel" no termo osteomielite refere-se à medula óssea e, portanto, o processo de doença osteomielite é aplicado para descrever a inflamação da medula óssea. Vale ressaltar que a osteíte rarefaciente também pode envolver a medula óssea, então a maioria dos autores usa o termo osteomielite para se referir a uma resposta mais disseminada do osso à inflamação que inclui não apenas a medula óssea, mas também o osso cortical e esponjoso, bem como periósteo. No entanto, até mesmo essa descrição pode ser inadequada. Como observamos na seção anterior, as lesões de osteíte rarefaciente podem se estender até uma periferia óssea para envolver o córtex e o periósteo. A região onde um foco localizado de osteíte se torna mais difundido envolve alguma particularidade. Uma característica marcante da osteomielite é a identificação de um sequestro – um ou mais fragmentos ósseos doentes que estão perdendo ou perderam o suprimento sanguíneo, e sofreram necrose como consequência dessa lesão isquêmica.

A osteomielite pode se resolver espontaneamente ou com antibioticoterapia apropriada. No entanto, se a condição não for efetivamente tratada, o agente infeccioso pode persistir e continuar a se espalhar em alguns pacientes, particularmente aqueles com doenças sistêmicas crônicas preexistentes, estados imunossupressores e distúrbios vasculares com vascularização diminuída (p. ex., osteopetrose, doença falciforme e HIV/AIDS).

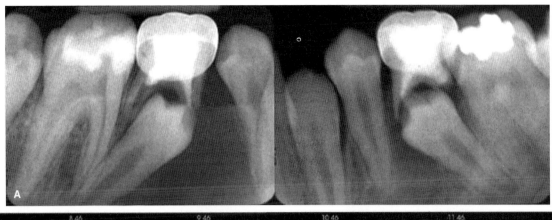
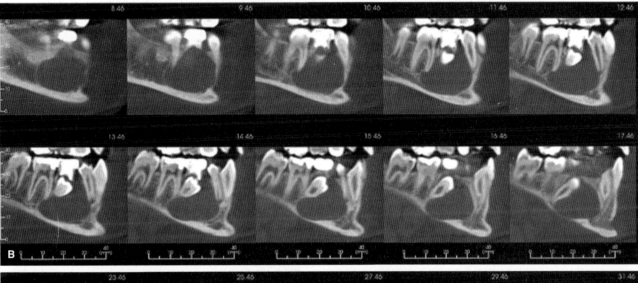
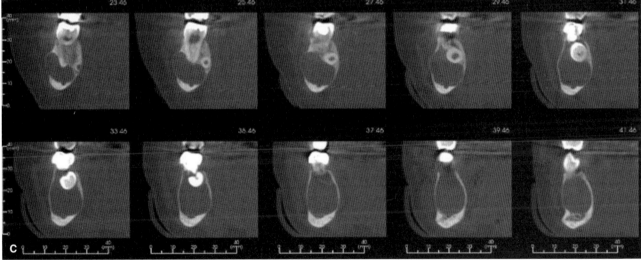

Figura 22.9 A. Imagens periapicais de duas áreas de osteíte rarefaciente associadas aos segundos molares decíduos mandibulares direito e esquerdo submetidos a procedimentos de pulpectomia. Imagens transversais sagitais (**B**) e vestibulares (**C**) corrigidas da área da osteíte rarefaciente associada ao segundo molar decíduo direito inferior da Figura 22.8. Observe as características hidráulicas curvas dos contornos das bordas e a expansão vestibular e lingual da mandíbula.

Terminologia

Numerosas formas de osteomielite foram descritas e muitos sinônimos têm sido utilizados para o processo da doença. Consequentemente, a confusão surgiu porque algumas formas ou sinônimos descrevem a progressão clínica (aguda ou crônica), enquanto outros fazem referência a um agente infeccioso (piogênico), um achado clínico (supuração) ou uma característica radiológica (periostite proliferativa, esclerose difusa). Algumas formas fazem uso de múltiplos descritores (osteíte esclerosante crônica não supurativa de Garrè). Por uma questão de simplicidade, descreveremos a osteomielite e suas características de imagem associadas em relação à sua progressão (aguda e crônica) ao longo de um período contínuo.

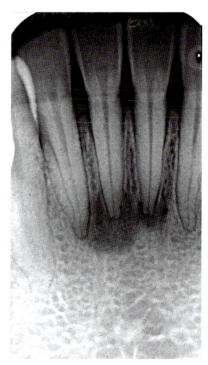

Figura 22.10 Duas lesões precoces de displasia cemento-óssea periapical localizadas na região apical dos incisivos centrais inferiores. Observe as semelhanças com a osteíte rarefaciente.

Mecanismo da doença

A fase aguda da osteomielite é causada por uma infecção que se disseminou para a medula óssea e, nos maxilares, a fonte mais comum de infecção surge da doença inflamatória periapical de um dente com polpa não vital. A infecção também pode ocorrer como resultado da disseminação local da gengiva ou da disseminação hematogênica de um local distante através do osso até a superfície óssea e o periósteo. Com essa condição, os espaços medulares do osso contêm um infiltrado inflamatório composto predominantemente por neutrófilos e, em menor escala, células mononucleares.

Características clínicas

A fase aguda da osteomielite pode afetar pessoas de todas as idades e tem uma grande predileção masculina. É muito mais comum na mandíbula do que na maxila, possivelmente uma consequência do menor suprimento vascular na mandíbula. Os sinais e sintomas típicos da fase aguda são início rápido, dor, tumefação dos tecidos moles adjacentes, febre, linfadenopatia e leucocitose. Os dentes envolvidos podem estar móveis e sensíveis à percussão, e a drenagem purulenta também pode estar presente. Parestesia do lábio inferior, na distribuição da terceira divisão do nervo trigêmeo, também foi relatada.

A fase crônica da osteomielite pode ser uma sequela de osteomielite de fase aguda inadequadamente tratada, ou pode surgir *de novo*. Os sintomas associados à fase crônica são geralmente menos graves, e a história de sintomas pode envolver um período de tempo maior que a forma aguda. Em comparação com a fase aguda, os sinais e sintomas associados à fase crônica incluem episódios intermitentes e recorrentes de edema, dor, febre e linfadenopatia. Como na forma aguda, parestesia e drenagem com formação de fístula também podem ocorrer. Em alguns casos, o paciente pode ter pouca ou nenhuma dor, ou a dor pode ser limitada a tempos de exacerbação da doença. Histopatologicamente, o envolvimento esparso dos espaços medulares pode ser observado com fibrose medular e infiltrados celulares inflamatórios crônicos com regiões dispersas da inflamação. Nesta

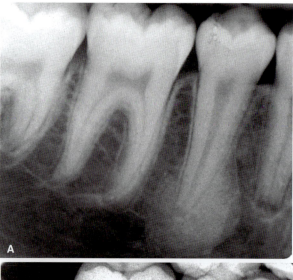

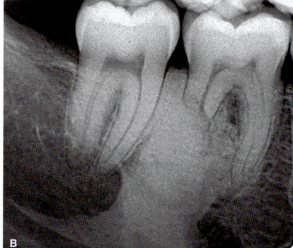

Figura 22.11 Ilhotas ósseas densas associadas a dentes molares mandibulares (**A**) e pré-molares (**B**). Em comparação com a osteíte esclerosante, o espaço do ligamento periodontal é uniforme em largura com ilhotas ósseas densas.

fase da doença, os resultados da cultura geralmente são negativos e o microrganismo patogênico raramente é encontrado. Se não for tratada, a osteomielite pode se difundir por toda a mandíbula. Na mandíbula, isso pode incluir a articulação temporomandibular e causar artrite séptica. Infecções do ouvido e infecção das células aéreas mastóideas também podem ocorrer.

A osteomielite crônica é semelhante às lesões ósseas descritas na osteomielite crônica multifocal recorrente e na síndrome SAPHO: Sinovite (artrite inflamatória), Acne (pustulosa), Pustulose (psoríase, pustulose palmoplantar), Hiperostose (adquirida) e Osteíte (osteomielite) em relação aos achados de imagem, culturas microbiológicas negativas e características clínicas, como dor recorrente intermitente e inflamação do osso envolvido. Estas formas de osteomielite surgem sem apresentar uma fase aguda de osteomielite, em que um microrganismo patogênico possa ser identificado. Portanto, alguns autores utilizaram o termo "osteomielite crônica primária" para descrever esse grupo de doenças e "osteomielite crônica secundária" para descrever a entidade que evolui a partir da fase aguda da osteomielite, na qual um microrganismo patogênico pode ser identificado.

Osteomielite crônica multifocal recorrente é uma condição que frequentemente ocorre simetricamente nos ossos longos das crianças e é caracterizada pela dor do osso afetado sem ou com tumefação.

CAPÍTULO 22 Condições Inflamatórias dos Maxilares

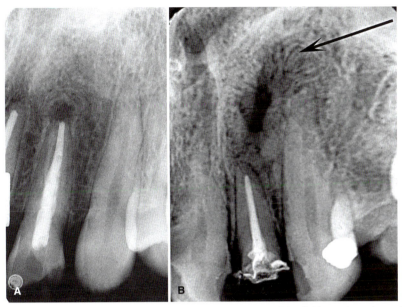

Figura 22.12 Cicatrizes fibrosas após tratamento endodôntico ortogonal bem-sucedido. **A.** Um padrão alternado de anéis radiotransparentes e radiopacos se estende de periferia para dentro da lesão inflamatória periapical curada. **B.** Um padrão de linhas radiopacas internamente irradiadas ou semelhantes a raios também pode ser visto.

Essa condição foi descrita como uma osteomielite não purulenta com culturas microbiológicas negativas. As características de imagem são idênticas à osteomielite crônica, que será descrita aqui. O tratamento consiste em esteroides sistêmicos, anti-inflamatórios não esteroides (AINEs) e bifosfonatos, porque as terapias antibiótica e cirúrgica não têm sido tratamentos eficazes. A osteomielite crônica da mandíbula em crianças sem etiologia clara pode ser uma variante unifocal da osteomielite crônica multifocal recorrente.

Diagnóstico de imagem

Um exame inicial de imagem, composto por imagens panorâmicas, periapicais e oclusais intraorais, pode ser útil para caracterizar a extensão da lesão e dos dentes envolvidos. Embora a rarefação e a esclerose possam ser visíveis nas imagens panorâmicas, as imagens oclusais podem ser úteis para representar a formação de novo osso periosteal. Dependendo da gravidade da resposta óssea, a MDCT ou a CBCT são as modalidades de imagem de escolha para detectar a neoformação e sequestro ósseo periosteal. Além disso, a ressonância magnética pode ser útil para observar alterações na medula óssea e um exame de cintilografia com tecnécio (^{99m}Tc) e gálio (^{67}Ga) pode ajudar a confirmar o diagnóstico. Com lesões inflamatórias agudas, um resultado positivo de ^{99m}Tc representando aumento da atividade metabólica óssea e um exame positivo de ^{67}Ga no mesmo local refletindo um infiltrado de células inflamatórias pode confirmar os resultados da MDCT, CBCT ou RM durante a fase aguda. À medida que a doença progride para a fase crônica, um exame de ^{67}Ga não é particularmente útil porque pode não haver população de células inflamatórias para detectar.

Características da imagem

Assim como na doença inflamatória periapical, as características de imagem da osteomielite podem variar, dependendo do estágio da doença, e embora as células inflamatórias e o exsudato possam ser encontrados no osso, nenhuma alteração pode ser aparente nas imagens diagnósticas na fase aguda inicial da doença.

Localização. Em termos gerais, o corpo posterior da mandíbula é o local mais comum da doença, o que é, supostamente, o resultado do fornecimento de sangue relativamente pobre ao osso nessa região. A osteomielite envolvendo a maxila é rara.

Periferia. A fase aguda da osteomielite geralmente apresenta um contorno mal definido e não corticalizado. Com o tempo, a periferia pode ser melhor definida, mas a extensão da doença ainda pode ser difícil de visualizar. Com a crescente cronicidade, uma gradual área de transição pode se tornar mais visível à medida que ocorrem transformações ósseas densas anormais às trabéculas normais.

Estrutura interna. Na fase aguda da osteomielite, pode haver uma ligeira diminuição na densidade do osso envolvido, com uma perda de definição das trabéculas existentes. À medida que o processo da doença começa a se difundir, a reabsorção óssea se torna mais evidente com o tempo, resultando em uma área de radiotransparência em uma ou mais áreas focais de regiões dispersas por todo o osso envolvido (Figura 22.13). Com o tempo, o aparecimento de regiões escleróticas do osso torna-se aparente e a densidade óssea interna pode aumentar até o ponto em que o osso esponjoso é uniformemente radiopaco, com uma densidade semelhante ao osso cortical. O sequestro pode então se desenvolver (Figura 22.13), e este pode ser identificado por uma inspeção minuciosa de uma ilhota óssea em uma região de reabsorção óssea (radiotransparência). Essa ilhota óssea desvitalizada pode variar em tamanho, desde um pequeno ponto (sequestros menores normalmente são vistos em paciente jovens) a amplos segmentos de osso radiopaco (Figura 22.14). A detecção em imagem do filme pode exigir uma fonte de luz intensa das regiões radiotransparentes da lesão. A tomografia computadorizada é superior por revelar a estrutura interna do osso anormal e sequestro, especialmente nos casos em que o osso é densamente esclerótico (Figuras 22.15 e 22.16). O padrão ósseo geralmente é muito granular, obscurecendo as trabéculas ósseas individuais. Uma aparência semelhante pode ser vista nos casos de síndrome SAPHO (Figura 22.17).

Efeitos sobre as estruturas adjacentes. A osteomielite aguda pode estimular a reabsorção óssea ou a formação óssea. Partes do osso cortical podem ser reabsorvidas e pode haver nova formação óssea na superfície, como resultado da estimulação periosteal descrita anteriormente. Na imagem de diagnóstico, o padrão "casca de cebola" da formação de novo osso periosteal pode aparecer como uma série de um ou mais pares de bandas ou linhas radiotransparentes e radiopacas alternadas orientadas paralelamente ou ligeiramente convexas à superfície óssea (Figura 22.18). O primeiro halo radiopaco de osso

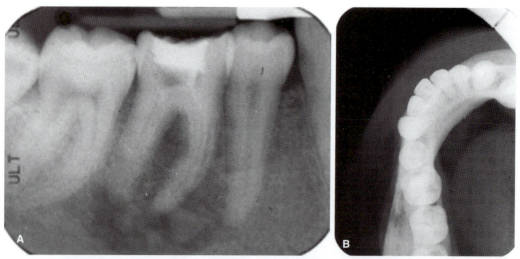

Figura 22.13 A. Imagem periapical mostrando um padrão misto radiotransparente e radiopaco nos ápices de um primeiro molar inferior direito. **B.** A imagem oclusal transversal mostra a neoformação óssea periosteal em ambas as faces vestibular e lingual da mandíbula.

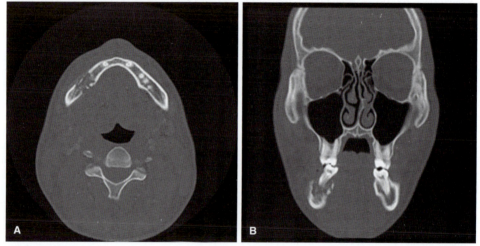

Figura 22.14 As imagens de tomografia computadorizada com multidetector de janela óssea axial (**A**) e coronal (**B**) do mesmo paciente visto na Figura 22.10 mostram o sequestro do córtex lingual.

novo é separado da superfície óssea por uma linha radiotransparente que representa a camada interna fibrosa do tecido conjuntivo do periósteo. Em alguns casos, o novo osso pode ser muito fraco, dependendo do seu grau de mineralização. À medida que a lesão se desenvolve em uma fase mais crônica, novos ossos (halos ósseos) podem continuar a se estender até o tecido conjuntivo subjacente para suportar a nova superfície. As exacerbações agudas cíclicas e periódicas podem elevar o periósteo novamente, estimulando a camada osteogênica externa a formar uma segunda camada óssea. Esta segunda camada pode ser detectada na imagem como uma segunda linha radiopaca quase paralela à primeira e separada dela por uma banda radiotransparente. Esse processo pode continuar e resultar em várias linhas (a aparência de "casca de cebola") e, eventualmente, uma enorme quantidade de osso novo pode ser formada adjacente à superfície óssea nativa (Figura 22.19). Esta condição é referida como periostite proliferativa e é vista com mais frequência em crianças. A exuberância da resposta periosteal em crianças reflete um periósteo mais espesso e frouxo que em adultos, e o maior potencial osteogênico do periósteo em pessoas mais jovens.

Com o tempo e a cronicidade da doença, as linhas radiotransparentes que separam as camadas do novo osso periosteal umas das outras podem começar a preencher com um padrão ósseo granular ou esclerótico à medida que as arcadas ósseas intervenientes aumentam de espessura, aumentando a radiopacidade (Figura 22.20). Quando isso ocorre, pode ser impossível identificar o córtex original ou as camadas individuais do novo osso periosteal, e isso pode dificultar a determinação se o novo osso é derivado do periósteo. Após um período de tempo considerável, uma assimetria óssea pode ser vista clinicamente no lado afetado, com contorno externo alterado e forma anormal. Em pacientes com osteomielite crônica extensa, a doença pode se espalhar lentamente para a cabeça da mandíbula e a articulação temporomandibular, resultando em artrite séptica. A disseminação adicional pode envolver o orelha interna e as células aéreas da mastoide. As lesões crônicas também podem desenvolver uma fístula, que pode aparecer como uma ruptura bem definida no córtex externo ou no novo osso periosteal (Figura 22.21).

Efeitos sobre dentes adjacentes. Os efeitos nos dentes e na lâmina dura podem ser os mesmos descritos para a doença inflamatória periapical na fase aguda da osteomielite. As raízes dos dentes podem sofrer reabsorção externa ou hipercementose e a lâmina dura pode tornar-se menos visível à medida que se mescla com o osso esclerótico circundante. Se houver desvitalização pulpar, a espessura do ligamento periodontal no ápice radicular será aumentada e proeminente contra o osso altamente esclerótico.

CAPÍTULO 22 Condições Inflamatórias dos Maxilares

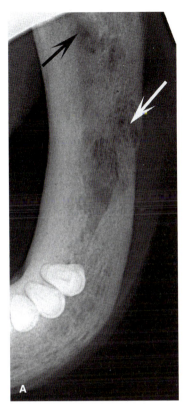

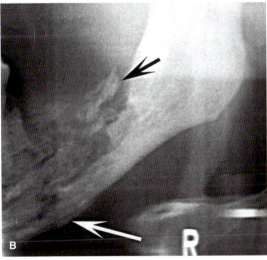

Figura 22.15 Exemplos de sequestro. **A.** A imagem oclusal transversal demonstra pequenos sequestros como ilhas radiopacas do osso em um fundo radiotransparente na osteomielite (*setas*). **B.** A imagem panorâmica revela um grande sequestro (*seta preta*) e uma reação periosteal na borda inferior da mandíbula na osteomielite (*seta branca*).

Diagnóstico diferencial

Clinicamente, o diagnóstico diferencial de inchaço facial ou mandibular unilateral pode incluir osteomielite e displasia fibrosa em crianças, ou malignidade em um adulto. Portanto, os sinais clínicos de inflamação aguda podem ser úteis na orientação do exame de imagem e na identificação das principais características radiológicas. Radiograficamente, a presença de sequestros é uma característica marcante da osteomielite.

Na fase aguda da osteomielite em crianças, o surgimento de um edema unilateral da mandíbula pode exigir que uma lesão inflamatória seja diferenciada da displasia fibrosa. Uma característica radiográfica útil neste caso pode ser a maneira pela qual o osso reage em resposta

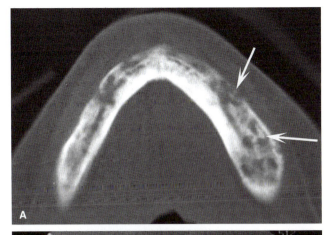

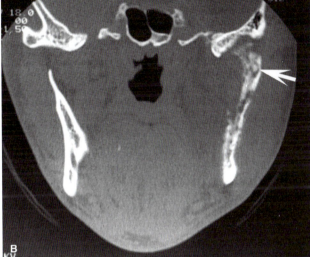

Figura 22.16 Imagens de tomografia computadorizada com multidetector mostrando múltiplos sequestros dentro do corpo da mandíbula (**A**) e na cabeça da mandíbula (**B**).

às duas doenças. Na displasia fibrosa, o novo osso é produzido por dentro e o córtex externo pode se tornar delgado pelas mudanças; a localização do córtex superficial não muda. Além disso, o sequestro ósseo não é observado na displasia fibrosa. Em contraste, o novo osso que aumenta os maxilares na osteomielite é depositado na superfície óssea pela nova deposição óssea periosteal e é superficial ao córtex ósseo. Na fase crônica da osteomielite, o córtex ósseo nativo pode ser indistinto ou difícil de ser observado. Nesses casos, a inspeção da superfície mais periférica do osso pode revelar evidências sutis de neoformação óssea periosteal que ainda não foi mineralizada. Esses pontos de diferenciação são importantes porque o aspecto histopatológico de um espécime de biopsia de osso periosteal novo em osteomielite pode ser semelhante ao de displasia fibrosa, e a condição pode ser relatada erroneamente se uma imagem radiológica dos maxilares não for disponibilizada para o patologista maxilolofacial.

A neoplasia maligna, seja invadindo os maxilares de um espaço adjacente de tecido mole ou crescendo no osso, pode, às vezes, ser difícil de diferenciar da fase aguda da osteomielite. Este pode ser o caso, particularmente se a neoplasia maligna se infectou secundariamente através de uma úlcera oral e pode resultar em uma sobreposição de características radiográficas inflamatórias e malignas. É notável que algumas neoplasias malignas também possam estimular o periósteo e criar o tipo de aparência "casca de cebola" visto radiologicamente na osteomielite, ou em histiocitose das células de Langerhans, leucemia, linfoma e sarcoma de Ewing. Caso haja destruição de estruturas

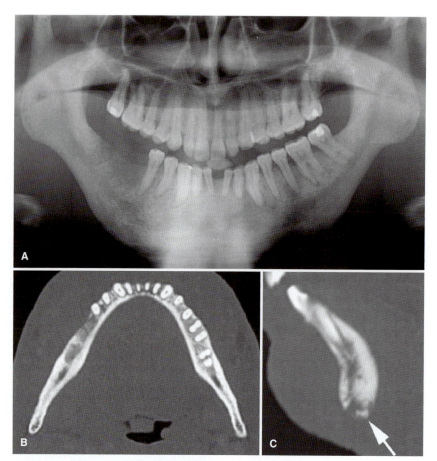

Figura 22.17 Um caso de síndrome SAPHO no qual tanto o punho quanto a mandíbula estavam envolvidos. **A.** A imagem panorâmica mostra uma reação óssea esclerótica difusa, reabsorção óssea da borda inferior do corpo mandibular e aumento dos espaços de ligamento periodontal ao redor de muitos dentes. **B.** A imagem da tomografia computadorizada com multidetectores (MDCT), plano axial, mostra a reação óssea principalmente esclerótica com algumas regiões de reabsorção óssea. **C.** Já a imagem da MDCT sagital da mandíbula anterior mostra a reabsorção do córtex inferior e um sequestro (seta).

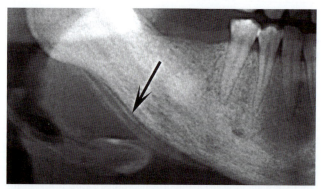

Figura 22.18 Osteomielite da mandíbula com reação periosteal localizada no córtex inferior. Observe a linha radiotransparente (seta) entre o córtex inferior da mandíbula e a primeira camada de osso novo periosteal. Uma segunda linha radiotransparente separa a segunda camada de osso novo da primeira camada.

adjacentes, ou do próprio osso periosteal, a possibilidade de uma neoplasia maligna deve ser considerada. Por exemplo, a histiocitose de células de Langerhans provoca regiões radiotransparentes de destruição óssea mal definidas, não corticalizadas, mas a lesão raramente estimula a reação óssea esclerótica vista na osteomielite. Os sarcomas de Ewing serão acompanhados por um aumento dos tecidos moles, muitas vezes em rápido crescimento e exuberante. Em tais casos, estas lesões geralmente produzem destruição óssea, que é característica de malignidades.

Neoplasias malignas, como osteossarcoma e condrossarcoma, têm a capacidade de criar um novo osso dentro da própria lesão, mas isso pode ser acompanhado por áreas adjacentes de destruição óssea. A mineralização intralesional pode ser esporádica e irregular, ou osso denso e granular, dependendo da maturação das células.

A doença de Paget do osso pode afetar a mandíbula bilateralmente, o que é raro na osteomielite. A formação de novo osso periosteal e sequestro não são vistos na doença de Paget.

A estratégia de imagem nesses casos é CBCT ou MDCT, devido à sua capacidade de revelar sequestros e novos ossos periosteais. Além disso, se as alterações dos tecidos moles precisam ser vistas, a MDCT é a modalidade de imagem de escolha.

Tratamento

Como com todas as lesões inflamatórias dos maxilares, a remoção da fonte de inflamação é o objetivo principal da terapia. A remoção de um dente ou terapia endodôntica pode ser indicada. O tratamento antimicrobiano é a base do tratamento da osteomielite aguda, juntamente com a incisão cirúrgica e a drenagem.

A osteomielite crônica pode ser mais difícil de tratar do que a forma aguda. Nos casos que envolvem uma resposta osteoblástica extrema, em que o osso pode tornar-se muito esclerótico, a diminuição subsequente do suprimento sanguíneo para o osso pode prejudicar a cicatrização. A oxigenoterapia hiperbárica e a administração prolongada de antibióticos têm sido utilizadas com sucesso limitado. A intervenção cirúrgica, que pode incluir sequestrectomia, decorticação ou ressecção, muitas vezes é necessária. A probabilidade de sucesso

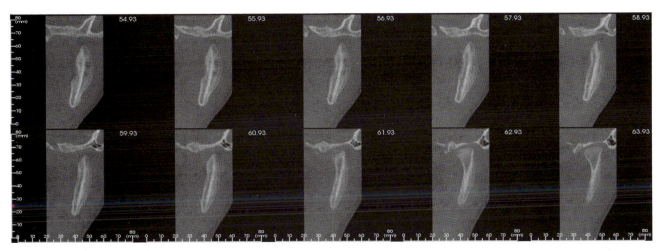

Figura 22.19 Periostite resultante de uma lesão inflamatória na mandíbula posterior esquerda. Observe as múltiplas camadas e alternadas de ambos os sinais de alta atenuação (novo osso) e baixa atenuação (tecido conjuntivo), resultando em uma aparência de casca de cebola.

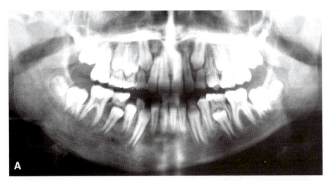

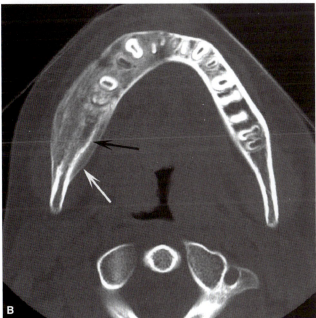

Figura 22.20 Osteomielite crônica. **A.** A imagem panorâmica demonstra aumento da densidade e tamanho da mandíbula direita em comparação com o lado esquerdo. **B.** Observe o aumento da largura da mandíbula, osso novo periosteal (*seta branca*) e evidência do córtex original (*seta preta*). Há um aumento geral na densidade óssea no lado direito, bem como uma perda de definição do componente de menor atenuação (radiotransparente) da resposta à medida que o processo da doença se torna crônico.

do tratamento, especialmente quando se utiliza antibioticoterapia de longa duração com decorticação, é maior nas duas primeiras décadas de vida. Se as culturas microbiológicas forem negativas, a terapia com antibióticos não será eficaz. Pode ser que a resposta inflamatória tenha se tornado o principal processo da doença, e os agentes anti-inflamatórios, como os esteroides e os AINEs, possam ser mais eficazes. Mais recentemente, o uso da terapia com bisfosfonatos tem proporcionado algum sucesso terapêutico.

ALTERAÇÕES INDUZIDAS PELA RADIAÇÃO NOS MAXILARES

Mecanismo da doença

Muitas das características de imagem identificadas na osteomielite podem se sobrepor às alterações ósseas como consequência de dano físico ou químico. E sem história clínica, pode ser difícil, se não impossível, diferenciar as características de imagem dessas doenças umas das outras. A radiação terapêutica é um exemplo de agressão física, prescrita para o tratamento de malignidade da cabeça e do pescoço. A radiação danifica os elementos celulares, bem como as estruturas contidas no osso. No nível macromolecular, esse dano pode envolver DNA, ou moléculas de proteínas ou lipídios, e essas alterações podem prejudicar a replicação do DNA, a função enzimática ou a permeabilidade da membrana celular. Além disso, tais alterações podem resultar de danos induzidos pela radiação, do erro na divisão celular interrompida ou da morte celular. O estágio de diferenciação dos osteócitos/osteoblastos, bem como dose, taxa de dose e fração de radiação são fatores que afetam a forma como o osso responde a essa lesão.

Em doses de radiação muito baixas, na ordem de 1 a 4 Gy, foi relatado que a radiação tem um efeito estimulatório sobre os osteoblastos, e isso pode ser visto radiograficamente como uma nova formação óssea. Acima dessa faixa de dose, no entanto, doses terapêuticas de 10 Gy podem resultar em morte de condroblastos e osteoblastos. Macroscopicamente, uma dose única de 20 Gy de radiação nos ossos longos de uma criança pequena pode resultar em retardo de crescimento irreversível e baixa estatura. Em contraste, a tolerância do osso maduro à radiação é maior. Danos por radiação a ossos maduros e intactos, um tecido mais radiorresistente, têm sido relatados com doses mais altas, geralmente entre 60 e 70 Gy.

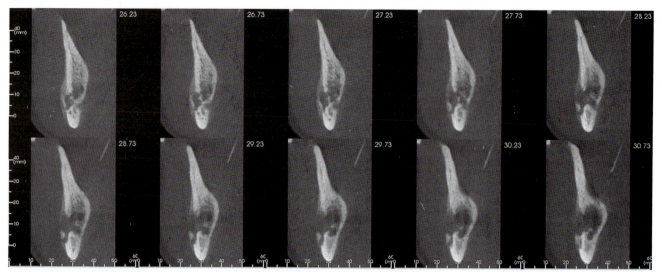

Figura 22.21 Imagem de tomografia computadorizada de feixe cônico coronal mostrando um aumento da densidade óssea. Além disso, observe o novo córtex vestibular espesso da mandíbula à medida que as camadas de tecido conjuntivo entre o novo osso periosteal se preenchem com mais osso esclerótico. Uma fístula também pode ser vista perfurando o córtex vestibular a partir da lesão em desenvolvimento no ramo mandibular.

É importante reconhecer que o osso contém vários outros tecidos que podem ser afetados pela radiação. Um desses sistemas de tecido é a vasculatura. De fato, muitos dos efeitos tardios da lesão por radiação que são vistos envolvendo o osso podem surgir como consequência de danos vasculares. Embora as células endoteliais vasculares dos grandes vasos sejam geralmente radiorresistentes, as paredes mais finas dos vasos menores podem ter maior sensibilidade. No entanto, os danos celulares que revestem as paredes de pequenos vasos podem comprometer sua capacidade de proliferar, e o osso pode se tornar hipocelular e hipovascular como resultado. A falta de vascularização suficiente resulta em um ambiente hipóxico em que a cicatrização adequada do osso é comprometida. Caso dose, taxa de dose ou esquema de fracionamento da liberação de radiação exceda a tolerância do osso ao reparo, o osso pode sofrer morte celular ou necrose, também conhecida como osteorradionecrose. A exposição terapêutica à radiação pode causar danos ósseos e alterações sem necrose, embora seja possível que tais alterações possam tornar o osso mais suscetível à necrose, principalmente após a intervenção cirúrgica.

A necrose ou osteorradionecrose induzida por radiação é caracterizada pela presença de osso exposto após a administração da radioterapia. O osso exposto pode sequestrar completamente, muitas vezes levando à exposição de mais ossos. Embora o osso localizado em qualquer parte dos maxilares seja suscetível, a mandíbula posterior é afetada com mais frequência do que outras áreas, porque é incorporada no campo de radiação, particularmente quando os linfonodos são incluídos no tratamento. Dor intensa pode ocorrer com inchaço intermitente e drenagem extraoral. No entanto, muitos pacientes não sentem dor com a exposição óssea. A perda da estrutura normal pode comprometer a integridade do osso e, em alguns casos, ocasionar fratura.

Histopatologicamente, a necrose óssea é definida pela ausência de osteócitos nas lacunas. A cobertura mucosa sobrejacente pode ser perdida, e o osso necrótico fica exposto ao ambiente oral, onde pode se tornar secundariamente infectado. Também é possível que o osso irradiado se torne mais suscetível à necrose de uma infecção odontogênica, extração dentária ou traumatismo dentário. Além disso, dependendo da extensão da necrose, o osso pode ser suscetível a fraturas.

Características da imagem

Um exame de imagem inicial, composto por imagens panorâmicas, periapicais e oclusais intraorais, pode ser útil para visualizar os dentes e as estruturas periodontais. Além disso, como muitas das características de imagem se sobrepõem às características vistas na osteomielite, um exame de CBCT ou MDCT deve ser concluído para a identificação do sequestro.

Recursos de imagem

Imediatamente após a terapia de radiação, pode não haver alterações visíveis na imagem. As primeiras alterações podem ser vistas na mandíbula posterior devido à natureza geralmente menos vascularizada da mandíbula em comparação com a maxila. O osso anormal pode ter uma periferia mal definida e não corticalizada, e pode haver regiões irregulares e mal definidas de reabsorção óssea e esclerose. Na maxila, partes das bordas corticais do seio, por exemplo, podem ser perdidas (Figura 22.22). Uma mudança precoce observada na placa cortical externa da mandíbula é uma região nitidamente definida de reabsorção óssea. Caso a arquitetura normal do osso seja suficientemente rompida, fraturas de mandíbula também podem ser vistas.

Nos processos alveolares das mandíbulas, a alteração mais frequente é um alargamento irregular mas uniforme do espaço do ligamento periodontal ao redor dos dentes. Além disso, o alargamento que é visto carece de um epicentro discreto e não há perda óssea (Figura 22.23). Um estudo recente mostrou que a incidência cumulativa de alargamento do espaço do ligamento periodontal varia de 12% nos primeiros 12 meses após a radioterapia até 34% no segundo ano, e finalmente 55% no terceiro ano com aumento mais significativo com doses mandibulares maiores de 45 Gy. Outras alterações que também podem ser vistas incluem perda óssea e esclerose periodontal.

A interpretação radiológica da osteorradionecrose depende da identificação do sequestro, além da história do paciente (Figura 22.24). Embora as fraturas do osso possam se desenvolver (Figura 22.25), o aparecimento de uma fratura não é necessariamente diagnóstico. Os sequestros ósseos são vistos mais comumente na mandíbula, e muitas vezes os sequestros são fragmentos de osso cortical destacado. A presença de osteorradionecrose nem sempre pode ser diagnosticada a partir da imagem diagnóstica e, frequentemente, sinais clinicamente óbvios de osso necrótico exposto (Figura 22.24) podem não ter alterações significativas na imagem panorâmica. Nestes casos, a tomografia computadorizada é necessária.

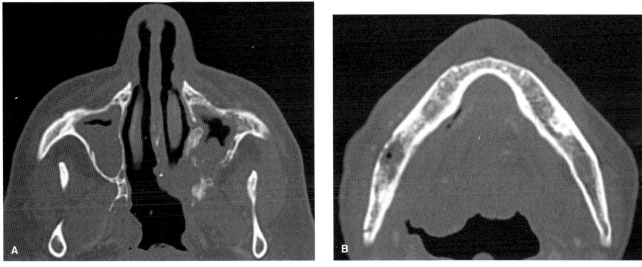

Figura 22.22 Mudanças na pós-radiação. **A.** A imagem da tomografia computadorizada com multidetectores, plano axial, mostra reabsorção significativa da maxila posterior. **B.** Na mandíbula há reabsorção e esclerose.

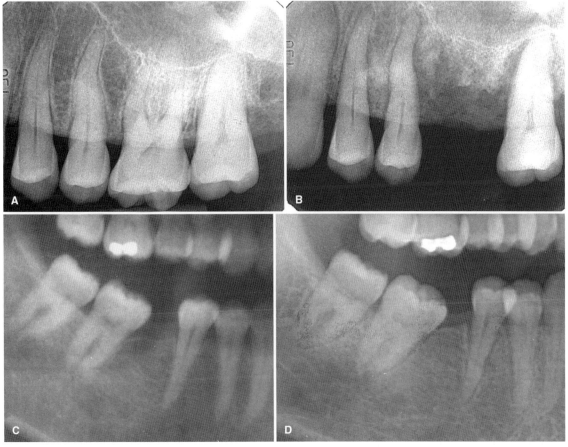

Figura 22.23 Alterações na dentição maxilar após a exposição terapêutica à radiação. Imagens periapicais foram feitas antes de (**A**) e após 6 meses da radioterapia (**B**). Observe a combinação de destruição óssea e esclerose e o alargamento não concêntrico do espaço do ligamento periodontal. Em outro caso, a imagem panorâmica recortada (**C**) mostra a condição óssea e dos dentes antes da radiação e a ampliação não concêntrica do espaço ligamentar após a radiação (**D**).

Diagnóstico diferencial

O aumento do espaço do ligamento periodontal induzido pela radiação deve ser distinguido das lesões inflamatórias periapicais dos dentes, para evitar a extração endodôntica ou dentária desnecessária. Na doença inflamatória periapical, a parte mais larga do espaço do ligamento periodontal está no ápice da raiz do dente, e um epicentro é visível. Na doença periodontal, a mudança na largura do espaço do ligamento periodontal é vista na crista alveolar. Testes de vitalidade pulpar e uma história completa do paciente e exame clínico são importantes para evitar o tratamento endodôntico desnecessário. Perda óssea periodontal induzida por radiação é difícil de diferenciar da doença periodontal convencional, já que as regiões de reabsorção óssea e esclerose podem ser muito semelhantes.

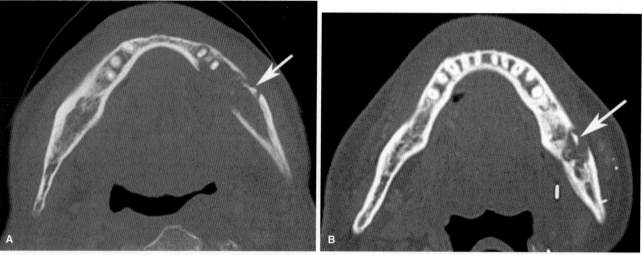

Figura 22.24 Exemplos de necrose induzida por radiação (osteorradionecrose). **A.** Imagens de tomografia computadorizada com multidetectores axiais mostram extensa reabsorção óssea e sequestro (*seta*). **B.** A resposta esclerótica é mais proeminente, assim como a resposta periosteal na face lingual da mandíbula esquerda.

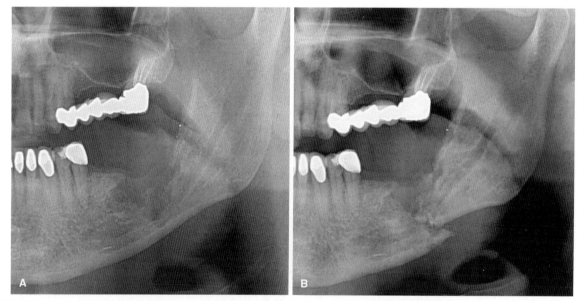

Figura 22.25 Imagem panorâmica recortada de um paciente com reabsorção óssea secundária à exposição à radiação terapêutica (**A**) e o desenvolvimento de uma fratura secundária à perda de integridade óssea no mesmo paciente 3 meses depois (**B**).

A reabsorção óssea secundária à radioterapia pode simular a destruição óssea de uma neoplasia maligna, especialmente na maxila. Por esse motivo, a detecção de uma recorrência da neoplasia maligna na presença de osteorradionecrose pode ser muito difícil. Se houver suspeita de recorrência de uma malignidade, a MDCT ou a RM podem ser usadas para detectar massa de tecido mole associada. A diferenciação das alterações induzidas pela radiação da osteomielite é menos difícil devido à história da radioterapia.

Tratamento

O tratamento da necrose induzida por radiação no presente momento é insatisfatório. Decorticação com sequestrectomia e oxigênio hiperbárico com antibióticos têm sido utilizados com sucesso limitado devido à má cicatrização após a cirurgia. Abordagens mais conservadoras, que visam preservar a integridade da mandíbula, mantendo o local livre de infecção e o paciente livre de dor, podem ter mais sucesso a longo prazo. A incidência de osteorradionecrose diminuiu devido ao uso de radioterapia modulada por intensidade e terapias preventivas que podem incluir a remoção de dentes com um mau prognóstico periodontal ou pulpar antes do tratamento com radiação, e excelente higiene bucal e dentária são os pilares da prevenção.

OSTEONECROSE DOS MAXILARES RELACIONADA A MEDICAMENTOS

Alguns medicamentos podem causar danos químicos ao osso, alterando o equilíbrio da atividade osteoblástica e osteoclástica, criando um estado de doença. Do mesmo modo que com a radiação terapêutica, muitas das características de imagem identificadas na osteonecrose dos maxilares relacionada à medicação se sobrepõem à osteomielite.

Mecanismo da doença

Bifosfonatos e inibidores do ligante RANK são fármacos que atuam na inibição da função osteoclástica e reabsorção óssea. Embora esses fármacos tenham se tornado importantes modalidades de tratamento das lesões ósseas de mieloma múltiplo, hipercalcemia maligna, doença metastática e osteoporose, a exposição intraoral do osso necrótico em pacientes que realizam esse tratamento farmacológico é agora uma complicação bem conhecida. A exposição óssea ocorre mais comumente em pacientes que recebem os aminobisfosfonatos mais potentes IV e após um procedimento invasivo, como extração dentária, cirurgia periodontal ou endodôntica ou colocação de implantes. Mais recentemente, isso se tornou um achado mais comum em pacientes que usam bisfosfonatos orais.

Características clínicas

Clinicamente, os pacientes tipicamente desenvolvem uma área de exposição óssea após um procedimento cirúrgico odontológico invasivo, embora também tenham ocorrido casos relacionados a traumatismos por próteses e casos espontâneos (Figura 22.26). A ulceração dos toros palatinos, por exemplo, resultando em exposição óssea, é provavelmente resultado de um traumatismo. As áreas mais comuns afetadas são a mandíbula posterior (60%) e a maxila (40%), embora ambos os maxilares (9%) possam ser afetados. A incidência da exposição óssea é de difícil determinação, mas estudos mais recentes sugerem que aproximadamente 3% dos pacientes que recebem esses fármacos sofrem exposição óssea. Os pacientes podem ser assintomáticos ou podem apresentar dor e inchaço.

Características da imagem

Um espectro de achados radiográficos pode ou não se correlacionar bem com os sintomas clínicos. Muito frequentemente, não há achados de imagem específicos com o osso clinicamente exposto; no entanto, a imagem pode demonstrar o descolamento. Em outros casos, as alterações radiográficas podem ser indistinguíveis da fase mais crônica da osteomielite (Figura 22.27), com aumento da esclerose e sequestro ósseo (Figura 22.28). Outros achados relatados incluem o aumento do espaço do ligamento periodontal tratado com radiação e o espessamento da lâmina dura (Figura 22.29).

Tratamento

O tratamento da exposição óssea relacionada à medicação é insatisfatório, uma vez que a intervenção cirúrgica e a oxigenoterapia hiperbárica não têm sido consistentemente bem-sucedidas. O essencial da terapia é de natureza preventiva. Os pacientes que estão programados para administrar os medicamentos IV devem fazer um exame odontológico para remover fontes potenciais e reais de infecção, a fim de evitar a necessidade de procedimentos odontológicos invasivos no futuro.

A situação é ainda mais complicada pelo fato de que a meia-vida de alguns desses medicamentos nos ossos pode ser muito longa – até 12 anos. Uma vez que o osso é exposto, o tratamento visa controlar os sintomas de dor e infecção com bochechos de antibióticos e antibioticoterapia sistêmica.

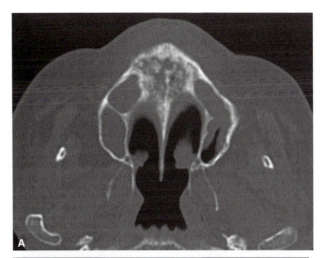

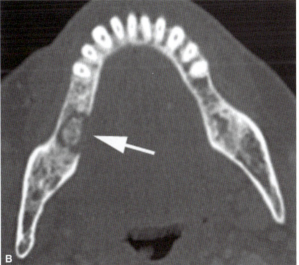

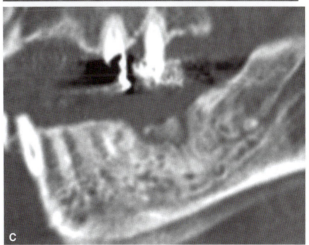

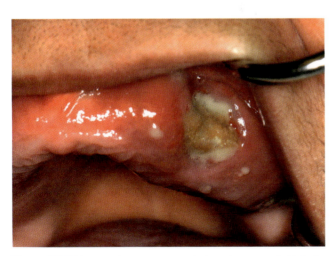

Figura 22.26 Necrose óssea exposta relacionada ao uso de bisfosfonatos envolvendo o aspecto bucal de uma crista edêntula da maxila na região dos pré-molares.

Figura 22.27 Imagem de tomografia computadorizada axial com multidetectores (MDCT) de um paciente com osteonecrose relacionada ao uso de bifosfonatos. **A.** Observe vários sequestros ósseos no palato anterior. Imagens axial (**B**) e sagital (**C**) de MDCT mostram um grande sequestro isolado na parte posterior da mandíbula direita.

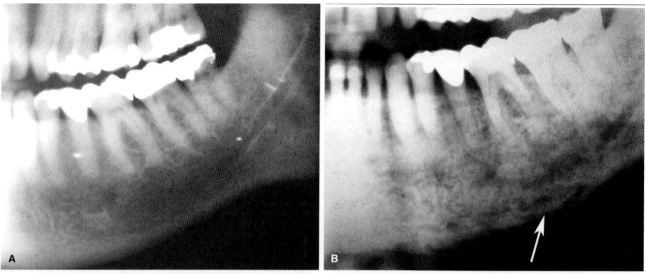

Figura 22.28 A e **B**. Duas imagens panorâmicas recortadas do mesmo paciente, com 1 ano de intervalo, mostram as alterações no padrão ósseo normal após a terapia com bisfosfonatos. Observe o padrão ósseo esclerótico em desenvolvimento e o sequestro (*seta*) do córtex inferior.

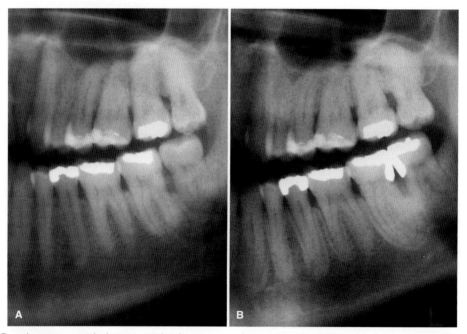

Figura 22.29 A e **B**. Duas imagens panorâmicas recortadas do mesmo paciente mostrado na Figura 22.27, separadas por 7 anos, revelam espessamento da lâmina dura ao redor dos dentes.

DIAGNÓSTICO POR IMAGEM DE ENVOLVIMENTO DE TECIDOS MOLES

Diagnóstico por imagem pode ser usado para confirmar a presença e a extensão do envolvimento dos tecidos moles. A MDCT e a RM podem ser obtidas para diferenciar neoplasia de tecido mole de lesões inflamatórias, que se estendem para a superfície óssea e para os tecidos moles adjacentes. A MDCT é geralmente empregada com contraste intravenoso, e as características de imagem que sugerem a presença de extensão de tecido mole da resposta inflamatória incluem um aumento na atenuação (ou radiopacidade) da aparência da gordura subcutânea que tem normalmente baixa atenuação (ou seja, radiotransparente). Nesses casos, pode-se observar uma série de finas linhas de alta atenuação estendendo-se através da gordura até a superfície da pele, com as linhas sendo orientadas perpendicularmente à superfície da pele sobrejacente. Isto é referido como "estrias de gordura" (Figura 22.30). Além disso, pode-se ver o aumento do músculo adjacente e da pele, bem como coleções anormais de gás no tecido mole. Com o passar do tempo, o contraste entre os planos dos tecidos moles pode desaparecer, e a presença de um abscesso pode tornar-se evidente como uma região bem definida de baixa atenuação, circundada por uma borda larga de contraste (mais atenuada ou radiopaca) do tecido. Ressonância magnética ponderada em T1 ou T2 pode ser usada com realce de gadolínio e supressão de gordura para detectar a presença de envolvimento de tecidos moles adjacentes, incluindo edema. A linfadenopatia decorrente de infecções também pode ser visualizada nas imagens de MDCT e RM dentro dos espaços fasciais de cabeça e pescoço (Figura 22.31).

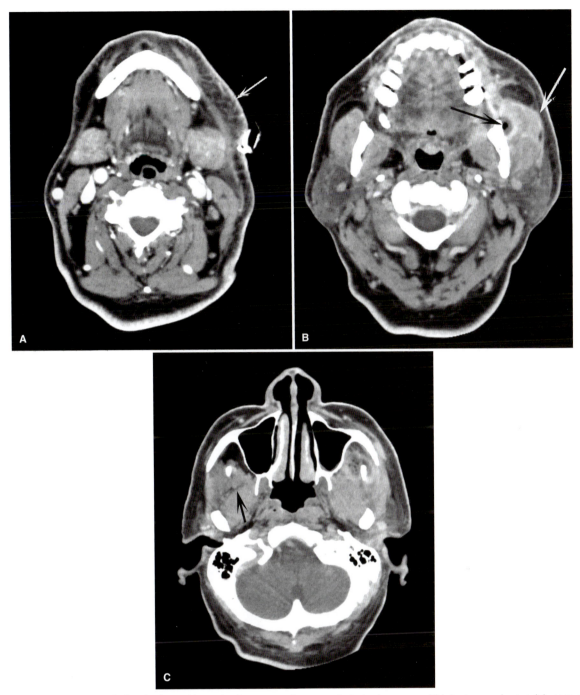

Figura 22.30 Três imagens de janela de tecido mole de tomografia computadorizada com multidetectores, plano axial, com contraste mostrando uma infecção envolvendo os tecidos moles que recobrem o ramo mandibular esquerdo. **A.** Existem alterações na gordura subjacente à pele circunvizinha (estriamento de gordura ou reticulação) e espessamento da pele (*seta*). **B.** Além disso, há espessamento do músculo masseter (*seta branca*) e uma bolsa radiotransparente de gás (*seta preta*) adjacente ao osso. **C.** Há também uma perda de planos distintos de tecido adiposo entre os tecidos moles. Observe os músculos individuais definidos pelos planos de gordura (a borda lateral do músculo pterigóideo lateral normal [*seta*] não é aparente no lado afetado oposto). (Cortesia de Stuart White, DDS, Los Angeles, CA.)

PERICORONARITE

Mecanismo da doença

O termo pericoronarite refere-se a inflamação dos tecidos moles (*i. e.*, o *operculum*) que rodeia a coroa de um dente parcialmente irrompido. Essa condição, também conhecida como operculite, é vista com mais frequência na rarefação ao redor da coroa e pode se estender ao osso adjacente ao dente. Caso a resposta inflamatória se torne mais exuberante, as alterações podem se estender até a superfície óssea, produzindo neoformação óssea periosteal e osteomielite nos casos mais graves.

Características clínicas

Pericoronarite pode afetar pacientes de qualquer idade ou sexo, mas é mais comumente vista durante o tempo de irrupção dos terceiros molares em adultos jovens. Pacientes com pericoronarite tipicamente se

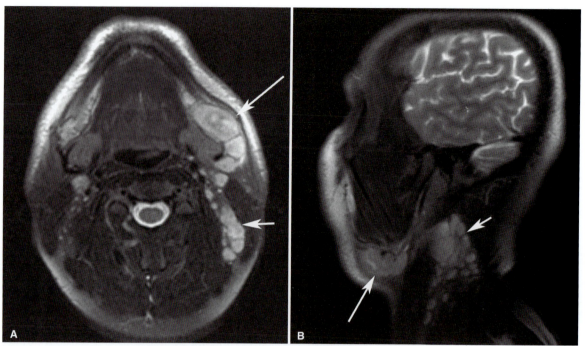

Figura 22.31 Imagens de ressonância magnética ponderada em T2 axial (**A**) e sagital (**B**) de um paciente com tuberculose. Observe a linfadenopatia significativa envolvendo os linfonodos submandibulares (*setas longas*) e os linfonodos do nível II (*setas curtas*).

queixam de dor e inchaço, sendo o trismo uma manifestação comum. Quando o dente parcialmente irrompido é um terceiro molar inferior, a dor é frequentemente sentida na oclusão com um tecido ulcerado geralmente sendo fonte da dor.

Características da imagem

As características de imagem da pericoronarite podem variar de nenhuma mudança quando a lesão inflamatória está confinada aos tecidos moles para rarefação localizada ao redor da coroa do dente e raiz para a esclerose do osso adjacente. Caso a resposta inflamatória se torne mais exuberante, as alterações podem se estender até a superfície óssea, produzindo neoformação óssea periosteal e osteomielite nos casos mais graves.

Localização

A região do terceiro molar inferior é o local mais comum. Quando as alterações ósseas estão associadas à pericoronarite, elas estão centradas no espaço folicular ou na porção da coroa ainda retida no osso ou próxima ao rebordo.

Periferia

A periferia das alterações ósseas é mal definida com uma transição gradual do padrão trabecular normal para esclerose.

Estrutura interna

A estrutura interna do osso adjacente à área da pericoronarite é mais frequentemente esclerótica, com trabéculas espessas (Figura 22.32). Uma área de perda óssea ou radiotransparência imediatamente adjacente à coroa que aumenta o espaço folicular pode ser vista. Se esta lesão se propagar consideravelmente, o padrão interno parece idêntico às características de imagem da osteomielite.

Efeitos nas estruturas circundantes

Assim como na doença inflamatória periapical, a pericoronarite pode causar rarefação e/ou esclerose do osso ao redor. Com um envolvimento mais extenso, evidências de neoformação óssea periosteal podem ser vistas ao longo de uma superfície óssea adjacente, e isso pode se estender superiormente ao longo da incisura da mandíbula (Figura 22.33).

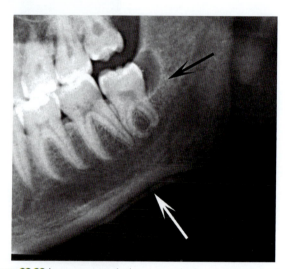

Figura 22.32 Imagem panorâmica recortada de um caso de pericoronarite relacionado a um terceiro molar parcialmente irrompido. Observe a reação óssea esclerótica adjacente ao córtex folicular (*seta preta*) e a reação periosteal (*seta branca*).

Diagnóstico diferencial

O diagnóstico de pericoronarite é feito clinicamente e não radiograficamente. A interpretação diferencial da pericoronarite inclui outras entidades mistas radiotransparentes e radiopacas, ou escleróticas, que podem existir adjacentes à coroa de um terceiro molar parcialmente irrompido. Estes podem incluir uma ilhota óssea densa e displasia fibrosa. Os sintomas clínicos, que são indicativos de uma lesão inflamatória, geralmente excluem essas condições. As neoplasias a serem consideradas incluem o carcinoma de células escamosas (em pacientes idosos) e a forma esclerótica do osteossarcoma. A ocorrência de carcinoma de células escamosas no meio de uma lesão inflamatória preexistente pode ser difícil de identificar. Características da neoplasia maligna, como destruição profunda da cortical e invasão, podem auxiliar no diagnóstico.

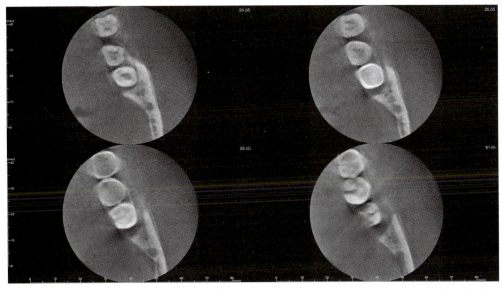

Figura 22.33 Imagens de tomografia computadorizada axial de feixe cônico mostrando neoformação óssea periosteal adjacente à superfície lateral do ramo em paciente com pericoronarite.

Tratamento

O objetivo do tratamento da pericoronarite é a remoção do dente parcialmente irrompido. No entanto, na fase aguda, quando o trismo pode impedir o acesso adequado, a antibioticoterapia e a redução da oclusão do dente oposto devem aliviar os sintomas até que o tratamento definitivo possa ser fornecido.

BIBLIOGRAFIA

Alterações nos maxilares induzidas pela radiação

Becker M, Schroth G, Zbären P, et al. Long-term changes induced by high dose irradiation of the head and neck region: imaging findings. *Radiographics*. 1997;17:5–26.

Hall EJ, Giaccia AJ. *Radiobiology for the Radiologist*. 7th ed. Philadelphia: Lippincott Williams & Wilkins; 2012.

Williams HJ, Davies AM. The effect of x-rays on bone: a pictorial review. *Eur Radiol*. 2006;16:619–633.

Lesões inflamatórias periapicais

Bender IB, Seltzer S. Roentgenographic and direct observation of experimental lesions in bone: I. 1961. *J Endod*. 2003;29:702–706.

Bender IB, Seltzer S. Roentgenographic and direct observation of experimental lesions in bone: II. 1961. *J Endod*. 2003;29:707–712.

Worth HM. *Infections of the Jaws in Principles and Practice of Oral Radiologic Interpretation*. Chicago: Year Book Medical Publishers; 1963.

Osteomielite

An CH, An SY, Choi BR, et al. Hard and soft tissue changes of osteomyelitis of the jaws on CT images. *Oral Surg Oral Med Oral Pathol Oral Radiol*. 2012;114:118–126.

Ledermann HP, Kaim A, Bongartz G, et al. Pitfalls and limitations of magnetic resonance imaging in chronic posttraumatic osteomyelitis. *Eur Radiol*. 2000;10:1815–1823.

Monsour PAK, Dalton JB. Chronic recurrent multifocal osteomyelitis involving the mandible: case reports and review of the literature. *Dentomaxillofac Radiol*. 2010;39:184–190.

Morrison WB, Schweitzer ME, Batte WG, et al. Osteomyelitis of the foot: relative importance of primary and secondary MR imaging signs. *Radiology*. 1998;207:625–632.

Nordin U, Wannfors K, Colque-Navarro P, et al. Antibody response in patients with osteomyelitis of the mandible. *Oral Surg Oral Med Oral Pathol Oral Radiol Endod*. 1995;79:429.

Orpe EC, Lee L, Pharoah MJ. A radiological analysis of chronic sclerosing osteomyelitis of the mandible. *Dentomaxillofac Radiol*. 1996;25:125–129.

Petrikowski CG, Pharoah MJ, Lee L, et al. Radiographic differentiation of osteogenic sarcoma, osteomyelitis, and fibrous dysplasia of the jaws. *Oral Surg Oral Med Oral Pathol Oral Radiol Endod*. 1995;80:744–750.

Suei Y, Taguchi A, Tanimoto K. Diagnostic points and possible origin of osteomyelitis in synovitis, acne, pustulosis, hyperostosis and osteitis (SAPHO) syndrome: a radiographic study of 77 mandibular osteomyelitis cases. *Rheumatology*. 2003;42:1398–1403.

Suei Y, Tanimoto K, Taguchi A, et al. Possible identity of diffuse sclerosing osteomyelitis and chronic recurrent multifocal osteomyelitis: one entity or two? *Oral Surg Oral Med Oral Pathol Oral Radiol Endod*. 1995;80:401–408.

Van Merkesteyn JP, Groot RH, Bras J, et al. Diffuse sclerosing osteomyelitis of the mandible: clinical radiographic and histologic findings in twenty seven patients. *J Oral Maxillofac Surg*. 1988;46:825–829.

Wannfors K, Hammarström L. Infectious foci in chronic osteomyelitis of the jaws. *Int J Oral Surg*. 1985;14:493–503.

Wood RE, Nortjé CJ, Grotepass F, et al. Periostitis ossificans versus Garré's osteomyelitis, Part I: what did Garré really say? *Oral Surg Oral Med Oral Pathol*. 1988;65:773–777.

Osteonecrose relacionada a medicamentos

Jadu F, Lee L, Pharoah M, et al. A retrospective study assessing the incidence, risk factors and comorbidities of pamidronate-related necrosis of the jaws in multiple myeloma patients. *Ann Oncol*. 2007;18:2015–2019.

Subramanian G, Kalyoussef E, Blitz-Goldstein M, et al. Identifying MRONJ-affected bone with digital fusion of functional imaging (FI) and cone-beam computed tomography (CBCT): case reports and hypothesis. *Oral Surg Oral Med Oral Pathol Oral Radiol*. 2017;123:e106–e116.

Woo SB, Hellstein J, Kalmar JR. Narrative [corrected] review: bisphosphonates and osteonecrosis of the jaws. *Ann Intern Med*. 2006;144:753–761.

Osteorradionecrose

Chan KC, Perschbacher SE, Lam EW, et al. Mandibular changes on panoramic imaging after head and neck radiotherapy. *Oral Surg Oral Med Oral Pathol Oral Radiol*. 2016;121:666–672.

Curi MM, Dib LL. Osteoradionecrosis of the jaws: a retrospective study of the background factors and treatment in 104 cases. *J Oral Maxillofac Surg*. 1997;55:540–544.

Hermans R, Fossion E, Ioannides C, et al. CT findings in osteoradionecrosis of the mandible. *Skeletal Radiol*. 1996;25:31–36.

Marx RE. Osteoradionecrosis: a new concept of its pathophysiology. *J Oral Maxillofac Surg*. 1983;41:283–288.

Wong JK, Wood RE, McLean M. Conservative management of osteoradionecrosis. *Oral Surg Oral Med Oral Pathol Oral Radiol Endod*. 1997;84:16–21.

Pericoronarite

Blakey GH, White RP Jr, Offenbacher S, et al. Clinical/biological outcomes of treatment for pericoronitis. *J Oral Maxillofac Surg*. 1996;54:1150–1160.

23

Cistos

Ernest W. N. Lam

Um cisto verdadeiro é uma cavidade patológica no osso; é revestido por epitélio e pode conter uma pequena quantidade de líquido advindo de células e tecidos adjacentes. O epitélio pode ser derivado de fontes odontogênicas ou não odontogênicas. As fontes odontogênicas incluem a lâmina dentária, o epitélio do esmalte reduzido e os restos epiteliais de Malassez, ou restos da bainha da raiz epitelial de Hertwig; fontes não odontogênicas podem incluir epitélio respiratório ou restos epiteliais remanescentes de áreas de fusão tecidual. Uma fina camada de tecido conjuntivo separa a base do epitélio do osso adjacente. Os pseudocistos são um grupo de cistos que podem não ser revestidos por epitélio ou podem não ser cavidades no osso. Destarte, os pseudocistos podem ter algumas, mas não todas as características radiológicas de um cisto verdadeiro.

MECANISMO DA DOENÇA

A proliferação de células epiteliais remanescentes dentro do osso é o evento inicial na patogênese de um cisto verdadeiro. A proliferação epitelial pode ser o resultado de uma mutação genética ou devido à liberação de uma molécula de sinalização ou mediador de uma célula ou tecido adjacente que estimula a proliferação. À medida que as células proliferam, elas começam a deslocar o osso adjacente, de modo que o espaço é disponibilizado para seus números crescentes (Figura 23.1). Células próximas ao centro da massa em desenvolvimento tornam-se mais distantes da periferia à medida que a população prolifera e se diferencia, e há uma redução no suprimento de nutrientes que eles recebem da vascularização e dos tecidos adjacentes. Com o tempo, restos de células epiteliais intraluminais se acumulam no centro da cavidade, e o gradiente osmótico crescente que se desenvolve no cisto em desenvolvimento atrai fluido das células e tecidos adjacentes. Com o tempo, a cavidade em desenvolvimento aumenta de tamanho à medida que mais fluido é absorvido e mais detritos se acumulam centralmente. Além disso, uma fina camada de tecido conjuntivo se desenvolve entre as células epiteliais basais e o osso adjacente, e os osteoclastos são recrutados para acomodar o cisto crescente dentro do osso. O resultado é uma cavidade dentro do osso que se expande tanto quanto um balão se expande quando se enche de água.

CARACTERÍSTICAS CLÍNICAS

A característica clínica mais comum é uma tumefação firme que pode ser acompanhada de dor se o cisto estiver relacionado a um dente com polpa não vital ou se tiver infectado secundariamente.

IMAGEM DIAGNÓSTICA APLICADA

Os exames de imagem aplicados ao diagnóstico têm muitos papéis importantes na avaliação de um cisto. Primeiro, a imagem pode auxiliar no diagnóstico inicial de um cisto e pode descrever sua extensão no osso. As investigações radiológicas também podem ajudar a determinar a extensão do envolvimento extraósseo e auxiliar na determinação do melhor local para a biopsia.

Imagens intraorais podem revelar mudanças sutis ocorrendo ao redor dos dentes, incluindo os efeitos do cisto no espaço do ligamento periodontal e na lâmina dura. A imagem panorâmica pode fornecer uma avaliação geral das estruturas ósseas dos maxilares e revelar alterações relevantes, como alterações nas bordas do seio maxilar. Tanto a tomografia computadorizada de feixe cônico (CBCT; do inglês, *cone beam computed tomography*) quanto a tomografia computadorizada com multidetectores (MDCT; do inglês, *multidetector computed tomography*) podem ser úteis para demonstrar o envolvimento tridimensional do osso, enquanto a MDCT e a ressonância magnética (RM) podem mostrar o envolvimento de tecidos adjacentes.

CARACTERÍSTICAS DA IMAGEM

Localização

Os cistos podem ocorrer em qualquer localização central da maxila ou mandíbula, mas são raros nos processos condilares e coronoides da mandíbula. Os cistos odontogênicos são mais comumente encontrados nas áreas dentárias dos maxilares; na mandíbula, eles se desenvolvem acima do canal da mandíbula. Alguns cistos não odontogênicos também se originam dentro do seio, enquanto outros podem se desenvolver nos tecidos moles da região orofacial.

Periferia

Os cistos que surgem centralmente no osso têm uma periferia bem definida e cortical definida por uma linha radiopaca bastante uniforme e fina. Quando um cisto se torna secundariamente infectado, o córtex pode se tornar menos discreto e assumir uma aparência mais delgada, um tanto esclerótica e menos radiopaca. Além disso, alguns cistos podem se insinuar em torno das raízes dos dentes ou contra um córtex ósseo, criando uma série de arcos contíguos; isso é conhecido como aspectos *festonados*.

Forma

Os cistos têm bordas curvas que podem dar a eles uma forma arredondada ou oval. Às vezes parecendo um balão preenchido por fluido, um cisto é frequentemente descrito como tendo uma forma hidráulica ou padrão hidráulico de expansão dentro do osso.

Estrutura interna

Os cistos são em geral totalmente radiotransparentes; no entanto, cistos de longa duração podem conter detritos celulares, incluindo grânulos de colesterol ou calcificação distrófica, que podem dar a eles uma aparência radiopaca esparsa e particulada. Em alguns cistos, o epitélio pode proliferar diferencialmente, com algumas áreas mostrando uma proliferação mais lenta ou mais rápida. Este tipo de proliferação diferencial pode dar ao cisto uma aparência multilocular e resultar no desenvolvimento de trabéculas ou septos entre os ossos. Ocasionalmente, cristas ósseas produzidas pelas projeções periféricas são posicionadas de modo que sua imagem sobreponha o aspecto interno do cisto, dando a falsa impressão de septo interno.

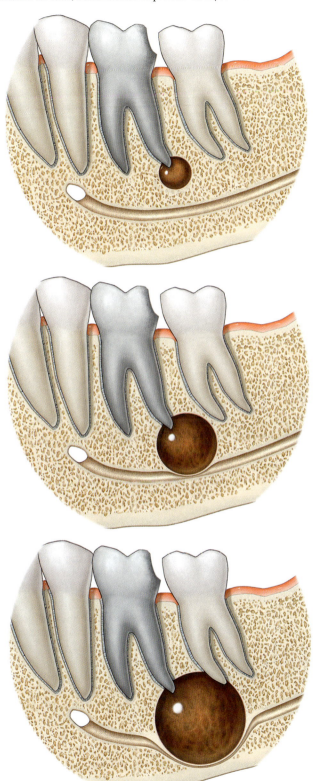

Figura 23.1 Aumento "hidráulico" em forma de balão de um cisto na mandíbula e o deslocamento do canal da mandíbula adjacente à medida que ele aumenta de tamanho.

Efeitos sobre estruturas adjacentes

Os cistos se desenvolvem e aumentam de tamanho lentamente, e quando a parede cística encontra uma borda óssea adjacente, a borda óssea adelgaça onde ela se encaixa na periferia do cisto. Com o tempo, o osso se expandirá para acomodar o cisto, e o padrão de expansão produz uma superfície lisa e curva. Os cistos podem deslocar o canal da mandíbula em uma direção inferior ou deslocar o assoalho do seio maxilar, mantendo uma fina camada de osso separando a cavidade do cisto do seio.

Efeitos sobre dentes adjacentes

A natureza de crescimento lento dos cistos pode causar o deslocamento dos dentes adjacentes, bem como a reabsorção externa das raízes, produzindo uma borda curvada, frequentemente fina, que espelha a curvatura da borda do cisto. Isso é chamado de "reabsorção externa direcional". Além disso, a lâmina dura e o espaço do ligamento periodontal podem ser perdidos.

CISTOS ODONTOGÊNICOS

Cisto radicular

O cisto radicular é discutido no Capítulo 22, no contexto da doença inflamatória periapical. As características radiológicas e a diferenciação de um abscesso, granuloma ou cisto que surgem nas áreas radiculares ou perirradiculares podem ser difíceis ou impossíveis; em alguns casos, um termo genérico como *osteíte rarefaciente* é usado na radiologia oral e maxilofacial para descrever uma condição inflamatória localizada que surge nos maxilares. Somente após um foco de osteíte rarefaciente ter sido submetido a biopsia, o patologista bucomaxilofacial pode identificar a lesão como um cisto radicular. Nesta situação, o revestimento epitelial é identificado como derivado dos restos de células epiteliais de Malassez, e estas células são estimuladas a proliferar por mediadores inflamatórios e sinais de um dente não vital.

Cisto dentígero

Mecanismo da doença

O cisto dentígero ou folicular se desenvolve a partir da proliferação do epitélio reduzido de esmalte. Consequentemente, o cisto está associado à coroa de um dente não irrompido ou dente supranumerário. O cisto em erupção é a contrapartida de tecido mole de um cisto dentígero.

Características clínicas

Os cistos dentígeros são o segundo tipo mais comum de cisto dos maxilares. O exame clínico pode revelar um ou mais dentes ausentes e, possivelmente, um aumento de volume endurecido ocasionalmente resultando em assimetria facial.

Características da imagem

Localização. O epicentro de um cisto dentígero é encontrado somente acima da coroa do dente envolvido, mais comumente um terceiro molar inferior ou superior ou um canino superior (Figura 23.2). Um importante ponto diagnóstico é que a periferia do cisto envolve o dente em sua junção cemento-esmalte. Os cistos dentígeros que se desenvolvem em associação aos dentes terceiros molares superiores irão se expandir na maxila e deslocar o assoalho do seio maxilar à medida que se estendem. Cistos associados à coroa de molares inferiores podem estender-se a uma distância considerável até o ramo.

Periferia. Os cistos dentígeros têm um contorno bem definido e corticalizado. Se a cortical do cisto perfurar uma superfície óssea adjacente, uma porção do córtex pode ser perdida (Figura 23.3). Além disso, se a cavidade do cisto tiver se infectado secundariamente por

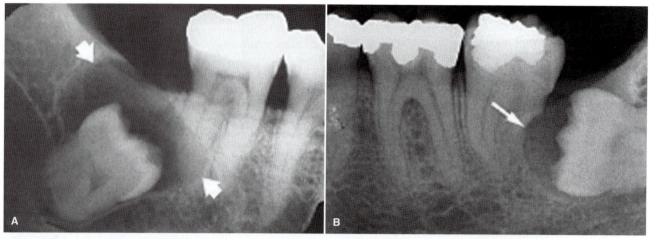

Figura 23.2 A. Um cisto dentígero envolve a coroa do terceiro molar inferior direito (*setas*). Observe a associação do cisto com a junção cemento-esmalte distal. **B.** Um cisto dentígero causou reabsorção da raiz distal do segundo molar inferior esquerdo (*seta*).

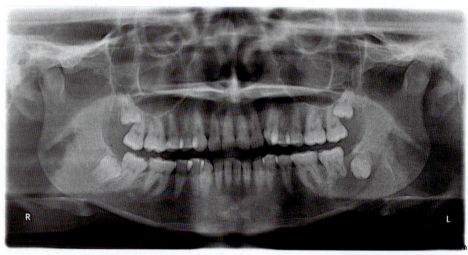

Figura 23.3 Uma imagem panorâmica mostra um cisto dentígero associado ao terceiro molar inferior esquerdo. O limite cortical não é contínuo em torno da cavidade de todo o cisto. O terceiro molar foi deslocado para o ramo da mandíbula e houve reabsorção externa das raízes do segundo molar.

microrganismos orais, tanto a periferia quanto o córtex podem não ser tão claramente vistos.
Estrutura interna. O aspecto interno é completamente radiotransparente, exceto a coroa do dente envolvido.
Efeito sobre estruturas adjacentes. Como os cistos dentígeros são lesões de crescimento lento, as bordas adjacentes do osso – seja o assoalho do seio maxilar ou um córtex adjacente do osso – podem ser deslocados à medida que o cisto aumenta. Além disso, estruturas anatômicas adjacentes, como o canal da mandíbula, podem ser deslocadas apicalmente para longe do cisto (Figura 23.4). Nos casos em que o cisto dentígero tenha perfurado a crista do processo alveolar na maxila ou na mandíbula e a pressão osmótica intraluminal tenha sido aliviada, o cisto pode estar em estado de descompressão, evitando sua capacidade de se expandir e afetar as estruturas adjacentes.
Efeitos sobre dentes adjacentes. Um cisto dentígero tem uma propensão a deslocar e reabsorver dentes adjacentes (Figuras 23.2B, 23.3 e 23.4). Além disso, um cisto dentígero pode deslocar o dente associado em uma direção apical, longe do epicentro do cisto, e isso pode ser considerável. Por exemplo, os terceiros molares superiores (Figura 23.5) ou caninos (Figura 23.6) podem ser deslocados para o assoalho da órbita, e os terceiros molares inferiores podem ser deslocados para os processos condilar ou coronoide ou para o córtex inferior da mandíbula.

Diagnóstico diferencial

A aparência histopatológica do epitélio de revestimento de um cisto dentígero não é específica. Portanto, o diagnóstico baseia-se tanto na interpretação radiográfica como na observação cirúrgica da fixação do cisto na junção cemento-esmalte. No entanto, o exame histopatológico deve sempre ser feito para eliminar outras lesões de aparência semelhante que poderiam imitar um cisto dentígero.

Um dos diagnósticos diferenciais mais difíceis é entre um folículo hiperplásico que se desenvolve ao redor de uma coroa dentária e um cisto dentígero. Um cisto deve ser considerado com qualquer evidência de deslocamento dentário ou expansão do osso ou com aumento assimétrico do folículo. Se a incerteza persistir, a região deve ser reexaminada em 4 a 6 meses para detectar qualquer aumento na forma ou influência nas estruturas circundantes características dos cistos.

A interpretação diferencial de um cisto dentígero também pode incluir um tumor odontogênico queratocístico (TOQ) um fibroma ameloblástico e um ameloblastoma unicístico ou cístico. Um TOQ não expande o osso no mesmo grau que um cisto dentígero, tem menor probabilidade de reabsorver dentes e pode se fixar mais apicalmente na raiz ou coronalmente no topo da coroa na junção cemento-esmalte. Pode ser impossível diferenciar um pequeno fibroma ameloblástico ou um amblastoma cístico ou unicístico de um cisto dentígero se não houver estrutura interna. Outras lesões menos comuns

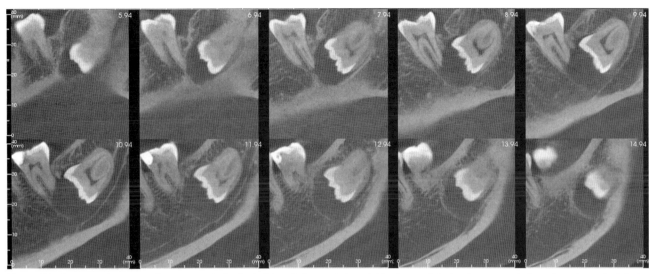

Figura 23.4 Imagens de tomografia computadorizada de feixe cônico sagital corrigido de um cisto dentígero associado ao terceiro molar inferior esquerdo. Observe o deslocamento do canal da mandíbula e a reabsorção externa da raiz distal do segundo molar adjacente.

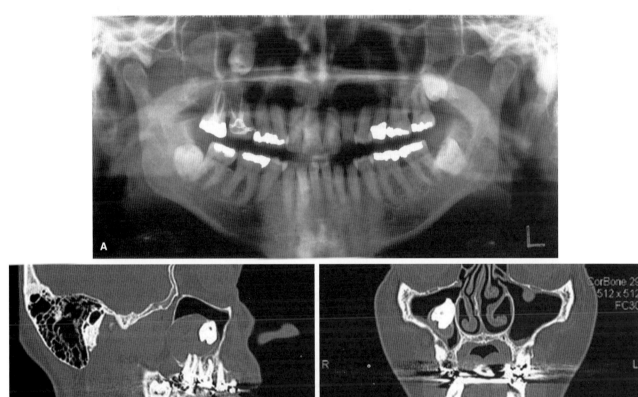

Figura 23.5 A. Uma imagem panorâmica mostrando uma grande cavidade cística deslocando o terceiro molar superior direito. Imagens de tomografia computadorizada com multidetectores sagital (**B**) e coronal (**C**) mostram a lesão cística associada à junção cemento-esmalte do molar deslocado.

que podem ter uma relação pericoronal com um dente impactado incluem o tumor odontogênico adenomatoide, o tumor odontogênico epitelial calcificante e os cistos odontogênicos calcificantes, que podem envolver a coroa e a raiz do dente envolvido. Evidência de uma estrutura interna radiopaca é às vezes encontrada nessas lesões. Ocasionalmente, uma osteíte rarefaciente que se desenvolve no ápice de um dente decíduo pode parecer envolver a coroa de um dente permanente adjacente em desenvolvimento, posicionado apicalmente a ela, dando a falsa impressão de um cisto dentígero associado ao dente permanente. Isso ocorre mais frequentemente com o molar decíduo inferior e os pré-molares em desenvolvimento. Nesses casos, o clínico deve procurar cárie extensa ou grandes restaurações em um dente decíduo – uma etiologia que apoiaria uma interpretação de osteíte rarefaciente.

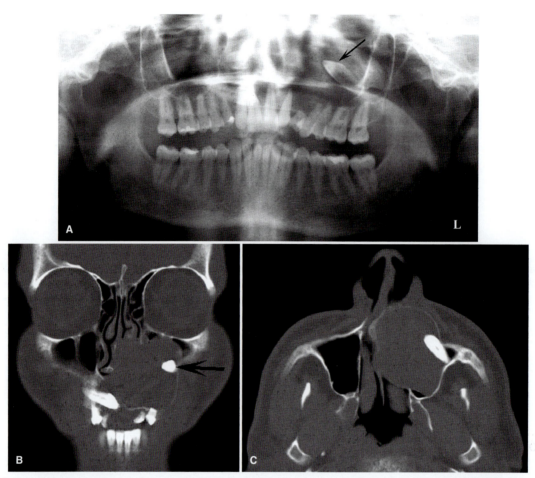

Figura 23.6 A. Uma imagem panorâmica revelando a presença de um grande cisto dentígero associado ao canino superior esquerdo (*seta*), que foi deslocado. Observe o deslocamento e a reabsorção de demais dentes na maxila esquerda. Imagens de tomografia computadorizada coronal (**B**) e axial (**C**) com multidetectores do mesmo caso mostram deslocamento superolateral do canino, expansão da parede anterior da maxila e expansão do cisto para a cavidade nasal.

Tratamento

Cistos dentígeros são tratados por remoção cirúrgica, que pode também incluir o dente. Grandes cistos podem ser tratados por marsupialização antes da remoção. O revestimento cístico deve ser submetido ao exame histopatológico, pois há outros relatos, como os decorrentes do epitélio do cisto dentígero – ou seja, ameloblastoma, carcinoma de células escamosas e carcinoma mucoepidermoide, embora isso ocorra raramente.

TOQ

Mecanismo da doença

O revestimento epitelial de TOQ é derivado da lâmina dentária e é caracterizado por seu epitélio fino e queratinizado (espessura de quatro a oito células). Quando a queratina se desprende da superfície do epitélio, uma coleção de material viscoso ou caseoso pode ser encontrada no lúmen do cisto. Em contraste com a maioria dos cistos, que aumentam apenas pela pressão osmótica intraluminal, o epitélio no queratocisto parece ter algum potencial de crescimento inato. Ocasionalmente, proliferações de epitélio em forma de botão crescem da camada basal do epitélio para o tecido conjuntivo subjacente. Além disso, ilhas de epitélio na parede podem dar origem a microcistos satélites, que podem aumentar independentemente. Essas diferenças no mecanismo de crescimento conferem ao TOQ uma aparência radiográfica diferente de outros cistos. A capacidade das células epiteliais basais de se submeterem ao "brotamento" pode às vezes criar uma aparência multilocular em uma imagem, e mutações foram identificadas envolvendo o homólogo humano do gene *PTCH* de *Drosophila*, o que pode contribuir para seu comportamento não semelhante a cisto.

Características clínicas

Queratocistos odontogênicos podem desenvolver-se em associação com um dente não irrompido ou como entidades solitárias no osso. Esses queratocistos geralmente não causam sintomas, embora a tumefação leve possa ocorrer. A dor pode ocorrer com infecção secundária. A aspiração da cavidade pode revelar um material espesso, amarelo e caseoso (queratina). Em contraste com outros cistos odontogênicos, os queratocistos têm uma grande propensão à recorrência, possivelmente devido a pequenos cistos satélites ou fragmentos de epitélio deixados após a remoção cirúrgica.

Características da imagem

Localização. Embora os queratocistos odontogênicos possam ocorrer em qualquer parte dos maxilares, eles ocorrem mais comumente no corpo posterior da mandíbula (90% ocorrem distalmente aos caninos) e no ramo mandibular (> 50%). O epicentro está localizado superior ao canal alveolar inferior. Ocasionalmente, os queratocistos odontogênicos podem se desenvolver em associação com a coroa de um dente não irrompido ou impactado e podem ser difíceis de distinguir dos cistos dentígeros. Uma alteração no contorno do folículo coronal à junção cemento-esmalte em um queratocisto, onde o folículo se dilata uniformemente a partir da junção cemento-esmalte, é uma maneira de diferenciar essa lesão de um cisto dentígero (Figura 23.7).

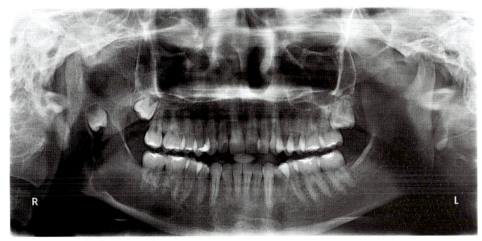

Figura 23.7 Nesta imagem panorâmica, um grande TOQ está associado ao folículo do terceiro molar inferior direito deslocado. Observe a alteração no contorno do folículo do terceiro molar. O contorno do folículo e a alteração no seu tamanho ocorrem coronalmente à junção cemento-esmalte do terceiro molar.

Periferia. Os queratocistos odontogênicos têm uma periferia bem definida e corticalizada. A cortical cística é lisa, mas sua borda pode recortar um córtex ósseo espesso (Figura 23.8).

Estrutura interna. A estrutura interna é mais comumente radiotransparente. A presença de queratina interna não aumenta a radiopacidade. Em alguns casos, os septos internos curvos podem estar presentes, conferindo à lesão um aspecto multilocular.

Efeitos sobre estruturas adjacentes. Uma característica importante do TOQ é a sua propensão para crescer ao longo dos espaços medulares dos maxilares, causando mínima expansão das placas corticais (Figura 23.9). Esse tipo de padrão de crescimento "tipo túnel" com expansão mínima ocorre em todo o corpo da mandíbula, exceto no ramo e processo coronoide, onde uma expansão considerável pode ser vista devido à natureza muito fina do osso nesses locais. Este efeito de túnel também pode ser visto no processo alveolar da maxila (Figura 23.10A). Adjacente a um espaço aéreo, como a fossa nasal ou o seio maxilar, os queratocistos odontogênicos expandem-se de maneira concêntrica e hidráulica (Figura 23.10B), aspecto clássico para um cisto. À medida que o cisto se expande, pode reduzir o volume do espaço aéreo adjacente.

Ocasionalmente, a expansão óssea criada por lesões grandes pode exceder a capacidade do periósteo de formar um novo osso para acomodar o TOQ, e o epitélio pode entrar em contato com tecido mole adjacente à superfície externa da mandíbula. A expansão relativamente pequena comum a essas lesões contribui potencialmente para sua detecção tardia, o que ocasionalmente lhes permite atingir um tamanho grande. O canal da mandíbula pode ser deslocado inferiormente.

Efeitos sobre dentes adjacentes. Os queratocistos odontogênicos ocasionalmente deslocam os dentes e reabsorvem as raízes, mas em menor grau do que os cistos dentígeros.

Diagnóstico diferencial

Quando um TOQ se desenvolve em uma posição pericoronária, pode ser indistinguível de um cisto dentígero. A lesão provavelmente será um TOQ se a periferia do cisto estiver associada ao dente em uma posição apical ou coronal à junção cemento-esmalte ou se houver pouca ou nenhuma expansão do osso. A margem festonada ou a aparência multilocular de um TOQ podem assemelhar-se a um ameloblastoma, mas este último apresenta maior propensão de expansão óssea. Ocasionalmente, grandes cistos periodontais laterais, especialmente na maxila, têm um padrão de crescimento semelhante ao de um TOQ, com expansão óssea mínima. A expansão é moderada e a aparência multilocular do mixoma odontogênico pode torná-lo indistinguível de um queratocisto. Um cisto ósseo simples geralmente tem uma borda recortada e expansão óssea mínima, semelhante a um TOQ; entretanto, as margens de um cisto ósseo simples geralmente são mais delicadas e frequentemente difíceis de detectar, e há pouco ou nenhum efeito nos dentes ou nas estruturas de suporte.

Tratamento

Caso haja suspeita de TOQ, é aconselhável encaminhar ao radiologista para um exame radiológico completo. Se, na imagem simples, uma perfuração cortical for detectada, a MDCT deve ser usada para investigar a possibilidade de extensão dos tecidos moles. Caso contrário, a CBCT pode ser solicitada. Como essa entidade tem propensão a se repetir, melhor determinação da extensão e localização de quaisquer perfurações corticais com extensão de tecido mole é melhor obtida com a MDCT.

O tratamento cirúrgico pode variar e incluir ressecção, curetagem ou marsupialização para reduzir o tamanho de grandes lesões antes da excisão cirúrgica. Mais atenção é geralmente dedicada à remoção completa das paredes císticas, de modo a reduzir a chance de recorrência. Após o tratamento cirúrgico, é importante reexaminar o paciente em intervalos regulares para detectar qualquer recidiva. As lesões recorrentes geralmente se desenvolvem nos primeiros 5 anos, mas podem ocorrer até 10 anos após o tratamento.

Síndrome do carcinoma nevoide basocelular
Mecanismo da doença

O carcinoma nevoide basocelular, ou síndrome de Gorlin-Goltz, é um distúrbio autossômico dominante relacionado a mutações do homólogo humano do gene *PTCH* de *Drosophila*.

A expressividade dos fenótipos é variável, embora possam incluir múltiplos carcinomas basocelulares da pele, palmoplantar, anomalias esqueléticas como costelas bífidas, fusão vertebral, polidactilia, encurtamento dos metacarpos, protuberância temporal e temporoparietal, hipertelorismo menor, moderado prognatismo, calcificação da foice cerebral e outras partes da dura-máter, meduloblastoma e múltiplos queratocistos odontogênicos.

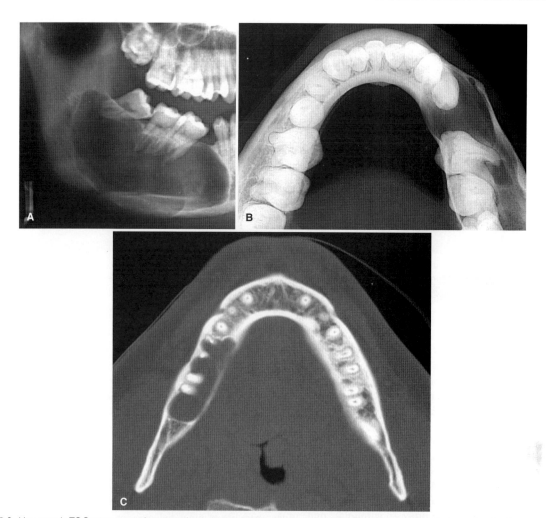

Figura 23.8 A. Um grande TOQ ocupa a maior parte do corpo e ramo direito da mandíbula. **B.** Apesar do grande tamanho do cisto, as superfícies vestibular e lingual da mandíbula foram expandidas apenas ligeiramente, como pode ser visto na imagem oclusal. **C.** A tomografia computadorizada com multidetectores mostra ausência de expansão da mandíbula e do cisto fenestrado entre as raízes dos dentes.

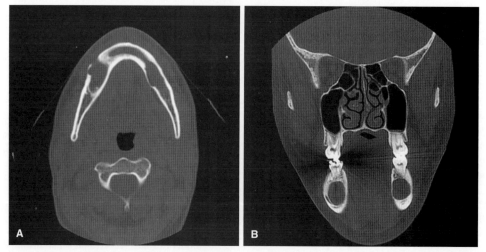

Figura 23.9 A. Um grande "túnel" de TOQ através do corpo da mandíbula e cruzando a linha média para envolver tanto o lado direito quanto o lado esquerdo. **B.** Apesar do tamanho muito grande do cisto, houve pouca, se alguma, expansão vestibular ou lingual do osso.

Características clínicas

A síndrome do carcinoma nevoide basocelular pode ser detectada precocemente na vida, geralmente na segunda ou terceira década, com o desenvolvimento de queratocistos odontogênicos nos maxilares e carcinomas basocelulares da pele. Embora o teste genético de parentes seja uma ferramenta de diagnóstico útil, aproximadamente 20% dos novos diagnósticos representam mutações espontâneas do gene *PTCH*. Normalmente, múltiplos queratocistos odontogênicos se desenvolvem em diversos quadrantes mais cedo na vida (Figura 23.11). Um exame radiológico completo, incluindo MDCT ou CBCT, é necessário para detectar todas as lesões nos maxilares, e o acompanhamento regular de pacientes diagnosticados com a síndrome é

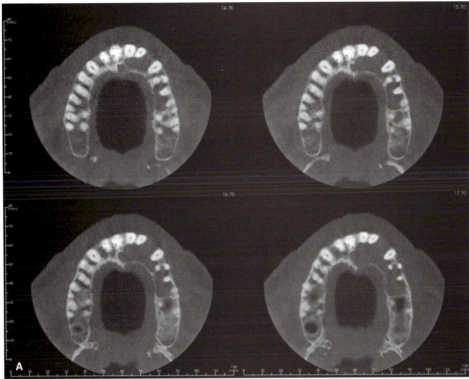

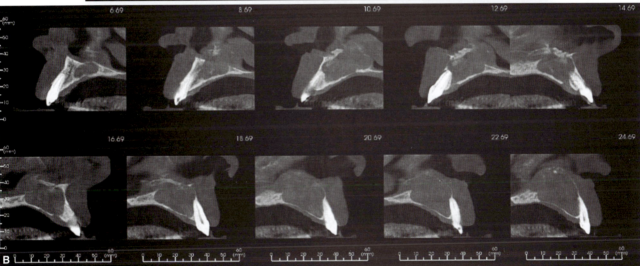

Figura 23.10 Imagens tomográficas axiais (**A**) e vestibulopalatinas (**B**) de um TOQ na maxila. Note que o queratocisto é geralmente confinado às bordas do osso, exceto superiormente, onde houve expansão hidráulica do assoalho nasal.

importante para identificar queratocistos novos e recorrentes precocemente, particularmente porque a taxa de recorrência de queratocistos associados à síndrome é maior.

Características da imagem

As características de imagem de queratocistos odontogênicos que surgem na síndrome do carcinoma nevoide basocelular são idênticas àquelas associadas a queratocistos solitários.

Diagnóstico diferencial

A presença de uma borda cortical e as outras características císticas diferenciam a síndrome do carcinoma nevoide basocelular de outras anormalidades caracterizadas por múltiplas radiotransparências (p. ex., mieloma múltiplo). O querubismo aparece com lesões multiloculares e radiotransparências bilaterais com septações internas, mas estas geralmente produzem uma expansão mandibular significativa – características que não são da síndrome do carcinoma nevoide basocelular. Além disso, as lesões do querubismo deslocam os dentes anterior ou mesialmente, o que é uma característica distintiva. Ocasionalmente, os pacientes com múltiplos cistos dentígeros podem apresentar algumas semelhanças, mas os cistos dentígeros são mais expansivos.

Tratamento

Os queratocistos odontogênicos na síndrome do carcinoma basocelular nevoide são tratados de forma mais agressiva do que os queratocistos odontogênicos solitários porque parecem ter uma propensão ainda maior para a recorrência. É razoável examinar o paciente anualmente para prevenir cistos novos e recorrentes com imagens panorâmicas e intraorais. Se essas imagens revelarem áreas suspeitas de queratocistos novos ou recorrentes, MDCT ou CBCT devem ser solicitadas. Um encaminhamento para um médico geneticista também deve ser feito.

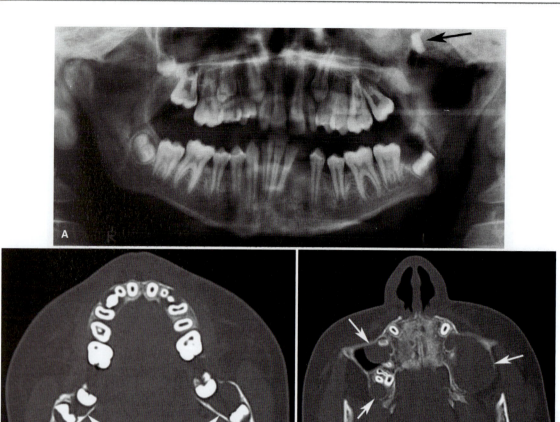

Figura 23.11 A. Uma imagem panorâmica de um caso de síndrome do carcinoma nevoide basocelular. Observe o TOQ relacionado ao terceiro molar esquerdo mandibular em desenvolvimento e um grande queratocisto dentro da maxila esquerda que deslocou o terceiro molar superior esquerdo (*seta*). **B.** Imagem de tomografia computadorizada axial com multidetectores (do mesmo caso, mostrando TOQ associado ao terceiro molar inferior esquerdo (*seta longa*), também visto na imagem panorâmica, e outro queratocisto muito pequeno (*seta curta*) na mandíbula lado direito posterior, que não é visível na imagem panorâmica. **C.** Outra imagem do mesmo caso revela o grande TOQ na maxila esquerda e dois outros queratocistos (*setas*) não aparentes na imagem panorâmica.

Cisto de bifurcação oral

Mecanismo da doença

O revestimento epitelial do cisto de bifurcação oral é provavelmente derivado dos restos de células epiteliais de Malassez na bifurcação de dentes multirradiculados. As características histopatológicas do revestimento não são distintas e se sobrepõem a outros cistos odontogênicos. Portanto, exames histopatológicos e radiológicos são necessários para o diagnóstico apropriado.

A etiologia do cisto de bifurcação oral não é conhecida. Uma hipótese identifica a inflamação como o estímulo para a proliferação epitelial, mas a inflamação nem sempre está presente.

É possível que o cisto paradental do terceiro molar e o cisto de bifurcação oral sejam a mesma entidade. Uma extensão de esmalte associada à furca dos terceiros molares com cistos paradentais não foi documentada em molares com cisto de bifurcação oral. Além disso, o componente inflamatório associado ao cisto paradental nem sempre está presente nos cistos de bifurcação oral.

Características clínicas

Comumente o cisto de bifurcação oral está associado a molares inferiores; eles também podem surgir em associação a dentes molares superiores. Ao exame clínico, o molar pode não estar ou pode estar parcialmente irrompido com as pontas da cúspide lingual anormalmente salientes na mucosa, mais altas que a posição das cúspides vestibulares. O primeiro molar está envolvido mais frequentemente que o segundo molar, e as polpas desses dentes são vitais.

Uma tumefação dura pode ser palpável na região do molar envolvido e, se estiver secundariamente infectado, o paciente apresentará dores. A idade de incidência é inferior, mais comumente nas duas primeiras décadas de vida do que na terceira década, com um cisto paradental do terceiro molar.

Características da imagem

Localização. O cisto de bifurcação oral está associado a dentes molares multirradiculares, sendo o primeiro molar inferior o dente mais comumente afetado, seguido pelo segundo molar (Figura 23.12). Ocasionalmente, os cistos de bifurcação oral podem ocorrer bilateralmente (Figura 23.13) e podem envolver também os molares superiores. O epicentro do cisto está sempre na furca vestibular do molar afetado. Em imagens panorâmicas ou periapicais, a lesão pode parecer centrada ligeiramente distal à furca do dente envolvido devido à obliquidade do feixe de raios X.

Periferia. Em alguns casos, a periferia não se apresenta definida, e a lesão pode ter uma aparência radiotransparente muito sutil sobreposta às raízes do molar. Em outros casos, a lesão pode ter uma borda bem definida e corticalizada.

Estrutura interna. A estrutura interna é radiotransparente.

Efeitos sobre estruturas adjacentes. Como os dentes se acumulam na gengiva e envolvem a superfície vestibular do osso, a expansão da superfície é visível. Devido à taxa de crescimento muito lenta do cisto, a superfície óssea é remodelada acompanhando o cisto. Com a expansão da superfície óssea, o córtex permanece intacto, mas

CAPÍTULO 23 Cistos 381

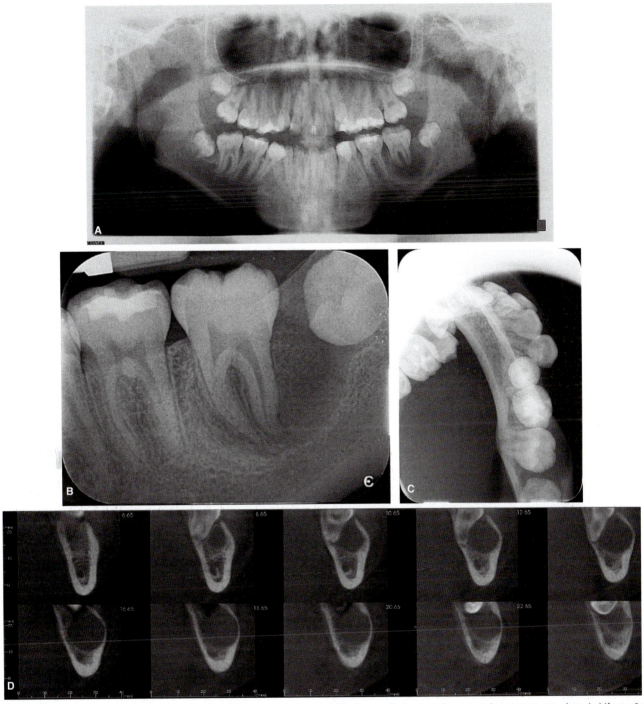

Figura 23.12 Imagens panorâmica (**A**), periapical (**B**) e transversal oclusal (**C**) da mandíbula posterior esquerda mostram um cisto de bifurcação vestibular associado a um segundo molar inferior esquerdo. Observe a inclinação da coroa do dente em (**A**) e o deslocamento das raízes do segundo molar para o córtex lingual da mandíbula (**C**). O epicentro bucal do cisto é visto nas imagens tomográficas de feixe cônico do corte transversal vestibulolingual, assim como a compressão do canal da mandíbula (**D**).

muitas vezes é significativamente reabsorvido. Se o cisto estiver secundariamente infectado, observa-se neoformação óssea periosteal no córtex bucal adjacente ao dente envolvido (Figura 23.14).

Efeitos sobre dentes adjacentes. A característica diagnóstica mais relevante do cisto de bifurcação oral é a inclinação do molar envolvido de modo que os ápices das raízes sejam deslocados para o córtex lingual do osso e a superfície oclusal seja inclinada em direção à superfície vestibular (Figura 23.12). Isso explica as cúspides linguais posicionadas acima das cúspides vestibulares. Esta inclinação pode ser detectada em uma imagem periapical ou panorâmica se a imagem da superfície oclusal do dente afetado for aparente e a dos dentes não afetados, não. A melhor imagem diagnóstica é a oclusal mandibular de corte transversal (padrão), que demonstra a posição anormal das raízes dentárias adjacentes ou dentro do córtex lingual.

Diagnóstico diferencial

O principal diagnóstico diferencial do cisto de bifurcação oral inclui a osteíte e o cisto dentígero. A osteíte rarefaciente pode ser facilmente excluída porque o epicentro da doença inflamatória periapical está localizado no ápice radicular do dente envolvido, enquanto o epicentro do cisto de bifurcação oral está localizado na furca. Embora a obliquidade do feixe de raios X possa sobrepor o cisto próximo à coroa

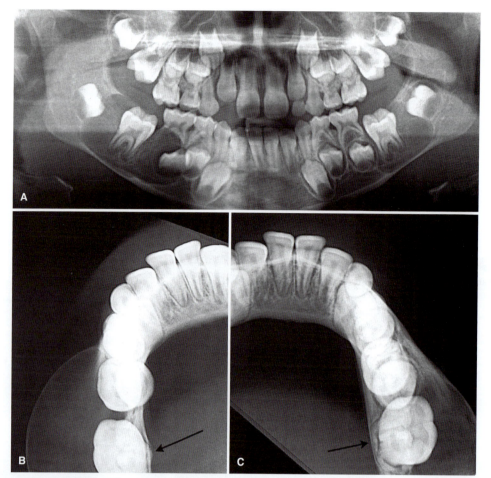

Figura 23.13 Cistos bilaterais de bifurcação vestibular. **A.** Uma imagem panorâmica mostra cistos relacionados aos primeiros molares inferiores. A superfície oclusal de cada dente foi inclinada em relação aos outros dentes e os dentes adjacentes foram deslocados. **B** e **C.** Imagens oclusais do mesmo caso. Observe a expansão curva e suave do córtex vestibular e o deslocamento das raízes dos primeiros molares para cortical lingual (setas).

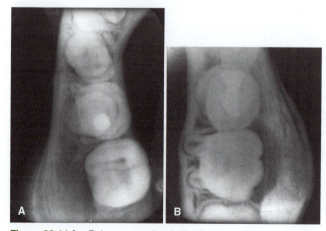

Figura 23.14 A e **B.** Imagens oclusais de cistos de bifurcação vestibular que foram infectados secundariamente. Observe a neoformação óssea periosteal laminada na parede vestibular dos primeiros molares e a posição anormal das raízes do primeiro molar em (**B**). (Cortesia do Dr. Doug Stoneman, University of Toronto.)

de um molar em desenvolvimento não irrompido, a imagem oclusal mostrará prontamente a natureza expansiva do osso adjacente à furca. Caso o cisto se torne secundariamente infectado e a neoformação óssea periosteal ou a esclerose puderem ser visualizadas, o cisto pode ser confundido com um abscesso periodontal ou histiocitose de células de Langerhans. O fato de que apenas o cisto de bifurcação oral inclina o molar como descrito ajuda a diferenciá-lo de outras lesões.

Tratamento

Um cisto de bifurcação oral é tratado por curetagem conservadora, embora alguns casos tenham sido resolvidos sem intervenção. O molar envolvido não precisa ser removido e os cistos não recidivam.

Cisto residual

Mecanismo da doença

Um cisto residual é um cisto que se desenvolve após a remoção incompleta do epitélio associado a um cisto anterior. As fontes mais comuns deste epitélio incluem um cisto inflamatório (i. e., osteíte rarefaciente) e um cisto dentígero.

Características clínicas

Um cisto residual geralmente é assintomático e é frequentemente identificado em um exame radiológico de uma área desdentada. Se não for identificado, o cisto pode expandir, resultando em uma tumefação indolor da mandíbula. Se estiver infectado secundariamente, um cisto residual pode ser identificado pela dor.

Características da imagem

Localização. Cistos residuais podem ocorrer em ambos os maxilares, embora sejam encontrados com mais frequência na mandíbula do que na maxila. O epicentro de um cisto residual está localizado

na região periapical do dente envolvido e/ou ausente e na mandíbula; é sempre superior ao canal alveolar inferior (Figura 23.15).
Periferia. Um cisto residual tem uma borda bem definida e corticalizada, a menos que tenha se infectado secundariamente.
Estrutura interna. O aspecto interno de um cisto residual é tipicamente radiotransparente, embora calcificações distróficas possam estar presentes em cistos de longa duração.
Efeitos sobre estruturas adjacentes. Os cistos residuais podem causar expansão de uma superfície óssea adjacente e afilamento do córtex subjacente. Na maxila, um cisto residual pode deslocar o assoalho do seio maxilar ou curso do canal da mandíbula.
Efeitos sobre dentes adjacentes. Os cistos residuais podem deslocar os dentes ou reabsorver as raízes.

Diagnóstico diferencial

Sem um histórico do paciente e/ou imagens anteriores, os dentistas podem ter dificuldade em determinar se um cisto solitário nos maxilares é um cisto residual. Outros exemplos de cistos solitários comuns incluem os queratocistos odontogênicos. Um cisto residual tem, no entanto, maior potencial de expansão do osso do que um queratocisto. O defeito de Stafne está localizado mais abaixo na mandíbula, longe das áreas dentárias da mandíbula, e o córtex do defeito de Stafne é geralmente muito fino.

Tratamento

O tratamento de cistos residuais é a remoção cirúrgica, a marsupialização ou ambos, se o cisto for grande.

Cisto periodontal lateral
Mecanismo da doença

Acredita-se que o cisto periodontal lateral origine-se dos remanescentes de restos epiteliais de Malassez no espaço do ligamento periodontal na superfície lateral da raiz dentária. Essa lesão geralmente é unicística, mas pode aparecer como um aglomerado de pequenas cavidades císticas – uma condição conhecida como cisto odontogênico botrioide. O cisto periodontal lateral tem sido considerado como a contraparte intraóssea do cisto gengival do adulto.

Características clínicas

O cisto periodontal lateral é frequentemente pequeno e geralmente assintomático (Figura 23.16A). Se esses cistos se infectarem secundariamente, eles podem se assemelhar a um abscesso periodontal lateral.

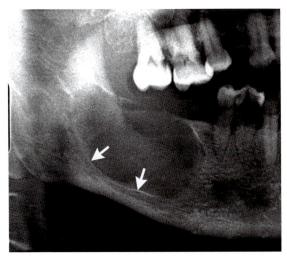

Figura 23.15 O epicentro deste cisto residual está localizado acima do canal da mandíbula; deslocou o canal em uma direção inferior (*setas*). O limite cortical não é contínuo em todo o cisto.

Características da imagem

Localização. O cisto periodontal lateral geralmente se desenvolve nas áreas dos incisivos e pré-molares da mandíbula. Na maxila, geralmente se desenvolve no incisivo lateral e na área canina.
Periferia. Cisto periodontal lateral tem borda definida e curvada. Embora na maioria das vezes seja redondo em forma oval, um cisto maior pode assumir uma aparência mais irregular.
Estrutura interna. Internamente, o cisto periodontal lateral é radiotransparente. A variedade botrioide pode ter uma aparência multilocular, embora essa descrição esteja mais relacionada à sua aparência histopatológica.
Efeitos sobre estruturas adjacentes. Ocasionalmente, grandes cistos periodontais laterais têm um padrão de crescimento semelhante ao dos queratocistos odontogênicos, com expansão mínima do osso envolvido (Figura 23.16B e C).
Efeitos sobre dentes adjacentes. O cisto periodontal lateral pode obliterar a lâmina dura da raiz adjacente e os cistos maiores podem deslocar os dentes.

Diagnóstico diferencial

O cisto periodontal é semelhante a muitos outros cistos solitários; as seguintes lesões devem ser incluídas na interpretação diferencial: um pequeno TOQ, neurofibroma, ameloblastoma e um foco de osteíte rarefaciente localizado no forame de um canal radicular (acessório) lateral. Se o cisto periodontal lateral tiver aspecto botrioide, também pode assemelhar-se a um pequeno ameloblastoma.

Tratamento

Os cistos periodontais laterais geralmente não requerem imagens sofisticadas além das imagens intraorais ou panorâmicas, devido ao seu pequeno tamanho. A biopsia excisional ou enucleação simples é o tratamento de escolha porque esses cistos não tendem a se recidivar.

Cisto odontogênico glandular
Mecanismo da doença

O cisto glandular ou cisto sialo-odontogênico é um raro cisto derivado do epitélio odontogênico, com um espectro que inclui características da glândula salivar, como células produtoras de muco. Alguns autores relacionam com o carcinoma mucoepidermoide central.

Características clínicas

Há uma leve predileção feminina com média de idade na quinta década de vida. Este cisto mostra comportamento agressivo e uma tendência a recorrer após a cirurgia.

Características da imagem

Localização. O cisto odontogênico glandular ocorre mais comumente na mandíbula anterior e na maxila.
Periferia. Geralmente, há uma borda cortical que pode ser lisa ou festonada.
Estrutura interna. O cisto odontogênico glandular pode ser radiotransparente, embora tenham sido relatadas lesões multiloculares (Figura 23.17).
Efeitos sobre estruturas adjacentes. Expansão de um osso adjacente à borda tem sido relatada, com perfuração do córtex.
Efeitos sobre dentes adjacentes. O deslocamento dos dentes adjacentes foi relatado.

Diagnóstico diferencial

Este cisto pode parecer similar a qualquer entidade radiotransparente unilocular ou multilocular, incluindo TOQ, ameloblastoma e carcinoma mucoepidermoide central.

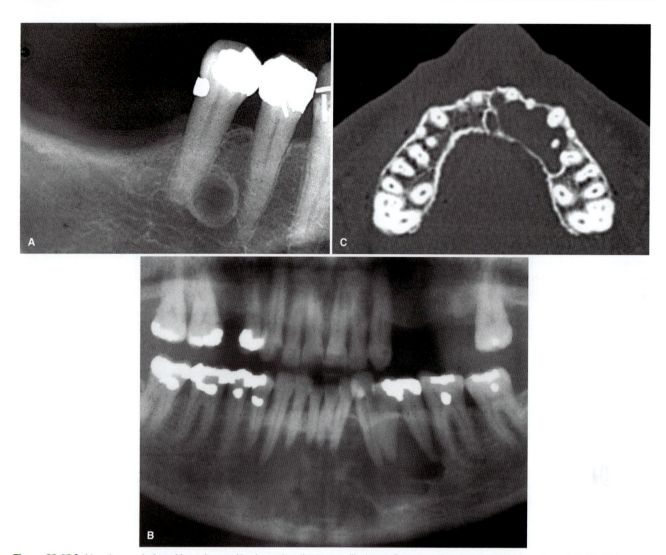

Figura 23.16 A. Um cisto periodontal lateral na região dos pré-molares mandibulares. Observe a borda cortical clássica bem definida. **B.** Imagem panorâmica recortada com grande cisto periodontal lateral cruzando a linha média da mandíbula. **C.** Imagem de tomografia computadorizada com multidetectores, plano axial, de um grande cisto periodontal lateral causando uma discreta expansão da maxila.

Tratamento

Devido à alta taxa de recorrência com tratamentos conservadores tais como a enucleação, pode ser considerado um manejo mais agressivo, incluindo a ressecção. Os casos tratados devem ser seguidos com exames radiográficos periódicos para avaliar a recorrência.

Cisto odontogênico calcificante

Mecanismo da doença

O cisto odontogênico calcificante é conhecido por vários outros nomes, incluindo o cisto odontogênico epitelial calcificante, tumor de células fantasmas dentinogênico e cisto de Gorlin.

Os cistos odontogênicos calcificantes são lesões benignas pouco comuns e de crescimento lento. Eles abrangem um espectro de aparências com as características de um cisto e, em alguns casos, uma neoplasia sólida. Esta lesão pode formar tecido calcificado identificado como dentina displásica e, algumas vezes, a lesão está associada a um odontoma. Essa lesão também pode, eventualmente, conter um componente mais sólido que confere um aspecto semelhante ao do ameloblastoma, embora não apresente comportamento similar.

Características clínicas

O cisto odontogênico calcificante tem uma ampla distribuição etária. Clinicamente, essa lesão costuma aparecer como um aumento de volume nos maxilares, de crescimento lento e indolor. Ocasionalmente, o paciente pode se queixar de dor. A punção aspirativa geralmente revela um fluido viscoso, granular e amarelado.

Características da imagem

Localização. Pelo menos 75% dos cistos odontogênicos calcificantes ocorrem no osso, com uma distribuição igual entre os maxilares. A maior parte (75%) ocorre anterior ao primeiro molar, especialmente associada a caninos e incisivos, nos quais o cisto, por vezes, se manifesta como uma radiotransparência pericoronal.

Periferia. A borda pode variar de bem definida e corticalizada com uma forma curvada, semelhante a um cisto, a mal definida e irregular.

Estrutura interna. O aspecto interno pode ser variável. Ele pode ser completamente radiotransparente; pode apresentar evidência de pequenos focos de material calcificado que aparecem como áreas salpicadas brancas ou grânulos pequenos e homogêneos; ou pode mostrar-se como massa grande, sólida e amorfa (Figura 23.18). Em casos raros, a lesão pode aparecer multilocular.

Efeitos sobre estruturas adjacentes. A lesão pode expandir o osso e perfurar um córtex adjacente quando ele é grande o suficiente para se estender até a superfície óssea.

Efeitos sobre dentes adjacentes. Em 20 a 50% dos casos, o cisto odontogênico calcificante é associado a um dente não irrompido ou impactado (mais comumente um canino) que impede sua erupção. Deslocamento de dentes adjacentes e reabsorção de raízes também podem ocorrer.

Diagnóstico diferencial

Quando não há evidência de calcificações internas, o cisto odontogênico calcificante pode ser indistinguível de um cisto dentígero ou um TOQ. Outras lesões que apresentam calcificações internas incluem um tumor odontogênico adenomatoide, bem como o fibro-odontoma ameloblástico e o tumor odontogênico epitelial calcificante. Não é, no entanto, comum que o cisto odontogênico calcificante ocorra nos mesmos locais que o fibro-odontoma ameloblástico ou o tumor odontogênico epitelial calcificante. Por fim, cistos de longa duração podem apresentar calcificação distrófica, conferindo aspecto similar.

Tratamento

O cisto odontogênico calcificante pode ser tratado com enucleação e curetagem. Tendo em vista que os clínicos geralmente têm pouca experiência com as variantes neoplásicas mais sólidas, é aconselhável o acompanhamento do tratamento por meio de avaliações radiográficas periódicas para recorrências.

CISTOS NÃO ODONTOGÊNICOS

Cisto do ducto nasopalatino

Mecanismo da doença

O canal nasopalatino (ducto) ou incisivo geralmente contém remanescentes do ducto nasopalatino, um órgão primitivo do olfato, e os vasos e nervos nasopalatinos. O canal nasopalatino (ducto) ou canal incisivo se forma no canal nasopalatino quando esses remanescentes epiteliais embrionários do ducto passam por proliferação e degeneração cística.

Características clínicas

Cistos nasopalatinos são responsáveis por cerca de 10% dos cistos dos maxilares. A distribuição etária é ampla, com a maioria dos casos sendo descoberta na quarta até a sexta décadas, e a incidência é três vezes maior nos homens do que nas mulheres.

A maioria dos cistos é assintomática; no entanto, à medida que aumentam de tamanho, a queixa mais frequente é um aumento de volume pequeno, bem definido, posterior à papila palatina. Esse aumento de volume geralmente é flutuante e azulado se o cisto estiver próximo à superfície. Um cisto nasopalatino mais profundo é recoberto por mucosa aparentemente normal, a menos que seja ulcerado por traumatismo mastigatório. À medida que o cisto se expande, ele pode atravessar o córtex vestibular e produzir um aumento de volume abaixo do frênulo labial superior ou em um dos lados dele. A lesão também pode inchar na cavidade nasal e distorcer o septo nasal. A pressão do cisto nos nervos nasopalatinos adjacentes que ocupam o mesmo canal pode causar sensação de queimação ou alteração da sensação na mucosa palatina. Em alguns casos, o fluido cístico pode drenar para a cavidade oral através de um trato sinusal ou remanescente do ducto nasopalatino, e o paciente pode relatar um sabor salgado.

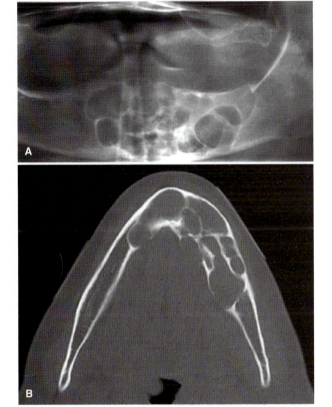

Figura 23.17 A. Imagem panorâmica recortada de um cisto odontogênico glandular de aspecto multilocular muito semelhante a um ameloblastoma. **B.** Imagem de tomografia computadorizada com multidetectores, plano axial, detalhando a estrutura interna cística multilocular.

Características da imagem

Localização. A maioria dos cistos nasopalatinos está centralizada na linha média do forame ou canal nasopalatino. No entanto, esse

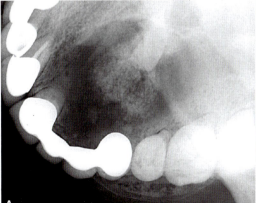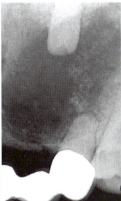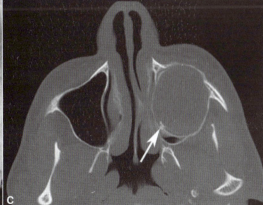

Figura 23.18 A e **B.** Cisto odontogênico calcificante) relacionado a um incisivo lateral superior. Observe a borda cortical bem definida, as calcificações internas e a reabsorção de parte da raiz do incisivo central. **C.** Imagem de tomografia computadorizada axial com multidetectores de um grande cisto odontogênico calcificante invaginando no seio maxilar. Observe as pequenas calcificações ao longo da borda posterior (seta).

cisto também pode se expandir assimetricamente, estendendo-se posteriormente para o palato duro ou lateralmente para a área do incisivo lateral.

Periferia. O cisto nasopalatino tem uma periferia bem definida e corticalizada, de formato circular ou oval (Figura 23.19). Por vezes, a imagem da espinha nasal anterior pode ser sobreposta ao cisto, dando-lhe um formato de coração.

Estrutura interna. A maioria dos cistos do ducto nasopalatino é radiotransparente. Raramente, os cistos nasopalatinos podem desenvolver calcificações distróficas internas; estas podem aparecer como radiopacidades difusas, amorfas e dispersas.

Efeitos sobre estruturas adjacentes. Visto de uma perspectiva lateral, o cisto nasopalatino pode expandir o córtex vestibular ou palatino da maxila (Figura 23.20). Se o cisto for grande o suficiente, o assoalho da fossa nasal pode ser deslocado em uma direção superior. Também deve ser notado que o canal pode expandir-se assimetricamente, resultando em um cisto nasopalatino assimétrico (Figura 23.21).

Efeitos sobre dentes adjacentes. O cisto nasopalatino pode deslocar as raízes dos incisivos centrais, provocando divergência e, ocasionalmente, ocorre reabsorção radicular.

Diagnóstico diferencial

O diâmetro horizontal do canal incisivo pode ser tão grande quanto 10 mm; então, o diagnóstico diferencial mais comum é um grande forame incisivo. No entanto, um exame clínico deve revelar as características expansivas de um cisto e outras alterações que ocorrem em lesões expansivas, com o deslocamento dentário. Duas imagens periapicais feitas em diferentes angulações horizontais podem mostrar o cisto localizado palatal aos dentes adjacentes. Uma imagem oclusal ou um exame de CBCT de campo de visão limitado, centrado na linha média da maxila, pode demonstrar a alteração de tamanho e a expansão na direção palatina. A osteíte rarefaciente associada a um incisivo central pode parecer semelhante a um cisto nasopalatino assimétrico; no entanto, a ausência da lâmina dura com o alargamento do espaço do ligamento periodontal ao redor do ápice do incisivo central indica uma lesão inflamatória. Um teste de vitalidade pulpar do incisivo central também pode ser útil.

Tratamento

O tratamento apropriado para o cisto do ducto nasopalatino é a enucleação, preferencialmente a partir do palato para evitar um comprometimento acidental do nervo nasopalatino. Se o cisto for grande e houver risco de desvitalizar o dente ou criar uma fístula buconasal ou bucossinusal, o cirurgião pode optar por realizar a marsupialização.

PSEUDOCISTOS

Cisto ósseo simples

Mecanismo da doença

O cisto ósseo simples não é um cisto verdadeiro porque não possui um revestimento epitelial. Todavia, esse cisto é revestido com tecido conjuntivo, e pode estar vazio ou conter uma pequena quantidade de sangue ou fluido serossanguinolento. A etiologia do cisto ósseo

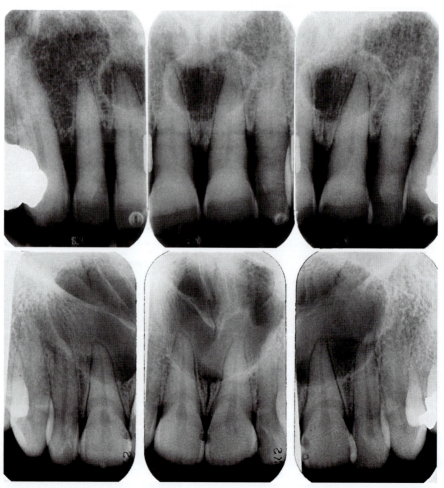

Figura 23.19 Dois exemplos de cistos nasopalatinos. Observe o espaço uniforme do ligamento periodontal em torno de todos os ápices das raízes dentárias adjacentes.

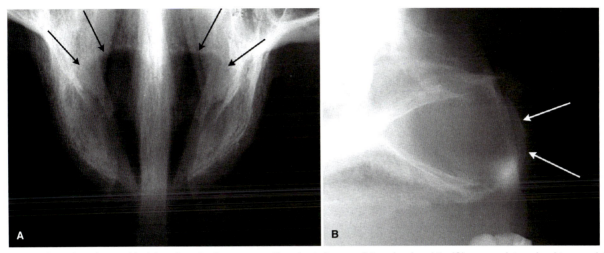

Figura 23.20 Um cisto de canal incisivo visto de duas perspectivas (*setas*): uma vista oclusal padrão (**A**) e uma vista oclusal tangencial (**B**), criada pela colocação do receptor de imagem fora da cavidade oral contra a bochecha e direcionando o feixe de raios X de uma tangente para as superfícies labiais dos incisivos centrais.

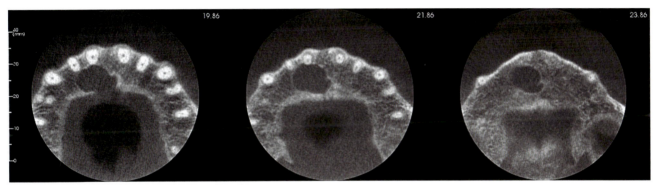

Figura 23.21 Imagens tomográficas computadorizadas de feixe cônico axial de um cisto do canal incisivo assimétrico. Observe a continuidade da cavidade cística com o canal incisivo da linha média.

simples não é conhecida; portanto, tem sido referido por muitos nomes diferentes, incluindo cisto ósseo hemorrágico, cisto/cavidade óssea idiopática, cisto ósseo traumático, cisto/cavidade óssea solitária e cisto/cavidade óssea unicameral.

Existem várias hipóteses sobre a patogênese dos cistos ósseos simples; contudo, o que faz mais sentido biológico é que os esses cistos surgem de uma perturbação local na diferenciação normal de osteoblastos e a coordenação osteoclástica durante o crescimento e desenvolvimento ósseo. Acredita-se que a desregulação desses processos dê origem à cavidade óssea vazia. Não há evidências que sustentem uma etiologia traumática.

Características clínicas

Os cistos ósseos simples são muito comuns, com a maioria ocorrendo nas primeiras duas décadas de vida; com a idade média de 18 anos. Esses cistos podem se desenvolver em associação com displasias ósseas; no entanto, quando isso ocorre com as displasias cemento-ósseas, a idade média de ocorrência é na quinta década de vida, com uma predominância feminina marcante de 4:1.

Os cistos ósseos simples são assintomáticos na maioria dos casos, mas ocasionalmente a dor ou a sensibilidade podem estar presentes, especialmente se o cisto tiver se infectado secundariamente em associação a uma displasia cemento-óssea. A expansão da mandíbula também é possível; no entanto, o deslocamento dentário é incomum. Se os dentes estiverem envolvidos, permanecem vitais.

A maioria dos cistos ósseos simples é encontrada, por acaso, durante exames de imagem feitos para outros fins, particularmente em adolescentes. Embora esses cistos possam se tornar bastante grandes, não há evidências de que eles causem fraturas mandibulares, ao contrário dos cistos no esqueleto apendicular.

Características da imagem

Localização. Quase todos os cistos ósseos simples são encontrados na mandíbula; eles raramente se desenvolvem na maxila. A lesão pode ocorrer em qualquer parte da mandíbula, é mais comumente encontrada na região posterior mandíbula e em pacientes mais idosos, quando associada a displasia óssea.

Periferia. Os cistos ósseos simples têm margens bem definidas e corticais delgadas. Em alguns casos, a margem pode ser tão delicada que é difícil de observar, mesmo em imagens intraorais. O limite geralmente é mais bem definido no processo alveolar ao redor dos dentes do que na região inferior do corpo da mandíbula. A forma mais comum é suave e curva, com um limite oval ou festonado (Figura 23.22A).

Estrutura interna. A estrutura interna é totalmente radiotransparente, embora ocasionalmente um cisto ósseo simples maior possa parecer apresentar uma delicada septação interna. Estes septos, muitas vezes referidos como pseudosseptos, são o resultado de projeções pronunciadas da margem do cisto ósseo simples na superfície endosteal, das tábuas ósseas vestibular e lingual (Figura 23.22B). Os tabiques ósseos produzidos por essas projeções conferem o aspecto de septos em imagens panorâmicas ou periapicais.

Efeito sobre estruturas adjacentes. Embora alguns cistos ósseos simples possam expandir a superfície óssea (Figura 23.22B), eles

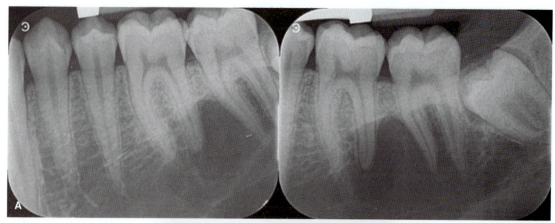
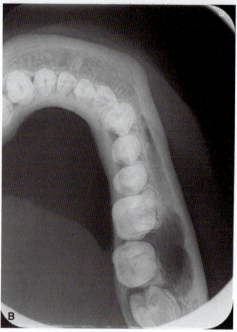

Figura 23.22 Imagens periapicais (**A**) e transversal oclusal (**B**) de um cisto ósseo simples. Esse cisto contornou os dentes, o córtex vestibular da mandíbula é fino, mas a lâmina dura está presente e intacta.

têm uma propensão geral para contornar a superfície endosteal de um córtex ósseo. Cistos ósseos simples também têm uma tendência a crescer longitudinalmente ao eixo longo do osso; entretanto, lesões maiores podem causar expansão (Figuras 23.23 e 23.24).

Efeitos sobre dentes adjacentes. Na maioria dos casos, os cistos ósseos simples não afetam os dentes adjacentes, embora casos raros de deslocamento e reabsorção dentária tenham sido documentados. Mais comumente, os cistos ósseos simples deixam a lâmina dura intacta ou apenas parcialmente interrompida (ver Figura 23.28A). Da mesma forma, a lesão poupa o limite cortical do folículo em torno de um dente em desenvolvimento; esse é um aspecto altamente característico.

Diagnóstico diferencial

Os cistos ósseos simples podem ter uma aparência semelhante à de uma lesão central de células gigantes; no entanto, a lesão de células gigantes tem maior propensão a deslocar os dentes e desenvolver áreas de mineralização interna. Como os pequenos cistos ósseos simples podem crescer com aspecto de festonamento, eles podem parecer semelhantes aos queratocistos odontogênicos. No entanto, os queratocistos odontogênicos geralmente têm um limite cortical mais definido, reabsorvem e deslocam os dentes e interrompem a integridade e o formato dos folículos dentários. Como o cisto ósseo simples pode remover o osso ao redor dos dentes sem afetá-los, pode haver a tendência de incluir uma lesão maligna no diagnóstico diferencial. No entanto, a manutenção da lâmina dura e a falta de uma periferia invasiva e de destruição óssea devem ser suficientes para desconsiderar essa categoria de doenças.

O diagnóstico do cisto ósseo simples baseia-se principalmente na interpretação radiográfica ou no achado cirúrgico de ausência de revestimento epitelial. Essas lesões regridem espontaneamente; quando o fazem, a formação do novo osso imaturo pode parecer reminiscente de uma displasia óssea, como a displasia fibrosa ou um tumor benigno como um fibroma ossificante (Figura 23.25). Portanto, é importante que o patologista oral e maxilofacial faça uma correlação radiológica.

Tratamento

O tratamento do cisto ósseo simples pode ser observação com imagens de acompanhamento ou um acesso conservador e curetagem cuidadosa do revestimento da lesão para provocar sangramento e subsequente reparação por segunda intenção. A cura espontânea também foi relatada. Não há recorrência da lesão, embora possa estar associada à displasia cemento-óssea.

REPARAÇÃO

Quando um cisto intraósseo é tratado, a cavidade se enche de osso e a cicatrização ocorre por segunda intenção. Algumas das características da reparação são discutidas no Capítulo 22. Quando um cisto que se desenvolve adjacente ao assoalho do seio maxilar se cura, a pressão osmótica dentro da cavidade da lesão diminui lentamente. Sem a pressão intraluminal positiva de dentro da cavidade para suportar o assoalho do seio deslocado, as bordas da lesão assumem o aspecto de um balão vazio à medida que a cavidade se enche de tecido ósseo durante a cicatrização (Figura 23.26). Isso é chamado de "cisto colapsado". Radiograficamente, o osso novo se forma primeiro na periferia da lesão; com o tempo, a área radiotransparente central diminui de tamanho à medida que o osso novo cresce em direção ao centro. Histopatologicamente, o novo osso que se forma pode parecer similar àquele visto em um fibroma ossificante ou em uma lesão displásica do osso.

DEPRESSÃO ÓSSEA MANDIBULAR LINGUAL

Mecanismo da doença

A depressão do osso mandibular lingual ou o defeito de Stafne é um pseudocisto porque não é uma cavidade óssea revestida por epitélio. Pelo contrário, é uma concavidade na superfície lingual da mandíbula, onde a depressão é revestida por uma cortical externa intacta.

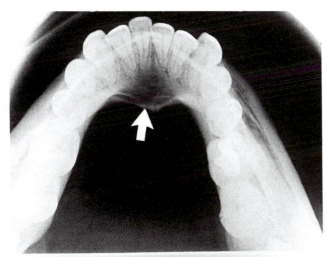
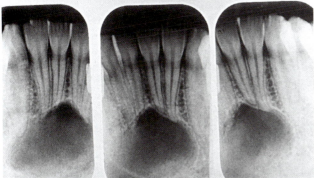

Figura 23.23 Cisto ósseo simples (*seta*) localizado na região anterior da mandíbula. O aspecto superior do córtex periférico é melhor definido do que a borda inferior, e há evidências de alguma expansão da superfície lingual da mandíbula, que pode ser em parte devido à fixação muscular nos tubérculos genianos.

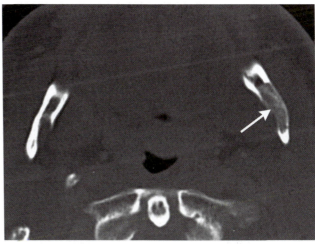

Figura 23.25 Imagem de tomografia computadorizada com multidetectores, plano axial, com um algoritmo ósseo exibindo um pequeno cisto ósseo simples no processo de cicatrização (*seta*). Observe o fino osso granular interno e uma leve expansão do ramo.

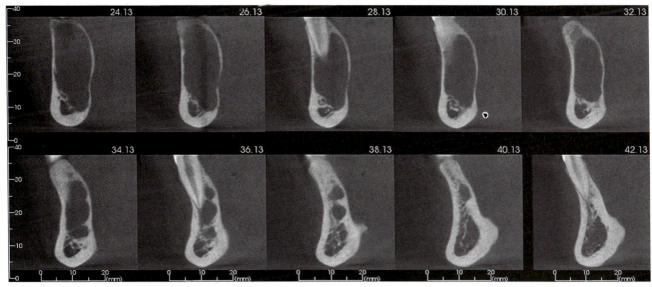

Figura 23.24 Imagens tomográficas computadorizadas de feixe cônico de corte transversal vestibulolinguais de um cisto ósseo simples. Observe o adelgaçamento das corticais vestibular e lingual da mandíbula e a sutil expansão da superfície lingual do osso.

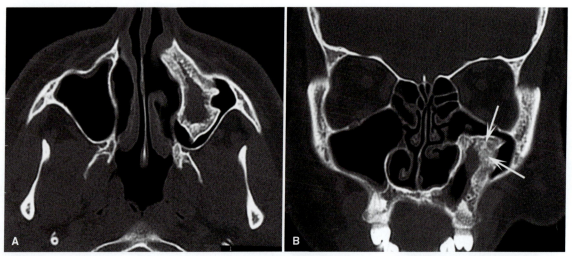

Figura 23.26 Imagens tomográficas computadorizadas com multidetectores de janela óssea axial (**A**) e coronal (**B**) de um cisto em colapso dentro do seio. Observe a forma e o contorno incomuns dessa entidade e o novo osso que está sendo formado a partir da periferia (*setas* em **B**) em direção ao centro. (Cortesia de Drs. S. Ahing e T. Blight, University of Manitoba.)

É classificado como pseudocisto por causa de sua forma; aspecto arredondado ou oval da depressão muitas vezes simula a aparência de um cisto.

O defeito de Stafne não é uma anomalia congênita. Descrita pela primeira vez por Stafne na mandíbula posterior em pesquisa de coorte de pacientes adultos, pensava-se que as depressões surgissem do crescimento da glândula salivar submandibular adjacente. Embora a patogênese da depressão não seja conhecida, a exploração cirúrgica e os exames de imagem das depressões revelaram a presença de vários tecidos diferentes dentro do defeito, incluindo o tecido glandular salivar.

Características clínicas

A depressão é de origem desenvolvimental, com pico de incidência na quarta e quinta décadas de vida; não sendo uma anomalia congênita. Com o tempo, o defeito pode aumentar de tamanho. Contudo, o tamanho final do defeito pode variar. Embora rara, a depressão do osso cortical lingual na mandíbula posterior tem uma incidência entre 0,10 e 0,48%, embora muitos provavelmente não sejam vistos. Na região dos pré-molares da mandíbula, a incidência é muito menor, de 0,009%.

Características da imagem

Localização

Todas as depressões corticais linguais são encontradas na mandíbula. A variante mais posterior da depressão tem um epicentro localizado abaixo do canal da mandíbula na fóvea submandibular e anterior à chanfradura antegonial. Na região dos pré-molares da mandíbula, a depressão localiza-se na região periapical dos pré-molares inferiores, superior à crista milo-hióidea.

Periferia

A depressão cortical lingual mandibular tem uma borda bem definida e é corticalizada. A espessura do córtex pode, no entanto, variar de um que assemelha um cisto odontogênico para outro muito espesso e lembra a cortical lingual da mandíbula (Figura 23.27). Muitas vezes, a continuidade do córtex da depressão com o córtex inferior da mandíbula pode ser vista (Figura 23.28).

Estrutura interna

A estrutura interna é totalmente radiotransparente.

Efeito sobre estruturas adjacentes

Além da alteração no contorno da superfície lingual da mandíbula, pode haver adelgaçamento do córtex mandibular lingual da depressão, dependendo da sua profundidade. Quando a depressão é maior, o córtex lingual pode encostar-se à superfície endosteal cortical vestibular.

Efeito sobre dentes adjacentes

Não há efeitos sobre os dentes.

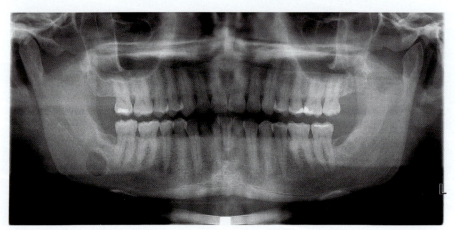

Figura 23.27 Imagem panorâmica de uma depressão cortical lingual mandibular (defeito de Stafne) na mandíbula posterior direita. Observe a espessura do córtex.

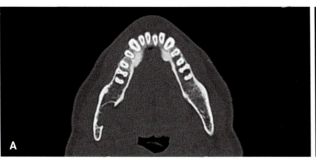 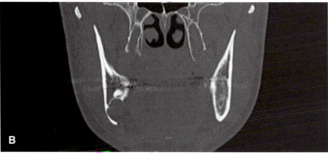

Figura 23.28 Imagens de tomografia computadorizada com multidetectores, plano axial (**A**) e plano coronal (**B**), mostrando uma grande depressão cortical lingual mandibular na região posterior direita. Houve substancial afilamento das dimensões mediolaterais do ramo.

Diagnóstico diferencial

Quando o córtex da depressão é espesso, não deve ser confundido com qualquer outra lesão ocorrendo centralmente dentro do osso. Se a depressão aumenta e se sobrepõe ao canal da mandíbula ou desenvolve um córtex mais fino, devem ser consideradas entidades odontogênicas benignas e não odontogênicas. Estes podem incluir queratocistos odontogênicos ou lesões de células gigantes centrais, dependendo da sua localização.

Tratamento

O reconhecimento da depressão deve impedir a necessidade de intervenção cirúrgica ou de imagens avançadas.

CISTOS ORIGINÁRIOS EM TECIDOS MOLES

Cisto nasolabial

Mecanismo da doença

A origem do cisto nasolabial ou nasoalveolar não é conhecida. O componente epitelial desses cistos pode surgir de remanescentes epiteliais durante a união ou fusão dos processos nasais e maxilares embrionários. Alternativamente, a fonte do epitélio pode ser o ducto nasoalveolar embrionário, que inicialmente se encontra na superfície óssea.

Características clínicas

A idade de detecção do cisto nasolabial varia de 12 a 75 anos, com média de idade de 44 anos, e aproximadamente 75% dessas lesões ocorrem no sexo feminino. Quando esta lesão rara é pequena, pode produzir um inchaço unilateral muito sutil do sulco nasolabial e pode provocar dor ou desconforto. Quando grande, pode distender os tecidos moles, deslocando as asas nasais, distorcendo as narinas e causando tumefação do lábio superior. Além disso, o assoalho da cavidade nasal pode se deslocar, causando alguma obstrução. Se infectado, o cisto pode drenar para a cavidade nasal. Embora o cisto nasolabial seja geralmente unilateral, algumas lesões bilaterais foram relatadas.

Características da imagem

Localização. Os cistos nasolabiais são principalmente lesões de tecidos moles localizadas adjacentes ao processo alveolar acima das raízes dos dentes incisivos. Como essa é uma lesão de partes moles e as radiografias simples podem não apresentar alterações detectáveis, a investigação pode incluir MDCT ou RM (Figura 23.29).
Periferia. As imagens de MDCT com realce de contraste visualizadas usando o algoritmo de tecido mole revelarão uma lesão circular ou oval com ligeiro aumento dos tecidos moles da periferia.
Estrutura interna. Em imagens de MDCT aprimoradas, a cavidade do cisto parecerá homogeneamente com baixa atenuação/hipodensa em relação aos tecidos moles circundantes.

Efeito sobre estruturas adjacentes. Ocasionalmente, um cisto pode reabsorver o osso subjacente (Figura 23.30), produzindo um aumento da radiotransparência do processo alveolar subjacente ao cisto e apical aos dentes incisivos. Além disso, o contorno do assoalho da fossa nasal pode ficar distorcido, resultando em um arqueamento posterior dessa superfície.

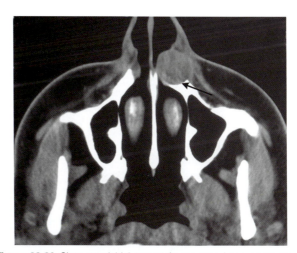

Figura 23.29 Cisto nasolabial mostrado em uma imagem de tomografia computadorizada com multidetectores, plano axial, com um algoritmo de tecido mole. Observe a borda bem definida e a erosão do aspecto vestibular do processo alveolar (*seta*).

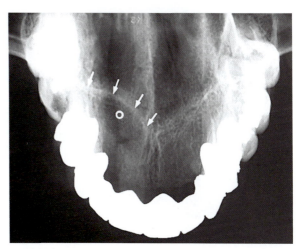

Figura 23.30 Imagem oclusal de um cisto nasolabial. A imagem mostra erosão do osso alveolar *(o)* e elevação do assoalho da fossa nasal (*setas*). (De Chinellato LE, Damante JH. Contribuição de radiografias para o diagnóstico de cisto nasoalveolar. *Oral Surg Oral Med Oral Pathol.* 1984; 58: 729-735.)

Diagnóstico diferencial. A tumefação causada por um cisto nasolabial infectado pode simular um abscesso dentoalveolar agudo. Portanto, é importante observar a vitalidade pulpar dentária adjacente. Este cisto também pode assemelhar-se a um furúnculo nasal se ele for deslocado para cima no assoalho da cavidade nasal. Uma grande mucocele de glândula salivar menor ou um adenoma cístico salivar também deve ser considerado no diagnóstico diferencial de um cisto nasolabial não infectado.

Tratamento. O cisto nasolabial deve ser removido por meio de abordagem intraoral. Esses cistos não tendem a recorrer.

Cisto do ducto tireoglosso

Mecanismo da doença

O cisto do ducto tireoglosso se desenvolve dos remanescentes epiteliais do ducto tireoglosso, o qual, em um ponto durante o desenvolvimento da glândula tireoide, estende-se do forame cego na linha média da superfície dorsal da língua ao istmo da glândula tireoide. Este é o cisto congênito e massa da linha média mais comum da cabeça e pescoço.

Características clínicas

O cisto se manifesta como massa indolor e de crescimento lento, a menos que esteja infectado de forma secundária; encontra-se na linha média do pescoço e a maioria é detectada na primeira e segunda décadas de vida. Tais cistos podem ocorrer ao longo de qualquer porção da via anterior do ducto e se estender abaixo do osso hioide até a língua.

Características da imagem

Muitos dos cistos do ducto tireoglosso têm relação proximal com o osso hioide. A periferia do cisto geralmente é bem definida e o contorno curvo é característico de um cisto. A forma do cisto pode ser influenciada pelo impacto das estruturas vizinhas. A estrutura interna das imagens da MDCT é homogênea e de baixa atenuação, equivalente a fluido (Figura 23.31A).

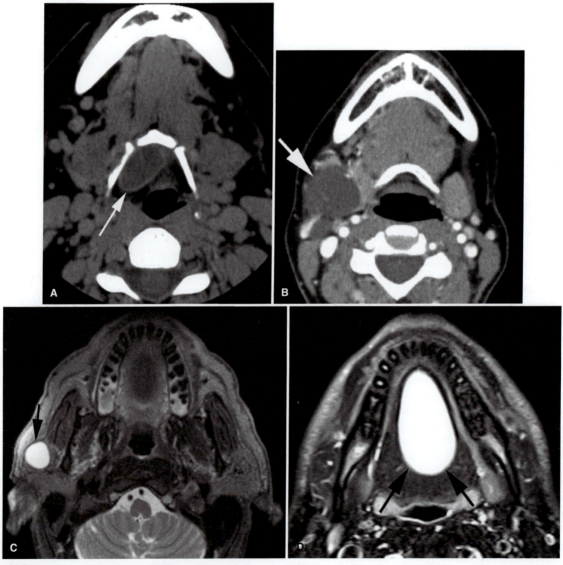

Figura 23.31 Quatro cistos de tecido mole. **A.** Imagem de tomografia computadorizada com multidetectores, plano axial, com um algoritmo de tecido mole de um cisto do ducto tireoglosso (*seta*) localizado adjacente ao osso hioide. Observe a forma cística e a baixa atenuação homogênea da estrutura interna. **B.** A tomografia computadorizada com multidetectores, plano axial, utilizando algoritmo de tecido mole de um cisto de fenda branquial (*seta*) posicionado apenas inferiormente ao ângulo da mandíbula e deslocando medialmente a glândula salivar submandibular. **C.** Imagem de ressonância magnética ponderada em T2, plano axial, de um cisto linfoepitelial (*seta*) posicionado na glândula parótida direita. **D.** Observe a estrutura interna homogênea de sinal alto (*branco*), indicando fluido. Imagem de ressonância magnética ponderada em T2 axial de um cisto dermoide (*setas*) no assoalho bucal.

Cisto do arco branquial

Mecanismo da doença

A etiologia desses cistos é controversa, mas parece estar relacionada a remanescentes de epitélio do primeiro ao quarto arco embrionário. A parede do cisto é normalmente composta de revestimento celular escamoso estratificado, com alguns elementos do tecido linfoide.

Características clínicas

Estes cistos ocorrem na face lateral do pescoço, anterior ao músculo esternocleidomastóideo, na segunda e terceira décadas de vida. Se o cisto estiver relacionado ao primeiro arco branquial, ele pode estar localizado em uma área que se estende do ângulo da mandíbula até as regiões pré-auricular e parótida. Este cisto geralmente se manifesta como aumento de volume indolor, de crescimento lento, a menos que seja secundariamente infectado.

Características da imagem

A aparência da imagem dos cistos do arco branquial é muito semelhante à de um cisto ducto tireoglosso em termos de densidade da imagem interna e da forma (Figura 23.31B). A posição lateral do cisto do arco branquial no pescoço o diferencia de um cisto do ducto tireoglosso. Quando associado à glândula parótida, pode ser difícil diferenciá-lo de um cisto linfoepitelial.

Cisto linfoepitelial da glândula parótida

Mecanismo da doença

Também conhecido como cisto branquial, os autores acreditam agora que esse cisto não seja de origem branquial. É comumente localizado dentro da glândula parótida e sua aparência histopatológica é muito semelhante à de um cisto do arco branquial.

Características clínicas

A idade média do aparecimento desse cisto é a quinta década, com leve propensão para mulheres. Ele geralmente se manifesta como uma expansão de crescimento lento na região da glândula parótida e alguns cistos parecem estar relacionados com infecções do vírus da imunodeficiência humana.

Características da imagem

Mais comumente, esses cistos, localizados dentro do parênquima da glândula parótida, têm formas esféricas ou circulares com densidades internas que lembram o líquido em exames de imagem avançados (Figura 23.31C).

Cisto dermoide

Mecanismo da doença

Os cistos dermoides são uma forma cística de um teratoma o qual se acredita ser derivado de células embrionárias pluripotentes encapsuladas. Os cistos resultantes são revestidos por anexos epidérmicos e cutâneos e são preenchidos com queratina ou material sebáceo. Em casos raros, eles podem conter ossos, dentes, músculos ou cabelos, quando são apropriadamente denominados teratomas.

Características clínicas

Os cistos dermoides geralmente se tornam clinicamente aparentes entre os 12 e os 25 anos de idade e se manifestam como aumento do volume indolor e lento. Embora poucos (até 10%) surjam na cabeça e no pescoço, sendo a região orbital a mais comum, apenas 1 a 2% desenvolvem-se na cavidade oral. Destes, aproximadamente 25% ocorrem no assoalho da boca e na língua. Quando localizados no pescoço ou no assoalho, esses cistos podem interferir na respiração, fala e alimentação. À palpação, os cistos podem ser flutuantes ou pastosos, de acordo com seu conteúdo.

Características da imagem

Os cistos dermoides apresentam bordas bem definidas com uma forma cística. O aspecto interno pode ter uma densidade equivalente a fluido, ou um aspecto multilocular de tecido mole (Figura 23.31D). Se dentes ou ossos formarem-se no interior do cisto, suas imagens radiopacas, com forma e densidade características, evidenciar-se-ão nas radiografias.

Diagnóstico diferencial

As lesões clinicamente semelhantes aos cistos dermoides incluem rânula no assoalho bucal, cistos do ducto tireoglosso, higromas císticos e cistos do arco branquial.

BIBLIOGRAFIA

El-Naggar AK, Chan JKC, Grandis JR, et al. *WHO Classification of Tumors No 9*. 4th ed. Lyon: IARC Press; 2017.

Johnson NR, Gannon OM, Savage NW, et al. Frequency of odontogenic cysts and tumors: a systematic review. *J Investig Clin Dent*. 2014;5:9–14.

Ward JP, Magar V, Franks SJ, et al. A mathematical model of the dynamics of odontogenic cyst growth. *Anal Quant Cytol Histol*. 2004;26:39–46.

Cistos odontogênicos – *cisto de bifurcação oral*

Bohay RN, Weinberg S. The paradental cyst of the mandibular permanent first molar: report of a bilateral case. *J Dent Child*. 1992;59:361–365.

David LA, Sandor GK, Stoneman DW. The buccal bifurcation cyst: is non-surgical treatment an option? *J Can Dent Assoc*. 1998;64:712–716.

Packota GV, Hall JM, Lanigan DT, et al. Paradental cysts on mandibular first molars in children: report of five cases. *Dentomaxillofac Radiol*. 1990;19:126–132.

Philipsen HP, Reichert PA, Ogawa I, et al. The inflammatory paradental cyst: a critical review of 342 from a literature survey, including 17 new cases from the author's files. *J Oral Pathol Med*. 2004;33:147–155.

Pompura JR, Sandor GK, Stoneman DW. The buccal bifurcation cyst: a prospective study of treatment outcomes in 44 sites. *Oral Surg Oral Med Oral Pathol Oral Radiol Endod*. 1997;83:215–221.

Cistos odontogênicos – *cisto odontogênico calcificante*

Johnson A III, Fletcher M, Gold L, et al. Calcifying odontogenic cyst: a clinicopathologic study of 57 cases with immunohistochemical evaluation for cytokeratin. *J Oral Maxillofac Surg*. 1997;55:679–683.

Moleri AB, Moreira LC, Carvalho JJ. Comparative morphology of 7 new cases of calcifying odontogenic cysts. *J Oral Maxillofac Surg*. 2002;60:689–696.

Yoshiura K, Tabata O, Miwa K, et al. Computed tomographic features of calcifying odontogenic cysts. *Dentomaxillofac Radiol*. 1998;27:12–16.

Cistos odontogênicos – *cisto odontogênico glandular*

MacDonald-Jankowski DS. Glandular odontogenic cyst: systematic review. *Dentomaxillofac Radiol*. 2010;39:127–139.

Noffke C, Raubenheimer EJ. The glandular odontogenic cyst: clinical and radiologic features: review of the literature and report of nine cases. *Dentomaxillofac Radiol*. 2002;31:333–338.

Cistos odontogênicos – *cisto periodontal lateral*

Shear M, Pindborg JJ. Microscopic features of the lateral periodontal cyst. *Scand J Dent Res*. 1975;83:103–110.

Weathers DR, Waldron CA. Unusual multilocular cysts of the jaws (botryoid odontogenic cysts). *Oral Surg Oral Med Oral Pathol*. 1973;36:235–241.

Wysocki GP, Brannon RB, Gardner DG, et al. Histogenesis of the lateral periodontal cyst and the gingival cyst of the adult. *Oral Surg Oral Med Oral Pathol*. 1980;50:327–334.

Cistos odontogênicos – *cisto residual*

High AS, Hirschmann PN. Age changes in residual cysts. *J Oral Pathol*. 1986;15:524–528.

Cistos odontogênicos – *cistos dentígeros*

Costa FW, Viana TS, Cavalcante GM, et al. A clinicoradiographic and pathological study of pericoronal follicles associated to mandibular third molars. *J Craniofac Surg*. 2014;25:e283–e287.

Xu GZ, Jiang Q, Yu CQ, et al. Clinicopathologic features of dentigerous cysts in the maxillary sinus. *J Craniofac Surg*. 2012;23:e226–e231.

Cistos odontogênicos – *quertocistos odontogênicos*

Brannon RB. The odontogenic keratocyst: a clinicopathological study of 312 cases, I: clinical features. *Oral Surg Oral Med Oral Pathol*. 1976;42:54–72.

Guo YY, Zhang JY, Li XF, et al. PTCH1 gene mutations in Keratocystic odontogenic tumors: a study of 43 Chinese patients and a systematic review. *PLoS ONE*. 2013;8:e77305. doi:10.1371/journal.pone.0077305.

Cistos odontogênicos – *síndrome do carcinoma nevoide basocelular*

Kakarantza-Angelopoulou E, Nicolatou O. Odontogenic keratocysts: clinicopathologic study of 87 cases. *J Oral Maxillofac Surg*. 1990;48:593–599.

MacDonald D. Lesions of the jaws presenting as radiolucencies on cone beam CT. *Clin Radiol*. 2016;71:972–985.

Myoung H, Hong SP, Hong SD, et al. Odontogenic keratocyst: review of 256 cases for recurrence and clinicopathologic parameters. *Oral Surg Oral Med Oral Pathol Oral Radiol Endod*. 2001;91:328–333.

Donatsky O, Hjörting-Hansen E, Philipsen HP, et al. Clinical, radiographic, and histologic features of the basal cell nevus syndrome. *Int J Oral Surg*. 1976;5:19–28.

Evans DC, Farndon PA, Burnell LD, et al. The incidence of Gorlin syndrome in 173 consecutive cases of medulloblastoma. *Br J Cancer*. 1991;64:959–961.

Gorlin RJ. Nevoid basal cell carcinoma syndrome. *Medicine (Baltimore)*. 1987;66:98–113.

Lam EWN, Lee L, Perschbacher SE, et al. The occurrence of keratocystic odontogenic tumours in nevoid basal cell carcinoma syndrome. *Dentomaxillofac Radiol*. 2009;38:475–479.

Cistos não odontogênicos – *cisto nasolabial*

Sheikh AB, Chin OY, Fang CH, et al. Nasolabial cysts: a systematic review of 311 cases. *Laryngoscope*. 2016;126:60–66.

Yuen H, Julian CY, Samuel CL. Nasolabial cysts: clinical features, diagnosis and treatment. *Br J Oral Maxillofac Surg*. 2007;45:293–297.

Cistos não odontogênicos – *cisto nasopalatino*

Elliott KA, Franzese CB, Pitman KT. Diagnosis and surgical management of nasopalatine duct cysts. *Laryngoscope*. 2004;114:1336–1340.

Mraiwa RJ, Jacobs R, Van Cleynenbreugel J, et al. The nasopalatine duct cyst revisited using 2D and 3D CT imaging. *Dentomaxillofac Radiol*. 2004;33:396–402.

Swanson KS, Kaugars GE, Gunsolley JC. Nasopalatine duct cyst: an analysis of 334 cases. *J Oral Maxillofac Surg*. 1991;49:268–271.

Cistos do tecido mole – *cisto dermoide*

Pryor SG, Lewis JE, Weaver AL, et al. Pediatric dermoid cysts of the head and neck. *Otolaryngol Head Neck Surg*. 2005;132:938–942.

Seward GR. Dermoid cysts of the floor of the mouth. *Br J Oral Surg*. 1965;3:36–47.

Cistos do tecido mole – *cisto do arco branquial*

Glosser JW, Pires CA, Feinberg SE. Branchial cleft or cervical lymphoepithelial cysts: etiology and management. *J Am Dent Assoc*. 2003;134:81–86.

Prosser JD, Myer CM 3rd. Branchial cleft anomalies and thymic cysts. *Otolaryngol Clin North Am*. 2015;48:1–14.

Cistos do tecido mole – *cisto do ducto tireoglosso*

Ahuja AT, Wong KT, King AD, et al. Imaging for thyroglossal duct cyst: the bare essentials. *Clin Radiol*. 2005;60:141–148.

Ibrahim M, Hammoud K, Maheshwari M, et al. Congenital cystic lesions of the head and neck. *Neuroimaging Clin N Am*. 2011;21:621–639.

Cistos do tecido mole – *cisto linfoepitelial*

Shah GV. MR imaging of salivary glands. *Magn Reson Imaging Clin N Am*. 2002;10:631–662.

Sujatha D, Babitha K, Prasad RS, et al. Parotid lymphoepithelial cysts in human immunodeficiency virus: a review. *J Laryngol Otol*. 2013;127:1046–1049.

Wu L, Cheng J, Maruyama S, et al. Lymphoepithelial cyst of the parotid gland: its possible histopathogenesis based on clinicopathologic analysis of 64 cases. *Hum Pathol*. 2009;40:683–692.

Pseudocistos – *cisto ósseo simples*

Chadwick JW, Alsufyani NA, Lam EW. Clinical and radiographic features of solitary and cemento-osseous dysplasia-associated simple bone cysts. *Dentomaxillofac Radiol*. 2011;40:230–235.

Damante JH, Da S, Guerra EN, et al. Spontaneous resolution of simple bone cysts. *Dentomaxillofac Radiol*. 2002;31:182–186.

Perdigao AF, Silva EC, Sakurai E, et al. Idiopathic bone cavity: a clinical, radiographic and histological study. *Br J Oral Maxillofac Surg*. 2003;41:407–409.

Saito Y, Hoshina Y, Nagamine T, et al. Simple bone cyst: a clinical and histopathologic study of fifteen cases. *Oral Surg Oral Med Oral Pathol*. 1992;74:487–491.

Sapp PJ, Stark ML. Self-healing traumatic bone cysts. *Oral Surg Oral Med Oral Pathol*. 1990;69:597–602.

Pseudocistos – *depressão óssea mandibular lingual*

Stafne EC. Bone cavities situated near the angle of the mandible. *JADA*. 1942;29:1969–1972.

24

Tumores Benignos e Neoplasias

Ernest W. N. Lam

MECANISMOS DA DOENÇA

Uma neoplasia benigna é uma massa anormal de tecido que se desenvolve como resultado da proliferação celular descontrolada. Além disso, o potencial de proliferação celular em uma neoplasia é ilimitado. Embora o termo tumor seja frequentemente usado como sinônimo de neoplasia, um tumor é um termo mais genérico que se refere a uma massa de tecido. Assim, enquanto todas as neoplasias são tumores, nem todos os tumores são neoplasias. A perda do controle do crescimento na neoplasia é frequentemente o resultado de mutação genética identificável que regula a proliferação celular. A anormalidade molecular é então propagada através da divisão celular, o que resulta em uma população de células, cada uma contendo a mesma anormalidade genética. Esse tipo de propagação, ou proliferação clonal, é uma característica da neoplasia. Em contraste com as neoplasias malignas, as neoplasias benignas não têm capacidade de metastatizar; isto é, as células neoplásicas benignas não têm a capacidade de formar massas satélites em locais distantes.

As neoplasias benignas tendem a se assemelhar histologicamente ao tecido de origem. Por exemplo, um ameloblastoma, uma neoplasia derivada do epitélio odontogênico, é composto de células que se assemelham a ameloblastos. Uma neoplasia benigna deve, no entanto, ser diferenciada de hiperplasia, metaplasia e hamartoma. Enquanto estes processos podem produzir massa de tecido, a proliferação celular é limitada. A hiperplasia é uma proliferação de células que se desenvolve em resposta a um estímulo. Quando o estímulo é removido, a massa regride. Na metaplasia, um tipo de célula madura é transformado em outro tipo de célula madura. Quando o estímulo é removido, o tipo de célula metaplásica é revertido para o tipo de célula nativa. Um hamartoma é uma massa de tecido normal desorganizado que normalmente seria encontrado no local de crescimento.

CARACTERÍSTICAS CLÍNICAS

Neoplasias benignas podem ser encontradas incidentalmente em exames radiológicos feitos para outros fins, ou podem ser detectadas clinicamente por aumento dos maxilares ou movimento dos dentes. Às vezes, o exame radiológico é realizado para tentar descobrir o motivo da falta de irrupção de um dente. As neoplasias benignas geralmente têm um início insidioso e crescem lentamente. Essas neoplasias são indolores, mas podem ser localmente agressivas caso se estendam para espaços adjacentes.

IMAGEM APLICADA AO DIAGNÓSTICO

Se houver suspeita de um aumento anormal da mandíbula, um exame radiológico deve ser realizado para documentar a extensão e as características de imagem da lesão. Esse exame geralmente começa com uma radiografia panorâmica para identificar o local e a extensão da lesão e imagens intraorais periapicais e/ou oclusais para avaliar os efeitos da anormalidade nos dentes e nas estruturas adjacentes. Para lesões que se desenvolvem centralmente dentro do osso, a indicação de tomografia computadorizada com multidetectores (MDCT; do inglês, *multidetector computed tomography*) ou tomografia de feixe cônico (CBCT; do inglês, *cone beam computed tomography*) é essencial para elucidar ainda mais a identificação das características radiológicas. Se na imagem panorâmica ou intraoral a lesão parece se estender para os tecidos circundantes, ou se clinicamente é determinado que a lesão se desenvolveu no tecido mole, MDCT ou ressonância magnética (RM) pode ser necessária para caracterizar o envolvimento dos tecidos moles.

Um exame de imagem sistemático e completo fornece informações importantes sobre a extensão da lesão nos ou ao redor dos maxilares. Além disso, importantes características radiológicas podem ser identificadas, permitindo ao clínico diferenciar a neoplasia benigna de outro processo de doença. Por um lado, algumas características de imagem são tão específicas de determinada neoplasia benigna que um diagnóstico preliminar do tipo de neoplasia benigna pode ser feito. Por outro lado, se os recursos de imagem se sobrepuserem a outras entidades similares e não for possível fazer um diagnóstico preliminar, outros testes de diagnóstico devem ser iniciados. Um exame de imagem completo também pode direcionar o clínico para o local de biopsia mais favorável, caso a biopsia seja necessária. Em todos os casos, no entanto, o exame de imagem deve ser realizado antes da biopsia, pois esse procedimento pode alterar a aparência radiológica dos tecidos, de modo a mascarar características.

CARACTERÍSTICAS DA IMAGEM

Localização

Algumas neoplasias benignas têm uma predileção anatômica específica, sendo a localização de uma neoplasia em particular importante para estabelecer um diagnóstico diferencial. Por exemplo, lesões odontogênicas ocorrem nos processos alveolares superiores ao canal da mandíbula, onde formam células odontogênicas e dentes. Lesões de origem vascular e neural desenvolvem-se dentro do canal da mandíbula, e neoplasias cartilaginosas ocorrem em locais onde os condrócitos estão presentes, como ao redor da cabeça da mandíbula.

Periferia

As neoplasias benignas crescem lentamente à medida que sua população celular aumenta em número (Figura 24.1). Como resultado, as bordas das neoplasias benignas são bem definidas. A quantidade de córtex na periferia da lesão, no entanto, pode variar. Se a neoplasia exibe um padrão de crescimento mais lento ou mais indolente, o córtex é mais aparente. Por outro lado, se a neoplasia cresce mais

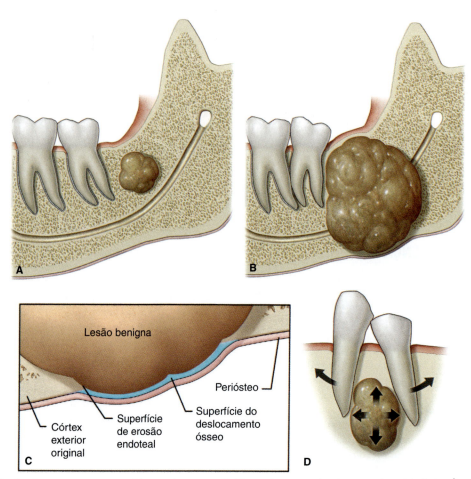

Figura 24.1 A. Lesões benignas crescem concentricamente no osso. **B.** Elas podem ser redondas ou ovais ou lobuladas. À medida que crescem, lesões benignas podem deslocar bordas ósseas adjacentes (**C**) e dentes (**D**) e reabsorver externamente as raízes dentárias.

rapidamente ou de forma mais agressiva, o córtex é menos visível ou pode haver descontinuidades ou quebras.

A natureza clonal da proliferação celular em uma neoplasia benigna frequentemente resulta no que parece ser um padrão concêntrico de ampliação da neoplasia. Esse tipo de padrão de crescimento é diferente do padrão hidráulico observado nos cistos. À medida que as células neoplásicas proliferam, diferentes subpopulações de células podem experimentar distintos microambientes que suportam ou retardam o crescimento da neoplasia. Por exemplo, em áreas onde o suprimento vascular é mais rico, as células podem proliferar em um ritmo mais rápido e esta região da lesão pode aumentar mais rapidamente do que uma área adjacente que pode ser menos vascularizada. Este tipo de crescimento diferencial pode ser apreciado radiologicamente como uma periferia lobulada, onde lóbulos maiores refletem áreas de crescimento mais rápido e lóbulos menores como áreas de crescimento mais lento.

Estrutura interna

A estrutura interna pode ser completamente radiotransparente ou radiopaca, ou pode ser um misto de áreas radiotransparentes e radiopacas. O osso normal que fica entre os crescentes lóbulos adjacentes de uma neoplasia benigna é chamado septo. Esses septos podem ser lineares, curvilíneos ou curvos, dependendo da neoplasia, e podem variar em espessura. O septo curvo é uma característica do ameloblastoma. Enquanto as células em um ameloblastoma não produzem osso, o osso residual preso entre os lóbulos da neoplasia é remodelado em estruturas curvilíneas ou curvas por mudanças internas na massa durante o crescimento. Se os tamanhos dos lóbulos adjacentes forem maiores e o osso preso ficar mais significativamente comprimido, o septo parecerá mais fino.

Em contraste, lóbulos adjacentes menores produzirão um septo mais espesso. Embora o osso residual na forma de septos possa originar uma estrutura interna radiotransparente e radiopaca mista, alguns clínicos diferenciam os septos (osso residual) das matrizes mineralizadas produzidas *de novo* pelas próprias células do tumor.

Algumas neoplasias desenvolveram a capacidade de produzir matriz mineralizada se as células atingirem um nível apropriado de diferenciação ou maturação. Essas lesões "verdadeiras" radiotransparentes e radiopacas contêm áreas mineralizadas que podem assumir a forma de material dentário ou osso. Como a parte mais madura da neoplasia está localizada mais centralmente, a mineralização geralmente ocorre primeiro centralmente, antes de se espalhar para áreas mais periféricas dentro da neoplasia. Um fibroma ossificante geralmente tem um padrão radiopaco granular interno produzido pelo osso anormal ou imaturo que está sendo fabricado pelas células neoplásicas. Muitas vezes, o padrão interno é característico de tipos específicos de neoplasias, e isso pode ajudar na interpretação. Uma neoplasia com uma estrutura interna totalmente radiotransparente não é útil como auxílio para a interpretação.

Efeitos sobre estruturas adjacentes

A maneira pela qual uma neoplasia afeta tecidos adjacentes pode sugerir um comportamento benigno ou comportamentos mais indolentes ou agressivos. À medida que uma neoplasia benigna aumenta, ela pode deslocar suas estruturas vizinhas. Se o padrão de crescimento for indolente ou lento, as estruturas adjacentes podem responder remodelando-se ao redor da massa aumentada. Por exemplo, a superfície do osso pode aumentar e a cortical pode adelgaçar conforme o osso é remodelado para acomodar a massa crescente. Essa aparência é causada pela reabsorção simultânea do osso ao longo da superfície interna (endosteal) do córtex e deposição de osso ao longo da superfície cortical externa pelo periósteo (Figura 24.1C). Como o processo de remodelação é lento, o córtex mantém sua integridade e resiste à perfuração, embora as neoplasias de crescimento mais rápido e mais agressivo possam exceder a capacidade do osso de remodelar-se, resultando em perfuração do córtex. Estruturas internas, como o canal da mandíbula ou o assoalho do seio maxilar, também podem ser deslocadas para acomodar uma neoplasia benigna adjacente em desenvolvimento.

Efeitos sobre dentes adjacentes

Neoplasias benignas também podem causar deslocamento dos dentes adjacentes (Figura 24.1D). Este processo muito lento é o resultado de tensões e deformações nas raízes dos dentes por uma neoplasia benigna adjacente em crescimento. As raízes dos dentes também podem ser reabsorvidas de maneira direcional à medida que a borda da neoplasia pressiona a raiz do dente. Neoplasias benignas tendem a reabsorver as superfícies radiculares adjacentes de maneira suave.

TUMORES ODONTOGÊNICOS E NEOPLASIAS

Mecanismo da doença

As neoplasias odontogênicas surgem de tecidos odontogênicos nos maxilares. Segundo a Organização Mundial da Saúde (OMS), essas neoplasias podem ser classificadas com base na célula de origem de cada neoplasia: neoplasias compostas de epitélio odontogênico, neoplasias mistas compostas por ambos, epitélio odontogênico e ectomesênquima odontogênico (tecido conjuntivo), e neoplasias compostas principalmente de ectomesênquima. As neoplasias odontogênicas representam 1,3 a 15% de todas as neoplasias orais. As neoplasias benignas dos maxilares são apresentadas neste capítulo de acordo com seus tecidos de origem. Este formato deve ajudar o leitor a aprender a correlacionar a aparência radiográfica das neoplasias com a base patológica subjacente ao processo patológico.

TUMORES EPITELIAIS ODONTOGÊNICOS

Ameloblastoma
Mecanismo da doença

Os ameloblastomas são de longe a neoplasia odontogênica mais comum. Essa neoplasia surge do epitélio odontogênico derivado de remanescentes da lâmina dentária e do órgão do esmalte. Embora vários subtipos tenham sido descritos, todos envolvem a proliferação localizada ou generalizada desses remanescentes celulares. O ameloblastoma unicístico pode desenvolver-se como uma entidade única ou pode formar-se dentro do revestimento epitelial de um cisto dentígero; isso também é chamado de ameloblastoma mural (dentro da parede) (Figura 24.2). Mais comumente, os ameloblastomas são massas celulares sólidas que se desenvolvem no interior do osso, ou podem se desenvolver perifericamente ao osso. Para aqueles ameloblastomas que se desenvolvem dentro do osso, tais neoplasias podem desenvolver áreas internas císticas (císticas ou multicísticas) ou induzir a proliferação de tecido conjuntivo fibroso (desmoplásico).

Aspectos clínicos

A faixa etária para o diagnóstico de ameloblastoma é muito ampla. Enquanto o ameloblastoma unicístico ocorre em pessoas mais jovens, o ameloblastoma pode ser encontrado em crianças a partir dos 3 anos e adultos com mais de 80 anos. A maioria dos pacientes tem, no entanto, entre 20 e 50 anos de idade, com a idade média de descoberta de cerca de 40 anos.

Os ameloblastomas crescem lentamente e poucos sintomas, se houver, ocorrem nos estágios iniciais. Quando pequena, a neoplasia pode ser um achado incidental, descoberto durante um exame odontológico de rotina. À medida que a lesão aumenta de tamanho, o paciente eventualmente percebe uma assimetria facial gradualmente crescente. Tumefação da bochecha, da gengiva ou do palato duro foi relatada como queixa principal em 95% dos ameloblastomas maxilares não tratados. A mucosa sobre a massa é normal e, na maioria dos casos, os pacientes não relatam dor ou parestesia. Os dentes na região envolvida podem ser deslocados e tornarem-se móveis. À medida que a neoplasia aumenta, a palpação pode provocar uma sensação óssea ou crepitação à medida que a superfície óssea se adelgaça. Se o osso sobrejacente ficar perfurado, a tumefação pode parecer firme ou flutuante, e pode haver extensão para os tecidos moles adjacentes.

Uma neoplasia não tratada pode crescer até um tamanho maior e é uma preocupação maior na maxila, onde pode afetar estruturas vitais à medida que se estende aos seios paranasais, órbita, nasofaringe ou estruturas vitais da base do crânio. As taxas de recorrência são maiores em pacientes mais velhos e em pacientes com lesões multiloculares. Como visto com outras neoplasias da mandíbula, a recorrência local, se detectada radiograficamente ou histopatologicamente, pode ter um caráter mais agressivo do que a neoplasia original.

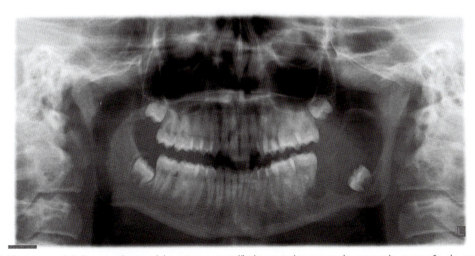

Figura 24.2 Ameloblastoma unicístico em desenvolvimento na mandíbula posterior esquerda causando expansão do corpo da mandíbula e ramo para a incisura da mandíbula e deslocamento inferior do terceiro molar inferior esquerdo e reabsorção radicular do segundo molar inferior esquerdo.

Características da imagem

Worth, em 1963, descreveu em seu texto quatro padrões de ameloblastoma: uma cavidade radiotransparente unilocular (Figura 24.3), uma cavidade radiotransparente unilocular com divisão parcial por septos grossos (Figura 24.4), cavidades radiotransparentes multiloculares separadas por septos curvos de comprimentos variáveis (Figura 24.5), e um padrão alveolar que consiste em muitos compartimentos radiotransparentes, separados por pequenos septos curvos (Figuras 24.6 e 24.7). Deve-se notar que, embora um ameloblastoma unicístico seja uma entidade unilocular, a aparência unilocular do ameloblastoma não representa necessariamente um ameloblastoma unicístico.

Localização. Embora os remanescentes do epitélio odontogênico possam estar localizados em qualquer parte dos maxilares, a maioria dos ameloblastomas (80%) se desenvolve na região molar/ramo da mandíbula. A maioria das lesões que ocorrem na maxila estão na área do terceiro molar, subjacente ao assoalho do seio maxilar ou mais anteriormente, o assoalho nasal (Figura 24.8).

Periferia. O ameloblastoma tem bordas bem definidas, embora a espessura do córtex, assim como sua continuidade periférica, possa variar dependendo da agressividade relativa da lesão. Por exemplo, um tumor de crescimento mais rápido e mais agressivo pode exibir um córtex menos visível. As bordas são frequentemente curvas e, para lesões menores, um ameloblastoma pode ser indistinguível de um cisto (Figura 24.3). A periferia das lesões na maxila é geralmente menos bem definida, e isso pode ser devido ao padrão do osso esponjoso nativo na maxila e à relativa agressividade das lesões maxilares.

Estrutura interna. A estrutura interna do ameloblastoma pode variar de unilocular e radiotransparente (Figura 24.3) para muitos pequenos lóculos separados por septos radiopacos (Figura 24.6). De fato, a presença de um septo dentro de uma cavidade maior semelhante a um cisto ou quando um septo produz uma loculação parcial dentro de uma cavidade aumenta bastante a possibilidade de ameloblastoma (Figuras 24.4 e 24.5).

Mais comumente, os septos em ameloblastomas são grossos e curvos, dividindo parcialmente uma cavidade unilocular em várias cavidades menores e com variados tamanhos (Figura 24.5C). Como essa neoplasia frequentemente apresenta cavidades císticas internas, em alguns casos, os septos são remodelados em curvas, criando uma bolha de sabão (compartimentos maiores de tamanho variável) ou um padrão de favo de mel (numerosos compartimentos pequenos) (Figura 24.6). Geralmente, as loculações são maiores na mandíbula posterior e menores na mandíbula anterior. Na variedade desmoplástica, a estrutura interna pode ser composta de osso esclerótico muito irregular, semelhante a uma displasia óssea ou neoplasia de formação óssea (Figura 24.9).

Efeitos sobre estruturas adjacentes. A imagem oclusal pode demonstrar a expansão geralmente semelhante ao cisto ósseo, e o adelgaçamento de uma cortical adjacente, deixando uma "casca de ovo" fina do osso remanescente (Figura 24.5C). Onde a crista do processo alveolar da mandíbula na área retromolar ou a borda anterior do ramo da mandíbula foi perfurada ou perdida, a probabilidade de ameloblastoma é fortemente aumentada. Ameloblastomas unicísticos, por exemplo, podem causar expansão extrema do ramo mandibular (Figura 24.10). As imagens de TC frequentemente revelam regiões de perfuração do córtex ósseo deslocado devido à incapacidade da produção de osso novo periosteal à medida que o ameloblastoma se expande (Figura 24.11A). O valor da MDCT neste caso é que as imagens com janela de tecido mole podem demonstrar a extensão da massa tumoral nos tecidos moles adjacentes (Figura 24.11B).

Efeitos sobre dentes adjacentes. Existe uma tendência pronunciada para o ameloblastoma causar extensa reabsorção radicular (Figura 24.6). O deslocamento dentário também é comum e, em alguns casos, esse deslocamento pode ser apical.

Ameloblastoma recorrente. O ameloblastoma pode recidivar quando a excisão cirúrgica inicial remove inadequadamente toda a neoplasia. A neoplasia recorrente tem um aspecto característico de múltiplas estruturas pequenas semelhantes a cistos, com bordas muito grosseiras e quase escleróticas (Figura 24.12). Dependendo de como a neoplasia se repete, essas pequenas áreas semelhantes a cistos podem ser separadas por osso normal.

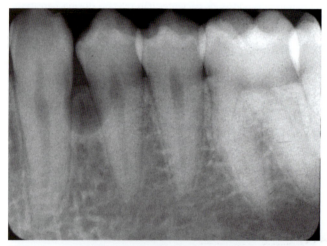

Figura 24.3 Um pequeno ameloblastoma unilocular que se desenvolve próximo à crista do processo alveolar da mandíbula.

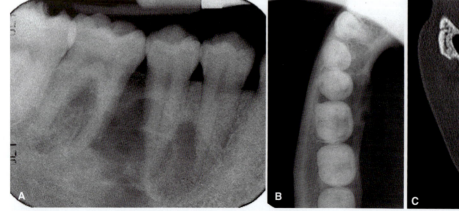
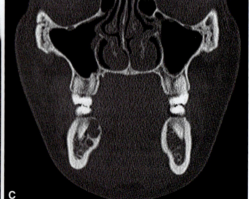

Figura 24.4 Imagens periapical (**A**) e oclusal (**B**) mostrando septos curtos se desenvolvendo em um ameloblastoma. As loculações parciais são vistas na imagem tomográfica computadorizada com multidetectores coronais (**C**).

CAPÍTULO 24 Tumores Benignos e Neoplasias 399

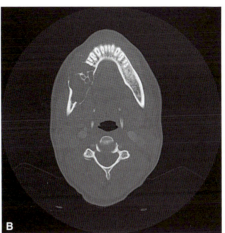

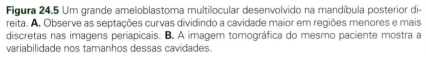

Figura 24.5 Um grande ameloblastoma multilocular desenvolvido na mandíbula posterior direita. **A.** Observe as septações curvas dividindo a cavidade maior em regiões menores e mais discretas nas imagens periapicais. **B.** A imagem tomográfica do mesmo paciente mostra a variabilidade nos tamanhos dessas cavidades.

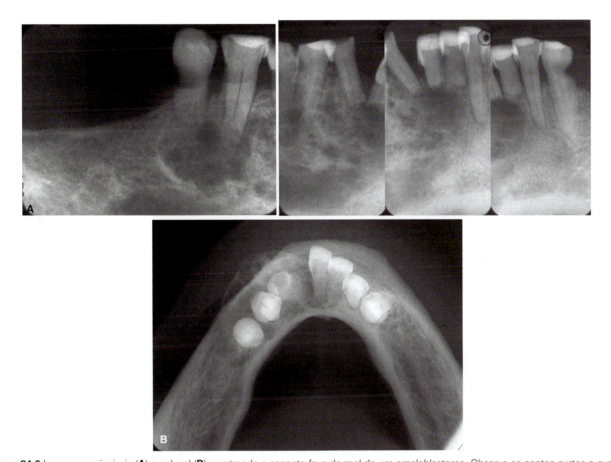

Figura 24.6 Imagens periapicais (**A**) e oclusal (**B**) mostrando o aspecto favo de mel de um ameloblastoma. Observe os septos curtos e curvos e os compartimentos pequenos e espaçados de tumor que lembram favos de mel em uma colmeia.

Imagem adicional. Se uma interpretação preliminar do ameloblastoma for feita com base em imagens simples, a imagem por MDCT é altamente recomendada. A MDCT pode ajudar a confirmar a interpretação, mas também demonstra com mais precisão a extensão anatômica e os efeitos nas bordas ósseas adjacentes e nos tecidos moles (Figura 24.12). A esse respeito, a imagem por MDCT tem uma vantagem sobre a tomografia computadorizada de feixe cônico, pois pode exibir a extensão do tecido mole da neoplasia para fora do osso e para as estruturas adjacentes e sobrejacentes. Se a área dos tecidos moles for extensa, uma ressonância magnética pode fornecer imagens superiores e extensão da invasão. A MDCT também é uma ferramenta essencial na avaliação do seguimento pós-cirúrgico do ameloblastoma.

Diagnóstico diferencial. Pequenos ameloblastomas uniloculares localizados ao redor da coroa de um dente não irrompido muitas vezes não podem ser diferenciados de um cisto dentígero. A presença de septos internos é importante para a interpretação do ameloblastoma, visto que outros tipos de lesões que também apresentam septos internos, como tumor odontogênico queratocístico, lesão central de célula gigante e mixoma odontogênico podem ter aparência semelhante. Um tumor odontogênico queratocístico pode conter septos curvos, mas geralmente tende a crescer ao longo do osso sem expansão óssea vestibular/lingual acentuada, característica dos ameloblastomas. As lesões de células gigantes, além de ocorrerem em uma faixa etária mais jovem, têm septos mais mal definidos,

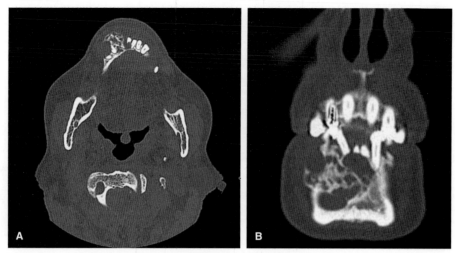

Figura 24.7 Imagens tomográficas computadorizadas com multidetectores axial (**A**) e coronal (**B**) do mesmo paciente da Figura 24.6, mostrando os septos curtos e curvos e os compartimentos tumorais pequenos e pouco espaçados.

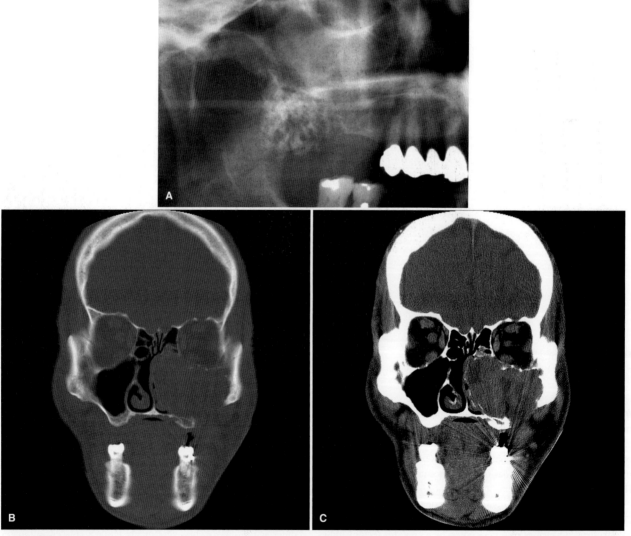

Figura 24.8 A. Imagem panorâmica recortada de um ameloblastoma envolvendo a maxila esquerda. Observe a aparência multilocular na região do túber. É impossível determinar a extensão da lesão na imagem panorâmica. Tomografia computadorizada coronal com algoritmos de osso (**B**) e de tecido mole (**C**). Observe a natureza agressiva do tumor, uma vez que ele deslocou o assoalho do seio e da fossa nasal e perfurou a borda lateral da maxila.

granulosos ou finos, que são produzidos pelas células dentro da lesão. Os mixomas odontogênicos podem ter septos de aparência semelhante; no entanto, geralmente há um ou dois septos retos e finos, característicos do mixoma. A presença de septos retos orientados perpendicularmente um ao outro aumenta a probabilidade de mixoma. Além disso, os mixomas não são tão expansivos quanto os ameloblastomas e, como os queratocistos odontogênicos, tendem a crescer ao longo do osso.

Tratamento. O tamanho do ameloblastoma frequentemente determina a agressividade de seu tratamento. O tratamento mais comum é a ressecção cirúrgica em bloco. O procedimento cirúrgico deve levar em conta a tendência da neoplasia em perfurar uma borda óssea adjacente e estender-se aos tecidos moles adjacentes. A maxila é geralmente tratada de forma mais agressiva devido à tendência de o ameloblastoma invadir estruturas vitais adjacentes. A radioterapia tem sido utilizada para neoplasias inoperáveis, especialmente na região posterior da maxila.

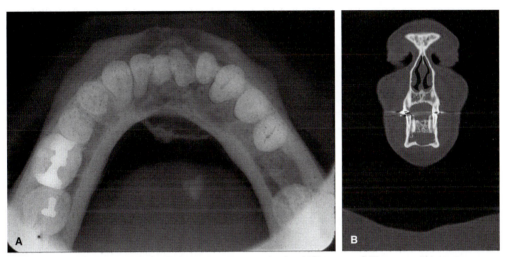

Figura 24.9 Imagens de tomografia computadorizada de cortes transversal oclusal (**A**) e coronal (**B**) com multidetectores; osso esclerótico irregular que se desenvolve ao redor dos dentes em um ameloblastoma desmoplásico.

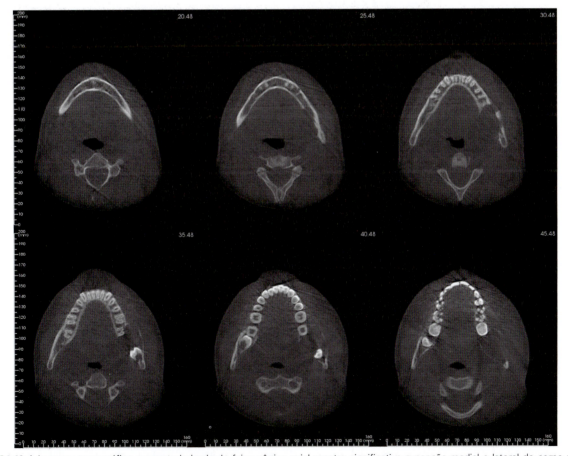

Figura 24.10 A imagem tomográfica computadorizada do feixe cônico axial mostra significativa expansão medial e lateral do corpo posterior esquerdo e ramo da mandíbula por conta de um ameloblastoma unicístico.

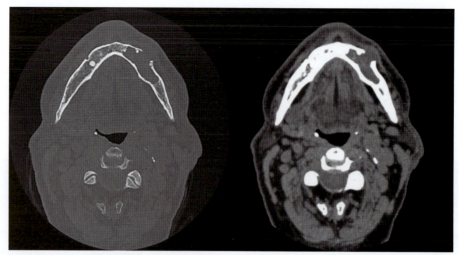

Figura 24.11 Imagens de tomografia computadorizada multidetectores axial de osso (*esquerda*) e de tecido mole (*direita*) de um ameloblastoma na mandíbula mostrando perfuração do córtex vestibular e crescimento do tumor nos tecidos moles adjacentes.

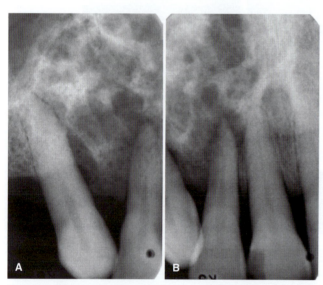

Figura 24.12 Imagens periapicais de um ameloblastoma recorrente da maxila direita. Observe as margens escleróticas dos pequenos lóculos.

Tumor odontogênico epitelial calcificante

Mecanismo da doença

O tumor odontogênico epitelial calcificante ou tumor de Pindborg é uma neoplasia rara, responsável por cerca de 1% das neoplasias odontogênicas. Essas neoplasias geralmente estão localizadas dentro do osso, e suas células podem produzir uma substância mineralizada dentro de um material semelhante a amiloide.

Características clínicas

Um tumor odontogênico epitelial calcificante é uma neoplasia menos agressiva do que um ameloblastoma, e é encontrado aproximadamente na mesma faixa etárias, de 8 a 92 anos, com idade média de cerca de 42 anos. Raramente esse tumor tem uma localização extraóssea. A expansão da mandíbula é uma característica regular e geralmente o único sintoma. Palpação do inchaço revela um tumor duro.

Características da imagem

Localização. Semelhante aos ameloblastomas, os tumores odontogênicos epiteliais calcificantes têm uma predileção pela mandíbula, com uma relação de pelo menos 2:1. A maioria se desenvolve nas áreas de pré-molares e molares, e aproximadamente 52% têm uma associação com um dente não irrompido ou impactado. Em cerca de metade dos casos, imagens feitas precocemente no desenvolvimento dessas neoplasias revelam uma área radiotransparente associada à coroa de um dente permanente, não irrompido.

Periferia. A periferia tem uma borda bem definida e corticada semelhante a um cisto. Em algumas neoplasias, no entanto, o limite pode ser irregular e mal definido.

Estrutura interna. Internamente, o tumor odontogênico epitelial calcificante pode parecer unilocular ou multilocular com numerosos focos internos radiopacos dispersos de tamanhos e densidades variáveis. Alguns desses focos podem ter aspecto crescente ou em forma de rosca, com um centro radiotransparente. O achado mais característico é o surgimento de radiopacidades próximas à coroa do dente não irrompido ou impactado (Figura 24.13). Além disso, trabéculas pequenas, finas e opacas podem atravessar a radiotransparência em várias direções.

Efeitos sobre estruturas adjacentes. Pode haver expansão do osso; no entanto, o limite cortical é frequentemente mantido.

Efeitos sobre dentes adjacentes. Tumores odontogênicos epiteliais calcificantes podem deslocar um dente em desenvolvimento ou impedir sua irrupção como resultado de seu epicentro pericoronário.

Diagnóstico diferencial

Lesões com estrutura interna completamente radiotransparente podem assemelhar-se a um cisto dentígero ou tumor odontogênico queratocístico (TOQ). Lesões com focos radiopacos podem assemelhar-se a tumor odontogênico adenomatoide, fibro-odontoma ameloblástico e cisto odontogênico calcificante. No entanto, a localização proeminente do tumor e a idade do paciente ajudam no diagnóstico diferencial.

Tratamento

O gerenciamento de um tumor odontogênico epitelial calcificante é a ressecção local: um tratamento mais conservador que o ameloblastoma.

NEOPLASIAS E TUMORES ODONTOGÊNICOS EPITELIAIS E MESENQUIMAIS MISTOS

Fibroma ameloblástico

Mecanismo da doença

Os fibromas ameloblásticos são proliferações neoplásicas mistas benignas do epitélio odontogênico e componentes mesenquimais primitivos que se assemelham à papila dentária. Estas células não depositam matriz mineralizada no leito celular do tumor.

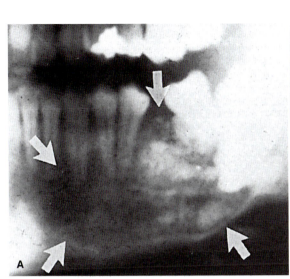
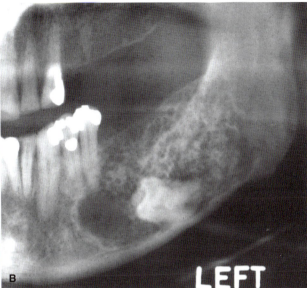

Figura 24.13 A. Tumor odontogênico epitelial calcificante ou tumor de Pindborg (*setas*). **B.** O tumor aparece como uma lesão mista radiotransparente e radiopaca associada a um dente não irrompido. (A, Cortesia de Dr. M. Gornitsky, Montreal, Canadá. B, Cortesia de Dr. D. Lanigan, University of Saskatchewan.)

Características clínicas

Os fibromas ameloblásticos ocorrem na primeira e segunda décadas de vida durante o período de formação dos dentes, com idade média de cerca de 15 anos. Eles geralmente produzem massa de tecido mole indolor, de crescimento lento, cobrindo o osso e dentes não irrompidos ou impactados (Figura 24.14). Embora o sinal mais comum seja a tumefação ou ausência de um dente, essa neoplasia também pode ser descoberta em exames radiográficos de rotina.

Características da imagem

Localização. Os fibromas ameloblásticos geralmente se desenvolvem na mandíbula, estendendo-se tanto posteriormente até o ramo da mandíbula e até as áreas dos pré-molares/molares. Uma localização comum é na região coronária de um dente não irrompido e próximo à crista do processo alveolar (Figura 24.15), ou pode surgir em uma área onde um dente não tenha se desenvolvido.
Periferia. As bordas de um fibroma ameloblástico são bem definidas e muitas vezes corticalizadas de maneira semelhante à de um cisto.
Estrutura interna. Um fibroma ameloblástico é geralmente unilocular e totalmente radiotransparente (Figuras 24.14 e 24.15). Menos comumente, essas lesões podem ter uma aparência multilocular com septos curvos indistintos (Figura 24.16).
Efeitos sobre estruturas adjacentes. Se a lesão for grande, pode haver expansão com uma placa cortical intacta.
Efeitos sobre dentes adjacentes. O dente ou dentes associados podem ter irrupção normal inibida ou podem ser deslocados na direção apical.

Diagnóstico diferencial

Pode ser difícil diferenciar um tumor pequeno que apresenta uma relação coronal com folículo hiperplásico de um dente não irrompido ou de um cisto dentígero. Infelizmente, as características radiológicas podem não permitir a diferenciação entre essas três entidades.

Embora o fibroma ameloblástico possa ter características semelhantes a um ameloblastoma, o fibroma ameloblástico ocorre em uma idade mais precoce, e os septos em um ameloblastoma são mais definidos e grosseiros. Em comparação, os septos em fibroma ameloblástico não são comuns e frequentemente muito finos. As lesões centrais de células gigantes podem parecer multiloculares, mas essas neoplasias geralmente têm um epicentro anterior ao primeiro molar inferior em pacientes jovens, e as radiopacidades internas são caracteristicamente mais granulares e mal definidas. Os mixomas odontogênicos podem parecer multiloculares, mas geralmente alguns septos retos e pontiagudos podem ser identificados, o que não é característico dos fibromas ameloblásticos, e os mixomas geralmente ocorrem em um grupo de idade mais avançada.

Tratamento

O tratamento dos fibromas ameloblásticos é enucleação cirúrgica conservadora e curetagem mecânica do osso circundante. Essa abordagem é relatada como bem-sucedida e não há recorrência.

Fibro-odontoma ameloblástico

Mecanismo da doença

O fibro-odontoma ameloblástico é uma neoplasia benigna mista composta por proliferações de epitélio odontogênico e componentes mesenquimais primitivos com coleções de esmalte e dentina. Alguns autores consideram o fibro-odontoma ameloblástico como um estágio mais maduro do desenvolvimento do fibroma ameloblástico.

Características clínicas

As características clínicas são semelhantes às dos fibromas ameloblásticos, muitas vezes localizados em uma área dos maxilares com um dente ausente ou associado a um dente que não entrou em irrupção. Essa neoplasia é encontrada na primeira e segunda décadas de vida, em uma faixa etária semelhante à dos fibromas ameloblásticos e odontomas, sem predileção sexual particular.

Características da imagem

Localização. A maioria dos casos pode ocorrer na mandíbula, com o epicentro localizado geralmente na região oclusal de um dente em desenvolvimento ou em direção à crista alveolar (Figura 24.17).
Periferia. As bordas de um fibro-odontoma ameloblástico são bem definidas e muitas vezes corticalizadas.
Estrutura interna. A estrutura interna pode ter uma aparência radiotransparente ou mista radiotransparente e radiopaca. Pequenas lesões podem aparecer como folículos aumentados com apenas um ou dois pequenos focos discretos radiopacos, enquanto lesões

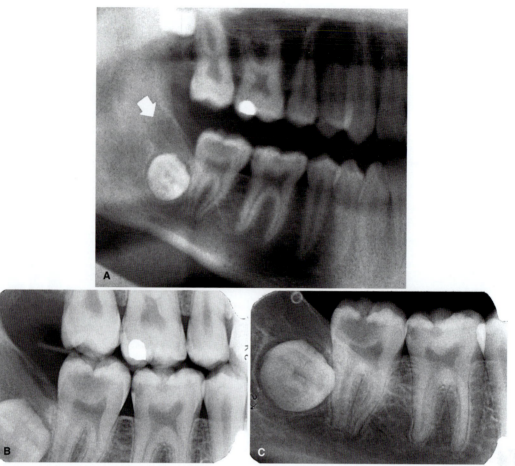

Figura 24.14 A. Um fibroma ameloblástico em desenvolvimento é visto como uma radiotransparência da região coronária do terceiro molar não irrompido (*seta*). Imagens interproximal (**B**) e periapical (**C**) da mesma lesão. (Cortesia de Dr. G. Sanders, La Crosse, WI.)

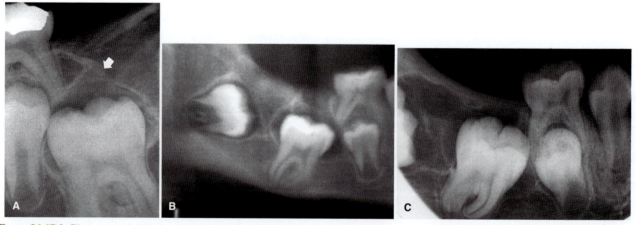

Figura 24.15 A. Fibroma ameloblástico que aparece como um crescimento unilocular do folículo do primeiro molar permanente não irrompido. **B** e **C.** Imagens panorâmicas recortadas e periapicais e ilustrando um fibroma ameloblástico associado às coroas do primeiro e segundo molares.

maiores podem ter uma estrutura interna calcificada mais extensa (Figura 24.18). Em alguns casos, essas pequenas calcificações podem ter uma forma arredondada com margem radiopaca semelhante ao esmalte, com forma semelhante à de uma pequena rosquinha ou algumas podem aparecer como pequenos dentes malformados.

Efeitos sobre estruturas adjacentes. Se a lesão for grande, pode haver expansão com uma placa cortical intacta.

Efeitos sobre dentes adjacentes. O epicentro coronal do fibro-odontoma ameloblástico pode inibir a irrupção de um dente permanente, ou o dente pode ser deslocado em uma direção apical.

Diagnóstico diferencial

Se não houver calcificações internas, essa neoplasia não pode ser diferenciada de um fibroma ameloblástico. A diferenciação de um odontoma em desenvolvimento pode ser difícil, mas geralmente essas

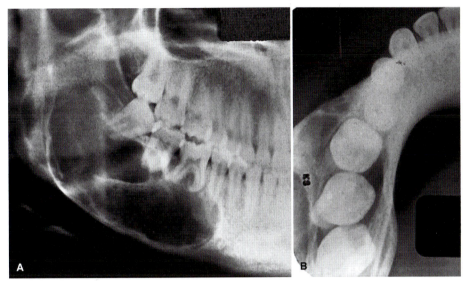

Figura 24.16 Imagens panorâmica (**A**) e oclusal (**B**) de um fibroma ameloblástico no corpo e ramo da mandíbula direita. Observe a expansão da mandíbula na imagem oclusal.

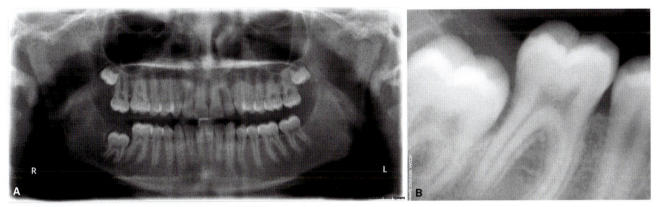

Figura 24.17 A. Um pequeno fibro-odontoma ameloblástico em desenvolvimento, coroa do segundo molar inferior direito. **B.** A área de mineralização é fraca, e só pode ser totalmente observada na imagem periapical. (Cortesia de Dr. H. Grubisa, Oakville, ON.)

neoplasias têm um componente de tecido mole maior do que um odontoma, e isso pode ser visto como uma área radiotransparente de tamanho considerável. Pode ser questionado que, com o passar do tempo, a quantidade de mineralização irá aumentar; no entanto, a distribuição de tecido mineralizado entre o fibro-odontoma ameloblástico e o odontoma é diferente. Um odontoma complexo, que compartilha uma localização comum, geralmente tem uma única massa grande de tecido desorganizado no centro da lesão, com uma fina borda radiotransparente. Em contraste, o fibro-odontoma ameloblástico geralmente apresenta maior quantidade de pequenos pedaços maduros de tecido duro dentário dispersos aleatoriamente. Embora o odontoma composto possa conter múltiplos dentículos, a mandíbula posterior é um local raro, e a organização do material dentário nos fibrodontomas ameloblásticos nunca parece suficientemente organizada para se assemelhar a um dente.

Tratamento
Em geral, a enucleação conservadora é utilizada, embora tenha sido relatada recorrência.

Odontoma
Mecanismo da doença
O termo *odontoma* é usado para descrever um hamartoma caracterizado pela produção de tecido maduro de esmalte, dentina, cemento e polpa. Alguns autores consideram o odontoma como o estágio final de desenvolvimento do fibroma ameloblástico e do fibro-odontoma. No entanto, ao contrário dessas outras entidades, o odontoma não demonstra proliferação celular descontrolada e ilimitada.

A estrutura dos tecidos componentes pode variar de ser massa indefinida, mas heterogênea, dos tecidos dentários duros referidos como um odontoma complexo, para mais discretos, vários dentes bem formados (dentículos) referidos como odontoma composto. Um odontoma dilatado foi descrito como outro tipo de odontoma; no entanto, esta é uma entidade única que, na verdade, pode ser uma expressão grave de um *dens invaginatus* ou um *dens in* dente.

Características clínicas
Os odontomas são muito comuns e, muitas vezes, interferem na irrupção dos dentes permanentes (Figura 24.19). O odontoma não mostra predileção por sexo e a maioria se forma enquanto a dentição está se desenvolvendo na segunda década de vida. Assim como o fibroma ameloblástico e o fibro-odontoma ameloblástico, os odontomas podem ser encontrados durante as investigações de dentes primários retidos ou a irrupção tardia dos dentes permanentes. Em casos raros, os odontomas estão associados aos dentes decíduos.

Se não forem identificados ou não forem tratados, os odontomas não aumentarão de tamanho, e podem vir a ser identificados até que uma imagem seja feita por outros motivos. Odontomas compostos

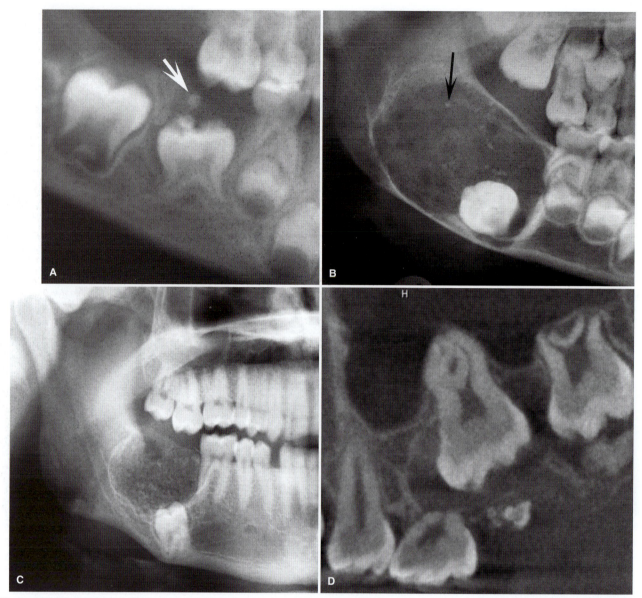

Figura 24.18 Exemplos de fibro-odontoma ameloblástico. **A.** Radiografia panorâmica recortada com uma lesão na oclusal até um segundo molar decíduo. A lesão é mal definida e radiotransparente, exceto por duas pequenas radiopacidades (*seta*). **B.** Imagem panorâmica recortada de uma lesão radiotransparente bem definida com poucas radiopacidades dispersas. **C.** Imagem panorâmica recortada de uma lesão com numerosas radiopacidades. **D.** Imagem tomográfica computadorizada de feixe cônico sagital de um fibroma ameloblástico impedindo a erupção do primeiro e segundo molares superiores. Observe as radiopacidades com densidade dentária oclusal em ambos os dentes.

são cerca de duas vezes mais comuns que o tipo complexo. Embora a variedade composta seja igual entre homens e mulheres, 60% dos odontomas complexos ocorrem em mulheres. Em circunstâncias muito raras, um odontoma composto pode irromper na boca.

Características da imagem

Localização. A maioria dos odontomas compostos (62%) ocorre na região anterior da maxila em associação com a coroa de um canino não irrompido. Em contraste, 70% dos odontomas complexos são encontrados na mandíbula, região do primeiro e segundo molares.
Periferia. As bordas dos odontomas são bem definidas, com margem suave mas irregular. Essas lesões têm uma borda cortical.
Estrutura interna. O conteúdo dessas lesões é heterogeneamente radiopaco. Os odontomas compostos têm um número de estruturas dentárias de tamanho variável ou dentículos que têm a aparência de deformações (Figura 24.20). Em alguns casos, os espaços de esmalte, dentina e polpa podem ser observados (Figura 24.21), contribuindo, assim, para a aparência heterogênea. Os odontomas complexos contêm massa irregular, mas um pouco mais homogênea, de tecido calcificado (Figuras 24.22 e 24.23). A densidade da matriz mineralizada dentro dessas lesões pode variar, refletindo diferenças na quantidade e no tipo de tecido duro que foi formado. Um odontoma dilatado tem uma única estrutura calcificada com uma porção central mais radiotransparente que tem uma forma geral semelhante a um anel (Figura 24.23). O componente radiopaco dos odontomas é circundado por uma borda fina e radiotransparente que tem uma aparência semelhante ao folículo que envolve a coroa dentária em desenvolvimento.
Efeitos sobre estruturas adjacentes. Grandes odontomas podem causar expansão óssea, mas com manutenção do limite cortical.
Efeito sobre dentes adjacentes. Odontomas podem interferir na irrupção normal dos dentes, e a maioria (70%) está associada a dentes impactados ou mal posicionados, diastema, aplasia, malformação ou desvitalização dos dentes adjacentes.

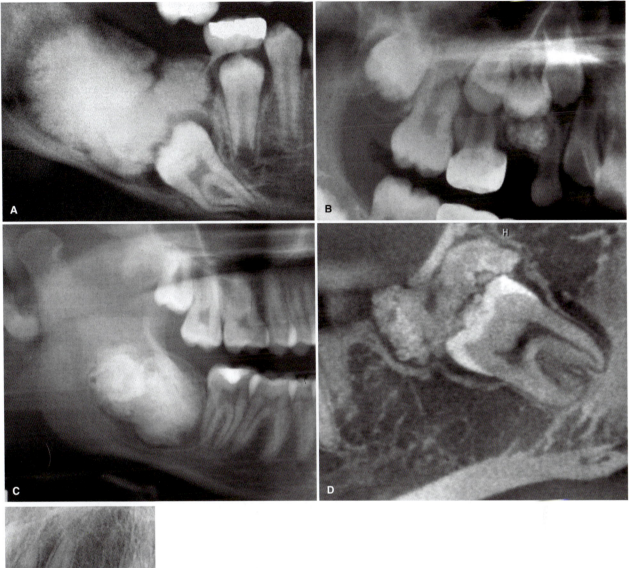

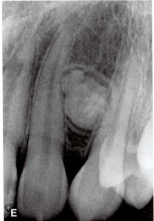

Figura 24.19 Imagens de tomografia computadorizada de feixe cônico (**A** a **C**), cortes sagital (**D**) e periapical (**E**) de odontomas complexos. Observe a radiopacidade de densidade dentária da massa radiopaca, o fino aro radiotransparente ao redor do tecido mineralizado e a interferência com a erupção dos dentes associados.

Diagnóstico diferencial

O aparecimento de pequenas estruturas radiopacas dentiformes dentro de uma lesão bem definida leva ao fácil reconhecimento de um odontoma composto. Os odontomas complexos diferem dos fibromas ossificantes pela tendência de estarem associados a um dente não irrompido e por serem geralmente mais radiopacos que os fibromas ossificantes.

O estágio totalmente avançado da displasia cemento-óssea periapical pode assemelhar-se a odontomas complexos, mas as displasias cemento-ósseas podem estar associadas a múltiplos dentes com epicentros nos ápices radiculares. Além disso, os odontomas são mais radiopacos que o osso displásico encontrado na displasia cemento-óssea periapical. Ilhas densas de osso, apesar de radiopacas, não possuem a borda radiotransparente em torno do foco radiopaco como pode ser observado em odontomas.

Tratamento

Odontomas são removidos por simples excisão. Eles não recidivam e não são invasivos localmente.

Tumor odontogênico adenomatoide

Mecanismo da doença

Os tumores odontogênicos adenomatoides são neoplasias incomuns e não agressivas do epitélio odontogênico e apresentam uma variedade de padrões. Embora as células de origem desses tumores possam ser

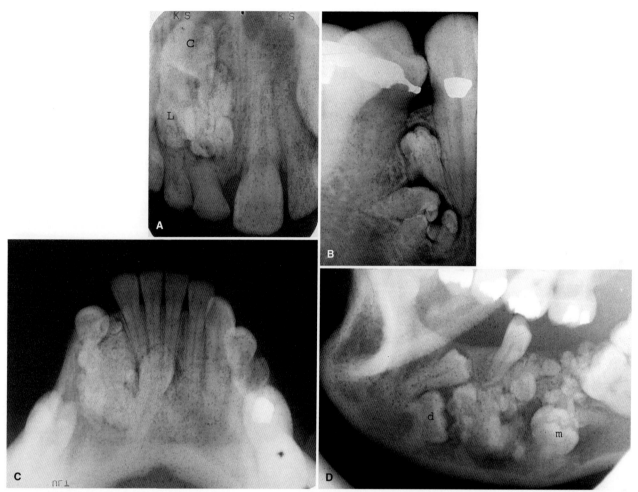

Figura 24.20 Imagens periapicais (**A** e **B**), oclusal anterior (**C**) e oblíqua lateral (**D**) de odontomas compostos. Observe os numerosos dentículos radiopacos internos e a periferia radiotransparente.

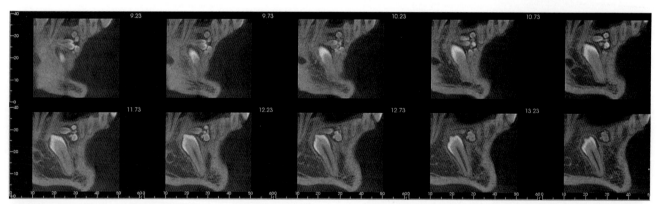

Figura 24.21 Imagens tomográficas computadorizadas de feixe cônico de um odontoma composto impedindo a irrupção de um canino permanente inferior. Observe as pequenas massas dentais dentro da lesão.

do epitélio do órgão do esmalte, ele é classificado como um tumor misto porque também contém elementos do tecido conjuntivo e, às vezes, calcificações que foram interpretadas como material semelhante a dentina ou esmalte. Os tumores odontogênicos adenomatoides são responsáveis por 3% de todos os tumores orais, e estes podem ocorrer tanto centralmente dentro do osso como perifericamente. Além disso, os tumores centrais podem ser divididos em um tipo folicular, associado à coroa de um dente não irrompido ou impactado, e o tipo extrafolicular, não associado a um dente. Aproximadamente 73% das lesões centrais são do tipo folicular.

Características clínicas

Os tumores odontogênicos adenomatoides ocorrem em ampla faixa etária: 5 a 50 anos. A maioria se desenvolve na segunda década de vida, com uma idade média de 16 anos. Além disso, o tumor tem uma predileção feminina de 2:1.

O tipo folicular é identificado mais precocemente do que o tipo extrafolicular, provavelmente porque muitas vezes há uma associação com um dente ausente. O tumor é de crescimento lento e se manifesta como inchaço ou assimetria indolor, aumentando gradualmente.

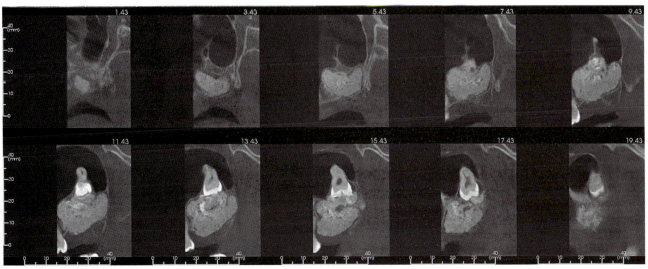

Figura 24.22 Imagens tomográficas computadorizadas de feixe cônico sagital corrigido de um odontoma complexo na maxila posterior. Observe o fino aro radiotransparente que envolve a lesão.

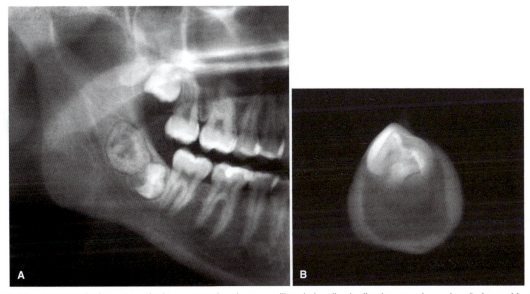

Figura 24.23 A. Imagem panorâmica recortada demonstrando odontoma dilatado localizado distal ao terceiro molar não irrompido. **B.** A imagem do espécime removido mostra a morfologia de coroa na lesão.

Características da imagem

Localização. Pelo menos 75% dos tumores odontogênicos adenomatoides ocorrem na região anterior da maxila e da mandíbula (Figura 24.24). As regiões incisivo-canino-pré-molar e especialmente a região da cúspide são as áreas usuais envolvidas na maxila e na mandíbula. Embora o tipo folicular possa ter relação com um dente impactado, muitas vezes pode não ter uma associação com a junção cemento-esmalte, mas envolve uma grande parte da coroa dentária e da raiz, mais frequentemente um canino (Figura 24.25).

Periferia. A periferia é bem definida e corticalizada, embora o córtex possa mostrar alguma variação na espessura.

Estrutura interna. A aparência interna pode ser radiotransparente (Figura 24.25), ou radiotransparente e radiopaca; o tipo misto pode representar até dois terços dos casos. O aspecto do tipo misto pode variar de uma aparência com focos radiopacos fracos e delicados a aglomerados mais densos de radiopacidades mal definidas.

Ocasionalmente, as calcificações podem ter bordas bem definidas, semelhantes a um aglomerado de pequenos seixos (Figura 24.25B). A imagem intraoral pode ser necessária para demonstrar essas calcificações, que podem não ser visíveis na imagem panorâmica ou avançada, devido à resolução de imagem mais fraca. Estudos microscópicos verificaram que o tamanho, o número e a densidade de pequenas radiopacidades podem variar de tumor para tumor, e estes parecem aumentar com a idade.

Efeito sobre estruturas adjacentes. Quando o tumor cresce, pode ocorrer uma expansão na mandíbula; no entanto, o córtex externo é mantido.

Efeitos sobre dentes adjacentes. Os tumores odontogênicos adenomatoides podem deslocar os dentes adjacentes; entretanto, a reabsorção radicular é rara. Se o epicentro da lesão estiver localizado junto à coroa do dente em desenvolvimento, pode inibir a irrupção do mesmo.

Diagnóstico diferencial

Quando este tumor é completamente radiotransparente e tem uma relação folicular com um dente impactado, a diferenciação de um cisto dentígero ou um tumor odontogênico queratocístico pode ser difícil. Se a relação da lesão radiotransparente estiver localizada mais apicalmente à junção cemento-esmalte, um cisto dentígero pode ser descartado; no entanto, isso não excluiria um TOQ. Se houver focos radiopacos dentro do tumor, outras lesões com calcificações podem ser consideradas no diagnóstico diferencial. As regiões anterior e inferior da mandíbula também são locais comuns para o cisto odontogênico calcificante, e pode ser difícil diferenciar o tipo extrafolicular do tumor odontogênico adenomatoide de um cisto odontogênico calcificante. O odontoma de fibroblastos ameloblásticos e o tumor odontogênico epitelial calcificante podem ser considerados; no entanto, eles podem se desenvolver mais comumente na região posterior da mandíbula.

Tratamento

A excisão cirúrgica conservadora é adequada porque o tumor não é localmente invasivo, é bem encapsulado e é facilmente separável do osso. A taxa de recorrência é muito baixa, de aproximadamente 0,2%.

TUMORES ODONTOGÊNICOS MESENQUIMAIS

Mixoma odontogênico

Mecanismo da doença

Os mixomas assemelham-se à porção mesenquimal da papila dentária, que surge do ectomesênquima odontogênico. Eles são assim chamados por sua matriz interna, gelatinosa, solta de tecidos conjuntivos e mucoides. Embora mixomas não odontogênicos surjam nas outras áreas do esqueleto, a presença de epitélio odontogênico que pode ser identificado microscopicamente é a razão de sua inclusão como um tumor odontogênico.

Características clínicas

Os mixomas odontogênicos são incomuns, representando apenas de 3 a 6% dos tumores odontogênicos, e apresentam discreta predileção feminina. Embora a lesão possa ocorrer em qualquer idade, mais da metade surge em indivíduos entre 10 e 30 anos; raramente ocorre antes dos 10 anos ou após os 50 anos. Esses tumores têm crescimento lento, embora possam ser localmente agressivos, particularmente na maxila. Taxas de recorrência de 25% foram relatadas, e essa alta taxa pode ser explicada pela falta de encapsulamento do tumor, e a capacidade da matriz mixomatosa do tumor se estender para os espaços medulares, onde pode ser difícil ser detectado e ser removido cirurgicamente.

Características da imagem

Localização. Os mixomas são geralmente encontrados na mandíbula em proporção de 3:1. Na mandíbula, esses tumores ocorrem nas áreas pré-molar e molar, e raramente no ramo e na cabeça da mandíbula. Os mixomas na maxila geralmente envolvem o processo alveolar nas regiões pré-molares e molares, e o processo zigomático.
Periferia. A lesão geralmente é bem definida e pode ter margem corticalizada, mas na maioria das vezes é mal definida, especialmente na maxila.
Estrutura interna. Quando ocorre em uma área pericoronal, um mixoma odontogênico pode parecer cístico e radiotransparente internamente. O osso residual aprisionado dentro do tumor pode conferir uma aparência multilocular ao tumor, e os traços característicos desses septos são retos, finos e "cruzados" (Figura 24.26). A aparência linear dos septos nos mixomas odontogênicos tem sido descrita como tendo aspecto similar a uma raquete de tênis ou se-

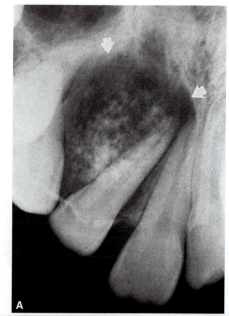

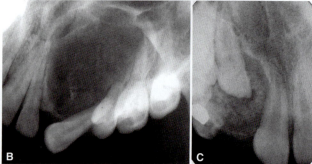

Figura 24.24 A a C. Imagens intraorais de tumores odontogênicos adenomatoides (*setas*, **A**) dentro da maxila com quantidades variáveis de calcificação, algumas das quais com forma de seixo. (A, Cortesia de Dr. R. Howell, Morgantown, WV.)

melhante a uma escada, mas esse padrão é raramente visto. Na realidade, a maioria dos septos é curva e grossa, mas o achado de um ou dois septos retos frequentemente ajuda na interpretação desse tumor (Figura 24.27).
Efeitos sobre estruturas adjacentes. Na mandíbula, o mixoma odontogênico tem tendência a crescer ao longo do osso como um TOQ, sem a mesma quantidade de expansão observada com outros tumores benignos; no entanto, quando se tornam muito grandes, pode haver uma expansão considerável.
Efeitos sobre dentes adjacentes. Quando o mixoma odontogênico surge em uma área dentária dos maxilares, ele desloca os dentes e eles podem se tornar móveis. Os mixomas raramente causam reabsorção das raízes dentárias. A lesão também ocorre frequentemente entre as raízes dos dentes adjacentes, semelhante a um simples cisto ósseo.

Imagens adicionais

A imagem por MDCT e, em particular, a RM podem ajudar a estabelecer o envolvimento intraósseo do tumor e orientar o cirurgião no planejamento das margens de ressecção. A matriz mixomatosa dentro do tumor produz um sinal tecidual muito alto característico nas imagens de ressonância magnética ponderada em T2, e isso é particularmente útil para estabelecer tanto a extensão do tumor no osso como a presença de um tumor recorrente (Figura 24.28).

CAPÍTULO 24 Tumores Benignos e Neoplasias 411

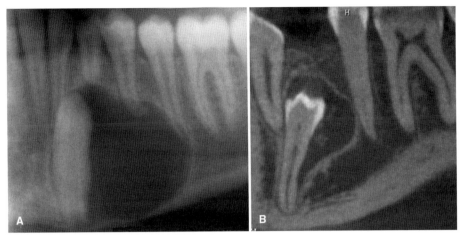

Figura 24.25 A. A imagem panorâmica recortada não mostra calcificações internas aparentes em um tumor odontogênico adenomatoide. **B.** Imagem tomográfica computadorizada de feixe cônico de um tumor odontogênico adenomatoide relacionado ao primeiro pré-molar. Observe as calcificações semelhantes a seixos distais ao pré-molar. (Cortesia de Dr. M. Madhavji, Toronto, ON.)

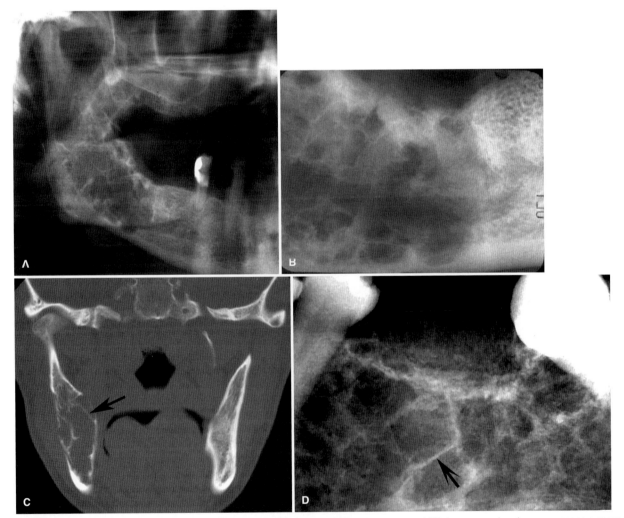

Figura 24.26 Imagens panorâmica (**A**), periapical (**B**) e tomográfica com multidetectores coronal (**C**) de um grande mixoma no corpo e ramo da mandíbula direita. Observe a presença de alguns septos retos, especialmente visíveis na imagem de tomografia computadorizada (TC) (*seta*). A imagem de TC também mostra alguma expansão, embora modesta, do osso, considerando o tamanho total do tumor. **D.** Uma imagem periapical de uma lesão diferente mostra um septo reto e pontiagudo (*seta*).

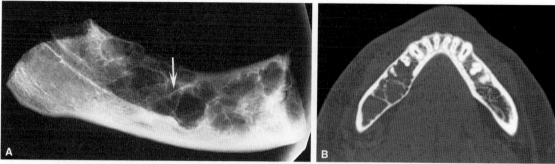

Figura 24.27 Imagem de uma peça cirúrgica retirada (**A**) e do tumor, *in situ* (**B**), de um mixoma odontogênico. Observe o septo reto e afiado (*seta*).

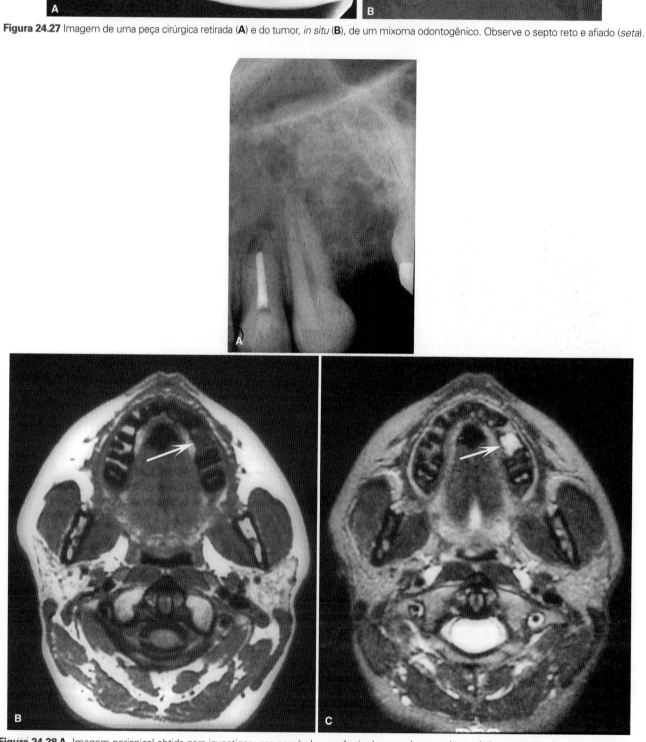

Figura 24.28 A. Imagem periapical obtida para investigar uma possível recorrência de um mixoma odontogênico na região dos pré-molares superiores esquerdos após tratamento por curetagem cirúrgica. **B.** Imagem no plano Axial de ressonância magnética ponderada em T1 mostra um sinal baixo (*preto*) do segmento do processo alveolar (**C**) enquanto a imagem ponderada em T2 mostra um sinal alto (*branco*), que é característico de um mixoma odontogênico, confirmando a presença de uma recidiva.

Diagnóstico diferencial

Como os mixomas odontogênicos apresentam, na maioria das vezes, um padrão interno multilocular, o diagnóstico diferencial deve incluir outras lesões multiloculares, como ameloblastomas, queratocistos odontogênicos, lesões centrais de células gigantes e hemangiomas centrais. O achado de septos finos e retos, característicos, com expansão óssea menor do que a esperada, é muito útil no diagnóstico diferencial. Ocasionalmente, uma pequena área de expansão com septos retos pode ser projetada sobre um córtex ósseo externo intacto e dar uma aparência espiculada. Uma inspeção cuidadosa desta área de expansão, no entanto, revela um córtex externo fino, mas intacto. Um fibroma odontogênico ocasionalmente apresenta as mesmas características radiográficas e não pode ser diferenciado de forma confiável de um mixoma.

Tratamento

Os mixomas odontogênicos são tratados por ressecção com uma quantidade generosa de osso circundante para garantir a remoção do material mixomatoso que pode se infiltrar nos espaços medulares adjacentes. Com tratamento adequado, o prognóstico é bom.

Cementoblastoma

Mecanismo da doença

Cementoblastomas são neoplasias mesenquimais de crescimento lento de cementoblastos. O tumor se manifesta como um crescimento bulboso de cemento que se desenvolve em torno da raiz e ápice radicular de um dente.

Características clínicas

Cementoblastomas são incomuns, embora, provavelmente, ocorram mais frequentemente do que indicam os relatos publicados. A lesão é mais comum em homens do que em mulheres e em idades de 12 a 65 anos, embora a maioria dos pacientes seja mais jovem.

O tumor muitas vezes desenvolve-se em associação com dentes permanentes mas em casos raros ocorre com dentes primários. O tumor geralmente é uma lesão solitária de crescimento lento que pode eventualmente deslocar os dentes. A polpa dentária envolvida é vital, mas frequentemente é relatada dor que pode ser aliviada por fármacos anti-inflamatórios.

Características da imagem

Localização. Os cementoblastomas se desenvolvem nas superfícies radiculares da dentição mandibular (78%), notadamente o pré-molar ou o primeiro molar (90%).

Periferia. A lesão tem uma borda bem definida e corticalizada.

Estrutura interna. Cementoblastomas são lesões radiotransparentes e radiopacas, nas quais a maior parte da estrutura interna é radiopaca (Figura 24.29). O padrão resultante pode ser amorfo, ou um padrão de raio em roda pode ser visto com as estruturas radiopacas que emanam do centro da massa. A densidade da massa cementária geralmente obscurece o contorno da raiz envolvida. Essa massa radiopaca central é circundada por uma faixa radiotransparente, indicando que o tumor está crescendo do centro para a periferia.

Efeitos sobre estruturas adjacentes. Se grande, esse tumor pode causar expansão do osso e, em alguns casos, ocorre perfuração através da parede cortical externa, sem reação periosteal.

Efeitos sobre dentes adjacentes. Se o contorno da raiz for aparente, na maioria dos casos, quantidades variáveis de reabsorção externa da raiz podem ser vistas.

Diagnóstico diferencial

A lesão mais comum para simular um cementoblastoma é uma lesão solitária de displasia cemento-óssea periapical. O diagnóstico diferencial pode ser difícil em alguns casos, e a presença ou ausência de sintomas ou observação da lesão durante um período de tempo pode ser necessária. Geralmente, a banda radiotransparente ao redor do cementoblastoma é melhor definida e uniforme do que com displasia cemento-óssea. Além disso, devido ao padrão de crescimento concêntrico dos cementoblastomas, a forma geral é mais uniforme e esférica do que o contorno ondulatório mais irregular da displasia cemento-óssea. Outras lesões que podem ser incluídas no diagnóstico diferencial podem ser osteíte esclerosante periapical, esclerose óssea densa e hipercementose. No entanto, osteíte esclerosante e esclerose de osso denso não apresentam uma periferia interna radiotransparente. Embora o espaço do ligamento periodontal possa ser visto em torno de uma região de hipercementose, a largura do espaço ligamentar é geralmente mais fina do que a borda radiotransparente interna do cementoblastoma, e não há reabsorção radicular ou expansão mandibular com hipercementose.

Tratamento

Os cementoblastomas são abordados com tratamento endodôntico e amputação radicular. Em casos muito grandes, a excisão e a extração do dente associado podem ser necessárias.

Fibroma odontogênico central

Mecanismo da doença

Os fibromas odontogênicos centrais são neoplasias raras que se assemelham ao mixoma odontogênico. De fato, segundo alguns autores essas entidades representam dois processos ao longo de um espectro de tumores do tipo do tecido conjuntivo. Dois tipos de fibromas odontogênicos centrais têm sido descritos de acordo com os aspectos histopatológicos: o tipo simples, que contém tecido conjuntivo fibroso maduro com restos epiteliais de tipo escamoso disperso e o tipo OMS, que é mais celular, tem mais restos epiteliais e pode conter mineralização displásica.

Características clínicas

A maioria dos casos de fibromas odontogênicos centrais ocorre entre as idades de 11 e 39 anos, e há uma preponderância feminina definitiva com uma razão relatada de 2,2: 1. Uma característica incomum, mas bastante singular de alguns casos maxilares, é uma fissura ou depressão na região da mucosa palatal onde a expansão pelo tumor seria esperada (Figura 24.30A).

Características da imagem

Localização. Os fibromas odontogênicos centrais ocorrem um pouco mais frequentemente na mandíbula. O local mais comum é a região molar-pré-molar na mandíbula e anterior ao primeiro molar na maxila.

Periferia. A periferia geralmente é bem definida e pode haver uma borda corticalizada.

Estrutura interna. Lesões menores geralmente são uniloculares, e lesões maiores têm padrão multilocular. Os septos internos podem ser finos e retos, como nos mixomas odontogênicos, ou podem ser granulares, assemelhando-se à estrutura interna vista nas lesões de células gigantes. Algumas lesões são totalmente radiotransparentes, enquanto a calcificação interna desorganizada foi relatada em outras.

Efeitos sobre estruturas adjacentes. Um fibroma odontogênico central pode causar expansão com a manutenção de um limite cortical fino ou ocasionalmente pode crescer ao longo do osso com expansão mínima semelhante a um tumor odontogênico queratocístico ou mixoma.

Efeitos sobre dentes adjacentes. A disjunção dentária é comum e a reabsorção de raiz foi relatada. Algumas lesões maxilares têm um comportamento distinto de reabsorção do osso ao redor dos dentes sem deslocamento ou reabsorção dentária (Figura 24.30B).

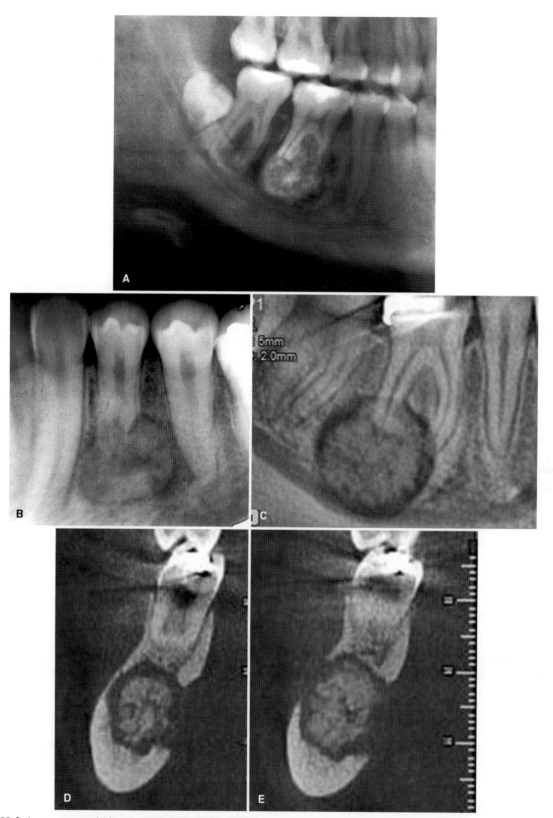

Figura 24.29 A. Imagem panorâmica recortada mostrando grande massa bulbosa, radiopaca, presa às raízes do primeiro molar inferior direito. Uma borda radiotransparente pode ser vista em torno da massa, e ocorreu reabsorção radicular das raízes dos molares. **B.** Imagem periapical de uma lesão associada a um pré–molar (**B**). Imagens panorâmica recortada (**C**) e tomográficas computadorizadas de feixe cônico transversais vestibulolinguais (**D** e **E**) de um cementoblastoma relacionado às raízes de um primeiro molar inferior. Há perfuração das placas corticais vestibular e lingual sem evidência de formação óssea periosteal. (A e B, Cortesia de Dr. B. Pynn, Toronto, ON. C a E, Cortesia de Dr. M. Amintavakoli, Teerã, Irã.)

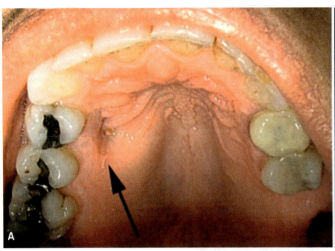
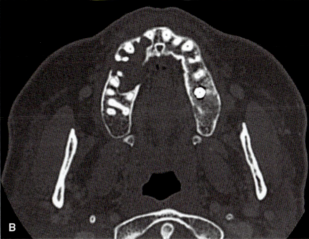

Figura 24.30 A. Fotografia clínica de um fibroma odontogênico da maxila demonstrando uma fenda (*seta*) na mucosa palatina. **B.** Imagem tomográfica computadorizada axial do mesmo caso, mostrando perda de ambas as paredes corticais vestibular e palatina, sem extensão para os tecidos adjacentes e reabsorção óssea ao redor das raízes dos dentes superiores com desvio ou reabsorção radicular.

Diagnóstico diferencial

As características histopatológicas podem assemelhar-se às de um fibroma desmoplásico central se não houver camada epitelial aparente. Os fibromas desmoplásicos, no entanto, são mais agressivos e tendem a romper o córtex periférico e invadir o tecido mole circundante. Os septos em fibroma desmoplásico são muito grossos, retos e angulares. Se os septos finos e retos estiverem presentes no fibroma odontogênico, pode ser impossível diferenciar essa neoplasia de um mixoma odontogênico somente em critérios radiográficos. Se os septos granulares estiverem presentes, a aparência pode ser idêntica a uma lesão de células gigantes.

Tratamento

Os fibromas odontogênicos centrais são tratados com excisão simples. Essas lesões têm uma taxa de recorrência muito baixa.

TUMORES E NEOPLASIAS NÃO ODONTOGÊNICOS

Neuroma

Mecanismo da doença

Apesar de seu nome, um neuroma não é uma neoplasia. Pelo contrário, é uma proliferação reativa, mas anormal, de tecido cicatricial após traumatismo de um nervo periférico. Esse traumatismo pode ser o resultado de lesão mecânica ou química causada por fratura óssea, cirurgia, biopsia ou excisão de um cisto ou tumor, extrusão de material endodôntico, colocação de implante dentário ou extração dentária. Consequentemente, neuromas também foram referidos como neuromas traumáticos ou de amputação. As células nervosas em proliferação formam uma rede desorganizada de fibras nervosas composta de proporções variáveis de axônios, tecido conjuntivo perineural, células de Schwann e tecido cicatricial.

Características clínicas

Neuromas são hiperplasias reativas de crescimento lento que raramente se tornam grandes; eles raramente excedem 1 cm de diâmetro. Podem causar vários sintomas, incluindo dor grave resultante da pressão aplicada à medida que a massa emaranhada aumenta no osso, ou como resultado de traumatismo externo. O paciente também pode desenvolver uma neuralgia, com dor relacionada a olhos, face e cabeça.

Características da imagem

As características de imagem de um neuroma se relacionam com a extensão e forma da massa proliferativa de tecido neural dentro do osso.
Localização. A localização mais frequente é a do mento, seguida pela maxila anterior e pela região posterior da mandíbula.
Periferia. Os neuromas em geral têm bordas corticais bem definidas. Eles podem ocorrer em várias formas, dependendo da quantidade de resistência à expansão oferecida pelo osso circundante. Na mandíbula, o tumor geralmente se forma no canal da mandíbula e, portanto, sua periferia assume a corticalização das bordas do canal.
Estrutura interna. A estrutura interna é totalmente radiotransparente.
Efeitos sobre estruturas adjacentes. Expansão fusiforme do canal da mandíbula pode ocorrer.
Efeitos sobre dentes adjacentes. Não há efeitos sobre os dentes.

Diagnóstico diferencial

É impossível diferenciar esta lesão de outros tumores neurais benignos, incluindo schwannomas e neurofibromas.

Tratamento

O tratamento é recomendado porque os neuromas tendem a continuar a aumentar e também podem causar dor. Independentemente do tipo de lesão que precipita o desenvolvimento do neuroma, a recorrência é incomum após uma simples excisão.

Neurofibroma

Mecanismo da doença

Os neurofibromas são causados por proliferações de células de Schwann em um padrão desordenado que inclui porções de fibras nervosas, como axônios dos nervos periféricos e tecido conjuntivo da bainha de Schwann. Conforme os neurofibromas crescem, eles podem incorporar axônios. Em contraste, um Schwannoma é composto inteiramente de células de Schwann e cresce deslocando os axônios.

Características clínicas

O neurofibroma intraósseo pode ser a mesma lesão que ocorre na neurofibromatose ou na doença de von Recklinghausen. Embora as lesões intraósseas também possam ocorrer na doença de von Recklinghausen, elas são mais raras. Os neurofibromas podem ocorrer em qualquer idade, mas geralmente são encontrados em pacientes jovens. Os neurofibromas associados ao nervo mandibular podem produzir dor ou parestesia, e podem expandir e perfurar o córtex ósseo, causando um inchaço firme ou de difícil palpação.

Características da imagem
Localização. Os neurofibromas intraósseos podem ocorrer no canal da mandíbula, no osso esponjoso e subjacentes ao periósteo.
Periferia. Assim como os neurilemomas, as margens da radiotransparência dos neurofibromas geralmente são muito bem definidas e podem ser corticalizadas. No entanto, apesar da lenta taxa de crescimento do neurofibroma, algumas lesões podem apresentar margens indistintas.
Estrutura interna. Os tumores geralmente parecem uniloculares, mas ocasionalmente podem ter uma aparência multilocular.
Efeitos sobre estruturas adjacentes. Um neurofibroma da mandíbula mostra um aumento fusiforme do canal (Figura 24.31).
Efeitos sobre dentes adjacentes. Não há efeitos sobre os dentes.

Diagnóstico diferencial
A diferenciação de outros tipos de lesões neurais pode ser impossível. Esse tumor pode ser diferenciado das lesões vasculares, pois a expansão do canal é focal e fusiforme, enquanto as lesões vasculares aumentam todo o canal e alteram seu trajeto.

Tratamento
Neurofibromas intraósseos solitários que foram retirados raramente recidivam. No entanto, é aconselhável reexaminar a área periodicamente porque esses tumores não são encapsulados, e alguns sofrem alterações malignas.

Schwannoma
Mecanismo da doença
O schwannoma ou neurilemoma é um tumor de origem neuroectodérmica, decorrente das células de Schwann que produzem a bainha de mielina ao redor dos axônios dos nervos periféricos. A causa exata é desconhecida.

Características clínicas
Os schwannomas crescem lentamente, podem ocorrer em qualquer idade (mas comumente surgem na segunda e terceira décadas) e afetam com igual frequência homens e mulheres. A mandíbula e o sacro são os locais mais comuns. Essas lesões causam poucos sintomas além daqueles relacionados à localização e ao tamanho do tumor. A principal queixa é um inchaço inexplicável. Embora a dor seja incomum, a menos que o tumor invada os nervos adjacentes, parestesia pode surgir, especialmente com lesões originadas no canal da mandíbula. A dor, quando presente, geralmente se desenvolve no local do tumor. Se ocorrer parestesia, é sentida distalmente (*i. e.*, mais periférica) ao tumor.

Características da imagem
Localização. O schwannoma comumente pode envolver a mandíbula, com menos de 1 em 10 casos ocorrendo na maxila. O tumor mais frequentemente está localizado dentro de um canal da mandíbula expandindo entre o forame mandibular e o forame mentual (Figura 24.32).
Periferia. De acordo com a lenta taxa de crescimento, as bordas desses tumores são bem definidas e as paredes corticais do canal da mandíbula envolvem a lesão. Pequenas lesões podem parecer císticas, mas mais comumente a forma do tumor expande o canal de maneira mais fusiforme.

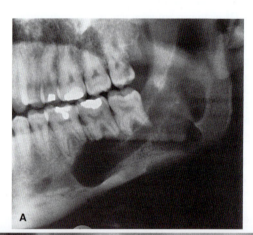
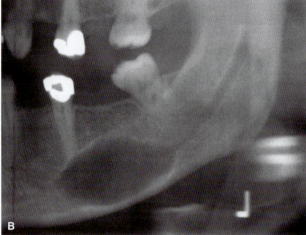

Figura 24.31 Neurofibroma. **A.** Porção de uma radiografia panorâmica mostra um neurofibroma se formando no corpo da mandíbula ao longo do trajeto do canal da mandíbula. **B.** Imagem panorâmica recortada de um neurofibroma no interior do corpo da mandíbula esquerda. Observe o formato fusiforme enquanto o tumor expande o canal.

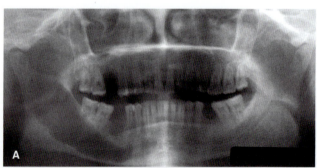
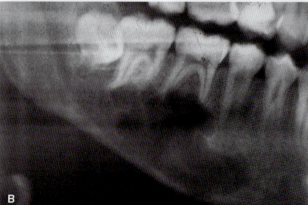

Figura 24.32 A. Imagem panorâmica de um schwannoma grande expandindo todo o canal mandibular; do forame mandibular para o forame mentual. **B.** Imagem panorâmica recortada de um tumor menor.

Estrutura interna. A estrutura interna é uniformemente radiotransparente. Quando as lesões têm um contorno recortado, isso pode dar uma falsa impressão de um padrão multilocular.

Efeitos sobre estruturas adjacentes. Se o tumor atinge o forame mandibular ou o forame mentual, pode causar aumento destes forames. A expansão do canal da mandíbula é lenta, o córtex externo do canal é mantido e a expansão do canal geralmente é localizada com um epicentro definido, a menos que a lesão seja grande.

Efeitos sobre dentes adjacentes. Se o tumor se tornar grande, pode estender-se superiormente para envolver as áreas dentadas da mandíbula e causar a reabsorção radicular dos dentes adjacentes (Figura 24.33).

Diagnóstico diferencial

Como os schwannomas geralmente se originam dentro do canal da mandíbula, lesões vasculares, como hemangioma ou malformações arteriovenosas (MAV), também devem ser consideradas. Os schwannomas têm, no entanto, um epicentro distinto dentro do canal, enquanto as lesões vasculares geralmente causam um alargamento mais uniforme de todo o comprimento do canal sem um epicentro óbvio. Além disso, as lesões vasculares podem alterar o curso do canal, podendo assumir uma aparência serpiginosa. Apenas os tumores neurais e as lesões vasculares se originam dentro do canal mandibular, mas lesões malignas podem se desenvolver dentro do canal como consequência da disseminação perineural. Com uma lesão maligna, o canal é muitas vezes irregularmente alargado e há destruição do córtex.

Tratamento

A excisão é geralmente o tratamento de escolha. Estas lesões geralmente não recidivam, se completamente removidas. Uma cápsula de tecido mole geralmente está presente, facilitando a remoção cirúrgica, embora ocasionalmente a preservação do nervo possa não ser possível. No entanto, o exame periódico é indicado para verificar a recorrência.

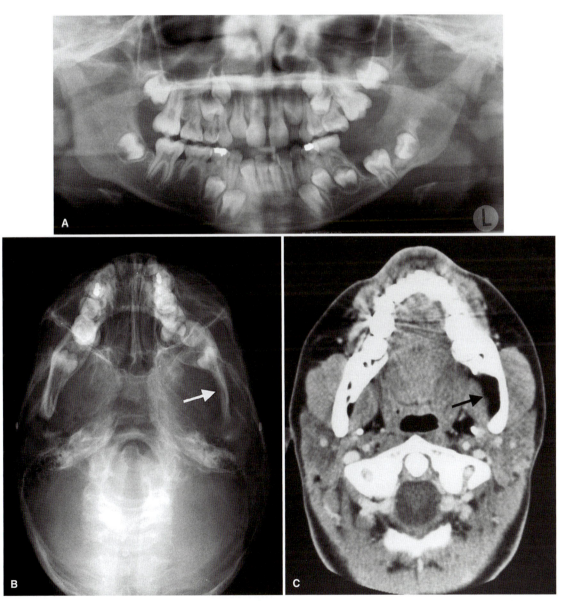

Figura 24.33 Exemplo de neurofibromatose envolvendo a mandíbula. **A.** A imagem panorâmica demonstra aumento da incisura esquerda, aumento do forame mandibular e interferência da irrupção do primeiro e segundo molares. **B.** A vista do crânio basal do mesmo caso revela afinamento e curvatura do ramo na direção lateral (*seta*). **C.** A imagem tomográfica computadorizada de multidetectores axiais com janela de tecido mole mostra que a gordura está adjacente ao ramo anormal da mandíbula (*seta*).

Neurofibromatose
Mecanismo da doença

A neurofibromatose é uma das facomatoses; um grupo de doenças multissistêmicas que podem envolver o sistema nervoso central, os olhos e a pele. Três processos de doença foram definidos: neurofibromatose tipo 1 (NF1), neurofibromatose tipo 2 (NF2) e schwannomatose. O gene *NF1* codifica uma proteína chamada neurofibromina que se comporta como uma proteína supressora de tumor e é produzida pelas células de Schwann na periferia e oligodendrócitos centralmente. Mutações na *NF1* resultam na proliferação descontrolada de células de Schwann e/ou fibroblastos ao longo dos nervos periféricos. Em contraste, o *NF2* codifica uma proteína chamada merlin ou schwannomin, que também tem qualidades supressoras de tumores e controla a forma, o crescimento e a adesão das células. Mutações de *NF2* resultam no controle não mediado da progressão do ciclo celular, aumentando a divisão e a proliferação celular. Pouco se conhece atualmente de schwannomatose; no entanto, foram identificadas mutações em dois genes, *SMARCB1* e *LZTR1*, que funcionam como genes supressores do crescimento tumoral.

Características clínicas

Neurofibromatose tipo 1 ou doença de von Recklinghausen é a forma de neurofibromatose que pode comumente envolver a região bucomaxilofacial. Além disso, é uma das doenças genéticas mais comuns, afetando aproximadamente 1:3.000 nascimentos. As manifestações mais comuns são o desenvolvimento de neurofibromas cutâneos e subcutâneos e neurofibromas plexiformes maiores. A pigmentação da pele, denominada manchas café com leite, também pode ser identificada, com as manchas ficando maiores e mais numerosas com a idade; a maioria dos pacientes acaba tendo mais de seis pontos com mais de 1,5 cm de diâmetro. A expressão de NF1 também pode incluir displasias dos ossos de cabeça e pescoço, incluindo o ramo da mandíbula e as asas maiores e menores do osso esfenoide.

Características da imagem

As alterações morfológicas nas mandíbulas com NF1 podem ser características. Essas alterações incluem as seguintes alterações na forma da mandíbula: aumento do entalhe coronoide nas dimensões horizontal e/ou vertical, desenvolvimento de um ângulo obtuso entre o corpo e o ramo, alongamento e deformidade da cabeça da mandíbula e curvatura lateral e adelgaçamento do ramo da mandíbula (Figura 24.33A). Alterações na morfologia mandibular podem continuar a aumentar em gravidade durante a segunda década. Outras alterações radiográficas incluem aumento dos forames mentual e mandibular, do canal da mandíbula e aumento da incidência de ramificação do canal. Alterações erosivas no contorno externo da mandíbula e interferência na irrupção normal dos molares também podem ocorrer. A displasia da asa do esfenoide pode resultar em aumento da largura medial/lateral da fissura orbitária superior na projeção radiográfica de Waters como uma "órbita vazia". Acúmulos anormais de tecido adiposo dentro das deformidades da mandíbula e osso esfenoide foram observados em imagens produzidas por MDCT (Figura 24.33C).

Tratamento

A maioria dos pacientes vive uma vida normal com nenhum ou poucos sintomas. Pequenos neurofibromas cutâneos e subcutâneos podem ser removidos se forem dolorosos, mas grandes neurofibromas plexiformes devem ser deixados. A conversão maligna dessas lesões ocorreu em raros casos.

TUMORES E NEOPLASIAS MESENQUIMAIS

Ilhotas ósseas densas
Mecanismo da doença

Ilhotas ósseas densas, também conhecidas como enostose ou osteosclerose idiopática, são as "contrapartes internas" das exostoses; elas representam crescimentos hamartomatosos localizados do osso cortical no espaço ósseo esponjoso.

Características clínicas

Ilhotas ósseas densas são assintomáticas.

Características da imagem

Localização. Ilhotas ósseas densas são mais comuns na mandíbula do que na maxila. Ocorrem mais frequentemente nas áreas pré-molar e molar (Figura 24.34A), embora a sua presença não se correlacione com a presença ou ausência de dentes.

Periferia. Ilhota óssea densa se comunica diretamente com um osso normal adjacente. A periferia geralmente é bem definida e, ocasionalmente, se mescla com as trabéculas do osso circundante.

Estrutura interna. O padrão interno das ilhotas ósseas densas pode variar de um padrão tipo vidro fosco para um padrão uniformemente radiopaco (Figura 24.34B). Em alguns casos, áreas radiotransparentes heterogêneas podem ser visualizadas, dependendo da espessura da ilhota.

Efeitos sobre estruturas adjacentes. Não há efeitos em estruturas adjacentes.

Efeitos sobre dentes adjacentes. Uma ilhota óssea densa localizada na região periapical de raiz dentária pode induzir reabsorção radicular externa (Figura 24.34C). O dente mais envolvido é o primeiro molar inferior. Em todas as circunstâncias, a polpa dentária é vital e a reabsorção radicular parece ser autolimitada. Um espaço visível do ligamento periodontal pode ser visível entre a raiz do dente reabsorvida e a ilhota óssea densa. Em casos muito raros, as ilhotas podem inibir a erupção de um dente e até mesmo causar deslocamento.

Diagnóstico diferencial

Várias entidades radiopacas devem ser consideradas na execução de um diagnóstico diferencial. Quando uma ilhota está localizada no ápice da raiz, pode assemelhar-se a osteíte esclerosante periapical. No entanto, na osteíte esclerosante, há um alargamento associado do espaço do ligamento periodontal periapical. Além disso, a osteíte esclerosante deve ter um epicentro apenas apical ao ápice radicular do dente. Finalmente, a doença inflamatória periapical pode ter uma etiologia aparente, como uma grande restauração ou lesão cariosa.

Ilhas densas também podem ter semelhanças com displasia cemento-óssea periapical, ou hipercementose ou cementoblastoma. Nesses casos, deve haver uma periferia radiotransparente entre o centro radiopaco dessas lesões e o osso normal adjacente.

Ilhotas ósseas densas são geralmente de tamanho estático, mas podem aumentar de tamanho, especialmente quando há crescimento ativo. Se cinco ou mais ilhotas estiverem presentes, a polipose adenomatosa deve ser considerada.

Tratamento

Ilhota óssea densa não requer tratamento. Se várias ilhotas estiverem presentes, a história familiar do paciente deve ser revisada quanto à presença de pólipos no cólon.

Hiperostose
Mecanismo da doença

Hiperostoses e exostoses são massas exofíticas, hamartomatosas, principalmente de osso cortical, que se originam da superfície óssea.

CAPÍTULO 24 Tumores Benignos e Neoplasias 419

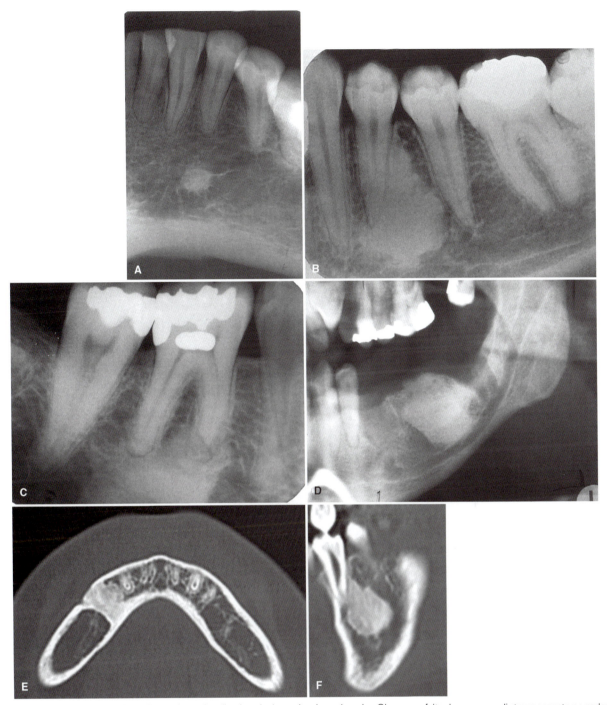

Figura 24.34 A. Uma pequena ilhota óssea densa localizada apical ao primeiro pré-molar. Observe a falta de um aro radiotransparente ao redor da ilhota. Além disso, algumas das trabéculas circundantes parecem se fundir na radiopacidade. **B.** Ilhota maior entre os dentes pré-molares. Observe os espaços do ligamento periodontal de aparência normal e a continuidade com a lâmina dura. **C.** Ilhota óssea densa localizada apicalmente a um primeiro molar inferior, causando reabsorção radicular externa. **D.** Ilhota óssea densa grande ocupando o corpo da mandíbula esquerda. Imagens tomográficas computadorizadas axial (**E**) e sagital (**F**). Observe a margem fina contígua que se mistura ao osso ao redor.

Ocasionalmente, hiperostoses podem incorporar uma pequena quantidade de osso esponjoso interno. Na literatura odontológica, os termos exostose e hiperostose são usados para se referir à mesma entidade, mas na literatura médica o termo exostose é frequentemente utilizado para se referir a um osteocondroma, uma neoplasia benigna de cartilagem e osso.

Características clínicas

As hiperostoses se desenvolvem mais comumente nas superfícies vestibulares dos processos alveolares superiores, geralmente na área canina ou molar (Figura 24.35). Elas também podem ocorrer na superfície palatal ou crista, e menos comumente no processo alveolar mandibular, onde podem se desenvolver sob o pôntico de uma prótese parcial fixa. Eles são menos comuns que os toros palatinos ou mandibulares; no entanto, à semelhança do toro, hiperostoses podem atingir um tamanho grande e podem ser solitárias ou múltiplas. Hiperostoses podem ser proeminências planas na superfície óssea, ou podem ser nodulares ou pedunculadas. Em todos os casos, as hiperostoses são cobertas com mucosa normal e são ósseas e duras à palpação. Estudos publicados sugerem uma predominância masculina e um aumento na frequência com a idade.

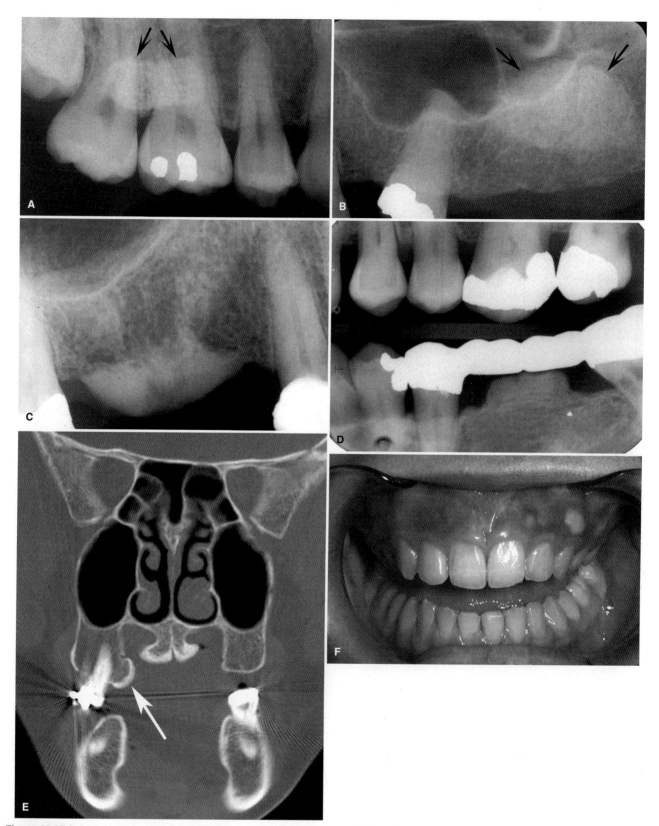

Figura 24.35 A. Imagem periapical de uma região de hiperostose na face vestibular do processo alveolar da maxila, uma região de radiopacidade que se sobrepõe às raízes dos molares (*setas*). **B.** Outro exemplo de hiperostose sobreposta à maxila posterior esquerda desdentada. Imagens periapical (**C**) e interproximal (**D**) de hiperostose na crista do processo alveolar e abaixo de um pôntico de prótese. **E.** Imagem tomográfica computadorizada de feixe cônico coronal da hiperostose localizada na face palatina do processo alveolar maxilar direito. Observe a presença de um toro maxilar também. **F.** Fotografia clínica de uma pequena hiperostose que ocorre na superfície vestibular da crista alveolar da maxila.

Características da imagem

Localização. O processo alveolar maxilar é o local mais comum e a imagem das hiperostoses é sobreposta às raízes dos dentes adjacentes.

Periferia. A periferia de uma hiperostose é geralmente bem definida e suavemente contornada com uma borda curva (Figura 24.35). No entanto, algumas podem ter bordas mal definidas que se misturam ao osso normal circundante.

Estrutura interna. A estrutura interna de uma hiperostose normalmente é homogênea e radiopaca. Embora grandes hiperostoses possam ter um padrão ósseo interno esponjoso, na maioria das vezes consistem apenas em osso cortical.

Efeitos sobre estruturas adjacentes. Hiperostoses são contínuas com a superfície óssea. Essa continuidade pode ser difícil de visualizar em imagens simples, pois as hiperostoses podem ser pequenas.

Efeitos sobre dentes adjacentes. Hiperostoses não têm efeitos sobre os dentes.

Tratamento

Hiperostoses não requerem tratamento.

Toro

Mecanismo da doença

Um toro é uma protuberância idiopática do osso que pode ocorrer na linha média do palato duro (toro palatino) ou na face lingual da mandíbula (toro mandibular). Supõe-se que fatores genéticos e ambientais possam estar envolvidos no desenvolvimento do toro mandibular, com as forças mastigatórias sendo relatadas como um fator essencial subjacente à formação. A alta prevalência entre os Inuit e outros povos subárticos que exercem cargas extraordinárias de mastigação em seus dentes e maxilares parece apoiar essa sugestão.

Características clínicas

O toro palatino (Figura 24.36) é a hiperostose mais comum e ocorre em cerca de 20% da população. Toro ocorre com menos frequência na superfície lingual da mandíbula, em aproximadamente 8% da população. Curiosamente, vários estudos mostraram diferenças marcantes entre os sexos e grupos étnicos. Por exemplo, os toros desenvolvem-se comumente na população asiática e cerca de duas vezes mais em mulheres do que em homens. Além disso, em mulheres, a ocorrência do toro mandibular correlaciona-se à ocorrências do toro palatino, mas este aparentemente não é o caso nos homens. Embora o toro possa ser descoberto em qualquer idade, é raro em crianças. Eles geralmente se desenvolvem em adultos jovens antes dos 30 anos de idade, e eles podem continuar a aumentar lentamente durante toda a vida.

O número, o tamanho e a forma dos toros podem variar amplamente. No palato duro, a base da massa óssea se estende ao longo do teto do palato duro, e a massa se estende para baixo na cavidade oral. Estas lesões foram descritas como sendo planas, lobuladas, nodulares ou semelhantes a cogumelos. Na mandíbula, um ou mais toros podem se desenvolver, e podem ser unilaterais ou bilaterais, desenvolvendo-se mais frequentemente na região dos pré-molares (Figura 24.37). Toro mandibular também pode variar em tamanho, variando de um crescimento que é quase palpável a um que contata um toro no lado oposto. Em contraste com os toros palatinos, os toros mandibulares se desenvolvem mais tarde, em adultos de meia-idade. A mucosa normal cobre a massa óssea e a mucosa pode ser fina e parecer pálida. Consequentemente, se traumatizada, a mucosa pode facilmente ulcerar. Os pacientes muitas vezes não têm consciência de ter toro e, às vezes, os pacientes que os descobrem podem insistir que surgiram repentinamente e que cresceram rapidamente.

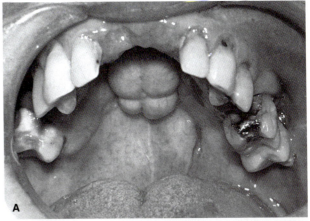
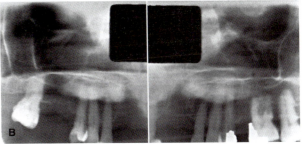

Figura 24.36 A. Fotografia clínica do toro palatino. **B.** Imagem panorâmica recortada mostra imagem radiopaca do toro palatino sobreposta aos ápices radiculares dos pré-molares superiores e caninos. (Cortesia de Dr. R. Baker, Chapel Hill, NC).

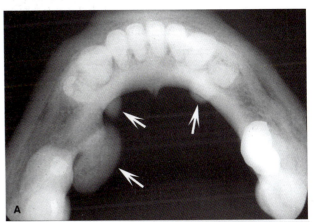
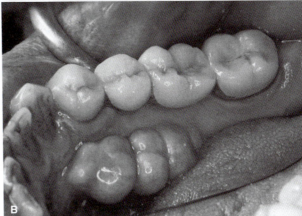

Figura 24.37 A. A imagem oclusal transversal mostra os toros mandibulares assimétricos (*setas*). **B.** Fotografia clínica de um caso diferente. Os toros se estendem da região do canino ao primeiro molar. (B, Cortesia de Dr. B. Friedland, Boston, MA.)

Características da imagem

Localização. Nas imagens periapicais ou panorâmicas, o toro palatino aparece como uma estrutura radiopaca densa sobreposta às coroas e/ou raízes da dentição dos pré-molares superiores e molares superiores (Figura 24.38). O reconhecimento do toro mandibular depende de sua aparência e localização. Sua presença reforça bilateralmente essa impressão, embora possam ocorrer unilateralmente. Nas imagens periapicais inferiores, um toro mandibular aparece como uma entidade radiopaca, geralmente sobreposta às raízes dos pré-molares e molares e ocasionalmente sobre um canino ou incisivo (Figura 24.39).

Periferia. A periferia dos toros é bem definida, e eles parecerão convexos ou com um contorno lobulado (Figura 24.40). Os toros mandibulares, em particular, podem aparecer demarcados de maneira muito nítida em imagens intraorais.

Estrutura interna. O toro internamente apresenta aspecto radiopaco.

Efeitos sobre estruturas adjacentes. Os toros são contínuos com a superfície óssea da qual eles estão surgindo. Essa continuidade pode ser difícil de visualizar na maxila, a menos que apareçam em imagens de CBCT ou MDCT. Na mandíbula, essa continuidade pode ser visualizada em imagens oclusais transversais.

Efeitos sobre dentes adjacentes. Toro não tem efeitos sobre os dentes.

Tratamento

Toro geralmente não requer tratamento, embora a remoção possa ser necessária para acomodar uma prótese removível.

Osteoma

Mecanismo da doença

A etiologia do osteoma de crescimento lento é obscura e não se sabe se os osteomas são hamartomas ou neoplasias. Consequentemente, o comportamento e as aparências radiológicas se sobrepõem consideravelmente a densas ilhas ósseas, hiperostoses e toro. Osteomas se desenvolvem a partir do periósteo e podem ocorrer externamente em uma superfície óssea ou dentro dos seios paranasais da cartilagem ou periósteo embrionário.

Características clínicas

Os osteomas podem ocorrer em qualquer idade, mas são mais frequentemente encontrados em indivíduos com mais de 40 anos. Osteomas podem se desenvolver como uma entidade solitária, ou haver múltiplos, ocorrendo em um único osso ou em numerosos ossos. Embora a maioria dos osteomas seja pequena, alguns podem se tornar grandes o suficiente para causar impacto anatômico ou funcional na região oral

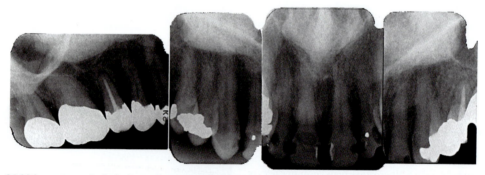

Figura 24.38 Imagens periapicais da maxila mostram uma área radiopaca com as bordas bem definidas do toro palatino.

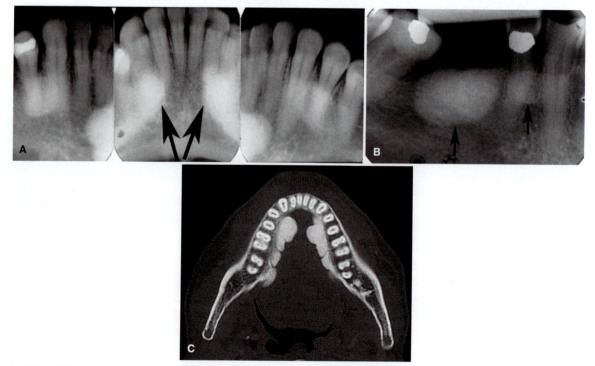

Figura 24.39 A e **B.** Os toros mandibulares geralmente são vistos como radiopacidades densas em imagens periapicais, sobrepostas às raízes dentárias (*setas*). **C.** Imagem tomográfica computadorizada axial com toro mandibular bilateral.

e maxilofacial. Osteomas que surgem dentro do seio frontal e células aéreas etmoidais podem fazê-lo sem quaisquer sinais ou sintomas clínicos. Se eles se tornarem grandes o suficiente, podem bloquear o fluxo de secreções mucosas desses espaços aéreos, criando as condições para a formação de uma mucocele.

Os osteomas se originam do periósteo e podem ocorrer externamente na superfície óssea ou dentro dos seios paranasais (Figura 24.41). Quando os osteomas se desenvolvem em uma superfície óssea, um paciente pode perceber uma tumefação intensa. O inchaço é indolor até que seu tamanho ou posição interfira na função. Os osteomas estão ligados ao córtex da mandíbula por um pedículo ou ao longo de uma base ampla. Estruturalmente, os osteomas podem ser divididos em três tipos: lesões compostas de osso cortical (também chamados osteomas de marfim); lesões compostas de osso esponjoso; e lesões compostas de uma combinação de ambos.

Características da imagem

Localização. A mandíbula é mais comumente envolvida do que a maxila. Essa entidade é encontrada mais frequentemente na superfície medial do ramo da mandíbula ou na borda inferior da mandíbula na área do molar (Figura 24.42). As lesões mandibulares são exofíticas e podem ser pedunculadas ou sésseis, estendendo-se aos tecidos moles adjacentes (Figura 24.43). Osteomas também ocorrem nos seios paranasais, especialmente no seio frontal e nas células aéreas etmoidais.

Periferia. Osteomas têm fronteiras bem definidas. Os osteomas corticais não possuem um córtex visível, enquanto os osteomas com um núcleo ósseo esponjoso podem ter uma periferia corticada.

Estrutura interna. Osteomas compostos apenas por osso cortical são uniformemente radiopacos, enquanto os osteomas contendo osso esponjoso mostram evidências de estrutura trabecular interna.

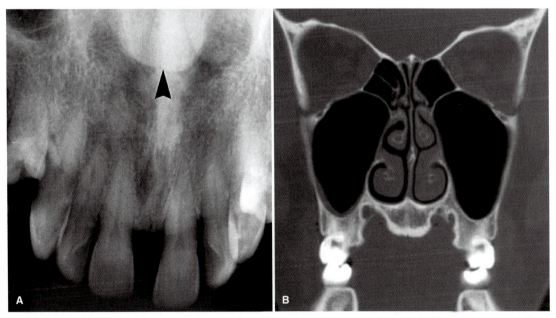

Figura 22.40 Toro palatino (*seta*) em imagem oclusal (**A**) e tomografia computadorizada de feixe cônico coronal (**B**).

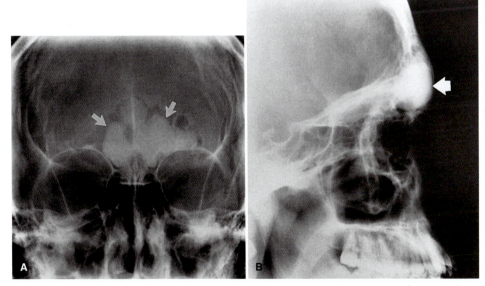

Figura 24.41 A. Uma vista posteroanterior do crânio mostra um osteoma como uma grande massa amorfa no seio frontal (*setas*). **B.** A vista lateral do crânio mostra um osteoma ocupando a maior parte do espaço no seio (*seta*). (Cortesia de Dr. G. Himadi, Chapel Hill, NC.)

424 **PARTE 3** Interpretação

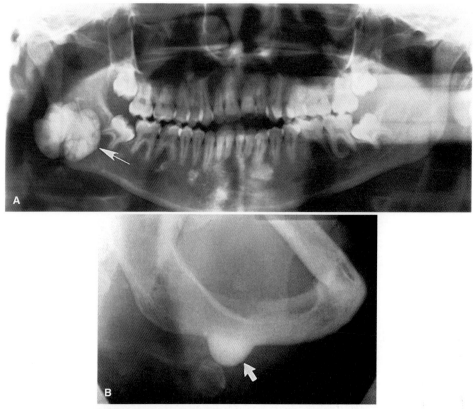

Figura 24.42 A. A imagem panorâmica mostra um osteoma na região do ângulo da mandíbula direita (*seta*). **B.** Uma imagem lateral oblíqua da mandíbula mostra um osteoma como massa séssil, exofítica e radiopaca presa à borda inferior da mandíbula (*seta*). (A, De Matteson SR. *Dent Radiogr Photogr.* 1985; 57 (1-4): 3–16, 53–59.)

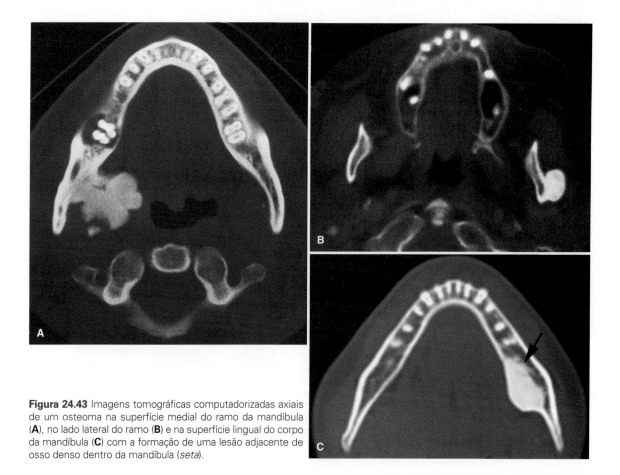

Figura 24.43 Imagens tomográficas computadorizadas axiais de um osteoma na superfície medial do ramo da mandíbula (**A**), no lado lateral do ramo (**B**) e na superfície lingual do corpo da mandíbula (**C**) com a formação de uma lesão adjacente de osso denso dentro da mandíbula (*seta*).

Efeitos sobre estruturas adjacentes. Lesões grandes podem deslocar tecidos moles adjacentes, como os músculos da mastigação, e causar disfunção mandibular. Em alguns casos, há uma reação óssea esclerótica dentro do osso progenitor e adjacente à base dos osteomas. O aparecimento desta reação óssea esclerótica é idêntico a uma ilhota óssea densa.

Diagnóstico diferencial

Normalmente a aparência de um osteoma é característica. Um pequeno osteoma pode ser semelhante em aparência a grande hiperostose ou toro. Osteomas envolvendo a cabeça da mandíbula podem ser difíceis de diferenciar de osteocondromas, osteófitos ou hiperplasia condilar. Além disso, os osteomas envolvendo o processo coronoide podem ser semelhantes aos osteocondromas.

Tratamento

A menos que o osteoma interfira na função normal ou represente um problema cosmético, essa lesão pode não necessitar de tratamento. Em tais casos, o osteoma deve ser mantido sob observação. A ressecção de osteomas é possível, mas pode ser difícil se o osteoma for do tipo cortical (marfim).

Síndrome da polipose adenomatosa familiar
Mecanismo da doença

A síndrome de Gardner é um subtipo de polipose adenomatosa familiar, um distúrbio genético causado por mutação do gene da polipose adenomatosa. Essa mutação resulta no desenvolvimento de múltiplos pólipos colônicos, e esses pacientes correm um risco maior de desenvolver câncer de cólon. Esses pólipos podem se tornar malignos em uma idade média de 39 anos na forma clássica, ou em uma idade média de 59 anos na forma atenuada.

Os osteomas múltiplos são uma característica da síndrome de Gardner, assim como múltiplas ilhas densas de osso, cistos epidermoides e tumores desmoides subcutâneos. Os osteomas associados aparecem durante a segunda década e são mais comuns nos ossos frontal e esfenoidal, maxila e mandíbula (Figura 24.44). Como os osteomas e ilhotas ósseas densas geralmente se desenvolvem antes de os pólipos intestinais serem identificados, o reconhecimento precoce da síndrome pode ser um evento salvador. Ocasionalmente, osteomas podem não estar presentes, mas a presença de cinco ou mais ilhotas ósseas densas pode indicar uma síndrome de polipose múltipla familiar (Figura 24.45). Além disso, as anormalidades

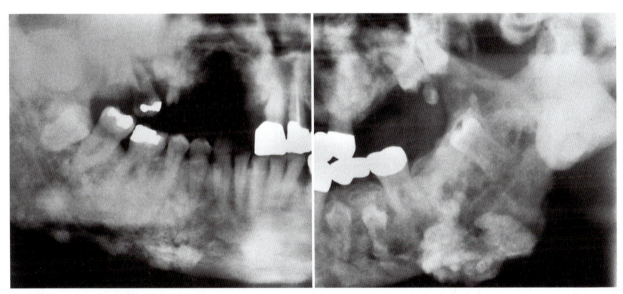

Figura 24.44 A imagem panorâmica mostra vários osteomas e ilhotas ósseas densas em ambos os maxilares em um paciente com síndrome de Gardner. Observe os segundos pré-molares esquerdos inferiores impactados.

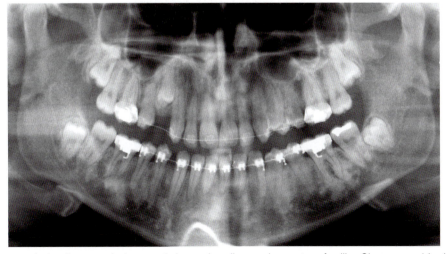

Figura 24.45 Imagem panorâmica de um paciente com síndrome de polipose adenomatosa familiar. Observe as várias ilhotas ósseas densas em toda a mandíbula; uma interferiu na irrupção do primeiro pré-molar superior direito.

dentárias incluem uma frequência aumentada de dentes supranumerários e impactados, e os odontomas também podem ocorrer na síndrome de Gardner.

Tratamento

Geralmente, a remoção de osteomas é desnecessária, a menos que os tumores interfiram na função normal ou representem uma preocupação cosmética. É muito importante reconhecer a relação de múltiplos osteomas e múltiplas ilhotas ósseas densas com polipose adenomatosa familiar para o diagnóstico precoce. Uma história familiar de câncer colorretal também pode ajudar. Esses pacientes devem ser encaminhados ao médico de família para exame de polipose intestinal e tratamento.

Osteoblastoma

Mecanismo da doença

Um osteoblastoma é uma neoplasia benigna dos osteoblastos. Esses osteoblastos têm a capacidade de depositar osteoide e osso imaturo dentro da neoplasia.

Características clínicas

Os osteoblastomas surgem mais comumente nas vértebras de um jovem com uma proporção de 2 para 1 entre homens e mulheres. A idade média de ocorrência é de 17 anos, com a maioria das lesões sendo identificada na segunda e terceira décadas de vida. Clinicamente, os pacientes em geral relatam dor e inchaço da região afetada.

Características da imagem

Localização. Os osteoblastomas são encontrados nas regiões dentárias e na articulação temporomandibular (dentro dos componentes condilar ou temporal).

Periferia. A periferia pode ser difusa ou mostrar evidências de um córtex. As lesões geralmente têm uma borda radiotransparente interna que circunda as áreas mais centrais da deposição óssea anormal (Figura 24.46).

Estrutura interna. A estrutura interna pode ser totalmente radiotransparente em tumores em desenvolvimento precoce, ou pode haver áreas de mineralização central variável. A calcificação interna pode assumir a forma de trabéculas ósseas granulares finas.

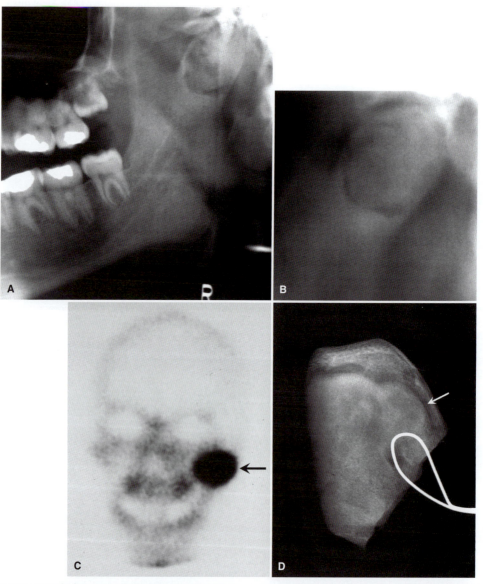

Figura 24.46 A. Imagem panorâmica recortada de um osteoblastoma que que se origina na cabeça da mandíbula à esquerda. Observe o aumento do côndilo e a presença do rebordo radiotransparente que envolve uma estrutura interna do osso granular. **B.** Tomografia convencional do côndilo esquerdo. **C.** A imagem de cintigrafia nuclear ^{99m}Tc demonstra aumento da atividade óssea no côndilo esquerdo (*seta*). **D.** Imagem da peça cirúrgica. Observe o osso granular interno e o aro radiotransparente (*seta*).

Efeitos sobre estruturas adjacentes. Os osteoblastomas podem expandir o osso, mas geralmente um córtex externo fino é mantido. Esta lesão pode invaginar o seio maxilar ou a fossa craniana média.

Efeitos sobre dentes adjacentes. Se os osteoblastomas se desenvolvem em uma área dentária dentro dos maxilares, pode haver movimento dos dentes ou reabsorção radicular externa.

Diagnóstico diferencial

Osteoblastomas e osteomas osteoides têm aparências muito semelhantes, se não idênticas. A concordância é, no entanto, crescente que osteoblastomas e osteomas osteoides são lesões distintas; diferem apenas em tamanho e em suas características histopatológicas morfológicas. Os osteomas osteoides são geralmente menores e apresentam uma reação óssea esclerótica associada na periferia.

Um diagnóstico diferencial importante pode incluir osteossarcoma. Essa diferenciação pode depender das características benignas da osteoblasma, como revelado nas imagens diagnósticas. Os osteoblastomas normalmente não rompem os limites corticais nem invadem os tecidos moles adjacentes. Às vezes, o aparecimento de um osteoblastoma pode ser semelhante a uma grande área de displasia cemento-óssea. Ambos podem ter periferias radiotransparentes internas que circundam focos radiopacos centrais, mas o osteoblastoma se comporta de forma mais agressiva como um tumor.

Tratamento

Osteoblastomas são tratados com curetagem ou excisão local e recorrências foram descritas.

Osteoma osteoide

Mecanismo da doença

O osteoma osteoide é uma neoplasia benigna de osteoblastos que se assemelha ao osteoblastoma. O núcleo consiste em osso osteoide e imaturo dentro de tecido conjuntivo osteogênico altamente vascularizado. O tumor geralmente se desenvolve dentro do córtex ósseo externo, mas também pode se formar dentro do osso esponjoso.

Características clínicas

Os osteomas osteoides ocorrem mais frequentemente em jovens, entre 10 e 25 anos de idade, com uma predileção de 2 para 1 entre homens e mulheres; raramente ocorrem antes dos 4 anos de idade ou após os 40 anos. A maioria das lesões ocorre no fêmur e na tíbia; maxilares raramente estão envolvidos. O osteoma osteoide tem um núcleo pequeno, oval ou redondo, semelhante a um tumor, com aproximadamente 1 cm de diâmetro. Tem sido relatado que os osteomas osteoides maiores atingem aproximadamente 5 ou 6 cm. As trabéculas osteoides em um osteoma osteoide são geralmente menores, com espaçamento trabecular mais estreito. Além disso, o tecido mole sobre a área óssea envolvida pode estar inchado e sensível. Os osteomas osteoides produzem dor óssea grave que pode ser caracteristicamente aliviada com fármacos anti-inflamatórios.

Características da imagem

Localização. A lesão é mais comum no córtex do esqueleto apendicular e da coluna vertebral. Nos maxilares, osteomas osteoides são mais comuns no corpo da mandíbula.

Periferia. As margens são bem definidas por uma borda de osso esclerótico (Figura 24.47).

Estrutura interna. A estrutura interna das lesões no início é composta por uma pequena área radiotransparente redonda ou ovoide. Em lesões mais avançadas, a aparência pode ter aspecto radiotransparente e radiopaco misturado enquanto o osso anormal é depositado.

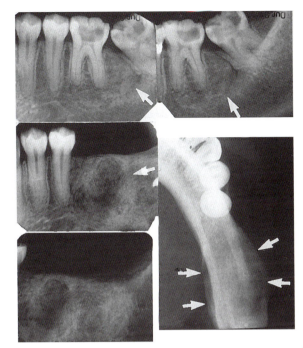

Figura 24.47 O osteoma osteoide (*seta única*) aparece como uma lesão mista radiotransparente-radiopaca na região dos molares. A lesão causou expansão do córtex vestibular e lingual da mandíbula (*múltiplas setas*). (Cortesia de Dr. A. Shawkat, Radcliff, KY.)

Efeitos sobre estruturas adjacentes. Como mencionado anteriormente, esse tumor pode estimular uma reação óssea esclerótica dentro do osso periférico e causar espessamento do córtex, estimulando a formação de novo osso periosteal.

Diagnóstico diferencial

O diagnóstico diferencial do osteoma osteoide, particularmente por causa da reação óssea esclerótica periférica, deve incluir osteíte esclerosante, fibroma ossificante, cementoblastoma e displasia cemento-óssea. A presença de uma radiotransparência central elimina a ilhota de osso denso do diagnóstico diferencial. A cintigrafia óssea pode auxiliar na interpretação, revelando considerável vascularização na fase do *pool* sanguíneo e um metabolismo ósseo comparativo muito alto.

Tratamento

Remissão espontânea foi relatada, embora os dados sejam insuficientes para identificar esses casos com antecedência. A excisão completa atualmente é o tratamento recomendado, pois muitas vezes alivia a dor. Um tratamento novo e mais conservador envolvendo a termoablação por radiofrequência está obtendo taxas de sucesso de 76 a 100%.

Fibroma cemento-ossificante

Mecanismo da doença

Essa neoplasia óssea consiste em tecido fibroso altamente celular que contém quantidades variadas de tecido anormal imaturo e cemento. Outras regiões internas deste tumor podem ter trabéculas irregulares de tecido ou osso lamelar.

Características clínicas

O comportamento clínico do fibroma ossificante pode variar de indolente a agressivo. O fibroma cemento-ossificante pode ocorrer em qualquer idade, mas geralmente é encontrado em adultos jovens. As mulheres são mais afetadas que os homens. O fibroma ossificante juvenil é uma forma muito agressiva de fibroma que ocorre nas duas primeiras décadas de vida. Embora a patogênese desse fibroma ossificante juvenil seja controversa, o aspecto radiológico tem semelhanças com o fibroma ossificante, mas pode ser muito mais expansivo.

O fibroma cemento-ossificante é geralmente assintomático no momento da descoberta. Ocasionalmente, a assimetria facial se desenvolve. O deslocamento dos dentes pode ser uma característica clínica precoce, embora a maioria das lesões seja descoberta durante exames odontológicos de rotina. Nos casos de fibroma ossificante juvenil, o crescimento rápido pode ocorrer em um paciente jovem, resultando em deformidade da mandíbula envolvida.

Características da imagem

Localização. O fibroma cemento-ossificante aparece quase exclusivamente nos ossos faciais e mais comumente na mandíbula, onde surge apicalmente aos pré-molares e molares e superior ao canal da mandíbula. Na maxila, o fibroma cemento-ossificante ocorre mais frequentemente na fossa canina e na região do processo zigomático da maxila.

Periferia. As bordas geralmente são bem definidas, e a espessura do tumor pode aparecer espessada até o ponto da esclerose.

Estrutura interna. A estrutura interna é mista radiotransparente e radiopaca com um padrão que depende da quantidade e forma do osso produzido. Em alguns casos, a estrutura interna pode parecer quase totalmente radiotransparente com apenas uma sugestão de material calcificado. No tipo que contém principalmente trabéculas ósseas anormais, o padrão pode aparecer como vidro fosco, semelhante a displasia fibrosa ou tênue (semelhante a tufos de algodão esticados) ou floculento (semelhante a flocos de neve grandes e densos) (Figura 24.48). As lesões que produzem mais osso amorfo podem conter regiões sólidas, homogeneamente radiopacas, que não apresentam nenhum padrão intrínseco (Figura 24.49). Uma linha fina, radiotransparente, representando o tecido conjuntivo, separa a área radiopaca que ocorre mais centralmente do osso circundante normal (Figura 24.49).

Efeitos sobre estruturas adjacentes. O fibroma cemento-ossificante pode ser distinguido das displasias ósseas pelo seu comportamento semelhante ao tumor. O aumento da lesão é concêntrico dentro da parte medular do osso, com crescimento externo aproximadamente igual em todas as direções. Este crescimento pode resultar em deslocamento do canal alveolar inferior e expansão dos córtices ósseos adjacentes. Um ponto significativo é que os córtices externos, embora deslocados e afinados, permanecem intactos. O fibroma cemento-ossificante que se desenvolve na maxila pode causar um deslocamento significativo das bordas do seio maxilar e quase completamente apagar o seio (Figura 24.50). Há, no entanto, uma partição óssea que separa o espaço cheio de ar com o tumor.

Efeito sobre dentes adjacentes. Os elementos cemento-ossificantes são os dentes. Além disso, a lâmina dura dos dentes envolvidos geralmente está ausente e a reabsorção dos dentes pode ocorrer.

Diagnóstico diferencial

O diagnóstico diferencial do fibroma cemento-ossificante inclui lesões com estrutura mista radiotransparente e radiopaca. A diferenciação da displasia fibrosa pode ser muito difícil. Os limites do fibroma cemento-ossificante geralmente são melhor definidos, e essas lesões ocasionalmente têm um córtex com uma borda radiotransparente interna adjacente, enquanto a periferia da displasia fibrosa geralmente se mistura com o osso circundante. A estrutura interna das lesões de displasia fibrosa na maxila pode ser mais homogênea e mostrar menos variação de padrão. Ambos os tipos de lesões podem deslocar os dentes, mas o fibroma cemento-ossificante desloca-se de um ponto ou epicentro específico. A displasia fibrosa raramente reabsorve os dentes.

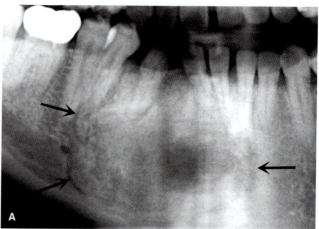
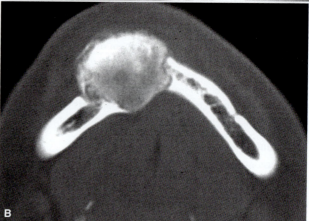
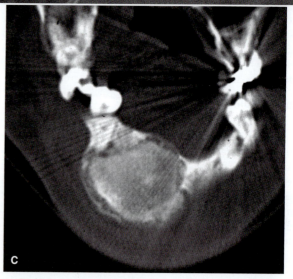

Figura 24.48 A. A imagem panorâmica (*setas*) mostra um fibroma cemento-ossificante. A natureza expansiva da lesão é melhor representada em imagens tomográficas computadorizadas com multidetectores axial (**A**) e coronal (**B**). Observe a estrutura interna radiopaca homogênea do osso amorfo e a faixa radiotransparente na periferia.

A expansão da mandíbula associada ao fibroma cemento-ossificante é mais concêntrica em relação a um epicentro definitivo do que a displasia fibrosa, que aumenta o osso e, ao mesmo tempo, distorce a forma geral em menor grau; em outras palavras, o osso expandido ainda se assemelha à morfologia normal. Na maxila, grande dificuldade pode surgir na diferenciação do fibroma cemento-ossificante da displasia fibrosa quando a lesão envolve o seio maxilar. A displasia fibrosa geralmente desloca a parede lateral da maxila para o antro maxilar;

no entanto, a forma piramidal da cavidade de ar é mantida. A periferia do fibroma cemento-ossificante tem uma forma mais convexa e, portanto, transmite uma concavidade ao assoalho do antro cheio de ar (Figura 24.50, ver também Capítulo 26). Com relação aos dentes, a displasia fibrosa pode alterar o padrão ósseo ao redor dos dentes sem deslocar os dentes de um óbvio epicentro de um tumor benigno de crescimento concentrado. A importância dessa diferenciação está no tratamento, que é a ressecção de um fibroma cemento-ossificante e a observação da displasia fibrosa.

O diagnóstico diferencial do tipo de fibroma cemento-ossificante que produz um osso amorfo principalmente homogêneo da displasia cemento-óssea periapical (PCOD; do inglês, *periapical cemento-ossifying dysplasia*) pode ser difícil, especialmente com grandes lesões únicas dessa displasia. Entretanto, a displasia cemento-óssea periapical é frequentemente multifocal, enquanto o fibroma cemento-ossificante não é. Além disso, a presença de um cisto ósseo simples é uma característica da displasia cemento-óssea ou da displasia cemento-óssea periapical, mas não do fibroma cemento-ossificante. Uma borda esclerótica mais

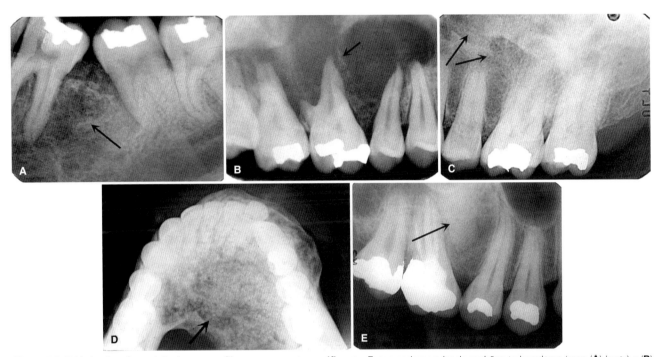

Figura 24.49 Variações do padrão ósseo em fibroma cemento-ossificante. Estes podem variar de padrões trabeculares finos (**A**) (*seta*) e (**B**), a um padrão granular (*setas*) (**C**) que lembra a displasia fibrosa. Além disso, pode haver um padrão floculento com maiores tufos de formação óssea (*seta*) (**D**) e um padrão radiopaco mais sólido (*seta*) (**E**).

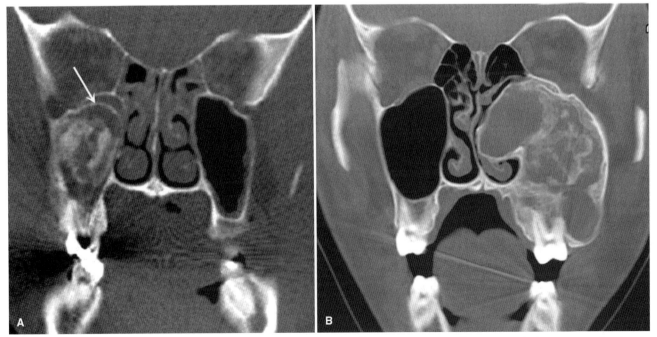

Figura 24.50 Imagens tomográficas computadorizadas coronais de grandes fibromas cemento-ossificantes que deslocam o assoalho do seio maxilar. **A.** Em contraste com a displasia fibrosa, o contorno alterado da cavidade sinusal (*seta*) não é paralelo à forma original do antro. **B.** Uma lesão maior expandindo a maxila, ocupando todo o seio maxilar estendendo-se até a fossa nasal.

ampla é mais característica da displasia cemento-óssea de crescimento lento, assim como uma expansão mais ondulada.

Outras lesões a serem consideradas incluem aquelas que apresentam calcificações internas semelhantes ao padrão observado no fibroma cemento-ossificante. Estes incluem lesões de células gigantes, cistos odontogênicos calcificantes, tumor odontogênico epitelial calcificante (Pindborg) e tumor odontogênico adenomatoide.

Ocasionalmente, a interpretação do sarcoma osteogênico é considerada. Entretanto, características sugestivas de lesão maligna devem ser vistas, como a destruição do osso cortical e a invasão dos tecidos moles circundantes e ao longo do espaço do ligamento periodontal.

Tratamento

O prognóstico do fibroma cemento-ossificante é favorável na enucleação ou ressecção cirúrgica. Lesões grandes requerem uma determinação detalhada da extensão da lesão, que pode ser obtida com imagens de MDCT ou CBCT. Mesmo que a lesão tenha atingido um tamanho apreciável, ela geralmente pode ser separada do tecido circundante e completamente removida. Recorrência após a remoção é improvável.

Lesão central de células gigantes

Mecanismo da doença

Há um debate sobre se as lesões centrais de células gigantes são reativas ou se são de origem neoplásica. Apesar do nome, as lesões centrais de células gigantes consistem principalmente em fibroblastos, com numerosos canais vasculares; células gigantes são uma minoria da população de células nessas lesões. As características de comportamento e imagem das lesões centrais de células gigantes são semelhantes em muitos aspectos aos tumores benignos, por isso, estão incluídas neste capítulo.

Aspectos clínicos

As lesões centrais de células gigantes ocorrem mais frequentemente em adolescentes e adultos jovens; pelo menos 60% dos casos ocorrem em indivíduos com menos de 20 anos de idade. Muitas dessas lesões são assintomáticas; contudo, na superfície do osso o sinal inicial mais comum é uma tumefação localizada. A palpação da área provoca dor e, em alguns casos, há dor espontânea. Por causa da natureza extremamente vascular dessas lesões, a mucosa sobrejacente é arroxeada. A velocidade de crescimento da lesão é variável e as lesões de crescimento mais rápido levantam a suspeita de processo maligno.

Características da imagem

Localização. As lesões centrais de células gigantes desenvolvem-se na mandíbula duas vezes mais que na maxila. Nas duas primeiras décadas de vida, há uma tendência de o epicentro da lesão ser localizado mesial ao primeiro molar inferior e mesial ao canino superior. Nos indivíduos mais velhos, as lesões centrais de células gigantes podem ocorrer com maior frequência nas regiões posteriores dos maxilares.
Periferia. Lesões de crescimento mais lento têm margem bem definida, mas na maioria dos casos, a borda não mostra evidência de um córtex. Elas podem ter bordas irregulares, uma aparência que pode parecer mais agressiva, até maligna.
Estrutura interna. Algumas lesões centrais de células gigantes não mostram evidência de estrutura interna e podem ser radiotransparentes (Figura 24.51). Isto é especialmente verdadeiro para pequenas lesões. Outras lesões têm um padrão sutil granular de calcificação que pode exigir mudança no brilho da imagem para perceber e, ocasionalmente, esse padrão de osso granular é organizado em estrias finas ou septos (Figura 24.52). Ao contrário dos septos convencionais, aqueles vistos nas lesões centrais de células gigantes são produzidos pelas células dentro da lesão; eles não representam osso normal remanescente. Quando presentes, esses septos recém-formados são característicos de lesões centrais de células gigantes, especialmente se formarem ân-

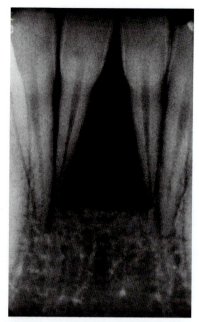

Figura 24.51 Imagem periapical de uma lesão central de células gigantes na mandíbula anterior sem evidência de estrutura interna.

gulos retos da periferia da lesão. Essa aparência característica é ainda mais proeminente se uma pequena reentrância do córtex expandido for vista no ponto em que este septo se origina em ângulo reto (Figura 24.53). Em alguns casos, os septos são bem definidos e dividem região interna em compartimentos, criando uma aparência multilocular.
Efeito sobre estruturas adjacentes. As lesões centrais de células gigantes têm uma forte propensão para expandir as bordas dos ossos e deslocar as estruturas anatômicas. A expansão geralmente é irregular ou ondulada, o que pode dar a aparência de um limite duplo quando a expansão é observada em uma imagem oclusal. O osso que forma a borda da mandíbula expandida geralmente apresenta um aspecto mais granular em comparação com o osso cortical. Em alguns casos, o córtex ósseo é destruído e não expandido; isso ocorre mais frequentemente na maxila, onde a destruição do osso cortical pode demonstrar uma aparência de malignidade. O canal da mandíbula pode ser deslocado em uma direção inferior.
Efeito sobre dentes adjacentes. As lesões centrais de células gigantes frequentemente deslocam e reabsorvem as raízes dentárias (Figura 24.53). A reabsorção das raízes dentárias não é, no entanto, uma característica constante, mas quando ocorre, pode ser proeminente e irregular no contorno. A lâmina dura dos dentes geralmente é perdida.

Diagnóstico diferencial

Uma pequena lesão central de células gigantes que é totalmente radiotransparente pode parecer semelhante a um cisto, especialmente um cisto ósseo simples. A evidência de deslocamento dentário ou reabsorção radicular de um dente adjacente ou expansão é mais característica do comportamento neoplásico.

Se a estrutura interna da lesão central de células gigantes contiver estriações radiopacas ou septos, o diagnóstico diferencial pode incluir mixoma odontogênico, cisto ósseo aneurismático e ameloblastoma. Se a estrutura interna se apresenta menos estriada, o fibroma cemento-ossificante pode ser considerado. Características úteis para diferenciar um ameloblastoma podem incluir a espessura e a curvatura dos septos em comparação com o que é observado nas lesões centrais de células gigantes; eles tendem a ser mais grosseiros, curvos e bem definidos, enquanto as lesões centrais de células gigantes são

CAPÍTULO 24 Tumores Benignos e Neoplasias

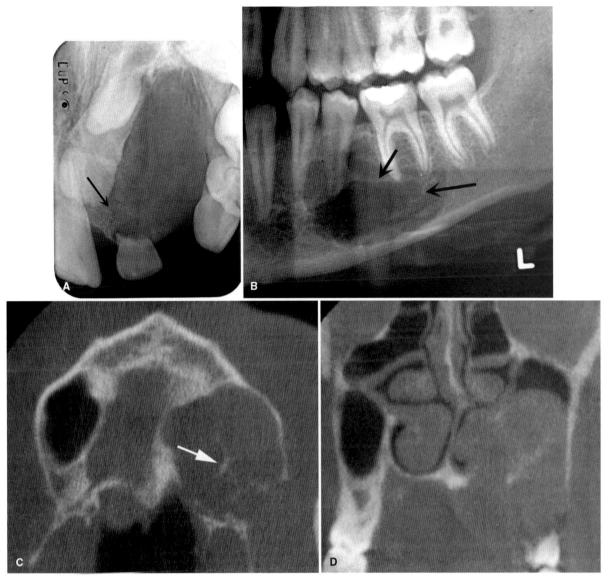

Figura 24.52 A. Lesões centrais de células gigantes na maxila anterior podem demonstrar um padrão interno muito fino. **B.** Na mandíbula posterior, o padrão interno pode mostrar septos granulares finos e mal definidos. Imagens tomográficas computadorizadas de feixe cônico axial (**C**) e coronal (**D**) de uma lesão central de células gigantes da maxila. Observe as radiopacidades internas pouco visíveis e pouco calcificadas (*seta*).

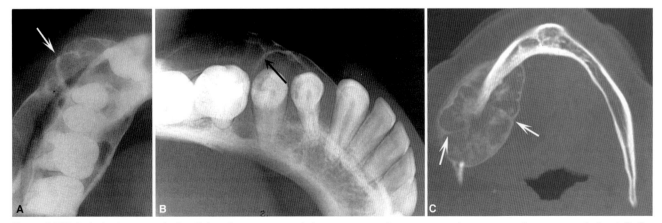

Figura 24.53 A. As lesões centrais de células gigantes caracteristicamente expandem o osso, embora a expansão possa ser desigual. **B.** Recortes de superfície com septos retos podem ser características úteis para identificar. **C.** Imagem tomográfica computadorizada com múltiplos detectores axial mostra uma lesão central de células gigantes causando expansão ondulada e contendo dois septos retos.

mais delicadas, finas, retas e mal definidas, algumas das quais são orientadas em um ângulo reto em relação à periferia. Os mixomas odontogênicos ocorrem em uma faixa etária mais avançada, podem ter septos mais finos e retos (verdadeiros) e não apresentam a mesma propensão de expandir os ossos que as lesões centrais de células gigantes. Os cistos ósseos aneurismáticos podem parecer idênticos às lesões centrais de células gigantes, radiologicamente, especialmente a aparência das estrias ou septos internos. Cistos ósseos aneurismáticos são, no entanto, lesões comparativamente raras que ocorrem mais frequentemente na região posterior da mandíbula, e geralmente causam uma expansão pronunciada.

O aspecto radiológico de um tumor marrom do hiperparatireoidismo é idêntico a uma lesão central de células gigantes. Além disso, a aparência também pode ser idêntica às lesões bilaterais observadas no querubismo. No entanto, as lesões no querubismo são múltiplas e possuem epicentros localizados na maxila posterior, corpo e ramo da mandíbula.

Tratamento

A MDCT pode ser útil para identificar a presença de estruturas internas, particularmente, estrias radiopacas ou septos dentro da lesão. Além disso, imagens avançadas podem mostrar a qualidade desses septos mais claramente do que a imagem simples. A MDCT é necessária para lesões grandes a fim de determinar se a lesão se estendeu através do córtex para envolver o tecido mole sobrejacente. Ocasionalmente, as lesões centrais de células gigantes podem se comportar de maneira muito agressiva. Se uma lesão central de células gigantes ocorrer após a segunda década de vida, o hiperparatireoidismo deve ser considerado, e o teste sorológico para hormônio paratireoidiano elevado deve ser solicitado.

O tratamento pode incluir o aprovisionamento intralesional de corticosteroides e/ou calcitonina se a lesão for grande, seguida de enucleação e curetagem. Algumas lesões também são ressecadas. O paciente deve ser monitorado cuidadosamente para descartar a recorrência, especialmente se for utilizada uma estratégia de tratamento mais conservadora. Embora as recidivas sejam raras, elas tendem a ser mais comuns na maxila.

Querubismo

Mecanismo da doença

O querubismo é uma doença hereditária rara causada por mutação do gene *SH3BP2*, localizado no braço curto do cromossomo 4, na posição 16.3. É, no entanto, provável que outras mutações também estejam envolvidas. As lesões que se desenvolvem são idênticas histopatológica e radiologicamente às lesões centrais de células gigantes.

Características clínicas

O querubismo se desenvolve na primeira infância, entre as idades de 2 e 6 anos. O sinal de apresentação mais comum é um aumento bilateral firme e indolor da face inferior. O aumento dos linfonodos submandibulares pode ocorrer, mas não há anormalidades sistêmicas envolvidas. Além disso, as lesões podem produzir inchaço bilateral das bochechas devido à natureza expansiva dessas lesões na mandíbula. Como os rostos das crianças costumam ser gordinhos, casos leves podem passar despercebidos por algum tempo. O inchaço da maxila pode resultar em estiramento da pele das bochechas, o que deprime as pálpebras inferiores, expondo uma linha fina de esclera e causando a aparência de olhos arrebitados "levantados para o céu". O querubismo é, no entanto, uma doença limitada no tempo, e as lesões involuem e curam sem tratamento na época da maturidade esquelética.

Características da imagem

Localização. As lesões do querubismo são bilaterais e ambos os lados da mandíbula podem ser afetados. Quando presente em apenas um dos maxilares, a mandíbula é o local mais comum. Os epicentros dessas lesões estão sempre no corpo posterior e no ramo da mandíbula, ou no túber da maxila (Figura 24.54). As lesões crescem de forma concêntrica e, em casos graves, podem se estender até a linha média.

Periferia. A periferia é bem definida e corticalizada.

Estrutura interna. A aparência interna é muito semelhante às lesões centrais de células gigantes. Isto é, pode demonstrar um osso com textura granular fina orientado em estrias finas, conferindo um padrão multilocular às lesões.

Efeitos sobre estruturas adjacentes. A expansão das superfícies da maxila e mandíbula pelo querubismo pode resultar em aumento grave dos maxilares. As lesões maxilares podem deslocar o assoalho do seio maxilar e, na mandíbula, pode haver um deslocamento substancial das superfícies medial e lateral do ramo. Particularmente preocupante é que o deslocamento medial extenso dos tecidos moles pode comprometer a via respiratória.

Efeito sobre dentes adjacentes. Como os epicentros dessas lesões estão na mandíbula posterior e na maxila, os dentes são deslocados em direção à linha média. O grau de deslocamento pode ser grave, e o desenvolvimento de germe dentário pode ser agressivamente interrompido com algumas lesões.

Diagnóstico diferencial

Embora o aspecto radiológico do querubismo seja semelhante às lesões centrais de células gigantes, o fato de o querubismo ser bilateral com epicentro na mandíbula posterior e na maxila deve proporcionar uma

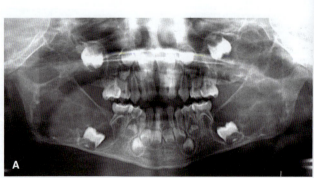 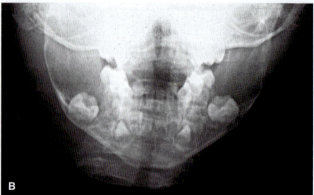

Figura 24.54 A. A imagem panorâmica mostra quatro lesões na maxila e mandíbula em um paciente com querubismo. Os epicentros das lesões estão na tuberosidade maxilar e no ramo da mandibular. Observe o deslocamento mesial dos primeiros molares superiores não irrompidos. Internamente, as lesões mandibulares contêm septos mal definidos. **B.** Uma vista posteroanterior da mandíbula mostra a mandíbula expandida.

clara diferenciação. A diferenciação do querubismo da displasia fibrosa não deve apresentar nenhuma dificuldade, porque a displasia fibrosa é mais comumente uma doença unilateral. Além disso, a aparência por vezes multilocular do querubismo e o deslocamento agressivo dos dentes e o rompimento dos folículos dos dentes são mais característicos do querubismo. O querubismo também pode ter algumas semelhanças com queratocistos odontogênicos na síndrome do carcinoma basocelular nevoide. A simetria bilateral do querubismo, o deslocamento anterior dos dentes e a aparência multilocular são características que auxiliam no diagnóstico diferencial.

Tratamento

As características radiológicas distintivas do querubismo podem ser mais diagnósticas do que os achados histopatológicos; portanto, o diagnóstico pode confiar apenas nos achados radiológicos. O tratamento pode ser retardado porque as lesões podem cessar seu crescimento e preencher com osso granular durante a adolescência e na maturidade esquelética. Após o crescimento do esqueleto ter cessado, procedimentos cirúrgicos conservadores, se necessário, podem ser feitos para problemas estéticos. Cirurgia também pode ser necessária para descobrir dentes deslocados, e tratamento ortodôntico pode ser necessário.

Cisto ósseo aneurismático

Mecanismo da doença

O cisto ósseo aneurismático tem sido considerado uma lesão reativa do osso, embora recentemente tenham sido descritas várias translocações cromossômicas que levam à ativação do gene *USP6* no braço curto do cromossomo 17, na posição 13, o que dá algum crédito a uma etiologia neoplásica. Como essa lesão tem características clínicas e radiológicas que imitam uma neoplasia agressiva e benigna, incluímos o cisto ósseo aneurismático neste capítulo. Esse cisto representa uma proliferação de fibroblastos e pequenos vasos; células semelhantes a osteoclastos e tecido ósseo reativo, mal calcificado.

Características clínicas

Mais de 90% dos cistos ósseos aneurismáticos que surgem nos maxilares ocorrem em indivíduos com menos de 30 anos de idade e a condição parece ter uma predileção por mulheres. Um cisto ósseo aneurismático na mandíbula geralmente se manifesta como uma tumefação óssea bastante rápida. A dor é uma queixa ocasional, e a área envolvida pode estar sensível à palpação. Ocasionalmente, esse cisto se desenvolve em associação a outras lesões primárias, como displasia fibrosa, hemangioma central, lesões centrais de células gigantes e osteossarcoma.

Características da imagem

Localização. A mandíbula está envolvida com mais frequência do que a maxila por uma razão de 3:2. Além disso, as regiões molar e do ramo estão mais envolvidas do que as regiões anteriores da mandíbula (Figura 24.55).
Periferia. A periferia do cisto ósseo aneurismático é bem definida e pode ser parcialmente corticalizada, dependendo da agressividade de seu crescimento. A forma geralmente é circular ou "hidráulica", lembrando a forma clássica de um cisto.
Estrutura interna. Pequenas lesões iniciais podem não mostrar evidência de estrutura interna. Lesões maiores, entretanto, desenvolvem áreas internas de mineralização que se assemelham às lesões centrais de células gigantes. Essas estrias ou septos finos e às vezes granulares representam um osso neoformado pela lesão, e não pelo osso residual, e podem dar ao cisto ósseo aneurismático um tipo de aparência multilocular (Figuras 24.55 e 24.56). Septos posicionados em ângulo reto com a borda externa expandida são outra descoberta

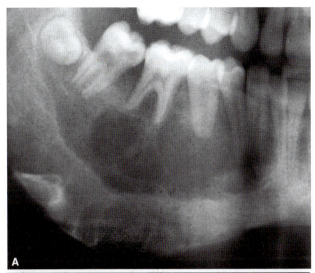
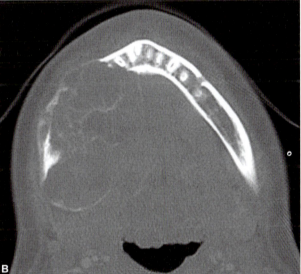
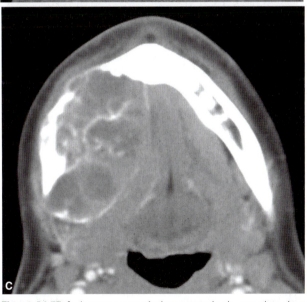

Figura 24.55 A. Imagem panorâmica recortada de um cisto ósseo aneurismático ocupando o corpo da mandíbula direito. As imagens tomográficas computadorizadas com multidetectores axiais de osso (**B**) e tecido mole (**C**) mostram a expansão exuberante do osso e os septos fracos e finos dentro da lesão. Observe também as áreas de atenuação baixa (*escuras*) na imagem da janela de tecido mole que demonstram uma densidade semelhante a fluido.

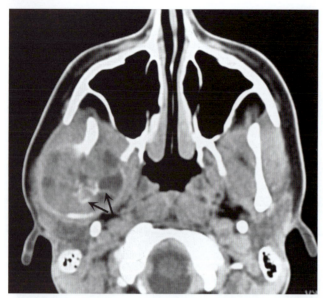

Figura 24.56 Imagem tomográfica computadorizada com múltiplos detectores de janela de tecido mole axial de um cisto ósseo aneurismático na cabeça da mandíbula esquerda. Observe a expansão muito significativa do osso e os septos finos (setas).

similar. Nas imagens de algoritmo de tecido mole por MDCT, as áreas de baixa atenuação ou radiotransparentes podem ter uma forma um pouco circular e representam grandes espaços vasculares dentro da lesão.

Efeitos sobre estruturas adjacentes. Quando um cisto ósseo aneurismático se torna grande, pode haver extrema expansão da superfície óssea com deslocamento e afinamento dos córtices ósseos (Figuras 24.55 e 24.56). Essa característica é mais evidente nesse cisto do que em quase todas as outras lesões.

Efeitos sobre dentes adjacentes. Cisto ósseo aneurismático pode deslocar e reabsorver as raízes.

Diagnóstico diferencial

A aparência radiológica das lesões do cisto ósseo aneurismático e as lesões centrais de células gigantes pode ser idêntica. Cisto ósseos aneurismáticos podem expandir o osso em um grau muito maior, e eles são mais comuns nas regiões posteriores da mandíbula do que na anterior. Esses cistos também podem mostrar uma semelhança com as lesões no querubismo; no entanto, o querubismo é uma doença bilateral multifocal. O ameloblastoma pode ser considerado, mas geralmente ele ocorre em um grupo de idade mais avançada. O diagnóstico é baseado em resultados de biopsia. Um aspirado hemorrágico favorece o diagnóstico de cisto ósseo aneurismático.

Tratamento

A MDCT ou a RM são recomendadas para determinar melhor a extensão da lesão e para caracterizar a natureza muito vascular dessas lesoes. A curetagem cirúrgica e a ressecção parcial são os principais meios de tratamento. A taxa de recorrência varia de 19% a cerca de 50% após a curetagem, e aproximadamente 11% após a ressecção. Um acompanhamento cuidadoso é necessário.

Fibroma desmoplásico

Mecanismo da doença

Um fibroma desmoplásico que surge no osso é uma neoplasia agressiva e infiltrativa que produz abundantes fibras de colágeno. A falta de polimorfismo das células semelhantes a fibroblastos que exibem núcleos ovoides ou alongados é uma importante característica histopatológica.

Características clínicas

Os pacientes geralmente se queixam de edema facial, dor (em casos raros) e, às vezes, disfunção, especialmente quando a neoplasia está localizada próxima à articulação temporomandibular. A lesão ocorre com maior frequência nas duas primeiras décadas de vida, com média de idade de 14 anos. Embora tenha origem no osso, o tumor pode invadir extensivamente o tecido mole circundante. O fibroma desmoplásico pode ocorrer como parte da síndrome de Gardner.

Características da imagem

Localização. Os fibromas desmoplásicos do osso podem ocorrer na mandíbula ou na maxila, mas o local mais comum é a mandíbula posterior e o ramo.

Periferia. A margem na maioria das vezes é mal definida e tem uma característica invasiva comumente vista em tumores malignos.

Estrutura interna. Internamente, o fibroma desmoplásico pode ser totalmente radiotransparente, especialmente quando a lesão é pequena. Lesões maiores parecem ser multiloculares, com septos muito grossos. Esses septos largos podem ser retos ou ter uma forma irregular (Figura 24.57).

Efeitos sobre estruturas adjacentes. Os fibromas desmoplásicos do osso podem expandir o osso e, muitas vezes, romper o córtex externo, estendendo-se para o tecido mole adjacente. Geralmente, a tomografia computadorizada ou ressonância magnética é necessária para determinar a exata extensão do tecido mole da lesão.

Diagnóstico diferencial

Distinguir o fibroma desmoplásico de um fibrossarcoma pode ser difícil tanto radiológica quanto histopatologicamente. No entanto, a presença de septos grossos, irregulares e às vezes retos pode ajudar no diagnóstico correto. O aparecimento desses septos também auxilia a diferenciar a lesão de outros tumores multiloculares. Lesões muito pequenas podem se assemelhar a cistos ósseos simples.

Tratamento

A ressecção dessa neoplasia com margens adequadas é recomendada devido à alta taxa de recidiva. Os pacientes que forem tratados para a condição devem ser acompanhados com exames radiológicos frequentes.

Hemangioma central

Mecanismo da doença

A etiologia dos hemangiomas não é conhecida, embora possam ser de origem desenvolvimental ou traumática. Um hemangioma é uma proliferação de vasos sanguíneos, criando massa que se assemelha a uma neoplasia, embora em muitos casos seja na verdade um hamartoma. Os hemangiomas podem ocorrer em qualquer parte do corpo, mas são mais frequentemente notados na pele e nos tecidos subcutâneos. O tipo central (intraósseo) é mais frequentemente encontrado nas vértebras e no crânio, e raramente nos maxilares.

Características clínicas

Os hemangiomas ocorrem mais comumente na primeira década de vida, embora também possam ocorrer mais tarde na vida e com uma forte prevalência feminina de 2:1. O aumento do osso é lento, produzindo uma expansão maxilar que ocorre durante vários meses ou anos. A dor, se presente, é do tipo latejante. Alguns tumores podem ser compressíveis ou pulsados, caso envolvam tecidos moles adjacentes, e um sopro pode ser detectado por auscultação. Pode ocorrer anestesia da pele se a lesão comprimir um nervo periférico adjacente e sangramento na gengiva ao redor dos dentes afetados que se tornam soltos ou deslocados. Alguns dentes podem demonstrar mobilidade rebote; isto é, quando pressionados em seus alvéolos, retornam à sua posição

CAPÍTULO 24 Tumores Benignos e Neoplasias

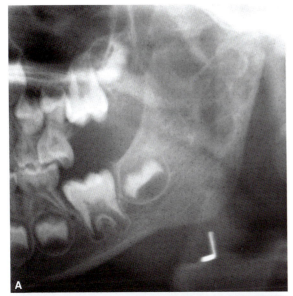

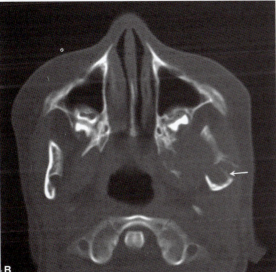

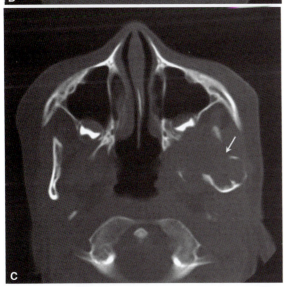

Figura 24.57 A. Imagem panorâmica recortada de um fibroma desmoplásico central na cabeça e no ramo esquerdo da mandíbula. **B.** Imagem tomográfica computadorizada com múltiplos detectores axial, janela óssea, revela septos retos grossos (*setas*). **C.** Em nível mais superior, imagem tomográfica computadorizada revela que o tumor perfurou o córtex anterior da cabeça da mandíbula.

original dentro de alguns minutos devido à pressão da rede vascular ao redor das raízes dentárias. A aspiração com uma seringa produz sangue arterial que pode estar sob considerável pressão.

Características da imagem

Localização. Os hemangiomas afetam a mandíbula cerca de duas vezes mais que a maxila. Na mandíbula, o local mais comum é região posterior do corpo e o ramo, e dentro do canal da mandíbula.

Periferia. A aparência dos hemangiomas intraósseos pode ser bastante variável. Em alguns casos, a periferia é bem definida e corticalizada; entretanto, algumas lesões podem apresentar uma periferia mal definida, até mesmo simular o surgimento de uma neoplasia maligna.

Estrutura interna. Os hemangiomas intraósseos podem ser totalmente radiotransparentes; entretanto, quando há osso residual aprisionado ao redor dos vasos sanguíneos em proliferação, os hemangiomas podem assumir uma aparência multilocular. Pequenos lóculos radiotransparentes podem assemelhar-se a espaços medulares aumentados, circundados por trabéculas grossas, densas e bem definidas (Figura 24.58). Essas trabéculas internas podem produzir um padrão de favo de mel composto de pequenos espaços radiotransparentes circulares que representam vasos sanguíneos que são orientados ao longo do trajeto do feixe de raios X incidente.

Efeitos sobre estruturas adjacentes. Quando o canal da mandíbula está envolvido, todo o canal pode aparecer aumentado, e muitas vezes o trajeto normal pode desenvolver um curso sinuoso (Figura 24.59). Os forames mandibular e mentual também podem ser ampliados. Além disso, o osso envolvido pode estar aumentado e ter trabéculas internas grossas. Quando um hemangioma intraósseo se estende além da superfície óssea e desloca o periósteo, espículas lineares de osso podem ser vistas produzindo um padrão semelhante ao raio de sol (Figura 24.60).

Quando um hemangioma envolve tecidos moles, áreas focais de mineralização podem ser vistas em exames de imagem. Essas entidades, conhecidas como flebólitos, representam calcificações que são formadas em regiões onde há rupturas na velocidade de fluxo normal dentro de um vaso (Figura 24.61). Os flebólitos se desenvolvem a partir de trombos que se organizam e mineralizam e consistem em fosfato de cálcio e carbonato de cálcio. Com o tempo, os flebólitos podem assumir uma aparência de "alvo", com camadas alternadas e concêntricas de radiotransparência e radiopacidade.

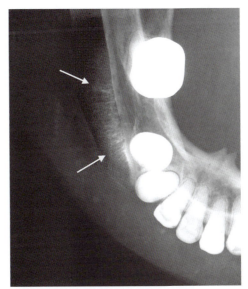

Figura 24.58 Imagem oclusal de um hemangioma central da mandíbula com espiculação adjacente (*setas*). Este padrão tem uma aparência muito semelhante à espiculação observada no osteossarcoma.

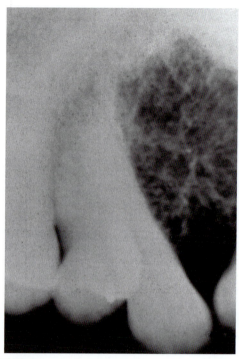

Figura 24.59 O hemangioma na maxila anterior mostra um padrão trabecular grosseiro. (Cortesia de Dr. E. J. Burkes, Chapel Hill, NC.)

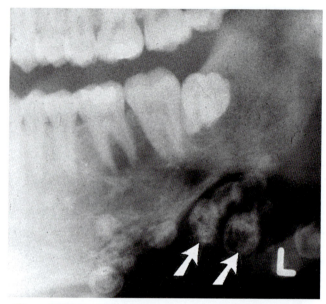

Figura 24.61 Hemangioma de tecido mole com flebólitos (*setas*).

Efeitos sobre dentes adjacentes. As raízes dos dentes são frequentemente reabsorvidas ou deslocadas por uma lesão vascular adjacente. Além disso, os dentes em desenvolvimento podem ser maiores e irromperem mais cedo quando estiverem em íntima relação com um hemangioma (Figura 24.62).

Diagnóstico diferencial

A MDCT contrastada ou convencional e a ângio-RM são modalidades úteis para auxiliar no diagnóstico diferencial de qualquer lesão vascular e outras neoplasias da mandíbula. A angiografia convencional é um procedimento radiológico realizado pela injeção de contraste radiopaco na artéria. A distribuição do agente de contraste na neoplasia vascular pode ser vista em tempo real e fornecer informações importantes sobre o tamanho e a extensão e os vasos envolvidos na alimentação da lesão. A angiografia por RM está sendo usada rotineiramente para os mesmos fins sem a necessidade de uma injeção intra-arterial de contraste. Quando um hemangioma produz um padrão ósseo espiculado na sua periferia, a aparência pode ser difícil de diferenciar de uma neoplasia maligna.

Tratamento

Os hemangiomas centrais devem ser tratados sem demora porque o traumatismo que perturba a integridade da mandíbula afetada pode resultar em hemorragia letal. Especificamente, embolização (introdução de materiais inertes na lesão através da vasculatura), cirurgia (ressecção em bloco com ligadura do vaso alimentador) e técnicas esclerosantes têm sido usadas isoladamente ou em conjunto.

Malformação arteriovenosa
Mecanismo da doença

A malformação arteriovenosa ou fístula não é uma neoplasia ou tumor, mas uma comunicação direta entre uma artéria e uma veia que ultrapassa o sistema capilar interveniente. Geralmente resulta de traumatismo, mas em casos raros, pode ser uma anomalia de desenvolvimento. A MAV pode ocorrer em qualquer parte do corpo. A cabeça e o pescoço são os locais mais comuns, e MAVs podem surgir centralmente na mandíbula e nos tecidos moles adjacentes.

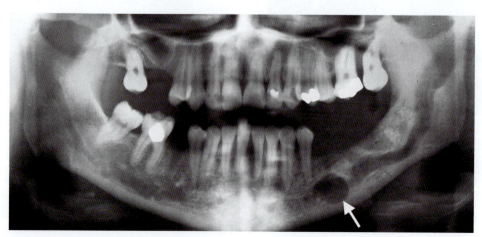

Figura 24.60 Imagem panorâmica de uma lesão vascular dentro do canal da mandíbula esquerda. O canal é aumentado e tem um caminho irregular e sinuoso e o forame mental é aumentado (*seta*).

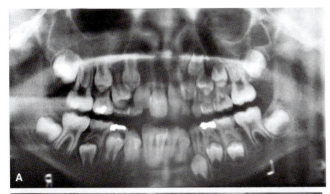
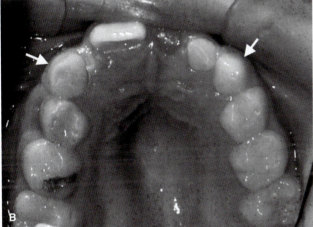

Figura 24.62 A. Uma imagem panorâmica demonstra o efeito de um hemangioma de tecido mole adjacente na dentição em desenvolvimento. O desenvolvimento radicular e a irrupção dos dentes caninos e pré-molares no lado direito estão significativamente avançados em comparação com o lado esquerdo. **B.** Uma fotografia clínica do mesmo caso mostra a assimetria de tamanho dos dentes caninos maxilares.

Características clínicas

A aparência clínica de MAV central pode variar consideravelmente, dependendo da extensão do envolvimento ósseo ou dos tecidos moles. A lesão pode expandir o osso e massa pode estar presente no tecido mole sobrejacente. A tumefação dos tecidos moles pode ter uma coloração roxa e a palpação ou auscultação pode revelar um pulso. Além disso, a aspiração produz sangue. O reconhecimento da natureza hemorrágica dessas lesões é de extrema importância, pois a extração de um dente associado pode ser imediatamente seguida por sangramento com risco à vida.

Características da imagem

Localização. Essas lesões se desenvolvem mais comumente na região retromolar da mandíbula e do ramo e envolvem o canal da mandíbula.

Periferia. As bordas são geralmente bem definidas e corticalizadas.

Estrutura interna. A MAV é radiotransparente, embora o caminho tortuoso de um vaso aumentado no osso possa dar a ele uma aparência multilocular (Figura 24.63).

Efeitos sobre estruturas adjacentes. Ambas as lesões centrais e lesões no tecido mole adjacente podem reabsorver o osso. O canal da mandíbula pode assumir uma aparência sinuosa de maneira semelhante a um hemangioma.

Efeito sobre dentes adjacentes. As raízes dos dentes podem ser reabsorvidas ou deslocadas por uma lesão vascular adjacente.

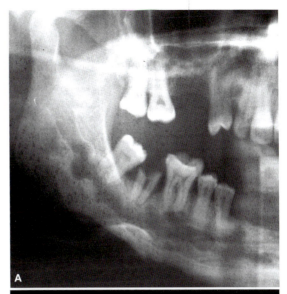
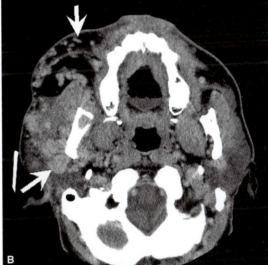
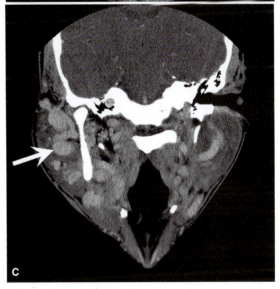

Figura 24.63 Imagem panorâmica de um paciente com malformação arteriovenosa. **A.** Observe o canal da mandíbula alargado e sinuoso. As imagens tomográficas computadorizadas com múltiplos detectores nos planos axial de tecido mole (**B**) e coronal (**C**) obtidas após a administração de meio de contraste intravascular preenchem os vasos alimentadores da malformação e fazem com que os vasos sanguíneos sejam mais radiopacos (*setas*).

Diagnóstico diferencial

Assim como os hemangiomas, a MDCT com contraste ou convencional e a ângio-RM são modalidades úteis para auxiliar o diagnóstico diferencial de MAVs, bem como a identificação de um vaso nutrício (Figura 24.64). O diagnóstico diferencial é semelhante ao dos hemangiomas e inclui lesões multiloculares.

Tratamento

A MAV é tratada cirurgicamente.

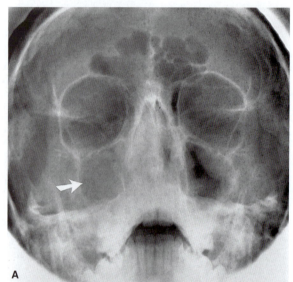

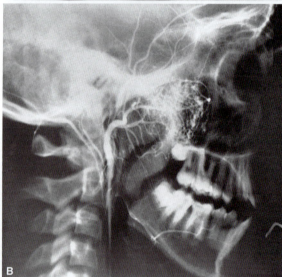

Figura 24.64 A. A radiografia técnica de Waters mostra um antro maxilar direito opacificado (*seta*) devido à presença de malformação arteriovenosa. **B.** A vista lateral do crânio foi obtida após a injeção de meio de contraste radiopaco como parte de um exame angiográfico. O agente de contraste serve para melhorar a visualização. (Cortesia de Dr. G. Hımadı, Chapel Hill, NC.)

BIBLIOGRAFIA

Bilodeau EA, Prasad JL, Alawi F, et al. Molecular and genetic aspects of odontogenic lesions. *Head Neck Pathol.* 2014;8:400–410.

Bilodeau EA, Collins BM. Odontogenic cysts and neoplasms. *Surg Pathol Clin.* 2017;10:177–222.

El-Naggar AK, Chan JKC, Grandis JR, et al. *WHO Classification of Tumors No 9.* 4th ed. Lyon: IARC Press; 2017.

Daley TD, Wysocki GP, Pringle GA. Relative incidence of odontogenic tumors and oral and jaw cysts in a Canadian population. *Oral Surg Oral Med Oral Pathol.* 1994;77:276–280.

Harmon M, Arrigan M, Toner M, et al. A radiological approach to benign and malignant lesions of the mandible. *Clin Radiol.* 2015;7: 335–350.

Hoffman S, Jacoway JR, Krolls SO. Intraosseous and parosteal tumors of the jaws. In: *Atlas of Tumor Pathology, Series 2, Fascicle 24.* Washington, DC: Armed Forces Institute of Pathology; 1987;36:771–778, 1978.

Unni KK. *Dahlin's Bone Tumors: General Aspects and Data on 11,087 Cases.* 5th ed. Philadelphia: Lippincott-Raven; 1996.

Ameloblastoma

Effiom OA, Odukoya O. Desmoplastic ameloblastoma: analysis of 17 Nigerian cases. *Oral Surg Oral Med Oral Pathol Oral Radiol Endod.* 2011;111:e27–e31.

Kim S, Jang HS. Ameloblastoma: a clinical, radiographic, and histopathologic analysis of 71 cases. *Oral Surg Oral Med Oral Pathol Oral Radiol Endod.* 2001;91:649–653.

Nagi R, Sahu S, Rakesh N. Molecular and genetic aspects in the etiopathogenesis of ameloblastoma: an update. *J Oral Maxillofac Pathol.* 2016;20:497–504.

Sun ZJ, Wu YR, Cheng N, et al. Desmoplastic ameloblastoma - a review. *Oral Oncol.* 2009;45:752–759.

Ueta E, Yoneda K, Ohno A, et al. Intraosseous carcinoma arising from mandibular ameloblastoma with progressive invasion and pulmonary metastasis. *Int J Oral Maxillofac Surg.* 1996;25:370–372.

Weissman JL, Snyderman CH, Yousem SA, et al. Ameloblastoma of the maxilla: CT and MR appearance. *AJNR Am J Neuroradiol.* 1993;14:223–226.

Worth HM. *Principles and Practice of Oral Radiologic.* Chicago: Year Book Medical Publishers Inc; 1963:476–487.

Cementoblastoma

Brannon RB, Fowler CB, Carpenter WM, et al. Cementoblastoma: an innocuous neoplasm? A clinicopathological study of 44 cases and review of the literature with special emphasis on recurrence. *Oral Surg Oral Med Oral Pathol Oral Radiol Endod.* 2002;93:311–320.

Jelic JS, Loftus MJ, Miller AS, et al. Benign cementoblastoma: report of an unusual case and analysis of 14 additional cases. *J Oral Maxillofac Surg.* 1993;51:1033–1037.

Ruprecht A, Ross AS. Benign cementoblastoma (true cementoblastoma). *Dentomaxillofac Radiol.* 1983;12:31–33.

Cisto ósseo aneurismático

Buraczewski J, Dabska P. Pathogenesis of aneurysmal bone cyst: relationship between the aneurysmal bone cyst and fibrous dysplasia of bone. *Cancer.* 1971;28:597–604.

Struthers P, Shear M. Aneurysmal bone cyst of the jaws. I. Clinicopathological features. *Int J Oral Surg.* 1984;13:85–91.

Struthers P, Shear M. Aneurysmal bone cyst of the jaws. II. Pathogenesis. *Int J Oral Surg.* 1984;13:92–100.

Triantafillidou K, Venetis G, Karakinaris G, et al. Variable histopathological featrues of 6 cases of aneurysmal bone cysts developed in the jaws: review of the literature. *J Craniomaxillofac Surg.* 2012;40:33–38.

Fibroma ameloblástico

Buchner A, Vered M. Ameloblastic fibroma: a stage in the development of a hamartomatous odontoma or a true neoplasm? Critical analysis of 162 previously reported cases plus 10 new cases. *Oral Surg Oral Med Oral Pathol Oral Radiol.* 2013;116:598–606.

Dallera P, Bertoni F, Marchetti C, et al. Ameloblastic fibroma: a follow-up of six cases. *Int J Oral Maxillofac Surg.* 1996;25:199–202.

Fibroma desmoplásico

Hopkins KM, Huttula CS, Kahn MA, et al. Desmoplastic fibroma of the mandible: review and report of two cases. *J Oral Maxillofac Surg.* 1996;54:1249–1254.

Said-Al-Naief N, Fernandes R, Louis P, et al. Desmoplastic fibroma of the jaw: a case report and review of literature. *Oral Surg Oral Med Oral Pathol Oral Radiol Endod.* 2006;101:82–94.

Fibroma odontogênico central

Brannon RB. Central odontogenic fibroma, myxoma (odontogenic myxoma, fibromyxoma) and central odontogenic granular cell tumor. *Oral Maxillofac Surg Clin North Am.* 2004;16:359.

Handlers JP, Abrams AM, Melrose RJ, et al. Central odontogenic fibroma: clinicopathologic features of 19 cases and review of the literature. *J Oral Maxillofac Surg.* 1991;49:46–54.

Kaffe I, Buchner A. Radiologic features of central odontogenic fibroma. *Oral Surg Oral Med Oral Pathol.* 1994;78:811–818.

Hemangioma

Lund BA, Dahlin DC. Hemangiomas of the mandible and maxilla. *J Oral Surg.* 1964;22:234–242.

Fan X, Qiu W, Zhang Z, et al. Comparative study of clinical manifestation, plain-film radiography and computed tomographic scan in arteriovenous malformations of the jaws. *Oral Surg Oral Med Oral Pathol Oral Radiol Endod.* 2002;94:503–509.

Zlotogorski A, Buchner A, Kaffe I, et al. Radiological features of central haemangioma of the jaws. *Dentomaxillofac Radiol.* 2005;34:292–296.

Hiperostose

Jainkittivong A, Langlais RP. Buccal and palatal exostosis: prevalence and concurrence with tori. *Oral Surg Oral Med Oral Pathol Oral Radiol Endod.* 2000;90:48–53.

Ilhota óssea densa

McDonnel D. Dense bone island: a review of 107 patients. *Oral Surg Oral Med Oral Pathol.* 1993;76:124–128.

Petrikowski GC, Peters E. Longitudinal radiographic assessment of dense bone islands of the jaws. *Oral Surg Oral Med Oral Pathol Oral Radiol Endod.* 1997;83:627–634.

Lesão central de células gigantes

Carlos R, Sedano HO. Intralesional corticosteroids as an alternative treatment for central giant cell granuloma. *Oral Surg Oral Med Oral Pathol Oral Radiol Endod.* 2002;93:161–166.

de Lange J, van den Akker HP. Clinical and radiological features of central giant-cell lesions of the jaw. *Oral Surg Oral Med Oral Pathol Oral Radiol Endod.* 2005;99:464–470.

de Lang J, van den Akker HP, Veldhujzen van Zanten GO, et al. Calcitonin therapy in central giant cell granuloma of the jaw: a randomized double-blind placebo-controled study. *Int J Oral Maxillofac Surg.* 2006;35:791–795.

Kaffe I, Ardekian L, Taicher S, et al. Radiologic features of central giant cell granuloma of the jaws. *Oral Surg Oral Med Oral Pathol Oral Radiol Endod.* 1996;81:720–726.

Kruse-Lösler B, Diallo R, Gaertner C, et al. Central giant cell granuloma of the jaws: a clinical, radiologic and histopathologic study of 26 cases. *Oral Surg Oral Med Oral Pathol Oral Radiol Endod.* 2006;101:346–354.

Mixoma odontogênico

Cohen MA, Mendelsohn DB. CT and MR imaging of myxofibroma of the jaws. *J Comput Assist Tomogr.* 1990;14:281–285.

Peltola J, Magnusson B, Happonen RP, et al. Odontogenic myxoma: a radiographic study of 21 tumours. *Br J Oral Maxillofac Surg.* 1994;32:298–302.

Simon EN, Merkx MA, Vuhahula E, et al. Odontogenic myxoma: a clinicopathological study of 33 cases. *Int J Oral Maxillofac Surg.* 2004;33:333–337.

Sumi Y, Miyaishi O, Ito K, et al. Magnetic resonance imaging of myxoma in the mandible: a case report. *Oral Surg Oral Med Oral Pathol Oral Radiol Endod.* 2000;90:671–676.

Neurofibromatose

D'Ambrosio JA, Langlais RP, Young RS. Jaw and skull changes in neurofibromatosis. *Oral Surg Oral Med Oral Pathol.* 1988;66:391–396.

Lee L, Yan YH, Pharoah MJ. Radiographic features of the mandible in neurofibromatosis: a report of 10 cases and review of the literature. *Oral Surg Oral Med Oral Pathol Oral Radiol Endod.* 1996;81:361–367.

Odontoma

Kaugars GE, Miller ME, Abbey LM. Odontomas. *Oral Surg Oral Med Oral Pathol.* 1989;67:172–176.

Pippi R. Odontomas and supernumerary teeth: is there a common origin? *Int J Med Sci.* 2014;11:1282–1297.

Soluk Tekkesin M, Pehlivan S, Olgac V, et al. Clinical and histopathological investigation of odontomas: review of the literature and presentation of 160 cases. *J Oral Maxillofac Surg.* 2012;70:1358–1361.

Osteoblastoma

Alvares Capelozza AL, Gião Dezotti MS, Casati Alvares L, et al. Osteoblastoma of the mandible: systematic review of the literature and report of a case. *Dentomaxillofac Radiol.* 2005;34:1–8.

Jones AC, Prihoda TJ, Kacher JE, et al. Osteoblastoma of the maxilla and mandible: a report of 24 cases, review of the literature, and discussion of its relationship to osteoid osteoma of the jaws. *Oral Surg Oral Med Oral Pathol Oral Radiol Endod.* 2006;102:639–650.

Lucas DR, Unni KK, McLeod RA, et al. Osteoblastoma: clinicopathologic study of 306 cases. *Hum Pathol.* 1994;25:117–134.

Osteoma

Bilkay U, Erdem O, Ozek C, et al. Benign osteoma with Gardner syndrome: review of the literature and report of a case. *J Craniofac Surg.* 2004;15:506–509.

Earwaker J. Paranasal osteomas: a review of 46 cases. *Skeletal Radiol.* 1993;22:417–423.

Matteson S, Deahl ST, Alder ME, et al. Advanced imaging methods. *Crit Rev Oral Biol Med.* 1996;7:346–395.

Thakker NS, Evans DG, Horner K, et al. Florid oral manifestations in an atypical familial adenomatous polyposis family with late presentation of colorectal polyps. *J Oral Pathol Med.* 1996;25:459–462.

Querubismo

Bianchi SD, Boccardi A, Mela F, et al. The computed tomographic appearances of cherubism. *Skeletal Radiol.* 1987;16:6–10.

Hyckel P, Berndt A, Schleier P, et al. Cherubism-new hypotheses on pathogenesis and therapeutic consequences. *J Craniomaxillofac Surg.* 2005;33:61–68.

Tsodoulos S, Ilia A, Antoniades K, et al. Cherubism: a case report of a three generation inheritance and literature review. *J Oral Maxillofac Surg.* 2014;72:405.e1–405.e9.

Schwannoma

Chi AC, Carey J, Muller S, et al. Intraosseous schwannoma of the mandible: case report and review of the literature. *Oral Surg Oral Med Oral Pathol Oral Radiol Endod.* 2003;96:54–65.

Minowa K, Sakakibara N, Yoshikawa K, et al. CT and MRI findings of intraosseous schwannoma of the mandible: a case report. *Dentomaxillofac Radiol.* 2007;36:113–116.

Toros

Eggen S, Natvig B. Concurrence of torus mandibularis and torus palatinus. *Scand J Dent Res.* 1994;102:60–63.

Eggan S, Natvig B, Gåsemyr J. Variation in torus palatinus prevalence in Norway. *Scand J Dent Res.* 1994;102:54–59.

Gorsky M, Raviv M, Kfir E, et al. Prevalence of torus palatinus in a population of young and old Israelis. *Arch Oral Biol.* 1996;41:623–625.

Tumor odontogênico adenomatoide

Dare A, Yamaguchi A, Yoshiki S, et al. Limitation of panoramic radiography in diagnosing adenomatoid odontogenic tumors. *Oral Surg Oral Med Oral Pathol.* 1994;77:662–668.

Philipsen HP, Reichart PA. Adenomatoid odontogenic tumor: facts and figures. *Oral Oncol.* 1998;35:125–131.

Reichart PA, Philipsen HP, Kongkhuntian P, et al. Immune profile of the adenomatoid odontogenic tumor. *Oral Dis.* 2016;doi:10.1111/odi.12572.

Tumor odontogênico epitelial calcificante

Franklin CD, Pindborg JJ. The calcifying epithelial odontogenic tumor: a review and analysis of 113 cases. *Oral Surg Oral Med Oral Pathol.* 1976;42:753–765.

Kaplan I, Buckner A, Caleron S, et al. Radiological and clinical features of calcifying epithelial odontogenic tumor. *Dentomaxillofac Radiol.* 2001;30:22–28.

Pñtino B, Fernández-Alba J, Garcia-Rozado A, et al. Calcifying epithelial odontogenic (Pindborg) tumor: a series of 4 distinctive cases and review of the literature. *J Oral Maxillofac Surg.* 2005;63:1361–1368.

25

Doenças que Afetam a Estrutura do Osso

Ernest W. N. Lam

MECANISMO DA DOENÇA

A coordenação das atividades de células de formação óssea (*i. e.*, osteoblastos), de manutenção óssea (*i. e.*, de osteócitos) e de remoção óssea (p. ex., osteoclastos) regula a estrutura normal do osso no esqueleto. De fato, estima-se que aproximadamente de 5 a 10% do volume total de osso no esqueleto adulto seja substituído por ano. Os processos de doença podem produzir anormalidades no osso por meio de perturbações no equilíbrio das concentrações séricas de cálcio e fosfato, enquanto outras podem desregular osteoblastos, osteócitos e osteoclastos (Figura 25.1). Uma doença que altera o equilíbrio dos níveis de cálcio e fosfato pode resultar na formação anormal de ossos e dentes. Por exemplo, uma baixa concentração sérica de cálcio pode mobilizar cálcio do osso, esgotando assim o osso. O nível de cálcio reduzido no osso pode alterar o padrão de trabeculado, produzindo osso de baixa densidade na imagem radiológica.

As displasias ósseas também são caracterizadas por uma desregulação das atividades normalmente coordenadas de osteoblastos e osteócitos; no entanto, aqui o osso normal é substituído por uma proliferação exuberante de tecido conjuntivo fibroso e osso imaturo e anormal. Essas lesões, às vezes referidas pelo termo histopatológico descritivo "lesões fibro-ósseas", englobam um amplo grupo de processos patológicos que vão desde condições de desregulação de células ósseas até neoplasias. Na radiologia oral e maxilofacial, o termo "fibro-ósseo" é, portanto, desencorajado, e a terminologia mais específica que reflete a natureza do processo da doença (displasia óssea) é a preferida.

CARACTERÍSTICAS DA IMAGEM PARA DIAGNÓSTICO

Os exames de imagem são importantes na avaliação e no acompanhamento de doenças que afetam a renovação óssea. A imagem pode ser útil para descrever a extensão da doença e determinar se um ou mais ossos estão envolvidos. Além disso, a imagem, particularmente a imagem intraoral, pode ser útil para caracterizar a mudança no padrão ósseo dos maxilares.

Várias modalidades de diagnóstico por imagem podem ser usadas para auxiliar nesses diagnósticos. As imagens intraorais são geralmente a primeira linha de imagens. Elas fornecem a melhor resolução de imagem e podem revelar mudanças sutis na arquitetura intraóssea das mandíbulas, bem como o envolvimento do espaço do ligamento periodontal e da lâmina dura. Imagens panorâmicas e imagens do crânio podem determinar se os ossos adjacentes estão envolvidos e podem revelar alterações nos seios paranasais. A tomografia computadorizada com feixe cônico (CBCT; do inglês, *cone beam computed tomography*) e a tomografia computadorizada com multidetectores (MDCT; do inglês, *multidetector computed tomography*) podem demonstrar o envolvimento tridimensional do osso, e a medicina nuclear pode fornecer informações úteis sobre o estado metabólico atual do osso.

Como essas doenças podem afetar todo o corpo, as alterações manifestadas na aparência dos maxilares em imagens diagnósticas são comumente generalizadas e inespecíficas, dificultando a identificação das doenças com base apenas nas características de imagem (Tabela 25.1). As mudanças gerais que podem ser vistas nas mandíbulas podem incluir o seguinte:

1. Alteração no tamanho e forma do osso.
2. Alteração no número, tamanho e orientação das trabéculas.
3. Espessura e densidade de estruturas corticais alteradas.
4. Aumento ou diminuição da densidade óssea total.

Alterações no córtex ou trabéculas ósseas podem resultar em diminuição ou aumento da densidade óssea. Como muitos dos parâmetros usados para produzir imagens de diagnóstico influenciam a densidade da imagem, pode ser difícil detectar mudanças genuínas na densidade do osso causadas por doença sistêmica. Condições sistêmicas que resultam em diminuição da densidade óssea não afetam os dentes formados; a imagem dos dentes pode se destacar com densidade normal contra uma mandíbula geralmente radiotransparente. Em casos graves, os dentes podem parecer não ter qualquer suporte ósseo. Além disso, as estruturas corticais parecem finas, são menos definidas e ocasionalmente não podem ser visualizadas. Um verdadeiro aumento na densidade óssea pode ser detectado pela perda de contraste do córtex inferior da mandíbula, à medida que a radiopacidade do osso esponjoso se aproxima da do osso cortical. Muitas vezes, o contorno radiotransparente do canal da mandíbula parece mais distinto em contraste com o osso denso radiopaco circundante.

Algumas doenças sistêmicas que ocorrem durante a formação dos dentes podem resultar em alterações dentárias. A lâmina dura faz parte da estrutura óssea do processo alveolar, mas, como geralmente é examinada em conjunto com o espaço da membrana periodontal e as raízes dos dentes, ela é incluída na descrição das estruturas dentárias (Tabela 25.2). Alterações nos dentes e estruturas associadas incluem o seguinte:

1. Irrupção retardada ou acelerada.
2. Hipoplasia.
3. Hipocalcificação.
4. Perda de uma lâmina dura distinta.

Os dentes e suas estruturas de suporte geralmente não apresentam alterações detectáveis associadas a doenças sistêmicas. No entanto, os primeiros sintomas de uma doença podem ocasionalmente se manifestar como um problema dentário.

CAPÍTULO 25 Doenças que Afetam a Estrutura do Osso

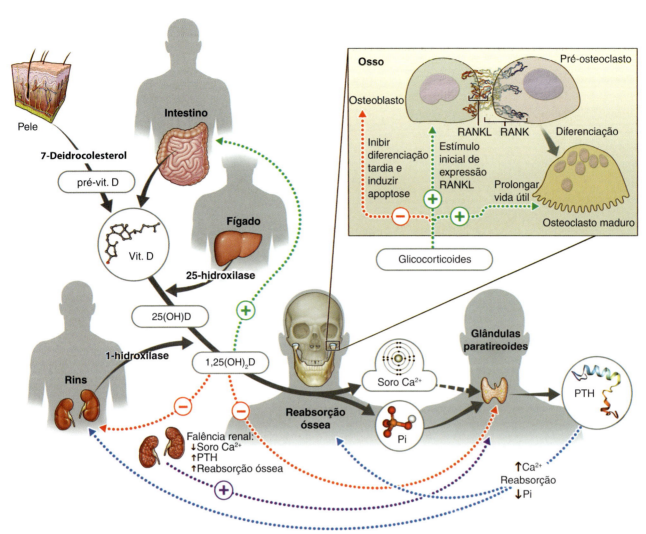

Figura 25.1 Esta figura mostra a atividade da vitamina D, paratormônio (PTH) e glicocorticosteroides no osso e em outros tecidos e delineia seus papéis na manutenção dos níveis séricos normais de cálcio (Ca^{2+}) e fosfato inorgânico (Pi) no metabolismo ósseo. O metabolismo ósseo é um equilíbrio da formação óssea osteoblástica e reabsorção óssea osteoclástica. Um sinal de mais (+) indica um efeito de promoção e um sinal de menos (–) indica um efeito inibitório. A vitamina D, ingerida ou produzida na pele, sofre uma série de reações de hidroxilação, primeiro no fígado e depois nos rins, até a forma ativa da 1,25-di-hidroxivitamina D (*1,25(OH)$_2$D*) (*setas cinza-escuras sólidas*). A 1,25(OH)$_2$D promove a absorção de Ca^{2+} e Pi no intestino (*linha pontilhada verde*) e direciona o equilíbrio do metabolismo ósseo em favor da reabsorção, liberando Ca^{2+} e Pi do osso para o soro. A reabsorção óssea é realizada através da expressão do ativador do receptor do fator nuclear kappa B (*RANKL*) pelos osteoblastos, que interage com um receptor ativador do fator nuclear kappa B (*RANK*) nos pré-osteoclastos. Isso induz a diferenciação dessas células em osteoclastos ativos que podem reabsorver o osso (*boxe superior direito*). A 1,25(OH)$_2$D também pode inibir a última hidroxilação de seu precursor (25(OH)D) dentro dos rins (*seta vermelha tracejada*) e inibir as glândulas paratireoides de produzir PTH (*seta vermelha tracejada*). O PTH pode aumentar o Ca^{2+} sérico, aumentando diretamente a reabsorção óssea, promovendo a expressão do RANKL e a diferenciação dos osteoclastos (*seta azul tracejada*). O PTH também aumenta o Ca^{2+} sérico aumentando a reabsorção de Ca^{2+} nos rins e promovendo a hidroxilação da vitamina D em sua forma ativa nos rins (*seta azul tracejada*). No entanto, o nível sérico elevado de Ca^{2+} pode reduzir a produção de PTH pelas glândulas paratireoides (*seta cinza-escura pontilhada*). No caso de insuficiência renal, a PTH pode ser aumentada para elevar o cálcio sérico (*seta roxa tracejada*). Os glicocorticosteroides inicialmente aumentam a reabsorção óssea através do aumento da expressão osteoblástica de RANKL, aumentando assim a diferenciação dos osteoclastos; desse modo, eles podem prolongar a vida útil do osteoclastos. Mais tarde, os glicocorticosteroides reduzem a formação óssea, limitando a diferenciação e induzindo a apoptose dos osteoblastos.

ANORMALIDADES ÓSSEAS METABÓLICAS

Osteopenia

Mecanismo da doença

A osteopenia é um desequilíbrio da deposição e reabsorção óssea que resulta em uma redução de densidade na formação óssea. Embora a aparência histopatológica do osso possa parecer normal, há mudanças na arquitetura trabecular e no tamanho e espessura das trabéculas individuais.

A osteopenia ocorre como parte do processo de envelhecimento do osso e pode ser considerada uma variação do normal. A massa óssea normalmente aumenta da infância para cerca dos 30 anos de idade; entretanto, após essa idade, ocorre um declínio gradativo e progressivo da massa óssea, a uma taxa de cerca de 8% por década no sexo feminino e de 3% ao ano no sexo masculino. A perda de massa óssea com a idade é tão gradual que é praticamente imperceptível até atingir proporções significativas.

Características clínicas

Quando a perda de massa óssea se torna significativa, os pacientes podem ser submetidos a um teste de diagnóstico conhecido como absorciometria bifotônica de raios X (DEXA; do inglês *dual x-ray*

TABELA 25.1 Alterações no osso observadas em doenças sistêmicas.[a]

Doença sistêmica	Densidade	Tamanho dos maxilares	OSSO		
			TRABÉCULAS		
			Aumento	Diminuição	Granular
Hiperparatiroidismo	Diminui	Não	Sim	Sim	Sim
Hipoparatireoidismo	Raro aumento	Não	Não	Não	Não
Hiperpituitarismo	Não	Grande	Não	Não	Não
Hipopituitarismo	Não	Pequeno	Não	Não	Não
Hipertireoidismo	Diminui	Não	Não	Não	Não
Hipotireoidismo	Não	Pequeno	Não	Não	Não
Síndrome de Cushing	Diminui	Não	Não	Sim	Sim
Osteoporose	Diminui	Não	Não	Sim	Não
Raquitismo	Diminui	Não	Não	Sim	Não
Osteomalacia	Diminuição rara	Não	Não	Diminuição rara	Não
Hipofosfatasia	Diminui	Não	Não	Sim	Não
Osteodistrofia renal	Diminui; raro aumento	Grande	Raro	Sim	Sim
Hipofosfatemia	Diminui	Não	Não	Sim	Sim
Osteopetrose	Aumenta	Grande			
Anemia falciforme	Diminui	Maxila grande			
Talassemia	Diminui	Maxila grande			

[a]Esta tabela resume as principais imagens das alterações ósseas com doenças ósseas endócrinas e metabólicas. Não inclui todas as aparências variáveis possíveis.

TABELA 25.2 Efeitos sobre dentes e estruturas adjacentes.[a]

Doenças sistêmicas	Hipocalcificação	Hipoplasia	Câmara pulpar ampla	Perda da lâmina dura	Perda dos dentes	Irrupção
Hiperparatireoidismo	Não	Não	Não	Sim	Rara	Não
Hipoparatireoidismo	Não	Sim	Não	Não	Não	Retardada
Hiperpituitarismo	Não	Não	Não	Não	Não	Adiantada
Hipopituitarismo	Não	Não	Não	Não	Não	Retardada
Hipotireoidismo	Não	Não	Não	Não	Sim	Prematura
Hipertireoidismo	Não	Não	Não	Fina	Sim	Retardada
Síndrome de Cushing	Não	Não	Não	Parcial	Não	Prematura
Osteoporose	Não	Não	Não	Fina	Não	Não
Raquitismo	Sim, esmalte	Sim, esmalte	Não	Fina	Não	Retardada
Osteomalacia	Não	Não	Não	Fina	Não	Não
Hipofosfatasia	Sim	Sim	Sim	Sim	Não	Retardada
Osteodistrofia renal	Sim	Sim	Não	Sim	Não	Não
Hipofostemia	Sim	Sim	Sim	Sim	Sim	Não
Osteoperose	Sim	Raro	Não	Grossa	Sim	Retardada

[a]Esta tabela resume as principais alterações de imagem que podem ocorrer nos dentes e estruturas associadas a doenças ósseas endócrinas e metabólicas. Não inclui todas as aparências variáveis possíveis.

photon absorptiometry, e eles podem ser diagnosticados clinicamente com osteoporose. A manifestação clínica mais importante da osteoporose é a fratura, que pode envolver o rádio distal, o fêmur proximal, as costelas e vértebras. Os pacientes podem ter dor óssea. As mulheres pós-menopáusicas sofrem maior risco.

Características da imagem

Efeitos sobre dentes e maxilares. A osteopenia resulta em uma redução geral da densidade óssea, e essa mudança pode ser observada comparando-se o osso com os dentes adjacentes. Também pode haver evidência de densidade reduzida e adelgaçamento dos córtices ósseos, como o córtex inferior da mandíbula (Figura 25.2). A redução no número de trabéculas é o menos evidente nos processos alveolares, possivelmente por causa das forças aplicadas pelos dentes ao osso nessa área. Ocasionalmente, a lâmina dura pode parecer mais

fina que o normal. Em outras regiões da mandíbula, uma redução no número de trabéculas pode ser evidente.

Tentativas foram feitas para usar imagens periapicais e panorâmicas em geral realizadas para determinar o risco de osteoporose; no entanto, não tem sido comprovada a sua confiabilidade. Novas técnicas para analisar o padrão trabecular em imagens intraorais estão sendo desenvolvidas.

Tratamento

A administração de estrogênios e suplementos de cálcio e vitamina D após a menopausa ajuda a reduzir a taxa de perda mineral óssea. Os programas de exercícios com pesos são um complemento eficaz para diminuir o desenvolvimento da osteopenia e, mais recentemente, medicamentos antirreabsortivos orais têm sido usados para retardar a perda óssea em pacientes com osteoporose.

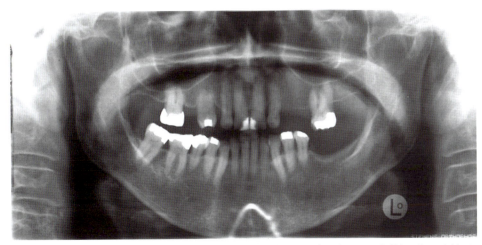

Figura 25.2 A osteopenia generalizada é evidente como uma perda do padrão ósseo trabecular normal. Além disso, há heterogeneidade e afilamento do córtex inferior normal da mandíbula. Observe a proeminência da dentição no fundo do osso desmineralizado.

Raquitismo e osteomalacia

Mecanismo da doença

Tanto o raquitismo quanto a osteomalacia resultam de um defeito na atividade normal do metabolismo da vitamina D, especialmente a 1,25-di-hidroxivitamina D (1,25(OH)$_2$D), necessária para a absorção de cálcio no trato gastrintestinal. O termo raquitismo é aplicado quando a doença afeta o esqueleto em crescimento em bebês e crianças, enquanto o termo osteomalacia é usado quando essa doença afeta o esqueleto maduro em adultos.

Raquitismo e osteomalacia podem se desenvolver como resultado da falta de vitamina D ou cálcio na dieta, má absorção de vitamina D no trato gastrintestinal ou incapacidade de sintetizar o metabólito ativo 1,25(OH)$_2$D, o que é necessário para a absorção gastrintestinal de cálcio. Em climas mais setentrionais, a falta de exposição à luz ultravioleta pode reduzir a capacidade do organismo de formar 1,25(OH)$_2$D a partir de 7-desidrocolesterol e provitamina D. As doenças hepáticas e renais podem prejudicar a síntese de 25-hidroxivitamina D (25(OH)D) e 1,25(OH)$_2$D, respectivamente. Finalmente, um defeito na resposta das células gastrintestinais à 1,25(OH)$_2$D também pode prejudicar a absorção de cálcio.

Características clínicas

Raquitismo. Nos primeiros 6 meses de vida, a tetania ou as convulsões são os sinais clínicos mais comuns de raquitismo. Mais tarde na infância, os efeitos esqueléticos da doença podem ser clinicamente mais proeminentes. Craniostose, um amolecimento das porções posteriores dos ossos parietais, pode ser o sinal inicial da doença. Crianças com raquitismo geralmente têm baixa estatura e deformidade das extremidades, e pode haver inchaço dos pulsos e tornozelos. A irrupção e o desenvolvimento da dentição são retardados, e o esmalte e a dentina podem ser hipocalcificados.

Osteomalacia. A maioria dos pacientes com osteomalacia tem algum grau de dor óssea, bem como fraqueza muscular de gravidade variável. Outras características clínicas incluem um peculiar gingar ou andar de "pinguim", tetania e fraturas ósseas do tipo galho verde.

Características da imagem

Efeitos sobre dentes e maxilares. O raquitismo na infância ou na primeira infância pode resultar na hipoplasia dos dentes em desenvolvimento, incluindo o esmalte (Figura 25.3). Se a doença ocorrer antes dos 3 anos de idade, a hipoplasia do esmalte é bastante comum. Esta manifestação precoce de raquitismo pode ser observada em imagens diagnósticas tanto em dentes irrompidos como não irrompidos. As imagens diagnósticas também podem documentar a irrupção dentária retardada no início do raquitismo. A lâmina dura e as bordas corticais dos folículos dos dentes podem ser finas ou ausentes.

Mudanças nos maxilares geralmente ocorrem após alterações nas costelas e ossos longos. Os córtices da mandíbula, como o cortical da base ou as bordas do canal da mandíbula, podem ser finos. Dentro da porção esponjosa das mandíbulas, as trabéculas são reduzidas em densidade, número e espessura; isso confere uma radiotransparência generalizada dos maxilares. Em casos graves, as trabéculas parecem tão radiotransparentes que os dentes parecem não ter suporte ósseo.

A osteomalacia não altera os dentes nem os maxilares porque já estão completamente desenvolvidas antes do início da doença. No entanto, quando as manifestações estão presentes em imagens de diagnóstico, pode haver uma aparência radiotransparente geral do osso, e as trabéculas podem ser esparsas. Em pacientes com osteomalacia de longa duração ou grave, a lâmina dura pode ser fina.

Efeitos no esqueleto. A característica mais antiga e proeminente do raquitismo é o alargamento das epífises dos ossos longos. Esta é uma manifestação das largas costuras osteoides não calcificadas que são vistas histologicamente. A biomecânica anormal resultante leva à reabsorção e ao desgaste das metáfises dos ossos longos, e os ossos como o fêmur e a tíbia passam por uma curvatura característica.

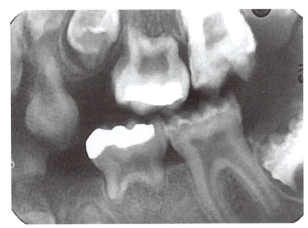

Figura 25.3 A radiografia interproximal mostra afilamento (hipoplasia) e diminuição da mineralização (hipocalcificação) do esmalte em uma criança com raquitismo. (Cortesia de H. G. Poyton, DDS, Toronto, ON, Canadá.)

Fraturas em galho verde, que são fraturas incompletas, ocorrem em muitos pacientes com raquitismo.

Na osteomalacia, o córtex do osso pode ser fino. Pseudofraturas, que são fracamente calcificadas, que se estendem até o osso em ângulos retos até a margem do osso, podem também estar presentes. As pseudofraturas ocorrem mais comumente nas costelas, pelve e ossos com peso e raramente na mandíbula.

Tratamento

Como a causa do raquitismo e osteomalacia é a deficiência de vitamina D, o tratamento de escolha é a suplementação de vitamina D. O colecalciferol é um suplemento de vitamina D que é armazenado no corpo e liberado durante várias semanas. Sinais de cura são vistos em apenas 6 a 7 dias após o tratamento.

Raquitismo hipofosfatêmico
Mecanismo da doença

O raquitismo hipofosfatêmico ou resistente à vitamina D é um grupo de doenças hereditárias que produzem distúrbios tubulares renais, causando incapacidade de reabsorção de fósforo nos túbulos renais distais resultando em diminuição do fósforo sérico (hipofosfatemia). O mieloma múltiplo também pode induzir hipofosfatemia como resultado de dano secundário aos rins.

A calcificação normal das estruturas ósseas requer a quantidade e proporção corretas de cálcio e fósforo séricos. A hipofosfatemia pode resultar em desenvolvimento ósseo de baixa densidade devido ao baixo teor de cálcio. Isso resulta na formação anormal de trabéculas, às vezes curtas e irregulares, e no aparecimento de um padrão ósseo granular. A hipofosfatemia também interfere na calcificação normal da dentina, resultando em câmaras pulpares e canais radiculares maiores do que o normal.

Características clínicas

As crianças com raquitismo hipofosfatêmico apresentam crescimento reduzido e alterações ósseas semelhantes ao raquitismo, incluindo arqueamento das pernas, epífises aumentadas e alterações cranianas. Os adultos apresentam dor óssea, fraqueza muscular e fraturas vertebrais.

Características da imagem

Efeitos sobre dentes e maxilares. Os dentes podem ser malformados, com esmalte fino e câmaras pulpares e canais radiculares grandes (Figura 25.4B e C). Abscessos periapicais e periodontais podem ocorrer com frequência. A ocorrência de osteíte rarefaciente sem uma etiologia aparente pode ser resultado de defeitos na dentina e grandes câmaras pulpares, permitindo a entrada de microrganismos orais e subsequente necrose pulpar. Se a doença for grave, o paciente terá perda prematura dos dentes. A lâmina dura pode ser esparsa e os córtices ao redor das criptas dentárias podem ser finos ou totalmente ausentes.

Os maxilares são geralmente osteopênicos e, em casos extremos, podem ser notadamente radiotransparentes. Os limites corticais podem ser extraordinariamente finos como um todo (Figura 25.4). Outras manifestações incluem menos trabéculas visíveis e um padrão ósseo granular.

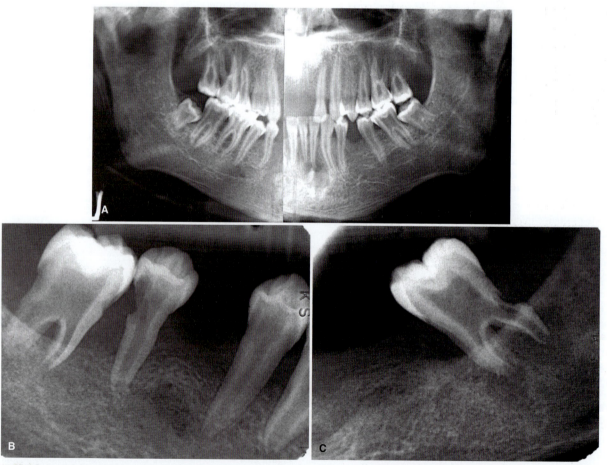

Figura 25.4 A. Imagem panorâmica de um paciente com raquitismo hipofosfatêmico. Observe a aparência osteopênica generalizada das mandíbulas, a falta de densidade óssea e as grandes câmaras pulpares. **B** e **C.** Imagens periapicais de um paciente diferente demonstram perda óssea aparente ao redor dos dentes, padrão ósseo granular, grandes câmaras pulpares e reabsorção radicular externa.

Efeitos no esqueleto. Nas crianças com raquitismo hipofosfatêmico, os achados radiológicos são indistinguíveis do raquitismo. Nos adultos, os ossos longos podem apresentar deformidades persistentes, fraturas ou pseudofraturas.

Tratamento

O tratamento consiste em administrar suplementos de vitamina D, fosfatos e anticauciúrico. As concentrações séricas de cálcio devem ser monitoradas de perto para prevenir a hipercalcemia e suas complicações. A nefrocalcinose é uma complicação a longo prazo que pode surgir do tratamento.

Hipofosfatasia

Mecanismo da doença

A hipofosfatasia é um distúrbio hereditário raro, causado pela redução da atividade das fosfatases alcalinas inespecíficas teciduais, uma das famílias de enzimas produzidas pelos osteoblastos e odontoblastos, necessária para a mineralização normal dos osteoides e dos dentes. Quando deficiente, a enzima não consegue clivar substâncias contendo fosfato, como o pirofosfato inorgânico, e resulta no acúmulo extracelular de pirofosfato inorgânico, um conhecido inibidor da formação de hidroxiapatita.

Seis formas clínicas da doença são reconhecidas, dependendo da idade do diagnóstico: uma forma perinatal letal; uma forma perinatal que é não letal (benigna); formas infantis e adultas; e odonto-hipofosfatasia. A doença em indivíduos com envolvimento homozigótico geralmente é grave, tem início precoce (no útero) e leva à morte no primeiro ano. As formas graves da doença têm um modo autossômico recessivo de transmissão da doença, enquanto as formas mais leves têm um padrão variável de herança.

Características clínicas

Os bebês demonstram ossos arqueados e uma acentuada deficiência na ossificação do crânio. Indivíduos com as formas mais leves da doença apresentam crescimento deficiente e deformidades semelhantes ao raquitismo. Pode haver uma história de fraturas, atraso na marcha ou dor óssea. Aproximadamente 85% dessas crianças apresentam perda prematura dos dentes decíduos, particularmente os incisivos, e atraso na erupção da dentição permanente. Achados dentários são frequentemente o primeiro sinal clínico de hipofosfatasia e o único sinal de odonto-hipofosfatasia.

Características da imagem

Efeitos sobre dentes e maxilares. Os dentes decíduos e permanentes têm uma fina camada de esmalte e câmaras pulpares e canais radiculares grandes (Figura 25.5). Os dentes também podem ser hipoplásicos e podem ser perdidos prematuramente. Nos maxilares, há uma aparência osteopênica generalizada nos ossos. O osso cortical e a lâmina dura são finos, e os processos alveolares são pouco calcificados e podem parecer deficientes.

Efeitos no esqueleto. Em crianças jovens com hipofosfatasia, os ossos longos mostram defeitos irregulares nas epífises e o crânio é pouco calcificado. Em crianças mais velhas, o fechamento prematuro das suturas do crânio resulta em impressões curvas na cortical interna do crânio, que lembram o metal martelado. O crânio pode assumir uma forma braquicefálica. Nos adultos, uma redução generalizada na densidade óssea pode ser observada.

Tratamento

Não há tratamento curativo para a hipofosfatasia. No entanto, a terapia de reposição enzimática está sendo investigada atualmente e demonstrou melhora em crianças com hipofosfatasia com risco de morte.

Osteopetrose

Mecanismo da doença

A osteopetrose, também conhecida como doença dos ossos de mármore ou doença de Albers-Schönberg, é um distúrbio hereditário do osso que resulta de um defeito na diferenciação e função dos osteoclastos. O distúrbio é herdado de maneira autossômica recessiva (osteopetrose congênita) ou autossômica dominante (osteopetrose tarda). A falta de osteoclastos que funcionam normalmente resulta na formação anormal do esqueleto primário e na renovação óssea também anormal. A falha da remodelação faz com que os ossos se tornem densamente mineralizados, frágeis e suscetíveis a fraturas e infecções.

Características clínicas

A forma mais grave e recessiva da osteopetrose é observada em bebês e crianças pequenas; é invariavelmente fatal no início da vida. O paciente tem depósito progressivo de osso, resultando em estreitamento dos canais e dos forames. Essas alterações criam defeitos morfológicos, bem como déficits neurossensoriais e sensorimotores, incluindo hidrocefalia, cegueira, surdez, disfunção do nervo vestibular e paralisia do nervo facial. A forma benigna e dominante aparece em adultos e pode ser totalmente assintomática ou acompanhada por sinais e sintomas leves. Pode ser descoberta a qualquer momento desde a infância até a idade adulta como um achado incidental, ou pode se manifestar como uma fratura óssea. A perda de espaços medulares secundários à deposição de osso em pacientes com osteopetrose também pode afetar o desenvolvimento hematopoético de glóbulos vermelhos e brancos e plaquetas, resultando em anemia, leucopenia e trombocitopenia.

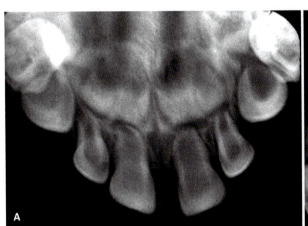 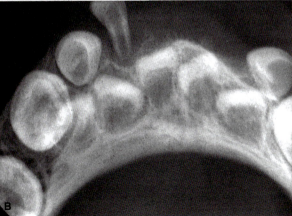

Figura 25.5 Observe as câmaras pulpares muito grandes na dentição decídua em um paciente com hipofosfatasia (**A**) e a perda prematura dos incisivos inferiores (**B**) nessas imagens oclusais anteriores. (Cortesia de Dr. H. G. Poyton, Toronto, ON, Canadá.)

Consequentemente, os pacientes podem desenvolver letargia, estar propensos a infecções e ter períodos de sangramento maiores do que o normal.

Em alguns casos mais crônicos, a dor óssea e as paralisias de nervos cranianos causadas pela compressão neural podem ser problemas clínicos. O aumento da densidade óssea e a vascularização relativamente fraca resultam em uma suscetibilidade aumentada à osteomielite, geralmente a partir de lesões inflamatórias odontogênicas. Este problema é mais comum na mandíbula, onde as condições inflamatórias periapicais e periodontais são comuns.

Características da imagem

Efeitos sobre dentes e maxilares. Os efeitos nos dentes podem incluir a perda precoce dos dentes, dentes ausentes, coroas e raízes malformadas, dentes que são pouco calcificados e propensos à cárie. O padrão normal de irrupção das dentições primárias e secundárias pode ser retardado como resultado do aumento da densidade óssea ou da anquilose. A lâmina dura e as bordas corticais podem parecer mais espessas que o normal.

O aumento da radiopacidade dos maxilares pode ser tão grande que a imagem diagnóstica pode não revelar qualquer estrutura interna, e até mesmo as raízes dos dentes podem não ser aparentes. A interface normal entre o osso cortical e esponjoso pode ser perdida e, na mandíbula, o canal da mandíbula pode parecer muito proeminente. Em imagens simples, a imagem do osso pode aparecer subexposta devido à falha dos raios X incidentes para atravessar o osso.

Efeitos no esqueleto. Todos os ossos podem ficar levemente aumentados e mostrar uma grande radiopacidade. Como essa condição é sistêmica, as alterações afetam todos os ossos bilateralmente (Figura 25.6). Os ossos podem se tornar tão radiopacos que o padrão trabecular pode não ser visível. A radiopacidade homogênea do osso esponjoso também reduz o contraste entre o córtex ósseo e a porção esponjosa do osso.

Tratamento

O tratamento da osteopetrose consiste no transplante de medula óssea para tentar estimular a formação de osteoclastos funcionais. As complicações hematológicas são gerenciadas com esteroides sistêmicos. Quando a osteomielite se desenvolve (Figura 25.7), é difícil de tratar, e uma combinação de antibióticos e oxigenoterapia hiperbárica é usada. Portanto, é imperativo que a doença inflamatória odontogênica não se desenvolva nesses indivíduos.

Alterações endócrinas

Características da imagem para diagnóstico

As perturbações endócrinas afetam todo o corpo e as alterações manifestadas nas aparências dos dentes e maxilares nas imagens de diagnóstico são comumente generalizadas e frequentemente inespecíficas. Portanto, pode ser difícil identificar as doenças com base apenas nas características de imagem (Tabela 25.1).

Quando as doenças sistêmicas se manifestam durante a formação dos dentes, estes podem parecer hipoplásicos ou hipocalcificados, e sua irrupção pode ser acelerada ou retardada. Como a lâmina dura é frequentemente examinada em conjunto com o espaço do ligamento periodontal e as raízes dos dentes, a lâmina dura pode tornar-se menos distinta ou perdida. Se os dentes se desenvolverem, nenhuma alteração detectável nos dentes ou lâmina dura pode ser visível. No entanto, os primeiros sintomas de uma doença podem ocasionalmente se manifestar como um problema dentário.

As transformações gerais que podem ser vistas nos maxilares podem incluir alterações na densidade óssea; o número, o tamanho e a orientação das trabéculas; a espessura dos córtices ósseos; e o tamanho e formato do osso. Como os fatores técnicos e do paciente podem determinar a aparência do osso em uma imagem diagnóstica, pode ser difícil não apenas detectar, mas também quantificar mudanças genuínas na densidade do osso quando elas surgem. Por exemplo, condições sistêmicas que podem diminuir a densidade óssea geralmente não afetam os dentes formados, e as imagens dos dentes podem desenvolver maior proeminência e se destacar contra um padrão ósseo geralmente mais radiotransparente nos maxilares. Em casos graves, as estruturas normais de suporte ao redor dos dentes podem não ser visíveis. Além disso, estruturas corticais podem parecer finas e menos bem definidas; ocasionalmente elas podem desaparecer. Em contraste, um verdadeiro aumento na densidade óssea pode ser detectado por uma perda de contraste da interface cortical/osso esponjoso à medida que a radiopacidade do osso esponjoso se aproxima da do osso cortical. Além disso, o contorno radiotransparente do canal da mandíbula pode parecer mais distinto em contraste com o osso denso radiopaco circundante.

Hiperparatireoidismo

Mecanismo da doença

O hiperparatireoidismo é uma anormalidade endócrina em que há excesso de hormônio paratireóideo circulante (PTH). Esse excesso favorece a reabsorção osteoclástica do osso, que mobiliza o cálcio do

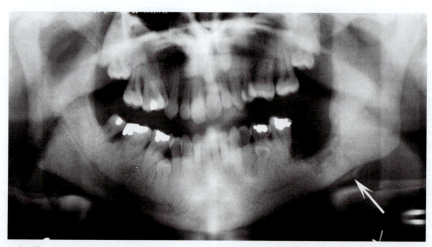

Figura 25.6 Um aumento significativo e generalizado da radiopacidade dos ossos é observado nesta imagem panorâmica de um paciente com osteopetrose. Os canais da mandíbula são proeminentes e estreitados. Além disso, há osteomielite no corpo da mandíbula esquerda com neoformação óssea periosteal (*seta*).

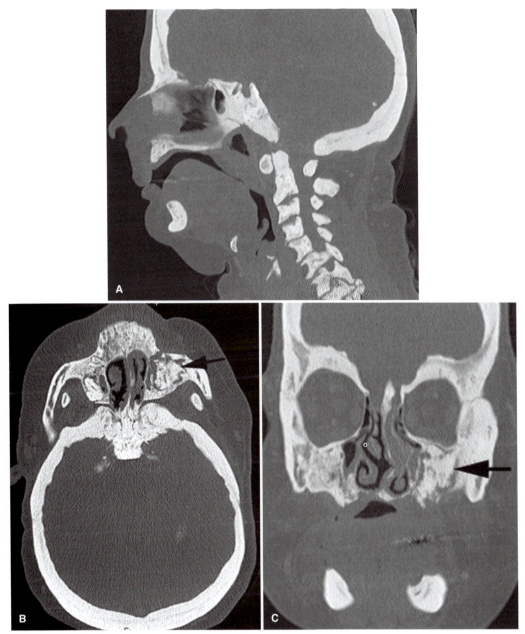

Figura 25.7 As imagens de tomografia computadorizada com multidetector nos planos sagital (**A**), axial (**B**) e coronal (**C**) mostram uma densa calcificação dos ossos em um paciente com osteoporose. Observe a perda de definição das interfaces do osso cortical e esponjoso e a densidade uniformemente aumentada de todos os ossos. O caso é complicado pela osteomielite da maxila esquerda com desenvolvimento de sequestro (*setas* em **B** e **C**).

esqueleto. Essa alteração pode transformar a morfologia normal das trabéculas ósseas e aumentar a reabsorção tubular renal de cálcio e a produção de 1,25(OH)$_2$D. O resultado dessas mudanças é um aumento nos níveis séricos de cálcio (Figura 25.8).

Em 80 a 85% dos casos, o hiperparatireoidismo primário é geralmente resultado da superprodução de PTH a partir de um tumor secretório benigno (adenoma) de uma das quatro glândulas paratireoides. A incidência de hiperparatireoidismo primário é de cerca de 0,1%, e a condição pode ser esporádica ou parte de uma síndrome hereditária, como o hiperparatireoidismo – síndrome do tumor da mandíbula, que envolve tumores de paratireoides, mandíbulas e rins. Menos frequentemente, em 10 a 15% dos casos, os pacientes podem ter glândulas paratireoides hiperplásicas que secretam PTH em excesso.

O hiperparatireoidismo secundário resulta de um aumento compensatório na produção de PTH em resposta à hipocalcemia. A hipocalcemia subjacente pode resultar de ingestão dietética inadequada, absorção intestinal deficiente de vitamina D ou metabolismo deficiente de vitamina D no fígado ou nos rins (osteodistrofia renal). A insuficiência renal crônica produz alterações ósseas por interferir na hidroxilação da 25-hidroxivitamina D em 1,25(OH)$_2$D, processo que ocorre nos rins. As várias funções biológicas de 1,25(OH)$_2$D delineadas na Figura 25.1 são impedidas, especialmente a absorção de cálcio dos intestinos. O resultado é um estado de hipocalcemia e hiperfosfatemia. Este desequilíbrio das concentrações séricas de cálcio e fosfato impede a calcificação normal dos ossos e dentes e estimula a glândula paratireoide a secretar PTH, de modo que mais cálcio possa ser liberado no sangue.

Características clínicas

O hiperparatireoidismo primário afeta as mulheres duas a três vezes mais do que os homens. A condição ocorre principalmente em adultos

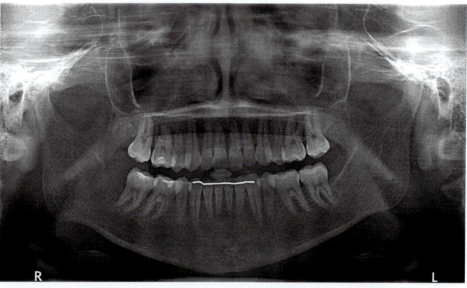

Figura 25.8 Esta imagem panorâmica mostra osteopenia generalizada em um paciente com hiperparatireoidismo. Observe como os dentes se destacam em contraste com o osso osteopênico.

de 30 a 60 anos de idade. As manifestações clínicas da doença estão relacionadas à hipercalcemia. Elas cobrem uma ampla gama de sinais e sintomas, muitas vezes resumidos como a tríade de "pedras, dores ósseas e gemidos"; complicações ósseas, incluindo osteoporose, artrite e fratura e sintomas gastrintestinais incluindo úlceras pépticas. Nos maxilares, afrouxamento gradual e perda de dentes podem ocorrer. A combinação de hipercalcemia e níveis séricos elevados de PTH é diagnóstica do hiperparatireoidismo primário. O nível sérico de fosfatase alcalina, um indicador confiável da renovação óssea, também pode estar elevado no hiperparatireoidismo.

As características clínicas do hiperparatireoidismo secundário são as mesmas observadas na insuficiência renal crônica. Em crianças, podem ocorrer retardo de crescimento e fraturas ósseas frequentes. Os adultos podem ter um amolecimento gradual e arqueamento dos ossos.

Características da imagem

Efeitos sobre dentes e maxilares. As características de imagem do hiperparatiroidismo primário (Figura 25.7) e secundário (Figura 25.8) são semelhantes. Em crianças, pode haver hipoplasia e hipocalcificação dos dentes, às vezes resultando em perda de qualquer evidência de esmalte em imagens diagnósticas. Uma das primeiras manifestações do hiperparatireoidismo é a perda da lâmina dura em aproximadamente 10% dos pacientes. Dependendo da duração e gravidade da doença, a perda da lâmina dura pode ser parcial ou envolver um dente, e um ou mais dentes podem ser afetados. O resultado da perda da lâmina dura pode dar à raiz uma aparência cônica devido à perda do contraste da imagem. Embora o PTH mobilize os minerais do esqueleto, os dentes formados são imunes a esse processo de desmineralização sistêmica.

Apenas cerca de um em cada cinco pacientes com hiperparatiroidismo tem alterações ósseas observáveis. Nos maxilares, pode haver desmineralização e afinamento dos córtices ósseos, incluindo a borda inferior da mandíbula, as bordas corticais do canal da mandíbula e as corticais dos seios maxilares. A densidade dos maxilares é diminuída, resultando em uma aparência radiotransparente que contrasta com a densidade normal dos dentes (Figura 25.8). A taxa elevada de remodelação óssea pode resultar em um padrão ósseo anormal, em que as trabéculas normais são substituídas por numerosas trabéculas pequenas e mais orientadas aleatoriamente, resultando em uma aparência de vidro fosco na imagem radiográfica (Figura 25.9). No crânio, a calvária pode assumir uma aparência granular que é classicamente conhecida como "sal e pimenta". Essa aparência é causada pela perda das trabéculas centrais (diploicas) e adelgaçamento das camadas corticais (Figura 25.10).

Os tumores marrons do hiperparatireoidismo, que são lesões de células gigantes, também podem aparecer no osso, e estes são frequentemente encontrados nos ossos e maxilares da face, particularmente em casos de doença de longa duração (Figuras 25.11 e 25.12). As lesões são chamadas tumores marrons por causa de sua aparência marrom ou marrom-avermelhada no exame macroscópico. Os tumores marrons podem ser solitários ou múltiplos em um único osso. Se uma lesão de célula gigante ocorrer mais tarde que a segunda década de vida, o paciente deve ser rastreado quanto a aumentos séricos de cálcio, PTH e fosfatase alcalina.

Efeitos no esqueleto. Uma das alterações mais precoces e fidedignas do hiperparatireoidismo são as erosões sutis do osso da superfície subperiosteal das falanges das mãos. A desmineralização do esqueleto pode resultar em uma aparência radiotransparente generalizada incomum (osteopenia generalizada); o osso pode parecer "cinza". A osteíte fibrosa cística é vista em casos avançados como regiões localizadas de perda óssea produzidas pela atividade osteoclástica, assim como tumores marrons. E, finalmente, os níveis aumentados de cálcio sérico podem precipitar nos tecidos moles, formando calcificações puntiformes ou nodulares nas articulações e nos rins.

As características do hiperparatireoidismo secundário são bastante variáveis. Algumas alterações do esqueleto se assemelham a alterações vistas no raquitismo, e outras alterações são consistentes com o hiperparatireoidismo primário, incluindo perda generalizada da densidade óssea e afinamento dos córtices ósseos. Contudo, pode-se ver ocasionalmente um aumento na densidade óssea em alguns pacientes. Também pode haver tumores marrons, mas estes são menos frequentemente vistos em comparação com o hiperparatireoidismo primário.

Tratamento

Após a remoção cirúrgica bem-sucedida do adenoma causador da paratireoide, quase todas as alterações voltam ao normal. A única exceção pode ser o local de um tumor marrom, que muitas vezes restabelece o osso que é mais esclerótico do que o normal. Muitas pessoas com esta doença estão sendo diagnosticadas mais cedo, resultando em casos menos graves. No hiperparatireoidismo secundário, os pacientes com osteodistrofia renal recebem suplementos de vitamina D e ligantes de fosfato. As características de imagem do

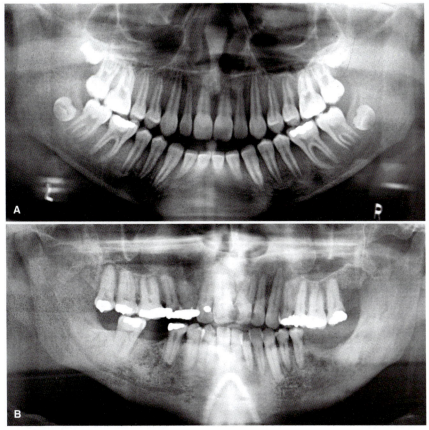

Figura 25.9 Dois casos de osteodistrofia renal. **A.** A imagem panorâmica revela áreas radiotransparentes de perda óssea, perda de lâmina dura distinta e um padrão esclerótico ao redor das raízes dos dentes. **B.** A imagem panorâmica revela um padrão ósseo esclerótico generalizado. Observe a perda de uma interface clara entre o osso esponjoso e o osso cortical.

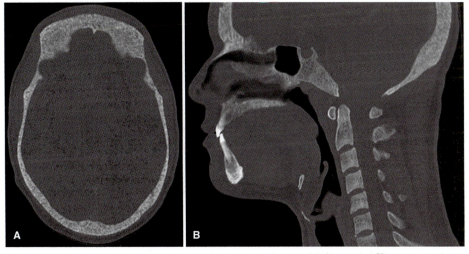

Figura 25.10 Imagens de tomografia computadorizada com multidetector nos planos axial (**A**) e sagital (**B**) em um paciente com hiperparatireoidismo secundário. Observe o afilamento generalizado e a perda da definição do osso cortical e do padrão granular interno do osso.

hiperparatireoidismo secundário podem persistir mesmo após um transplante renal bem-sucedido, devido à hiperplasia das glândulas paratireoides, secundária aos baixos níveis séricos crônicos de cálcio anteriores.

Hipoparatireoidismo e pseudo-hipoparatireoidismo

Mecanismo da doença

O hipoparatireoidismo é uma condição incomum na qual ocorre a secreção insuficiente de PTH. Existem várias causas, mas a mais comum é o dano não intencional ou a remoção das glândulas paratireoides durante a cirurgia da tireoide. No pseudo-hipoparatireoidismo, há um defeito na resposta das células do tecido-alvo aos níveis normais de PTH. Em ambos os casos, o resultado são baixos níveis séricos de cálcio.

Características clínicas

Há uma variedade de manifestações clínicas. Embora alguns pacientes possam não apresentar alterações, aqueles que o fazem podem relatar flexão acentuada (tetânica) das articulações do punho e tornozelo

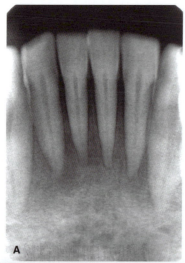
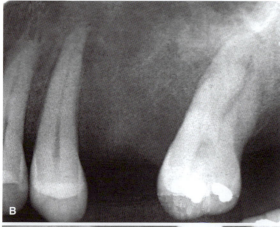
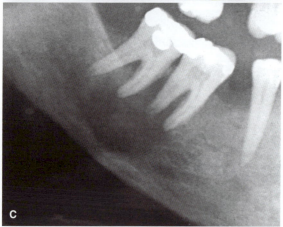

Figura 25.11 A e **B.** Imagens periapicais mostram perda de lâmina dura ao redor dos dentes em um paciente com hiperparatireoidismo. Observe também a perda de definição do assoalho do seio maxilar. **C.** A imagem panorâmica recortada do mesmo paciente revela uma lesão central de células gigantes (tumor marrom) que se desenvolve apicalmente aos segundo e terceiro molares inferiores direitos.

(espasmo carpopedal). Alguns pacientes apresentam anormalidades sensorineurais que consistem em parestesia das mãos ou dos pés ou na área ao redor da boca. As alterações neurológicas podem incluir ansiedade e depressão, epilepsia, parkinsonismo e coreia. Formas crônicas podem produzir uma redução na capacidade intelectual. Pacientes com pseudo-hipoparatireoidismo frequentemente têm fechamento precoce de certas epífises ósseas e manifestam baixa estatura ou extremidades desproporcionais.

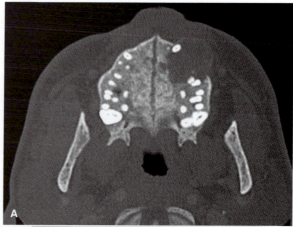
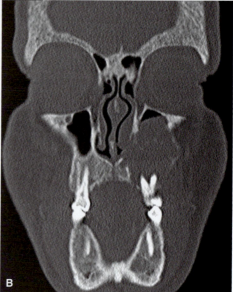

Figura 25.12 Imagens de tomografia computadorizada com multidetector axial (**A**) e coronal (**B**) em paciente com hiperparatireoidismo secundário e lesão central de células gigantes (tumor marrom) envolvendo a maxila esquerda.

Características da imagem

Efeitos sobre dentes e maxilares. A imagem dos maxilares pode revelar hipoplasia do esmalte dentário, reabsorção radicular externa, irrupção retardada ou dilaceração da raiz (Figura 25.13).

Efeitos no esqueleto. Nas imagens do crânio, as calcificações podem parecer floculentas e bilaterais nos hemisférios cerebrais das imagens posteroanteriores do crânio. Centralmente, há calcificação dos núcleos da base.

Tratamento

Estas condições são administradas com cálcio e vitamina D suplementares administrados por via oral.

Hiperpituitarismo

Mecanismo da doença

Hiperpituitarismo na forma de gigantismo e acromegalia resultante da hiperfunção do lobo anterior da glândula hipofisária. Essas condições se desenvolvem em resposta a uma produção aumentada do hormônio do crescimento. Em crianças esqueleticamente imaturas, a condição é conhecida como gigantismo; em adultos esqueleticamente formados, a condição é conhecida como acromegalia. Um excesso

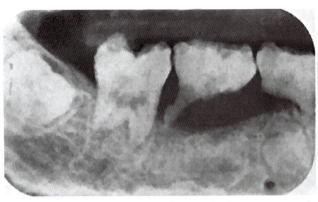 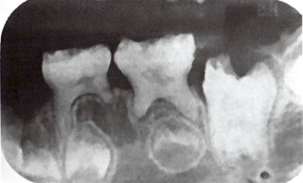

Figura 25.13 Anomalias do desenvolvimento do dente em um paciente com pseudo-hipoparatireoidismo. (Cortesia de Dr. S. Bricker, San Antonio, TX.)

de hormônio de crescimento provoca o crescimento excessivo de todas as estruturas do corpo, incluindo os ossos, ainda capazes de crescimento. A causa comum deste problema é um tumor secretório somatotrófico funcional e benigno (células secretoras de hormônio de crescimento) no lobo anterior da hipófise.

Características clínicas

Em crianças, há crescimento generalizado da maioria dos tecidos duros e moles. O crescimento ativo ocorre em ossos em que as epífises não se fundiram com a placa óssea. Durante a adolescência, o crescimento esquelético generalizado é excessivo e pode ser prolongado, e os indivíduos afetados podem atingir alturas de 2 a 2,5 metros ou mais, mas com proporções notavelmente normais. Os olhos e outras partes do sistema nervoso central não aumentam, exceto em casos raros em que a condição se manifesta na infância.

Nos adultos, a acromegalia tem um curso clínico insidioso, bem diferente do que se observa em crianças. Em adultos, os efeitos clínicos de um adenoma hipofisário desenvolvem-se muito lentamente porque muitos tipos de tecidos perderam a capacidade de crescimento. Isso também é verdade para grande parte do esqueleto. Interessantemente, um excesso de hormônio do crescimento pode estimular a mandíbula e as falanges da mão. Além disso, as cristas supraorbitais e o seio frontal subjacente podem aumentar. O excesso de hormônio de crescimento em adultos também resulta em hipertrofia de alguns tecidos moles, incluindo os lábios, língua, nariz e tecidos moles das mãos e pés, às vezes em um grau impressionante.

Características da imagem

Efeito sobre dentes e maxilares. Os dentes em geral são de tamanho normal, embora as raízes dos dentes pré-molares e molares frequentemente aumentem como resultado da hipercementose. Essa condição pode ser o resultado de demandas funcionais e estruturais nos dentes, em vez de um efeito hormonal secundário. Supraerupção dos dentes posteriores pode ocorrer na tentativa de compensar o crescimento da mandíbula.

O hiperpituitarismo causa o alargamento dos maxilares, mais notavelmente a mandíbula (Figura 25.14). O crescimento do processo condilar pode ser muito proeminente, e os pacientes podem desenvolver uma aparência de classe III esquelética proeminente com mandíbula fortemente prognata. O aumento do comprimento da arcada dentária resulta em espaçamento dos dentes. O ângulo da mandíbula também pode aumentar. Essa alteração, em combinação com a inclinação dos dentes anteriores causada pelo aumento da língua (macroglossia), pode resultar no desenvolvimento de mordida aberta anterior. A inclinação dos incisivos é um ponto útil de diferenciação entre prognatismo acromegálico e prognatismo herdado. A espessura e a altura dos processos alveolares também podem aumentar.

Efeitos no esqueleto. Os adenomas funcionais da hipófise podem não aumentar a sela túrcica. No entanto, em alguns casos, há um aumento ou "balonismo" da sela (Figura 25.7B). Imagens cranianas caracteristicamente revelam ampliação dos seios paranasais (especialmente do seio frontal). Esses seios aéreos são mais proeminentes na acromegalia do que no gigantismo hipofisário, porque o crescimento do seio no gigantismo tende a estar mais em sintonia com o aumento generalizado dos ossos faciais. Acromegalia também produz espessamento difuso do córtex externo do crânio.

Tratamento

A remoção cirúrgica da glândula hipofisária é a primeira indicação de tratamento. Se a cirurgia falhar ou não for possível, os medicamentos podem ser usados para reduzir os níveis de hormônio do crescimento. A radioterapia também pode ser considerada, mas isso geralmente leva vários anos para mostrar um efeito.

Hipopituitarismo

Mecanismo da doença

O hipopituitarismo é o resultado da diminuição da secreção de hormônios hipofisários, sendo o mais comum o hormônio do crescimento.

Características clínicas

Indivíduos com essa condição exibem nanismo, mas apresentam corpos relativamente bem proporcionados. Um estudo relatou uma falha acentuada do desenvolvimento da maxila e da mandíbula, e as dimensões desses ossos em adultos com esse distúrbio foram aproximadamente as mesmas daquelas em crianças normais de 5 a 7 anos de idade.

Características da imagem

Efeitos sobre dentes e maxilares. A irrupção da dentição decídua ocorre no período normal, mas a esfoliação é retardada por vários anos. As coroas dos dentes permanentes também se desenvolvem normalmente, mas sua irrupção é retardada por vários anos. Os germes do terceiro molar podem estar completamente ausentes.

Efeitos no esqueleto. No hipopituitarismo, os maxilares, especialmente a mandíbula, são menores, o que resulta em apinhamento e má oclusão.

Tratamento

O tratamento geralmente é direcionado para a remoção da causa ou substituição dos hormônios hipofisários ou hormônios de sua glândula-alvo. A resposta da dentição ao tratamento com hormônio de crescimento é variável, mas parece ser paralela à resposta do esqueleto.

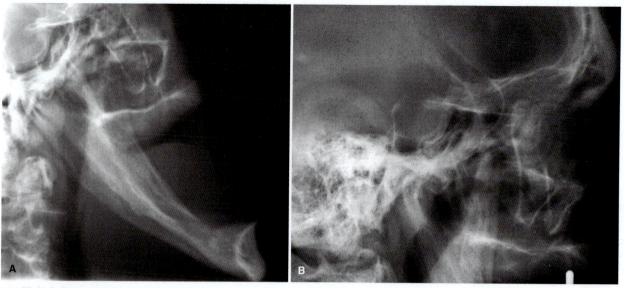

Figura 25.14 A. Paciente com acromegalia que se manifesta no crescimento da mandíbula e no desenvolvimento de uma relação esquelética de classe III. **B.** Uma imagem lateral parcial do crânio do mesmo paciente demonstra o aumento da sela túrcica.

Hipertireoidismo

Mecanismo da doença

O hipertireoidismo é um processo de doença que envolve a produção excessiva de tiroxina na glândula tireoide. As formas mais comuns de hipertireoidismo são bócio tóxico difuso (doença de Graves), bócio nodular tóxico (doença de Plummer) e adenoma tóxico, um tumor benigno da glândula tireoide. Cada uma dessas condições resulta em níveis aumentados de tiroxina circulante.

Características clínicas

A tiroxina excessiva causa um aumento generalizado na taxa metabólica de todos os tecidos do corpo, resultando em taquicardia, aumento da pressão arterial, sensibilidade ao calor e irritabilidade. O hipertireoidismo é mais comum em mulheres.

Características da imagem

Efeitos sobre dentes e maxilares. O hipertireoidismo resulta em uma taxa avançada de desenvolvimento dentário e irrupção precoce, com perda prematura dos dentes decíduos.
Efeitos no esqueleto. O hipertireoidismo resulta em uma taxa aumentada de renovação óssea que é desequilibrada em favor da reabsorção óssea excessiva. Esta reabsorção manifesta-se em adultos como uma perda generalizada de densidade óssea ou volume ósseo em áreas desdentadas.
Tratamento. O ^{131}I radioativo é o tratamento mais comum para o hipertireoidismo, seguido por medicamentos antitireoidianos e remoção cirúrgica da glândula tireoide.

Hipotireoidismo

Mecanismo da doença

O hipotireoidismo ou cretinismo geralmente resulta da secreção insuficiente de tiroxina pelas glândulas tireoides, apesar dos níveis circulantes do hormônio estimulante da tireoide.

Características clínicas

Em crianças, o hipotireoidismo pode resultar em desenvolvimento mental e físico retardado. A base do crânio mostra atraso na ossificação, e os seios paranasais mostram apenas um desenvolvimento parcial. O desenvolvimento dentário está atrasado e os dentes decíduos são lentos para esfoliar.

O hipotireoidismo em um adulto resulta em edema mixedematoso, mas não nas alterações dentárias ou esqueléticas observadas em crianças. Os sintomas em adultos podem variar de letargia, falta de memória, incapacidade de concentração, constipação intestinal e intolerância ao frio, até o quadro clínico mais triste de um rosto pálido e sem expressão, edema periorbital, língua grande, cabelos esparsos e pele que parece "pastosa" ao toque.

Características da imagem

Efeitos sobre dentes e maxilares. Pode haver atraso na irrupção dos dentes, raízes curtas e afinamento da lâmina dura. A maxila e a mandíbula podem ser relativamente pequenas. Pacientes com hipotireoidismo adulto podem desenvolver doença periodontal e diastemas dos dentes como resultado do aumento da língua. Também pode haver reabsorção radicular externa e perda dentária prematura. Na calvária, suturas cranianas podem exibir formação de osso wormiano – isto é, a formação de uma ou mais ilhas de osso dentro de uma sutura.
Efeitos no esqueleto. As características das crianças incluem fechamento tardio das epífises.

Tratamento

Os pacientes com hipotireoidismo são tratados com reposição hormonal e monitoramento cuidadoso para prevenir o desenvolvimento de hipertireoidismo iatrogênico.

Hipercortisolismo

Mecanismo da doença

O hipercortisolismo surge da exposição prolongada a níveis elevados de glicocorticoides exógenos ou endógenos. A hipersecreção de glicocorticoides endógenos pode ser o resultado de uma hiperplasia adrenal, adenoma ou adenocarcinoma ou pode ser devido a um adenoma hipofisário secretor do hormônio adrenocorticotrófico (doença de Cushing). O aumento da concentração de glicocorticoides resulta em perda de massa óssea pela redução da função osteoblástica e aumento direto ou indireto da função osteoclástica.

Características clínicas

Essa condição afeta as mulheres de 3 a 5 vezes mais frequentemente do que os homens, e o início pode ocorrer em qualquer idade, mas geralmente é observado na terceira ou quarta décadas de vida. Pacientes com hipercortisolismo frequentemente exibem obesidade que poupa as extremidades e é mais pronunciada na face ("fácies da lua") e parte superior das costas ("giba de búfalo"). Esses pacientes também demonstram estrias violáceas e fraqueza muscular e podem ter hipertensão e diabetes concomitante.

Características da imagem

Efeitos sobre dentes e maxilares. Os dentes podem entrar em irrupção prematura e pode ocorrer perda parcial da lâmina dura (Figura 25.15).

Efeitos no esqueleto. A atividade osteoblástica e osteoclástica alterada pode resultar em afinamento do crânio, que pode ser acompanhado por uma aparência mosqueada. Pode haver osteopenia generalizada secundária à redução da atividade osteoblástica e osteoclástica aumentada, e o osso também pode exibir um padrão granular como resultado da formação anormal de numerosas trabéculas ósseas curtas e aleatoriamente orientadas. A osteopenia esquelética também pode resultar em fraturas.

Esclerose sistêmica progressiva

Mecanismo da doença

A esclerose sistêmica progressiva ou esclerodermia é uma doença generalizada do tecido conjuntivo que causa deposição excessiva de colágeno, resultando em endurecimento (esclerose) da pele e de outros tecidos. O envolvimento do trato gastrintestinal, do coração, dos pulmões e dos rins geralmente resulta em complicações mais sérias. A causa da doença é desconhecida.

Características clínicas

A esclerose sistêmica progressiva é uma doença de meia-idade, com maior incidência entre 30 e 50 anos de idade; raramente é vista em adolescentes e adultos idosos. As mulheres são afetadas cerca de três vezes mais que os homens.

Na maioria dos pacientes com esse tipo de esclerose de moderada a grave, a pele envolvida tem uma qualidade espessada e coriácea que envolve firmemente os tecidos subjacentes. Envolvimento da região facial pode restringir a abertura mandibular normal. Pacientes com doença difusa também são propensos a ter xerostomia e aumento do número de dentes cariados, ausentes ou dentes obturados. Além disso, os pacientes são mais propensos a ter bolsas periodontais mais profundas e maiores escores de gengivite. Pacientes com envolvimento cardíaco e pulmonar podem apresentar graus variados de insuficiência cardíaca e insuficiência respiratória. O envolvimento renal geralmente leva a algum grau de uremia com ou sem hipertensão.

Características da imagem

Efeitos sobre dentes e maxilares. A manifestação mais comum da esclerose sistêmica progressiva nas imagens dos maxilares é um aumento generalizado na largura dos espaços do ligamento periodontal ao redor dos dentes, com aproximadamente dois terços dos pacientes exibindo essa característica (Figura 25.16). Os espaços do ligamento periodontal são geralmente pelo menos duas vezes mais largos, embora isto seja mais pronunciado em torno dos dentes posteriores. A lâmina dura permanece normal. Apesar do alargamento dos espaços do ligamento periodontal, o clínico descobre que os dentes envolvidos geralmente não são móveis, e seus anexos gengivais estão geralmente intactos. Quase metade dos pacientes com espessamento do espaço do ligamento periodontal também apresentam algumas alterações ósseas erosivas mandibulares.

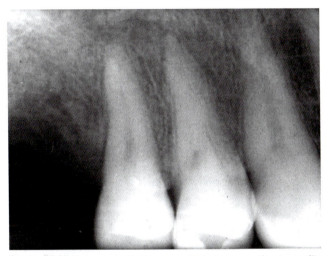

Figura 25.15 Doença de Cushing manifestada na maxila como afilamento ou perda da lâmina dura ao redor dos dentes e osteopenia generalizada. (Cortesia de Dr. H.G. Poynton, Toronto, ON, Canadá.)

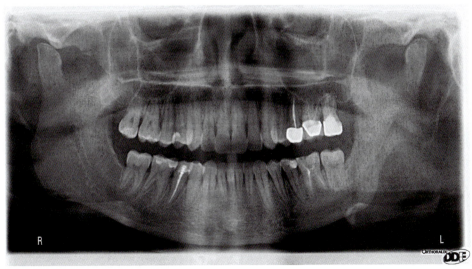

Figura 25.16 O alargamento generalizado dos espaços do ligamento periodontal ao longo da dentição em um paciente com esclerose sistêmica progressiva. (Cortesia de do Dr. B. Friedland, Boston, MA.)

Um aspecto característico em alguns casos de esclerose sistêmica progressiva é um padrão incomum de erosão mandibular nos locais de fixação do músculo mastigatório, como os ângulos da mandíbula, os processos coronoides, a região digástrica e as cabeças da mandíbula (Figura 25.17). Este tipo de reabsorção é tipicamente bilateral e bastante simétrico. A maioria dessas bordas erosivas é lisa e nitidamente definida, e a reabsorção pode progredir com a doença.

Diagnóstico diferencial

Outras causas de alargamento do espaço do ligamento periodontal incluem "oclusão traumática", movimentação dentária ortodôntica, fixação intermaxilar com barras em arco e invasão do ligamento periodontal por neoplasias malignas. A ampliação do espaço desse ligamento com neoplasia maligna difere na medida em que é localizada, assimétrica e acompanhada de destruição da lâmina dura.

Tratamento

A perda progressiva de osso na região do ângulo da mandíbula é mais grave devido à possível fratura. É razoável obter imagens panorâmicas iniciais e periódicas em todos os pacientes com esclerose sistêmica progressiva para avaliar a integridade mandibular.

Displasias ósseas
Mecanismo da doença

As displasias ósseas incluem um grupo de condições em que o osso normal é substituído por tecido conjuntivo fibroso e osso imaturo anormal (Figura 25.18). Embora o mecanismo não seja bem compreendido, supõe-se que a função de osteoblastos e osteoclastos se desregula, favorecendo a atividade de um tipo de célula sobre o outro. É importante entender que, no contexto do osso, o termo "displasia" não implica que o processo seja pré-maligno. Isto está em contraste gritante com o uso do termo no contexto do epitélio. Além disso, as displasias ósseas não são neoplasias e, portanto, não devem ser tratadas como uma neoplasia.

Displasia cemento-óssea
Mecanismo da doença

As displasias cemento-ósseas são processos de doença em que uma ou mais áreas focais do metabolismo ósseo normal são alteradas e o osso esponjoso é substituído por uma mistura de tecido conjuntivo fibroso contendo quantidades variadas de osso anormal e imaturo. A displasia cemento-óssea periapical é a forma mais localizada, afetando um sextante dos maxilares, enquanto a displasia cemento-óssea florida é a forma mais generalizada. Não existe uma definição clara sobre quando vários focos de displasia cemento-óssea periapical devem ser denominados displasia cemento-óssea florida . No entanto, se múltiplos sextantes dos maxilares estiverem envolvidos, geralmente é considerada a do tipo florida. Em alguns casos, uma tendência familiar pode ser vista na displasia cemento-óssea florida. À medida que as lesões amadurecem e mais ossos anormais são depositados, o suprimento vascular pode ficar comprometido – uma condição que provavelmente contribui para sua maior suscetibilidade à infecção.

Lesões de displasia cemento-óssea ocorrem nas áreas periapicais dos dentes. O processo de substituição sofre três estágios: no primeiro, o osso normal é reabsorvido e no segundo e terceiro, o novo osso é depositado em quantidades crescentes, primeiro centralmente e depois mais periférico dentro da área de reabsorção.

Características clínicas

A displasia cemento-óssea periapical é uma displasia óssea comum que ocorre tipicamente na quarta e quinta décadas de vida. Ocorre mais frequentemente em mulheres do que em homens e comumente afeta populações não caucasianas. As lesões de displasia cemento-óssea periapical são frequentemente identificadas como achados incidentais em imagens feitas para outros fins. As polpas dos dentes envolvidos são vitais e o paciente geralmente não tem histórico de dor ou sensibilidade. Em alguns pacientes, as lesões podem se tornar bastante grandes, causando uma notável expansão do processo alveolar e adelgaçamento dos córtices adjacentes. As lesões podem continuar a aumentar lentamente. Ocasionalmente, os pacientes podem notar o desenvolvimento de um inchaço ou uma área de dor de baixo grau, intermitente e mal localizada, especialmente quando um cisto ósseo simples se desenvolve dentro da lesão. Lesões extensas frequentemente apresentam um inchaço ósseo associado.

Caso as lesões de de displasia cemento-óssea florida se tornem secundariamente infectadas, algumas das características da osteomielite podem se desenvolver; estes podem incluir ulceração da mucosa e áreas fistulosas com supuração e dor. Histopatologicamente, a displasia cemento-óssea florida que foi secundariamente infectada foi diagnosticada como osteomielite, particularmente quando as lesões estão em seus estados mais maduros e radiopacos. Se houver suspeita de osteomielite, um exame de tomografia computadorizada por feixe cônico (CBCT) ou tomografia com multidetectores (MDCT) deve ser solicitado para determinar a extensão do envolvimento.

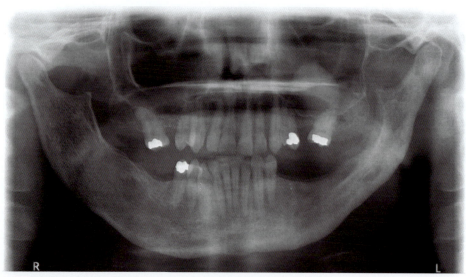

Figura 25.17 Reabsorção óssea dos ângulos mandibulares, dos locais de inserção dos músculos masseter e pterigóideo medial em paciente com esclerose sistêmica progressiva. (Cortesia de Dr. H. Grubisa, Oakville, ON.)

CAPÍTULO 25 Doenças que Afetam a Estrutura do Osso

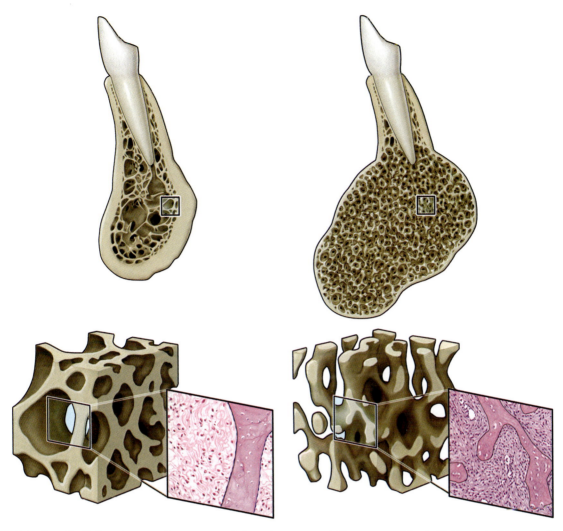

Figura 25.18 Lesões displásicas do osso alteram a arquitetura óssea normal. O osso normal é substituído por tecido conjuntivo fibroso e inúmeras trabéculas curtas e de formato irregular.

Características da imagem

Localização. O epicentro de uma lesão de displasia cemento-óssea localiza-se nas áreas periapicais dos dentes, dentro dos processos alveolares da mandíbula (Figura 25.19). Em casos raros, o epicentro está localizado ligeiramente mais coronariamente e pode estar mais próximo do terço apical da raiz. Na mandíbula, os epicentros das lesões localizam-se superiores ao canal da mandíbula.

A displasia cemento-óssea periapical pode ser múltipla e bilateral, mas ocasionalmente surge uma lesão solitária. As lesões de displasia cemento-óssea florida são geralmente bilaterais e presentes em ambos os lados da mandíbula (Figura 25.20). No entanto, quando estão presentes em apenas um dos maxilares, a mandíbula é a localização mais comum. Se o dente envolvido for extraído, essa lesão ainda pode se desenvolver, mas a localização periapical é menos clara (Figura 25.21).

Periferia. Na maioria dos casos, a periferia de uma lesão de displasia cemento-óssea periapical é bem definida, e o córtex pode variar em largura até o ponto de parecer esclerótico. Internamente, pode haver um aro radiotransparente de largura variável ao redor do centro radiopaco, que às vezes pode ser difícil de visualizar em lesões maduras (Figura 25.22). À medida que as lesões progridem, pode aparecer uma faixa de osso de espessura variável, quase esclerótica. A lesão pode ter uma forma irregular ou pode ter uma forma global arredondada ou oval centrada no ápice do dente.

Estrutura interna. A aparência interna da displasia cemento-óssea periapical pode variar, dependendo do grau de maturidade da lesão. No estágio inicial, o osso normal é reabsorvido e substituído por tecido conjuntivo fibroso que é geralmente contínuo com o espaço do ligamento periodontal (causando perda da lâmina dura). Isso aparece como uma radiotransparência no ápice do dente envolvido (Figura 25.19).

No segundo estágio, mais maduro, focos radiopacos aparecem dentro do centro da zona radiotransparente, e estes podem variar em sua aparência, desde pequenas regiões ovais e circulares (aparência de algodão) até grandes áreas de calcificação amorfas irregulares. Às vezes, o osso forma um padrão de redemoinho (Figura 25.22), enquanto em outros casos o padrão radiopaco se assemelha aos padrões trabeculares anormais observados na displasia fibrosa (Figura 25.23). A densidade interna das lesões maiores de displasia cemento-óssea florida pode variar de uma mistura igual de regiões radiotransparentes e radiopacas à quase completa radiopacidade. Algumas regiões radiotransparentes proeminentes podem estar presentes, que geralmente representam o desenvolvimento de um simples cisto ósseo (Figura 25.24). Esses cistos podem aumentar com o tempo, mesmo além do limite da lesão no osso normal circundante, ou podem preencher com osso displásico anormal.

No terceiro e mais maduro estágio, o padrão interno pode ser completamente radiopaco sem nenhum padrão óbvio. Uma borda

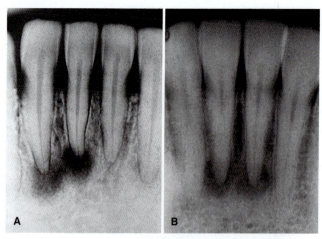

Figura 25.19 Imagens periapicais de lesões precoces de displasia cemento-óssea periapical mostrando perda dos espaços do ligamento periodontal ao redor dos ápices radiculares de alguns dentes anteriores (**A**) e retenção do espaço do ligamento periodontal em outro paciente (**B**).

radiotransparente de largura variável pode geralmente ser vista na periferia da radiopacidade porque a lesão mineraliza do centro para a periferia (Figura 25.25). Ocasionalmente esta margem radiotransparente não é aparente, o que dificulta o diagnóstico diferencial. A estrutura interna pode parecer dramaticamente radiotransparente se um simples cisto ósseo (Figura 25.26) se desenvolver em associação com displasia cemento-óssea; em alguns casos, o cisto ósseo simples pode se estender além da borda original da displasia cemento-óssea. *Efeitos sobre estruturas adjacentes.* Algumas lesões estimulam uma reação óssea esclerótica do osso circundante. Pequenas lesões não expandem os maxilares; entretanto, lesões maiores podem causar expansão da mandíbula (Figura 25.27). Nesses casos, um córtex externo intacto fino pode ser visto de forma semelhante ao observado na displasia fibrosa. A superfície do osso expandido geralmente não é fusiforme como na displasia fibrosa, mas sim ondulatória. Lesões de displasia cemento-óssea podem deslocar o assoalho do seio maxilar superiormente. Quando grandes o suficiente, podem deslocar o canal da mandíbula para baixo e causar o aumento do osso alveolar pelo deslocamento das placas corticais vestibular e lingual. *Efeitos sobre dentes adjacentes.* A lâmina dura ao redor da área envolvida das raízes dentárias dos dentes envolvidos com a lesão é perdida, tornando o espaço do ligamento periodontal menos aparente ou aparentemente mais amplo (Figura 25.19). A estrutura dentária geralmente não é afetada, embora as raízes possam desenvolver hipercementose, particularmente na displasia cemento-óssea florida, dificultando a extração.

Diagnóstico diferencial

As lesões precoces da displasia cemento-óssea periapical são radiotransparentes, e o diagnóstico diferencial mais importante é a osteíte rarefeita. Ocasionalmente, a displasia cemento-óssea periapical não pode ser distinguida dessa lesão inflamatória apenas por características radiológicas. Nestes casos, o diagnóstico final deve basear-se em informações clínicas, como o teste da vitalidade da polpa dentária envolvida.

No caso de uma lesão solitária e madura de displasia cemento-óssea periapical, o diagnóstico diferencial pode incluir um cementoblastoma, especialmente quando periapical a um primeiro molar mandibular. Este tumor é geralmente ligado à superfície da raiz, que pode ser parcialmente reabsorvida. Além disso, a radiotransparência periférica pode ser melhor definida no cementoblastoma, e talvez haja um padrão único na estrutura interna, como um padrão irradiante. A expansão do osso causada pelo tumor é mais concêntrica, sem a ondulação da superfície observada na displasia cemento-óssea periapical. A presença ou ausência de sintomas clínicos pode ajudar a distinguir a displasia cemento-óssea periapical do cementoblastoma. Outra lesão a considerar é um odontoma. Embora os odontomas frequentemente ocorram oclusais a um dente e impeçam sua erupção, alguns podem ter uma posição periapical. O aparecimento de estruturas dentiformes e a identificação do esmalte (que é muito radiopaco) podem ajudar no diagnóstico diferencial. Além disso, o córtex periférico de um odontoma é frequentemente melhor definido, e a periferia radiotransparente interna é mais uniforme em largura. As lesões maduras de displasia cemento-óssea periapical podem se assemelhar a uma densa ilha óssea. A aparência de uma periferia radiotransparente em displasia cemento-óssea periapical, mesmo que muito leve, aponta para displasia cemento-óssea periapical. Lesões solitárias, particularmente aquelas que expandem o osso, podem ser difíceis de diferenciar do fibroma cemento-ossificante.

O fato de a displasia cemento-óssea florida ser bilateral e centrada nos processos alveolares ajuda a diferenciá-la de outras lesões. A doença de Paget do osso também pode exibir regiões radiopacas algodonosas com hipermentoses associadas. No entanto, a doença de Paget afeta o osso de toda a mandíbula, é mais focal e localiza-se superior ao canal da mandíbula. Além disso, a doença de Paget do

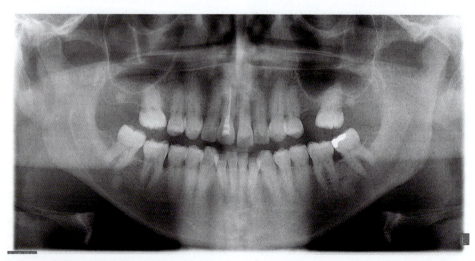

Figura 25.20 Imagem panorâmica mostrando quatro pequenos focos de displasia cemento-óssea florida madura. Observe a aparência da borda radiotransparente periférica ao redor do osso displásico.

CAPÍTULO 25 Doenças que Afetam a Estrutura do Osso

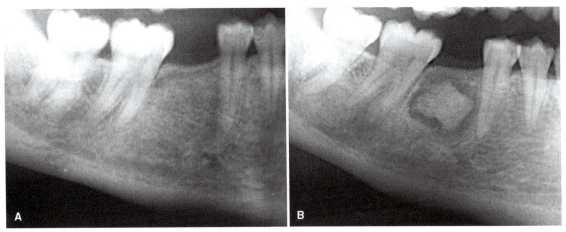

Figura 25.21 A e **B.** Imagens panorâmicas recortadas de um paciente com displasia cemento-óssea periapical com intervalo de 3 anos. Observe o desenvolvimento de uma lesão solitária de displasia cemento-óssea periapical na área do primeiro molar.

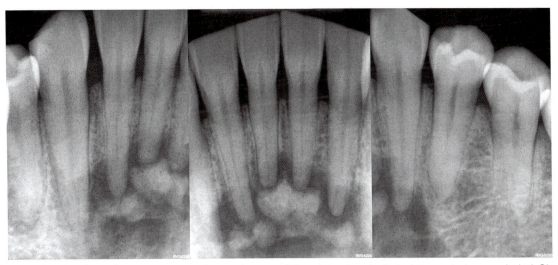

Figura 25.22 A aparência mista radiotransparente e radiopaca de um estágio mais maduro de displasia cemento-óssea periapical. Observe o aro radiotransparente que circunda os focos radiopacos do osso displásico.

osso é muitas vezes poliostótica, envolvendo outros ossos, bem como os maxilares. A natureza bem definida da displasia cemento-óssea florida, com sua periferia radiotransparente e borda esclerótica adjacente, também é útil para fazer o diagnóstico diferencial. Outra doença que pode assemelhar-se à displasia cemento-óssea florida é a osteomielite, particularmente se grandes áreas de esclerose se desenvolvem. Os focos radiopacos nessa displasia podem parecer semelhantes aos sequestros observados na osteomielite. Isso não deve, no entanto, ser confundido com uma situação em que a displasia cemento-óssea florida se tornou secundariamente infectada, resultando em osteomielite. Os focos de um osso amorfo que se tornou secundariamente infectado têm uma borda radiotransparente mais larga e mais profunda (Figura 25.28). CBCT ou MDCT é essencial para o diagnóstico e para determinar a extensão da osteomielite dentro da displasia cemento-óssea florida.

Tratamento

A interpretação da displasia cemento-óssea pode ser feita com base nas características radiológicas e achados clínicos apropriados. As displasias cemento-ósseas não requerem tratamento, embora haja valor na obtenção de uma imagem panorâmica para estabelecer a extensão da doença. Devido à propensão para as lesões mais maduras se tornarem secundariamente infectadas, o paciente deve ser encorajado

a manter um programa de higiene oral eficaz para evitar infecções odontogênicas e perda óssea devido à doença periodontal. No entanto, se os dentes foram removidos e se houve considerável atrofia da crista alveolar, esses focos de osso displásico podem atingir a superfície da mucosa, da mesma forma que as pedras ficam expostas em concreto desgastado. Esses focos de osso anormal podem perfurar a mucosa, particularmente quando localizados sob uma prótese, e podem se tornar secundariamente infectados. Se a osteomielite ocorre, os focos avasculares do osso amorfo tornam-se grandes sequestros. A osteomielite pode se espalhar lentamente pela mandíbula de uma região de displasia cemento-óssea florida para outra, e a infecção pode se espalhar para áreas adjacentes. A biopsia de lesões de displasia cemento-óssea não é necessária ainda que uma possível complicação seja infecção secundária após biopsia.

Displasia fibrosa
Mecanismo da doença

A displasia fibrosa é um processo de doença em que o metabolismo ósseo normal é alterado e o osso esponjoso é substituído por uma mistura de tecido conjuntivo fibroso contendo quantidades variáveis de osso anormal e imaturo. Recentemente, mutações do gene *GNAS1*, localizadas no braço longo do cromossomo 20, na posição 13.32, foram detectadas

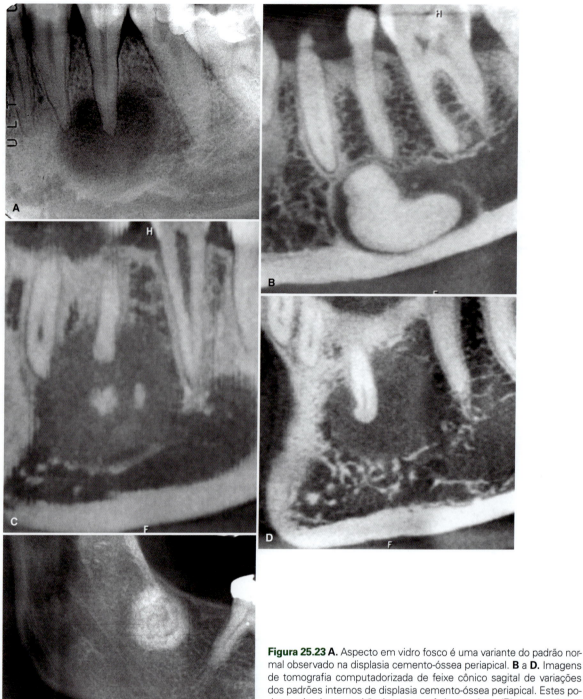

Figura 25.23 A. Aspecto em vidro fosco é uma variante do padrão normal observado na displasia cemento-óssea periapical. **B** a **D.** Imagens de tomografia computadorizada de feixe cônico sagital de variações dos padrões internos de displasia cemento-óssea periapical. Estes podem variar de um padrão ósseo amorfo homogêneo (**B**), a uma mistura de osso granuloso fino com dois focos de osso amorfo (**C**), para um padrão totalmente granular (**D**). **E.** Uma imagem panorâmica parcial mostra um padrão redemoinho de displasia cemento-óssea periapical.

em 93% dos casos de displasia fibrosa testada. Em nível histopatológico, o resultado é o surgimento de numerosas trabéculas curtas e irregulares de tecido ósseo. Ao contrário do osso normal, em que as trabéculas são orientadas em resposta a estresses e distensões impostos ao osso, as trabéculas na displasia fibrosa são orientadas aleatoriamente. Em comparação com o osso normal, há mais trabéculas por unidade de volume dentro do componente esponjoso do osso envolvido.

Características clínicas

A displasia fibrosa comumente afeta unilateralmente o esqueleto e pode afetar vários ossos do corpo. Os locais mais comuns incluem as costelas, o fêmur, a tíbia, a maxila e a mandíbula. A forma solitária ou monostótica da displasia fibrosa é responsável por aproximadamente 70% de todos os casos e é o tipo mais comumente identificado nos maxilares. A *displasia fibrosa poliostótica* é o termo dado ao processo da doença quando vários ossos são afetados. Quando a displasia fibrosa poliostótica é acompanhada por pigmentação cutânea (manchas café com leite), a entidade da doença é chamada de *tipo Jaffe*. E quando o envolvimento poliostótico é acompanhado por manchas café com leite e anormalidades de hiperfunção endócrina, é denominada *síndrome de McCune-Albright*.

A displasia fibrosa poliostótica é geralmente encontrada em crianças com menos de 10 anos de idade, enquanto a doença monostótica é

CAPÍTULO 25 Doenças que Afetam a Estrutura do Osso **459**

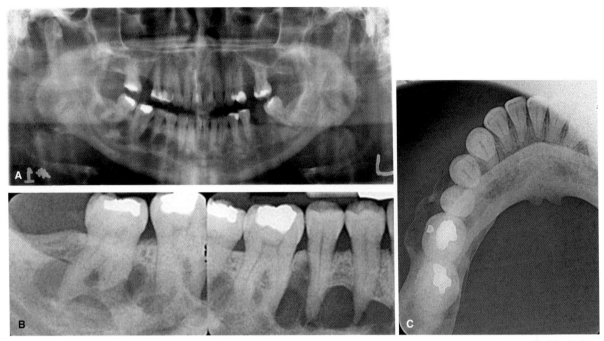

Figura 25.24 A. A imagem panorâmica mostra cistos ósseos simples que se desenvolvem com displasia cemento-óssea florida. **B.** O aspecto em saca-bocado em torno das raízes dos dentes molares na mandíbula direita é característico do cisto ósseo simples. **C.** A imagem oclusal parcial mostra a expansão vestibular da mandíbula induzida pelo cisto ósseo simples.

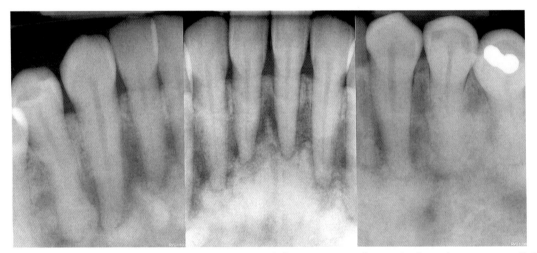

Figura 25.25 Lesão avançada de displasia cemento-óssea periapical. O componente radiopaco domina as imagens e a periferia radiotransparente é muito fina.

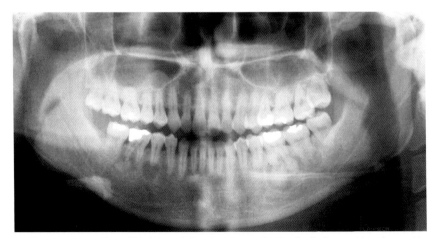

Figura 25.26 Imagem panorâmica mostrando múltiplos estágios de maturação da displasia cemento-óssea. Um cisto ósseo simples está se desenvolvendo no ápice do segundo pré-molar inferior direito. (Cortesia de Dr. C. Poon-Woo, Toronto, ON, Canadá.)

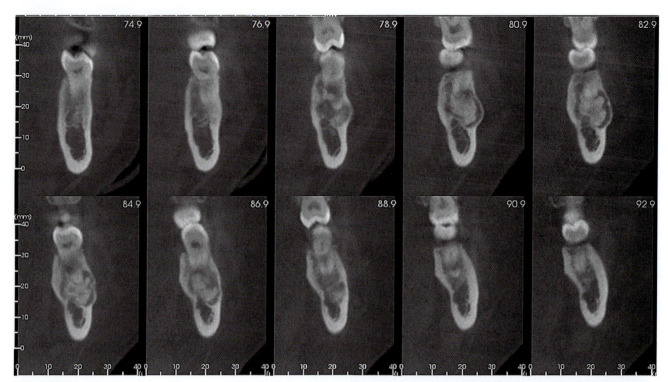

Figura 25.27 Imagens de tomografia computadorizada de feixe cônico de corte transversal vestibulolingual de um foco avançado de displasia cemento-óssea periapical causando expansão do córtex vestibular da mandíbula.

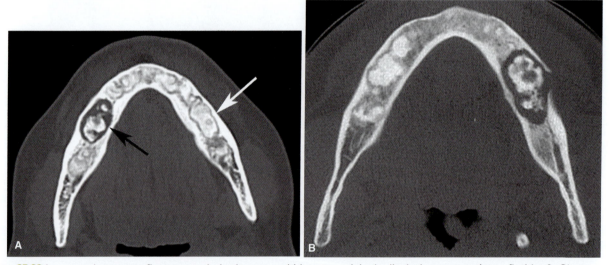

Figura 25.28 Imagens de tomografia computadorizada com multidetector axiais de displasia cemento-óssea florida. **A.** Observe o aro radiotransparente (*seta branca*) no lado esquerdo do paciente ao redor de osso displásico no lado direito com uma borda radiotransparente mais pronunciada. A imagem sugere que o foco esteja secundariamente infectado (*seta preta*). **B.** Um caso diferente de osteomielite causada por um foco secundariamente infectado de displasia cemento-óssea. Observe a descontinuidade do córtex vestibular, onde a lesão está extravasando para os tecidos moles adjacentes.

tipicamente descoberta em um grupo etário ligeiramente mais velho. As lesões geralmente tornam-se estáticas quando o crescimento do esqueleto cessa, mas as alterações ósseas podem continuar, particularmente na forma poliostótica. Além disso, as lesões podem se tornar ativas durante a gravidez ou com o uso de contraceptivos orais. Estudos sobre a distribuição por sexo da displasia fibrosa não mostram predileção sexual, exceto pela síndrome de McCune-Albright, que afeta quase exclusivamente as mulheres.

Os sintomas de displasia fibrosa podem estar ausentes ou ser leves, dependendo do grau de envolvimento. A displasia fibrosa monostótica é frequentemente descoberta como um achado incidental em imagens de diagnóstico odontológico feitas para outros propósitos.

Pacientes com envolvimento mandibular podem primeiro se queixar de inchaço facial unilateral ou uma deformidade aumentada do processo alveolar. Dor e fraturas patológicas são raras. Se as lesões craniofaciais envolverem a base do crânio, as alterações ósseas podem colidir com os forames neurais e podem ocorrer déficits neurossensoriais periféricos.

Características da imagem

Localização. A displasia fibrosa acomete a maxila mais frequentemente que a mandíbula e é comum ser observada nas regiões mais posteriores da mandíbula. As lesões no esqueleto axial são mais comumente unilaterais (Figura 25.29), mas quando a displasia fibrosa

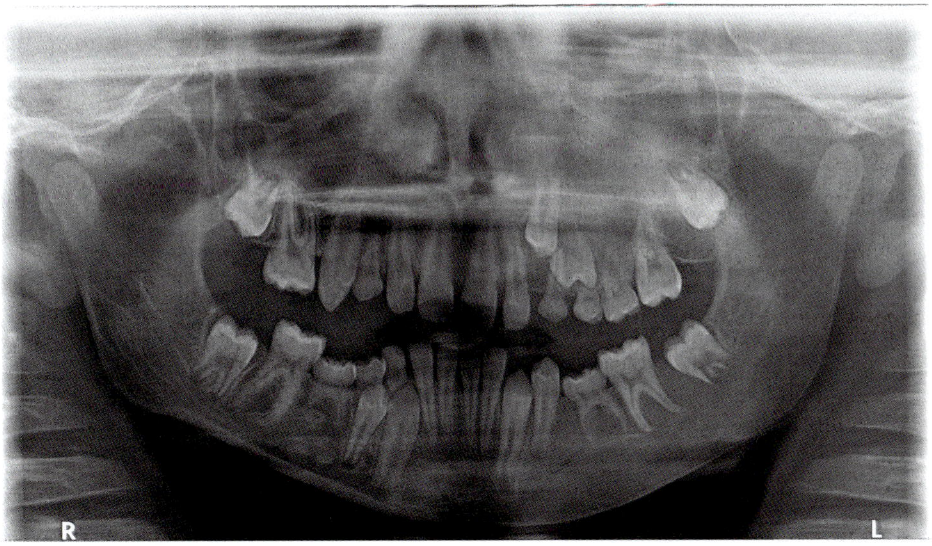

CAPÍTULO 25 Doenças que Afetam a Estrutura do Osso

Figura 25.29 Displasia fibrosa envolvendo a maxila esquerda e a mandíbula. Observe o padrão ósseo em vidro fosco em ambos os ossos, bem como a expansão do túber maxilar do lado esquerdo e a base inferior da mandíbula. (Cortesia de Dr. H. Grubisa, Oakville, ON, Canadá.)

afeta um único osso da linha média, como a mandíbula ou os ossos frontal ou esfenoide, as alterações podem cruzar a linha média. Esse padrão levou alguns a caracterizar lesões na cabeça e no pescoço como displasia fibrosa craniofacial.

Periferia. A periferia das lesões de displasia fibrosa é mais comumente mal definida, com uma transição gradual e ampla entre o osso displásico e normal. Alguns se referem a essa ampla zona de transição como "mistura" do osso fibroso displásico no padrão trabecular normal. Ocasionalmente, a fronteira entre o osso displásico e normal pode parecer melhor definida e até mesmo corticalizada, especialmente em lesões jovens (Figura 25.30).

Estrutura interna. A densidade e o padrão interno das lesões de displasia fibrosa variam consideravelmente, sendo a variação mais pronunciada na mandíbula e mais homogênea na maxila. A densidade interna do osso displásico pode ser radiotransparente, radiopaca ou uma mistura de ambas, comparado com o osso normal. As lesões precoces podem ser mais radiotransparentes (Figura 25.31) que as lesões maduras. Na base da maxila e do crânio, onde as alterações ósseas tendem a ser mais homogêneas, o osso pode parecer mais radiopaco. Na mandíbula, onde as lesões podem ser mais heterogêneas, pode-se apreciar os septos internos granulares, dando uma aparência multilocular ao osso anormal.

As trabéculas anormais são geralmente mais curtas, mais finas e mais irregulares. Além disso, podem ser mais numerosas do que as trabéculas normais que estão substituindo. Essas mudanças criam uma série de padrões radiológicos clássicos que podem ser vistos na displasia fibrosa (Figura 25.32). Os padrões podem incluir uma aparência referida como granular ou vidro fosco, semelhante à aparência de vidro jateado com areia ou gravado. Outro padrão comum é aquele que se assemelha à textura da superfície de uma fruta cítrica, particularmente uma laranja. E ainda um terceiro padrão tem um arranjo fino que se assemelha ao algodão solto a denso. Uma característica distintiva é a organização das trabéculas anormais em um padrão espiralado semelhante a uma impressão digital. Ocasionalmente, regiões radiotransparentes podem ocorrer em lesões maduras de displasia fibrosa; esses são cistos ósseos simples (Figura 25.33).

Efeitos sobre estruturas adjacentes. Quando uma lesão de displasia fibrosa é pequena, ela pode não ter efeito nas estruturas vizinhas, e isso é denominado displasia fibrosa subclínica. À medida que a lesão aumenta de tamanho, resulta em expansão óssea, com a manutenção de um córtex afinado (Figura 25.34). Na mandíbula, esse padrão de aumento afeta o osso mais uniformemente ao longo de seu comprimento; isso é chamado de alargamento fusiforme. Esse padrão de aumento deve ser contrastado com o tipo de expansão mais concêntrico observado nos tumores benignos.

A displasia fibrosa que surge na maxila pode deslocar as bordas corticais do seio maxilar, reduzindo o tamanho da cavidade do ar. A parede lateral do seio maxilar é frequentemente a primeira a ser impactada; a última região do seio a ser envolvida é geralmente a borda mais posterior e superior. Uma característica do envolvimento da maxila e do seio maxilar, em particular, é um espaço aéreo miniaturizado que se aproxima da forma anatômica normal do antro (Figura 25.35).

Os limites corticais, como o assoalho do seio, também podem se tornar menos distintos quando o osso displásico envolve o córtex ósseo. E quando o epicentro de crescimento da displasia fibrosa ocorre inferiormente ao canal da mandíbula, pode deslocar o canal em uma direção superior (Figura 25.35).

Efeitos sobre dentes adjacentes. Frequentemente, o osso ao redor dos dentes é alterado sem afetar a dentição, e uma lâmina dura distinta desaparece à medida que o osso displásico se encaixa nessa estrutura (Figura 25.32). Se a displasia fibrosa aumentar a densidade óssea, o espaço do ligamento periodontal pode parecer estreito. A displasia fibrosa pode deslocar os dentes ou interferir na irrupção normal, complicando a terapia ortodôntica. Em casos raros, algumas reabsorções radiculares ou hipercementose podem ocorrer.

Diagnóstico diferencial

Outros processos de doença podem alterar os padrões ósseos de maneira semelhante à displasia fibrosa. A aparência de vidro fosco é frequentemente vista onde houve cura por intenção secundária, quando o novo osso imaturo cresce para a matriz de tecido de granulação do tecido conjuntivo. Comumente isso pode ser visto após a extração dentária ou tratamento endodôntico ortógrado de uma lesão de osteíte rarefaciente. Ocasionalmente a displasia cemento-óssea periapical pode mostrar um padrão ósseo semelhante, mas estas lesões são frequentemente multifocais e bilaterais, com epicentro na área periapical do dente. Displasia cemento-óssea periapical também ocorre em um grupo etário mais velho. A cura de um simples cisto ósseo também pode criar um padrão semelhante; de fato, tanto as aparências histopatológicas quanto radiológicas do osso podem mimetizar o que é visto na displasia fibrosa.

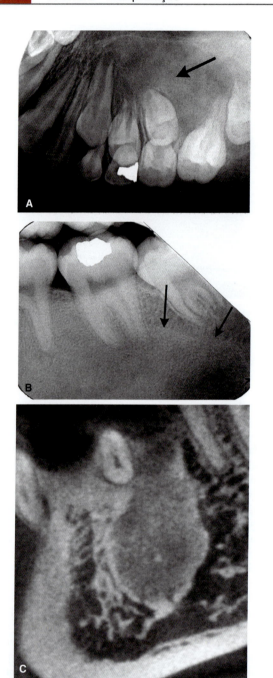

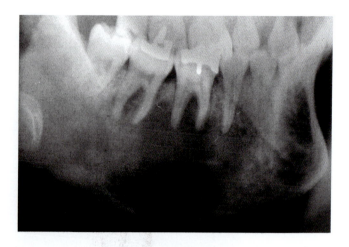

Figura 25.31 Imagens panorâmicas recortadas mostrando um estágio mais precoce e radiotransparente de displasia fibrosa (**A**) e, após 18 anos, aspecto mais radiopaco (**B**).

Figura 25.30 A. Esse padrão granular ósseo displásico mescla-se ao padrão ósseo normal adjacente na região do canino superior não irrompido. **B.** Em contraste, neste caso de displasia fibrosa a mandíbula tem uma borda mais bem definida, quase corticalizada (*setas*). **C.** Esta imagem de tomografia computadorizada de feixe cônico sagital de um pequeno foco de displasia fibrosa tem uma borda que parece mais definitivamente corticalizada.

Doenças ósseas metabólicas, como o hiperparatireoidismo, podem produzir um padrão tipo "vidro fosco" no osso, no entanto, essas lesões são geralmente bilaterais e poliostóticas e, diferentemente da displasia fibrosa, não causam expansão óssea. A doença de Paget do osso pode produzir um padrão algodonoso, e pode haver expansão com envolvimento ósseo bilateral.

De suma importância é a diferenciação de osteomielite, fibroma cemento-ossificante e osteossarcoma de displasia fibrosa. Embora essas quatro entidades possam ter aparências histopatológicas e radiológicas muito semelhantes, sua conduta é dramaticamente diferente.

Considerando que osteomielite pode levar um osso a expandir-se, o osso adicional é gerado na superfície do osso pelo periósteo. O novo osso que é formado na superfície do córtex externo na osteomielite pode revelar evidências do córtex original e da formação de novo osso periosteal lamelar. Em contraste, a displasia fibrosa aumenta o osso a partir do interior, deslocando e adelgaçando o córtex externo à medida que o osso cresce de forma que o córtex remanescente mantenha sua posição na superfície externa do osso. A identificação de sequestros ajuda na diferenciação entre osteomielite e displasia fibrosa. O osteossarcoma pode produzir um padrão interno semelhante, dependendo do grau de diferenciação dos osteoblastos malignos, mas deve mostrar outras características radiológicas malignas e mais agressivas (ver Capítulo 26). Alguma dificuldade pode surgir na diferenciação do fibroma ossificante da maxila, especialmente no tipo juvenil de fibroma ossificante. O fibroma cemento-ossificante cresce de maneira mais concêntrica. Se o padrão ósseo for alterado em torno dos dentes, e os dentes forem deslocados de um epicentro específico, a lesão é provavelmente fibroma ossificante, em vez de displasia fibrosa. Na maxila, a forma do osso aumentado da displasia fibrosa adjacente ao seio mantém o contorno da parede antral, que é diferente do padrão mais convexo de expansão de uma neoplasia.

Tratamento

Na maioria dos casos, as características clínicas e radiológicas da displasia fibrosa são suficientes para permitir que o médico faça um diagnóstico sem uma biopsia. No entanto, é aconselhável consultar um

CAPÍTULO 25 Doenças que Afetam a Estrutura do Osso 463

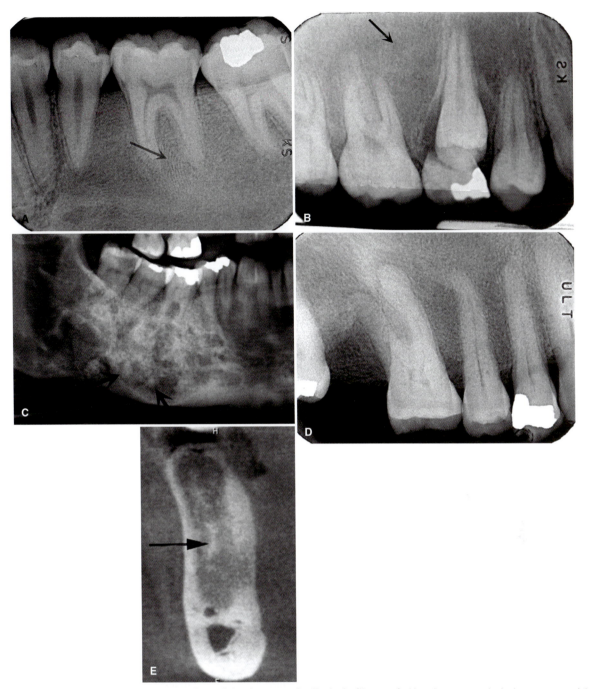

Figura 25.32 Uma série de imagens mostrando padrões internos da displasia fibrosa. **A.** Uma imagem periapical mostra o padrão tipo impressão digital ao redor das raízes do primeiro molar (*seta*). Observe a mudança na lâmina dura ao redor dos molares para o padrão ósseo anormal. **B.** Uma imagem periapical mostra um padrão granular ou em vidro fosco (*seta*). **C.** A imagem panorâmica recortada mostra um padrão de algodão mais heterogêneo. Observe as regiões radiopacas quase circulares (*setas*). **D.** A imagem periapical mostra o padrão mais pontilhado de casca de laranja. **E.** Uma imagem de tomografia computadorizada de feixe cônico mostra um padrão ósseo interno granular com filamentos de osso mais amorfo (*seta*).

radiologista oral e maxilofacial. O radiologista pode complementar um exame de imagem convencional com CBCT ou MDCT, de modo que as características não vistas em imagens simples possam se tornar mais aparentes. Tal exame também pode servir como uma linha de base precisa para futuras comparações.

É razoável continuar monitorando ocasionalmente a lesão ou pedir ao paciente para relatar qualquer alteração. Com muitas lesões, o aumento ósseo diminui na maturação esquelética; o tratamento ortodôntico e a cirurgia estética podem ser adiados até esse momento. Alterações sarcomatosas são incomuns, mas foram relatadas, especialmente se a radioterapia tiver sido administrada.

Doença de Paget do osso
Mecanismo da doença

A doença de Paget do osso, ou osteíte deformante, é um distúrbio esquelético poliostótico que pode envolver uma infecção por paramixovírus e subsequentes alterações no genoma da célula hospedeira. Mutações foram identificadas em três genes envolvidos na remodelação óssea: *SQSTM1*, *TNFRSF11A* e *TNFRSF11B*. Destes, a mutação mais comumente identificada envolve o gene *SQSTM1*. Os osteoclastos anormais produzem uma intensa reabsorção óssea; após um período de tempo, isto é seguido por vigorosa atividade

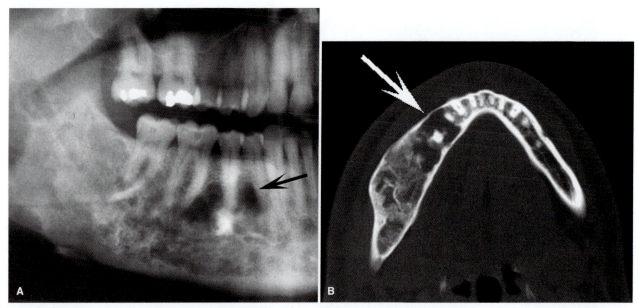

Figura 25.33 Imagens panorâmica (**A**) e de tomografia computadorizada (**B**) com multidetector no plano axial mostrando um cisto ósseo simples que se desenvolve em um foco de displasia fibrosa (*seta*).

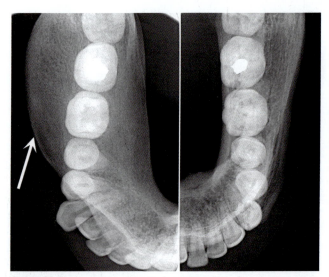

Figura 25.34 Imagens oclusais de ambos os lados da mandíbula do mesmo paciente. Observe a expansão do lado direito da mandíbula, que é causada por displasia fibrosa. A superfície vestibular da mandíbula foi deslocada e o córtex foi afilado, mas ainda está intacto (*seta*).

osteoblástica, formando tecido ósseo de baixa qualidade. A doença pode envolver muitos ossos simultaneamente, mas não é uma doença esquelética generalizada.

Características clínicas

A doença de Paget do osso é vista com mais frequência na Grã-Bretanha e na Austrália e menos frequentemente na América do Norte; tem uma incidência de aproximadamente 3,5% dos indivíduos acima de 40 anos de idade. Aos 65 anos, a incidência de envolvimento em homens é aproximadamente o dobro daquela em mulheres.

O osso afetado é aumentado e geralmente deformado devido à má qualidade da formação óssea. Isso pode resultar em arqueamento das pernas, curvatura da coluna e aumento do crânio. Além disso, há aumento dos maxilares, o que pode causar movimento dentário, diastema e má oclusão. As próteses podem ficar apertadas ou podem se encaixar mal em pacientes desdentados.

A dor óssea é um sintoma inconsistente e, na maioria das vezes, é direcionada para os ossos que sustentam peso; dor facial ou mandibular é incomum. Pacientes com doença óssea de Paget também podem apresentar dor neurossensorial mal definida devido ao impacto do forame neural e dos canais. Eles também costumam ter níveis gravemente elevados de fosfatase alcalina sérica (maiores do que com qualquer outro distúrbio) durante as fases osteoblásticas da doença. Esses pacientes também costumam ter altos níveis de hidroxiprolina na urina, um marcador de degradação de colágeno.

Características da imagem

Localização. A doença de Paget ocorre frequentemente na pele, fêmur, crânio (Figuras 25.36 e 25.37) e vértebras e, raramente, nos maxilares. Sempre que os maxilares estão envolvidos, a maxila é afetada aproximadamente duas vezes mais que a mandíbula. Embora o envolvimento da doença seja geralmente bilateral, ocasionalmente apenas uma maxila está envolvida ou o envolvimento pode ser significativamente maior de um lado. Na mandíbula, o osso inteiro é geralmente envolvido.

Estrutura interna. A aparência interna do osso é variável e depende do estágio de desenvolvimento da doença. A densidade total da mandíbula pode diminuir ou aumentar, dependendo do número de trabéculas. Classicamente, a doença de Paget do osso tem três estágios radiográficos, embora estes possam se sobrepor frequentemente. No estágio inicial da atividade primariamente osteoclástica, o osso parece radiotransparente. No estágio intermediário da doença, aparece um osso granular ou em vidro fosco dentro das áreas radiotransparentes. Finalmente, no estágio mais maduro, o osso torna-se denso e radiopaco. Esses estágios são menos aparentes nos maxilares.

As trabéculas são alteradas em número e forma. No estágio inicial, elas são diminuídas. Durante os estágios intermediário e tardio, as trabéculas podem se alongar e se alinhar em um padrão linear – uma aparência mais comum na mandíbula. As trabéculas podem ser curtas, com orientações aleatórias, e podem ter um padrão granular semelhante ao observado na displasia fibrosa. Um terceiro padrão ocorre quando as trabéculas são organizadas em manchas arredondadas e radiopacas de osso anormal, criando uma aparência de algodão (Figura 25.38).

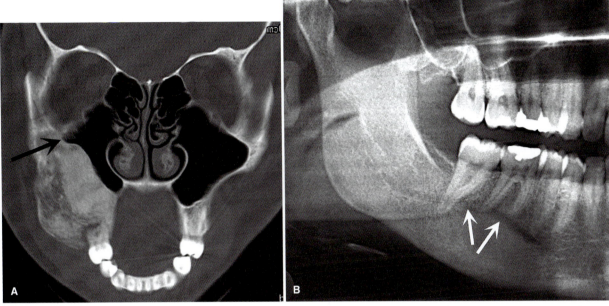

Figura 25.35 A. Imagem de tomografia computadorizada com multidetector coronal de uma região de displasia fibrosa na maxila direita mostra expansão não concêntrica da superfície lateral e do espaço aéreo residual no seio maxilar. Observe que o seio maxilar direito aparece com tamanho menor do que o seio maxilar esquerdo não acometido e a recessão zigomática direita retida (*seta*). **B.** A imagem panorâmica recortada mostra o deslocamento superior do canal da mandíbula por parte de displasia fibrosa (*setas*).

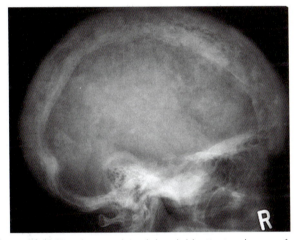

Figura 25.36 Uma imagem lateral da calvária mostrando a aparência de flocos de algodão do osso e espessamento substancial dos ossos do crânio. (Cortesia de Dr. K. Dolan, Iowa City, IA.)

Efeito sobre estruturas adjacentes. A doença de Paget aumenta gradualmente um osso afetado até certo ponto, mesmo no estágio inicial. Muitas vezes, o aumento ósseo é impressionante. Os ossos do crânio proeminentes podem aumentar para três ou quatro vezes a espessura normal. Nos maxilares aumentados, o córtex pode ser afinado, mas permanece intacto; pode ter uma aparência laminada em imagens oclusais (Figura 25.38). Quando a maxila está envolvida, a doença invariavelmente envolve o assoalho do seio. No entanto, o espaço aéreo geralmente não é diminuído em grande medida. O assoalho do seio pode parecer mais granular e menos aparente como limites nítidos.

Efeitos sobre dentes adjacentes. A lâmina dura pode ser menos evidente e sofrer alteração para o padrão ósseo anormal. A hipercementose geralmente se desenvolve em poucos ou na maioria dos dentes da mandíbula envolvida. Essa hipercementose pode ser exuberante e irregular, o que é característico da doença de Paget (Figura 25.39).

Diagnóstico diferencial

A doença de Paget do osso pode parecer semelhante à displasia fibrosa; no entanto, a doença ocorre em uma faixa etária mais avançada e quase sempre é bilateral. Na maxila, a displasia fibrosa tem uma tendência a invadir o espaço aéreo do seio, enquanto a doença de Paget, não. As trabéculas lineares e o aspecto de algodão da doença de Paget são distintos. As lesões de displasia óssea são mais focais e menos generalizadas do que a doença de Paget do osso, e existem áreas de osso normal entre os focos de displasia óssea. As displasias cemento-ósseas também podem ter um padrão interno algodonoso, mas essas lesões são centradas acima do canal da mandíbula, e uma periferia interna radiotransparente pode ser observada. O padrão ósseo na doença de Paget do osso pode mostrar algumas semelhanças com o padrão ósseo em doenças ósseas metabólicas, e ambas as condições podem ser bilaterais. No entanto, a doença de Paget aumenta o osso e as doenças metabólicas, não. O padrão ósseo específico muda, a idade tardia de início, o aumento do osso envolvido e a elevação extrema da fosfatase alcalina sérica ajudam no diagnóstico diferencial.

Tratamento

A doença de Paget do osso é geralmente administrada usando calcitonina ou, mais recentemente, bisfosfonatos. A medicação alivia a dor e reduz os níveis séricos de fosfatase alcalina e atividade osteoclástica. Cirurgia pode ser necessária para corrigir deformidades dos ossos longos e tratar fraturas.

Existem complicações desta doença que são motivo de preocupação. Os locais de extração cicatrizam lentamente e a incidência de osteomielite é maior. Aproximadamente 10% dos casos com doença poliostótica desenvolvem osteossarcoma.

Anemia falciforme
Mecanismo da doença

A anemia falciforme é um distúrbio hemolítico crônico autossômico recessivo. Os pacientes apresentam hemoglobina anormal que, sob baixa tensão de oxigênio, resulta em uma alteração na morfologia dos glóbulos vermelhos, levando-os a adquirir a forma de uma foice.

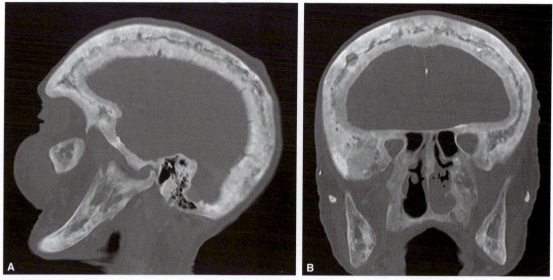

Figura 25.37 Imagens de tomografia computadorizada com multidetector nos planos sagital (**A**) e coronal (**B**) em um paciente com doença de Paget do osso. Observe aumento da espessura dos ossos e na densidade óssea.

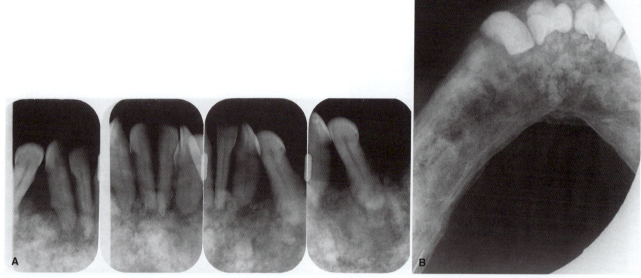

Figura 25.38 Imagens periapicais e oclusal da doença de Paget do osso mostrando múltiplas massas radiopacas na mandíbula com aspecto de flocos de algodão (**A**) e expansão mandibular (**B**). Observe a manutenção dos córtices finos na imagem oclusal.

Além disso, os glóbulos vermelhos têm uma capacidade reduzida de transportar oxigênio para os tecidos; eles aderem às células endoteliais vasculares e obstruem os capilares devido a danos em seus lipídios e proteínas da membrana. O baço aprisiona e destrói prontamente esses glóbulos vermelhos anormais, resultando em anemia. O sistema hematopoético responde à anemia resultante, aumentando a produção de glóbulos vermelhos, induzindo uma hiperplasia compensatória da medula óssea em regiões do esqueleto que já não têm capacidade para isso ocorrer.

Características clínicas

O genótipo homozigoto recessivo da anemia falciforme ocorre em aproximadamente 1 em cada 400 afro-americanos. Embora o genótipo heterozigótico esteja presente em cerca de 6 a 8% dos afro-americanos, esses indivíduos não apresentam achados clínicos relacionados.

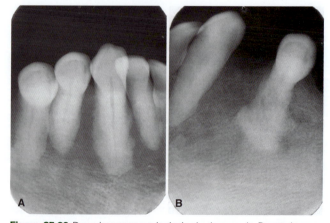

Figura 25.39 Duas imagens periapicais da doença de Paget do osso mostrando hipercementose exuberante das raízes.

Os sinais e sintomas da anemia falciforme variam consideravelmente, e a maioria dos pacientes com a doença normalmente manifesta características leves e crônicas. Ocorrem episódios prolongados e silenciosos de quiescência hemolítica, ocasionalmente pontuados por exacerbações conhecidas como crises falciformes. Durante o estado de crise, os pacientes geralmente apresentam dores abdominais, musculares e articulares graves e alta temperatura; eles também podem sofrer um colapso circulatório. Durante períodos mais leves, um paciente pode se queixar de fadiga, fraqueza, falta de ar e dores musculares e articulares. Como em outras anemias crônicas, o coração geralmente está aumentado, e um sopro pode estar presente. A doença ocorre principalmente em crianças e adolescentes e, embora seja compatível com uma expectativa de vida normal, muitos pacientes morrem de complicações da doença antes dos 40 anos de idade.

Características da imagem

A hiperplasia da medula óssea à custa do osso esponjoso é a principal razão para as manifestações anormais da anemia falciforme observadas em imagens diagnósticas. A extensão das alterações ósseas na anemia falciforme está relacionada ao grau dessa hiperplasia.

Efeitos sobre dentes e maxilares. As manifestações da anemia falciforme nos maxilares incluem osteopenia generalizada. A osteopenia ocorre devido a uma diminuição no volume do osso trabecular e, em menor extensão, ao adelgaçamento das placas corticais, à medida que os maxilares são recrutados para produzir novos glóbulos vermelhos. Na maioria dos casos, a mudança é leve ou moderada; manifestações extremas são incomuns.

Há relatos baseados em imagens das mandíbulas de crianças com anemia falciforme de alta frequência de osteopenia grave. O padrão ósseo é alterado para outro com menos trabéculas, porém mais grosseiras. Raramente, a hiperplasia da medula óssea pode causar aumento e protrusão da crista alveolar da maxila.

Efeitos no esqueleto. O afilamento de trabéculas e córtices esponjosos individuais é mais comum nos corpos vertebrais, ossos longos, crânio e maxilares. O crânio pode mostrar o alargamento do espaço diploico e o adelgaçamento dos córtices interno e externo (Figura 25.40). Em casos extremos (5%), o córtex superficial do crânio não é aparente, e uma aparência de "fios de cabelo" pode ocorrer como mudança compensatória para aumentar o volume de osso disponível para produzir novos glóbulos vermelhos. Pequenas áreas de infarto podem estar presentes nos ossos após o bloqueio da microvasculatura; estes são vistos como áreas de esclerose óssea localizada.

A osteomielite pode complicar a anemia falciforme se a infecção começar em uma área de hipovascularidade acentuada. Também pode haver retardamento generalizado do crescimento ósseo.

Tratamento

O tratamento de pacientes com anemia falciforme é de suporte e visa controlar os sintomas e prevenir as complicações dessa doença multissistêmica. O transplante de medula óssea é uma opção curativa, mas sua aplicabilidade é limitada por causa dos riscos associados.

Talassemia

Mecanismo da doença

A talassemia ou anemia do Mediterrâneo é um distúrbio hereditário que resulta em um defeito nos genes da α-globulina ou β-globulina. Os glóbulos vermelhos resultantes reduzem o conteúdo de hemoglobina, são finos e têm um tempo de vida reduzido. A forma heterozigótica da doença (talassemia menor) é leve, enquanto a forma homozigótica (talassemia major) pode ser grave. Uma forma menos grave, a talassemia intermédia, também ocorre. Como na anemia falciforme, o resultado é hiperplasia do componente ósseo da medula óssea, que resulta em menos trabéculas por unidade de área e pode alterar a forma geral do osso.

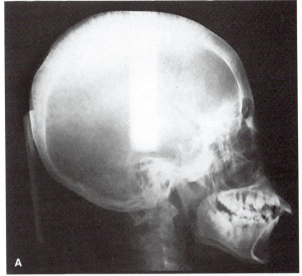
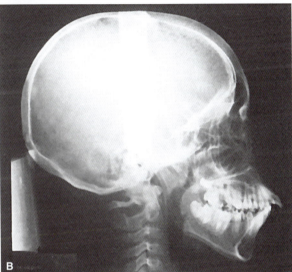
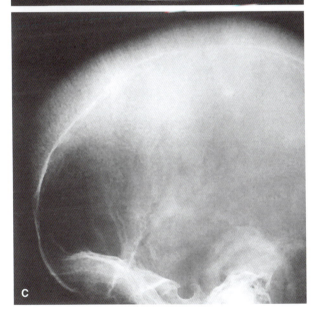

Figura 25.40 A. A imagem lateral do crânio de um paciente com anemia falciforme mostra afilamento dos córtices calvários e um espaço diploide espessado. **B.** Imagem de um crânio normal para comparação. **C.** Uma imagem lateral do crânio mostrando o padrão "fios de cabelo" visto na anemia falciforme. (Cortesia de Dr. H.G. Poyton, Toronto, ON, Canadá.)

Características clínicas

Na forma grave da doença, o início é na infância e o tempo de sobrevida pode ser curto. O rosto desenvolve áreas malares proeminentes e uma pré-maxila protrusiva, resultando em um rosto de "roedor". A forma mais branda da doença ocorre em adultos.

Características da imagem

Efeitos sobre dentes e maxilares. As raízes dos dentes podem ser curtas e a lâmina dura é fina. A hiperplasia grave da medula óssea impede o desenvolvimento dos seios paranasais, especialmente do seio maxilar, e causa uma expansão da maxila, resultando em má oclusão. Os maxilares parecem radiotransparentes, com afilamento das bordas corticais e aumento dos espaços medulares à medida que a medula óssea é recrutada para produzir mais glóbulos vermelhos. As trabéculas são grandes e grossas. No crânio, o espaço diploico apresenta espessamento acentuado, principalmente na região frontal. O crânio também mostra uma aparência granular generalizada (Figura 25.41) e, ocasionalmente, um efeito de "fios de cabelo" pode se desenvolver.

Efeitos no esqueleto. Tal como acontece com a anemia falciforme, as características da talassemia geralmente resultam de hiperplasia da medula óssea ineficaz e sua subsequente incapacidade de produzir glóbulos vermelhos normais. No entanto, essas alterações são geralmente mais graves do que com outras anemias (Figura 25.42). Há uma radiotransparência generalizada dos ossos longos com afilamento cortical.

Tratamento

Pacientes com talassemia menor não necessitam de tratamento, exceto para suplementação de ferro quando a deficiência de ferro é confirmada. Pacientes com talassemia major requerem hipertransfusão regular para manter seus níveis de hemoglobina e quelação de ferro para evitar complicações de sobrecarga de ferro, como cardiomiopatia e cirrose hepática.

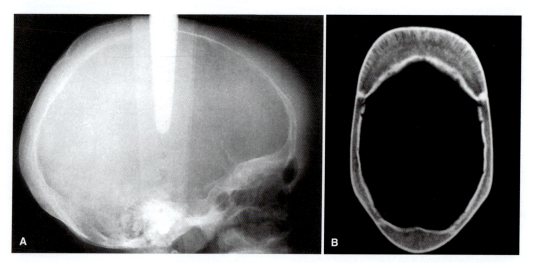

Figura 25.41 Imagem lateral de crânio (**A**) e tomografia computadorizada com multidetector axial (**B**) de um paciente com talassemia. Observe a aparência granular do crânio e o espessamento do espaço diploico. A imagem da tomografia computadorizada mostra um padrão linear no osso frontal. (A, Cortesia de Dr. H.G. Poyton, Toronto, ON, Canadá.)

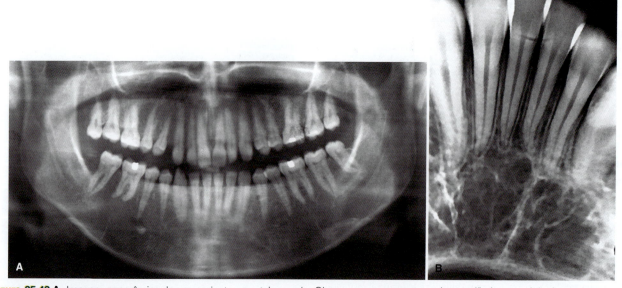

Figura 25.42 A. Imagem panorâmica de um paciente com talassemia. Observe o corpo espesso da mandíbula, as trabéculas esparsas e os seios maxilares ausentes. **B.** Na imagem periapical de um paciente diferente, observe as espessas trabéculas e os grandes e espaços da medula óssea. (Cortesia de Dr. H.G. Poyton, Toronto, ON, Canadá.)

BIBLIOGRAFIA

Anemia falciforme

Javed F, Correa FO, Nooh N, et al. Orofacial manifestations in patients with sickle cell disease. *Am J Med Sci.* 2013;345:234–237.

Sears RS, Nazif MM, Zullo T. The effects of sickle-cell disease on dental and skeletal maturation. *ASDC J Dent Child.* 1981;48:275–277.

White SC, Cohen JM, Mourshed FA. Digital analysis of trabecular pattern in jaws of patients with sickle cell anemia. *Dentomaxillofac Radiol.* 2000;29:119–124.

Displasia cemento-óssea

Alsufyani NA, Lam EW. Osseous (cemento-osseous) dysplasia of the jaws: clinical and radiographic analysis. *J Can Dent Assoc.* 2011;77:b70.

Alsufyani NA, Lam EW. Cemento-osseous dysplasia of the jaw bones: key radiographic features. *Dentomaxillofac Radiol.* 2011;40:141–146.

Chadwick JW, Alsufyani NA, Lam EW. Clinical and radiographic features of solitary and cemento-osseous dysplasia-associated simple bone cysts. *Dentomaxillofac Radiol.* 2011;40:230–235.

MacDonald-Jankowski DS. Florid cemento-osseous dysplasia: a systematic review. *Dentomaxillofac Radiol.* 2003;32:141–149.

Mahomed F, Altini M, Meer S, et al. Cemento-osseous dysplasia with associated simple bone cysts. *J Oral Maxillofac Surg.* 2005;63:1549–1554.

Noffke CE, Raubenheimer EJ, MacDonald D, et al. Fibro-osseous disease: harmonizing terminology with biology. *Oral Surg Oral Med Oral Pathol Oral Radiol Endod.* 2012;114:388–392.

Displasia fibrosa

Cohen MM, Howell RE. Etiology of fibrous dysplasia and McCune-Albright syndrome. *Int J Oral Maxillofac Surg.* 1999;28:366–371.

Couturier A, Aumaître O, Gilain L, et al. Craniofacial fibrous dysplasia: a 10-case series. *Eur Ann Otorhinolaryngol Head Neck Dis.* 2017;doi:10.1016/j.anorl.2017.02.004.

MacDonald-Jankowski DS, Yeung R, Li TK, et al. Computed tomography of fibrous dysplasia. *Dentomaxillofac Radiol.* 2004;33:114–118.

Michou L, Brown JP. Genetics of bone diseases: Paget disease, fibrous dysplasia, osteopetrosis, and osteogenesis imperfecta. *Joint Bone Spine.* 2011;78:252–258.

Petrikowski CG, Pharoah MJ, Lee L, et al. Radiographic differentiation of osteogenic sarcoma, osteomyelitis and fibrous dysplasia of the jaws. *Oral Surg Oral Med Oral Pathol Oral Radiol Endod.* 1977;50:1–7.

Tokano H, Sugimoto T, Noguchi Y, et al. Sequential computed tomography images demonstrating characteristic changes in fibrous dysplasia. *J Laryngol Otol.* 2001;115:757–759.

Doença de Paget do osso

Alsonso N, Calero-Paniagua I, Del Pino-Montes J. Clinical and genetic advances in paget disease of bone: a review. *Clin Rev Bone Miner Metab.* 2017;15:37–48.

Rao V, Karasick D. Hypercementosis: an important clue to Paget disease of the maxilla. *Skeletal Radiol.* 1982;9:126–128.

Sofaer J. Dental extractions in Paget disease of bone. *Int J Oral Surg.* 1984;13:79–84.

Van Staa TP, Selby P, Leufkens HGM, et al. Incidence and natural history of Paget disease in bone in England and Wales. *J Bone Miner Res.* 2002;17:465–471.

Esclerose sistêmica progressiva

Alexandridis C, White SC. Periodontal ligament changes in patients with progressive systemic sclerosis. *Oral Surg Oral Med Oral Pathol.* 1984;58:113–118.

Auluck A, Pai KM, Shetty C, et al. Mandibular resorption in progressive systemic sclerosis: a report of three cases. *Dentomaxillofac Radiol.* 2005;34:384–386.

Rout PG, Hamburger J, Potts AJ. Orofacial radiological manifestations of systemic sclerosis. *Dentomaxillofac Radiol.* 1996;25:193–196.

Wood RE, Lee P. Analysis of the oral manifestations of systemic sclerosis (scleroderma). *Oral Surg Oral Med Oral Pathol.* 1988;65:172–178.

Hipercortisolismo

Kaltsas G, Makras P. Skeletal diseases in Cushing's syndrome: osteoporosis versus arthropathy. *Neuroendocrinology.* 2010;92(suppl 1):60–64.

Lodish M, Stratakis CA. A genetic and molecular update on adrenocortical causes of Cushing's syndrome. *Nat Rev Endocrinol.* 2016;12:255–265.

Hiperparatireoidismo

Aldred MJ, Talacko AA, Savarirayan R, et al. Dental findings in a family with hyperparathyroidism-jaw tumor syndrome and a novel HRPT2 gene mutation. *Oral Surg Oral Med Oral Pathol Oral Radiol Endod.* 2006;101:212–218.

Daniels JM. Primary hyperparathyroidism presenting as a palatal brown tumor. *Oral Surg Oral Med Oral Pathol Oral Radiol Endod.* 2004;98:409–413.

Hata T, Irei I, Tanaka K, et al. Macrognathia secondary to dialysis-related renal osteodystrophy treated successfully by parathyroidectomy. *Int J Oral Maxillofac Surg.* 2006;35:378–382.

Pappu R, Jabbour SA, Regianto AM, et al. Musculoskeletal manifestations of primary hyperparathyroidism. *Clin Rheumatol.* 2017;35:3081–3087.

Proctor R, Kumar N, Stein A, et al. Oral and dental aspects of chronic renal failure. *J Dent Res.* 2005;84:199–208.

Rosenberg EH, Guralnick W. Hyperparathyroidism: a review of 220 proved cases with special emphasis on findings in the jaws. *Oral Surg Oral Med Oral Pathol.* 1962;15(suppl 2):84–94.

Raubenheimer EJ, Noffke CE, Hendrik HD. Recent developments in metabolic bone diseases: a gnathic perspective. *Head Neck Pathol.* 2014;8:475–481.

Scutellari PN, Orzincolo C, Bedani PL, et al. Radiographic manifestations in teeth and jaws in chronic kidney insufficiency. *Radiol Med (Torino).* 1996;92:415–420.

Zanocco KA, Yeh MW. Primary hyperparathyroidism: effects on bone health. *Endocrinol Metab Clin North Am.* 2017;46:87–104.

Hipertireoidismo

Little JW. Thyroid disorders. Part I: hyperthyroidism. *Oral Surg Oral Med Oral Pathol Oral Radiol Endod.* 2006;101:276–284.

Hipofosfatasia

Jedrychowski JR, Duperon D. Childhood hypophosphatasia with oral manifestations. *J Oral Med.* 1979;34:18–22.

Macfarlane JD, Swart JGN. Dental aspects of hypophosphatasia: a case report, family study, and literature review. *Oral Surg Oral Med Oral Pathol.* 1989;67:521–526.

Whyte MP. Hypophosphatasia - aetiology, nosology, pathogenesis, diagnosis and treatment. *Nat Rev Endocrinol.* 2016;12:233–246.

Hipoparatireoidismo

Abate EG, Clarke BL. Review of hypoparathyroidism. *Front Endocrinol (Lausanne).* 2017;7:doi:10.3389/fendo.2016.00172.

Frensilli J, Stoner R, Hinrichs E. Dental changes of idiopathic-hypoparathyroidism: report of three cases. *J Oral Surg.* 1971;29:727–731.

Hipopituitarismo

Conley H, Steflik DE, Singh B, et al. Clinical and histologic findings of the dentition in a hypopituitary patient: report of case. *ASDC J Dent Child.* 1990;57:376–379.

Edler RJ. Dental and skeletal ages in hypopituitary patients. *J Dent Res.* 1977;56:1145–1153.

Kosowicz J, Rzymski K. Abnormalities of tooth development in pituitary dwarfism. *Oral Surg Oral Med Oral Pathol.* 1977;44:853–863.

Myllarniemi S, Lenko HL, Perheentupa J. Dental maturity in hypopituitarism, and dental response to substitution treatment. *Scand J Dent Res.* 1978;86:307–312.

Osteopetrose

Barry CP, Ryan CD, Stassen LF. Osteomyelitis of the maxilla secondary to osteopetrosis: a report of two cases in sisters. *J Oral Maxillofac Surg.* 2007;65:144–147.

Ruprecht A, Wagner H, Engel H. Osteopetrosis: report of a case and discussion of the differential diagnosis. *Oral Surg Oral Med Oral Pathol.* 1988;66:674–679.

Waguespack SG, Hui SL, Dimeglio LA, et al. Autosomal dominant osteopetrosis: clinical severity and natural history of 94 subjects with a chloride channel 7 gene mutation. *J Clin Endocrinol Metab.* 2007;92:771–778.

Younai F, Eisenbud L, Sciubba JJ. Osteopetrosis: a case report including gross and microscopic findings in the mandible at autopsy. *Oral Surg Oral Med Oral Pathol.* 1988;65:214–221.

Osteoporose

Lee BD, White SC. Age and trabecular features of alveolar bone associated with osteoporosis. *Oral Surg Oral Med Oral Pathol Oral Radiol Endod.* 2005;100:92–98.

Taguchi A, Suei Y, Ohtsuka M, et al. Usefulness of panoramic radiography in the diagnosis of postmenopausal osteoporosis in women: width and morphology of inferior cortex of the mandible. *Dentomaxillofac Radiol.* 1996;25:263–267.

White SC. Oral radiographic predictors of osteoporosis. *Dentomaxillofac Radiol.* 2002;31:84–92.

Raquitismo

Harris R, Sullivan HR. Dental sequelae in deciduous dentition in vitamin-D resistant rickets: case report. *Aust Dent J.* 1960;5:200–203.

Marks SC, Lindahl RL, Bawden JW. Dental and cephalometric findings in vitamin D resistant rickets. *J Dent Child.* 1965;32:259.

Opsahl VS, Gaucher C, Bardet C, et al. Tooth dentin defects reflect genetic disorders affecting bone mineralization. *Bone.* 2012;50:989–997.

Talassemia

Hazza'a AM, Al-Jamal G. Radiographic features of the jaws and teeth in thalassaemia major. *Dentomaxillofac Radiol.* 2006;35:283–288.

Poyton HG, Davey KW. Thalassemia: changes visible in radiographs used in dentistry. *Oral Surg Oral Med Oral Pathol.* 1968;25:564–576.

26

Neoplasias Malignas

Ernest W. N. Lam

MECANISMOS DA DOENÇA

Neoplasias ou cânceres malignos são tumores anormais de tecido que se desenvolvem como resultado da proliferação celular descontrolada e ilimitada. Ao contrário das neoplasias benignas, as neoplasias malignas apresentam, em geral, padrões de crescimento mais agressivos, invadem tecidos normais adjacentes e têm a capacidade de provocar metástases regionais para linfonodos ou locais distantes por intermédio dos sistemas linfático ou vascular ou por disseminação perineural. As neoplasias malignas que surgem *de novo* são referidas como neoplasias primárias, e uma lesão que se origina de uma neoplasia maligna primária distante é denominada metástase.

A perda do controle da proliferação celular e da adesão celular na neoplasia maligna é o resultado de mutações genéticas frequentemente identificáveis. Essas mutações podem ser causadas por vírus, exposição a altas doses de radiação ou exposição a agentes carcinogênicos. Por exemplo, o tabaco está fortemente associado ao carcinoma de células escamosas orais. Tal como acontece com a neoplasia benigna, a anormalidade molecular em uma célula maligna é propagada por intermédio da divisão celular, resultando em uma população clonal de células anormais.

O método mais prático de classificação de neoplasias malignas é baseado na célula de origem. Neste capítulo, as malignidades que comumente afetam os maxilares foram divididas em quatro categorias: (1) lesões de origem epitelial ou carcinomas, (2) lesões de origem mesenquimal ou sarcomas, (3) lesões de origem hematopoética e (4) lesões metastáticas. Dentre elas, os carcinomas são os encontrados com maior frequência na região de cabeça e pescoço. O prognóstico para o paciente está relacionado à detecção precoce. Muitas vezes, as lesões malignas não são reconhecidas precocemente, são diagnosticadas erroneamente como outros processos de doença, como inflamação, e são mal administradas. As discussões sobre neoplasias malignas incomuns foram omitidas deste capítulo para se concentrar em lesões mais comuns que um clínico geral pode encontrar.

CARACTERÍSTICAS CLÍNICAS

Os sinais e sintomas clínicos que sugerem que uma lesão pode ser maligna incluem massa em rápido desenvolvimento, ulceração e hemorragia, e a presença de uma borda firme (endurecida) ou intumescida. A massa pode se desenvolver sem qualquer causa dentária evidente, e os dentes podem se tornar móveis. A lesão pode desenvolver um odor, se for colonizada por microrganismos bacterianos e o paciente pode apresentar dificuldade em engolir (disfagia), falar (disfonia) e paladar (disgeusia). Também pode haver perda de peso, déficits neurossensoriais ou sensorimotores e linfadenopatia.

Os dentistas devem observar atentamente os sinais de doença maligna em seus pacientes, particularmente aqueles que podem se envolver em comportamentos de alto risco ou ter uma predisposição genética.

Como a incidência de malignidades orais (principalmente carcinomas) pode variar amplamente em todo o mundo, alguns dentistas em geral podem raramente ou nunca se deparar com um paciente com neoplasia maligna. Essa escassez pode tornar o dentista menos propenso a reconhecer uma condição maligna quando ela está presente. A incapacidade de identificar uma malignidade em seus estágios iniciais pode resultar em atraso no diagnóstico e tratamento, e uma necessidade maior de tratamento agressivo com morbidade adicional e, na pior das hipóteses, morte prematura. De fato, foi dito que é *melhor suspeitar de malignização e estar errado, do que não suspeitar de uma e estar errado.*

IMAGEM APLICADA AO DIAGNÓSTICO

Diagnóstico por imagem tem muitos papéis importantes na avaliação e gestão de um paciente com neoplasia maligna. Em primeiro lugar, a imagem pode auxiliar no estabelecimento de um diagnóstico inicial de uma neoplasia. Em segundo lugar, as imagens auxiliam a descrever a extensão da doença; especificamente, envolvimento local e linfonodal e locais de disseminação mais distantes. Investigações radiológicas adequadas auxiliam o oncologista e o cirurgião a determinar a disseminação anatômica da lesão, a fim de que um plano possa ser desenvolvido para tratamento ou acompanhamento. As investigações radiológicas também podem ajudar a determinar a presença de envolvimento ósseo de uma neoplasia de tecido mole, auxiliar na determinação do melhor local para a biopsia e o prognóstico. Finalmente, um exame minucioso de diagnóstico por imagem faz parte do manejo de um paciente que sobreviveu ao câncer, que costuma apresentar xerostomia, neutropenia e suscetibilidade a cárie dentária, doença periodontal e infecção sistêmica.

Várias modalidades de diagnóstico por imagem podem ser usadas para auxiliar no diagnóstico. As imagens intraorais proporcionam melhor resolução de imagem e podem revelar alterações sutis, como aumento do espaço do ligamento periodontal, que a tomografia computadorizada (TC) ou a ressonância magnética (RM) podem ser incapazes de demonstrar. A imagem panorâmica pode fornecer uma avaliação geral das estruturas ósseas maxilofaciais e pode revelar alterações relevantes, como a destruição das bordas do seio maxilar. Tanto a tomografia computadorizada por feixe cônico (CBCT; do inglês, *cone beam computed tomography*) quanto a tomografia computadorizada com multidetector (MDCT; do inglês, *multidetetor computed tomography*) podem fornecer uma análise tridimensional de estruturas ósseas, enquanto a MDCT e RM podem mostrar a extensão do componente de tecido mole de uma neoplasia e o envolvimento de tecidos adjacentes. RM foi particularmente útil para demonstrar propagação perineural da doença e envolvimento linfonodal. A tomografia por emissão de pósitrons (PET), uma técnica capaz de detectar atividade metabólica celular anormal associada a neoplasias malignas, tem sido usada com MDCT e RM para localização de uma neoplasia para cirurgia e radioterapia.

CARACTERÍSTICAS DA IMAGEM

As neoplasias malignas crescem rápida e agressivamente, deixando pouco ou nenhum tempo para os tecidos normais em torno dela responderem. Consequentemente, as características de imagem de malignidade são, de modo geral, destrutivas por natureza.

Localização

Neoplasias malignas primárias e metastáticas podem ocorrer em qualquer parte da região bucomaxilofacial. As neoplasias malignas primárias do epitélio (*i. e.*, carcinomas de células escamosas) são as malignidades mais comuns da cabeça e do pescoço, e podem surgir de qualquer superfície mucosa (p. ex., assoalho da boca, língua, área retromolar na mandíbula, área tonsilar orofaríngea, palato mole, lábio e gengiva). Consequentemente, as neoplasias malignas que surgem de qualquer um desses locais podem envolver as mandíbulas por extensão direta. Os sarcomas, originados de células com linhagem mesenquimal, são mais comuns na mandíbula e nas regiões posteriores de ambos os maxilares, enquanto a doença maligna metastática é mais comum na região posterior da mandíbula e na maxila. Raramente, metástases podem se desenvolver nos ápices dos dentes ou nos folículos dentários em desenvolvimento (Figura 26.1D).

Periferia

A forma de uma neoplasia maligna da mandíbula é comumente irregular, e sua periferia pode variar daquelas que são mais bem definidas àquelas que são muito mal definidas. Essa variação geralmente reflete a agressividade das características de crescimento da neoplasia. Além disso, as neoplasias malignas não apresentam cortical de borda associada a massas benignas de crescimento mais lento, que permite aos ossos a oportunidade de se remodelar à medida que a massa aumenta. Por exemplo, alguns carcinomas de células escamosas orais que invadem a mandíbula podem ter bordas mais bem definidas, particularmente se a neoplasia invasora tiver uma superfície muito ampla. Outras neoplasias malignas podem criar bordas mais irregulares e mal definidas, à medida que populações menores de células malignas invadem o osso de maneira mais fragmentada; isto é referido como um padrão infiltrativo (Figura 26.1A). A evidência da destruição de um limite cortical com massa adjacente de tecido mole é altamente sugestiva de malignidade (Figura 26.1B). Tal massa pode exibir uma borda periférica lisa ou ulcerada, se observada contra um fundo radiotransparente, como o ar dentro do seio maxilar.

Estrutura interna

A maioria das neoplasias malignas que se desenvolvem dentro ou ao redor dos maxilares não produzem osso e não estimulam a formação de osso reativo. Consequentemente, tais neoplasias são internamente radiotransparentes. Ocasionalmente, ilhas residuais de osso podem estar presentes, resultando em um padrão de destruição irregular. Sarcomas e metástases, particularmente da mama ou da próstata, podem produzir um osso anormal internamente, dando a aparência de um padrão radiopaco um tanto irregular ou desorganizado. Além disso, se essas lesões se estenderem à superfície óssea, pode haver efeitos associados ao deslocamento do periósteo.

Efeitos sobre estruturas adjacentes

A neoplasia maligna é um processo destrutivo – geralmente de maneira rápida. E os efeitos sobre as estruturas adjacentes refletem esse comportamento. O padrão ósseo trabecular normal é destruído, assim como os limites corticais, como o assoalho do seio (Figura 26.1B), a borda inferior da mandíbula, o córtex do canal da mandíbula e corticais dos folículos dentários em desenvolvimento. As neoplasias malignas invadem as estruturas pelo caminho de menor resistência e podem incluir o seio maxilar, o canal da mandíbula ou o espaço do ligamento periodontal, resultando em alargamento irregular com destruição da lâmina dura (Figura 26.1C). Geralmente, nenhuma reação periosteal ocorre quando a neoplasia reabsorve o córtex externo do osso; entretanto, algumas neoplasias podem elevar o periósteo da superfície óssea, dando origem a um padrão de linhas lineares radiotransparentes e radiopacas, que emanam da superfície óssea (Figura 26.1E). Esses padrões foram chamados de padrões de "cabelo arrepiado" ou "raios de sol". Se houver uma lesão inflamatória secundária que coexista com a malignidade, uma reação de tipo "casca de cebola" periosteal normalmente associada a uma lesão inflamatória pode ser observada.

Efeitos sobre dentes adjacentes

Crescimento mais lento e benigno pode reabsorver as raízes dos dentes ou deslocá-los como um todo, sem causar o afrouxamento dos dentes. Em contraste, lesões malignas de rápido crescimento geralmente destroem o osso de suporte e as estruturas associadas ao redor dos dentes, de modo que os dentes podem parecer estar flutuando no espaço (Figura 26.1F).

Ocasionalmente, a reabsorção radicular pode ocorrer, embora isso seja mais comum nas neoplasias hematogênicas, como mieloma múltiplo e sarcomas, como o osteossarcoma. As neoplasias malignas também podem invadir o espaço do ligamento periodontal ao redor das raízes, resultando em um alargamento irregular e não concêntrico do espaço com destruição da lâmina dura, às vezes referido como "sinal de Garrington" (Figura 26.1C).

CARCINOMAS

Carcinoma de células escamosas decorrente de tecido mole

Mecanismo da doença

O carcinoma de células escamosas é a neoplasia primária mais comum na cabeça e no pescoço, sendo responsável por mais de 95% das neoplasias malignas. Essas neoplasias malignas surgem do epitélio superficial que reveste o trato aerodigestivo superior e sua etiologia parece ser multifatorial, como o uso de álcool e tabagismo crônico como fatores de risco. Embora inúmeras mutações genéticas diferentes tenham sido identificadas em modelos celulares humanos e animais de câncer oral, nenhuma foi definitivamente ligada à patogênese da doença. O papilomavírus humano e o vírus Epstein-Barr (EBV) também têm sido implicados no desenvolvimento de alguns carcinomas tonsilares, linguais e laríngeos.

Histopatologicamente, o carcinoma de células escamosas é caracterizado inicialmente pela invasão de células epiteliais malignas através da membrana basal no tecido conjuntivo subjacente com subsequente disseminação para tecidos moles mais profundos e ocasionalmente para osso adjacente, linfonodos regionais e até locais mais distantes no pulmão, fígado e esqueleto.

Características clínicas

O carcinoma de células escamosas aparece inicialmente como lesão superficial branca e/ou vermelha na mucosa. Com o tempo, essas lesões podem exibir ulceração central e necrose, uma borda laminada ou endurecida (que representa a invasão de células malignas) e infiltração palpável no músculo ou osso adjacente. A dor pode ser variável, e pode haver linfadenopatia regional com linfonodos duros e não dolorosos que podem ou não estar aderidos nas estruturas subjacentes. Outras características clínicas podem incluir a presença de massa de tecido mole, parestesia, odor, trismo, grande mobilidade dentária ou hemorragia. Lesões grandes podem obstruir as vias respiratórias, a abertura do óstio da tuba auditiva (acarretando redução

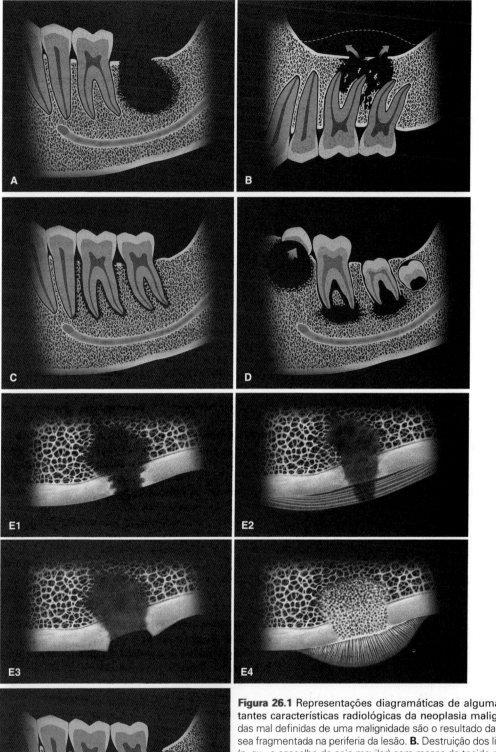

Figura 26.1 Representações diagramáticas de algumas das importantes características radiológicas da neoplasia maligna. **A.** As bordas mal definidas de uma malignidade são o resultado da destruição óssea fragmentada na periferia da lesão. **B.** Destruição dos limites corticais (p. ex., o assoalho do seio maxilar) com massa de tecido mole adjacente (*setas*). **C.** Invasão no espaço do ligamento periodontal causando alargamento não concêntrico deste espaço. **D.** Lesões multifocais localizadas no ápice da raiz e na papila de um dente em desenvolvimento, destruindo o córtex da cripta e deslocando o dente em desenvolvimento em uma direção oclusal (*seta*). **E.** Quatro tipos de efeitos no osso cortical e reação periosteal: *(1)* destruição da cortical óssea, *(2)* destruição do osso cortical e nova formação óssea periosteal, *(3)* destruição do osso cortical com triângulos de Codman e *(4)* um tipo de reação periosteal espiculada ou tipo raios de sol. **F.** Destruição óssea ao redor dos dentes produzindo a aparência de dentes flutuando no espaço.

da audição) ou a nasofaringe. Os pacientes frequentemente relatam perda significativa de peso e mal-estar, e a condição geralmente é fatal se não for tratada.

Características da imagem

Localização. O carcinoma de células escamosas comumente envolve o assoalho da boca, a área do trígono retromolar da mandíbula e o dorso da língua. Um local comum de invasão óssea é a superfície lingual posterior da mandíbula. As lesões que envolvem a gengiva inserida podem mimetizar uma doença inflamatória, como a doença periodontal. Esta malignidade também é observada nas amígdalas, no palato mole e no vestíbulo bucal.

Periferia. O carcinoma epidermoide escamoso pode penetrar no osso subjacente em qualquer direção, produzindo uma radiotransparência que pode aparecer mais amplamente na superfície óssea, e isso tem sido descrito como um tipo de padrão de destruição óssea do tipo "mordida de biscoito". A invasão é caracterizada mais comumente por uma borda não corticada que geralmente é mal definida (Figura 26.2). Lesões que têm uma superfície mais ampla podem ter uma borda mais bem definida, com uma zona de transição estreita entre o osso anormal e normal (Figura 26.3). Outras lesões têm uma borda irregular e mal definida, com uma zona de transição mais ampla, com extensões semelhantes a dedos, no osso circundante. Caso o osso se torne estruturalmente comprometido pela massa invasora, pode ocorrer fratura, e as bordas mostrarão extremidades ósseas delgadas e afiadas com o deslocamento dos segmentos. A esclerose em estruturas ósseas subjacentes (provavelmente de doença inflamatória secundária) pode ser observada em associação a erosões de carcinomas superficiais.

Estrutura interna. A estrutura interna do osso invadido é radiotransparente; a estrutura óssea original pode ser completamente perdida. Ocasionalmente, pequenas ilhas de osso trabecular normal residual são visíveis dentro dessa radiotransparência central.

Efeitos sobre estruturas adjacentes. As neoplasias podem crescer através dos forames neurais e ao longo do canal da mandíbula, resultando em um aumento na largura do canal e perda do limite cortical (Figura 26.4). A destruição dos limites corticais internos adjacentes, como o assoalho da cavidade nasal e o seio maxilar, pode ocorrer, e os córtices ósseos podem ser adelgaçados ou perdidos, resultando em fratura do osso.

Efeitos sobre dentes adjacentes. Evidências da invasão do osso ao redor dos dentes podem aparecer primeiro como aumento do espaço do ligamento periodontal com perda da lâmina dura adjacente. Os dentes podem parecer flutuar no espaço, desprovidos de qualquer suporte ósseo (Figura 26.5). Em neoplasias extensas, massa de tecido mole que cresce rapidamente pode deslocar os dentes de suas posições normais, resultando em deslocamento brusco.

Diagnóstico diferencial

O carcinoma de células escamosas é discernível de outras malignidades por suas características clínicas e histopatológicas. A perda óssea do carcinoma de células escamosas originada nos tecidos moles do processo alveolar pode parecer muito semelhante à doença periodontal (Figura 26.5A). A ampliação do alvéolo de uma extração recente, em vez de evidência de cura da neoformação óssea, pode indicar a presença de um carcinoma espinocelular alveolar (Figura 26.5B).

Ocasionalmente, pode ser difícil diferenciar uma lesão inflamatória como a osteomielite, do carcinoma de células escamosas, especialmente

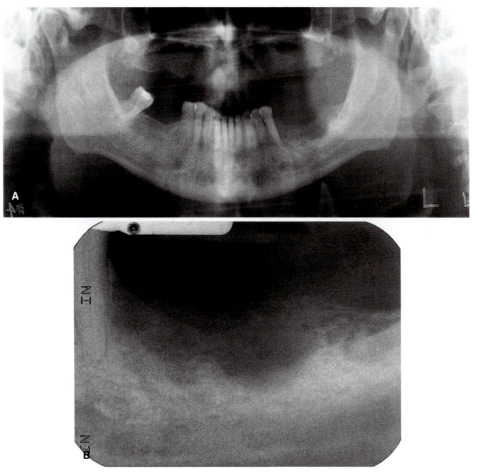

Figura 26.2 Imagens panorâmica (**A**) e periapical (**B**) de um carcinoma de células escamosas invadindo o processo alveolar da mandíbula posterior, do lado esquerdo.

quando microrganismos bacterianos orais ganharam acesso ao osso por intermédio da neoplasia. Tanto a osteomielite quanto o carcinoma de células escamosas podem ser destrutivos, deixando ilhas remanescentes de osso. Evidências de destruição óssea profunda ou invasão virulenta podem ajudar a diferenciar a malignidade da inflamação, mas mesmo isso pode ser problemático. A osteomielite geralmente produz uma reação periosteal, enquanto o carcinoma de células escamosas, não. Em casos de necrose induzida por radiação em que o paciente teve uma malignidade prévia, uma reação periosteal está ausente. Se a destruição óssea estiver presente, a diferenciação desta condição do carcinoma de células escamosas requer exames avançados de imagem e biopsia.

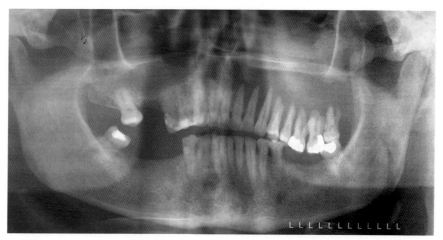

Figura 26.3 Imagem panorâmica de um carcinoma de células escamosas destruindo o assoalho do seio maxilar esquerdo e o processo alveolar adjacente da maxila. Os dentes foram deixados "flutuando no espaço" pela destruição óssea. (Cortesia de Dr. I. Hernandez, Edmonton, AB, Canadá.)

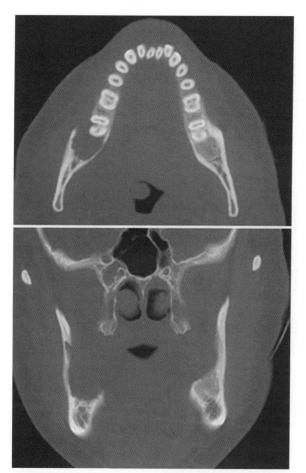

Figura 26.4 Imagens de tomografia computadorizada com multidetectores no planos axial e coronal de destruição óssea na área retromolar mandibular por um carcinoma de células escamosas.

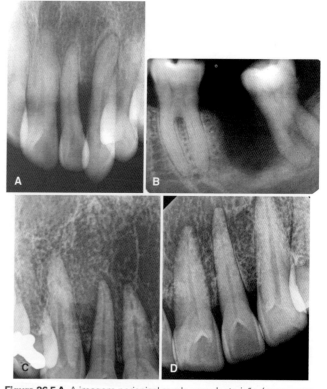

Figura 26.5 A. A imagem periapical revela uma destruição óssea semelhante à doença periodontal ao redor do incisivo lateral de um carcinoma de células escamosas originário dos tecidos moles do processo alveolar. Observe a falta de uma reação óssea esclerótica na periferia. **B.** O alvéolo dentário de um segundo molar extraído aumentou de tamanho e não cicatrizou devido à presença de um carcinoma de células escamosas. **C** e **D.** Imagens periapicais de um carcinoma de células escamosas invadindo o processo alveolar a partir da cavidade nasal. Observe, em **C**, a ampla zona de transição da destruição óssea perto da linha média até o padrão ósseo mais normal distal ao dente canino.

Tratamento

Carcinoma de células escamosas de cabeça e pescoço é geralmente gerenciado por radioterapia e cirurgia. A escolha de qual modalidade é usada e em que sequência depende da escolha do protocolo de tratamento e da localização e gravidade da neoplasia. Geralmente, a quimioterapia não é uma modalidade de tratamento comum.

Carcinoma de células escamosas originário do seio maxilar

Mecanismo da doença

Os fatores de risco para o desenvolvimento de carcinoma de células escamosas originado no revestimento da mucosa do seio maxilar incluem sinusite crônica, produtos químicos orgânicos usados na fabricação, poeira de madeira e metais como níquel e cromo.

Características clínicas

Essas neoplasias ocorrem mais comumente em pacientes de origem africana e asiática, com os homens mais afetados que as mulheres. Os sinais iniciais podem ser muito semelhantes à doença inflamatória e podem incluir sinusite recorrente, obstrução nasal, epistaxe, dor sinusal e parestesia facial.

Características da imagem

O carcinoma de células escamosas que surge no revestimento mucoso do seio maxilar pode se manifestar como opacificação do seio maxilar com tecido mole e destruição da borda cortical sinusal e do processo alveolar maxilar adjacente (Figura 26.6). Massa de tecido mole associada também pode se projetar na cavidade oral.

Carcinoma de células escamosas originário do osso

Mecanismo da doença

O carcinoma primário de células escamosas que surge dentro dos maxilares não apresenta conexão com o epitélio superficial da mucosa oral. Consequentemente, o epitélio superficial é invariavelmente normal na aparência. Presume-se que esses carcinomas intraósseos primários surjam de remanescentes intraósseos do epitélio odontogênico, como a lâmina dentária, e os carcinomas do epitélio de superfície, o revestimento de um cisto odontogênico ou metástases, devem ser excluídos.

Características clínicas

Essas neoplasias são muito raras e podem permanecer clinicamente silenciosas até atingirem um tamanho razoavelmente grande. Dor ou outras alterações sensorineurais, como parestesia labial, fratura

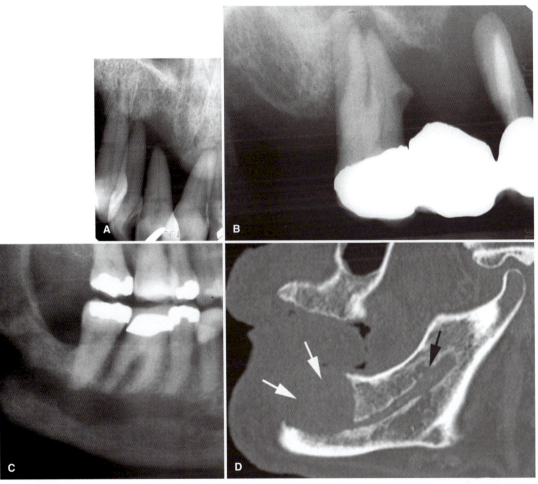

Figura 26.6 A e **B**. Imagens periapicais de dois casos de carcinoma de células escamosas envolvendo os processos alveolares maxilares. Destruição óssea ao redor das raízes dos dentes deixa os dentes desprovidos de qualquer suporte ósseo. **C**. Imagem panorâmica recortada de um carcinoma de células escamosas envolvendo o canal da mandíbula. Observe a largura irregular do canal e a destruição de suas bordas corticais. **D**. Imagem de tomografia computadorizada com multidetectores no plano sagital de outro caso de carcinoma de células escamosas destruindo a mandíbula na região do forame mentual (*setas brancas*) e crescendo no canal. Mais uma vez, observe a destruição do córtex periférico do canal (*seta preta*).

da mandíbula e linfadenopatia, podem acompanhar a neoplasia. É mais comum em homens e em pacientes na quarta à oitava década de vida.

Características da imagem

Localização. A mandíbula é muito mais comumente envolvida do que a maxila, com a maioria dos casos presentes na região dos molares (Figura 26.7A). As lesões se dão menos frequentemente na região anterior de mandíbula. Como a lesão está, por definição, associada a remanescentes da lâmina dentária, ela se origina apenas em partes dentais da mandíbula.

Periferia. A periferia da maioria das lesões é mal definida. Elas são mais arredondadas ou irregulares e têm uma borda que demonstra a destruição óssea com vários graus de extensão no osso. O grau de irregularidade da borda pode refletir a agressividade da lesão. Se a lesão for de tamanho suficiente, os córtices ósseos podem estar afinados e fratura da mandíbula pode ocorrer com defeito escalonado associado na superfície óssea.

Estrutura interna. A estrutura interna do osso é radiotransparente, sem evidência de formação óssea e muito pouco osso residual deixado no centro da lesão. Se a lesão for pequena, o córtex vestibular ou lingual adjacente pode sobrepor-se ao osso perdido e mimetizar a aparência de um padrão ósseo interno.

Efeito sobre estruturas adjacentes. Essas lesões são responsáveis pela extensa destruição das bordas nasal e antral, das corticais do canal da mandíbula e pela perda da lâmina dura.

Efeitos sobre dentes adjacentes. Dentes que perdem suporte ósseo e lâmina dura parecem estar flutuando no espaço. Reabsorção radicular é incomum.

Diagnóstico diferencial

Se as lesões não forem agressivas e tiverem uma borda lisa e área radiotransparente, elas podem ser confundidas com doença inflamatória periapical. Alternativamente, se as lesões não estiverem centralizadas em relação ao ápice radicular, por vezes é difícil diferenciar esta condição de um cisto odontogênico ou neoplasia. Se a borda for infiltrativa com extensa destruição óssea, uma malignidade hematogênica, como mieloma múltiplo ou uma lesão metastática, deve ser excluída. O exame da cavidade oral e, especialmente, da camada superficial do epitélio auxilia na diferenciação dessa condição de carcinoma de células escamosas de superfície.

Tratamento

Essas lesões são tratadas da mesma maneira que o carcinoma de células escamosas que surge dos tecidos moles orais.

Carcinoma de células escamosas originário de um cisto

Mecanismo da doença

O carcinoma de células escamosas pode se desenvolver a partir do revestimento de um cisto odontogênico (lesão inflamatória periapical, cisto residual, cisto dentígero e tumor odontogênico queratocístico [TOQ]).

Características clínicas

O desenvolvimento do carcinoma de células escamosas a partir do revestimento de um cisto odontogênico é excepcionalmente raro. Tal malignidade deve ser diferenciada da invasão de um carcinoma epitelial de superfície, doença metastática e carcinoma intraósseo primário. O sinal de apresentação ou sintoma mais comum associado a essa condição é a dor. A dor pode ser caracterizada como fraca e com vários meses de duração. O aumento de volume é ocasionalmente relatado. Fratura de mandíbula, formação de fístula e linfadenopatia regional podem ocorrer. Se a maxila estiver envolvida, dor sinusal, epistaxe ou inchaço podem estar presentes.

Características da imagem

Localização. Essa neoplasia pode ocorrer em qualquer lugar em que o epitélio odontogênico possa estar presente e onde um cisto odontogênico possa ser encontrado; isto é, as áreas dentadas dos maxilares. A maior parte dos casos ocorre na mandíbula (Figura 26.7B), com alguns casos relatados na maxila anterior.

Periferia. O aparecimento de carcinoma de células escamosas que surge dentro de uma parede do cisto pode não ser visível até que a anormalidade atinja um tamanho grande o suficiente para impactar o osso adjacente. À medida que as células malignas substituem progressivamente o revestimento do cisto, a borda do cisto lisa, bem definida e corticada é perdida ou torna-se mal definida. Na lesão mais avançada, a forma do cisto torna-se menos "hidráulica" e a borda assume uma qualidade infiltrativa mal definida, sem qualquer corticalização.

Estrutura interna. Essa lesão é radiotransparente, talvez mais do que o carcinoma de superfície invasivo, devido à osteólise prévia do cisto.

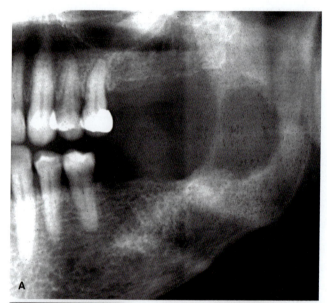

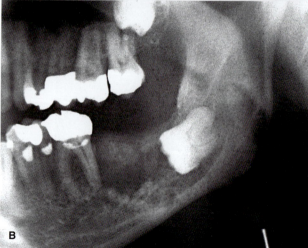

Figura 26.7 Casos raros de carcinoma intraósseo primário em desenvolvimento no ramo esquerdo da mandíbula (**A**) e dentro de um cisto dentígero (**B**) associado ao terceiro molar inferior esquerdo. Observe, em **B**, a ausência do córtex do cisto, a invasão do osso adjacente e as bordas mal definidas.

Efeitos sobre estruturas adjacentes. Há destruição das superfícies ósseas adjacentes, incluindo a borda inferior da mandíbula ou do assoalho da fossa nasal ou seio maxilar. Também pode produzir destruição completa do processo alveolar.

Efeitos sobre dentes adjacentes. O surgimento de carcinoma em um cisto dentário pode afinar e destruir a lâmina dura dos dentes adjacentes.

Diagnóstico diferencial

Se um cisto dentário estiver infectado, ele pode perder seu limite cortical normal e parecer irregular e idêntico a uma lesão maligna que surge em um cisto preexistente. No entanto, com inflamação, haverá uma resposta esclerótica periférica no osso. Esta esclerose não está normalmente presente em um cisto que sofreu transformação maligna. Entretanto, ambos podem ser difíceis de diferenciar radiologicamente, e o epitélio de um cisto excisado deve sempre ser submetido ao exame histopatológico. O mieloma múltiplo pode aparecer como uma lesão solitária e pode ser difícil de distinguir, especialmente se tiver uma periferia bem definida e uma forma semelhante a um cisto. A doença metastática pode ser semelhante, embora seja comumente multifocal.

Tratamento

O tratamento do carcinoma espinocelular originado em um cisto é idêntico ao tratamento descrito para o carcinoma intraósseo primário.

Carcinoma mucoepidermoide central

Mecanismo da doença

O carcinoma mucoepidermoide central é uma neoplasia maligna epitelial de glândula salivar que surge no osso. É histologicamente indistinguível de sua contraparte de tecido mole. Acredita-se que as células malignas surjam da metaplasia do epitélio odontogênico. O clínico deve excluir a possibilidade de um carcinoma mucoepidermoide invasivo ou neoplasia odontogênica.

Características clínicas

Em contraste com outras neoplasias malignas das mandíbulas, o carcinoma mucoepidermoide central tem maior probabilidade de mimetizar uma neoplasia ou cisto benigno. A queixa mais comum do paciente é uma tumefação indolor ou dolorosa que pode estar presente há meses ou anos, o que causou uma assimetria facial. Ocasionalmente, os pacientes podem sentir como se os dentes tivessem sido deslocados, ou uma prótese que não mais se encaixa. Foram relatadas parestesias envolvendo a distribuição do nervo alveolar inferior e disseminação da lesão para linfonodos regionais. Em contraste com outras malignidades orais, a neoplasia central mucoepidermoide é mais comum em mulheres que em homens.

Características da imagem

Localização. A lesão é de três a quatro vezes mais comum na mandíbula que a maxila e geralmente se desenvolve nas regiões pré-molar e molar. A lesão ocorre mais comumente acima do canal da mandíbula nas áreas dentárias, semelhante a cistos e neoplasias odontogênicas.

Periferia. O carcinoma mucoepidermoide se manifesta como massa expansiva unilocular ou multilocular (Figura 26.8). A borda é mais frequentemente bem definida e corticada com uma periferia crenada ou ondulada, que é semelhante ao aparecimento de uma neoplasia odontogênica benigna. A corticação periférica pode ser extremamente espessa, o que não corresponde à sua natureza maligna.

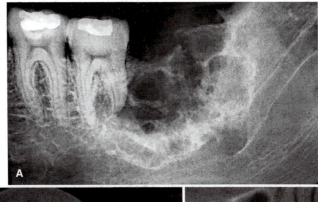

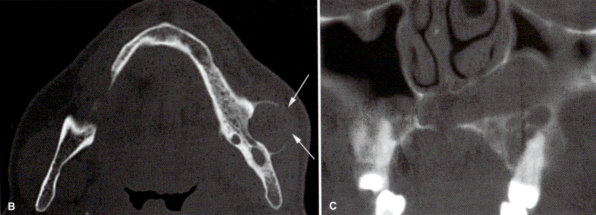

Figura 26.8 A. A radiotransparência multilocular é característica do carcinoma mucoepidermoide central. Essa lesão destruiu a crista do processo alveolar e o osso distal ao segundo molar e deslocou o canal da mandíbula inferiormente. **B.** A imagem da tomografia computadorizada com multidetectores (MDCT) no plano axial revela múltiplos epicentros semelhantes a cistos, alguns rodeados por osso esclerótico e expansão da mandíbula com extensão para o tecido mole circundante (*setas*). **C.** Imagem no plano coronal de MDCT de carcinoma mucoepidermoide central em maxila com estrutura interna multilocular.

Estrutura interna. A estrutura interna apresenta características semelhantes às de um tumor odontogênico benigno, como um ameloblastoma recorrente. As lesões são frequentemente descritas como multiloculares, ou tendo uma estrutura interna semelhante a uma bolha de sabão ou favo de mel. Isto é frequentemente visto como áreas radiotransparentes redondas sem ou com periferias ósseas espessas ou escleróticas. Além disso, pode haver regiões de osso esclerótico adjacente, embora este osso não seja produzido pela neoplasia; é apenas osso residual remodelado.

Efeitos sobre estruturas adjacentes. O carcinoma epidermoide central é capaz de causar expansão óssea e deslocamento dos córtices adjacentes, muitas vezes com perfuração e, às vezes, extensão para os tecidos moles adjacentes. Semelhante às neoplasias odontogênicas benignas, o canal da mandíbula pode ser deslocado.

Efeitos sobre dentes adjacentes. Os dentes permanecem pouco afetados por esta doença, embora a lâmina dura adjacente possa ser perdida.

Diagnóstico diferencial

Algumas características de imagem dessa neoplasia podem parecer semelhantes a uma neoplasia odontogênica benigna. Sua natureza maligna é revelada se houver expansão com perfuração do córtex externo com extensão da neoplasia nos tecidos moles circundantes. A principal interpretação diferencial é um ameloblastoma recorrente, com o qual compartilha similaridades em suas características periféricas e internas; pode ser impossível diferenciar essas lesões. As características do mixoma odontogênico e da lesão central de células gigantes também podem ser confundidas com o tumor mucoepidermoide, assim como outros cistos ou tumores odontogênicos.

Tratamento

O carcinoma mucoepidermoide central é tratado cirurgicamente com ressecção em bloco, abrangendo margem do osso normal adjacente. A dissecção do pescoço e a radioterapia pós-operatória podem ser necessárias para controlar a disseminação para os linfonodos.

"Ameloblastoma maligno" e carcinoma ameloblástico

Mecanismo da doença

"Ameloblastoma maligno" é definido como ameloblastoma clássico com características histológicas benignas típicas, que é considerado maligno devido ao seu comportamento biológico; isto é, formação de metástase. De fato, as características histopatológicas podem não se correlacionar com o comportamento clínico. O carcinoma ameloblástico é um ameloblastoma clássico que exibe os critérios histopatológicos de uma neoplasia maligna, como mitoses aumentadas e anormais e núcleos pleomórficos grandes e hipercromáticos.

Características clínicas

O ameloblastoma maligno e o carcinoma ameloblástico são neoplasias excepcionalmente raras. Clínica e radiologicamente, essas lesões podem ser impossíveis de diferenciar do ameloblastoma clássico. Apresentam-se como massa expansiva dura com dentes deslocados e talvez soltos, e mucosa sobrejacente normal. A sensibilidade do tecido mole sobrejacente foi relatada. Pode ocorrer disseminação metastática para os linfonodos cervicais, pulmões ou outras vísceras, e para o esqueleto, especialmente a coluna vertebral. Extensão local pode ocorrer em ossos adjacentes, tecido conjuntivo ou glândulas salivares. Essas neoplasias ocorrem com mais frequência entre a primeira e a sexta décadas de vida e são mais comuns em homens do que em mulheres.

Características da imagem

Localização. Essas lesões são mais comuns na mandíbula do que na maxila. A maioria ocorre na região dos pré-molares e molares, onde o ameloblastoma clássico é tipicamente encontrado.

Periferia. Essas lesões podem parecer semelhantes ao ameloblastoma clássico, com uma borda bem definida, corticada e crenações ou recortes da borda. O ameloblastoma maligno pode mostrar mais evidências do comportamento agressivo comumente observado em neoplasias malignas, isto é, perda e subsequente rompimento do limite cortical invadindo o tecido mole adjacente.

Estrutura interna. As lesões são uniloculares ou multiloculares, dando a aparência de um padrão tipo favo de mel ou bolha de sabão que é visto em ameloblastomas clássicos. A maioria dos septos é robusta e grossa.

Efeitos sobre estruturas adjacentes. As bordas ósseas podem ser rompidas ou perdidas e, como no caso do ameloblastoma clássico, as lesões podem deslocar os limites anatômicos, como o assoalho da fossa nasal e o seio maxilar. O canal da mandíbula pode ser deslocado ou os córtices perdidos.

Efeitos sobre dentes adjacentes. Os dentes podem ser deslocados pela neoplasia e podem exibir reabsorção radicular semelhante a um tumor benigno.

Diagnóstico diferencial

O diagnóstico diferencial dessa lesão deve incluir ameloblastoma clássico, TOQ, mixoma odontogênico e carcinoma mucoepidermoide central, do qual não pode ser distinguido radiologicamente. Se a lesão for localmente invasiva e isso for evidente radiologicamente, a interpretação do carcinoma decorrente de um cisto odontogênico deve ser considerada. Se o paciente for jovem e a localização da lesão for anterior ao segundo molar permanente, as lesões centrais de células gigantes podem imitar algumas de suas características radiológicas. O diagnóstico final geralmente é resultado de avaliação histopatológica ou da detecção de lesões metastáticas.

Tratamento

Essas lesões são mais frequentemente tratadas com ressecção cirúrgica em bloco. No entanto, muitos podem não ser identificados como sendo malignos até o momento da biopsia. Como o aspecto histopatológico dessas lesões pode indicar um ameloblastoma clássico, o tratamento inicial geralmente é inadequado. Além disso, as lesões metastáticas podem não aparecer por muitos meses ou anos após o tratamento da neoplasia primária, acrescentando outra razão para o fracasso do tratamento.

TUMORES METASTÁTICOS

Mecanismo da doença

A metástase é o estabelecimento de novos focos de doença maligna de uma neoplasia maligna primária distante. Para pacientes, a metástase é frequentemente o evento terminal no curso clínico do câncer. As lesões metastáticas nos maxilares geralmente surgem dos locais anatomicamente inferiores à clavícula e geralmente ocorrem quando a lesão primária distante já é conhecida, embora ocasionalmente a presença do tumor metastático possa revelar a presença do tumor primário oculto.

Menos de 0,1% das células dentro de uma neoplasia maligna primária desenvolvem a capacidade fenotípica de sofrer metástase e, na maioria das vezes, esse processo envolve o sistema vascular. Embora o processo seja complexo, dois grandes conjuntos de eventos ocorrem. O primeiro ocorre dentro do tecido ou órgão primário (o evento metastático proximal) e o segundo, que ocorre dentro do tecido ou órgão distante (o evento metastático distal). Durante o evento proximal, a célula neoplásica perde sua adesão às células adjacentes dentro da neoplasia e migra através da membrana basal (se presente) para o tecido conjuntivo subjacente, onde pode encontrar um vaso sanguíneo. A célula neoplásica passa através da membrana basal e da camada de células endoteliais da parede do vaso e entra na circulação. Uma vez na circulação, a célula neoplásica deve escapar do sistema imunológico do corpo e percorrer os vasos até aderir a uma célula endotelial distante, onde ocorre o evento metastático distal. A série de eventos que ocorre no tecido ou órgão distante é o inverso do que já ocorreu durante o evento proximal. Ou seja, a célula se move através da membrana basal e da junção das células endoteliais vasculares no tecido adjacente. Caso o microambiente neste local seja favorável, a célula maligna é capaz de proliferar e um foco metastático se desenvolve. Também deve ser notado que a disseminação de doença maligna através do sistema linfático e ao longo dos axônios nervosos são outros meios importantes de disseminação da doença.

A doença metastática nos maxilares é responsável por menos de 1% das neoplasias metastáticas encontradas no osso, com a maioria afetando os ossos das vértebras, da pelve, do crânio, das costelas e do úmero. A maioria das metástases surge de carcinomas – sendo os mais comuns os cânceres de mama, pulmão, próstata, colorretal, renal, tireoidiano, gastrintestinal, melanoma, testículo, bexiga, ovário e cervical. Em crianças, a doença metastática pode surgir do neuroblastoma, do retinoblastoma e da neoplasia de Wilms.

Características clínicas

A doença metastática é a malignidade mais comum que se desenvolve no osso. As mulheres têm quase o dobro do número de tumores metastáticos que os homens. A doença metastática é mais comum em pacientes na quinta a sétima décadas de vida, e as metástases de mama superam todos os outros tipos. Os pacientes podem se queixar de dor dentária, desenvolver parestesia inexplicada ou anestesia envolvendo o terceiro ramo do nervo trigêmeo ou hemorragia do local do tumor. Os pacientes também podem apresentar uma alteração em sua oclusão, caso a neoplasia cresça o suficiente para que os dentes percam o suporte ósseo ou a fratura da mandíbula.

Características da imagem
Localização

A mandíbula posterior é mais comumente afetada (Figura 26.9), devido ao rico suprimento vascular para essa área do osso. A maxila e o seio maxilar podem ser os próximos locais mais comuns, seguidos pelo palato duro anterior e cabeça da mandíbula. Frequentemente, lesões metastáticas da mandíbula são vistas bilateralmente (Figura 26.9B e C). Além disso, ocasionalmente, lesões podem se desenvolver no espaço do ligamento periodontal (às vezes no ápice radicular), mimetizando doença inflamatória periapical ou periodontal, ou na papila de um dente em desenvolvimento.

Periferia

Lesões metastáticas podem ter periferias moderadamente bem definidas a pouco mal definidas, sem qualquer córtex (Figura 26.9A). As lesões tipicamente exibem uma forma lobular ou polimorfa devido ao microambiente do osso. Em geral, áreas com um microambiente mais rico podem apresentar maior proliferação de células neoplásicas, enquanto áreas com um microambiente menos rico podem observar menos proliferação – assim, os contornos de regiões adjacentes dentro da mesma neoplasia podem parecer heterogêneos.

Estrutura interna

As lesões metastáticas são geralmente radiotransparentes em relação ao osso, embora alguns ossos trabeculares normais residuais possam ser apreciados em associação com as áreas mais osteolíticas. Algumas lesões metastáticas da próstata e lesões mamárias também podem estimular os osteoblastos no interior do osso, produzindo uma resposta osteoblástica que resulta em esclerose.

O foco metastático pode iniciar-se como algumas áreas menores de destruição óssea separadas por osso normal. À medida que as populações de células metastáticas começam a proliferar e coalescer, regiões menores podem se desenvolver em uma região maior e mal definida ao longo do tempo, e a mandíbula pode se tornar aumentada. Se metástases osteoblásticas estiverem presentes, em área radiotransparente normalmente mal definida podem desenvolver-se áreas de esclerose focal como resultado de uma nova formação óssea (Figura 26.10). Se a neoplasia for disseminada em várias regiões do osso, o resultado podem ser múltiplas lesões radiotransparentes de tamanho variável com osso normal entre os focos metastáticos. Uma disseminação significativa de neoplasia metastática pode dar à mandíbula um aspecto radiotransparente generalizado ou de aspecto osteopênico.

Efeitos sobre estruturas adjacentes

As bordas corticais de estruturas adjacentes, incluindo canal neurovascular e espaços aéreos, podem ser destruídas. Ocasionalmente, a lesão metastática pode romper o córtex externo dos maxilares e se estender aos tecidos moles adjacentes, e se manifestar como massa intraoral.

Alguns carcinomas metastáticos da próstata e da mama podem estimular uma reação periosteal na superfície óssea que toma habitualmente a forma de um padrão espiculado (Figura 26.10). Quando um foco metastático aumenta de tamanho para atingir a superfície óssea e o córtex, o tumor pode elevar o periósteo da superfície óssea, estimulando os osteoblastos progenitores a depositar matriz mineralizada ao longo das fibras de Sharpey e dos canais vasculares, que são perpendicularmente orientados em relação à superfície óssea.

Efeitos sobre dentes adjacentes

Típica de malignidade, uma metástase pode reabsorver a lâmina dura e causar um aumento irregular do espaço do ligamento periodontal. Se a neoplasia incidir sobre a papila de um dente em desenvolvimento, os córtices da cripta podem ser total ou parcialmente destruídos. Os dentes podem parecer estar flutuando em massa de tecido mole, e sua posição pode estar alterada devido a uma perda de suporte ósseo. Alvéolos de extração podem falhar na recuperação e podem aumentar de tamanho. A reabsorção dentária é geralmente rara, embora isso seja visto, às vezes, com mieloma múltiplo, condrossarcoma e osteossarcoma – uma característica mais comum em lesões benignas.

Diagnóstico diferencial

Na maioria dos casos, se uma malignidade primária conhecida foi identificada, o diagnóstico de metástase é evidente. As neoplasias hematogênicas, incluindo o mieloma múltiplo, podem ser confundidas com doença metastática; no entanto, a borda do mieloma múltiplo é geralmente melhor definida do que um foco metastático. Quando uma lesão se origina dentro do espaço do ligamento periodontal de um dente, a aparência pode ser idêntica à da doença inflamatória periapical. Um ponto de diferenciação é que o espaço do ligamento periodontal que se amplia por inflamação ocorre de maneira mais concêntrica no ápice radicular. Em contraste, a doença metastática geralmente causa um alargamento irregular do espaço ligamentar, que pode se estender pelo lado da raiz. Cistos odontogênicos, se infectados isoladamente, podem ter uma borda mal definida com aspecto semelhante a uma lesão metastática; entretanto, se múltiplas lesões forem vistas, a possibilidade de uma metástase é mais provável. A invasão das mandíbulas por carcinoma de células escamosas de cabeça e pescoço pode ser difícil de distinguir de doença metastática. Em geral, o epicentro do carcinoma de células escamosas estará mais próximo da superfície óssea, e um defeito de "mordida de biscoito" pode ser observado. Em contraste, uma metástase deveria ter um epicentro dentro do osso, e a forma da lesão seria mais circular ou oval.

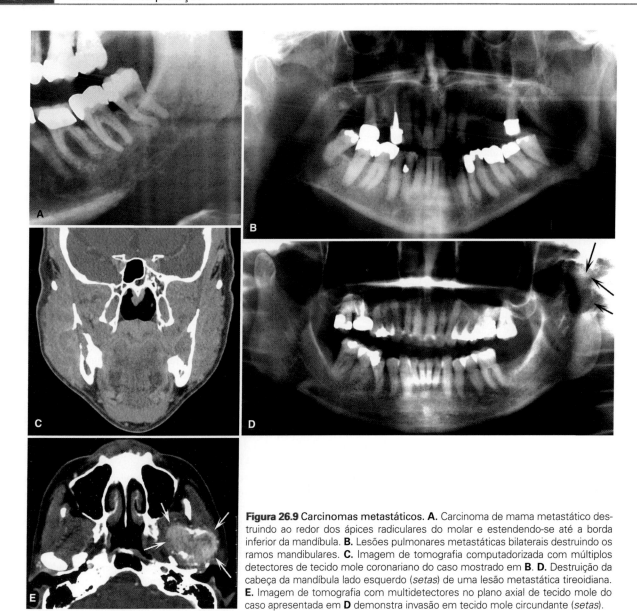

Figura 26.9 Carcinomas metastáticos. **A.** Carcinoma de mama metastático destruindo ao redor dos ápices radiculares do molar e estendendo-se até a borda inferior da mandíbula. **B.** Lesões pulmonares metastáticas bilaterais destruindo os ramos mandibulares. **C.** Imagem de tomografia computadorizada com múltiplos detectores de tecido mole coronariano do caso mostrado em **B**. **D.** Destruição da cabeça da mandíbula lado esquerdo (*setas*) de uma lesão metastática tireoidiana. **E.** Imagem de tomografia com multidetectores no plano axial de tecido mole do caso apresentada em **D** demonstra invasão em tecido mole circundante (*setas*).

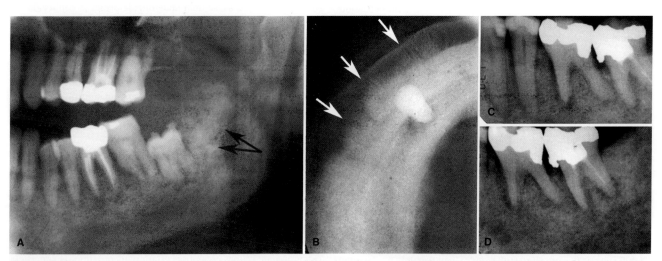

Figura 26.10 A. Imagem panorâmica recortada de lesões metastáticas da próstata envolvendo o corpo e o ramo do corpo. Observe a reação óssea osteoblástica (esclerótica) (*setas*). **B.** Imagem oclusal de uma lesão metastática da próstata que produz esclerose e reação periosteal com aspecto de raios de sol (*setas*). **C** e **D.** Duas imagens periapicais de uma lesão metastática de mama mostrando a reação óssea esclerótica ao redor das raízes molares, bem como o alargamento não concêntrico dos espaços do ligamento periodontal.

Tratamento

A identificação de uma metástase nos maxilares indica mau prognóstico. Se a aparência nas imagens for suspeita, a opinião de um radiologista oral e maxilofacial deve ser solicitada, e o tecido biopsiado é submetido a exame histopatológico. Um exame radiológico do corpo com imagem simples ou medicina nuclear pode ser empregado para detectar outras lesões metastáticas.

Acúmulos de células malignas isoladas, se sintomáticos, podem ser tratados com radioterapia localizada. Nas raras ocasiões em que a mandíbula for o primeiro local diagnosticado de metástase, é imperativo que o paciente seja encaminhado rapidamente ao médico especialista apropriado para que o tratamento possa ser prestado prontamente.

SARCOMAS

Osteossarcoma

Mecanismo da doença

O osteossarcoma é uma neoplasia maligna de osteoblastos na qual o osteoide é produzido diretamente pelas células malignas. Como com todas as malignidades, a causa do osteossarcoma é devida à perda do controle da proliferação celular, que é o resultado de mutações genéticas. Esta lesão também ocorre em associação à doença de Paget e à displasia fibrosa, quando submetidas a radioterapia.

Características clínicas

Osteossarcoma dos maxilares é bastante raro e representa aproximadamente 7% de todos os osteossarcomas. A lesão ocorre em homens duas vezes mais frequentemente que em mulheres, e as lesões nos maxilares geralmente ocorrem com pico na quarta década, cerca de 10 anos depois, em média, do que osteossarcomas de ossos longos.

O dentista pode ser o primeiro profissional de saúde a identificar um osteossarcoma em desenvolvimento nos maxilares, sendo que o sinal ou sintoma mais comumente relatado é de aumento rápido de volume que pode estar presente 6 meses antes do diagnóstico. Outros sinais e sintomas podem incluir dor, sensibilidade, eritema da mucosa sobrejacente, ulceração, mobilidade dentária, epistaxe, hemorragia, obstrução nasal, exoftalmia, trismo e cegueira. Hipoestesia também foi relatada em casos envolvendo nervos periféricos.

Características da imagem

Localização. A mandíbula é mais comumente afetada que a maxila. Embora a lesão possa ocorrer em qualquer parte da mandíbula, a região posterior da mandíbula, incluindo o processo alveolar, ângulo e ramo, é mais comumente afetada. As áreas dos molares também são mais comumente afetadas na maxila, sendo os locais mais frequentes a crista alveolar, o antro e o palato. Nas partes anteriores da mandíbula, a lesão pode cruzar a linha média.

Periferia. Na maioria dos casos, o osteossarcoma tem uma borda mal definida sem córtex.

Estrutura interna. O osteossarcoma pode ser totalmente radiotransparente, misto de radiotransparente-radiopaco ou radiopaco, dependendo da capacidade de as células malignas produzirem osso. A estrutura interna pode ter a aparência de osso granular ou esclerótica, algodão, tufos de osso ou favos de mel com destruição adjacente da arquitetura óssea normal. Independente da estrutura interna resultante, há a perda do osso trabecular normal.

Efeitos sobre estruturas adjacentes. As lesões mandibulares podem destruir o córtex do canal da mandíbula, e as corticais da fossa nasal e do seio podem ser perdidos em lesões maxilares. Alternativamente, o canal neurovascular pode ser simetricamente ampliado e aumentado se as células malignas invadirem esse espaço. Se a lesão se estender até a superfície óssea, massa de tecido mole pode ser vista saindo do osso. Caso o periósteo sobrejacente seja levantado e deslocado, um triângulo mineralizado chamado triângulo de Codman pode ser observado na periferia do periósteo elevado. Além disso, a aparência típica de "raios de sol" ou "fios de cabelo", causada pela mineralização de fibras de Sharpey e/ou pequenos vasos, também pode ser vista dentro dos tecidos moles adjacentes (Figura 26.11).

Efeitos sobre dentes adjacentes. A dilatação não concêntrica do espaço ligamentar periodontal está associada ao osteossarcoma, mas também é observada em outras neoplasias malignas (Figura 26.12). Essa aparência, às vezes referida como sinal de Garrington, surge quando células malignas invadem o espaço do ligamento periodontal e produzem osteólise do osso adjacente e reabsorção externa da raiz.

Diagnóstico diferencial

É impossível diferenciar o osteossarcoma do condrossarcoma. Se não houver estrutura óssea visível, o médico também deve considerar o fibrossarcoma. Se o padrão ósseo de raios de sol ou espiculado for observado na superfície óssea, devem ser consideradas as metástases da próstata e da mama. Um exame físico abrangente e exames laboratoriais podem ser úteis na diferenciação de uma neoplasia primária de formação óssea de doença metastática.

Neoplasias benignas, como o fibroma ossificante e a displasia fibrosa, são mais bem demarcadas que o osteossarcoma. Em geral, eles são mais uniformes em sua estrutura interna e ambos carecem de características invasivas e destrutivas. A histopatologia de uma amostra de biopsia de osteossarcoma pode ser interpretada como uma displasia óssea, e o diagnóstico correto nesses casos pode depender das características da imagem. O sarcoma de Ewing, o plasmocitoma solitário e a osteomielite compartilham algumas das características radiográficas do osteossarcoma, embora o osteossarcoma geralmente não esteja associado a sinais de infecção.

Tratamento

O tratamento do osteossarcoma é ressecção com ampla margem do osso normal adjacente. Essa ressecção pode ser possível em casos ortopédicos, mas pode ser complicada pela miríade de importantes estruturas anatômicas adjacentes na cabeça e no pescoço. Geralmente, a radioterapia e a quimioterapia são usadas somente para controlar a disseminação metastática ou como tratamento paliativo.

Condrossarcoma

Mecanismo da doença

O condrossarcoma é uma neoplasia maligna de origem mesenquimal, em que as células malignas produzem cartilagem. Essas neoplasias podem ocorrer centralmente dentro do osso, na superfície óssea ou, menos comumente, no tecido mole. Algumas se formam diretamente a partir de células mesenquimais malignas, e algumas se formam a partir de lesões cartilaginosas preexistentes. Nesse último caso, são denominadas condrossarcomas secundários.

Características clínicas

Os condrossarcomas são bastante raros nos ossos da face, representando cerca de 10% dos casos. Geralmente, essas neoplasias ocorrem em qualquer idade, embora sejam mais comuns em adultos com idade média de 47 anos. Homens e mulheres são afetados igualmente. Um paciente com condrossarcoma pode ter massa firme ou dura de duração relativamente longa. O aumento dessas lesões pode causar dor, cefaleia e deformidade. Sinais e sintomas menos frequentes incluem hemorragia da neoplasia ou das estruturas de suporte ao redor dos dentes. Assim como o osteossarcoma, também pode haver déficits nos nervos sensoriais, proptose e distúrbios visuais. As neoplasias invariavelmente são cobertas com pele ou mucosa normal, a menos

482 PARTE 3 Interpretação

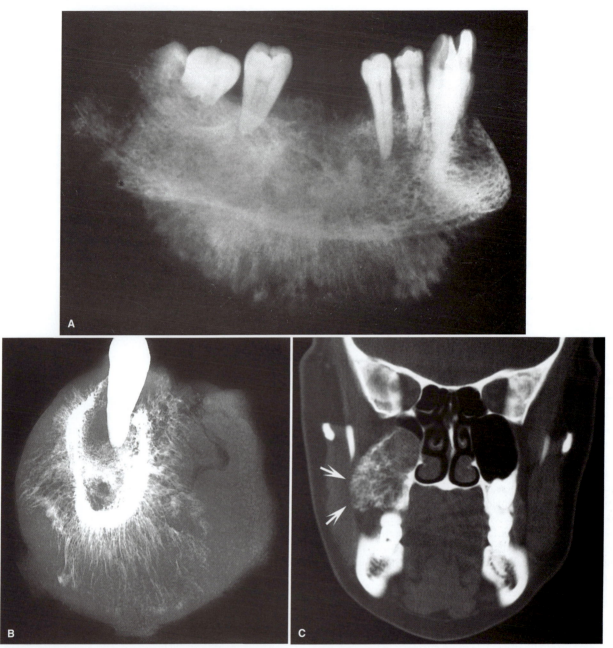

Figura 26.11 A e **B.** Imagens de uma mandíbula ressecada de um osteossarcoma em um homem de 25 anos de idade, mostrando as características espiculadas de raios de sol na superfície óssea. **C.** Imagem de tomografia computadorizada com multidetectores coronal de um osteossarcoma da maxila. Mais uma vez, observe o novo osso espiculado que se estende lateralmente a partir da maxila (*setas*).

que secundariamente ulceradas. Se o condrossarcoma ocorrer na região da articulação temporomandibular ou próximo dela, pode ocorrer trismo ou função articular anormal.

Características da imagem

Localização. Os condrossarcomas ocorrem na mesma faixa etária e têm igual frequência. As lesões maxilares tipicamente ocorrem na região anterior em áreas onde a cartilagem pode estar presente, enquanto as lesões mandibulares envolvem processo coronoide, cabeça e processo condilar (Figura 26.13B e C) e, ocasionalmente, a sínfise.

Periferia. Os condrossarcomas são neoplasias de crescimento lento e seus sinais radiológicos podem ser enganosos e de natureza benigna. As lesões geralmente são arredondadas, ovoides ou lobuladas. Seus limites são geralmente bem definidos e às vezes corticalizados; outras vezes misturam-se com o osso normal adjacente. Ocasionalmente, uma aparência de raios de sol ou de fios de cabelo pode ser vista. Raramente, essas lesões têm aparência mais agressiva, e seus limites podem aparecer mal definidos e infiltrativos, com bordas não corticalizadas.

Estrutura interna. Os condrossarcomas raramente são radiotransparentes, mas geralmente exibem alguma forma de calcificação interna, dando-lhes uma aparência mista radiotransparente e radiopaca. O padrão interno pode ser bastante variável. A aparência pode assumir a forma de osso roído pelas traças, alternando-se com ilhas de osso residual não afetadas por neoplasias. Alternativamente, quando as células malignas produzem mineralização, o padrão radiopaco central tem sido descrito como "floculante", implicando características semelhantes a flocos de neve. Esse tipo de calcificação difusa pode se sobrepor a um fundo que lembra osso anormal de aspecto granular

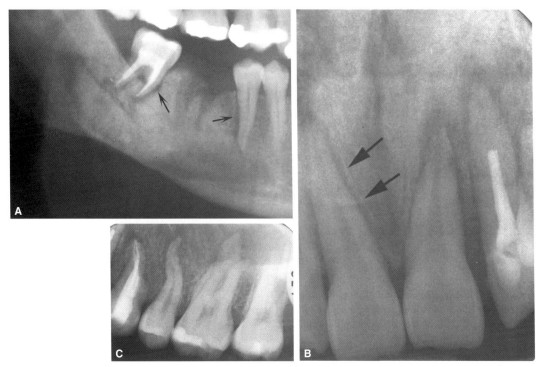

Figura 26.12 A. Imagem panorâmica recortada mostra os espaços do ligamento periodontal alargados ao redor dos dentes (*setas*), e o aumento da radiopacidade da mandíbula na região do primeiro molar devido a um osteossarcoma. **B** e **C.** Imagens periapicais de outro caso de osteossarcoma mostram alargamento não concêntrico do espaço do ligamento periodontal dos dentes das maxilas direita e esquerda. (*setas*).

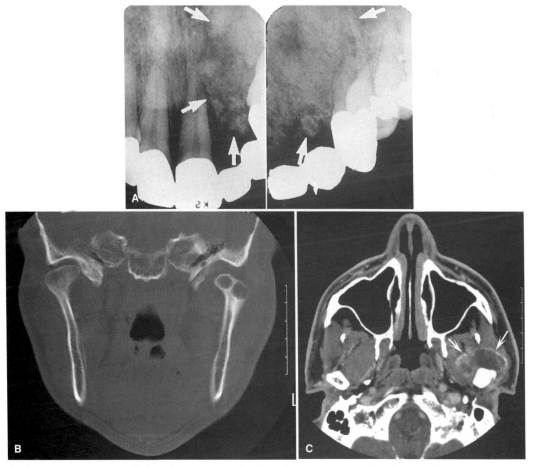

Figura 26.13 A. Condrossarcoma da maxila anterior, com áreas de mineralização esparsas e irregulares no interior da neoplasia (*setas*). **B.** Imagem de tomografia computadorizada com multidetector (MDCT) no plano coronal de um condrossarcoma envolvendo a cabeça da mandíbula (observe as duas áreas de destruição óssea). **C.** Imagem de MDCT de tecido mole no plano axial demonstrando o componente de tecido mole (*setas*) de um condrossarcoma, que não pode ser avaliado na imagem de MDCT da janela óssea. (A, Cortesia de Dr. L. Hollender, Seattle, WA.)

ou em vidro fosco (Figura 26.13A). O exame cuidadoso dessas áreas de floculência pode revelar um nicho radiotransparente central, que é provavelmente cartilagem circundada por calcificação.

Efeitos sobre estruturas adjacentes. O condrossarcoma, sendo relativamente lento, geralmente expande os limites corticais normais em vez de destruí-los rapidamente. Em casos na mandíbula, a borda inferior ou o processo alveolar podem ser expandidos grosseiramente, mantendo o osso cortical. As lesões maxilares podem deslocar as paredes do seio maxilar ou da fossa nasal e invadir a fossa infratemporal. As lesões do processo condilar podem causar expansão e remodelar a fossa mandibular adjacente e a eminência articular. Se surgirem lesões na região do disco articular, um espaço articular aumentado pode estar presente com o remodelamento correspondente do processo condilar. Erosão da fossa mandibular também pode ocorrer.

Efeitos sobre dentes adjacentes. Quando o condrossarcoma se desenvolve próximo dos dentes, pode ocorrer reabsorção radicular externa e deslocamento dentário, assim como o alargamento do espaço do ligamento periodontal.

Diagnóstico diferencial

O condrossarcoma é indistinguível do osteossarcoma em imagens diagnósticas. Embora as calcificações típicas do osteossarcoma possam estar ausentes, as neoplasias compartilham muitas outras características radiológicas. A displasia fibrosa pode ter um padrão interno semelhante ao condrossarcoma, embora, em geral, a periferia da displasia fibrosa seja mais bem definida sem sinais de destruição óssea, e suas bordas com dentes adjacentes diferem do condrossarcoma. Por exemplo, a displasia fibrosa altera o padrão ósseo até incluindo a lâmina dura, deixando um espaço ligamentar periodontal normal ou fino. Como os condrossarcomas podem ser de crescimento lento e deslocar os dentes e outras estruturas adjacentes, essas características podem ser mal interpretadas como características benignas.

Tratamento

O tratamento do condrossarcoma é cirúrgico. A radioterapia e a quimioterapia geralmente não são indicadas. Os pacientes com condrossarcomas têm uma taxa de sobrevida de 5 anos relativamente boa, mas a sobrevida em 10 anos é baixa.

Sarcoma de Ewing
Mecanismo da doença

O sarcoma de Ewing é uma pequena neoplasia de células redondas que parece ter origem comum em tumores neuroectodérmicos primitivos. É uma neoplasia de ossos longos e é relativamente rara nos maxilares. As lesões surgem na porção medular do osso e se espalham para as superfícies endosteal e posteriormente periosteal.

Características clínicas

O sarcoma de Ewing é mais comum na segunda década de vida, com a maioria dos pacientes entre 5 e 30 anos de idade. Os homens são duas vezes mais propensos a desenvolver a doença do que as mulheres. No entanto, o sarcoma de Ewing raramente ocorre nos maxilares. Os sinais e sintomas do paciente podem incluir, em frequência decrescente, tumefação, dor, mobilidade dentária, parestesia, exoftalmia, ptose, epistaxe, ulceração, dentes deslocados, trismo e sinusite. Lesões multicêntricas têm sido relatadas, assim como a linfadenopatia cervical.

Características da imagem

Localização. Os casos mandibulares superam os casos maxilares em cerca de 2:1, com a maior frequência encontrada nas áreas posteriores de ambos os maxilares. Geralmente, as lesões desenvolvem-se centralmente nos espaços medulares e se expandem para os córtices ósseos adjacentes.

Periferia. Sarcoma de Ewing pode ser redondo ou ovoide, mas geralmente não demonstra forma típica. Eles apresentam uma periferia mal definida e nunca são corticalizados. Sua borda avançada reabsorve os ossos de maneira desigual, resultando em uma borda irregular. A neoplasia pode causar fratura da mandíbula com massa adjacente de tecido mole visível radiograficamente (Figura 26.14).

Estrutura interna. O sarcoma de Ewing é primariamente osteolítico, com pouca formação óssea interna. Por crescer de dentro do osso e envolver apenas as superfícies endosteal e periosteal posteriormente em seu curso, geralmente é totalmente radiotransparente.

Efeitos sobre estruturas adjacentes. O sarcoma de Ewing cresce rapidamente e pode envolver a superfície óssea e o periósteo rapidamente. Isso pode estimular os osteoblastos progenitores no periósteo, e pode-se observar o triângulo de Codman e a espiculação em "raios de sol" ou "fios de cabelo". Tem sido relatada a ocorrência de formação óssea neoperiosteal laminar, semelhante à observada na osteomielite, mas não é uma característica comum das lesões do sarcoma de Ewing nos maxilares. Estruturas normais adjacentes, incluindo o canal da mandíbula, base da mandíbula e córtex alveolar, podem ser perdidas. Se a lesão se confina com dentes ou folículos do dente, a lâmina dura e os córtices foliculares são destruídos. Essa neoplasia não caracteriza a reabsorção radicular, embora destrua o osso de suporte dos dentes adjacentes.

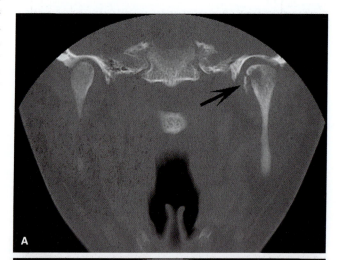

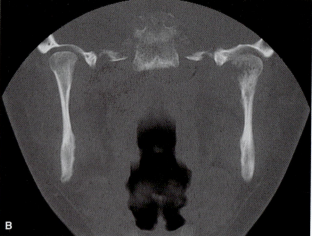

Figura 26.14 A e **B.** Imagens de tomografia computadorizada com multidetectores coronais demonstram um sarcoma de Ewing envolvendo o processo condilar esquerdo. Observe as bordas irregulares da lesão, a destruição do córtex medial da cabeça da mandíbula e um pequeno fragmento de fratura (*seta*).

Efeitos sobre dentes adjacentes. Se a lesão se aproxima de dentes ou folículos dentários, a lâmina dura e os córtices foliculares são reabsorvidos. Essa neoplasia não causa caracteristicamente a reabsorção radicular, embora destrua o osso de suporte dos dentes adjacentes.

Diagnóstico diferencial

A osteomielite pode compartilhar algumas das características radiográficas do sarcoma de Ewing. Embora ambas as lesões sejam radiotransparentes, é provável que a osteomielite tenha sequestros demonstráveis dentro dos limites da lesão, enquanto o sarcoma de Ewing, não. As lesões inflamatórias contêm algum sinal de formação óssea reativa, resultando em uma esclerose que ocorre internamente ou na periferia.

A histiocitose de células de Langerhans localizadas crônica da mandíbula também é um processo destrutivo, que pode ocorrer na mesma parte do osso. Esse processo da doença pode estar associado à neoformação laminar periosteal, enquanto o sarcoma de Ewing nas mandíbulas pode não ser. Outras malignidades primárias centrais do osso, como osteossarcoma, condrossarcoma e fibrossarcoma, podem ser difíceis de diferenciar dessa condição.

Tratamento

Muito poucos casos de sarcoma de Ewing maxilofacial estão disponíveis em qualquer centro de tratamento para que qualquer política de tratamento específica tenha sido adotada. Cirurgia, radioterapia e quimioterapia podem ser usadas isoladamente ou associadas.

Fibrossarcoma

Mecanismo da doença

O fibrossarcoma é uma neoplasia composta por fibroblastos malignos que produzem colágeno e elastina. A etiologia é desconhecida, embora mutações possam se desenvolver secundariamente em células que receberam níveis terapêuticos de radiação.

Características clínicas

Essas lesões ocorrem igualmente em homens e mulheres com média de idade na quarta década. O sintoma usual de apresentação é massa aumentada no interior do osso, caso em que geralmente é acompanhada de dor. Lesões periféricas ou lesões ósseas podem invadir os tecidos moles locais, causando uma lesão volumosa e clinicamente observada. Se tais lesões atingirem um tamanho grande, pode ocorrer fratura da mandíbula. Se os fibrossarcomas envolvem o curso dos nervos periféricos, podem ocorrer anormalidades neurossensoriais. A mucosa subjacente, embora inicialmente normal, pode tornar-se eritematosa ou ulcerada. O envolvimento da articulação temporomandibular ou dos músculos da mastigação é frequentemente acompanhado por trismo.

Características da imagem

Localização. A maioria dos casos de fibrossarcoma dos maxilares ocorre na mandíbula, com o maior número destes ocorrendo na região dos molares e pré-molares.

Periferia. Fibrossarcomas têm limites mal definidos e não corticalizados, que são melhor descritos como irregulares (Figura 26.15). Essas neoplasias geralmente são moldadas de uma forma que sugere que elas cresceram ao longo de um osso e, portanto, tendem a ser um tanto alongadas pelo espaço medular. A borda radiográfica pode subestimar a extensão da neoplasia, porque essas lesões geralmente são infiltrativas. Se lesões de tecido mole ocorrerem adjacentes ao osso, elas podem causar uma depressão semelhante a um disco no osso subjacente ou invadi-lo, assim como um carcinoma de células escamosas. Finalmente, a esclerose pode ocorrer no osso normal adjacente, se o fibrossarcoma for periférico ao osso ou central.

Estrutura interna. Fibrossarcomas são radiotransparentes. Se as lesões já estiverem presentes há algum tempo e não forem excessivamente agressivas, tanto a maxila residual quanto a formação de osso reativo ocorrem.

Efeito sobre estruturas adjacentes. O efeito mais comum de estruturas adjacentes é a destruição. Na mandíbula, o processo alveolar, a borda inferior da mandíbula e os córtices do canal da mandíbula são perdidos. Na maxila, o assoalho do seio maxilar, a parede posterior da maxila e o assoalho da fossa nasal podem ser destruídos. A formação de novo osso periosteal é incomum; no entanto, se a lesão interromper o periósteo, um triângulo de Codman ou um tipo de espiculação em "raios de sol" ou "fios de cabelo" pode ser evidente.

Efeitos sobre dentes adjacentes. Em ambos os maxilares, a lâmina dura e o córtex folicular são obliterados. É mais provável que os dentes fiquem bastante deslocados e percam o osso de suporte, de modo que pareçam estar flutuando no espaço. A reabsorção radicular é rara. Além disso, o alargamento do espaço do ligamento periodontal ocorre com essa neoplasia, como em outras malignidades.

Diagnóstico diferencial

O fibrossarcoma é difícil de diferenciar de outras malignidades centrais. Se a lesão não causar o aumento da mandíbula, o médico deve descartar o carcinoma metastático, o mieloma múltiplo e o carcinoma intraósseo primário ou secundário. Se houver aumento substancial da

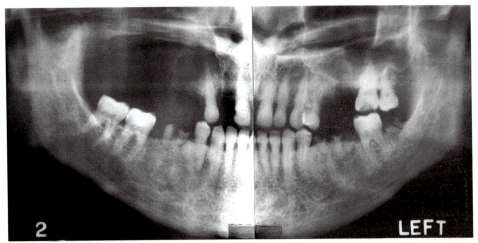

Figura 26.15 Imagem panorâmica de um fibrossarcoma envolvendo o seio maxilar direito. A lesão destruiu o assoalho do seio maxilar, o processo zigomático da maxila, o palato duro e o processo alveolar.

mandíbula com massa de tecido mole associada, outros sarcomas, como condrossarcoma e osteossarcoma, devem ser considerados, embora ambos usem alguma estrutura interna. O sarcoma de Ewing e o carcinoma de células escamosas compartilham muitas características de imagem com fibrossarcoma e, portanto, podem não ser distinguíveis.

Tratamento

O tratamento do fibrossarcoma é predominantemente cirúrgico. Uma ampla margem de osso normal adjacente é considerada se for anatomicamente possível. A radioterapia e a quimioterapia são geralmente tratamentos paliativos.

MALIGNIDADES DO SISTEMA HEMATOPOÉTICO

Mieloma múltiplo

Mecanismo da doença

O mieloma múltiplo é uma neoplasia maligna de células derivadas de plasmócitos. Uma lesão solitária é chamada de plasmocitoma, enquanto múltiplas lesões são chamadas de mieloma múltiplo. Um achado comum é a deleção parcial do cromossomo 13, embora também tenham sido relatadas translocações cromossômicas.

Características clínicas

O mieloma múltiplo é a malignidade mais comum no osso. A maioria dos pacientes é do sexo masculino e se apresenta entre 35 e 70 anos de idade, com média de idade de 60 anos. O paciente pode se queixar de fadiga, perda de peso, febre e dor óssea, embora a característica típica seja a dor lombar. Na via oral, os pacientes podem queixar-se de dor dentária, inchaço, hemorragia, disestesia ou parestesia. Os sinais secundários podem incluir anemia, amiloidose e hipercalcemia. Em metade de todos os pacientes, a proteína característica de Bence-Jones pode ser detectada na urina do paciente, o que faz com que seja espumosa. Quando essa proliferação clonal de células plasmáticas ocorre, as células ocupam primeiro espaços ósseos esponjosos e, posteriormente, osso cortical à medida que a população de células aumenta. Essas células anormais se acumulam na medula óssea e interferem na hematopoese normal.

Características da imagem

Localização. O número de pacientes com achados radiológicos demonstráveis de mieloma múltiplo dos maxilares no momento do diagnóstico é relativamente pequeno. Quando o mieloma múltiplo envolve os maxilares, é mais frequente na mandíbula do que na maxila. Na mandíbula, lesões podem ser comumente vistas em corpo posterior, ramo e cabeça da mandíbula. As lesões maxilares geralmente aparecem em locais posteriores. Lesões de tecido mole também foram relatadas nos maxilares e nasofaringe.

Periferia. A periferia de lesões de mieloma múltiplo é bem definida, mas as lesões não são corticalizadas (Figura 26.16). A falta de esclerose ou qualquer resposta do osso adjacente à lesão resulta em uma zona inexistente de transição entre a lesão e o osso adjacente normal. Consequentemente, essas aparências levaram à adaptação do descritor "perfurado" para essas lesões (Figura 26.17). No entanto, muitas lesões têm bordas irregulares e podem até parecer infiltrativas. As lesões solitárias têm uma forma oval ou cística; entretanto, áreas não tratadas ou agressivas de destruição óssea podem desenvolver confluência, dando a aparência de multiloculação. Em pacientes osteopênicos, as lesões podem ser difíceis de detectar.

Estrutura interna. As lesões do mieloma múltiplo são radiotransparentes. Ocasionalmente ilhas de osso residual, ainda não afetadas por neoplasia, podem dar a aparência de mineralização com a radiotransparência.

Efeitos sobre estruturas adjacentes. As bordas do canal da mandíbula podem se tornar menos claras à medida que perdem seu limite cortical, no todo ou em parte. Essas alterações são profundas quando há doença renal associada. As lesões mandibulares podem produzir uma área localizada de osteólise envolvendo a superfície endosteal do córtex inferior da mandíbula, que foi referida como erosão ou aspeto festonado do córtex. Qualquer limite cortical pode ser eliminado se a lesão o envolver. A reação periosteal é incomum, mas, se presente, assume a forma de uma única linha radiopaca paralela à superfície óssea.

Efeitos sobre dentes adjacentes. Se uma boa quantidade de osso for perdida, os dentes podem parecer relativamente radiopacos, e podem se destacar visivelmente contra o fundo osteopênico do osso. A lâmina dura e os folículos dentários retidos podem perder seus limites corticais de maneira análoga à observada no hiperparatireoidismo. Em casos raros, pode haver reabsorção radicular irregular.

Diagnóstico diferencial

A doença mais provável de ser confundida com mieloma múltiplo é a metástase, particularmente quando as metástases são osteolíticas. O conhecimento de malignidade prévia em um paciente pode ajudar a diferenciar o mieloma múltiplo da doença metastática. A osteomielite grave pode parecer semelhante ao mieloma múltiplo; no

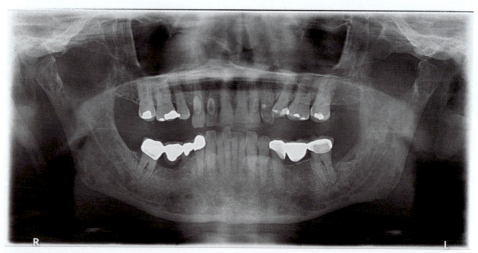

Figura 26.16 Lesões múltiplas de mieloma na mandíbula mostrando a natureza "perfurada" das lesões. Observe a ausência de qualquer reação óssea nas periferias das lesões. (Cortesia de Dr. L. Lee, Toronto, ON, Canadá.)

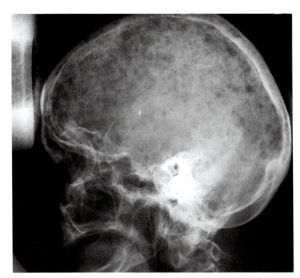

Figura 26.17 Existem múltiplas lesões radiotransparentes circulares de mieloma múltiplo no crânio.

entanto, uma causa visível para a resposta inflamatória geralmente existe. Além disso, a doença inflamatória é geralmente acompanhada de esclerose, o que não é o caso do mieloma múltiplo. Cistos ósseos simples podem ser bilaterais na mandíbula e podem ser confundidos com mieloma múltiplo. Eles geralmente são corticados em parte e caracteristicamente interdigitantes ou fenestrados entre as raízes dos dentes em uma população muito mais jovem. Além disso, os espaços do ligamento periodontal e a lâmina dura são preservados adjacentes a um simples cisto ósseo.

A osteopenia generalizada dos maxilares pode ser causada por hiperparatireoidismo, mas pode ser diferenciada com base na bioquímica sanguínea anormal. Entretanto, tumores marrons de hiperparatireoidismo, se presentes com osteopenia generalizada e sintomas similares, podem ser rapidamente confundidos com mieloma múltiplo. Outras doenças metabólicas, como a doença de Gaucher ou a oxalose, também podem causar muitas alterações semelhantes ao mieloma múltiplo observado em imagens feitas para fins odontológicos.

Tratamento
O mieloma múltiplo é tratado com quimioterapia, sem ou com transplante de medula óssea autólogo ou alogênico. A radioterapia pode ser usada para o tratamento de lesões ósseas sintomáticas quando o tratamento paliativo for necessário.

Linfoma
Mecanismo da doença
Os linfomas são neoplasias malignas de linfócitos, em vários níveis de maturação. Em geral, os linfomas surgem dentro dos gânglios linfáticos; entretanto, locais extranodais, como ossos, pele, mucosa gastrintestinal, amígdalas e anel de Waldeyer podem estar envolvidos. O termo linfoma não Hodgkin descreve uma família de neoplasias heterogêneas de tipo e gravidade variáveis, com base em seus aspectos histopatológicos em neoplasias de grau baixo, intermediário e alto, sendo a última a mais agressiva. O linfoma de Hodgkin na histopatologia é definido pela identificação da célula de Reed-Sternberg.

Características clínicas
O linfoma não Hodgkin ocorre em todas as faixas etárias, mas é raro em pacientes na primeira década de vida. O seio maxilar, o palato, a área tonsilar e o osso podem ser locais de disseminação do linfoma. Lesões que ocorrem fora dos gânglios linfáticos na cabeça e no pescoço podem estar presentes em um dos cinco casos. Os pacientes podem sentir-se mal, experimentar suores noturnos, prurido e perda de peso. Um inchaço palpável, não doloroso, linfadenopatia e déficits neurossensoriais podem acompanhar lesões isoladas dos maxilares. Lesões presentes por algum tempo podem causar dor e ulceração.

Características da imagem
Localização. A maioria dos casos de linfomas não Hodgkin da cabeça e pescoço ocorre nos gânglios linfáticos. O linfoma não Hodgkin extranodal é mais provável de afetar a maxila, incluindo o seio maxilar e a região posterior da mandíbula. Alguns casos originam-se no canal da mandíbula.

Periferia. Quando o osso está envolvido, os linfoma não Hodgkin assumem inicialmente a forma e contorno do osso hospedeiro. Se essas lesões não forem tratadas, elas são capazes de causar destruição do córtex subjacente (Figura 26.18). Lesões de linfoma podem aparecer redondas ou multiloculadas e não possuem um córtex. As bordas geralmente são mal definidas e de aspecto invasivo. Ocasionalmente, o linfoma pode mostrar áreas multifocais de destruição óssea, que provavelmente aparecem como extensões digitiformes das células neoplásicas malignas em direção vestibular ou lingual. Quando as lesões envolvem os tecidos moles, suas bordas são lisas.

Estrutura interna. A estrutura interna do linfoma é quase sempre inteiramente radiotransparente. É raro ver radiopacidades internas ou formação óssea reativa na periferia das lesões.

Efeitos sobre estruturas adjacentes. No seio maxilar, massa de tecido mole pode ser visível radiograficamente, interna ou externamente, e as paredes antrais podem ser perdidas. Lesões que se desenvolvem na mandíbula destroem o córtex do canal da mandíbula. A reação periosteal é incomum, mas, quando observada, pode assumir a formação óssea laminada ou espiculada. Com o advento da ressonância magnética, tornou-se evidente que o linfoma apresenta uma tendência de crescimento ao longo de planos de gordura e ao longo da superfície do osso.

Efeitos sobre dentes adjacentes. O linfoma tem uma propensão a crescer no espaço do ligamento periodontal dos dentes em erupção (Figura 26.19). Nos dentes em desenvolvimento, o córtex das criptas pode ser perdido quando as células malignas se infiltram na papila em desenvolvimento, e os dentes em desenvolvimento podem ser deslocados em uma direção oclusal e esfoliados de suas criptas.

Diagnóstico diferencial
O mieloma múltiplo e a doença metastática podem ser facilmente confundidos com linfoma quando surgem nos maxilares. No entanto, o sarcoma de Ewing e a histiocitose de células de Langerhans, embora também capazes de produzir os mesmos efeitos, ocorrem em um grupo etário ligeiramente mais jovem. Osteossarcoma osteolítico e qualquer um dos carcinomas centrais podem não ser distinguíveis de linfoma em exames de imagem. O carcinoma de células escamosas que surge no seio maxilar pode ser difícil de diferenciar do linfoma do seio maxilar. Outras lesões que podem deslocar dentes em desenvolvimento em uma direção oclusal incluem leucemia e histiocitose de células de Langerhans. Diferenciação da osteíte rarefaciente periapical pode ser difícil; contudo, uma avaliação cuidadosa da imagem pode revelar a presença de uma borda infiltrativa com destruição óssea adjacente não vista na inflamação.

Tratamento
O tratamento da doença nodal, extranodal ou isolada é a radioterapia e/ou quimioterapia. O tratamento depende da variante histopatológica e da localização e extensão da doença.

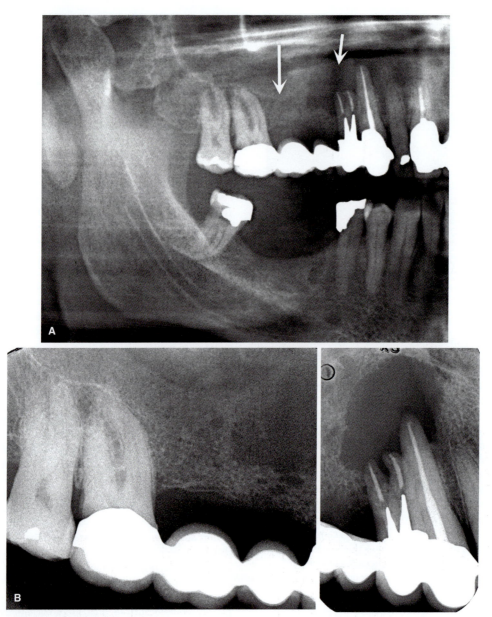

Figura 26.18 A. Imagem panorâmica revelando um linfoma invadindo a maxila direita. Observe a destruição óssea e a periferia mal definida da lesão. Além disso, houve destruição do assoalho do seio maxilar (*setas*). **B.** Imagens intraorais também mostram destruição óssea e ausência de qualquer reação óssea ao redor da lesão.

Linfoma de Burkitt

Mecanismo da doença

O linfoma de Burkitt é um linfoma de células B de alto grau que difere de outros linfomas de células B em relação a sua característica histológica e comportamento clínico. Descritas pela primeira vez na África Oriental como linfoma africano de mandíbula, dois tipos da doença já foram descritos: o linfoma africano endêmico de Burkitt e a forma não africana. A forma africana está ligada a infecções anteriores por parasitos da malária e EBV; no entanto, o papel do EBV na forma não africana é incerto. Acredita-se que as infecções facilitem uma translocação bem descrita do cromossomo 8 que envolve o oncogene *Myc*, que controla a função celular e a proliferação. Este último não é caracterizado pelo envolvimento da mandíbula (embora ocorra), mas há envolvimento de vísceras abdominais. O linfoma africano de Burkitt afeta crianças jovens, enquanto o linfoma americano de Burkitt afeta adolescentes e adultos jovens. Casos de ambos foram descritos em todo o mundo.

Características clínicas

O linfoma de Burkitt afeta mais homens do que mulheres e, clinicamente, a característica da neoplasia é sua rapidez de crescimento, com um tempo de duplicação inferior a 24 horas. A doença pode envolver crianças de até 2 anos e adultos em sua sétima década, embora seja principalmente uma doença da juventude.

Neoplasias mandibulares estão crescendo rapidamente; no entanto, esse recurso é mais característico da forma africana. As neoplasias podem causar deformidade facial muito cedo em seu curso, e podem bloquear as fossas nasais, deslocar o conteúdo orbital e ulcerar através da pele. O tipo africano também pode causar dor e parestesia, sendo mais comum a parestesia do nervo alveolar inferior ou outros nervos sensoriais faciais.

Características da imagem

Localização. A doença extranodal é a norma no linfoma de Burkitt. Os casos africanos podem envolver maxila, mandíbula ou ambas, afetando principalmente as partes posteriores dos maxilares. Em contraste, os casos americanos podem não envolver os ossos faciais, mas eles são mais propensos a afetar as vísceras abdominais e os testículos.

Periferia. As lesões podem começar como múltiplas radiotransparências não corticadas, mal definidas, que depois coalescem em áreas maiores. As lesões podem não ter uma forma específica; no entanto, elas podem expandir o osso rapidamente e têm sido comparadas a um balão. Esse tipo de expansão pode reabsorver e romper as corticais ósseas, e uma neoplasia de tecido mole pode se desenvolver adjacente à lesão óssea. Lesões que encostam no conteúdo orbital ou no seio maxilar podem radiologicamente mostrar massa de tecido mole de superfície lisa.

Estrutura interna. O linfoma de Burkitt que se desenvolve no osso é particularmente radiotransparente em crianças. Nos adultos, raramente há produção de osso reativo.

Efeitos sobre estruturas adjacentes. Os limites corticais, como o seio maxilar, o assoalho nasal, as paredes orbitais e a borda inferior da mandíbula, são afilados e, posteriormente, destruídos. O córtex do canal da mandíbula é perdido, embora o córtex do canal possa ser difícil de avaliar em crianças. Se o periósteo estiver envolvido, a borda pode mostrar o tipo de espinho, embora isso seja raro. Casos que invadem a órbita podem deslocar o conteúdo orbital, e isso pode ser visto tanto clínica quanto radiologicamente.

Efeitos sobre dentes adjacentes. Dentes em erupção adjacentes a uma neoplasia de Burkitt sofrem amplos deslocamentos, assim como criptas dentárias em desenvolvimento. Células neoplásicas invadindo as criptas em desenvolvimento de coroas dentárias podem deslocar o germe dentário para um lado da cripta ou superiormente. Uma neoplasia localizada no periápice de dente em desenvolvimento pode fazer com que o dente seja deslocado, de modo que ele pareça irromper com pouca ou nenhuma formação de raiz. Após o envolvimento pela neoplasia das estruturas dentais em desenvolvimento, o desenvolvimento radicular cessa. Lâmina dura de dentes na área é destruída.

Diagnóstico diferencial

O linfoma de Burkitt pode ser indistinguível do sarcoma de Ewing e do osteossarcoma osteolítico tanto clínica como radiologicamente. O querubismo é bilateral, tem mais estrutura interna, não rompe limites ósseos e cresce muito mais devagar. Finalmente, o linfoma não Hodgkin deve ser considerado, embora ocorra em uma faixa etária muito mais avançada na maioria dos casos.

Tratamento

O linfoma de Burkitt é tratado com quimioterapia.

Leucemia

Mecanismo da doença

A leucemia é uma neoplasia maligna de células-tronco hematopoéticas e está associada a várias anormalidades cromossômicas não aleatórias. Vários subtipos histopatológicos foram definidos com base em sua célula de origem. Estas células malignas deslocam os constituintes normais da medula óssea e caem no sangue periférico. As leucemias agudas ocorrem com uma distribuição etária bimodal, em pacientes muito jovens e pacientes muito idosos. A maioria dos casos de leucemia está associada a anormalidades cromossômicas não aleatórias, embora a etiologia exata não seja conhecida.

Características clínicas

Os linfomas são amplamente classificados como agudos ou crônicos. Pacientes com leucemia aguda geralmente se sentem indispostos com fraqueza e dor óssea. Podem apresentar palidez, hemorragia espontânea, hepatomegalia, esplenomegalia, linfadenopatia e febre. Os sintomas orais geralmente estão ausentes, mas se presentes, incluem mobilidade dentária, petéquias, ulceração e gengiva inflamada e espessa. Um paciente com leucemia crônica pode não apresentar sinais ou queixas.

Características da imagem

Os sinais radiológicos associados à leucemia crônica são relativamente raros.

Localização. A leucemia afeta todo o corpo, pois as células malignas são disseminadas pela medula óssea através do sangue circulante. Manifestações nos maxilares podem ser vistas com mais frequência em áreas de dentes em desenvolvimento, e o envolvimento dos maxilares em adulto é raro.

Periferia. Como a leucemia é uma neoplasia maligna sistêmica, suas características radiológicas podem estar presentes bilateralmente, como áreas radiotransparentes mal definidas. Com o tempo e a falta de tratamento, essas áreas menores e fragmentadas da doença podem coalescer para formar áreas maiores de regiões radiotransparentes dentro do osso (Figura 26.19).

Estrutura interna. A estrutura interna da leucemia é radiotransparente e há radiotransparência generalizada da estrutura óssea. Raramente, o osso granular pode ser visto dentro dessas lesões.

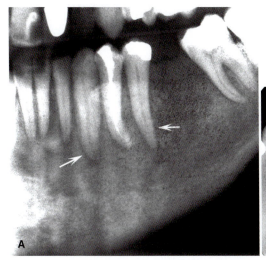
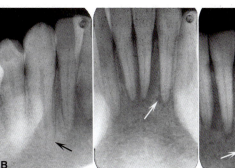
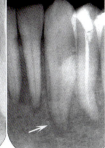

Figura 26.19 A. Imagem panorâmica recortada revela um linfoma invadindo o corpo esquerdo da mandíbula. Observe a periferia mal definida da lesão, bem como o alargamento não concêntrico dos espaços do ligamento periodontal (*setas*). **B.** Imagens intraorais do mesmo caso demonstram espaços do ligamento periodontal alargados (*setas brancas*) em comparação com o espaço normal do ligamento periodontal do canino inferior direito (*seta preta*).

Ocasionalmente, focos de células leucêmicas podem estar presentes fora dos maxilares como massa chamada cloroma, que pode se comportar como uma neoplasia maligna localizada e solitária.
Efeitos sobre estruturas adjacentes. As leucemias não apresentam a expansão do osso, embora ocasionalmente uma única camada de osso periosteal possa ser vista em associação com esta doença; no entanto, isso é incomum na leucemia crônica. Se as lesões afetarem as estruturas periodontais, o osso alveolar pode ser perdido.
Efeitos sobre dentes adjacentes. Os dentes podem parecer destacar-se visivelmente do osso osteopênico circundante. Se as lesões envolverem o espaço do ligamento periodontal, pode haver um alargamento não concêntrico (Figura 26.20). O desenvolvimento de dentes em suas criptas e dentes submetidos à erupção pode ser deslocado em uma direção oclusal (Figura 26.21) ou na cavidade oral antes que o desenvolvimento da raiz seja concluído. Menos comumente, os dentes em desenvolvimento podem ser deslocados de sua posição normal. O resultado disso é a perda prematura dos dentes. A lâmina dura e os contornos corticais dos folículos podem ser reabsorvidos.

Diagnóstico diferencial
Geralmente, um diagnóstico médico foi alcançado quando sinais radiológicos de leucemia estão presentes nos maxilares. No entanto, o desenvolvimento de alterações radiológicas pode ser o primeiro indício da recidiva da doença. Ocasionalmente, o linfoma pode imitar algumas das características de destruição observadas na leucemia. Um distúrbio metabólico pode ser considerado nos casos em que se observa uma rarefação generalizada do osso; entretanto, essas condições podem ser excluídas com base em exames de sangue. Com lesões periapicais, o exame clínico e radiográfico cuidadoso do dente envolvido tipicamente não mostra nenhuma causa aparente para uma rarefação periapical.

Tratamento
O tratamento da leucemia é principalmente por meio de uma combinação de quimioterapia com ou sem transplante de medula óssea alogênico ou autólogo. Algumas leucemias crônicas são tratadas com quimioterapia de baixas doses.

Histiocitose de células de Langerhans
Mecanismo da doença
As células de Langerhans são células especializadas da linhagem histiocítica que normalmente são encontradas na pele. Os distúrbios incluídos na histiocitose de células de Langerhans são anormalidades que resultam da proliferação anormal de células do tipo Langerhans ou seus precursores devido a mutações que afetam o proto-oncogene $BRAF^{V600E}$. Este proto-oncogene codifica uma proteína, B-Raf, que desempenha um papel no controle da proliferação celular.

A proliferação anormal de células de Langerhans e eosinófilos resulta em um espectro de doenças clínicas; histiocitose crônica localizada (granuloma eosinofílico), histiocitose crônica disseminada (doença de Hand-Schüller-Christian) e histiocitose aguda disseminada (doença de Letterer-Siwe). Mais recentemente, um novo esquema de classificação proposto designa dois tipos: (1) granuloma eosinofílico unifocal ou multifocal não maligno e (2) doença maligna de Letterer-Siwe e variantes do linfoma histiocítico. Embora as lesões da histiocitose de células de Langerhans frequentemente tenham um componente inflamatório proeminente, mais recentemente, constatou-se que todas as formas dessa histiocitose são de natureza clonal e neoplásica.

Características clínicas
Lesões de cabeça e pescoço e orais são comuns na apresentação inicial, com aproximadamente 10% de todos os pacientes com histiocitose de células de Langerhans apresentando lesões orais. Essa histiocitose

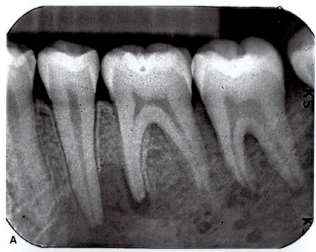

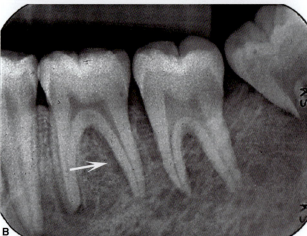

Figura 26.20 A e **B.** Imagens periapicais da mandíbula posterior esquerda demonstram áreas multifocais de destruição óssea e alargamento de porções dos espaços do ligamento periodontal (seta) na leucemia. Observe a aparência infiltrativa da destruição óssea.

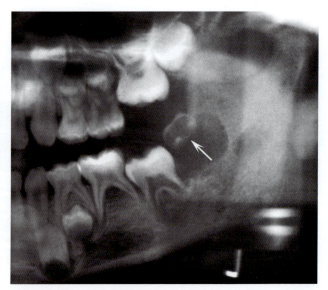

Figura 26.21 Imagem panorâmica recortada demonstra deslocamento oclusal incomum do segundo molar inferior em desenvolvimento de seu folículo (seta).

geralmente envolve o esqueleto (costelas, pelve, ossos longos, crânio e mandíbula) e, raramente, tecidos moles. Esta condição ocorre mais comumente em crianças e adultos jovens.

As lesões geralmente se formam rapidamente e podem causar uma dor constante. Nos maxilares, a histiocitose de células de Langerhans pode causar edema ósseo, massa de tecido mole, gengivite, sangramento gengival e ulceração. Essa histiocitose pode ter um único foco ou pode evoluir para uma doença multifocal e mais agressiva. A forma disseminada, anteriormente conhecida como doença de Hand-Schüller-Christian, pode envolver múltiplas lesões ósseas, diabetes insípido e exoftalmia.

A doença de Letterer-Siwe é a forma mais agressiva de histiocitose de células de Langerhans que ocorre com mais frequência em crianças menores de 3 anos de idade. O tecido mole e as reações ósseas granulomatosas disseminam-se por todo o corpo e a condição é marcada por febre intermitente, hepatoesplenomegalia, anemia, linfadenopatia, hemorragia e déficit de crescimento. Lesões nos ossos são raras. A morte geralmente ocorre dentro de algumas semanas do início da doença.

Características da imagem

Localização. As lesões de histiocitose de células de Langerhans dentro dos processos alveolares são comumente múltiplas, enquanto as lesões intraósseas geralmente são solitárias. A mandíbula é um local mais comumente afetado que a maxila, e as regiões posteriores são mais envolvidas que as regiões anteriores (Figura 26.22). O ramo da mandíbula é um local comum de lesões intraósseas. Lesões solitárias dos maxilares podem ser acompanhadas por lesões em outros ossos.

Periferia. A periferia das lesões de histiocitose de células de Langerhans varia de moderadamente a bem definida, mas sem cortical. Em alguns casos, a periferia pode aparecer perfurada (Figura 26.23). As bordas podem ser lisas ou irregulares. As lesões dentro dos processos alveolares têm um epicentro nas regiões periféricas dos dentes. A destruição óssea progride em uma forma um pouco oval ou arredondada até que o processo alveolar apareça escavado (Figuras 26.24 e 26.25).

Estrutura interna. A estrutura interna geralmente é radiotransparente.

Efeitos sobre estruturas adjacentes. Histiocitose de células de Langerhans destrói o osso. Essas lesões são capazes de estimular a neoformação óssea periosteal; isso ocorre mais comumente com o tipo de lesão intraóssea (Figura 26.26). A neoformação óssea periosteal é indistinguível da aparência lamelar vista em lesões inflamatórias dos maxilares. Essa lesão pode destruir a placa cortical externa e, em casos raros, se estende para os tecidos moles adjacentes na imagem tomográfica.

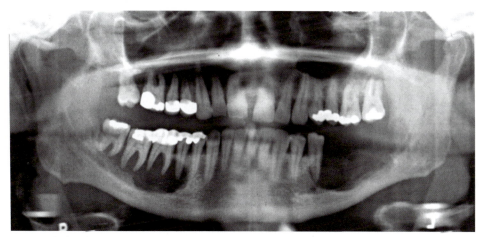

Figura 26.22 Imagem panorâmica de múltiplas lesões de histiocitose de células de Langerhans. Observe a forma "escavada" da destruição óssea, assim como a destruição do assoalho do seio maxilar direito.

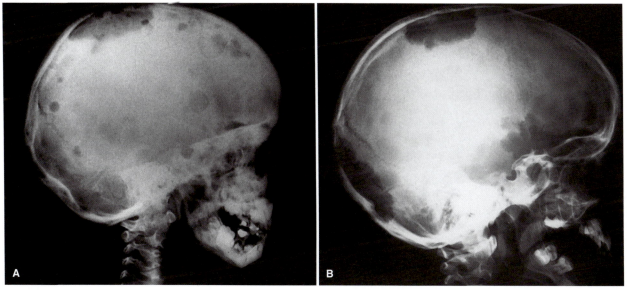

Figura 26.23 A e **B.** Lesões cranianas de histiocitose de células de Langerhans mostrando as lesões radiotransparentes de tamanhos variados.

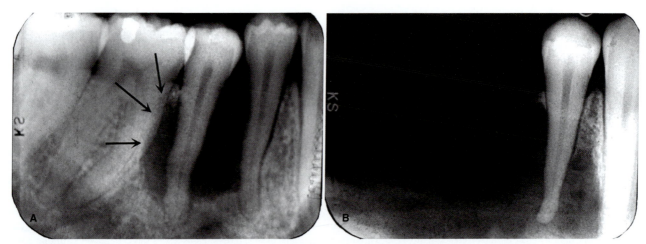

Figura 26.24 Imagens periapicais da mesma região da mandíbula com aproximadamente 1 ano de diferença. **A.** A imagem anterior mostra aspecto escavado da lesão com um epicentro próximo ao nível médio da raiz dos dentes envolvidos (em contraste com a doença periodontal). **B.** A imagem posterior mostra uma destruição óssea muito mais extensa e a perda de dentes. (Cortesia de Dr. D. Stoneman, Toronto, ON, Canadá.)

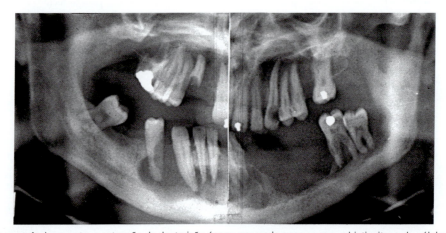

Figura 26.25 A imagem panorâmica mostra a extensão da destruição óssea que pode ocorrer com a histiocitose de células de Langerhans, e o aspecto dos dentes remanescentes como "flutuando no espaço". (Cortesia de Dr. D. Stoneman, Toronto, ON, Canadá.)

Efeitos sobre dentes adjacentes. Com lesões centrais nos processos alveolares, o osso ao redor dos dentes, incluindo a lâmina dura, é destruído, e os dentes parecem estar flutuando no espaço. A lesão não desloca os dentes, embora os dentes possam se mover porque eles não têm suporte ósseo (Figura 26.25). Apenas reabsorção radicular menor foi relatada.

Diagnóstico diferencial

O principal diagnóstico diferencial das lesões alveolares da histiocitose de células de Langerhans é a periodontite em estágio avançado e o carcinoma de células escamosas. Uma característica importante para diferenciar essa histiocitose da periodontite em estágio avançado é que o epicentro da destruição óssea nesse tipo de histiocitose está aproximadamente na região média da raiz, produzindo aparência escavada. Em contraste, a destruição óssea na doença periodontal começa na crista alveolar e se estende apicalmente pela superfície da raiz. A diferenciação de um carcinoma de células escamosas pode ser impossível por características de imagem, embora as bordas de uma lesão de histiocitose de células de Langerhans sejam mais bem definidas. Lesões múltiplas em um grupo etário mais jovem (geralmente nas três primeiras décadas) são mais propensas a essa forma de histiocitose do que o carcinoma de células escamosas, que normalmente aparece como uma única lesão em pacientes de meia-idade ou idosos.

O diagnóstico diferencial das lesões intraósseas solitárias inclui doença metastática e neoplasias malignas que se estendem ao osso a partir dos tecidos moles adjacentes. No entanto, os limites bem definidos e a reação periosteal vistos na histiocitose de células de Langerhans auxiliam na interpretação diferencial.

Tratamento

Os pacientes com suspeita de histiocitose de células de Langerhans devem ser encaminhados a um radiologista oral e maxilofacial para uma avaliação completa, que pode incluir medicina nuclear para detectar outras possíveis lesões ósseas. Se confirmada, a lesão deve passar por biopsia. Como o aspecto histopatológico da histiocitose pode estar oculto por alterações causadas por infecção secundária da cavidade oral em lesões alveolares, é importante correlacionar os achados radiológicos e histopatológicos.

O tratamento de lesões localizadas geralmente consiste em curetagem cirúrgica ou radioterapia limitada. Geralmente, o tratamento cirúrgico das lesões da mandíbula é preferível, pois essas lesões têm uma baixa taxa de recorrência. As lesões da histiocitose de células de Langerhans dos maxilares diagnosticadas e controladas no início terão menos dentes perdidos e menor destruição óssea. A doença disseminada é tratada com quimioterapia.

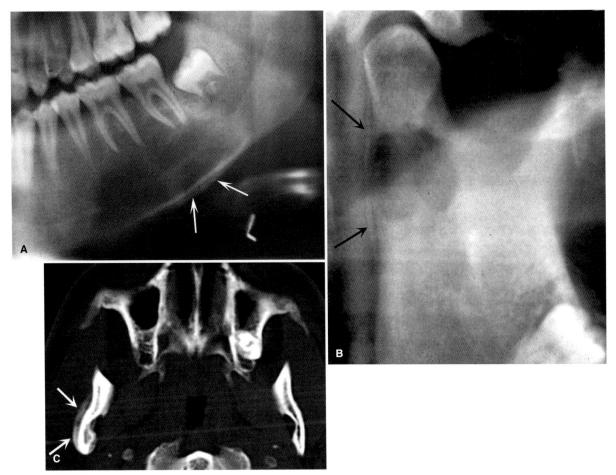

Figura 26.26 Neoformação óssea periosteal na histiocitose de células de Langerhans. **A.** Observe a destruição precoce do osso ao redor dos dentes molares na imagem panorâmica recortada e a formação de novo osso lamelar periosteal adjacente ao córtex inferior da mandíbula. **B.** Uma aparência semelhante pode ser vista ao longo da borda posterior do ramo direito. **C.** Imagem de tomografia computadorizada com multidetector no plano axial mostra a neoformação óssea periosteal lamelar ao longo da superfície lateral do ramo direito da mandíbula.

IMAGEM ORAL E MAXILOFACIAL PARA PACIENTES COM CÂNCER

Pacientes que sobreviveram ao câncer requerem tratamento odontológico, como qualquer outro paciente. Para um sobrevivente de câncer, um exame radiológico oral e maxilofacial pode ser mais importante do que para um paciente saudável receber um exame de rotina. Alguns pacientes que receberam um curso completo de radioterapia preocupam-se com a dose de radiação adicional de um exame radiológico oral e maxilofacial. No entanto, essa não é uma preocupação válida porque a dose relativamente pequena associada aos exames de imagem radiológica oral e maxilofacial é insignificante em comparação com a dose recebida da radioterapia para tratamento.

Um paciente tratado de neoplasia de cabeça e pescoço com radioterapia, mesmo com os avançados métodos radioterapêuticos atuais, está propenso a desenvolver cáries dentárias pós-radioterapia e necrose óssea induzida por radiação. Um exame clínico cuidadoso e um exame radiológico oral e maxilofacial completo podem ser realizados periodicamente para garantir que a dentição remanescente e o tecido periodontal estejam em boa forma. A cárie de radiação ocorre em muitos pacientes e parece clinicamente diferente da cárie dentária típica. Se não forem tratados, esses dentes cariados podem desenvolver necrose pulpar, e pode haver extensão da resposta inflamatória óssea mais ampla. Se tal paciente necessitar de extração dentária, pode-se esperar que a cicatrização seja lenta e, ocasionalmente, pode ocorrer osteorradionecrose. Além disso, os bisfosfonatos e outras terapias relacionadas são agora amplamente utilizados com alguns regimes de quimioterapia, como no mieloma múltiplo. As alterações observadas com radioterapia ou medicação podem mimetizar a doença inflamatória odontogênica e devem ser diferenciadas para evitar tratamento desnecessário e osteonecrose secundária (ver Capítulo 22).

O papel da radiologia oral e maxilofacial nesses pacientes não deve se restringir ao exame apenas dos dentes e estruturas de suporte. Igualmente importante é o monitoramento do resultado do tratamento e, especificamente, o exame de imagens orais e maxilofaciais para evidências de recorrência de neoplasias e o desenvolvimento de metástases e osteonecrose.

BIBLIOGRAFIA

"Ameloblastoma maligno" e carcinoma ameloblástico

Dissanayake RK, Jayasooriya PR, Siriwardena DJ, et al. Review of metastasizing (malignant) ameloblastoma (METAM): pattern of metastasis and treatment. *Oral Surg Oral Med Oral Pathol Oral Radiol Endod.* 2011;111:734-741.

Yunaev M, Abdul-Razak M, Coleman H, et al. A rare case of ameloblastic carcinoma. *Ear Nose Throat J.* 2014;93:E34-E36.

Carcinoma central de células escamosas

Ariji E, Ozeki S, Yonetsu K, et al. Central squamous cell carcinoma of the mandible: computed tomographic findings. *Oral Surg Oral Med Oral Pathol.* 1994;77:541-548.

Lin YJ, Chen CH, Wang WC, et al. Primary intraosseous carcinoma of the mandible. *Dentomaxillofac Radiol.* 2005;34:112-116.

Suei Y, Tanimoto K, Taguchi A, et al. Primary intra-osseous carcinoma: review of the literature and diagnostic criteria. *J Oral Maxillofac Surg.* 1994;52:580–583.

Carcinoma de células escamosas

Brown JS, Lowe D, Kalavrezos N, et al. Patterns of invasion and routes of neoplasm entry into the mandible by oral squamous cell carcinoma. *Head Neck.* 2002;24:370–383.

O'Brien CJ, Carter RL, Soo KC, et al. Invasions of the mandible by squamous carcinomas of the oral cavity and oropharynx. *Head Neck Surg.* 1986;8:247–256.

Rao LP, Das SR, Mathews A, et al. Mandibular invasion in oral squamous cell carcinoma: investigation by clinical examination and orthopantomogram. *Int J Oral Maxillofac Surg.* 2004;33:454–457.

Carcinoma de células escamosas originário de um cisto

Cavalcanti MGP, Veltrini VC, Ruprecht A, et al. Squamous-cell carcinoma arising from an odontogenic cyst—the importance of computed tomography in the diagnosis of malignancy. *Oral Surg Oral Med Oral Pathol Oral Radiol Endod.* 2005;100:365–368.

Eversole LR, Sabre WR, Lovin S. Aggressive growth and neoplastic potential of odontogenic cysts. *Cancer.* 1975;35:270–282.

Kaffe I, Ardekian L, Peled M, et al. Radiological features of primary intra-osseous carcinoma of the jaws: analysis of the literature and report of a new case. *Dentomaxillofac Radiol.* 1998;27:209–214.

van der Wal KGH, de Visscher JGAM, Eggink HF. Squamous cell carcinoma arising in a residual cyst. *Int J Oral Maxillofac Surg.* 1993;23:350–352.

Carcinoma mucoepidermoide

Chan KC, Pharoah M, Lee L, et al. Intraosseous mucoepidermoid carcinoma: a review of diagnostic imaging features of four jaw cases. *Dentomaxillofac Radiol.* 2013;42:20110162.

Inagaki M, Yuasa K, Nakayama E, et al. Mucoepidermoid carcinoma in the mandible. *Oral Surg Oral Med Oral Pathol Oral Radiol Endod.* 1998;85:613–618.

Raut D, Khedkar S. Primary intraosseous mucoepidermoid carcinoma of the maxilla: a case report and review of the literature. *Dentomaxillofac Radiol.* 2009;38:163–168.

Strick MJ, Kelly C, Soames JV, et al. Malignant neoplasms of the minor salivary glands—a 20 year review. *Br J Plast Surg.* 2004;57:624–631.

Condrossarcoma

Garrington GE, Collett WK. Chondrosarcoma. I. A selected literature review. *J Oral Pathol.* 1988;17:1–11.

Garrington GE, Collett WK. Chondrosarcoma. II. Chondrosarcoma of the jaws: analysis of 37 cases. *J Oral Pathol.* 1988;17:12–20.

Gorsky M, Epstein JB. Craniofacial osseous and chondromatous sarcomas in British Columbia—a review of 34 cases. *Oral Oncol.* 2000;36:27–31.

Hayt MW, Becker L, Katz DS. Chondrosarcoma of the maxilla: panoramic radiographic and computed tomographic with multiplanar reconstruction findings. *Dentomaxillofac Radiol.* 1998;27:113–116.

Hertzanu Y, Mendelsohn DB, Davidge-Pitts K, et al. Chondrosarcoma of the head and neck—the value of computed tomography. *J Surg Oncol.* 1985;28:97–102.

Vener J, Rice D, Newman AN. Osteosarcoma and chondrosarcoma of the head and neck. *Laryngoscope.* 1984;94:240–242.

Fibrossarcoma

Pereira CM, Jorge J Jr, Di Hipólito O Jr, et al. Primary intraosseous fibrosarcoma of jwa. *Int J Oral Maxillofac Surg.* 2005;34:579–581.

Histiocitose de células de Langerhans

Dagenais M, Pharoah MJ, Sikorski PA, et al. The radiographic characteristics of histiocytosis X. *Oral Surg Oral Med Oral Pathol Oral Radiol Endod.* 1992;74:230–236.

Haroche J, Cohen-Aubart F, Rollins BJ, et al. Histiocytoses: emerging neoplasia behind inflammation. *Lancet Oncol.* 2017;18:e113–e125.

Wong GB, Pharoah MJ, Weinberg S, et al. Eosinophilic granuloma of the mandibular condyle: report of three cases and review of the literature. *J Oral Maxillofac Surg.* 1997;55:870–878.

Leucemia

Curtis AB. Childhood leukemias: initial oral manifestations. *J Am Dent Assoc.* 1971;83:159–164.

Miyagi T, Nagasaki A, Taira T, et al. Extranodel adult T-cell leukemia/lymphoma of the head and neck: a clinicopathological study of nine cases and a review of the literature. *Leuk Lymphoma.* 2009;50:187–195.

Morgan L. Infiltrate of chronic lymphocytic leukemia appearing as a periapical radiolucent lesion. *J Endod.* 1995;21:475–478.

Sugihara Y, Wakasa T, Kameyama T, et al. Pediatric acute lymphocytic leukemia with osseous changes in jaws: literature review and report of a case. *Oral Radiol.* 1989;5:25–31.

Linfoma de Burkitt

Adatia AK. Significance of jaw lesions in Burkitt lymphoma. *Br Dent J.* 1978;145:263–266.

Burkitt DA. Sarcoma involving the jaws in African children. *Br J Surg.* 1958;46:218–223.

England CG, Rui L, Cai W. Lymphoma: current status of clinical and preclinical imaging with radiolabeled antibodies. *Eur J Nucl Med Mol Imaging.* 2017;44:517–532.

Sariban E, Donahue A, Magrath IT. Jaw involvement in American Burkitt lymphoma. *Cancer.* 1984;53:1777–1782.

Linfoma não Hodgkin

Maxymiw WG, Goldstein M, Wood RE. Extranodal non-Hodgkin's lymphoma of the maxillofacial region: analysis of 88 consecutive cases. *SADJ.* 2001;56:524–527.

Pazoki A, Jansisyanont P, Ord RA. Primary non-Hodgkin's lymphoma of the jaws: report of four cases and review of the literature. *J Oral Maxillofac Surg.* 2003;61:112–117.

Yamada T, Kitagawa Y, Ogasawara T, et al. Enlargement of the mandibular canal without hypesthesia caused by extranodal non-Hodgkin's lymphoma. *Oral Surg Oral Med Oral Pathol Oral Radiol Endod.* 2000;89:388–392.

Mieloma múltiplo

Furutani M, Ohnishi M, Tanaka Y. Mandibular involvement in patients with multiple myeloma. *J Oral Maxillofac Surg.* 1994;52:23–25.

Kaffe I, Ramon Y, Hertz M. Radiographic manifestations of multiple myeloma in the mandible. *Dentomaxillofac Radiol.* 1986;15:31–35.

Raza S, Leng S, Lentzsch S. The critical role of imaging in the management of multiple myeloma. *Curr Hematol Malig Rep.* 2017;doi:10.1007/s11899-017-0379-9.

Witt C. Radiographic manifestations of multiple myeloma in the mandible: a retrospective study of 77 patients. *J Oral Maxillofac Surg.* 1997;55:450–453.

Osteossarcoma

Bainchi SD, Boccardi A. Radiological aspects of osteosarcoma of the jaws. *Dentomaxillofac Radiol.* 1999;28:42–47.

Chindia ML. Osteosarcoma of the jaw bones. *Oral Oncol.* 2001;37:545–547.

Clark JL, Unni KK, Dahlin DC, et al. Osteosarcoma of the jaw. *Cancer.* 1983;51:2311–2316.

Gardner DG, Mills DM. The widened periodontal ligament of osteosarcoma of the jaws. *Oral Surg Oral Med Oral Pathol.* 1976;41:652–656.

Givol N, Buchner A, Taicher S, et al. Radiological features of osteogenic sarcoma of the jaws: a comparative study of different radiographic modalities. *Dentomaxillofac Radiol.* 1998;27:313–320.

Stewart BD, Reith JD, Knapik JA, et al. Bone- and cartilage-forming neoplasms and ewing sarcoma: an update with gnathic emphasis. *Head Neck Pathol.* 2014;8:454–462.

Wang S, Shi H, Yu Q. Osteosarcoma of the jaws: demographic and CT imaging features. *Dentomaxillofac Radiol.* 2012;41:37–42.

Sarcoma de Ewing

Becker M, Stefanelli S, Rougemont AL, et al. Non-odontogenic neoplasms of the facial bones in children and adolescents: role of multiparametric imaging. *Neuroradiology.* 2017;doi:10.1007/s00234-017-1798-y.

Guimarães JB, Rigo L, Lewin F, et al. The importance of PET/CT in the evaluation of patients with Ewing neoplasms. *Radiol Bras.* 2015;48:175–180.

Tumores metastáticos

D'Silva NJ, Summerlin DJ, Cordell KG, et al. Metastatic neoplasms in the jaws: a retrospective study of 114 cases. *J Am Dent Assoc.* 2006;137:1667–1672.

Fidler IJ. The pathogenesis of cancer metastasis: the 'seed and soil' hypothesis revisted. *Nat Rev Cancer.* 2003;3:453–458.

Hirshberg A, Berger R, Allon I, et al. Metastatic neoplasms to the jaws and mouth. *Head Neck Pathol.* 2014;8:463–474.

Van der Waal RI, Buter J, Van der Waal I, et al. Oral metastases: report of 24 cases. *Br J Oral Maxillofac Surg.* 2003;41:3–6.

Traumatismo

Sanjay M. Mallya

O exame radiológico é um componente primordial para avaliação diagnóstica do paciente com traumatismo nos dentes e maxilares. Ele fornece informações essenciais sobre presença, localização e orientação de planos e fragmentos de fratura; o envolvimento de estruturas anatômicas vitais adjacentes; e a presença de objetos estranhos que podem ter sido incorporados nos tecidos moles. Imagens pós-terapêuticas permitem o monitoramento da cicatrização e a detecção de alterações a longo prazo resultantes do traumatismo.

RADIOLOGIA APLICADA

A avaliação inicial de um paciente com traumatismo craniofacial é direcionada para o desenvolvimento de um plano de tratamento prioritário baseado na gravidade do traumatismo e para determinar a presença de lesões com risco à vida. A imagem de diagnóstico é um componente importante que orienta esse gerenciamento. Dependendo da extensão das lesões e do contexto clínico, o exame de imagem pode abranger o cérebro, os ossos faciais, os arcos dentoalveolares e a coluna cervical. Em situações de traumatismo agudo, isso é tipicamente realizado com tomografia computadorizada com multidetectores (MDCT; do inglês, *multidetector computed tomography*) e ressonância magnética (RM), dependendo da apresentação clínica, e pode ser complementado com imagens orais e maxilofaciais convencionais. No entanto, a escolha do exame de imagem pode ser limitada pela extensão das lesões do paciente e pela disponibilidade das modalidades de imagem.

Fraturas dentoalveolares

Pacientes com traumatismo nos dentes e nos processos alveolares de apoio dos maxilares devem ser avaliados com imagens. Tais exames são necessários antes do tratamento definitivo, especialmente em pacientes pediátricos, nos quais a manipulação de uma raiz dentária decídua traumatizada poderia potencialmente danificar a raiz permanente do dente. As imagens intraorais são a primeira escolha e proporcionam a melhor resolução de imagem no que diz respeito à detecção de fraturas coronais e radiculares e ao deslocamento potencial do dente no alvéolo. Para efetivamente identificar as fraturas radiculares, pelo menos duas imagens periapicais devem ser feitas em diferentes angulações horizontais do feixe de raios X. Além disso, o exame deve incluir imagens intraorais dos dentes no arco oposto. Quando a abertura bucal for limitada por causa do traumatismo, imagens oclusais transversais (ver Capítulo 7) podem ser usadas em vez de imagens periapicais. Em pacientes pediátricos, um receptor tamanho 2 do American National Standards Institute (ANSI) pode ser usado para obter as imagens oclusais.

A imagem panorâmica é uma abordagem conveniente para examinar uma ampla região anatômica, a fim de localizar lesões dentoalveolares e detectar fraturas mandibulares. No entanto, a resolução da imagem é frequentemente inadequada para avaliar criticamente lesões traumáticas nos dentes e no osso de suporte, especialmente nas regiões anteriores das mandíbulas. A tomografia computadorizada de feixe cônico (CBCT; do inglês, *cone beam computed tomography*) de campo de visão (FOV; do inglês, *field of view*) pequeno ou limitado fornece imagens multiplanares de alta resolução e pode facilitar a identificação de fraturas envolvendo os dentes e os processos alveolares.

Se um dente ou um grande fragmento de um dente estiver faltando, uma imagem do abdome pode fornecer informações sobre aspiração ou ingestão acidental. Se houver lacerações nos lábios ou na bochecha, os tecidos moles devem ser avaliados quanto a potenciais corpos estranhos ou fragmentos de dentes. Isto pode ser conseguido de forma relativamente simples, expondo um receptor intraoral colocado adjacente ao tecido mole traumatizado. Se a laceração estiver na língua, um exame de imagem pode ser realizado com uma projeção oclusal mandibular. Alternativamente, a língua pode ser protraída e depois visualizada com um receptor colocado adjacente ao local da laceração.

Fraturas mandibulares

A imagem panorâmica é frequentemente o exame inicial realizado para avaliar fraturas mandibulares suspeitas ou clinicamente evidentes em um paciente consciente. Quando houver suspeita de envolvimento do corpo mandibular ou de processo alveolar, imagens oclusais transversais da mandíbula podem fornecer informações adicionais sobre a orientação do plano da fratura e o deslocamento potencial dos segmentos fraturados. Da mesma forma, a imagem panorâmica é frequentemente complementada por uma projeção de Towne da boca aberta para avaliar o processo condilar, especialmente em casos de fraturas do colo da cabeça da mandíbula não deslocadas. Pacientes com suspeita de múltiplas ou complexas fraturas da mandíbula são melhor visualizados com CBCT ou, preferencialmente, MDCT. Nos casos em que as lesões dos tecidos moles da cápsula articular temporomandibular e do disco estiverem presentes ou forem suspeitas, a RM é a modalidade de escolha.

Fraturas maxilofaciais

A tomografia computadorizada (TC) é o método de imagem de escolha para as fraturas do esqueleto maxilofacial, particularmente quando envolverem múltiplos ossos. Devido ao seu superior detalhamento de tecido mole, a MDCT é preferida à CBCT.

Sinais radiológicos de fratura

As fraturas são muitas vezes erroneamente referidas como "linhas", apesar de sua natureza tridimensional. Fraturas representam planos de clivagem através de um dente ou osso, e esses planos podem se estender profundamente nos tecidos. Uma fratura pode ser perdida se o plano da fratura não estiver alinhado com a direção do feixe de raios X incidente em uma única imagem planar.

A seguir estão os sinais gerais que podem indicar a presença de uma fratura de um dente ou osso:

1. **Presença de uma ou duas linhas radiotransparentes geralmente bem definidas dentro dos limites anatômicos de uma estrutura.**

Linha (s) radiotransparente (s) que ultrapassam os limites da mandíbula provavelmente representam uma estrutura sobreposta. Se uma linha se estender além dos limites de uma raiz dentária, ela pode representar um canal neurovascular sobreposto.

2. **Alteração da imagem anatômica ou externa normal da estrutura.** Uma assimetria perceptível ou uma mudança no contorno do plano oclusal podem indicar a presença e a localização de uma fratura.

3. **Perda de continuidade de uma borda externa.** Isso pode evidenciar uma lacuna ou perda de continuidade do dente ou da borda cortical de uma forma suave. Tal lacuna também pode produzir um defeito "tipo degrau", em que os dois fragmentos se deslocaram em relação um ao outro.

4. **Aumento na radiopacidade de uma estrutura.** Quando dois fragmentos de dente ou osso se sobrepõem, essa região pode parecer "duplamente" radiopaca. A região adjacente a essa zona radiopaca deve ser examinada quanto a descontinuidade de bordas ou deformidades em degraus, conforme descrito anteriormente.

TRAUMATISMO DENTOALVEOLAR

As lesões dentoalveolares podem afetar todas as faixas etárias e são causadas por quedas, esportes de contato, brincadeiras no parquinho e acidentes infantis. As lesões também podem ocorrer como parte de um traumatismo facial mais extenso causado por acidentes com veículos motorizados. O traumatismo nos dentes pode ser iatrogênico; de fato, o traumatismo dentário é a reivindicação mais frequente relacionada à anestesia geral em litígios. O sistema de classificação de Andreasen de lesões dentoalveolares é amplamente utilizado para facilitar a comunicação e o planejamento do tratamento de lesões na dentição primária e permanente. O sistema classifica as lesões do tecido duro em três grupos: fraturas dentárias, lesão do tecido periodontal e lesões no osso de suporte (Quadro 27.1).

FRATURAS DENTÁRIAS

Fraturas da coroa dentária

Definição

As fraturas da coroa dentária são responsáveis por aproximadamente 25% das lesões traumáticas dos dentes permanentes e 40% das lesões dos dentes decíduos. O evento mais comum responsável pela fratura de dentes permanentes é uma queda, seguida por acidentes envolvendo veículos (p. ex., bicicletas, motocicletas e automóveis) e impactos de objetos estranhos que atingem os dentes. As fraturas envolvendo apenas a coroa são divididas em três categorias:

1. **Infração da coroa:** Fraturas e fissuras confinadas ao esmalte sem a perda da substância do esmalte (Figura 27.1A).

> **QUADRO 27.1 Classificação do traumatismo dentoalveolar.**
>
> **Fraturas dentárias**
> Infração coronária
> Fratura não complicada da coroa
> Fratura complicada da coroa
> Fratura de esmalte, dentina e cemento, não complicada
> Fratura de esmalte, dentina e cemento, complicada
> Fratura da raiz
>
> **Lesão do tecido periodontal**
> Concussão
> Subluxação
> Luxação
>
> **Lesões do osso de suporte**
> Cominuição do osso alveolar
> Fratura da parede simples do processo alveolar
> Fratura do processo alveolar
> Fratura da maxila ou da mandíbula

---

2. **Fraturas não complexas da coroa:** Fraturas confinadas a esmalte ou esmalte e dentina sem exposição pulpar (Figura 27.1B).

3. **Fraturas com degraus complexos:** Fraturas que envolvem o esmalte, a dentina e a polpa (Figura 27.1C).

Características clínicas

As fraturas das coroas dentárias envolvem mais frequentemente os dentes anteriores. Infrações e trincas no esmalte são melhor detectadas por luz indireta ou transiluminação. Estudos histológicos mostraram que tais trincas se estendem através do esmalte, mas não envolvem a dentina.

As fraturas não complicadas da coroa que envolvem a dentina podem ser reconhecidas pelo contraste na cor entre a dentina e a camada periférica do esmalte. A dentina exposta é geralmente sensível a estímulos químicos, térmicos ou mecânicos. Na dentição permanente, as fraturas não complexas da coroa são mais comuns que as complicadas. Em contraste, fraturas complexas e não complexas ocorrem com frequência quase igual nos dentes decíduos. Quando a fratura se estende mais profundamente no dente, coloração rosa da polpa pode ser evidente através da fina parede remanescente da dentina. As fraturas complicadas da coroa distinguem-se pelo sangramento da polpa exposta ou por gotículas de sangue que se formam a partir de exposições pontuais. A polpa é visível e pode se extravasar da câmara pulpar aberta se a fratura não for recente. A polpa exposta é sensível à maioria das formas de estímulo.

Características da imagem

Os objetivos da imagem são identificar a localização e a extensão da fratura e sua relação com a câmara pulpar (Figura 27.2). A imagem também fornece um registro básico para comparação com imagens futuras feitas para monitorar o desenvolvimento das consequências patológicas do traumatismo dentário, como inflamação periapical, ruptura do desenvolvimento radicular e reabsorção radicular. A avaliação inicial do traumatismo dentário é geralmente feita com imagens intraorais. A imagem dos tecidos moles adjacentes pode ser necessária para localizar fragmentos dentais retidos ou objetos estranhos (Figura 27.3).

Tratamento

As infrações da coroa tipicamente não exigem tratamento além do alisamento das arestas ou a restauração da forma e da função do dente traumatizado. A vitalidade do dente deve ser determinada na visita inicial e após aproximadamente 6 a 8 semanas após a recuperação pulpar e formação de dentina secundária. O prognóstico para os dentes com fraturas limitadas ao esmalte é bom, e a necrose pulpar se desenvolve em menos de 2% desses casos. Se uma fratura envolver dentina e esmalte, a frequência de necrose pulpar é de aproximadamente 3%. As fraturas oblíquas têm um prognóstico pior do que as fraturas horizontais, porque potencialmente maior quantidade de dentina é exposta. Concomitante concussão e luxação perturbam o suprimento sanguíneo e aumentam a frequência de necrose pulpar subsequente.

Quando fraturas complicadas da coroa ocorrem em dentes permanentes em desenvolvimento, devem ser feitas tentativas de manter a vitalidade pulpar para permitir o desenvolvimento subsequente da raiz. Se o desenvolvimento do ápice radicular for concluído, a terapia endodôntica é o tratamento de escolha, embora o tamponamento pulpar e a pulpectomia parcial possam ser aceitáveis, dependendo do tamanho da exposição pulpar e da quantidade de tempo decorrido desde o traumatismo. Na dentição decídua, as fraturas complicadas da coroa são tratadas por capeamento pulpar e pulpectomia para tentar manter a vitalidade pulpar. Dependendo da maturidade e cooperação da criança, a extração pode, no entanto, ser uma opção aceitável.

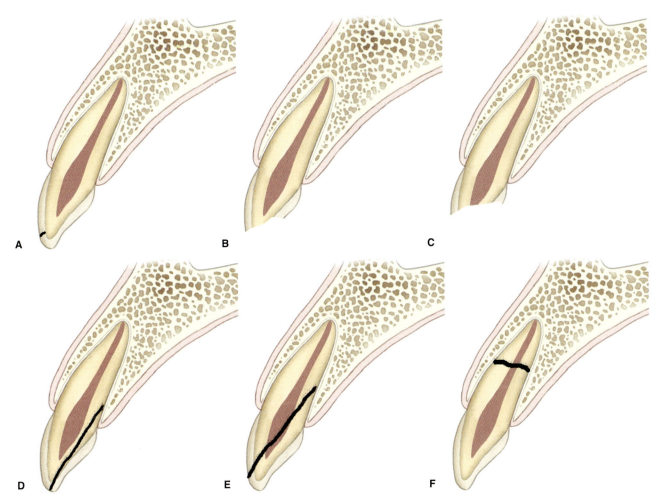

Figura 27.1 Classificação das fraturas dentárias. **A.** Infração da coroa. **B.** Fratura da coroa não complicada. **C.** Fratura complicada da coroa. **D.** Fratura de raiz-coroa não complicada. **E.** Fratura de raiz-coroa complicada. **F.** Fratura radicular.

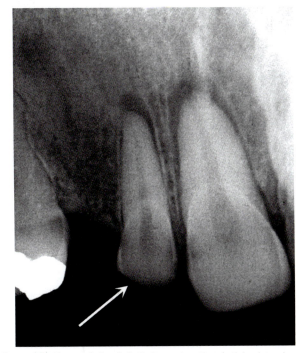

Figura 27.2 Fratura da borda incisal envolvendo o incisivo lateral superior direito (*seta*) e subluxação dos incisivos central e lateral. Observe o aumento dos espaços do ligamento periodontal apical.

Fraturas dentárias da coroa e da raiz

Definição

As fraturas envolvendo tanto a coroa como as raízes (*i. e.*, fraturas da raiz-coroa) são mais frequentemente complicadas pela exposição da polpa. Os dentes permanentes são afetados duas vezes mais que os dentes decíduos. A maioria das fraturas de coroa e raiz dos dentes anteriores é resultado de traumatismo direto. Muitos dentes posteriores estão predispostos a essas fraturas por restaurações grandes ou cárie extensa.

Características clínicas

O plano de fratura de uma fratura típica de coroa-raiz de um dente anterior se estende obliquamente da superfície vestibular, perto do terço gengival da coroa, até uma posição apical à inserção gengival na face palatal ou lingual. Os dentes envolvidos são sensíveis à percussão, e o paciente pode sentir dor com a separação dos fragmentos de dentes fraturados quando o dente é pressionado (p. ex., durante a mastigação). O deslocamento dos fragmentos é geralmente mínimo e o fragmento coronal pode ser móvel. As fraturas da raiz da coroa ocasionalmente se manifestam com sangramento da polpa.

Características da imagem

O aspecto de uma fratura na imagem bidimensional convencional depende da angulação relativa do raios X incidente ao plano da fratura e do grau de separação dos fragmentos. Se os raios X estiverem alinhados ao longo do plano da fratura, a fratura da raiz é representada como uma única linha radiotransparente bem definida confinada aos

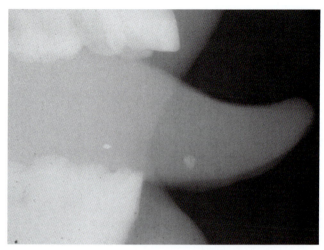

Figura 27.3 Imagem da língua localizando fragmentos de dentes fraturados no tecido mole. A imagem é subexposta para destacar o contraste entre os pequenos fragmentos radiopacos e o tecido mole da língua. (Cortesia de Dr. A. Tadinada, University of Connecticut School of Dental Medicine, Farmington, CT.)

limites anatômicos da raiz. No entanto, se o feixe de raios X atravessar o plano de fratura de uma maneira mais oblíqua, a fratura de raiz aparece como uma linha única mal definida ou como duas linhas discretas que convergem nas superfícies mesial e distal da raiz.

A identificação de fraturas da raiz-coroa pode ser um desafio. Imagens oclusais, periapicais e transversais são indicadas para a avaliação inicial, com múltiplas imagens feitas em diferentes angulações horizontais e verticais para maximizar a detecção do plano da fratura.

Tratamento

O tratamento de emergência envolve estabilização temporária dos dentes envolvidos. As opções de tratamento incluem remoção de fragmentos e restauração, geralmente após terapia endodôntica. Se a polpa não estiver exposta e a fratura não se estender mais do que 3 a 4 mm abaixo da união epitelial, o tratamento restaurador provavelmente terá sucesso. A extrusão ortodôntica e o aumento da coroa podem ser necessários. Em dentes parcialmente desenvolvidos, o capeamento pulpar deve ser considerado para manter a vitalidade pulpar até a conclusão do desenvolvimento radicular. Se apenas uma pequena quantidade de raiz for perdida com o fragmento coronal, mas a polpa tiver sido comprometida, é provável que o dente possa ser restaurado após o tratamento endodôntico. As fraturas que se estendem mais profundamente na raiz, especialmente na direção vertical, têm um mau prognóstico e são gerenciadas por extração, com subsequente reabilitação protética convencional ou por implante.

Fraturas da raiz dentária

Definição

As fraturas radiculares são classificadas como horizontais ou verticais, dependendo da orientação do plano da fratura, e todas elas envolvem o tecido pulpar. Para fraturas horizontais, o plano de clivagem pode variar em angulação de uma que é mais oblíqua para uma que é mais horizontal através da espessura da raiz. Em contraste, os planos de fratura nas fraturas radiculares verticais percorrem o comprimento da coroa em direção ao ápice do dente, geralmente através das superfícies da raiz facial e lingual.

Características clínicas

As fraturas radiculares horizontais ocorrem mais comumente nos incisivos centrais superiores e geralmente resultam de uma aplicação direta de força traumática na face, nos processos alveolares ou nos dentes. Em contraste, as fraturas verticais ocorrem mais comumente nos dentes pré-molares e molares tratados endodonticamente. Elas também podem ser iatrogênicas, após a inserção de parafusos de retenção ou pinos nos dentes, ou resultar de altas forças oclusais, particularmente em dentes com restaurações extensas.

A mobilidade da coroa do dente fraturado está relacionada ao nível da fratura. Quando o plano da fratura estiver localizado em direção ao ápice, o dente é relativamente mais estável. A mobilidade de um dente traumatizado é testada colocando-se o dedo firmemente sobre o processo alveolar; se apenas o movimento da coroa for detectado, uma fratura de raiz é provável. Fraturas da raiz podem ocorrer com fraturas do processo alveolar e muitas vezes não são detectadas. Essa situação é mais comumente observada na região anterior da mandíbula, onde

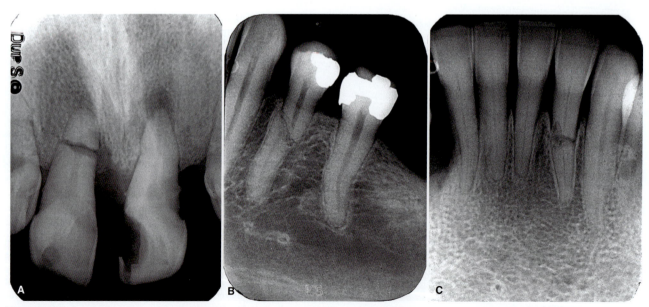

Figura 27.4 A. Fratura horizontal recente do incisivo central superior direito e osteíte rarefaciente apical envolvendo o incisivo central esquerdo adjacente. **B.** Fratura curada com leve deslocamento dos fragmentos. **C.** Fratura cicatrizada com reabsorção radicular e separação dos segmentos fraturados.

fraturas radiculares são pouco frequentes. Embora a fratura radicular esteja geralmente associada à perda temporária de sensibilidade (por todos os critérios usuais), a sensibilidade da maioria dos dentes volta ao normal em cerca de 6 meses.

Características da imagem

Como descrito anteriormente, a manifestação de uma fratura radicular na imagem bidimensional convencional depende da angulação relativa dos raios X incidentes ao plano da fratura e do grau de separação dos fragmentos. Uma fratura radicular pode se manifestar como uma única linha radiotransparente bem definida, uma linha única mal definida, ou como duas linhas discretas que convergem nas superfícies mesial e distal da raiz. Fraturas radiculares horizontais podem ocorrer em qualquer nível e envolvem uma ou mais raízes de dentes multirradiculares. A maioria das fraturas ocorre nos terços apical e médio da raiz e o plano da fratura é geralmente diagonal. Fraturas radiculares cominutivas também podem ser menos definidas.

A aparência da imagem das fraturas radiculares não deslocadas é geralmente sutil e pode exigir múltiplas exposições feitas em diferentes angulações. Estas fraturas podem, no entanto, não ser evidentes nas imagens periapicais, em particular imediatamente após o episódio traumático. A inflamação subsequente do ligamento periodontal adjacente e a reabsorção podem aumentar a separação visível entre os fragmentos e facilitar a detecção da imagem. Em alguns casos, quando o plano da fratura não é visível, a única evidência de uma fratura pode ser um aumento localizado na largura do espaço do ligamento periodontal adjacente ao local da fratura (Figura 27.5A). Com fraturas mais antigas, a largura do plano da fratura tende a aumentar com a reabsorção das superfícies fraturadas (Figura 27.5B). Com o tempo, a calcificação e a obliteração da câmara pulpar e do canal podem ser observadas.

Nas fraturas verticais da raiz, o plano da fratura é ao longo do eixo vertical da raiz (Figura 27.6). Fraturas sem deslocamento e no plano mesiodistal são frequentemente indetectáveis em imagens periapicais e representam um desafio diagnóstico. Mais recentemente, imagens de CBCT de FOV de alta resolução têm sido indicadas para avaliar dentes com fraturas radiculares (Figura 27.7). A CBCT oferece imagens multiplanares do dente e, portanto, supera a limitação da orientação do feixe de raios X (Figura 27.8). Além disso, a CBCT também fornece melhores representações do osso perirradicular adjacente e do processo alveolar de suporte (Figuras 27.7 e 27.8). Diretrizes da American Academy of Oral and Maxillofacial Radiology e da American Association of Endodontics recomendam que a CBCT seja considerada a modalidade de imagem de escolha quando o exame clínico e as imagens intraorais bidimensionais forem inconclusivos na detecção de uma fratura de raiz vertical. No entanto, fraturas verticais da raiz são mais frequentes em dentes que foram endodonticamente tratados e potencialmente naqueles com restaurações com núcleo metálico. Artefatos de materiais altamente atenuantes (p. ex., guta-percha e metal) podem degradar a qualidade da imagem, dificultando e muitas vezes impossibilitando a identificação da fratura (Figura 27.9). A presença de uma fratura na raiz vertical pode, entretanto, ser identificada indiretamente pela presença de aumento do espaço do ligamento periodontal adjacente ao local da fratura (Figura 27.10).

Diagnóstico diferencial

A sobreposição da imagem de uma fratura do processo alveolar, ou pequenos canais neurovasculares, ou estruturas de tecidos moles, como lábio, asa do nariz ou sulco nasolabial sobre a imagem de uma raiz pode mimetizar uma fratura radicular.

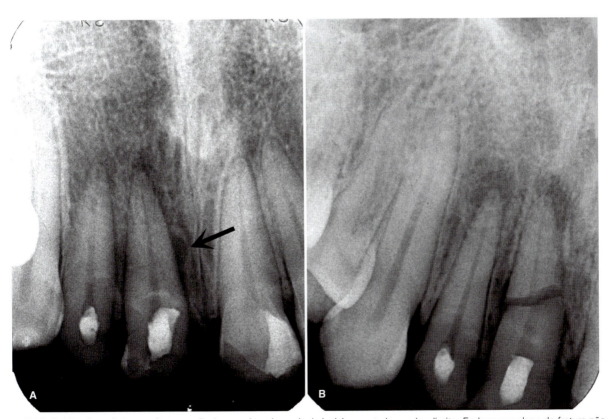

Figura 27.5 A. Evidência sutil de uma fratura radicular envolvendo a raiz do incisivo central superior direito. Embora um plano de fratura não seja aparente na região mesial da raiz devido ao desalinhamento do feixe de raios X, há um alargamento do espaço do ligamento periodontal na superfície mesial (*seta*) no local da fratura. **B.** Deslocamento tardio dos fragmentos da raiz.

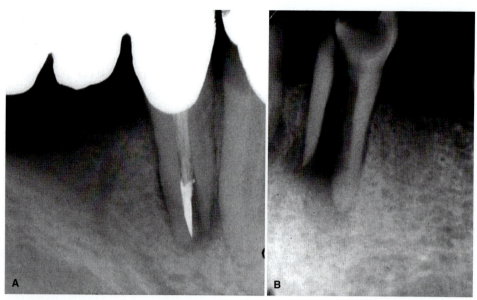

Figura 27.6 A. Fratura vertical da raiz de um primeiro pré-molar mandibular tratado endodonticamente. O plano da fratura se estende através do canal radicular e há deslocamento entre os fragmentos radiculares no ápice da raiz. **B.** Fratura da raiz vertical da raiz de um canino inferior com deslocamento significativo dos fragmentos.

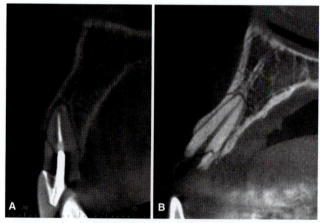

Figura 27.7 A. Tomografia computadorizada por feixe cônico (CBCT) mostra uma fratura vertical da raiz de um incisivo superior com tratamento endodôntico e restaurada com núcleo. O plano de fratura começa na base do núcleo metálico. **B.** Corte de CBCT mostra uma raiz fraturada de um incisivo superior com exposição pulpar.

Tratamento

As fraturas horizontais no terço coronal da raiz têm um prognóstico ruim e são tipicamente gerenciadas por extração, a menos que o fragmento radicular residual possa ser tracionado ortodonticamente e restaurado. Fraturas horizontais no terço médio ou apical das raízes dos dentes permanentes são manualmente reposicionadas e imobilizadas com uma tala. O prognóstico é geralmente favorável devido à incidência relativamente baixa de necrose pulpar. Fraturas localizadas mais próximas do ápice têm melhor prognóstico. Raízes dentárias decíduas fraturadas podem ser retidas com a expectativa de que elas serão normalmente reabsorvidas, pois tentativas de remoção podem resultar em danos ao dente em desenvolvimento sucessivo.

É importante determinar a vitalidade pulpar nas visitas de acompanhamento. Notavelmente, as respostas falso-negativas podem persistir por até 3 meses. A terapia endodôntica é realizada quando há evidência de necrose pulpar. Também é comum que a reabsorção óssea ocorra no local da fratura e não no ápice.

O prognóstico de dentes com fraturas radiculares verticais é ruim. Dentes unirradiculares com fraturas radiculares verticais devem ser extraídos. Dentes multirradiculares podem ser seccionados e o fragmento intacto do dente pode ser restaurado com terapia endodôntica e uma coroa.

LESÃO DO TECIDO PERIODONTAL

Pacientes com traumatismo dentoalveolar devem ser examinados clínica e radiologicamente para avaliar a natureza e a extensão da lesão dos tecidos periodontais.

Concussão

Definição

O termo **concussão** refere-se a uma lesão por esmagamento das estruturas vasculares no ápice radicular e do ligamento periodontal, resultando em edema inflamatório. Não há deslocamento do dente afetado. A lesão pode resultar em leve extrusão do dente de seu alvéolo, fazendo com que sua superfície oclusal faça contato prematuro com um dente oposto durante o fechamento mandibular.

Características clínicas

O paciente geralmente reclama da sensibilidade do dente traumatizado ao toque, e isso pode ser confirmado pela percussão horizontal ou vertical do dente. O dente também pode ser sensível às forças de mordida, embora os pacientes geralmente tentem modificar sua oclusão para evitar o contato com o dente traumatizado.

Características da imagem

O aspecto da imagem de uma concussão dentária pode ser sutil. Nenhuma alteração pode ser visível ou pode haver um alargamento localizado do espaço do ligamento periodontal apical (Figura 27.11). Alterações no tamanho da câmara pulpar e canais radiculares podem se desenvolver nos meses e anos após a lesão traumática dos dentes, e isso pode ser particularmente evidente em dentes que ainda estão se desenvolvendo. Se a necrose pulpar ocorrer após o traumatismo, não haverá mais depósito de dentina (secundária), pois os odontoblastos e as populações de células-tronco pulpares morrem.

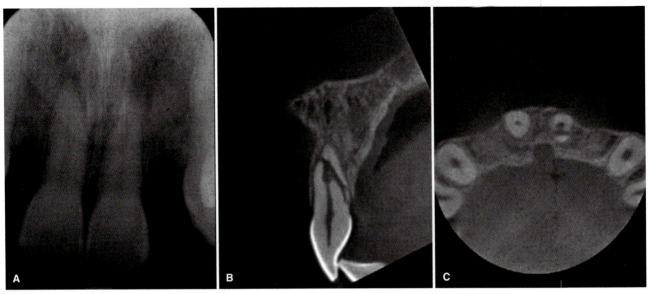

Figura 27.8 A. Imagem periapical dos incisivos centrais superiores sem evidência de fratura radicular. **B.** No mesmo paciente, corte de tomografia computadorizada por feixe cônico (CBCT) do incisivo central superior esquerdo mostra uma fratura angular da raiz. A reabsorção das bordas fraturadas causou a separação dos fragmentos. A reabsorção do canal pulpar no fragmento distal é evidente. **C.** Corte axial de CBCT do terço apical das raízes mostra uma fratura radicular do incisivo central superior esquerdo.

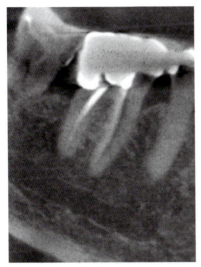

Figura 27.9 A reconstrução panorâmica de um pequeno campo de visão de tomografia computadorizada por feixe cônico mostra uma linha escura paralela ao material obturador do canal radicular na raiz mesial do molar inferior. Esse artefato de *cupping* ou "endurecimento do feixe" pode ser interpretado erroneamente como uma fratura vertical de raiz.

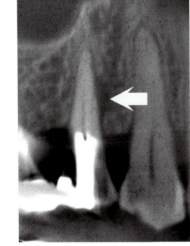

Figura 27.10 Fratura vertical da raiz de um segundo pré-molar superior tratado endodonticamente. A fratura é pouco perceptível e se estende até o terço médio da raiz. O alargamento localizado do espaço do ligamento periodontal (*seta*) está presente como consequência da inflamação causada pela fratura radicular.

Dentes que sofreram traumatismos antes do fechamento apical podem desenvolver um ápice morfologicamente anormal denominado capa de osteodentina. À medida que o processo de necrose pulpar começa coronalmente e progride apicalmente, os odontoblastos vitais podem permanecer no ápice radicular em desenvolvimento e a dentina terciária (osteodentina) pode ser depositada antes do avanço da necrose pulpar. Esta matriz desorganizada e irregularmente mineralizada pode assemelhar-se a estrutura óssea e morfologicamente "tampar" a extremidade da raiz. A capa da osteodentina, em alguns casos, pode parecer em uma imagem contínua com o ápice da raiz em desenvolvimento ou parecer separada dela. Em contraste com o padrão de reabsorção interna, em que o canal radicular é focalmente alargado (Figura 27.12), o canal radicular visto em associação a um dente que desenvolveu uma ponte de osteodentina aparece uniformemente ampliado da câmara pulpar para o ápice (Figura 27.13). O desenvolvimento do canal e a deposição de dentina em um dente que desenvolveu uma ponte de osteodentina aparece "congelado no tempo" no estágio de desenvolvimento no qual ocorreu a necrose pulpar. Quando a imagem da capa é radiotransparente, o ápice da raiz lembra o de um dente em desenvolvimento (Figura 27.13C).

Tratamento

Como o deslocamento significativo do dente ou dos dentes não ocorre, o tratamento apropriado é conservador e pode incluir o ajuste oclusal do dente ou dos dentes opostos (se necessário) ou a aplicação de uma

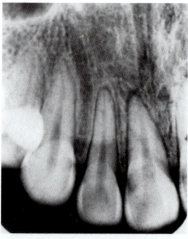

Figura 27.11 Alargamento dos espaços do ligamento periodontal dos incisivos após concussão dentária.

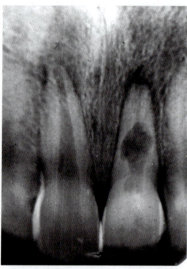

Figura 27.12 Consequências do traumatismo dentário. Uma fratura incisal do incisivo central superior esquerdo está presente. Observe a obliteração da câmara pulpar, mas não o canal radicular e a reabsorção radicular interna. Observe também a radiotransparência periapical envolvendo o incisivo central superior direito e a câmara pulpar e canal alargados.

tala flexível. Monitoramento periódico no primeiro ano com repetidos testes de vitalidade e imagens é indicado. Se a osteíte se desenvolver, o tratamento endodôntico será apropriado.

Subluxação

Definição

O termo **subluxação** refere-se à lesão do tecido periodontal que causa mobilidade anormal mais do que com concussão, mas sem deslocamento.

Características clínicas

O dente traumatizado é sensível à percussão horizontal ou vertical e às forças de mordida. O sangramento na margem gengival é indicativo do dano aos tecidos periodontais.

Características da imagem

Assim como na concussão dentária, as manifestações da imagem são sutis, sem alterações visíveis ou com alargamento localizado do espaço do ligamento periodontal apical.

Tratamento

O tratamento é conservador, com ajustes oclusais da dentição oposta e uma tala conforme necessário. O monitoramento periódico no primeiro ano, com repetidos testes de vitalidade e imagens, é indicado. Aproximadamente 26% dos dentes com subluxações necessitarão de tratamento endodôntico devido ao desenvolvimento de necrose pulpar.

Luxação

Definição

A luxação é um deslocamento do dente do seu alvéolo após a ruptura da inserção periodontal. Tais dentes são anormalmente móveis e deslocados.

Dependendo de sua magnitude e direção, as forças traumáticas podem causar luxação intrusiva (deslocamento de um dente no processo alveolar), luxação extrusiva (deslocamento parcial de um dente para fora de seu alvéolo) ou luxação lateral (movimento de um dente em uma direção diferente do que o deslocamento intrusivo ou extrusivo). Na luxação intrusiva e lateral, a cominuição ou o esmagamento do processo alveolar podem acompanhar a luxação dentária.

O deslocamento do ápice e a interrupção da circulação para o dente traumatizado que acompanha a luxação podem produzir alterações temporárias ou permanentes na polpa dentária, e essas alterações podem resultar em necrose pulpar. Se a polpa sobreviver ao incidente traumático, a formação de dentina pode acelerar e continuar até obliterar a câmara pulpar e o canal radicular. Este processo pode ocorrer em dentes permanentes e decíduos.

Características clínicas

A história clínica é útil para identificar a luxação e solicitar as imagens apropriadas. As coroas clínicas dos dentes intruídos podem parecer reduzidas em altura. Os incisivos superiores podem ser deslocados tão profundamente no processo alveolar que parecem estar completamente avulsionados ou perdidos. O dente deslocado pode causar algum dano aos dentes adjacentes e, particularmente, aos dentes subjacentes permanentes em desenvolvimento.

Dependendo da orientação e magnitude da força e da forma da raiz, o dente pode ser deslocado pela cortical vestibular ou, menos comumente, do córtex lingual do processo alveolar, onde pode ser visto e palpado. Em testes de vitalidade repetidos, a sensibilidade pode estar temporariamente diminuída ou indetectável, especialmente logo após traumatismo. A vitalidade pode retornar semanas ou vários meses depois.

Geralmente dois ou mais dentes estão envolvidos em lesões de luxação, e os dentes mais frequentemente afetados são os incisivos superiores permanentes e decíduos. Os dentes inferiores raramente são afetados. O tipo de luxação parece variar com a idade; isso pode refletir mudanças na natureza do osso em maturação. Ambas as intrusões e extrusões ocorrem na dentição decídua. Na dentição permanente, o tipo intrusivo de luxação é menos frequente.

Características da imagem

Exames de imagem de dentes luxados demonstram a extensão da lesão na raiz, no ligamento periodontal e no processo alveolar. Uma imagem feita no momento da lesão pode servir como um valioso ponto de referência para comparação com imagens subsequentes. Lesões de luxação são frequentemente acompanhadas por danos na cavidade óssea e no alvéolo.

A posição intruída da coroa de um dente é frequentemente aparente em uma imagem (Figura 27.14), embora um dente minimamente deslocado possa ser difícil de observar. A intrusão pode resultar em obliteração parcial ou total do espaço do ligamento periodontal apical. Projeções radiológicas múltiplas, incluindo imagens oclusais, podem ser necessárias para mostrar a direção do deslocamento dentário e a relação entre o dente deslocado e os dentes adjacentes e o córtex externo do osso.

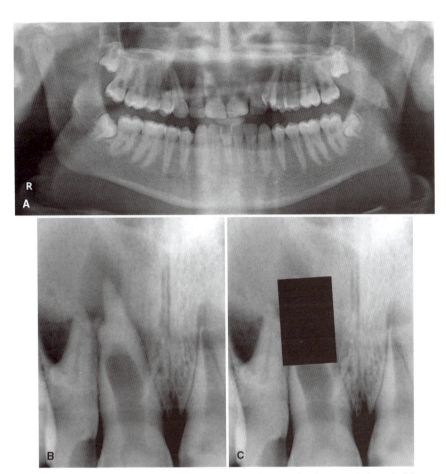

Figura 27.13 Imagens panorâmica (**A**) e periapical (**B**) mostrando uma ponte de osteodentina associada ao incisivo central superior direito. Há uma grande área de osteíte que se estende desde a linha média maxilar até a superfície mesial do canino direito. Observe o canal radicular uniformemente amplo do incisivo. Quando a ponte da osteodentina é "obscurecida", o ápice da raiz lembra um ápice da raiz em desenvolvimento (**C**).

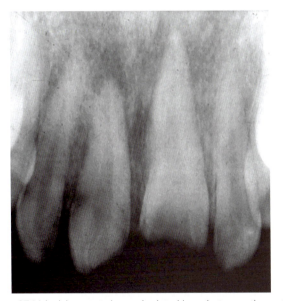

Figura 27.14 Incisivo central superior intruído após traumatismo. Observe as bordas incisais fraturadas de ambos os incisivos centrais.

Um dente que tenha sido extruído pode demonstrar vários graus de alargamento apical do espaço do ligamento periodontal, dependendo da magnitude da força extrusiva (Figura 27.15). Um dente lateralmente luxado com algum grau de extrusão pode mostrar um espaço do ligamento periodontal maior no lado do impacto.

Tratamento

O tratamento da luxação intrusiva é ditado de acordo com desenvolvimento da raiz. Dentes com raízes parcialmente desenvolvidas podem voltar a irromper, com a extrusão ortodôntica, conforme necessário. Os dentes com raízes completamente desenvolvidas podem ser reposicionados e estabilizados, seguidos do início do tratamento endodôntico.

Dentes com luxação extrusiva podem ser delicadamente reposicionados e imobilizados. A necrose pulpar é uma sequela comum, ocorrendo em aproximadamente 65% dos dentes com essas lesões. Assim, testes de vitalidade periódicos e imagens de acompanhamento são essenciais.

A luxação lateral é tratada por manipulação digital para reposicionar os dentes deslocados para restabelecer a oclusão, com imobilização quando necessário. Imagens de acompanhamento e testes de vitalidade do dente traumatizado e dentes adjacentes são continuados por vários meses.

Avulsão

Definição

O termo **avulsão** refere-se ao deslocamento completo de um dente do processo alveolar. Os dentes podem ser avulsionados quando uma força é aplicada diretamente no dente ou por traumatismo indireto, como uma força aplicada como resultado do fechamento súbito da mandíbula. A avulsão ocorre em aproximadamente 15% das lesões traumáticas nos dentes, sendo as lutas responsáveis pela avulsão da maioria dos dentes permanentes e as quedas acidentais responsáveis pela perda traumática da maioria dos dentes decíduos.

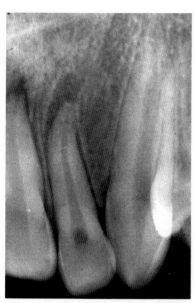

Figura 27.15 Incisivo lateral superior extruído após traumatismo. Observe o aumento localizado na largura do espaço do ligamento periodontal apical.

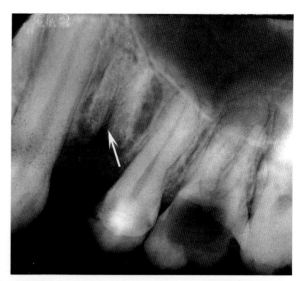

Figura 27.16 Formação óssea durante a cicatrização de um alvéolo do primeiro pré-molar. Observe como o osso está se desenvolvendo nas paredes laterais do alvéolo. A linha radiotransparente central (*seta*) pode ter uma aparência semelhante à de um canal radicular, dando falsamente a impressão de um fragmento dentário retido.

Características clínicas

Incisivos centrais superiores são os dentes mais comumente avulsionados de ambas as dentições. Na maioria das vezes, apenas um único dente é perdido. Essa lesão geralmente ocorre em uma faixa etária relativamente jovem, quando os incisivos centrais permanentes estão em erupção. Fraturas do processo alveolar e lacerações labiais também podem ser vistas.

Características da imagem

Em uma avulsão recente, a lâmina dura da cavidade vazia é aparente e geralmente persiste por vários meses. O dente perdido pode ser deslocado para o tecido mole adjacente e sua imagem pode se projetar sobre a imagem do processo alveolar, resultando a falsa impressão de que ele está dentro do osso. Para diferenciar entre um dente intruído e um dente avulsionado nos tecidos moles adjacentes, uma imagem de tecido mole do lábio lacerado ou da língua deve ser feita. Em alguns casos, o osso neoformado na cavidade de cicatrização pode ser muito denso e se assemelhar a uma ponta da raiz retida (Figura 27.16).

Tratamento

Se o dente avulsionado não puder ser encontrado por exame clínico ou radiológico, uma imagem torácica ou abdominal pode ser considerada para localizá-lo dentro da via respiratória ou do trato gastrintestinal. Os dentes avulsionados podem ser reimplantados na cavidade alveolar. O sucesso da reimplantação é determinado pela viabilidade dos tecidos periodontais que permanecem presos à superfície do dente, a condição do dente e o tempo que ele permanece fora de seu alvéolo. Idealmente, os dentes devem ser reimplantados dentro de 2 h de avulsão. Soluções comercialmente disponíveis, como a solução de Hanks, proporcionam uma osmolaridade e um pH compatíveis para armazenar dentes por até 24 h. O leite tem sido frequentemente usado como meio de armazenar dentes avulsionados, mas é eficaz por apenas aproximadamente 6 h.

A terapia endodôntica pode ser necessária após o reimplante, e a reabsorção radicular externa é uma complicação comum. Os dentes decíduos avulsionados não são reimplantados, pois o procedimento pode danificar o dente permanente subjacente em desenvolvimento.

LESÕES DO PROCESSO ALVEOLAR

Definição

Fraturas simples do processo alveolar podem envolver as placas corticais vestibulares ou linguais da maxila ou da mandíbula. Essas fraturas são comumente associadas a lesões com ou sem luxação. Vários dentes são geralmente afetados, e o plano de fratura é na maioria das vezes de orientação horizontal. A fratura pode envolver uma única placa cortical ou se estender por todo o processo alveolar; o plano de fratura também pode estar localizado apicalmente aos dentes ou envolver a cavidade alveolar. As lesões do processo alveolar são comumente associadas a lesões de luxação, geralmente com fraturas dentárias.

Características clínicas

As fraturas alveolares são mais comuns nas regiões anterior e pré-molar e são relativamente raras nos segmentos posteriores dos arcos. Na região posterior, a fratura da parede vestibular geralmente ocorre durante a remoção de um dente posterior superior.

Uma característica da fratura do processo alveolar é a má oclusão marcada com deslocamento e mobilidade do fragmento, com vários dentes deslocados como um bloco. Os dentes do fragmento têm um som embotado reconhecível quando percutidos, e a gengiva inserida pode ter lacerações. O osso descolado pode incluir o assoalho do seio maxilar, caso em que o sangramento do nariz no lado afetado pode ocorrer, assim como a equimose do vestíbulo oral. Desalinhamento ou deslocamento dos segmentos fraturados podem resultar em oclusão alterada.

Características da imagem

Pacientes com traumatismo dentoalveolar limitado são frequentemente observados com imagens periapicais e oclusais. Essas imagens podem mostrar linhas de fratura radiotransparentes localizadas em qualquer nível entre a crista do processo alveolar e a região periapical. Fraturas de uma única placa cortical são difíceis de detectar, especialmente quando os segmentos fraturados não são deslocados. No entanto, uma fratura da placa cortical vestibular anterior pode ser aparente em uma imagem oclusal se o deslocamento ósseo tiver ocorrido e o feixe de raios X estiver orientado em ângulo quase reto em relação à direção do deslocamento ósseo. Fraturas de ambas as placas corticais do processo alveolar são geralmente aparentes (Figura 27.17).

Imagens de CBCT de pequeno FOV fornecem melhores localização, extensão e deslocamento das placas ósseas fraturadas (Figura 27.18). As diretrizes de imagem da AAOMR-AAE recomendam que, na ausência de outras lesões maxilofaciais ou de tecidos moles que possam requerer outras modalidades avançadas de imagem, a CBCT de pequeno FOV deve ser considerada a modalidade de imagem de escolha para o diagnóstico de traumatismo dentoalveolar.

Quanto maior a proximidade da fratura e da crista alveolar, maior a possibilidade de que uma fratura radicular também esteja presente. Na imagem convencional, pode ser difícil diferenciar uma fratura de raiz de uma linha de fratura sobreposta do processo alveolar. Múltiplas imagens feitas em diferentes ângulos de projeção podem ajudar nessa diferenciação; se o plano de fratura estiver realmente associado ao dente, a linha radiotransparente não deve se deslocar em relação ao dente. As fraturas do processo alveolar posterior podem envolver o assoalho do seio maxilar e resultar em espessamento anormal da mucosa sinusal ou acúmulo de secreções e sangue e, neste caso, um nível hidroaéreo pode ser observado.

A localização da linha de fratura em relação aos ápices é um indicador de risco de complicação subsequente. Quando o plano da fratura estiver em contato com os ápices da raiz, é alto o risco de reabsorção interna ou externa.

Tratamento

O tratamento de lesões limitadas ao processo alveolar é direcionado para a redução e estabilização da fratura. Redução fechada por manipulação digital e placas rígidas são frequentemente adequadas. Segmentos de fratura que são marcadamente deslocados podem precisar de redução aberta.

LESÕES TRAUMÁTICAS DOS OSSOS FACIAIS

As fraturas faciais afetam mais frequentemente a mandíbula e a face medial e, em menor escala, a maxila. Os exames radiológicos desempenham um papel crucial no diagnóstico e tratamento de lesões traumáticas nesses e em outros ossos da face. Os sinais superficiais de lesão, como inchaço dos tecidos moles, hemorragia ou formação de hematoma de uma laceração ou abrasão, podem focalizar o exame radiológico. Lesões localizadas podem ser investigadas com imagens simples. Imagem de uma fratura maxilofacial é realizada principalmente usando MDCT.

Fraturas mandibulares

A mandíbula é o osso facial mais comumente fraturado. Oitenta por cento das fraturas mandibulares ocorrem no sexo masculino. Assaltos, acidentes com veículos motorizados e quedas são as três causas mais frequentes de lesões. A maioria das fraturas mandibulares ocorre na faixa etária de 18 a 54 anos. As fraturas da sínfise, corpo e ângulo são mais frequentes, seguidas pela cabeça da mandíbula, processo condilar e ramo. As fraturas dos processos alveolar e coronoide são menos frequentes. É mais provável que as fraturas ocorram nos fins de semana do que em outros dias da semana. O traumatismo da mandíbula é frequentemente associado a outras lesões, mais comumente concussão (perda de consciência) e outras fraturas, geralmente da maxila, osso zigomático e calota craniana.

Os locais e padrões das fraturas variam com o mecanismo da lesão e a direção da força do impacto. Dependendo de sua localização anatômica, as fraturas da mandíbula podem ser classificadas como dentoalveolar, sinfisária, parassinfisária, do corpo, ângulo, ramo, coronoide

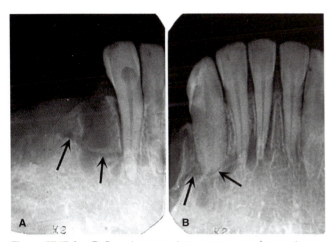

Figura 27.17 A e **B.** Duas imagens demonstram uma fratura do processo alveolar que se estende da face distal da cúspide direita da mandíbula em uma direção anterior (*setas*) e através do alvéolo do incisivo central direito.

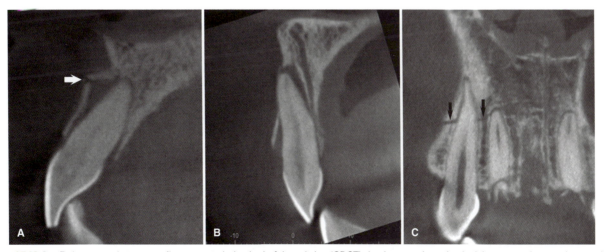

Figura 27.18 A e **B.** Imagens de tomografia computadorizada de feixe cônico (CBCT) dos longos eixos dos incisivos centrais superiores evidenciando fraturas da parede cortical vestibular (*seta branca*) e alargamento assimétrico dos espaços do ligamento periodontal, evidenciando lesões de luxação e alvéolos com fraturas. **C.** Imagem de CBCT coronal da região anterior da maxila mostra uma fratura alveolar, que se manifesta como uma linha radiotransparente horizontal (*setas pretas*).

ou condilar (Figura 27.19). Uma segunda categorização clinicamente relevante é baseada no padrão da fratura. *Fraturas simples* consistem em planos de fratura única que não se comunicam com o ambiente externo. Em contraste, as *fraturas compostas* se comunicam com o exterior, seja através do espaço do ligamento periodontal ou lacerações da mucosa oral ou da pele facial. *Fraturas cominutivas* envolvem múltiplos fragmentos ósseos em um local de fratura e são frequentemente a consequência de uma força de maior impacto. *Fraturas em galho verde* são fraturas incompletas que envolvem apenas uma placa cortical, levando à distorção da forma óssea sem a separação dos fragmentos ósseos. O termo *fratura complexa* ou *fratura complicada* é usado para descrever fraturas com dano a vasos e nervos principais adjacentes (p. ex., o feixe neurovascular alveolar inferior). As fraturas que surgem distantes do local de impacto traumático direto são denominadas *fraturas indiretas*. Fraturas indiretas podem ocorrer na mandíbula devido à sua morfologia única: o osso é curvado e existem diferenças regionais na espessura cortical e largura vestibulolingual. Consequentemente, as forças de tração de um impacto podem ser transmitidas através do osso para locais distantes do local do impacto primário. Por exemplo, uma fratura do corpo da mandíbula de um lado pode ser acompanhada por uma fratura do processo condilar no lado oposto. Da mesma forma, o traumatismo na região anterior da mandíbula frequentemente resulta em fraturas unilaterais ou bilaterais dos processos condilares. Quando uma força pesada localizada é direcionada posteriormente para a mandíbula, pode haver fraturas do ângulo, ramo ou processo coronoide. Em crianças, as fraturas do corpo mandibular geralmente ocorrem na região anterior. Uma "fratura patológica" é aquela que se desenvolveu em osso normal a partir de traumatismo mínimo ou com forças funcionais normais em um osso que foi comprometido por um processo patológico. Por exemplo, cistos e tumores na mandíbula podem se tornar grandes e comprometer a integridade estrutural da mesma.

Fraturas de sínfise, corpo, ângulo e ramo mandibulares

Definição. A maioria das fraturas mandibulares envolve a sínfise, o corpo e o ramo. As fraturas mandibulares são classificadas como favoráveis ou desfavoráveis, dependendo da orientação do plano da fratura e do deslocamento dos fragmentos ósseos (Figura 27.20). Fraturas desfavoráveis são fraturas em que a ação contrátil dos músculos adjacentes desloca os fragmentos para longe um do outro e a largura do plano da fratura aumenta. Em fraturas favoráveis, a ação muscular tende a reduzir a fratura, reunindo os fragmentos. As fraturas podem ainda ser classificadas como sendo vertical ou horizontalmente favoráveis ou desfavoráveis. Em uma fratura verticalmente favorável, a orientação do plano da fratura resiste ao deslocamento medial do fragmento mais posterior pelo músculo pterigóideo medial. Em contraste, uma fratura horizontalmente favorável resiste ao deslocamento do fragmento mais posterior pela ação contrátil do músculo masseter (Figura 27.20).

Características clínicas. Uma história de lesão é tipicamente substanciada por alguma evidência do traumatismo que causou a fratura, como lesão na pele sobrejacente. O paciente frequentemente apresenta tumefação e uma deformidade acentuada quando abre a boca. Uma discrepância está frequentemente presente no plano oclusal, e a manipulação pode produzir crepitação ou mobilidade anormal. O exame intraoral pode revelar equimoses no assoalho bucal. No caso de fraturas bilaterais na mandíbula, existe o risco de que os músculos digástrico, milo-hióideo e omo-hióideo desloquem o fragmento anterior da mandíbula posterior e inferiormente, causando impacto na via respiratória.

Características da imagem. O exame de uma suspeita de fratura mandibular pode incluir imagens panorâmicas ou tomografia computadorizada. Se o paciente estiver cooperativo e consciente, as imagens intraorais periapicais e oclusais podem ser benéficas, dada a sua maior resolução, especialmente quando se suspeita de fraturas dentoalveolares.

As margens dos planos de fratura geralmente aparecem como linhas de separação radiotransparentes bem definidas, confinadas à estrutura da mandíbula (Figura 27.21). O deslocamento dos fragmentos resulta em uma descontinuidade cortical ou "defeito do tipo degrau" ou um desalinhamento no plano oclusal. Ocasionalmente, as margens dos fragmentos de fratura adjacentes se sobrepõem, resultando em uma área de maior radiopacidade no local da fratura.

Fraturas mandibulares sem desvio podem envolver uma ou ambas as placas corticais vestibulares e linguais (Figura 27.22). Quando os raios X não são direcionados através do plano da fratura, as linhas de fratura nas placas vestibular e lingual não são sobrepostas e podem aparecer como duas linhas que convergem na periferia (Figura 27.23).

Diagnóstico diferencial. A sobreposição de imagens de tecido mole em uma imagem panorâmica da mandíbula pode simular uma fratura. Um espaço aéreo estreito entre a superfície dorsal da língua e o palato mole sobreposto ao ângulo da mandíbula em uma imagem panorâmica pode simular uma fratura. O espaço aéreo entre a superfície dorsal da língua e a parede posterior da faringe pode mimetizar uma fratura nas áreas laterais da mandíbula. Aparências similares podem ocorrer na região do palato mole onde é sobreposto ao ramo.

Tratamento. Os objetivos do tratamento de uma fratura da sínfise ou do corpo mandibular são restaurar uma oclusão estável e a amplitude dos movimentos de abertura e movimento de excursão mandibular.

A maioria das fraturas mandibulares pode ser controlada por redução fechada e fixação intermaxilar. Fraturas com fragmentos mais gravemente deslocados podem exigir redução aberta. O tratamento para fraturas do corpo da mandíbula geralmente inclui antibioticoterapia, porque a raiz do dente pode estar na linha da fratura. Quando a linha de fratura envolve terceiros molares, dentes com deslocamento mais grave ou dentes com pelo menos metade das raízes expostas na linha de fratura, são frequentemente extraídos para reduzir o risco de infecção e problemas de fixação.

Fraturas do processo condilar da mandíbula

Definição. Fraturas do processo condilar da mandíbula podem ocorrer no colo ou na cabeça da mandíbula. As fraturas do colo da

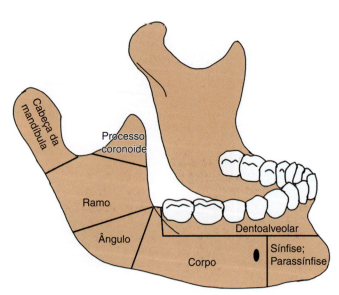

Figura 27.19 Classificação das fraturas mandibulares com base na localização anatômica.

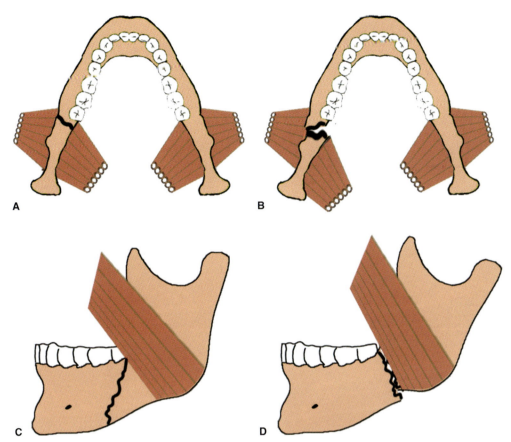

Figura 27.20 A. Fratura verticalmente favorável. **B.** Fratura verticalmente desfavorável, com o músculo pterigóideo medial tracionando e causando a separação dos fragmentos. **C.** Fratura horizontalmente favorável do corpo da mandíbula. **D.** Fratura horizontalmente desfavorável, com o músculo masseter tracionando e causando a separação dos fragmentos.

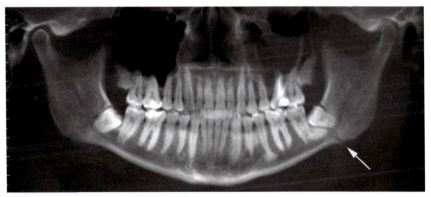

Figura 27.21 A imagem panorâmica reconstruída a partir de um grande volume de campo de visão de tomografia computadorizada de feixe cônico mostra uma fratura oblíqua na mandíbula posterior esquerda (*seta*).

mandíbula são mais comuns e tipicamente resultam no deslocamento do processo condilar na direção medial, inferior e anterior, como resultado da ação contrátil do músculo pterigóideo lateral (Figura 27.24). As fraturas da cabeça da mandíbula podem resultar em uma fissura vertical dividindo os fragmentos da cabeça da mandíbula ou produzir múltiplos fragmentos em uma lesão semelhante à compressão (Figura 27.25). Quase metade dos pacientes com fraturas condilares também apresentam fraturas no corpo da mandíbula (Figura 27.26).

Características clínicas. Os sintomas clínicos de uma cabeça da mandíbula fraturada nem sempre são aparentes; portanto, a área pré-auricular deve ser cuidadosamente examinada e palpada. O paciente pode ter dor ao abrir ou fechar a boca ou trismo devido a inchaço local. Uma mordida aberta anterior pode estar presente com apenas contatos dos molares distais e pode haver desvio da mandíbula na abertura. Uma característica significativa pode ser a incapacidade de o paciente projetar a mandíbula, porque o músculo pterigóideo lateral está preso ao processo condilar.

Características da imagem. As estruturas não deslocadas da cabeça da mandíbula podem ser difíceis ou muitas vezes impossíveis de serem detectadas em uma imagem panorâmica (Figura 27.27). A tomografia computadorizada é a modalidade de escolha, pois permite ao clínico observar a relação tridimensional da cabeça da mandíbula deslocada da fossa mandibular e com estruturas anatômicas adjacentes da base do crânio e fossa infratemporal (Figuras 27.24 a 27.26).

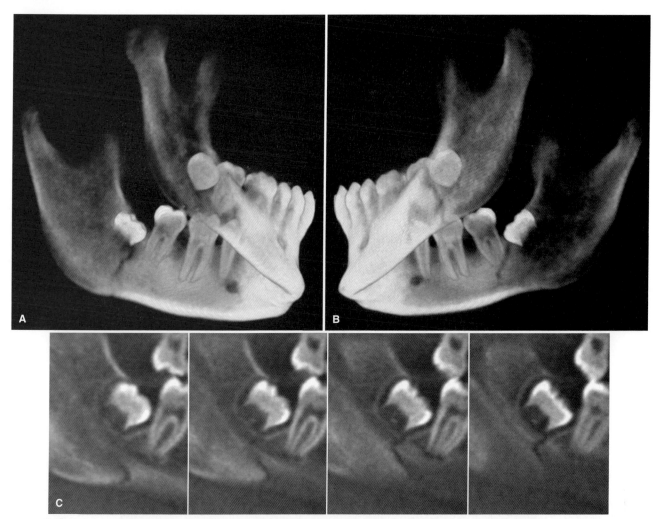

Figura 27.22 Representações tridimensionais da superfície das fraturas oblíquas dos corpos mandibulares posteriores e imagens de tomografia computadorizada do ramo (**A** e **B**) e feixe cônico sagital da fratura do lado direito (**C**).

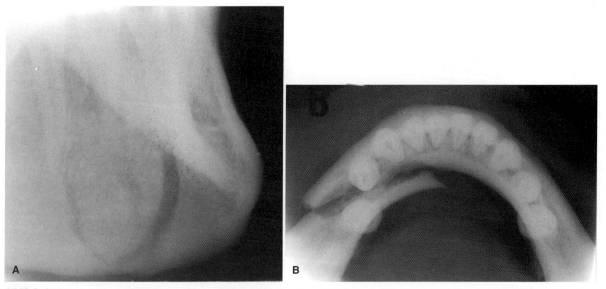

Figura 27.23 A. Imagem oblíqua lateral da mandíbula direita na região dos pré-molares mostra o que parecem ser duas linhas de fratura que convergem no córtex inferior. **B.** A imagem oclusal total da mandíbula do mesmo caso demonstra apenas um único plano de fratura. As duas linhas vistas em **A** refletem a obliquidade do plano da fratura em relação ao raios X.

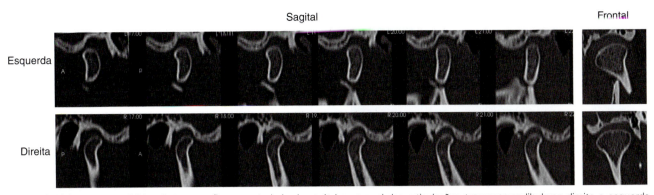

Figura 27.24 Imagens corrigidas de tomografia computadorizada sagital e coronal das articulações temporomandibulares direita e esquerda mostram fratura do colo condilar. As imagens sagitais corrigidas da articulação temporomandibular esquerda (*painel superior*) mostram um deslocamento anterior e ligeiramente inferior da cabeça da mandíbula. As imagens coronais mostram rotação medial da cabeça da mandíbula. Imagens do lado contralateral (*painel inferior*) mostram morfologia condilar normal.

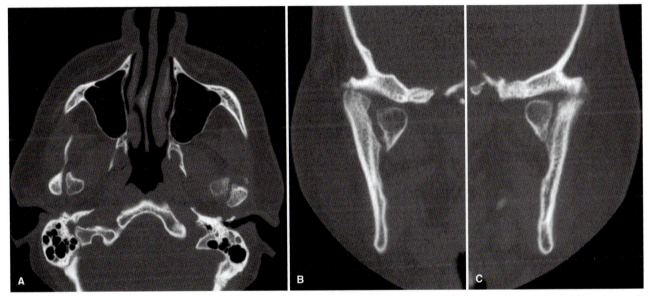

Figura 27.25 Imagens de tomografia computadorizada de fratura bilateral do colo do côndilo evidenciando deslocamento medial das cabeças da mandíbula em consonância com os músculos pterigóideos laterais na Imagem no plano Axial (**A**) e deslocamento medial nas imagens coronais (**B** e **C**); também, em **C**, há anquilose óssea entre o colo residual da cabeça da mandíbula e o osso temporal.

Crianças e adolescentes têm um potencial de remodelação muito maior que os adultos. Em crianças menores de 12 anos, a maioria dos processos condilares fraturados recupera a morfologia normal após a cicatrização, enquanto a remodelação é menos completa em adolescentes. Em adultos, apenas pequenas remodelações são observadas. A extensão do remodelamento também é maior com fraturas da cabeça da mandíbula do que com fraturas do colo com deslocamento da cabeça da mandíbula. As deformidades mais comuns são inclinação medial do côndilo, formato anormal, encurtamento do colo, erosão e achatamento. Fraturas condilares precoces comumente resultam em hipoplasia do lado ipsilateral da mandíbula.

Tratamento. As fraturas do processo condilar podem ser gerenciadas com sucesso por redução fechada em adultos e crianças. Isso é realizado com um período de fixação intermaxilar para obter o restabelecimento da oclusão. Os fatores que determinam as decisões de tratamento incluem se um ou ambos processos condilares estão envolvidos, a extensão do deslocamento e a ocorrência e gravidade das fraturas concomitantes. O tratamento é direcionado para aliviar sintomas agudos, restaurar relações anatômicas adequadas e prevenir anquilose óssea. Se má oclusão se desenvolver, a fixação intermaxilar pode ser executada para restaurar a oclusão adequada.

A redução aberta das fraturas do colo da mandíbula é limitada pelo risco de morbidade relacionada ao procedimento e pelo tamanho e posição dos fragmentos da fratura.

Fraturas faciais médias, incluindo fraturas maxilares

As fraturas faciais médias são causadas por quedas, acidentes com veículos motorizados e assaltos; elas podem envolver um ou vários ossos no esqueleto médio da face.

Fraturas da parede orbital por ruptura (*blowout*)

Definição. As fraturas por ruptura das paredes orbitais resultam de um golpe direto na órbita por um objeto que é muito grande para entrar na cavidade orbital, como um punho ou uma bola de beisebol. A força do impacto é dirigida através do osso e é transferida para uma ou mais paredes muito finas da órbita. Por definição, a borda orbital permanece intacta em uma fratura por ruptura. As fraturas mais comuns envolvem a parede medial da órbita, que é formada pela lâmina papirácea do osso etmoidal e pelo assoalho da órbita, que separa esse espaço do seio maxilar.

Características clínicas. O edema periorbital é uma característica comum da fratura orbital por *blowout*, assim como a enoftalmia.

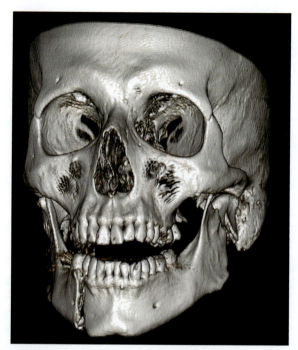

Figura 27.26 Representação da superfície de um exame de tomografia computadorizada maxilofacial mostrando fraturas do colo mandibular esquerdo e do corpo da mandíbula direito.

Os movimentos oculares podem ser restritos se um ou mais dos músculos periorbitários ficarem presos no defeito ósseo criado pela fratura. Se as células aéreas etmoidais estiverem envolvidas, pode haver epistaxe.

Características da imagem. A modalidade de imagem indicada para avaliar a fratura por *blowout* é a MDCT com reformatações multiplanares para tecidos ósseos e de tecidos moles. As reconstruções coronais demonstram melhor as descontinuidades da lâmina papirácea em uma parede medial ou no assoalho orbital. Nas fraturas orbitais do assoalho, a herniação dos tecidos moles da cavidade orbital pode ser vista através do teto do seio maxilar. Imagens de MDCT coronal podem mostrar a aparência clássica de "alçapão" do assoalho orbital deslocado (Figura 27.28A). A MDCT também pode mostrar densidades de tecido mole ou níveis hidroaéreos nas células aéreas etmoidais adjacentes ou no seio maxilar (Figura 27.28B) ou herniação da gordura periorbitária e aprisionamento do músculo periorbital através do defeito ósseo no assoalho da órbita (Figura 27.28C).

Tratamento. O reparo cirúrgico pode ser tentado para pacientes que tenham sofrido comprometimento grave dos movimentos oculares por causa do aprisionamento muscular ou enoftalmia grave.

Fraturas zigomáticas

Definição. As fraturas que envolvem o osso zigomático podem incluir fraturas trípodes, nas quais o osso zigomático e áreas adjacentes dos ossos maxilares, frontal, esfenoidal e temporal podem estar envolvidos; fraturas do arco zigomático, em que o processo zigomático do osso temporal é fraturado; e fraturas Le Fort tipos II e III (descritas na seção seguinte).

Lesões no osso zigomático ou arco geralmente resultam de um golpe forte na bochecha ou na face. Embora uma fratura óssea zigomática possa girar ou deslocar os fragmentos medialmente, o apoio dos músculos temporal e masseter adjacentes pode limitar o deslocamento.

Características clínicas. O aplainamento da bochecha superior com sensibilidade e ondulações da pele ao longo do lado da face pode ocorrer, embora algumas das características clínicas das fraturas zigomáticas possam não ser aparentes por mais tempo do que uma hora após o traumatismo, pois podem estar mascaradas pelo edema. Na maioria dos casos, ocorrem equimoses periorbitais e hemorragia na esclera (perto do canto externo). Sintomas adicionais podem incluir epistaxe unilateral (por um curto período de tempo após o acidente), anestesia ou parestesia da bochecha e comprometimento dos movimentos oculares. A presença de diplopia sugere uma lesão significativa no assoalho da órbita. O movimento mandibular pode ser limitado se o osso zigomático deslocado colidir com o processo coronoide.

Características da imagem. Por causa do edema que obscurece as características clínicas, o exame de imagem pode fornecer o único meio de determinar a presença e a extensão da lesão (Figura 27.29). A MDCT é a modalidade de escolha para imagem dessas fraturas (Figura 27.30).

O arco zigomático pode fraturar em seu ponto mais fraco, cerca de 1 cm posterior à sutura zigomaticotemporal. Separação ou fratura da sutura frontozigomática também pode ocorrer. As fraturas geralmente não ocorrem através da sutura zigomaticomaxilar; entretanto, em alguns casos, um plano de fratura pode se estender obliquamente, envolvendo a borda inferior da órbita e a parede lateral da maxila. Se o plano da fratura envolver o seio maxilar, o seio pode apresentar aumento da radiopacidade após o acúmulo de sangue e secreções mucosas ou um nível hidroaéreo.

É importante considerar que, nas imagens panorâmicas, a sutura zigomaticotemporal aparece como uma linha radiotransparente que pode ter a aparência de uma descontinuidade na borda inferior. Esta é uma variação da anatomia normal e não deve ser mal interpretada como uma fratura.

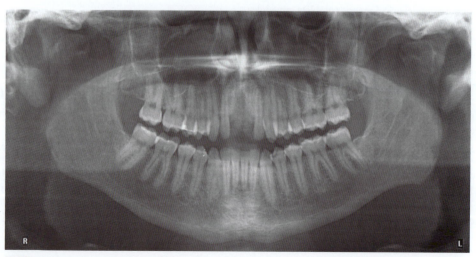

Figura 27.27 Imagem panorâmica mostrando fraturas condilares bilaterais com deslocamento anterior dos fragmentos.

CAPÍTULO 27 Traumatismo 511

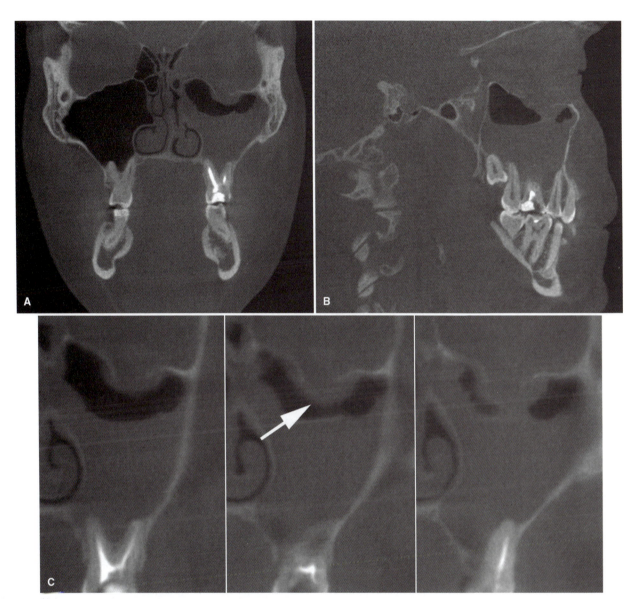

Figura 27.28 Imagens de tomografia computadorizada por feixe cônico mostram fraturas orbitais de ruptura envolvendo a lâmina papirácea do osso etmoidal esquerdo e o assoalho orbital nos planos coronal (**A**) e sagital (**B**). Observe as densidades de fluido/tecido mole nas células aéreas etmoidais adjacentes e o nível de ar-fluido no seio maxilar esquerdo. **C**. Reconstruções de tomografia computadorizada feitas perpendicularmente ao traçado do nervo óptico mostram a aparência de "alçapão" da fratura por ruptura (*blowout*) do assoalho da órbita com herniação de tecido mole no seio maxilar (*seta*).

Tratamento. Quando os sintomas incluem deslocamento mínimo do arco zigomático e não há deformidades estéticas ou qualquer comprometimento do movimento ocular, nenhum tratamento pode ser necessário. Caso contrário, a redução é geralmente indicada. As fraturas de osso e arco zigomáticos podem ser reduzidas por meio de uma abordagem intra ou extraoral.

Fraturas Le Fort

Fraturas complexas envolvendo múltiplos ossos faciais podem ser bastante variáveis, mas frequentemente seguem padrões gerais classificados pelo cirurgião francês René Le Fort. Por definição, todas as fraturas Le Fort incluem fraturas de uma ou mais processos pterigoides do osso esfenoide. Embora as fraturas de Le Fort possam ser bilaterais, na maioria das vezes são unilaterais.

A detecção de fraturas da face média em imagens é difícil devido à anatomia complexa e às múltiplas sobreposições das estruturas. A MDCT é a modalidade diagnóstica de imagem de escolha para fraturas faciais complexas, pois fornece múltiplos cortes de imagem em planos ortogonais através da face, permitindo a exibição de estruturas ósseas sem a complicação da sobreposição da anatomia, o que é problemático com imagens simples. A MDCT também fornece detalhes de imagem adequados para detectar alterações secundárias associadas a traumatismo, incluindo hérnia de gordura orbital e músculo extraocular, inchaço dos tecidos moles ou enfisema e acúmulo de sangue ou líquido. Como auxílio na determinação da orientação espacial de fraturas ou fragmentos ósseos, imagens de MDCT podem ser renderizadas para produzir representações de estruturas tridimensionais.

Le Fort I (fratura horizontal)

Definição. O plano da fratura da ferida é expandido através do corpo maxilar em uma orientação relativamente horizontal que resulta em descolamento do processo alveolar e osso adjacente da maxila a partir da face intermediária. Essa fratura é o resultado de uma força traumática direcionada horizontalmente e posteriormente à base do nariz. O plano da fratura passa superiormente às raízes dos dentes e do assoalho nasal e posteriormente através da base do seio maxilar

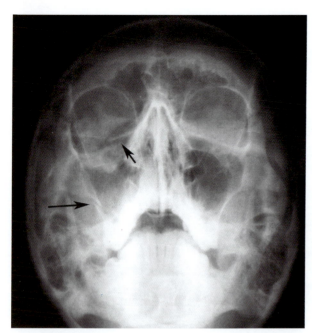

Figura 27.29 Técnica de Waters mostra uma fratura trípode envolvendo o osso zigomático direito. Observe a fratura da borda orbital direita (*seta curta*) e da parede lateral do seio maxilar (*seta longa*). Há opacificação do seio maxilar direito.

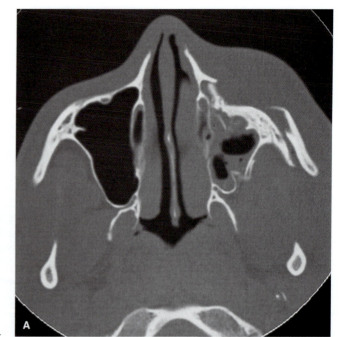

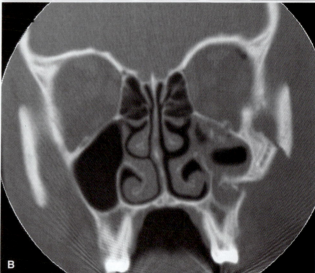

Figura 27.30 As imagens de tomografia computadorizada axial (**A**) e coronal (**B**) mostram depressão e rotação de uma fratura trípode esquerda. Um nível de ar-fluido também é visível no seio maxilar esquerdo.

e do túber para os processos pterigoides (Figura 27.31). Na fratura unilateral, há uma fratura acessória na linha média do palato. A fratura unilateral deve ser diferenciada de uma fratura dentro do processo alveolar (discutida anteriormente) que não se estende à linha média ou envolve processos pterigoides posteriormente. Fraturas concomitantes da mandíbula (54%) e do osso zigomático (23%) são frequentes nesses pacientes.

Características clínicas. Se o fragmento não for impactado distalmente, pode ser manipulado fixando-o nos dentes. Se a linha de fratura estiver em um nível alto, o fragmento pode incluir os anexos do músculo pterigóideo, que puxam o fragmento posterior e inferiormente. Como resultado, os dentes superiores posteriores entram em contato com os dentes inferiores primeiro, resultando em mordida aberta anterior, mandíbula retruída e face longa. Se a fratura estiver em um nível baixo, nenhum deslocamento poderá ocorrer. Outros sintomas podem incluir inchaço e hematomas associados aos olhos, dor no nariz e face, deformidade do nariz e achatamento do meio da face. A epistaxe é inevitável e, ocasionalmente, a visão dupla e vários graus de parestesia sobre a distribuição do nervo infraorbital podem ocorrer. Manipulação pode revelar maxila móvel e crepitação.

Características da imagem. A MDCT revela um nível de fluido aéreo ou opacificação do seio maxilar (Figura 27.32A). As imagens coronais podem revelar o plano da fratura que se estende posteriormente através da maxila, enquanto as imagens coronais ou axiais juntas podem revelar o envolvimento das placas pterigoides posteriormente. Reconstruções tridimensionais do conjunto de dados da MDCT podem mostrar melhor o plano da fratura (Figura 27.32B).

Tratamento. Se a fratura não estiver deslocada e encontrar-se em um nível relativamente baixo na maxila, ela pode ser tratada por fixação intermaxilar. Fraturas que sejam altas, com o fragmento deslocado posteriormente ou com separação pronunciada, requerem fixação craniomaxilar além da fixação intermaxilar.

Le Fort II (fratura piramidal)

Definição. Uma fratura Le Fort II apresenta uma forma piramidal em imagens de crânio posteroanteriores; daí, portanto, seu nome. Resulta de uma força violenta aplicada posterior e superiormente

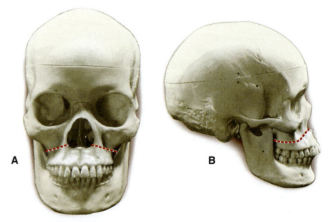

Figura 27.31 Posição usual de uma fratura de Le Fort I em vistas frontal (**A**) e lateral (**B**).

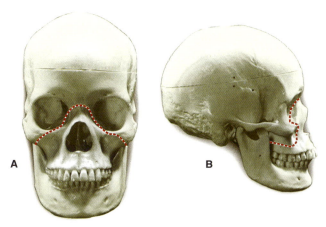

Figura 27.33 Posição usual da fratura Le Fort II nas vistas frontal (**A**) e lateral (**B**).

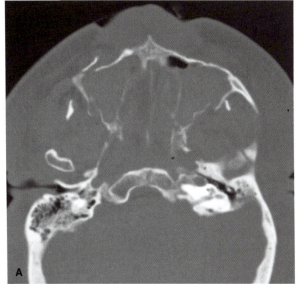

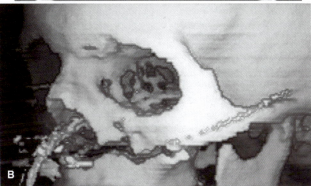

Figura 27.32 A. Imagem no plano Axial das fraturas Le Fort I envolvendo as paredes anterior e posterolateral das maxilas direita e esquerda e dos processos pterigoides. A opacificação dos seios maxilares também é vista, com uma pequena coleção retida de ar no seio maxilar esquerdo. **B.** A reconstrução tridimensional dos dados da imagem mostra a extensão do plano da fratura acima da base do nariz e posterior ao túber da maxila.

pela base do nariz. Essa força separa a maxila da base do crânio. O plano da fratura se estende da ponte do nariz inferiormente, lateralmente e posteriormente, através dos ossos nasais e lacrimais, do assoalho orbital e borda inferior obliquamente, inferiormente através da maxila, e posteriormente aos processos pterigoides (Figuras 27.33 e 27.34). Os seios frontal e etmoidal estão envolvidos em cerca de 10% dos casos, principalmente nas fraturas graves e cominutivas.

Características clínicas. Em contraste com a fratura Le Fort I, que pode ser caracterizada por uma discreta tumefação nos lábios superiores, uma fratura Le Fort II resulta em edema maciço e inchaço acentuado do terço médio da face. Normalmente, as equimoses se desenvolvem ao redor dos olhos poucos minutos após a lesão. É provável que o edema seja de tal gravidade que a visualização dos globos se torne impossível. As conjuntivas no quadrante inferior apresentam sangramento; se os ossos zigomáticos estiverem envolvidos, esta equimose se estenderá ao quadrante externo.

O nariz fraturado é deslocado com a queda da face e o nariz e a face se mostram alongados. Ocorre mordida aberta anterior. A epistaxe é inevitável e a rinorreia do líquido cefalorraquidiano também pode ocorrer. A palpação revela a descontinuidade das bordas inferiores das órbitas. Ao aplicar pressão entre a ponte do nariz e o palato, a "pirâmide" do osso pode ter movimento. Outros sintomas comuns incluem visão dupla e graus variáveis de parestesia ao longo do nervo infraorbital.

Características da imagem. O exame radiológico revela fraturas do osso nasal, processo frontal da maxila, borda infraorbital e assoalho da órbita. Mais abaixo e posteriormente, haveria acometimento do osso zigomático ou processo zigomático da maxila, separação da sutura zigomaticomaxilar e fratura da parede lateral do seio maxilar e processos pterigoides. O envolvimento das células aéreas etmoidais e dos seios frontais e maxilares resultaria em espessamento da mucosa sinusal ou no acúmulo de níveis de fluido sanguíneo nos espaços aéreos. A tomografia computadorizada é a modalidade de escolha para imagens de fraturas complexas.

Tratamento. As fraturas Le Fort II são tratadas pela redução da maxila deslocada através da fixação intermaxilar, redução aberta e fixação interóssea das bordas infraorbitais, bem como as placas acessórias das fraturas do nariz, septo nasal e assoalho da órbita. O reparo dos ligamentos cantomediais também pode ser necessário. O vazamento de líquido cefalorraquidiano requer intervenção neurocirúrgica se as paredes posteriores ou superiores dos seios frontais estiverem envolvidas.

Le Fort III (disjunção craniofacial)

Definição. Uma fratura do terço médio da face Le Fort III ocorre quando a força traumática é de magnitude suficiente para separar completamente o terço médio do esqueleto facial do crânio. O plano da fratura geralmente se estende do osso nasal e processo frontal da maxila ou suturas nasofrontais e maxilofrontais em todo o assoalho da órbita, através das células aéreas etmoidais e seio esfenoidal, até as suturas zigomaticofrontais (Figura 27.35). Mais posteriormente e inferiormente, o plano da fratura passa através da fissura pterigomaxilar e separa as bases dos processos pterigoides do osso esfenoide. Se a maxila estiver deslocada e livremente móvel, uma fratura também deve ter ocorrido na sutura zigomaticotemporal. Como o osso zigomático ou o arco zigomático está envolvido, essas lesões estão associadas a diversas outras fraturas maxilares. Fraturas mandibulares também são observadas em metade dos casos.

Características clínicas. A disjunção craniofacial produz uma aparência clínica semelhante à de uma fratura piramidal; no entanto, essa lesão é consideravelmente mais extensa. As lesões dos tecidos moles são graves, com edema consistente. O nariz pode estar bloqueado com sangue ou coágulo sanguíneo, ou rinorreia do líquido cefalorraquidiano pode estar presente. O sangramento pode ocorrer nos tecidos periorbitários e na conjuntiva, e numerosos sinais oculares de importância neurológica provavelmente estão presentes. Uma deformidade "abaulada" ou côncava da face é característica desse padrão de fratura, assim como mordida aberta anterior, devi-

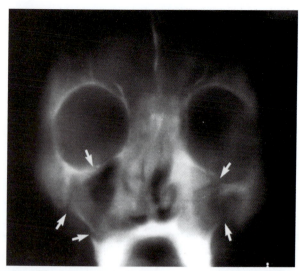

Figura 27.34 Tomografia coronal de uma fratura Le Fort II. Observe as fraturas das bordas orbitais bilateralmente. Há fraturas dos ossos etmoidais e das paredes laterais dos maxilares (*setas*). (Cortesia de Dr. C. Schow, Galveston, TX.)

do às posições retrocruzadas dos incisivos superiores com apenas os dentes posteriores em oclusão. Mesmo na abertura mandibular, o paciente é incapaz de separar os molares. A palpação intraoral e extraoral revela contornos irregulares e deformidades em degrau, e a crepitação é aparente quando os fragmentos são movidos.

Características da imagem. É praticamente impossível documentar as fraturas múltiplas em radiografias convencionais, e imagens de TC em conjunto com as informações clínicas são necessárias. Os principais achados radiológicos são distrações das fraturas frontonasal, frontomaxilar, zigomaticofrontal e zigomaticotemporal e fraturas do osso nasal, processo frontal da maxila, assoalho orbital e processos pterigoides

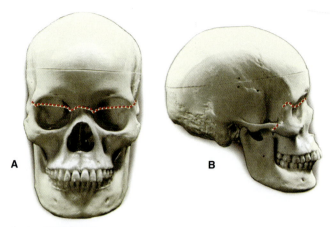

Figura 27.35 Posição característica de uma fratura Le Fort III em vistas frontal (**A**) e lateral (**B**).

(Figura 27.36). Fraturas associadas envolvendo as paredes de todos os seios paranasais resultam em níveis hidroaéreos radiopacos com espessamento da mucosa. Reconstruções tridimensionais mostram os planos de fratura e extensos fragmentos ósseos (Figura 27.36D e E).

Tratamento. A lesão grave dos tecidos moles associada exige o manejo das vias respiratórias, o controle inicial da hemorragia e o reparo das lacerações. A cirurgia pode ser adiada até que o edema esteja suficientemente resolvido. A fixação do terço médio solto do esqueleto facial é difícil devido às fraturas simultâneas do arco zigomático. As únicas possibilidades são imobilização externa ou imobilização dentro dos tecidos. Na primeira, a maxila solta é suspensa por fios através das bochechas a partir de um fio metálico (halo) ou fixada por pinos externos ancorados no osso. A outra possibilidade é a imobilização dentro dos tecidos usando fio interno para o osso sólido mais próximo, superior à fratura. Muitas complicações podem se desenvolver durante ou após esse tratamento.

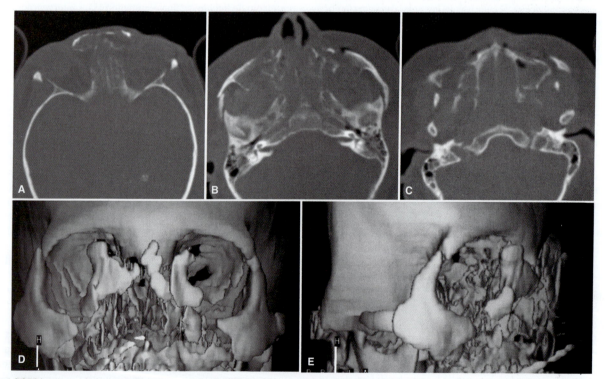

Figura 27.36 Imagens de tomografia computadorizada (TC) axial mostram fratura Le Fort III bilateral com distrações das fraturas frontonasal (**A**), frontomaxilar, zigomático frontal e zigomaticotemporal (**B**) e fraturas do osso nasal, processo frontal da maxila, assoalho orbital e processos pterigoides (**C**). Observe a opacificação quase total dos seios maxilares. Reconstruções tridimensionais, vistas frontal (**D**) e lateral (**E**), das imagens axiais de TC revelam fragmentação substancial dos ossos periorbital, zigomático e arco posterior.

MONITORAMENTO DO TRATAMENTO DE FRATURAS

Os objetivos da imagem após o tratamento do traumatismo facial são confirmar a redução adequada da fratura e monitorar a imobilização contínua do local da fratura durante o reparo. Tipicamente, o monitoramento desse tipo é realizado pelo uso de imagens convencionais e é direcionado à avaliação do alinhamento das placas corticais do osso envolvido e à remodelação e remineralização do local da fratura. Durante a cicatrização normal, o plano de fratura aumenta em largura cerca de 2 semanas após a redução da fratura. Este aumento na largura resulta da reabsorção das extremidades fraturadas e pequenos fragmentos de osso sequestrados. Evidências de remineralização geralmente ocorrem 5 a 6 semanas após o tratamento. Em contraste com os ossos longos do esqueleto, a formação de calos durante a cicatrização das fraturas mandibulares é rara. O remodelamento completo do local da fratura com a obliteração da linha de fratura pode levar vários meses. As linhas de fratura podem persistir por anos em raras ocasiões, mesmo quando o paciente fez uma recuperação clinicamente completa. Possíveis complicações da cicatrização incluem desalinhamento dos segmentos de fratura e lesões inflamatórias relacionadas a dentes com necrose pulpar próximas ou na linha da fratura. Outras complicações incluem a não união dos segmentos fraturados, que é vista como maior largura da linha de fratura, corticalização das superfícies fraturadas e arredondamento das bordas afiadas dos segmentos. O desenvolvimento de osteomielite no local da fratura aparece como um aumento na esclerose do osso ao redor, no novo osso inflamatório periosteal e desenvolvimento de sequestros ósseos.

BIBLIOGRAFIA

Boffano P, Kommers SC, Karagozoglu KH, et al. Aetiology of maxillofacial fractures: a review of published studies during the last 30 years. *Br J Oral Maxillofac Surg.* 2014;52(10):901–906.

Brook IW, Wood N. Aetiology and incidence of facial fractures in adults. *Int J Oral Surg.* 1983;12:293–298.

Curtis W, Horswell BB. Panfacial Fractures: An Approach to Management. *Oral and Maxillofacial Surgery Clinics of North America.* 2013;25(4):649–660.

Gelesko S, Markiewicz MR, Bell RB. Responsible and Prudent Imaging in the Diagnosis and Management of Facial Fractures. *Oral and Maxillofacial Surgery Clinics of North America.* 2013;25(4):545–560.

Haug RH, Foss J. Maxillofacial injuries in the pediatric patient. *Oral Surg Oral Med Oral Pathol Oral Radiol Endod.* 2000;90(2):126–134.

Krishnan DG. Systematic Assessment of the Patient with Facial Trauma. *Oral and Maxillofacial Surgery Clinics of North America.* 2013;25(4):537–544.

Avulsão

Andersson L, Andreasen JO, Day P, et al. International Association of Dental Traumatology guidelines for the management of traumatic dental injuries: 2. Avulsion of permanent teeth. *Dent Traumatol.* 2012;28(2):88–96.

Donaldson M, Kinirons MJ. Factors affecting the time of onset of resorption in avulsed and replanted incisor teeth in children. *Dent Traumatol.* 2001;17:205–209.

Fraturas da raiz dentária

Chavda R, Mannocci F, Andiappan M, et al. Comparing the in vivo diagnostic accuracy of digital periapical radiography with cone-beam computed tomography for the detection of vertical root fracture. *J Endod.* 2014;40(10):1524–1529.

Cvek M, Mejare I, Andreason JO. Healing and prognosis of teeth with intra-alveolar fractures involving the cervical part of the root. *Dent Traumatol.* 2002;18:57–65.

Edlund M, Nair MK, Nair UP. Detection of vertical root fractures by using cone-beam computed tomography: a clinical study. *J Endod.* 2011;37(6):768–772.

Hovland EJ. Horizontal root fractures: treatment and repair. *Dent Clin North Am.* 1992;36:509–525.

Majorana A, Pasini S, Bardellini E, et al. Clinical and epidemiological study of traumatic root fractures. *Dent Traumatol.* 2002;18:77–80.

Neves FS, Freitas DQ, Campos PS, et al. Evaluation of cone-beam computed tomography in the diagnosis of vertical root fractures: the influence of imaging modes and root canal materials. *J Endod.* 2014;40(10):1530–1536.

Schetritt A, Steffensen B. Diagnosis and management of vertical root fractures. *J Can Dent Assoc.* 1995;61:607–613.

Sim IG, Lim TS, Krishnaswamy G, et al. Decision Making for Retention of Endodontically Treated Posterior Cracked Teeth: A 5-year Follow-up Study. *J Endod.* 2016;42(2):225–229.

Walton RE, Michelich RJ, Smith GN. The histopathogenesis of vertical root fractures. *J Endodont.* 1984;10:48–56.

Fraturas dentárias

Andreasen JO. *Traumatic Injuries of the Teeth.* Philadelphia: Saunders; 1981.

Andreasen JO, Andreasen FM, Skeie A, et al. Effect of treatment delay upon pulp and periodontal healing of traumatic dental injuries—a review article. *Dent Traumatol.* 2002;18:116–128.

Malmgren B, Andreasen JO, Flores MT, et al. International Association of Dental Traumatology guidelines for the management of traumatic dental injuries: 3. Injuries in the primary dentition. *Dent Traumatol.* 2012;28(3):174–182.

Ravn JJ. Follow-up study of permanent incisors with enamel fractures as a result of acute trauma. *Scand J Dent Res.* 1981;89:213–217.

Ravn JJ. Follow-up study of permanent incisors with enamel-dentin fracture after acute trauma. *Scand J Dent Res.* 1981;89:355–365.

Fraturas do complexo zigomático

Kochhar A, Byrne PJ. Surgical management of complex midfacial fractures. *Otolaryngol Clin North Am.* 2013;46(5):759–778.

Moreira Marinho RO, Freire-Maia B. Management of Fractures of the Zygomaticomaxillary Complex. *Oral and Maxillofacial Surgery Clinics of North America.* 2013;25(4):617–636.

Fraturas do processo alveolar

Andreasen JO. Fractures of the alveolar process of the jaw: a clinical and radiographic follow-up study. *Scand J Dent Res.* 1970;78:263–272.

Giovannini UM, Goudot P. Radiologic evaluation of mandibular and dentoalveolar fractures. *Plast Reconstr Surg.* 2002;109:2165–2166.

Fraturas do processo condilar

Consensus Conference on Open or Closed Management of Condylar Fractures, 12th ICOMS, Budapest, 1995. *Int J Oral Maxillofac Surg.* 1998;27:243–267.

Dahlström L, Kahnberg KE, Lindahl L. 15 years follow-up on condylar fractures. *Int J Oral Maxillofac Surg.* 1989;18:18–23.

Davis B. Late Reconstruction of Condylar Neck and Head Fractures. *Oral and Maxillofacial Surgery Clinics of North America.* 2013;25(4):661–681.

Dimitroulis G. Condylar injuries in growing patients. *Aust Dent J.* 1997;42:367–371.

Kisnisci R. Management of Fractures of the Condyle, Condylar Neck, and Coronoid Process. *Oral and Maxillofacial Surgery Clinics of North America.* 2013;25(4):573–590.

Luxação

Andreasen JO. Luxation of permanent teeth due to trauma: a clinical and radiographic follow up study of 189 injured teeth. *Scand J Dent Res.* 1970;78:273–286.

Diangelis AJ, Andreasen JO, Ebeleseder KA, et al. International Association of Dental Traumatology guidelines for the management of traumatic dental injuries: 1. Fractures and luxations of permanent teeth. *Dent Traumatol.* 2012;28(1):2–12.

Traumatismos da mandíbula

Afrooz PN, Bykowski MR, James IB, et al. The Epidemiology of Mandibular Fractures in the United States, Part 1: A Review of 13,142 Cases from the US National Trauma Data Bank. *J Oral Maxillofac Surg.* 2015;73(12):2361–2366.

Braasch DC, Abubaker AO. Management of Mandibular Angle Fracture. *Oral and Maxillofacial Surgery Clinics of North America.* 2013;25(4):591–600.

Escott EJ, Branstetter BF. Incidence and characterization of unifocal mandible fractures on CT. *AJNR Am J Neuroradiol.* 2008;29:890–894.

Goodday RHB. Management of Fractures of the Mandibular Body and Symphysis. *Oral and Maxillofacial Surgery Clinics of North America.* 2013;25(4):601–616.

Kaeppler G, Cornelius CP, Ehrenfeld M, et al. Diagnostic efficacy of cone-beam computed tomography for mandibular fractures. *Oral Surg Oral Med Oral Pathol Oral Radiol.* 2013;116(1):98–104.

Traumatismos da maxila

Ceallaigh PO, Ekanaykaee K, Beirne CJ, et al. Diagnosis and management of common maxillofacial injuries in the emergency department. Part 4: orbital floor and midface fractures. *Emerg Med J.* 2007;24(4):292–293.

Hopper RA, Salemy S, Sze RW. Diagnosis of midface fractures with CT: what the surgeon needs to know. *Radiographics.* 2006;26(3):783–793.

Winegar BA, Murillo H. Tantiwongkosi B. Spectrum of critical imaging findings in complex facial skeletal trauma. *Radiographics.* 2013;33(1):3–19.

28

Doenças dos Seios da Face

Sotirios Tetradis

Os seios paranasais são os quatro conjuntos pares de cavidades preenchidas por ar do complexo craniofacial, consistindo em seios maxilares, frontal, esfenoidal e as células aéreas etmoidais. Os seios maxilares são de particular importância para o cirurgião-dentista devido à sua proximidade com os dentes e suas estruturas associadas. As anormalidades decorrentes dentro do seio maxilar podem causar sintomas que podem imitar doenças de origem odontogênica; da mesma forma, as anormalidades decorrentes que surgem no dente e em torno dele podem afetar os seios ou imitar os sintomas da doença sinusal. Como os seios paranasais podem aparecer em muitas imagens diagnósticas usadas na prática da odontologia, o dentista deve estar familiarizado com as variações na aparência normal dos seios e as doenças mais comuns que podem afetá-los.

DESENVOLVIMENTO NORMAL E VARIAÇÕES

Os seios paranasais se desenvolvem a partir de invaginações da fossa nasal em direção aos respectivos ossos (maxilar, frontal, esfenoide e etmoide) e continuam a aumentar até a maturidade esquelética. Como nas cavidades nasais, os seios paranasais são revestidos por mucosa respiratória composta por epitélio colunar pseudoestratificado ciliado. Os cílios movem as secreções sinusais através dos óstios e para dentro das fossas nasais. O seio maxilar ou antro é o primeiro a se desenvolver no segundo mês da vida intrauterina. Uma invaginação se desenvolve na parede lateral da fossa nasal no meato médio, e a cavidade sinusal aumenta lateralmente no corpo da maxila. Ao nascimento, cada seio é uma fenda fina e pequena, com não mais que 8 mm de comprimento em sua dimensão anteroposterior. Com o tempo, a maxila se torna progressivamente mais pneumatizada à medida que a cavidade aérea se expande no osso tanto lateralmente nas órbitas em direção ao processo zigomático quanto inferiormente no processo alveolar. A pneumatização no processo alveolar cobre o assoalho do seio maxilar sobre as raízes dos dentes pré-molares ou molares em graus variados. A aparência da imagem do assoalho do seio maxilar é uma linha radiopaca fina e bem definida. Se o processo alveolar da maxila não estiver bem pneumatizado, o assoalho do seio pode não ser visível nas imagens periapicais (Figura 28.1A), ou pode ser visto superior às raízes dos pré-molares superiores ou dentes molares (Figura 28.1B). Com maior pneumatização do processo alveolar, o assoalho do seio pode parecer ondular ao redor das raízes dos dentes ou ser sobreposto às raízes dentárias, dando a falsa impressão de que as raízes penetraram no assoalho do seio (Figura 28.1C e D). Um exame mais detalhado das áreas periapicais revela a lâmina dura intacta e os espaços do ligamento periodontal.

Em pacientes com pneumatização considerável do processo alveolar da maxila, a lâmina dura de um dente pré-molar ou molar pode formar uma porção do assoalho do seio. A pneumatização maxilar também pode estender-se nos processos palatino, zigomático e frontal da maxila, e isto pode ser apreciado em imagens planas e exames de imagem avançados como tomografia computadorizada do feixe cônico (CBCT; do inglês, *cone beam computed tomography*), tomografia computadorizada (TC), ou imagem por ressonância magnética (RM) (Figura 28.2A). Em alguns casos, o aspecto da maxila normalmente pneumatizada pode ser erroneamente confundido com uma lesão benigna ocupando o espaço, particularmente nas imagens planas (Figura 28.3).

A hipoplasia dos seios maxilares ocorre unilateralmente em aproximadamente 1,7% dos pacientes e (Figura 28.2 B e C) bilateralmente em 7,2%. Nas imagens simples desses pacientes, o seio afetado pode parecer mais radiopaco que o normal devido à quantidade relativamente grande de osso maxilar circundante. A configuração das paredes dos seios maxilares frequentemente ajuda a diferenciar entre um seio hipoplásico e um seio patologicamente radiopaco. A assimetria no tamanho dos seios maxilares direito e esquerdo é vista não apenas na presença de seio hipoplásico unilateral, mas também pode aparecer na síndrome do seio silencioso (Figura 28.2D).

Síndrome do seio silencioso é uma entidade patológica rara que se acredita ser causada por hipoventilação sinusal devido à obstrução do óstio do seio maxilar envolvido, levando à diminuição no tamanho do seio maxilar. Essa síndrome está associada a manifestações clínicas como enoftalmia e deslocamento para baixo do globo ocular na órbita. Radiograficamente, a síndrome do seio silencioso é caracterizada pela redução do tamanho do seio com o arqueamento das paredes dos seios e órbita inferiormente deslocada com maior conteúdo orbital.

O desenvolvimento dos seios frontais geralmente não se inicia antes do quinto ou sexto ano de vida. Esses seios se desenvolvem diretamente a partir de extensões da fossa nasal ou através das células aéreas etmoidais anteriores (Figura 28.4B). Em cerca de 4% da população, os seios frontais não se desenvolvem. Assim como nos demais seios paranasais, as cavidades dos seios frontais direito e esquerdo se desenvolvem separadamente, e conforme elas se expandem, elas se aproximam umas das outras na linha média. Em tais circunstâncias, um fino septo ósseo pode separar parcialmente ou completamente as duas cavidades assimétricas. Em adultos, a pneumatização do seio frontal também pode se estender posteriormente nos tetos da órbita.

O seio esfenoidal começa a crescer no quarto mês fetal como invaginações dos recessos esfenoetmoidal da fossa nasal. Localizado no corpo do osso do esfenoide, os seios podem ser separados por um septo ósseo completo ou parcial que pode resultar em cavidades do seio que são assimétricas em tamanho e forma. Semelhante aos outros seios, os seios esfenoidais podem se estender além do corpo do osso esfenoide para dentro da sela túrcica, do processo clinoide, da asa maior ou menor, e do processo pterigoide. O óstio do seio esfenoidal é uma abertura com diâmetro relativamente grande, que pode explicar quais bloqueios do óstio do seio esfenoidal são incomuns (ver seção sobre mucoceles mais adiante, neste capítulo).

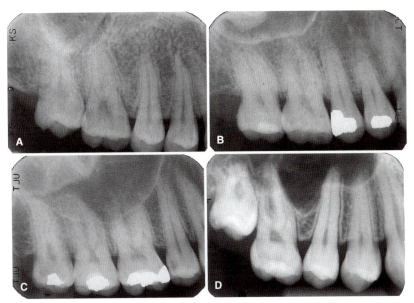

Figura 28.1 A a D. A faixa normal da posição do seio maxilar relativa aos dentes pré-molar e molar é mostrada em imagens periapicais. Não há assoalho aparente em **A** com progressivamente mais pneumatização do processo alveolar em **B** e **C**; drapeado da borda do seio maxilar sobre os ápices do dente é particularmente evidente em **D**.

As células aéreas etmoidais se estendem nos ossos etmoidais em desenvolvimento durante o quinto mês fetal. Elas consistem em múltiplas câmaras preenchidas com ar separadas ou interconectadas que limitam o aspecto medial e, algumas vezes, o aspecto inferior das cavidades da órbita (Figura 28.4A e B). O número de células aéreas varia consideravelmente, sendo que cada osso etmoidal possui 8 a 15 células. Em alguns casos, as células aéreas etmoidais podem se estender para estruturas vizinhas como os ossos maxilar, lacrimal, frontal, esfenoide e palatino.

A função dos seios paranasais tem sido controversa. No entanto, muitas autoridades agora acreditam que o papel dos seios paranasais seja isolar ou proteger estruturas vitais mais profundas de traumatismo externo.

PATOLOGIAS ASSOCIADAS AOS SEIOS PARANASAIS

Os seios maxilares são de grande preocupação para o cirurgião-dentista devido à sua proximidade com os dentes e suas estruturas de suporte. Portanto, a ênfase neste capítulo é nas doenças relacionadas com o seio maxilar.

Definição

Patologias relacionadas aos seios maxilares incluem aquelas originárias principalmente de tecidos dentro do seio (doenças intrínsecas) e aquelas originadas fora do seio (comumente de origem odontogênica) que invadem ou infiltram no seio (doenças extrínsecas).

Características clínicas

Os sinais e sintomas clínicos das doenças dos seios maxilares incluem sensação de pressão, alteração das características vocais, dor ao movimentar a cabeça, sensibilidade do dente, disestesia regional, parestesia ou anestesia e tumefação das estruturas faciais adjacentes à maxila.

Imagem aplicada ao diagnóstico

Quando se suspeita de patologia do seio maxilar, pode ser razoável para o dentista prosseguir com a investigação radiológica inicial. Uma imagem periapical fornece uma visão detalhada das estruturas periapicais dos dentes e suas relações com o recesso alveolar e assoalho do seio maxilar. Embora este exame seja limitado, se o dentista suspeita de uma anormalidade, uma imagem panorâmica ou oclusal lateral maxilar pode ser útil para obter vistas de uma região maior do seio, assim como partes das paredes inferior, posterior e anteromedial. Em alguns casos, pode ser difícil comparar os aspectos internos dos seios direito e esquerdo na imagem panorâmica por causa da sobreposição das estruturas anatômicas adjacentes ou imagens fantasma. Se houver um achado positivo nestas imagens, o paciente deve ser indicado para um radiologista oral e maxilofacial para um exame de imagens mais abrangente.

A imagem avançada tornou-se incrivelmente importante para a avaliação da patologia do seio e substitui virtualmente imagens planas e tomografia convencional para investigações dos seios paranasais. Imagens coronais de MDCT e CBCT fornecem visualização superior do complexo ostiomeatal (a região dos óstios do seio maxilar e células aéreas etmoidais) e cavidades nasais e para demonstrar qualquer reação no osso ao redor da doença sinusal. A ressonância magnética proporciona uma imagem superior dos tecidos moles, especialmente a extensão das neoplasias que se desenvolvem ou infiltram os seios ou tecidos moles adjacentes, ou a diferenciação das secreções de fluidos retidas das massas de tecido mole nos seios.

PATOLOGIAS INTRÍNSECAS DOS SEIOS PARANASAIS

Esta seção descreve anormalidades que se originam dos tecidos dentro dos seios.

Doença inflamatória

A inflamação pode resultar de várias causas, como infecção, irritação química, alergia, presença de corpo estranho ou traumatismo facial. Essas condições podem produzir espessamento da mucosa sinusal, que pode ser observado na imagem. Infecções virais podem, no entanto, não produzir qualquer alteração de imagem em um seio.

Mucosite

Mecanismo da doença. O revestimento mucoso dos seios paranasais é composto por epitélio respiratório, apresentando geral-

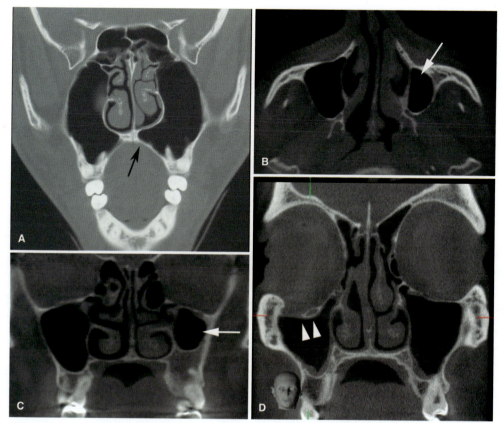

Figura 28.2 A. Pneumatização do processo palatino da maxila (*seta*) contíguo ao seio maxilar em imagem de tomografia computadorizada com multidetectores, plano coronal. Tomografia computadorizada de feixe cônico (CBCT) nos planos axial (**B**) e coronal (**C**) demonstrando um seio maxilar esquerdo hipoplásico (*setas*). **D.** Imagem de CBCT coronal de um paciente com síndrome do seio silencioso. Observe o assoalho posicionado inferiormente à órbita direita (*setas*) e o tamanho ampliado da órbita.

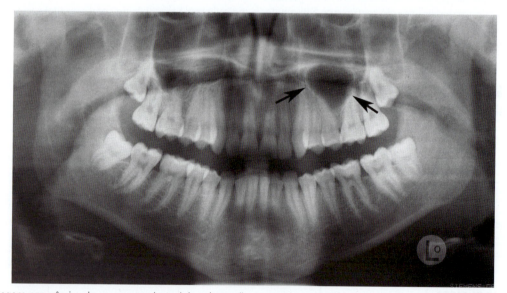

Figura 28.3 Imagem panorâmica de um espaço *(setas)* do seio maxilar esquerdo acompanhando as raízes, assemelhando-se a uma lesão benigna que ocupa o espaço.

mente 1 mm de espessura. A mucosa sinusal normal não é visualizada nas imagens; entretanto, a mucosa inflamada pode aumentar em 10 a 15 vezes a espessura, e isto pode ser visualizado por imagens. A alteração inflamatória localizada é denominada mucosite.

Características clínicas. Muitos pacientes podem não estar cientes de uma alteração na mucosa sinusal, e essas alterações frequentemente são descobertas como achados incidentais nas imagens feitas para outros fins. Consequentemente, o achado de mucosa espessada em um indivíduo que de fato é assintomático não implica necessidade de que investigações adicionais sejam necessárias ou de que tratamento seja requerido.

Características da imagem. O espessamento da mucosa é prontamente detectável na imagem como uma banda radiopaca, não corticalizada, bem definida de aumento da radiopacidade paralelo à parede óssea do seio (Figura 28.5).

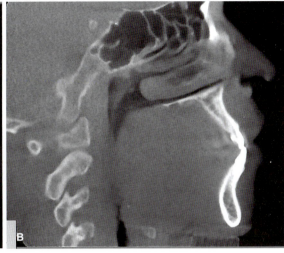

Figura 28.4 A. Imagem de CBCT coronal dos seios maxilares normais e células aéreas etmoidais. **B.** Imagem de CBCT sagital dos seios esfenoidal e frontal normais e células aéreas etmoidais.

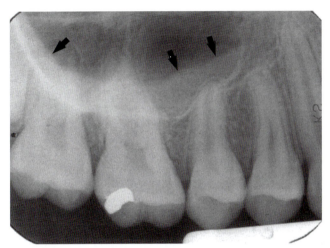

Figura 28.5 Mucosa sinusal espessa *(setas)* é retratada como uma banda radiopaca, paralela ao contorno do assoalho do seio maxilar.

Sinusite

Mecanismo da doença. A sinusite é uma condição inflamatória generalizada da mucosa sinusal causada por um alérgeno, bactéria ou vírus. As alterações inflamatórias podem levar a retenção e disfunção ciliar de secreções sinusais, bem como, ocasionalmente, o bloqueio por entupimento do complexo ostiomeatal. O termo **pansinusite** está relacionado às sinusites que afetam todos os seios paranasais. Em crianças com pansinusite, a possibilidade de fibrose cística deve ser considerada. A sinusite é frequentemente categorizada como aguda ou crônica pelo tempo decorrido que a patologia esteve presente. Se a doença estiver presente há 4 semanas ou menos, é denominada sinusite aguda; se estiver presente por mais de 12 semanas consecutivas, é considerada crônica. Para sinusite com duração de mais de 4 semanas até 12 semanas, o termo *subagudo* pode ser usado.

Características clínicas. A sinusite aguda é a mais comum das condições sinusais que causam dor e frequentemente é uma complicação do resfriado comum. Após alguns dias, a congestão nasal acompanhada por uma secreção clara pode aumentar, e o paciente pode se queixar de dor e sensação de pressão ou tumefação do seio acometido. A dor também pode ser referida aos dentes pré-molar e molar no lado afetado e esses dentes desenvolvem sensibilidade à percussão. No caso de uma sinusite bacteriana, uma secreção esverdeada ou amarelo-esverdeada pode acompanhar os demais sinais e sintomas correspondentes. Em tais casos, é importante que o dente seja descartado como uma possível fonte de dor ou infecção.

A sinusite maxilar crônica é uma sequela da infecção aguda que não obteve cura por 12 semanas. Geralmente, não ocorrem sinais externos, exceto durante os períodos de agudização da doença, quando o aumento da dor e o desconforto se tornam evidentes. A sinusite crônica pode se desenvolver com variações anatômicas, incluindo desvio do septo nasal e a presença de concha bulosa (pneumatização da concha nasal média) que impede o fluxo do muco ou com rinite alérgica, asma, fibrose cística e infecções dentárias.

Características da imagem. O espessamento da mucosa sinusal e o acúmulo de secreção que acompanham a sinusite reduzem o espaço aéreo dos seios, gerando uma radiopacidade gradativa no seu interior. Os padrões radiopacos mais comuns são o espessamento mucoso localizado ao longo do assoalho dos seios, espessamento generalizado do revestimento interno mucoso ao redor de toda a parede da cavidade sinusal a uma completa ou quase completa opacificação dos seios (Figuras 28.6 e 28.7). O espessamento da mucosa, quando presente, também pode causar bloqueio do óstio sinusal. O espessamento mucoso somente na base do seio pode não representar uma sinusite. Provavelmente, esse é resultado de um espessamento mais localizado ou mucosite que pode ocorrer em associação a uma osteíte condensante de um dente não vital. Se não tratada, essa condição pode progredir e acometer todo o seio.

A imagem de mucosa sinusal espessada pode ser uniforme ou polipoide. No caso de uma reação alérgica, a mucosa tende a ser mais lobulada. Em contraste, em casos de infecção, o contorno do espessamento mucoso tende a ser mais plano, acompanhando a parede do seio. A incapacidade em avaliar as finas paredes das células aéreas etmoidais é um sinal típico de sinusite etmoidal.

Por vezes, um nível hidroaéreo resultante do acúmulo de secreções pode também estar presente. Como as radiopacidades dos transudatos, exsudatos, sangue e mucosa patologicamente alterada são semelhantes, a diferenciação entre eles depende de sua forma e distribuição. Quando presente, o fluido parece radiopaco e ocupa a porção inferior ou aspecto dependente do seio. O limite entre o fluido radiopaco e o ar relativamente radiotransparente no seio é horizontal e reto, e um formato de meia-lua pode ser visto na periferia onde o fluido encontra uma parede sinusal (Figura 28.6). A sinusite crônica pode resultar em radiopacificação persistente do seio com esclerose e espessamento das paredes ósseas, já que o periósteo sinusal é estimulado (Figura 28.8).

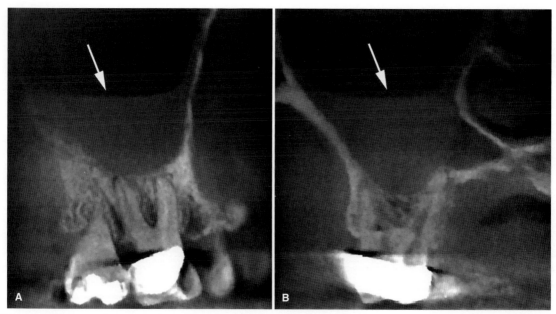

Figura 28.6 Cortes de tomografia computadorizada sagital (**A**) e coronal (**B**) demonstrando um nível hidroaéreo no seio maxilar direito (*setas*).

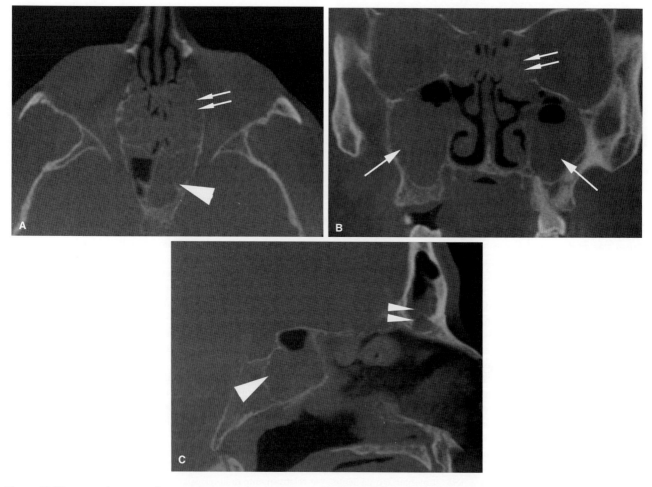

Figura 28.7 Imagens de tomografia computadorizada feixe cônico axial (**A**), coronal (**B**) e sagital (**C**) revelando a opacificação dos seios maxilares (*setas*), etmoidais (*setas duplas*), esfenoidais (*pontas de seta*) e frontais (*setas duplas*).

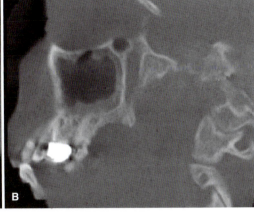

Figura 28.8 Imagens de CBCT nos planos axial (**A**) e sagital (**B**) mostram o espessamento ósseo periférico do seio maxilar esquerdo devido a sinusite crônica.

O quadro final da sinusite aguda torna-se aparente na imagem mediante aumento gradativo da radiotransparência dos seios. Isto pode ser inicialmente identificado quando surge uma pequena área clara no interior dos seios; a membrana mucosa espessada aos poucos se retrai, buscando acompanhar a cortical da parede óssea. No momento, a imagem da membrana do muco não é visível e o seio parece normal. Na sinusite crônica, as alterações para a parede sinusal podem persistir.

Tratamento. Os objetivos do tratamento da sinusite são controlar a infecção, promover a drenagem e aliviar a dor. A sinusite aguda é geralmente tratada medicando o paciente com descongestionantes com o intuito de reduzir o edema mucoso e com antibióticos no caso de sinusite bacteriana. A sinusite crônica é primariamente uma doença de obstrução do óstio; o objetivo é ventilação e drenagem. A cirurgia endoscópica é frequentemente realizada para aumentar o óstio obstruído, ou um caminho alternativo de drenagem é estabelecido.

Pseudocisto de retenção

Mecanismo da doença. O termo **pseudocisto de retenção** é usado para descrever diversas condições correlacionadas que resultam no desenvolvimento das lesões pseudocísticas que não são revestidas pelo epitélio. A patogênese dessas lesões é controversa; mas devido às suas características clínicas e de imagem serem similares, nenhuma tentativa é feita para distingui-las no momento. Como tal, muitos sinônimos foram utilizados para esta entidade: pseudocisto antral, cisto benigno da mucosa, cisto de retenção de muco, pseudocisto de retenção de muco, cisto mesotelial, pseudocisto, cisto intersticial, cisto linfangiectásico, cisto falso, cisto de retenção do seio maxilar, cisto benigno do antro, cisto benigno da mucosa do seio, pseudocisto de retenção não secretor seroso e cisto antral da mucosa.

Uma das etiologias sugeridas é a de que poderia ocorrer um bloqueio nos ductos secretores das glândulas seromucosas da mucosa sinusal, gerando um acúmulo patológico submucoso de secreções, resultando em edema tecidual. Uma segunda teoria sugere que o pseudocisto de retenção não secretor seroso surge a partir da degeneração cística de um revestimento sinusal inflamado e espessado.

Características clínicas. Os pseudocistos de retenção podem ser encontrados em qualquer um dos seios e a qualquer momento do ano, embora eles possam ocorrer mais frequentemente no início da primavera ou outono. Essa ocorrência sugere que o desenvolvimento de pseudocistos de retenção pode estar relacionado a mudanças nas alergias sazonais, resfriados, umidade ou temperatura. Muitos estudos mostraram que os pseudocistos de retenção são mais comuns nos homens.

Um pseudocisto de retenção raramente causa qualquer tipo de sinal ou sintoma, e assim o paciente geralmente desconhece ser portador da lesão. Normalmente a lesão é encontrada incidentalmente em imagens feitas com outros propósitos. Os pseudocistos de retenção podem variar amplamente desde o tamanho da ponta do dedo até um tamanho o suficiente para preencher completamente o seio e torná-lo radiopaco. Entretanto, quando um pseudocisto preenche completamente as cavidades dos seios maxilares, pode ocorrer um prolapso (extrusão) através do óstio e causar obstrução nasal. O pseudocisto de retenção também pode romper-se como resultado de mudanças bruscas de pressão causadas pelo espirro ou sopro do nariz, produzindo secreção pós-nasal. Esses sintomas podem ser a única evidência clínica da presença do pseudocisto. O pseudocisto pode ser visualizado em exames por imagem do seio maxilar, e pode estar ausente apenas alguns dias depois, ressurgindo mais tarde em exames posteriores.

O seio maxilar é o local mais comum dos pseudocistos de retenção. Os pseudocistos ocasionalmente são encontrados no seio esfenoidal e menos frequentemente são encontrados nos seios frontais e células aéreas etmoidais. Sua origem não está relacionada às extrações dentárias ou à doença inflamatória periapical.

Características da imagem

Localização. Imagens parciais dos pseudocistos de retenção do antro maxilar podem aparecer em tomadas periapicais da região posterossuperior (Figura 28.9A), mas são melhor demonstradas nas imagens extraorais (Figura 28.9B). Um ou mais pseudocistos podem ocorrer dentro do mesmo seio de diferentes cavidades sinusais. Esses pseudocistos geralmente se formam no assoalho do seio (Figura 28.9A e B), embora possam se formar em qualquer parede ou possam preencher a maior parte da cavidade sinusal (Figura 28.9C a E).

Periferia. Os pseudocistos de retenção geralmente parecem como massas radiopacas sésseis, em sua maioria bem definidas não corticalizadas, lisas, em forma de cúpula. Como a lesão se origina de dentro do seio, ela não tem uma borda radiopaca e limite cortical.

Estrutura interna. O aspecto interno é homogêneo e mais radiopaco que o ar circundante da cavidade sinusal (Figura 28.9). A radiopacidade da lesão é causada pelo acúmulo de fluido no revestimento do tecido mole do seio, juntamente com a mucosa espessada, ambos os quais são relativamente mais radiopacos que o ar.

Efeitos sobre estruturas adjacentes. Não há efeitos nas estruturas adjacentes. O assoalho do seio adjacente está sempre intacto.

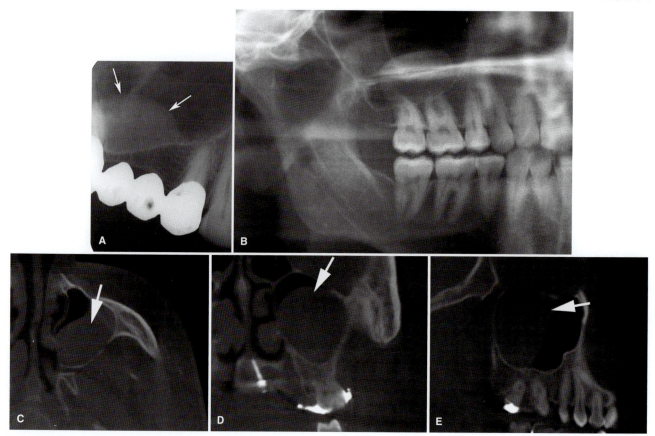

Figura 28.9 Pseudocisto de retenção não corticalizado, em forma de cúpula (setas), visualizado em imagens periapical (**A**) e panorâmica recortada (**B**), além de CBCT axial (**C**), coronal (**D**) e sagital (**E**). Pseudocistos de retenção possuem bordas não corticalizadas, indicando que eles surgem do seio. Eles podem atingir vários tamanhos e ocupar a maior parte da cavidade sinusal.

Efeitos sobre dentes adjacentes. Quando um pseudocisto de retenção ocorre adjacente à raiz de um dente, a lâmina dura adjacente à raiz é intacta e a largura do espaço de ligamento periodontal não é afetada.

Diagnóstico diferencial. É importante saber diferenciar os pseudocistos de retenção dos pólipos antrais, cistos odontogênicos, ou qualquer massa neoplásica decorrente na maxila adjacente ao seio; isto pode geralmente ser feito por intermédio de características de imagem e pelo histórico do paciente. O assoalho do seio maxilar pode ser deslocado por uma neoplasia ou cisto odontogênico em desenvolvimento conforme a borda da lesão se torna coincidente com o assoalho do seio ósseo. Em alguns casos, fenestrações periódicas podem ser vistas através do assoalho do seio ósseo, dependendo da taxa de crescimento ou agressividade do cisto ou neoplasia. O pseudocisto de retenção possui forma de cúpula, mas não possui a linha fina radiopaca marginal representando o limite cortical característico do cisto odontogênico ou neoplasia.

Pólipos antrais de origem infecciosa ou alérgica podem ser difíceis de distinguir dos pseudocistos de retenção, mas quando há mucosite concorrente e múltiplas massas de tecido mole, a possibilidade de pólipos deve ser considerada. Neoplasias benignas também podem imitar os pseudocistos de retenção. Se as neoplasias benignas se originarem de fora do seio, elas são separadas da cavidade do seio por uma borda radiopaca, similar aos cistos odontogênicos. As neoplasias malignas podem destruir a borda óssea do seio, se elas surgirem de dentro do seio ou do processo alveolar. No entanto, é menos provável que uma neoplasia maligna apareça em forma de cúpula como um pseudocisto de retenção.

Tratamento. Os pseudocistos de retenção dos seios maxilares geralmente não necessitam de tratamento, já que em geral apresentam resolução espontânea sem qualquer efeito residual na mucosa antral.

Pólipos

Mecanismo da doença. A membrana mucosa espessada de uma inflamação crônica sinusal frequentemente gera pregas irregulares chamadas pólipos. As poliposes da mucosa sinusal podem se desenvolver em uma área isolada ou em várias áreas por todo o seio.

Características clínicas. Os pólipos podem causar deslocamento ou destruição óssea. Nas células aéreas etmoidais, os pólipos podem gerar destruição da parede medial da órbita (lâmina papirácea do osso etmoide), e uma proptose unilateral.

Características da imagem. Um pólipo pode ser diferenciado de um pseudocisto de retenção em uma imagem notando que um pólipo geralmente ocorre com um revestimento mucoso espesso porque a massa polipoide não é mais do que uma acentuação do espessamento da mucosa. No caso de um pseudocisto de retenção, o revestimento da membrana mucosa adjacente geralmente não é visível. Se múltiplos pseudocistos de retenção forem vistos no interior dos seios, a possibilidade de uma polipose sinusal estar instalada deve ser considerada.

A imagem do deslocamento ósseo ou destruição associados aos pólipos pode simular uma neoplasia benigna ou maligna. Devido ao fato de muitas neoplasias sinusais serem assintomáticas, o exame de um seio paranasal que revele que a destruição óssea associada a aumento da radiopacidade é uma forte indicação para biopsia e imagem adicional; o tratamento não deve ser retardado pelo tratamento conservador inicial.

Antrólito

Mecanismo da doença. Os antrólitos ocorrem no interior dos seios maxilares e são resultado da deposição de sais minerais – tais como fosfato de cálcio, carbonato de cálcio e magnésio – ao redor de um

nicho. Os antrólitos podem penetrar nos seios (extrínsecos) ou ser intrínsecos, quando massas de muco estagnadas ou muco espesso ou detrito celular acumulam-se em áreas previamente inflamadas.
Características clínicas. Pequenos antrólitos são normalmente assintomáticos e descobertos como achados incidentais nos exames por imagem. Se eles continuarem a crescer, o paciente pode ter sinusite associada a um sangramento nasal, obstrução nasal ou dor facial.

Características da imagem

Localização. Os antrólitos se desenvolvem no interior dos seios maxilares e aparecem sobre o assoalho do antro maxilar nas imagens periapical ou panorâmica (Figura 28.10).
Periferia. Os antrólitos possuem uma periferia bem definida e podem ter forma plana ou irregular.
Estrutura interna. O aspecto interno pode variar desde uma leve radiopacidade até uma estrutura extremamente radiopaca. A radiopacidade interna pode ser homogênea ou heterogênea. Em alguns casos, camadas alternadas de radiotransparência e radiopacidade na forma de laminações podem ser vistas.
Diagnóstico diferencial. Os antrólitos podem ser diferenciados de fragmentos radiculares no interior dos seios por meio da presença ou não da imagem do canal radicular. Um fragmento radicular deslocado para o interior do seio se movimenta à medida que são realizadas imagens com a cabeça do paciente em diferentes posições, a menos que este esteja depositado entre o osso e o revestimento sinusal. Já os rinólitos são calcificações similares encontradas dentro da cavidade nasal.
Tratamento. Os antrólitos sintomáticos devem ser removidos por um otorrinolaringologista.

Mucocele

Mecanismo da doença. Mucocele é uma lesão expansiva e destrutiva que se desenvolve a partir de um óstio sinusal obstruído. Esse bloqueio pode ser resultado de uma inflamação intra-antral ou intranasal, pólipos, ou neoplasias e o seio se torna uma cavidade patológica. À medida que as secreções da mucosa se acumulam e a cavidade sinusal é preenchida, o aumento da pressão dentro da cavidade resulta em diminuição da espessura, deslocamento das paredes e, em alguns casos, destruição das paredes do seio. Quando a cavidade é preenchida com pus, é denominada um **empiema**, **piocele** ou **mucopiocele**.

Características clínicas. A mucocele no seio maxilar pode exercer pressão sobre o nervo alveolar superior e causar dor irradiada. O paciente pode primeiramente se queixar de uma sensação de inchaço na bochecha, podendo haver inflamação da área. Esta tumefação pode inicialmente se tornar visível na porção anteroinferior do antro, região na qual a parede é fina ou está destruída. Se a lesão se expandir inferiormente, esta pode ocasionar perda dos dentes posteriores na região. Caso a parede medial do seio seja expandida, a parede lateral da cavidade nasal se deforma e a via respiratória nasal pode ficar obstruída. Se a lesão expandir-se para o interior da órbita, pode causar diplopia (visão dupla) ou proptose (protrusão do globo ocular).

Características da imagem

Localização. Cerca de 90% das mucoceles se desenvolvem nos seios etmoidal e frontal e raramente nos seios maxilar e esfenoidal.
Periferia. A forma normal do seio é alterada com aspecto mais circular, forma "hidráulica", conforme a mucocele cresce.
Estrutura interna. O aspecto interno da cavidade do seio é uniformemente radiopaco (Figura 28.11).
Efeitos sobre estruturas adjacentes. A forma do seio muda à medida que suas bordas são deslocadas para fora e o osso se expande. O septo e as paredes ósseas podem ser gravemente afinados. Quando a mucocele está associada ao antro maxilar, podem ocorrer deslocamento de dentes ou reabsorções radiculares. No seio frontal, os contornos geralmente festonados tornam-se lisos à medida que a lesão se expande, podendo haver deslocamento do septo. A borda supramedial da órbita pode ser deslocada ou destruída. Nas células aéreas etmoidais pode ocorrer deslocamento da lâmina papirácea, comprometendo o conteúdo orbitário. Já no seio esfenoidal pode haver uma expansão no sentido superior, o que sugere uma neoplasia hipofisária.
Diagnóstico diferencial. Ainda que possa não ser possível diferenciar mucocele no interior do antro maxilar de um cisto ou de uma neoplasia, qualquer aspecto sugestivo de que a lesão esteja associada a um óstio obstruído deve reforçar a possibilidade de um diagnóstico de mucocele. O bloqueio do óstio é geralmente resultado de um procedimento cirúrgico anterior, ainda que possa estar relacionado a um desvio de septo nasal ou à presença de um pólipo. Um cisto odontogênico volumoso que desloque o assoalho do seio maxilar pode simular mucocele. Deve-se procurar por qualquer remanescente de um espaço aéreo entre a parede do cisto e a parede do antro.

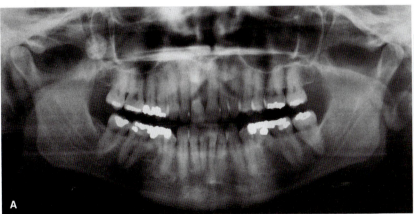
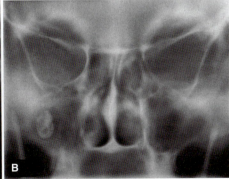

Figura 28.10 A. Padrão circular de alternância radiotransparente e radiopaco de um antrólito é visto em imagem panorâmica sobreposta à parede posterior do seio maxilar direito. **B.** Imagem tomográfica multidirecional coronal confirma a localização do antrólito dentro do seio e mostra que ele não está ligado ao tecido mole.

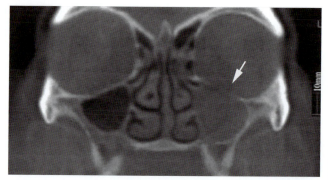

Figura 28.11 Imagem de tomografia computadorizada de feixe cônico coronal demonstrando uma mucocele que causou completa opacificação do seio maxilar esquerdo. Observe a perda de uma borda distinta e o deslocamento do assoalho da órbita (*seta*) e parede medial do seio.

A imagem de MDCT ou CBCT é o método de escolha para fazer essas distinções.

Tratamento. O tratamento da mucocele geralmente é cirúrgico, com um método de Caldwell-Luc para permitir a excisão cirúrgica da lesão. O prognóstico é excelente.

Sinusite fúngica

Mecanismo da doença. Bolas de fungos, também conhecidas como sinusite fúngica, aspergilose e micetoma, desenvolvem-se a partir do aprisionamento e crescimento de hifas e esporos fúngicos dentro do seio afetado e estão associadas à função anormal dos cílios na mucosa do seio. *Aspergillus fumigatus, Aspergillus flavus, Alternaria* spp. e *Pseudallescheria boydii* são os fungos associados mais comuns. Curiosamente, a presença de bolas de fungo no seio maxilar tem sido associada ao tratamento endodôntico de dentes superiores e ao uso de cimentos endodônticos contendo zinco.

Características clínicas. Normalmente, as bolas de fungos são vistas em indivíduos mais velhos (60 a 70 anos de idade), embora a faixa etária seja ampla (28 a 86 anos). Elas geralmente afetam apenas um seio e são mais comumente encontradas no maxilar e menos frequentemente nos seios esfenoidais. Os sintomas são semelhantes aos da sinusite crônica e incluem corrimento nasal, dor e obstrução nasal. Às vezes, pode ser assintomática e o diagnóstico pode ser um achado incidental.

Características da imagem

Localização. Bolas de fungos geralmente afetam os seios maxilares e, menos comumente, o seio esfenoidal. As células etmoidais podem ser afetadas pela extensão da doença do seio maxilar.

Periferia. Bolas de fungos podem causar opacificação parcial ou completa do seio maxilar (Figura 28.12). Espessamento das paredes do seio afetado pode estar presente. No entanto, mínima ou nenhuma expansão do seio é observada.

Estrutura interna. A maior parte do seio demonstra uma opacificação uniforme com densidade de tecido mole. Áreas focais centrais de maior atenuação dentro da bola de fungos representam restos fúngicos calcificados e hifas (Figura 28.12, *setas*).

Efeitos sobre estruturas adjacentes. As estruturas adjacentes não são afetadas. A doença pode se estender até o óstio sinusal. Espessamento das paredes do seio pode estar presente.

Diagnóstico diferencial. O diagnóstico diferencial das bolas de fungos inclui outras formas de rinossinusite ou mucocele. A presença de calcificações internas em exames de imagem auxilia no diagnóstico. A presença de fungos é confirmada por biopsia.

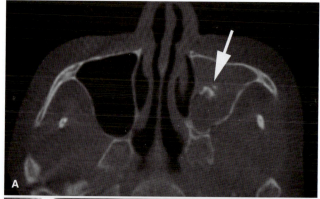
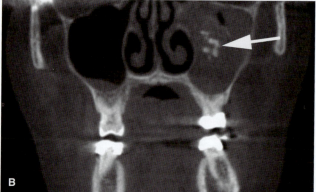
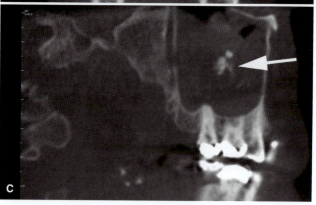

Figura 28.12 Imagens de tomografia computadorizada nos planos axial (**A**), coronal (**B**) sagital (**C**) demonstrando radiopacificação completa do seio maxilar esquerdo e a presença de discretas radiopacidades (*setas*) representando restos fúngicos calcificados e hifas com bola de fungo em um paciente.

Tratamento. O tratamento geralmente envolve a remoção cirúrgica da bola de fungos e o restabelecimento da drenagem sinusal pela antrostomia meatal média.

Neoplasias

As neoplasias benignas dos seios paranasais, diferentemente dos pólipos inflamatórios, são raras. As imagens radiográficas de tais neoplasias benignas são inespecíficas. Geralmente a região da cavidade do seio envolvida parece radiopaca devido à presença de massa, podendo causar deslocamento das paredes adjacentes do seio envolvido.

As neoplasias malignas mais comuns dos seios paranasais são os carcinomas espinocelulares e, em menor proporção, as neoplasias malignas das glândulas salivares. Dos carcinomas dos seios paranasais, 74% se originam do interior dos seios maxilares. Apesar de a presença de radiopacidade ser uma característica tanto de condições inflamatórias quanto das neoplasias, a destruição óssea é mais comum nas neoplasias malignas.

Neoplasias benignas do seio paranasal

Papiloma

Mecanismo da doença. O papiloma epitelial é uma neoplasia rara do epitélio respiratório que ocorre na cavidade nasal e seio paranasal. Ele ocorre predominantemente em homens.

Características clínicas. Obstrução nasal unilateral, secreção nasal, dor e epistaxe podem ocorrer. O paciente pode se queixar de sinusite recorrente por anos e de uma subsequente obstrução nasal no mesmo lado da sinusite. O papiloma epitelial, embora benigno, tem uma incidência de 10% de carcinoma associado.

Características da imagem. As características de imagem não são específicas, e o diagnóstico pode ser feito somente por intermédio de um exame histopatológico.

Localização. O papiloma epitelial ocorre geralmente nos seios etmoidal ou maxilar. Ele também pode surgir como um pólipo isolado no nariz ou nos seios.

Estrutura interna. Esta neoplasia se apresenta como massa radiopaca homogênea de densidade de tecido mole.

Efeitos sobre estruturas adjacentes. Se a destruição óssea for aparente, esta será resultado de uma erosão por pressão.

Osteoma

Mecanismo da doença. O osteoma é a neoplasia mesenquimal mais comum que acomete os seios paranasais. Para uma descrição detalhada, ver Capítulo 24.

Características clínicas. Os osteomas acometem duas vezes mais homens do que mulheres e ocorrem com mais frequência nas segunda, terceira e quarta décadas de vida. A maioria geralmente apresenta crescimento lento e assintomático; e são geralmente diagnosticados incidentalmente em exames realizados com outros propósitos. Quando os sintomas ocorrem, são resultado da obstrução do óstio sinusal ou infundíbulo, ou o resultado da erosão ou deformidade, envolvimento orbital ou extensão intracraniana. O crescimento de osteomas nos seios maxilares pode se estender para o interior do nariz e causar obstrução nasal ou aumento de volume no lado afetado do nariz. Eles também podem expandir os seios e produzir aumento de volume da bochecha ou do palato duro. Em casos de extensão para a órbita, o paciente pode apresentar proptose.

Características da imagem

Localização. Embora os osteomas ocasionalmente se desenvolvam nos seios maxilares, eles são mais comuns nos seios frontal e etmoidal. Sua incidência no antro maxilar varia de 3,9 a 28,5% da incidência em todos os seios paranasais.

Periferia. Um osteoma geralmente tem um formato lobulado ou arredondado e possui limites bem definidos (Figura 28.13).

Estrutura interna. O aspecto interno é homogêneo e extremamente radiopaco.

Diagnóstico diferencial. O diagnóstico diferencial inclui antrólito, micetoma, dentes, odontomas ou neoplasias odontogênicas, embora estas lesões não apresentem normalmente uma aparência tão homogênea quanto o osteoma.

Neoplasia maligna dos seios paranasais

As neoplasias malignas dos seios paranasais são excepcionalmente raras, contabilizando menos de 1% de todas as que ocorrem no corpo humano. O carcinoma espinocelular representa de 80 a 90% das neoplasias nesta região, sendo a neoplasia maligna mais comum dos seios paranasais. Outras neoplasias primárias incluem adenocarcinoma, carcinomas de origem das glândulas salivares, sarcomas de tecidos moles e duros, melanoma e linfoma. Alguns fatores contribuem para um mau prognóstico das neoplasias malignas dos seios paranasais, incluindo o estágio avançado da doença quando esta é finalmente diagnosticada e a grande proximidade com estruturas anatômicas vitais.

Os sinais clínicos e sintomas podem fazer-se passar por uma sinusite inflamatória. As primeiras lesões podem surgir apenas como massas de tecido mole no interior dos seios, antes de causarem destruição óssea. A lesão pode se tornar extensa, envolvendo todo o seio, com evidência de destruição óssea antes de os sintomas ocorrerem. Portanto, qualquer radiopacidade não explicada nos seios maxilares de um indivíduo com mais de 40 anos deve ser investigada exaustivamente.

Carcinoma espinocelular

Mecanismo da doença. É provável que o carcinoma espinocelular tenha origem a partir do epitélio metaplásico do revestimento da mucosa sinusal.

Características clínicas. Os sintomas mais comuns de câncer no seio maxilar são inchaço facial, epistaxe, disestesia, parestesia, obstrução nasal e a presença de uma lesão na cavidade oral. A idade média do paciente é 60 anos (variando de 25 a 89 anos de idade). Os homens são acometidos duas vezes mais que as mulheres. Os linfonodos estão envolvidos em cerca de 10% dos casos, e os sintomas estão presentes por volta de 5 meses antes do diagnóstico.

Os sintomas gerados pelas neoplasias malignas no seio maxilar dependem de quais paredes dos seios estão acometidas. Geralmente a parede medial é a primeira a sofrer erosão, dando início aos sinais e sintomas nasais tais como obstrução, secreção, sangramento e dor. Esses sintomas podem parecer triviais, não sendo dada a devida importância de seu significado. As lesões que surgem no assoalho dos seios podem primeiramente produzir sinais e sintomas dentários, incluindo expansão do processo alveolar, dor de origem desconhecida e sensação alterada do dente, perda do dente, inchaço do palato ou do rebordo alveolar e desadaptação das próteses dentárias. A neoplasia pode erodir o assoalho do seio e penetrar na cavidade oral. Tais manifestações orais ocorrem em 25 a 35% dos pacientes com neoplasias malignas em desenvolvimento no seio maxilar. Quando a lesão penetra na parede lateral, o aumento de volume facial e vestibular torna-se aparente e o paciente pode se queixar de dor e hiperestesia dos dentes superiores. O envolvimento do teto do seio e o assoalho da órbita causa sinais e sintomas relacionados ao olho, incluindo diplopia, proptose, dor e hiperestesia ou anestesia e dor na bochecha e na maxila. A invasão e a penetração da parede posterior podem levar a invasão dos músculos da mastigação, causando trismo doloroso, obstrução da tuba auditiva, causando sensação de ouvido entupido, dor referida e hiperestesia sobre as áreas inervadas pela segunda e terceira divisões do quinto par craniano.

Características da imagem. Por vezes, os achados radiográficos, especialmente nas doenças malignas iniciais dos seios paranasais, são inespecíficos. Pode ser impossível diferenciar manifestações iniciais nas radiografias dos seios maxilares das radiopacidades dos seios que se desenvolvem nas sinusites e na formação dos pólipos. A evidência baseia-se nas alterações observadas no osso circundante, nas paredes do seio e no processo alveolar.

Localização. A maior parte dos carcinomas ocorre nos seios maxilares. Entretanto, o envolvimento dos seios frontal e esfenoidal é também relativamente comum.

Estrutura interna. A aparência interna dos seios maxilares se assemelha a um tecido mole radiopaco.

Efeitos sobre estruturas adjacentes. À medida que a lesão aumenta de tamanho, ela pode destruir as paredes dos seios e causar áreas radiotransparentes irregulares no tecido ósseo adjacente. Um exame detalhado do processo alveolar adjacente pode revelar destruição óssea ao redor dos dentes. Frequentemente, a parede medial do seio maxilar torna-se adelgaçada ou destruída, embora possa haver

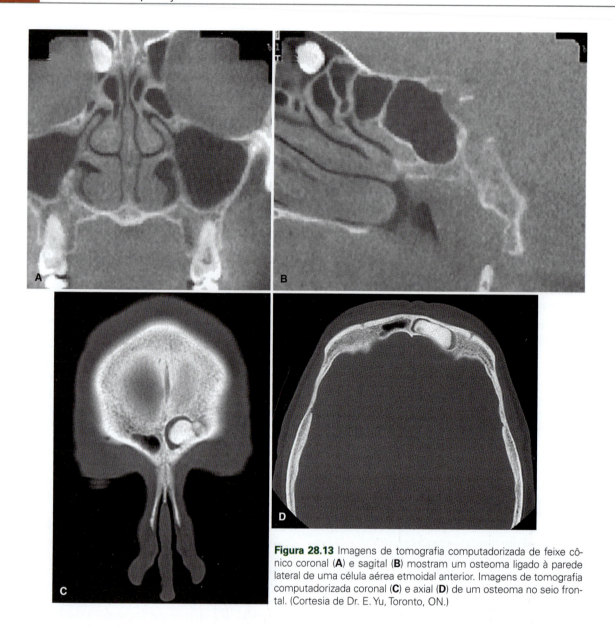

Figura 28.13 Imagens de tomografia computadorizada de feixe cônico coronal (**A**) e sagital (**B**) mostram um osteoma ligado à parede lateral de uma célula aérea etmoidal anterior. Imagens de tomografia computadorizada coronal (**C**) e axial (**D**) de um osteoma no seio frontal. (Cortesia de Dr. E. Yu, Toronto, ON.)

também destruição do assoalho e das paredes medial ou posterior, que podem ser detectadas na radiografia panorâmica. Destruição do contorno da cavidade nasal pode estar presente.

Efeitos sobre dentes adjacentes. Um exame detalhado do processo alveolar adjacente pode revelar um alargamento irregular do espaço do ligamento periodontal e perda da lâmina dura.

Exames de imagem complementares. Se a imagem simples de qualquer seio radiopacificado revelar a menor sugestão de destruição óssea, é imprescindível a obtenção de imagens avançadas, MDCT ou RM (Figura 28.14). Na MDCT, o sinal mais característico de malignidade é a invasão dos espaços adjacentes de tecidos moles além das paredes do seio (Figura 28.14). Consequentemente, a MDCT é útil para revelar a extensão das neoplasias dos seios paranasais, especialmente quando ocorreu a extensão para a órbita, fossa infratemporal ou cavidade craniana. A ressonância magnética é excelente para revelar a extensão da penetração dos tecidos moles nas estruturas adjacentes e para diferenciar um acúmulo de muco da massa de tecido mole da neoplasia.

Diagnóstico diferencial. O diagnóstico diferencial inclui todas as condições que podem causar radiopacidade do antro maxilar, tais como sinusite, pseudocistos de retenção e cistos ou tumores odontogênicos. A destruição óssea também pode ocorrer em condições infecciosas e algumas condições benignas. Deve-se também suspeitar da presença de neoplasias em pacientes de idade avançada, nos quais haja desenvolvimento de sinusite crônica pela primeira vez sem qualquer causa aparente.

Tratamento. O tratamento do carcinoma espinocelular dos seios paranasais pode incluir radioterapia, cirurgia ou uma combinação destes. Neoplasias malignas dos seios paranasais geralmente têm mau prognóstico devido ao fato de serem geralmente diagnosticadas já em estágio avançado. Outros fatores que contribuem para o mau prognóstico incluem o estadiamento pré-operatório frequentemente impreciso e a anatomia complexa da região.

Pseudotumor

Mecanismo da doença. Pseudotumor é um nome descritivo para qualquer lesão expansiva inespecífica, podendo incluir um pseudotumor inflamatório em um descritivo para qualquer doença expansiva inespecífica; pseudotumor, granuloma de células plasmocíticas, pseudotumor fibrioinflamatório, tumor miofibroblástico inflamatório, fibroblastoma, xantogranuloma e granuloma de células plasmáticas. A etiopatogenia exata é desconhecida, mas, como refletido na multiplicidade de sinônimos, a lesão é considerada uma reação inflamatória exagerada.

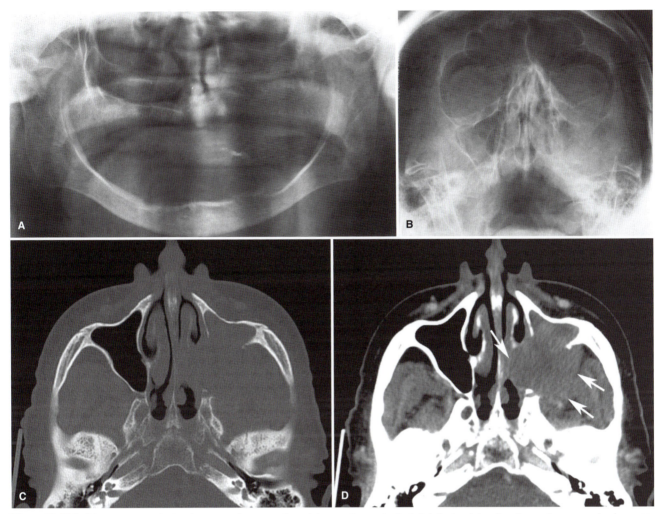

Figura 28.14 A. A imagem panorâmica de um carcinoma espinocelular mostra perda da definição do córtex do seio maxilar esquerdo, do assoalho nasal e da crista alveolar. **B.** A incidência de Waters (occipitomentual) do paciente mostra perda semelhante de integridade cortical da parede lateral da maxila esquerda e opacificação do seio maxilar esquerdo. **C.** TC, janela óssea e plano axial de um carcinoma espinocelular do seio maxilar esquerdo mostra a destruição das paredes posterolateral e medial. **D.** O mesmo corte de imagem no plano Axial com algoritmo de tecido mole demonstra extensão da neoplasia maligna nos tecidos moles circundantes (*setas*). (Cortesia de Dr. K. Dolan, Iowa City, IA.)

Características clínicas. Os pseudotumores geralmente surgem após uma série de infecções recorrentes. Os sintomas podem não ser muito específicos. Pode haver dor recorrente e massa simulando uma neoplasia. Esta última pode causar erosão das paredes do seio acometido e proptose da órbita. A alteração da função nervosa resultante do envolvimento do nervo ou obstrução dos vasos sanguíneos pela massa também tem sido descrita. Embora alguns casos tenham sido relatados em indivíduos saudáveis, muitos ocorrem em pacientes imunocomprometidos ou que apresentem doenças sistêmicas como diabetes melito, doença de von Willebrand ou mielodisplasia.

Características da imagem. Os achados da imagem em casos de pseudotumores incluem massas que simulam neoplasias malignas e que causam erosão das paredes ósseas dos seios acometidos.

Diagnóstico diferencial. Os diagnósticos diferenciais incluem neoplasias benignas e malignas.

Tratamento. O tratamento dos pseudotumores, o qual pode incluir desbridamento dos seios por uma abordagem cirúrgica de Caldwell-Luc, administração de medicamentos antifúngicos, ou outros medicamentos, reflete as diferentes lesões específicas incluídas sob o termo *pseudotumores dos seios*, a localização exata da lesão, o organismo envolvido e o estado de saúde geral do paciente.

PATOLOGIAS EXTRÍNSECAS RELACIONADAS AOS SEIOS PARANASAIS

Doenças inflamatórias

Cerca de 10% dos episódios inflamatórios dos seios maxilares são gerados a partir de infecções dentárias. As lesões inflamatórias dentárias, tais como as periodontais ou periapicais, podem causar mucosite localizada no assoalho adjacente do antro maxilar. Esta mucosite é um resultado da difusão dos mediadores do exsudato inflamatório para além do assoalho do antro e para o periósteo do revestimento mucoso sinusal; manifesta-se como um espessamento radiopaco homogêneo, semelhante a uma faixa, do tecido mole que segue o contorno do seio maxilar (Figura 28.5) e geralmente se resolve em dias ou semanas após o tratamento bem-sucedido da causa subjacente. A mucosa espessada é geralmente centrada diretamente acima da lesão inflamatória.

Periostite e neoformação óssea periosteal

Mecanismo da doença. Como descrito anteriormente, o exsudato das lesões inflamatórias de origem dentária pode se difundir através do limite cortical do assoalho do antro maxilar. Estes produtos podem descorticalizar e elevar o revestimento periosteal da cortical óssea do assoalho do antro maxilar, estimulando a diferenciação das células-tronco pluripotenciais encontradas dentro da camada osteogênica do periósteo para produzir uma camada fina de novo osso adjacente ao ápice radicular do dente envolvido (Figura 28.15). A presença de uma ou mais camadas em forma de halo de neoformação óssea é uma característica de inflamação do periósteo.

Características da imagem. Embora o tecido periosteal não seja visível na imagem *per se*, este processo é referido como neoformação óssea periosteal. Esse novo osso pode assumir a forma de uma ou mais linhas radiopacas finas, ou a linha pode ser espessa. O novo osso deve estar centrado diretamente acima da lesão inflamatória.

Neoplasias e cistos odontogênicos benignos

A aparência de cistos e neoplasias odontogênicas benignas nos seios maxilares pode ser semelhante. Os cistos odontogênicos, particularmente os cistos radiculares e dentígeros, são as lesões extrínsecas mais comuns que acometem os seios maxilares. Para descrições detalhadas de cistos odontogênicos específicos e neoplasias benignas, consulte os Capítulos 23 e 24, respectivamente. Algumas neoplasias odontogênicas, particularmente o ameloblastoma e o mixoma odontogênico, mostram um padrão mais agressivo de crescimento na maxila devido ao suprimento de sangue mais rico na maxila em comparação com a mandíbula e sua proximidade com estruturas vitais. Quando o cisto ou neoplasia cresce, sua borda se torna indistinguível da borda do seio. Com o crescimento contínuo, a lesão invade o espaço do seio, deslocando suas bordas e o espaço cheio de ar diminui em volume (Figura 28.16). Uma linha radiopaca fina divide o conteúdo do cisto da cavidade sinusal. Esta imagem contrasta com o pseudocisto de retenção, que, por estar localizado dentro do seio maxilar, não apresenta uma cortical ao redor da sua periferia.

Características da imagem

Periferia. O cisto ou neoplasia aumentada pode ter uma forma curva, oval ou "hidráulica" com cistos e com uma borda cortical. Ambos os grupos de lesões podem ter bordas corticais finas e bem definidas, embora lesões em crescimento mais agressivas possam perder áreas de corticalização.

Estrutura interna. A estrutura interna do cisto é homogênea e radiopaca quando comparada à cavidade sinusal preenchida com ar. Algumas neoplasias também podem desenvolver septação interna fina ou grossa e parecem ser multiloculares ou ter regiões de calcificação distrófica, dependendo da natureza histopatológica da neoplasia. A MDCT pode ser particularmente útil em tais situações para diferenciar a área de maior radiopacidade do osso.

Efeitos sobre estruturas adjacentes. Ambos os cistos odontogênicos e neoplasias podem deslocar o assoalho do antro maxilar e causar um afilamento da cortical periférica. Estas lesões podem aumentar para o ponto onde elas quase invadem completamente o espaço aéreo do seio. Este espaço aéreo residual pode aparecer como uma sela fina sobre o cisto ou neoplasia (Figura 28.16).

Efeitos sobre dentes adjacentes. Um cisto ou neoplasia benigna pode causar o deslocamento dos dentes adjacentes, bem como a reabsorção externa das raízes, muitas vezes produzindo uma borda curva e afiada que reflete o crescimento do cisto ou neoplasia. Além disso, a lâmina dura e o espaço do ligamento periodontal podem ser perdidos.

Diagnóstico diferencial. Uma loculação antral pode ocasionalmente adquirir um formato arredondado e por vezes apresentar um limite cortical. No entanto, por conter ar no seu interior, a loculação parece tão radiotransparente quanto o seio circundante.

Os cistos odontogênicos, em particular, devem ser diferenciados do pseudocisto de retenção comum. Embora os cistos odontogênicos possam ter uma forma semelhante àquela de um pseudocisto de retenção, apenas um cisto odontogênico demostra um córtex periférico (Figura 28.17). Se o cisto odontogênico tornar-se infectado, a cortical pode tornar-se espessa, desenvolvendo uma periferia esclerótica ou pode ser perdida. Caso o córtex torne-se perdido, pode ser difícil determinar se a lesão surgiu de fora ou de dentro do seio. No entanto, na maioria dos casos, um exame minucioso da lesão mostrará alguns remanescentes da cortical cística e a relação com os dentes vizinhos pode ajudar a tomar esta decisão (Figura 28.18). Pode ser difícil diferenciar um cisto dentígero de um tumor odontogênico queratocístico se o último se desenvolver em relação pericoronal com um dente. A diferenciação pode ser auxiliada pela localização da associação da lesão com a junção amelocementária do dente na CBCT ou na MDCT.

Cistos ou neoplasias muito volumosos podem apagar completamente a cavidade sinusal. Quando isto ocorre, pouca ou nenhuma evidência de imagem pode existir do espaço aéreo remanescente, e pode aparentar que o cisto se desenvolveu dentro do seio. Neste caso, devido à radiopacidade do cisto, a imagem formada pode simular uma sinusite com radiopacificação do seio. A avaliação de tal situação é auxiliada pela localização de uma região onde tanto o assoalho

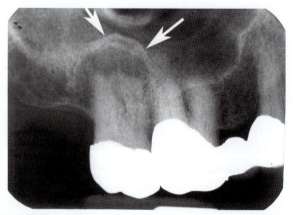

Figura 28.15 O aspecto em forma de halo do osso adjacente às raízes de um segundo molar maxilar é o resultado da neoformação óssea periosteal e deslocamento do assoalho do seio maxilar adjacente *(setas)*.

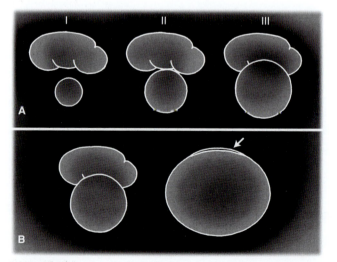

Figura 28.16 A. Um cisto odontogênico ou neoplasia se desenvolve adjacente ao assoalho de um seio *(I)*. Conforme a lesão aumenta, ela fica em contato com o assoalho do seio maxilar *(II)* e, finalmente, à medida que continua a aumentar, desloca superiormente o assoalho. *(III)*. A borda do cisto e a borda do seio estão agora na mesma linha do osso. **B.** À medida que continua a aumentar, a lesão pode invadir quase todo o espaço do seio, deixando um pequeno seio em forma de sela *(seta)*. O aspecto pode imitar a sinusite.

sinusal deslocado quanto a parede do seio não afetado se encontram – a aparência do "duplo córtex" (Figura 28.17C). Além disso, a parede do cisto geralmente tem um contorno mais "hidráulico" do que a parede do seio. Um cisto que ocupa todo o seio geralmente causa expansão da parede medial (meato médio) do seio e altera o contorno sigmoide da parede posterolateral do seio, como visto nas imagens axiais de CBCT ou MDCT.

Com ou algumas vezes sem tratamento, um cisto odontogênico envolvendo o seio pode entrar em "colapso" e cicatrizar. O resultado final é o aspecto de uma formação óssea com forma irregular, com um centro radiotransparente que se projeta a partir do assoalho do seio (ver Capítulo 23). Esta formação óssea deve ser diferenciada de uma neoplasia de formação óssea, como um osteoma ou fibroma ossificante.

Displasias ósseas

As displasias ósseas periapical e florida, ao desenvolverem-se próximo aos ápices da raiz dos dentes pré-molar e molar maxilar, comportam-se da mesma forma radiográfica que as neoplasias ou cistos benignos (Figura 28.19). A displasia fibrosa pode surgir adjacente a qualquer seio paranasal, causa expansão do osso e deslocamento das bordas do seio, que pode resultar em um menor seio no lado afetado. Para uma descrição detalhada da displasia óssea, ver Capítulo 25.

Características clínicas

O envolvimento do esqueleto facial pela displasia fibrosa pode gerar assimetria facial, obstrução nasal, proptose, compressão da glândula hipófise, comprometimento de nervos cranianos ou obliteração sinusal. A obliteração dos seios ocorre quando há osso displásico em expansão com posterior invasão. A lesão pode deslocar as raízes dos dentes e causar separação ou migração dentárias, não sendo normalmente capaz de gerar reabsorção das raízes. A displasia fibrosa é mais comum em crianças e jovens, e o crescimento do osso displásico geralmente cessa na idade da maturidade esquelética.

Características da imagem

Localização. A região posterior da maxila é a localização mais comumente acometida pela displasia fibrosa.

Periferia. A lesão geralmente não é bem delimitada, confundindo-se com o tecido ósseo adjacente. O córtex externo do osso e a borda do seio estão intactos, mas deslocados.

Estrutura interna. A radiotransparência normal do seio maxilar pode estar parcial ou totalmente ocupada pelo aumento da radiopacidade da lesão. O grau de radiopacidade depende do estágio de desenvolvimento e das quantidades relativas de tecido ósseo e fibroso presentes. Geralmente, as áreas radiopacas adquirem um aspecto característico de "vidro despolido" nas projeções de imagens extraorais ou de "casca de laranja" nas radiografias intraorais (Figura 28.20).

Efeitos sobre estruturas adjacentes. A displasia fibrosa pode expandir o processo alveolar de forma superior, elevando o assoalho orbital de forma inferior e causando assimetria do processo alveolar de forma medial, facial ou posterolateral. O novo osso também pode

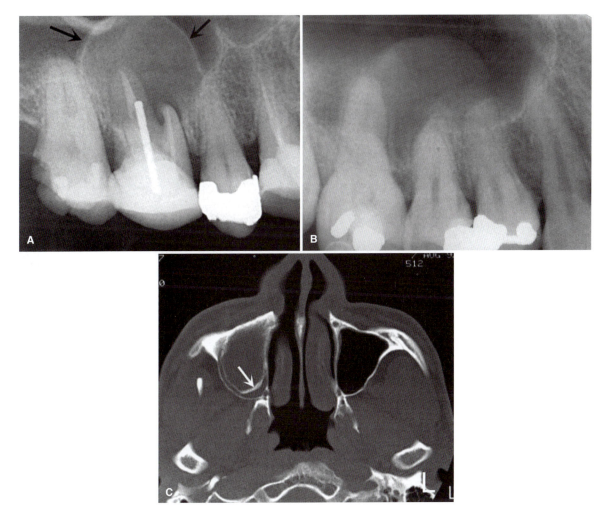

Figura 28.17 A. Imagem periapical de osteíte rarefaciente (neste caso, um pequeno cisto radicular) associado a um dente molar superior. Observe o córtex periférico (*setas*). **B.** Imagem periapical de um pseudocisto; observe a falta de um córtex periférico. **C.** Imagem de tomografia computadorizada no plano axial de um grande cisto radicular; observe o córtex periférico (*seta*) dentro do córtex externo do seio.

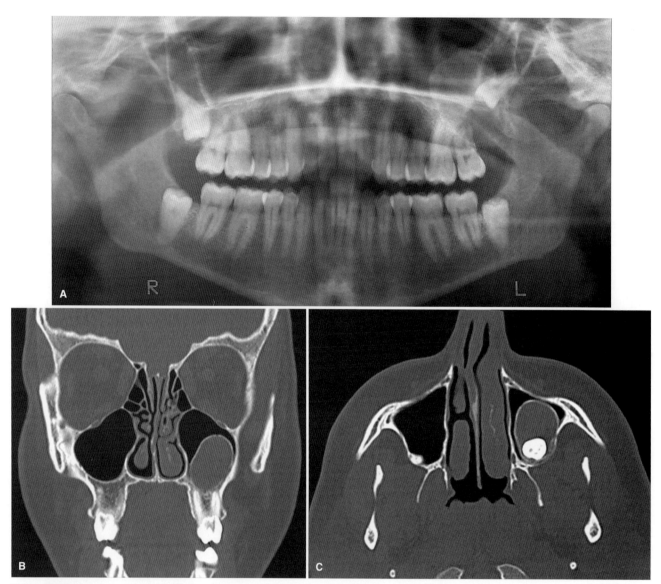

Figura 28.18 Série de imagens mostrando o deslocamento do seio maxilar esquerdo como resultado de um cisto dentígero em desenvolvimento associado ao terceiro molar superior esquerdo. **A** a **C**. A periferia corticalizada do cisto é bem vista na imagem panorâmica (**A**). **B**. Imagem de tomografia computadorizada com multidetector (MDCT) no plano coronal mostra o assoalho deslocado do seio maxilar esquerdo. **C**. A imagem (MDCT) no plano axial mostra a inclinação da parede posterior do seio e o dente impactado adjacente.

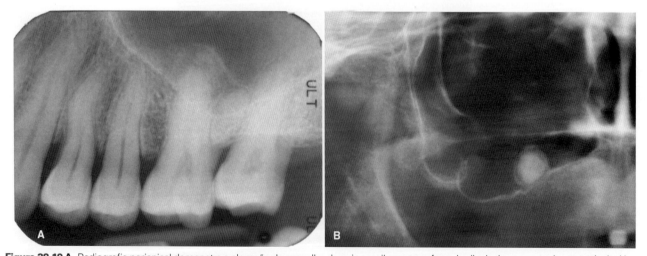

Figura 28.19 A. Radiografia periapical demonstra a elevação do assoalho do seio maxilar por um foco de displasia cemento-óssea periapical localizado nos ápices do primeiro molar superior esquerdo. **B**. Imagem panorâmica recortada revela uma pequena região de displasia cemento-óssea invaginando no assoalho do seio. Observe a cápsula de tecido mole fino e córtex periférico.

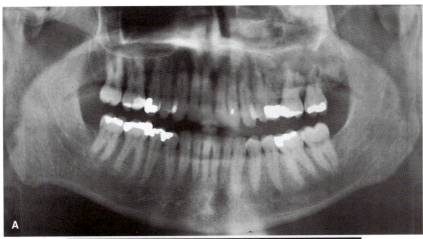
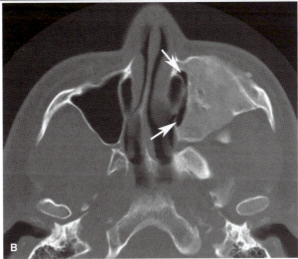

Figura 28.20 A. Imagem panorâmica do envolvimento do seio maxilar esquerdo com a displasia fibrosa; observe a opacificação do seio maxilar esquerdo em comparação com o seio direito. **B.** Imagem de TC axial do mesmo caso revela a invasão quase completa no seio; um pequeno segmento medial permanece *(setas)*. Observe o padrão ósseo homogêneo muito fino de displasia fibrosa.

avançar nas dimensões da cavidade aérea, fazendo-o parecer menor em tamanho, mas mantendo a semelhança da forma normal.
Efeitos sobre dentes adjacentes. Pode não haver efeitos na dentição. Em alguns casos, quando a radiopacidade do osso displásico aumenta, o espaço do ligamento periodontal pode parecer estreito, com a lâmina dura sendo perdida à medida que se desenvolve continuidade entre ela e o osso displásico.

Diagnóstico diferencial

O diagnóstico de displasia fibrosa em indivíduos relativamente jovens geralmente não é difícil. Em contraste, a doença de Paget do osso não causa obliteração do seio. O fibroma ossificante, que pode ter um aspecto semelhante à displasia fibrosa, pode ter uma área periférica radiotransparente e pode ser mais expansivo. Em alguns casos, entretanto, o diagnóstico diferencial de fibroma ossificante que acomete os seios maxilares das displasias fibrosas pode ser difícil. Na displasia fibrosa, a forma do osso displásico que se infiltra no aspecto interno do seio frequentemente é paralela à forma original das paredes externas, resultando em um seio menor mas mantendo uma forma semelhante.

Efeitos iatrogênicos de procedimentos odontológicos no seio maxilar

Mecanismo

Procedimentos dentários envolvendo a maxila posterior podem ter efeitos adversos na aparência e função dos seios maxilares (Figura 28.21).

A continuidade do seio maxilar pode ser perdida durante a extração dentária, resultando em uma comunicação oroantral. As raízes dentárias podem ser fraturadas como resultado de várias formas de traumatismo, incluindo a extração dentária, e podem ser deslocadas para o espaço aéreo do seio. A quantidade volumosa de material restaurador durante o tratamento endodôntico dos dentes maxilares posteriores pode levar à sua deposição no seio maxilar. Finalmente, os procedimentos de aumento do rebordo para colocação do implante com a introdução do material de enxerto ósseo na cavidade sinusal podem perturbar a integridade do revestimento mucoso do seio.

Características clínicas

Características não específicas podem estar presentes se a integridade da parede do seio tiver sido trumatizada de forma aguda. Em caso de extração dentária, o dentista pode notar a ausência do fragmento da raiz ao examinar o dente extraído e pode ser incapaz de localizá-lo em qualquer outro lugar. Às vezes, pedir ao paciente que segure o nariz durante a tentativa de expirar, semelhante a uma manobra de Valsalva, pode criar bolhas dentro do sangue contido na cavidade de extração. Se o paciente persistir com a raiz ou o dente no interior do seio durante algum período pode ser um quadro de sinusite (ver discussão anterior sobre sinusite).

Características da imagem

Localização. Dentes, fragmentos de raiz, material endodôntico ou enxertos ósseos podem ser deslocados para o interior do seio. Estes podem ser encontrados em qualquer parte do seio, mas são mais

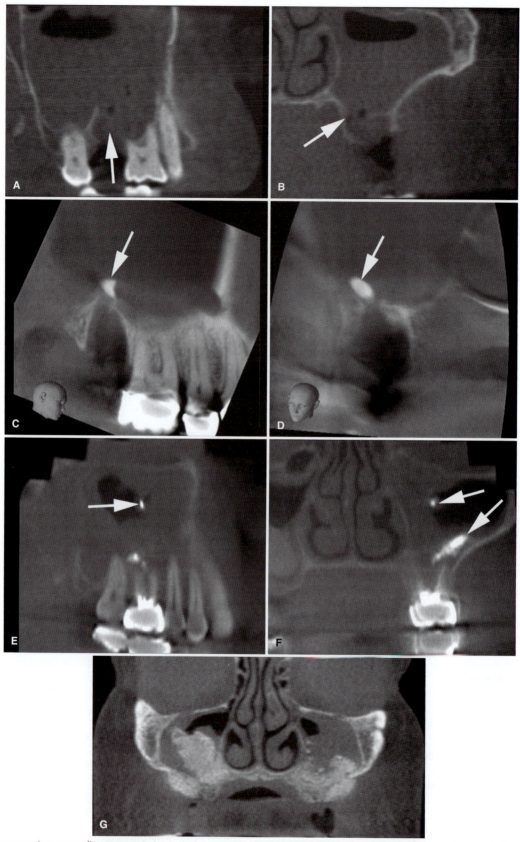

Figura 28.21 Imagens de tomografia computadorizada de feixe cônico (CBCT) sagital (**A**) e coronal (**B**), demonstrando a perda da continuidade do assoalho sinusal (*seta*) após a extração do segundo molar superior esquerdo. Observe a presença de bolhas de ar e um nível de fluido de ar. Imagens de CBCT nos planos sagital (**C**) e coronal (**D**) mostrando um fragmento de raiz do segundo molar superior direito (*setas*) introduzido durante a extração e se deslocando pelo assoalho do seio maxilar. Imagens de CBCT nos planos sagital (**E**) e coronal (**F**) demonstrando material endodôntico (*setas*) deslocado para o seio maxilar após o tratamento endodôntico do segundo molar superior esquerdo. Observe o espessamento da mucosa. **G.** Imagem de CBCT coronal demonstrando material de enxerto ósseo nos seios maxilares direito e esquerdo após um procedimento de aumento de rebordo alveolar. Observe a quase completa opacificação de ambos os seios e as espículas pontilhadas do enxerto no seio esquerdo.

frequentemente localizados no assoalho do seio devido à gravidade (Figura 28.22A). Às vezes, podem estar localizados na submucosa, entre a parede óssea do seio e o mucoperiósteo.

Periferia. A ruptura da parede do seio pode ser difícil ou impossível de ver nas imagens convencionais. A CBCT evita a sobreposição de estruturas anatômicas e é recomendada para avaliação da integridade das paredes do seio.

Estrutura interna. A maioria dos objetos deslocados é radiopaca e, se grande o suficiente, pode ser vista em um exame de imagem. Entretanto, devido às limitações das imagens bidimensionais, sua localização exata pode ser difícil de identificar.

Efeitos sobre estruturas adjacentes. Geralmente, nenhum efeito nas estruturas adjacentes é notado além da anatomia alterada durante o procedimento dentário ou a violação da integridade do assoalho sinusal durante a intrusão de um fragmento dentário. Nos estágios posteriores e se houver sinusite, a opacificação parcial ou completa do seio envolvido pode estar presente.

Diagnóstico diferencial

Na maioria dos casos, a história de um procedimento cirúrgico e os sinais e sintomas clínicos relevantes levam ao diagnóstico correto. No entanto, o desafio diagnóstico se concentra em identificar a localização exata dos objetos deslocados, sua relação com estruturas anatômicas, como o óstio sinusal, e a possível concomitante inflamação do seio.

Massas bilaterais que representam hiperostose da parede do seio, assoalho ou septos dentro do seio podem mimetizar fragmentos de raízes dentárias ou mesmo dentes inteiros. Antrólitos também podem ter uma aparência semelhante. A forma da radiopacidade, a presença de uma câmara pulpar ou canal radicular, uma camada de esmalte ou a alta radiopacidade do material endodôntico podem auxiliar no diagnóstico diferencial. Se a ponta da raiz permanecer no seu encaixe, ela pode estar sobreposta ao seio maxilar, mas a presença de uma lâmina dura e espaço do ligamento periodontal indica uma posição dentro do processo alveolar (Figura 28.22B).

Tratamento

A conduta varia de acompanhamento do paciente para verificar se o objeto será removido do seio através do óstio por ação ciliar até entrar cirurgicamente no seio por um procedimento de Caldwell-Luc. A sinusite pode se desenvolver e deve ser tratada com o tratamento apropriado.

Para outros traumatismos envolvendo os seios paranasais, consulte o Capítulo 27.

BIBLIOGRAFIA

Alterações inflamatórias

Nurbakhsh B, Friedman S, Kulkarni GV, et al. Resolution of maxillary sinus mucositis after endodontic treatment of maxillary teeth with apical periodontitis: a cone beam computerized tomography pilot study. *J Endod.* 2011;37:1504–1511.

Robinson K. Roentgenographic manifestations of benign paranasal disease. *Ear Nose Throat J.* 1984;63:144.

Ameloblastoma

Hames RS, Rakoff SJ. Diseases of the maxillary sinus. *J Oral Med.* 1972;27:90–95.

Reaume C, Wesley RK, Jung B, et al. Ameloblastoma of the maxillary sinus. *J Oral Surg.* 1980;38:520–521.

Carcinoma espinocelular

Batsakis JG, Rice DH, Solomon AR. The pathology of head and neck tumors: squamous and mucous-gland carcinomas of the nasal cavity, paranasal sinuses and larynx. Part 6. *Head Neck Surg.* 1980;2:497–508.

Bridger M, Beale F, Bryce D. Carcinoma of the paranasal sinuses: a review of 158 cases. *J Otolaryngol.* 1978;7:379–388.

Eddleston B, Johnson R. A comparison of conventional radiographic imaging and computed tomography in malignant disease of the paranasal sinuses and the post-nasal space. *Clin Radiol.* 1983;34:161–172.

Hasso AN. CT of tumors and tumor-like conditions of the paranasal sinuses. *Radiol Clin North Am.* 1984;22:119–130.

Larheim TA, Kolbenstvedt A, Lien H. Carcinoma of maxillary sinus, palate and maxillary gingiva, occurrence of jaw destruction. *Scand J Dent Res.* 1984;92:235–240.

Lund VJ, Howard DJ, Lloyd GA. CT evaluation of paranasal sinus tumors for cranio-facial resection. *Br J Radiol.* 1983;56:439–446.

Mancuso A, Hanafee WN, Winter J, et al. Extensions of paranasal sinus tumors and inflammatory disease: an evaluation by CT and pluridirectional tomography. *Neuroradiology.* 1978;16:449–453.

St-Pierre S, Baker SR. Squamous cell carcinoma of the maxillary sinus: analysis of 66 cases. *Head Neck Surg.* 1983;5:508–513.

Thomas GK, Kasper KA. Ossifying fibroma of the frontal bone. *Arch Otolaryngol.* 1966;83:43–46.

Tsaknis PJ, Nelson JF. The maxillary ameloblastoma: an analysis of 24 cases. *J Oral Surg.* 1980;38:336–342.

Weber A, Tadmore R, Davis R, et al. Malignant tumors of the sinuses: radiologic evaluation, including CT scanning, with clinical and pathologic correlation. *Neuroradiology.* 1978;16:443–448.

Cistos odontogênicos

Killey HC, Kay LA. *The Maxillary Sinus and Its Dental Implications.* Bristol: John Wright; 1975.

Poyton H. Maxillary sinuses and the oral radiologist. *Dent Radiogr Photogr.* 1972;45:43–50.

Van Alyea OE. *Nasal Sinuses.* Baltimore: Williams & Wilkins; 1951.

Desenvolvimento normal e variações

Dodd GD, Jing BS. *Radiology of the Nose, Paranasal Sinus and Nasopharynx.* Baltimore: Williams & Wilkins; 1977.

DuBrul EL. *Sicher's Oral Anatomy.* 7th ed. St Louis: Mosby; 1980.

Grant JCB. *A Method of Anatomy.* Baltimore: Williams & Wilkins; 1958.

Guillen DE, Pinargote PM, Guarderas JC. The silent sinus syndrome: protean manifestations of a rare upper respiratory disorder revisited. *Clin Mol Allergy.* 2013;11:5.

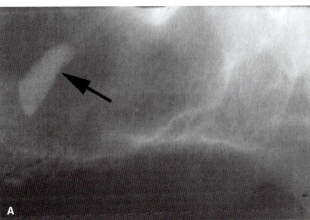
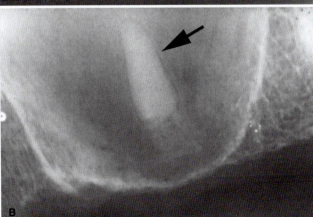

Figura 28.22 A. Imagem periapical revelando a presença de uma parte da raiz do dente *(seta)* dentro do seio maxilar. **B.** Outra imagem periapical de um remanescente radicular retido fora do seio, mas sua imagem é sobreposta ao seio *(seta)*. A presença de um espaço do ligamento periodontal indica que está no processo alveolar e não no seio.

Hengerer AS. Embryonic development of the sinuses. *Ear Nose Throat J.* 1984;63:134–136.

Karmody CS, Carter B, Vincent ME. Developmental anomalies of the maxillary sinus. *Trans Sect Otolaryngol Am Acad Ophthalmol Otolaryngol.* 1977;84:723–728.

Lusted LB, Keats TE. *Atlas of Roentgenographic Measurement.* 3rd ed. Chicago: Year Book Medical Publishers; 1972.

Ritter FN. *The Paranasal Sinuses: Anatomy and Surgical Technique.* St Louis: Mosby; 1973.

Scuderi AJ, Harnsberger HR, Boyer RS. Pneumatization of the paranasal sinuses: normal features of importance to the accurate interpretation of CT scans and MR images. *AJR Am J Roentgenol.* 1993;160:1101–1104.

Shapiro R. *Radiology of the Normal Skull.* Chicago: Year Book Medical Publishers; 1981.

Som PM. The paranasal sinuses. In: Bergeron RT, Osborn AG, Som PM, eds. *Head and Neck Imaging: Excluding the Brain.* St Louis: Mosby; 1984.

Takahashi R. The formation of the human paranasal sinuses. *Acta Otolaryngol Suppl.* 1984;408:1–28.

Lloyd GA. Diagnostic imaging of the nose and paranasal sinuses. *J Laryngol Otol.* 1989;103:453–460.

Zinreich SJ. Imaging of chronic sinusitis in adults: x-ray, computed tomography, and magnetic resonance imaging. *J Allergy Clin Immunol.* 1992;90:445–451.

Displasia fibrosa

Malcolmson KG. Ossifying fibroma of the sphenoid. *J Laryngol Otol.* 1967;81:87–92.

Thomas GK, Kasper KA. Ossifying fibroma of the frontal bone. *Arch Otolaryngol.* 1966;83:43–46.

Wong A, Vaughan CW, Strong MS. Fibrous dysplasia of temporal bone. *Arch Otolaryngol.* 1965;81:131–133.

Empiema

Ash JE, Raum M. *An Atlas of Otolaryngic Pathology.* New York: American Registry of Pathology; 1956.

Groves J, Gray RF. *A Synopsis of Otolaryngology.* Bristol: John Wright; 1985.

Espessamento da membrana mucosa – *mucosite*

Dolan K, Smoker W. Paranasal sinus radiology. Part 4A: maxillary sinuses. *Head Neck Surg.* 1983;5:345–362.

Killey HC, Kay LA. *The Maxillary Sinus and Its Dental Implications.* Bristol: John Wright; 1975.

Mucocele – *sinusite fúngica*

Abdel-Aziz M, El-Hoshy H, Azooz K, et al. Maxillary sinus mucocele: predisposing factors, clinical presentations, and treatment. *Oral Maxillofac Surgery.* 2017;21:55–58.

Atherino C, Atherino T. Maxillary sinus mucopyoceles. *Arch Otolaryngol.* 1984;110:200.

Jones JL, Kaufman PW. Mucopyocele of the maxillary sinus. *J Oral Surg.* 1981;39:948.

Zizmor JK, Noyek AM. The radiologic diagnosis of maxillary sinus disease. *Otolaryngol Clin North Am.* 1976;9:93.

Hathiram BT, Khattar VS. Fungus balls of the paranasal sinuses. *Otolaryngol Clinics.* 2009;1:33–35.

Nicolai P, Mensi M, Marsili F, et al. Maxillary fungus ball: zinc-oxide endodontic materials as a risk factor. *ACTA otorhinolaryngologica italica.* 2015;35:93–96.

Neoplasias

Goepfert H, Luna MA, Lindberg RD, et al. Malignant salivary gland tumors of the paranasal sinuses and nasal cavity. *Arch Otolaryngol.* 1983;109:662–668.

St-Pierre S, Baker SR. Squamous cell carcinoma of the maxillary sinus: analysis of 66 cases. *Head Neck Surg.* 1983;5:508–513.

Neoplasias malignas do seio paranasal

Batsakis JG. *Tumors of the Head and Neck.* 2nd ed. Baltimore: Williams & Wilkins; 1979.

St-Pierre S, Baker S. Squamous cell carcinoma of the maxillary sinus: analysis of 66 cases. *Head Neck Surg.* 1983;5:508–513.

Zizmor J, Noyek AM. Cysts, benign tumors and malignant tumors of the paranasal sinuses. *Otolaryngol Clin North Am.* 1973;6:487–508.

Osteoma

Dolan K, Smoker W. Paranasal sinus radiology. Part 4B: maxillary sinuses. *Head Neck Surg.* 1983;5:428–446.

Goodnight J, Dulguerov P, Abemayor E. Calcified mucor fungus ball of the maxillary sinus. *Am J Otolaryngol.* 1993;14:209–210.

Reuben BM. Odontoma of the maxillary sinus: a case report. *Quintessence Int Dent Dig.* 1983;14:287–290.

Samy LL, Mostofa H. Osteoma of the nose and paranasal sinuses with a report of twenty-one cases. *J Laryngol Otol.* 1971;85:449–469.

Papiloma epitelial

Rogers JH, Fredrickson JM, Noyek AM. Management of cysts, benign tumors, and bony dysplasia of the maxillary sinus. *Otolaryngol Clin North Am.* 1976;9:233–247.

Periostite – *sinusite*

Druce HM. Diagnosis and medical management of recurrent and chronic sinusitis in adults. In: Gershwin ME, Incaudo GA, eds. *Diseases of the Sinuses.* Ottawa, Canada: Humana Press; 1996.

Fireman P. Diagnosis of sinusitis in children: emphasis on the history and physical examination. *J Allergy Clin Immunol.* 1992;90:433–436.

Incaudo G, Gershwin ME, Nagy SM. The pathophysiology and treatment of sinusitis. *Allergol Immunopathol (Madr).* 1986;14:423–434.

Kennedy DW. First-line management of sinusitis: a national problem? Surgical update. *Otolaryngol Head Neck Surg.* 1990;103:884–886.

Killey HC, Kay LA. *The Maxillary Sinus and Its Dental Implications.* Bristol: John Wright; 1975.

Palacios E, Valvassori G. Computed axial tomography in otorhinolaryngology. *Adv Otorhinolaryngol.* 1978;24:1–8.

Paparella MM. Mucosal cyst of the maxillary sinus. *Arch Otolaryngol.* 1963;77:650–670.

Poyton HG. Maxillary sinuses and the oral radiologist. *Dent Radiogr Photogr.* 1972;45:43–50.

Reilly JS. The sinusitis cycle. *Otolaryngol Head Neck Surg.* 1990;103:856–861.

Shapiro GG, Rachelefsky GS. Introduction and definition of sinusitis. *J Allergy Clin Immunol.* 1992;90:417–418.

Zinreich SJ. Imaging of chronic sinusitis in adults: x-ray, computed tomography, and magnetic resonance imaging. *J Allergy Clin Immunol.* 1992;90:445–451.

Pólipos

Potter GD. Inflammatory disease of the paranasal sinuses. In: Valvassori GE, Potter GD, Hanefee WN, eds. *Radiology of the Ear, Nose and Throat.* Philadelphia: Saunders; 1982.

Pseudocistos de retenção

Allard RH, van der Kwast WA, van der Waal JI. Mucosal antral cysts: review of the literature and report of a radiographic survey. *Oral Surg Oral Med Oral Pathol.* 1981;51:2–9.

Dolan K, Smoker W. Paranasal sinus radiology. Part 4A: maxillary sinuses. *Head Neck Surg.* 1983;5:345–362.

Gothberg K, Little JW, King DR, et al. A clinical study of cysts arising from mucosa of the maxillary sinus. *Oral Surg.* 1976;41:52–58.

Kadymova MI. Lymphangiectatic (false) cysts of the maxillary sinuses and their relation with allergy. *Vestib Otorhinolaringol.* 1966;28:58.

Kaffe I, Littner MM, Moskona D. Mucosal-antral cysts: radiographic appearance and differential diagnosis. *Clin Prev Dent.* 1988;10:3–6.

Mills CP. Secretory cysts of the maxillary antrum and their relationship to the development of antrochoanal polypi. *J Laryngol Otol.* 1959;73:324–334.

Poyton HG. *Oral Radiology.* Baltimore: Williams & Wilkins; 1982.

Ruprecht A, Batniji S, el-Neweihi E. Mucous retention cyst of the maxillary sinus. *Oral Surg Oral Med Oral Pathol.* 1986;62:728–731.

Shafer WG, Hine MK, Levy BM. *A Textbook of Oral Pathology.* 4th ed. Philadelphia: Saunders; 1983.

van Norstrand AWP, Goodman WS. Pathologic aspects of mucosal lesions of the maxillary sinus. *Otolaryngol Clin North Am.* 1976;9:21–34.

Pseudotumor

Muzaffar M, Hussain SI, Chughtai A. Plasma cell granuloma: maxillary sinuses. *J Laryngol Otol.* 1994;108:357–358.

Naveen J, Sonalika W, Prabhu S, et al. Inflammatory pseudotumor of maxillary sinus: Mimicking as an aggressive malignancy. *J Oral Maxillofac Pathol.* 2011;15:344–345.

Newlin HE, Werning JW, Mendenhall WM. Plasma cell granuloma of the maxillary sinus: a case report and literature review. *Head Neck.* 2005;27:722–728.

Ozhan S, Araç M, Isik S, et al. Pseudotumor of the maxillary sinus in a patient with von Willebrand's disease. *AJR Am J Roentgenol.* 1996;166:950–951.

Som PM, Brandwein MS, Maldjian C, et al. Inflammatory pseudotumor of the maxillary sinus: CT and MR findings in six cases. *AJR Am J Roentgenol.* 1994;163:689–692.

Tumor odontogênico queratocístico

MacDonald-Jankowski DS. The involvement of the maxillary antrum by odontogenic keratocysts. *Clin Radiol.* 1992;45:31–33.

Anomalias Craniofaciais

Carol Anne Murdoch-Kinch

As alterações de desenvolvimento podem afetar o crescimento normal e a diferenciação das estruturas craniofaciais observáveis. Essas anomalias craniofaciais de desenvolvimento geralmente são descobertas pela primeira vez na infância ou na adolescência. Algumas são causadas por mutações genéticas conhecidas e recentemente descobertas, outras resultam de fatores ambientais e um terceiro grupo é multifatorial. Estas condições são manifestadas por uma variedade de anormalidades da face e dos maxilares, incluindo anormalidades de estrutura, forma, organização e função dos tecidos duros e moles. Várias condições afetam a morfogênese da face e dos maxilares, muitas das quais são síndromes raras. Este capítulo faz uma breve revisão das anomalias de desenvolvimento mais comuns que podem ser encontradas na prática odontológica.

FENDAS LABIAIS E FENDAS PALATINAS

Mecanismo da doença

As fissuras faciais de vários tipos são causadas por uma falha na fusão dos processos de desenvolvimento da face durante o desenvolvimento fetal e podem resultar em uma variedade de fendas faciais. Fenda labial e palatina (FL/P), fenda labial (FL) e fenda palatina (FP) isoladas são as anomalias de desenvolvimento craniofacial mais comuns em todo o mundo. Sua incidência varia com a localização geográfica, origem étnica e estado socioeconômico. Em todo o mundo, a prevalência média de nascimento de todas as fissuras orofaciais é de 9,92 por 10.000. Em populações caucasianas, a incidência de FL é de 1:800 a 1:1.000 nascidos vivos, e a incidência de FP é de aproximadamente 1:1.000. FL associada ou não a FL/P e FP são duas condições distintas com diferentes etiologias.

FL/P resulta de uma falha na fusão do processo nasal medial com o processo maxilar, e pode variar em gravidade de FL unilateral a fenda completa bilateral através do lábio e processos alveolares, palatos duro e mole nos casos mais graves. FP desenvolve-se a partir de uma falha de fusão das placas palatinas laterais. A manifestação mínima da FP é uma fissura submucosa na qual o palato parece estar intacto, exceto pelo entalhe da úvula (bífida) ou entalhe na borda posterior do palato duro, detectável pela palpação. A forma mais grave da FP é a fissura completa dos palatos duro e mole. A etiologia precisa da fenda orofacial ainda não é completamente compreendida. No entanto, a maioria dos casos de FL/P e FP não sindrômica é considerada como seguindo um modelo de limiar multifatorial, com fatores de risco ambientais e um forte componente genético.

Vários genes estão associados à fenda orofacial. FL/P e FP podem estar associadas a outras anormalidades, como parte de uma síndrome de malformação genética, como síndrome de deleção 22q.11 (síndrome velocardiofacial – FP e anomalias cardíacas faciais) ou síndrome de van der Woude (FL ou FP ou ambas e fossetas labiais). Outros fatores que estão implícitos no desenvolvimento das fissuras orofaciais incluem distúrbios nutricionais (deficiência pré-natal de ácido fólico), agentes teratogênicos ambientais (tabagismo materno, exposição *in utero* a anticonvulsivantes), estresse (que resulta no aumento da secreção de hidrocortisona), defeitos de suprimento vascular para a região envolvida e interferência mecânica com a fusão do processos embrionários (FP na sequência de Pierre Robin). Fissuras envolvendo o lábio inferior e a mandíbula são extremamente raras.

Características clínicas

A frequência de FL/P e FP varia com sexo e etnia, mas em geral FL/P é mais comum em homens, enquanto FP é mais comum em mulheres. Ambas as condições são muito mais comuns em asiáticos e hispânicos do que naqueles com ascendência europeia ou africana, que têm menores taxas de prevalência ao nascimento. A gravidade da FL/P varia de um entalhe no lábio superior a uma fissura envolvendo apenas o lábio, uma extensão na narina resultando em deformidade da asa do nariz. À medida que a gravidade da FL/P aumenta, a fenda inclui processo alveolar e palato. A FL bilateral é mais frequentemente associada a FP. A FP também varia em gravidade, abrangendo desde o envolvimento apenas da úvula ou palato mole até a extensão completa através do palato, incluindo o processo alveolar na região do incisivo lateral em um ou ambos os lados. Com envolvimento do processo alveolar, há um aumento na frequência de anomalias dentárias na região da fissura, incluindo ausência, hipoplasia e dentes supranumerários e hipoplasia de esmalte. Anomalias dentárias também são mais prevalentes na mandíbula nesses pacientes. Em ambas, FL/P e FP, os defeitos palatinos interferem na fala e na deglutição. Indivíduos afetados com fenda palatina também apresentam maior risco de infecções recorrentes da orelha média devido a anatomia e função anormais da tuba auditiva.

Características da imagem

A aparência típica da imagem é uma imagem radiotransparente vertical bem definida no processo alveolar e numerosas anomalias dentárias associadas (Figuras 29.1 e 29.2). Essas anomalias podem incluir a ausência do incisivo lateral superior e a presença de dentes supranumerários nessa região. Os dentes envolvidos geralmente estão malformados e mal posicionados. Em pacientes com FL/P, pode haver um leve atraso no desenvolvimento de dentes maxilares e mandibulares e um aumento da incidência de hipodontia em ambos os arcos. O defeito ósseo pode se estender para o assoalho da cavidade nasal. Em pacientes com uma fissura restaurada, um defeito ósseo bem definido pode não estar aparente, mas apenas um processo alveolar verticalmente curto no local da fissura.

Tratamento

O tratamento de FL/P e FP é complexo, com esforços combinados de uma equipe multiprofissional conhecida como uma equipe de anomalias FP/craniofacial. Essa equipe geralmente inclui um cirurgião plástico e

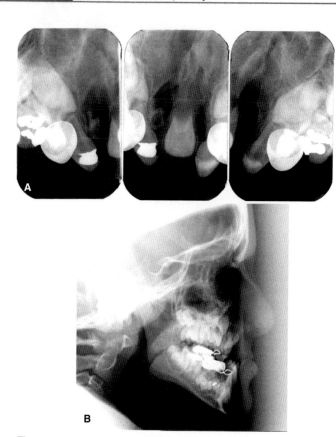

Figura 29.1 A fissura labiopalatina resulta em defeitos na crista alveolar e anormalidades da dentição. **A.** Fissuras bilaterais da maxila na região dos incisivos laterais e defeitos da dentição. **B.** Imagem cefalométrica lateral do crânio mostra o subdesenvolvimento da maxila.

reconstrutivo, um cirurgião bucomaxilofacial, um cirurgião de ouvido, nariz e garganta, um ortodontista, um dentista, um fonoaudiólogo, um psicólogo, um nutricionista e um assistente social. As fendas do palato são geralmente reparadas cirurgicamente no primeiro ano de vida, enquanto as fissuras do lábio geralmente são reparadas dentro dos primeiros 3 meses para ajudar na alimentação e no vínculo materno-infantil. O osso no local da fenda é frequentemente preenchido com material de enxerto ósseo antes da reposição de dentes perdidos com prótese fixa ou removível ou implantes dentários. O tratamento ortodôntico, sem ou com cirurgia ortognática, é geralmente necessário para recriar uma forma de arco normal e oclusão funcional.

DISOSTOSES CRANIOFACIAIS (SÍNDROME DE CROUZON)

Mecanismo da doença

A disostose craniofacial (craniostenose sindrômica, craniostenose prematura) ou síndrome de Crouzon é uma displasia esquelética autossômica dominante caracterizada por expressividade variável e penetrância quase completa. É uma das muitas doenças caracterizadas por craniossinostose prematura (fechamento de suturas cranianas), e tem uma incidência estimada em 1:25.000 nascimentos. Destes casos, 33 a 56% podem surgir como consequência de mutações espontâneas, com o restante sendo familiar.

A disostose craniofacial é causada por uma mutação no receptor II do fator de crescimento de fibroblastos no cromossomo 10. Mutações neste local também são responsáveis por outras síndromes de craniossinostose com características faciais semelhantes, mas anormalidades clinicamente visíveis nos membros. Em pacientes com esta síndrome, a sutura coronal geralmente se funde primeiro e suturas cranianas fusionam precocemente. Há também fusão prematura das sincondroses da base do crânio. A subsequente falta de crescimento ósseo perpendicular às sinconondroses e suturas coronais craniais produz a forma característica craniana e facial.

Características clínicas

Os pacientes caracteristicamente apresentam braquicefalia (crânio curto anteroposterior), hipertelorismo (aumento da distância entre os olhos) e proptose orbitária (olhos protuberantes) (Figura 29.3A e B). Nos casos familiares, os critérios mínimos para o diagnóstico são hipertelorismo e proptose orbital. Os pacientes podem ficar cegos como resultado do fechamento precoce da sutura e aumento da pressão intracraniana. O nariz frequentemente aparece proeminente e pontudo porque a maxila é estreita e curta em dimensão vertical e anteroposterior. A espinha nasal anterior é hipoplásica e em retrusão, não fornecendo suporte adequado ao tecido mole do nariz. A abóbada palatina é alta e o arco maxilar é estreito e em retrusão, resultando em apinhamento dos dentes.

Características da imagem

Os primeiros sinais radiológicos da sinostose da sutura craniana são a esclerose e a sobreposição das bordas. Suturas que normalmente parecem radiotransparentes em uma imagem do crânio não são detectáveis ou apresentam alterações escleróticas. Raramente, as características faciais podem se manifestar antes da evidência de sinostose sutural. A fusão prematura da base do crânio leva à diminuição do crescimento facial para baixo e para a frente. Em alguns casos, marcas cranianas proeminentes são observadas, as quais também são vistas em pacientes normais em crescimento, mas são mais proeminentes devido a um aumento na pressão intracraniana do cérebro em crescimento. Essas marcações podem ser vistas como múltiplas radiotransparências semelhantes a depressões (as chamadas impressões digitais) da superfície interna da abóbada craniana, o que resulta em uma aparência de "metal martelado" (Figura 29.3C a E).

Nos maxilares, a falta de crescimento no sentido anteroposterior na base do crânio resulta em hipoplasia maxilar, criando má oclusão de classe III em alguns pacientes. A hipoplasia maxilar contribui para a proptose orbitária característica porque a maxila forma parte da borda orbital inferior e, se gravemente hipoplásica, haverá falta de suporte adequado para o conteúdo orbital. A mandíbula é tipicamente menor que o normal, mas aparece prognata em relação à maxila gravemente hipoplásica.

Diagnóstico diferencial

Craniossinostose prematura, isolada ou como parte de uma síndrome genética, é um distúrbio comum. A incidência de disostose craniofacial varia de 1.2.100 a 1:2.500 nascimentos. Outras causas de craniossinostose podem ser diferenciadas da síndrome de Crouzon, incluindo outras formas sindrômicas de craniossinostose e craniossinostose coronal não sindrômica. As características faciais características devem estar presentes para sugerir a síndrome de Crouzon.

Tratamento

As características craniofaciais da disostose craniofacial pioram com o tempo devido ao crescimento craniofacial anormal. O diagnóstico precoce permite tratamento cirúrgico e ortodôntico desde a infância até a adolescência, coordenado por uma equipe multiprofissional de anomalias craniofaciais/FP. Os objetivos desses tratamentos são permitir o crescimento e o desenvolvimento normais do cérebro, prevenindo o aumento da pressão intracraniana, protegendo os olhos, fornecendo suporte ósseo adequado, melhorando a estética facial e a função oclusal. Devido ao diagnóstico precoce e avanços médicos e odontológicos, muitos pacientes apresentam inteligência normal e bons resultados funcionais e podem levar uma vida normal.

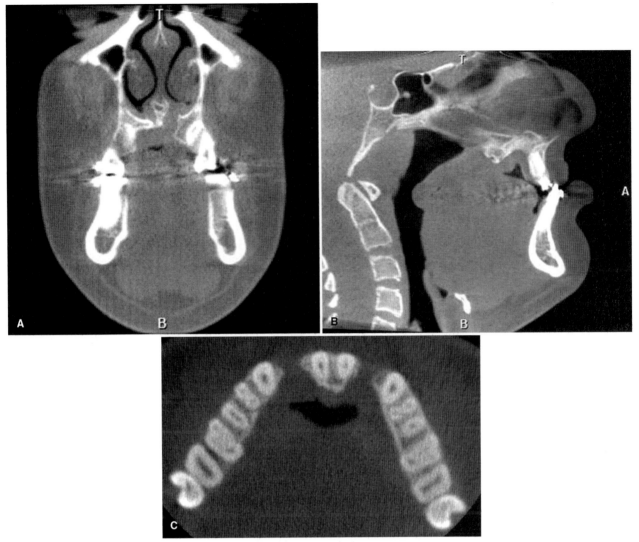

Figura 29.2 Imagens por tomografia computadorizada de feixe cônico (CBCT) de um paciente com fissura labiopalatina esquerda unilateral. **A.** vista coronária. Observe a descontinuidade no assoalho nasal visível no lado esquerdo do paciente. **B.** A vista sagital do mesmo paciente mostra hipoplasia maxilar e anatomia palatina deficiente. **C.** Imagem de CBCT no plano axial de um paciente diferente com fendas bilaterais e defeitos bilaterais nos processos alveolares maxilares. (A e B, Cortesia de Dr. S. Edwards, Ann Arbor, MI.)

MICROSSOMIA HEMIFACIAL

A microssomia hemifacial é conhecida por vários termos diferentes, incluindo hipoplasia hemifacial, microssomia craniofacial, displasia facial lateral, síndrome de Goldenhar e espectro de displasia oculoauriculovertebral.

Mecanismo da doença

A microssomia hemifacial é um defeito congênito comum envolvendo o primeiro e segundo arcos branquiais. É a segunda anomalia craniofacial de desenvolvimento mais comum após FL/P e afeta aproximadamente 1:5.600 nascidos vivos. A microssomia hemifacial é uma característica da síndrome de Goldenhar. Esta síndrome também pode incluir um conjunto mais amplo de anomalias dentro do complexo da displasia oculoauriculovertebral. Pacientes com microssomia hemifacial geralmente apresentam crescimento reduzido e desenvolvimento de metade da face devido ao desenvolvimento anormal do primeiro e segundo arcos branquiais. Esta sequência de malformação é geralmente unilateral, mas ocasionalmente pode ser bilateral (microssomia craniofacial). Quando todo o lado da face está envolvido, mandíbula, maxila, osso zigomático, orelhas externa e média, osso hioide, glândula parótida, vértebras, quinto e sétimo nervos cranianos, musculatura e outros tecidos moles são reduzidos em tamanho e às vezes não se desenvolvem. A erupção tardia dos dentes e a hipodontia no lado afetado também foram relatadas. A maioria dos casos ocorre espontaneamente, mas casos familiares que demonstram herança autossômica dominante e, ocasionalmente, herança autossômica recessiva já foram relatados. Há uma predominância em homens de 3:2 e predomínio do lado direito de 3:2. Casos foram relatados com dermoides epibulbares, apêndices pré-auriculares, fístulas pré-auriculares, anomalias vertebrais adicionais, assim como malformações cardíacas, cerebrais e renais (síndrome de Goldenhar e complexo oculoauriculovertebral). Mutações genéticas envolvendo o cromossomo 14q32 e microdeleções em 22q11 foram associadas a alguns casos da síndrome de Goldenhar. Na maioria dos casos, no entanto, uma causa genética clara pode não ser encontrada. A patogênese não é conhecida; no entanto, acredita-se que a microssomia hemifacial (MHF) seja causada por um rompimento do suprimento vascular durante o desenvolvimento embrionário. Existem algumas evidências limitadas de que as tecnologias de reprodução assistida estejam associadas a um aumento do risco de displasias oculoauriculovertebrais, incluindo pacientes

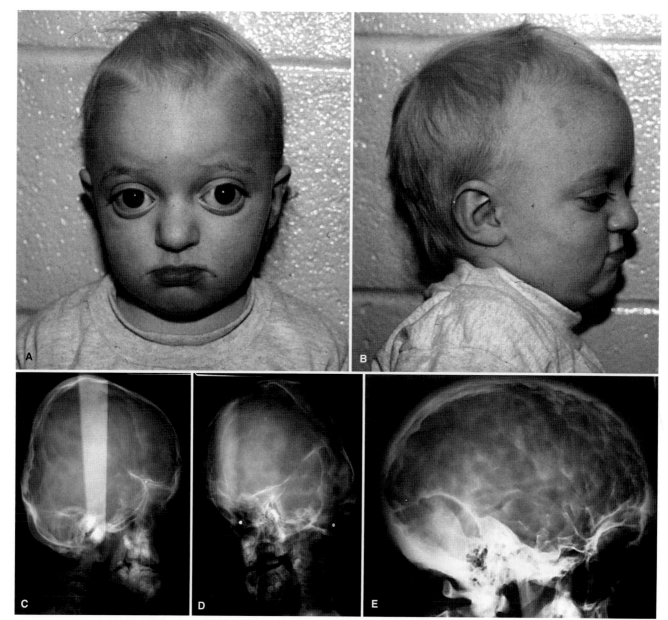

Figura 29.3 A e B. Características faciais da disostose craniofacial (síndrome de Crouzon), em menino de 2 anos de idade, incluem proptose orbital, hipertelorismo e hipoplasia da face média. Raramente, essas características faciais podem preceder as características radiográficas da sinostose sutural. **C.** A disostose mandibulofacial resulta no fechamento precoce das suturas cranianas e depressões (impressões digitais) na superfície interna da calvária a partir do crescimento do cérebro. **D e E.** Fechamento das suturas cranianas em outro paciente. Observe também as marcações digitais proeminentes. (D e E, Cortesia de Department of Radiology, Baylor University Hospital, Dallas, TX.)

com macrossomia hemifacial. Um estudo recente demonstrou que malformações sistêmicas, incluindo anomalias vertebrais, geniturinárias, cardiovasculares e cerebrais, eram comuns e observadas em um total de 73/86 pacientes em uma instituição; portanto, cuidados multidisciplinares em equipe são essenciais.

Características clínicas

A microssomia hemifacial é geralmente observada ao nascimento. Pacientes com essa condição possuem assimetria facial e malformações da orelha. A aplasia ou hipoplasia da orelha externa (microtia) é comum, e o canal auditivo muitas vezes está ausente. Em alguns pacientes, o crânio apresenta tamanho reduzido. Em cerca de 90% dos casos, há má oclusão no lado afetado. O plano sagital mediano do rosto do paciente é curvado em direção ao lado afetado. O plano oclusal é frequentemente inclinado para o lado afetado.

Características da imagem

O principal achado radiológico é a redução do tamanho dos ossos do lado afetado. Essa alteração é mais clara na mandíbula, o que pode mostrar uma redução de tamanho ou, em casos graves, ausência de desenvolvimento da cabeça da mandíbula, processo coronoide ou ramo. O corpo é reduzido em tamanho e uma parte da porção distal pode estar ausente (Figura 29.4). A dentição no lado afetado pode mostrar redução em número ou tamanho dos dentes. A tomografia computadorizada com multidetector (MDCT; do inglês, *multidetector computed tomography*) mostra redução nos tamanhos dos músculos da mastigação e músculos da expressão facial e hipoplasia ou atresia do canal auditivo e ossículos da orelha média. Frequentemente, observa-se um trajeto do nervo facial anômalo no exame de MDCT do osso temporal. A ressonância magnética (RM) também pode ser útil para demonstrar a extensão das anormalidades do orelha interna e o envolvimento do nervo facial e

CAPÍTULO 29 Anomalias Craniofaciais   539

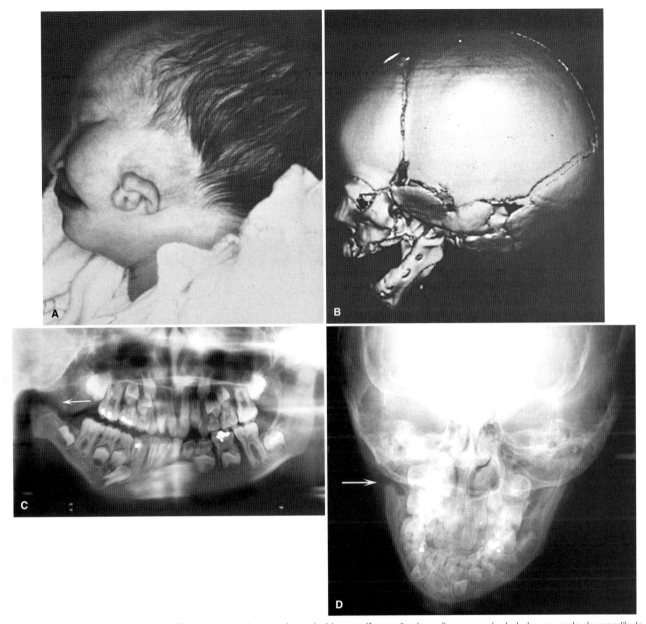

Figura 29.4 A e **B**. Microssomia hemifacial, mostrando tamanho reduzido e malformação da orelha esquerda do lado esquerdo da mandíbula. **A**. Fotografia clínica de uma criança com microssomia hemifacial. **B**. A reconstrução de tomografia computadorizada com multidetectores tridimensional (MDCT) do lado afetado mostra a extensão da malformação óssea. Observe a completa ausência da articulação temporomandibular e do processo coronoide, bem como a atresia do canal auditivo. **C** e **D**. A imagem panorâmica (**C**) e a imagem do crânio posteroanterior (**D**) de outros casos mostram falta de desenvolvimento do ramo, processo coronoide e processo condilar (*setas*). (A e B, Cortesia Dr. A. Rozzelle, Detroit, MI.)

de outros tecidos moles da boca e dos olhos. MDCT com cortes finos do osso temporal é frequentemente realizada para avaliar os graus de estenose do meato acústico externo e malformações da orelhas média e interna para planejar o tratamento, incluindo o uso de implantes cocleares, próteses auditivas ancoradas no osso ou implantes auditivos. Essa imagem é particularmente importante para pacientes com síndrome de Goldenhar e o complexo oculoauriculovertebral mais amplo. Uma abordagem multimodal para imagens pode ser ideal, incluindo imagens panorâmicas para demonstrar desenvolvimento dentário; imagens cefalométricas e tomografia computadorizada de feixe cônico (CBCT; do inglês, *cone beam computed tomography*) para avaliar a assimetria facial e planejar o tratamento ortognático e ortodôntico; imagens de MDCT dos ossos temporais para avaliar a anatomia da orelha interna e reconstruções em 3D de imagens de MDCT para planejamento do tratamento cirúrgico.

Diagnóstico diferencial

As características da microssomia hemifacial são típicas. Hipoplasia condilar, especialmente causada por uma fratura no nascimento ou a reabsorção progressiva da cabeça da mandíbula pode ser semelhante, mas não produz as alterações da orelha. A exposição da face de uma criança à radioterapia durante o crescimento também pode resultar em subdesenvolvimento dos tecidos irradiados. Na atrofia hemifacial progressiva (síndrome de Parry-Romberg), as alterações tornam-se mais graves ao longo do tempo, mas geralmente não estão presentes ao nascimento e as orelhas são normais.

Tratamento

As anormalidades mandibulares podem ser corrigidas por cirurgia ortognática convencional ou distração osteogênica para alongar o ramo no lado afetado. A intervenção ortodôntica pode corrigir ou prevenir a má oclusão. As anormalidades da orelha podem ser reparadas por cirurgia plástica ou corrigidas com próteses acústicas, e a perda auditiva pode ser parcialmente corrigida por aparelhos auditivos ancorados no osso. Nos casos bilaterais com perda auditiva profunda (síndrome de Goldenhar e complexo oculoauriculovertebral), os implantes cocleares podem ser usados para corrigir a perda auditiva grave. Devido à variedade de anomalias craniofaciais e às anomalias sistêmicas associadas a essa condição, recomenda-se o tratamento por equipe multiprofissional.

DISOSTOSE MANDIBULOFACIAL (SÍNDROME DE TREACHER COLLINS)

Mecanismo da doença

A disostose mandibulofacial ou síndrome de Treacher Collins é um distúrbio autossômico dominante do desenvolvimento craniofacial. É o tipo mais comum de disostose mandibulofacial, com uma incidência de 1:50.000. A disostose mandibulofacial tem expressividade variável e penetrância completa. Aproximadamente metade dos casos surge como resultado de mutação esporádica, e os demais são de origem familiar. A disostose mandibulofacial é causada por mutação no gene *TCOF1* do cromossomo 5.

Características clínicas

Indivíduos com disostose mandibulofacial apresentam uma ampla gama de anomalias, dependendo da gravidade da condição. Os achados clínicos mais comuns são o subdesenvolvimento relativo ou a ausência dos ossos zigomáticos, resultando em uma face pequena e estreita, inclinação das fendas palpebral para baixo, subdesenvolvimento da mandíbula, resultando em boca larga voltada para baixo, malformação das orelhas externas, ausência de canal auditivo externo e as fissuras faciais ocasionais (Figura 29.5A e B). O palato desenvolve-se com um arco profundo ou fissura em 30% dos casos. A hipoplasia da mandíbula e um ângulo mandibular obtuso resultam em má oclusão de Angle classe II com mordida aberta anterior. A hipoplasia ou atresia da orelha externa, canal auditivo e ossículos da orelha média pode resultar em surdez parcial ou completa.

Características da imagem

Um achado marcante é a hipoplasia ou ausência dos ossos zigomáticos e a hipoplasia da porção lateral da órbita. O canal auditivo, as células aéreas da mastoide e a eminência articular geralmente são menores que o normal ou ausentes. A maxila e especialmente a mandíbula são hipoplásicas, mostrando acentuação da incisura antegoniana e um ângulo obtuso da mandíbula, que dão a impressão de que o corpo

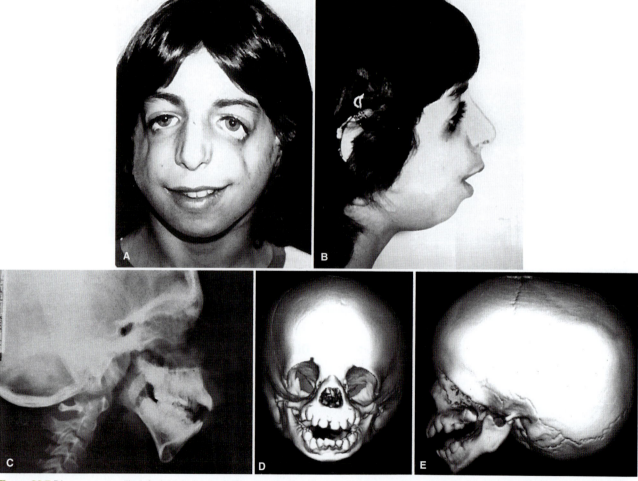

Figura 29.5 Disostose mandibulofacial (síndrome de Treacher Collins). **A** e **B**. Observe a imagem característica: fissuras palpebrais descendentes, colobomas do terço externo das pálpebras inferiores, maçãs do rosto deprimidas, queixo recuado, pouco ou nenhum ângulo nasofrontal e um nariz de aspecto relativamente grande. **C**. Correlação de características radiográficas com características clínicas: ramos mandibulares curtos, ângulo mandibular acentuado e mordida aberta anterior. Os zigomas são malformados. **D** e **E**. Reconstrução tridimensional de tomografia computadorizada com multidetectores de crianças jovens com disostose mandibulofacial mostra a extensão das anormalidades ósseas, incluindo atresia do canal auditivo bilateral, aplasia do arco zigomático e hipoplasia do ramo mandibular com forma característica "curvada" do corpo mandibular e incisura antegonial pronunciada.

da mandíbula está curvando-se em uma direção inferior e posterior (Figura 29.5C a F). O ramo é especialmente curto. Os processos condilares são posicionados posterior e inferiormente. Os seios maxilares podem estar pouco desenvolvidos ou ausentes.

Anomalias da coluna cervical também foram relatadas em 18% dos pacientes com disostose mandibulofacial, incluindo espinha bífida oculta, C1 dismórfica e espaço C2-C3 reduzido. Em uma série de casos, cinco dos sete pacientes com anomalias da coluna cervical também apresentavam fenda palatina. Este achado sugere que os pacientes com disostose mandibulofacial e PF podem estar em maior risco de anomalias da coluna cervical e devem ser encaminhados para avaliação. Um estudo mais recente também relatou displasia ou aplasia de glândulas salivares maiores, detectadas por ultrassonografia, em metade dos pacientes com disostose mandibulofacial acompanhados em um importante centro de anomalias craniofaciais. Esse achado é importante porque as anomalias da glândula salivar podem aumentar significativamente o risco de cárie dentária em pacientes com essa síndrome.

Diagnóstico diferencial

Outros distúrbios que podem resultar em grave hipoplasia total da mandíbula incluem agenesia condilar, síndrome de Hallermann-Streiff, síndrome de Nager e sequência de Pierre Robin, que podem ser parte de várias outras síndromes genéticas ou uma anomalia isolada.

Tratamento

O tratamento abrangente de pacientes com disostose mandibulofacial é melhor realizado por uma equipe multiprofissional de anomalias craniofaciais/fenda palatina. O crescimento dos ossos faciais durante a adolescência pode resultar em alguma melhora estética. A intervenção cirúrgica, incluindo a distração osteogênica bilateral da mandíbula, pode corrigir os defeitos ósseos. O tratamento dos defeitos da orelha pode envolver cirurgia plástica ou reconstrutiva ou próteses ou ambos. Aparelhos auditivos ou implantes cocleares podem ser usados para tratar a perda auditiva, dependendo da gravidade. A ortodontia coordenada e a cirurgia ortognática são frequentemente utilizadas para tratar a má oclusão e melhorar a função e a estética.

DISPLASIA CLEIDOCRANIANA

Mecanismo da doença

A displasia cleidocraniana é uma síndrome de malformação autossômica dominante que afeta ossos e dentes. A prevalência é estimada em 1:1 milhão e afeta ambos os sexos igualmente. A displasia cleidocraniana é causada por mutação no gene *RUNX2* no cromossomo 6; este gene codifica um fator de transcrição específico de osteoblastos. A mutação tem expressividade variável e penetrância quase completa, e pode ser herdada ou surgir como resultado de uma mutação esporádica.

Características clínicas

Embora a doença afete todo o esqueleto, a displasia cleidocraniana afeta principalmente a dentição, o crânio e as clavículas. Indivíduos afetados demonstraram ser de estatura mais baixa do que os parentes não afetados, mas não suficientemente baixos para que isso seja considerado uma forma de nanismo. O rosto parece pequeno em contraste com o crânio devido à hipoplasia da maxila e ao crânio braquicefálico (redução da dimensão anteroposterior com o aumento da largura do crânio) e a presença de protuberância frontal e parietal. Os seios paranasais podem estar subdesenvolvidos e há um risco aumentado de sinusite. Perda auditiva e otite média recorrente também foram relatadas. Há retardo no fechamento das suturas cranianas e as fontanelas podem permanecer abertas além do tempo normal de fechamento. A ponte do nariz pode ser larga e deprimida, com hipertelorismo (distância

excessiva entre os olhos). A ausência completa (aplasia) ou tamanho reduzido (hipoplasia) das clavículas permite a mobilidade excessiva da cintura escapular (Figura 29.6A e B).

As anormalidades dentárias produzem a maior parte da morbidade associada à displasia cleidocraniana e são frequentemente a razão para o diagnóstico em indivíduos moderadamente afetados. Caracteristicamente, os pacientes mostram retenção prolongada da dentição decídua e atraso na erupção da dentição permanente. A extração de dentes decíduos não estimula adequadamente a erupção dos dentes permanentes subjacentes. Um estudo de dentes de pacientes com displasia cleidocraniana revelou uma escassez ou ausência completa de cemento celular tanto nos dentes irrompidos quanto nos não irrompidos. Frequentemente, dentes supranumerários não irrompidos estão presentes, e consideráveis apinhamento e desorganização da dentição permanente em desenvolvimento podem ocorrer. O número de dentes supranumerários tem sido correlacionado com uma redução na altura esquelética nesses pacientes.

Características da imagem

Os achados característicos do crânio são braquicefalia, atraso ou falha do fechamento das fontanelas, suturas cranianas abertas, incluindo uma persistente sutura metópica aberta e múltiplos ossos wormianos (pequenos ossos irregulares nas suturas do crânio que são formados por centros secundários de ossificação nas linhas de sutura) (Figuras 29.6C a G e 29.7). Nos casos mais graves, pode ocorrer muito pouca formação dos ossos parietal e frontal. Normalmente, as clavículas são subdesenvolvidas em graus variados e estão completamente ausentes em aproximadamente 10% dos casos. Outros ossos também podem ser afetados, incluindo os ossos longos, a coluna vertebral, a pelve e os ossos das mãos e dos pés.

Nos maxilares, a maxila e os seios paranasais são caracteristicamente subdesenvolvidos, resultando em micrognatia maxilar. A mandíbula geralmente é normal em tamanho. Uma sínfise mandibular evidente (aberta) foi relatada em 3% dos adultos e 64% das crianças. Vários pesquisadores descreveram os processos alveolares que se sobrepõem aos dentes não irrompidos como sendo mais densos que o usual com um padrão trabecular irregular na mandíbula. Esse achado se correlaciona com os achados histológicos de reabsorção diminuída e múltiplas linhas de neoformação, e pode ser responsável pela irrupção tardia em dentes não obstruídos mecanicamente por dentes supranumerários e outros não irrompidos.

Caracteristicamente, há retenção prolongada da dentição decídua e múltiplos dentes permanentes e supranumerários não irrompidos (Figura 29.8A e B). O número de dentes supranumerários varia; até 63 foram relatados em um paciente com o distúrbio. Os dentes não irrompidos se desenvolvem mais comumente na região anterior da maxila e incluem pré-molares inferiores. Muitos se assemelham a pré-molares, e esses dentes não irrompidos podem desenvolver cistos dentígeros. Os dentes supranumerários se desenvolvem, em média, 4 anos mais tarde que os dentes normais correspondentes. Devido a este atraso no desenvolvimento, foi proposto que os dentes supranumerários representam uma terceira dentição.

Diagnóstico diferencial

A displasia cleidocraniana pode ser identificada por histórico familiar, mobilidade excessiva dos ombros, exame clínico do crânio e achados radiográficos patognomônicos de retenção prolongada dos dentes decíduos com múltiplos dentes supranumerários não irrompidos. Outras condições associadas a múltiplos dentes não irrompidos e supranumerários, como a polipose adenomatosa familiar (síndrome de Gardner) e a picnodisostose, devem ser consideradas no diagnóstico diferencial.

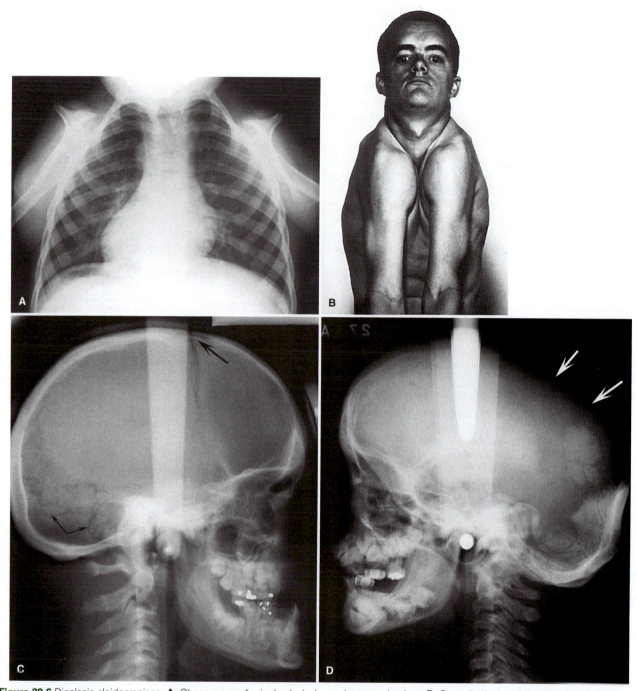

Figura 29.6 Displasia cleidocraniana. **A.** Observe a ausência de clavículas na imagem do tórax. **B.** O resultado é mobilidade excessiva dos ombros. Observe também bossa frontal e a maxila subdesenvolvida. **C.** A imagem lateral do crânio mostra os ossos wormianos (suturais) na região occipital (*setas pequenas*) e a fontanela aberta (*seta grande*). **D.** Imagem lateral do crânio mostra falta de desenvolvimento dos ossos parietais (*setas*). (*continua*)

Tratamento

Na displasia cleidocraniana, o atendimento odontológico deve incluir a remoção de dentes decíduos e supranumerários para melhorar a possibilidade de irrupção espontânea dos dentes permanentes. O osso que recobre os dentes permanentes normais deve ser removido para expor a coroa quando metade da raiz estiver formada para auxiliar a sua erupção. O autotransplante de dentes tem se mostrado uma estratégia bem-sucedida para tratar pacientes idosos. Idealmente, os pacientes devem ser identificados precocemente, antes dos 5 anos de idade, para aproveitar o tratamento combinado ortodôntico e cirúrgico, bem como abordar outros problemas, incluindo a perda auditiva. A reabilitação protética com implantes dentários pode ser usada em alguns casos. Os pacientes devem ser monitorados quanto ao desenvolvimento de molares e cistos distais até o fim da adolescência. O tratamento cirúrgico dos defeitos ósseos do crânio é frequentemente realizado para abordar preocupações estéticas. Nesses casos, a tomografia computadorizada é usada para observar o tamanho e a espessura dos defeitos e planejar a coleta de material de enxerto ósseo de outras partes do crânio (Figura 29.7A a C). Tal como acontece com outras anomalias craniofaciais complexas, o tratamento é melhor fornecido por uma equipe multiprofissional experientes em anomalias craniofaciais.

CAPÍTULO 29 Anomalias Craniofaciais 543

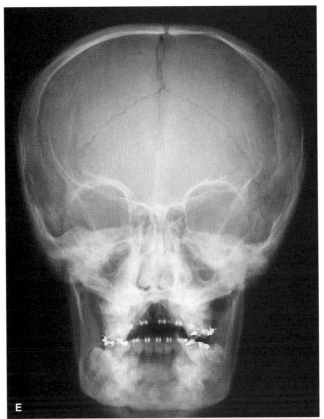

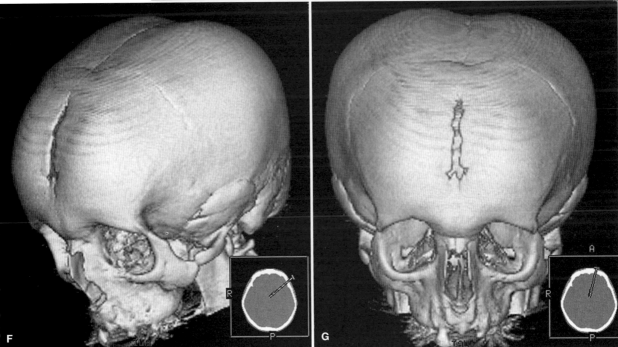

Figura 29.6 (*continuação*) **E.** Imagem posteroanterior do crânio. A braquicefalia resulta em uma forma semelhante a uma lâmpada na silhueta do crânio e da mandíbula. **F.** Reconstrução tridimensional de tomografia computadorizada com multidetectores (MDCT) em orientação oblíqua mostra a forma típica do crânio vista nesta condição. Observe a bossa parietal e frontal e a sutura metópica aberta neste homem de 18 anos de idade. **G.** Vista frontal direta da mesma reconstrução da MDCT em 3D mostra a forma de lâmpada do crânio e a sutura metópica aberta. (A, Cortesia do Department of Radiology, Baylor University Hospital, Dallas, TX.)

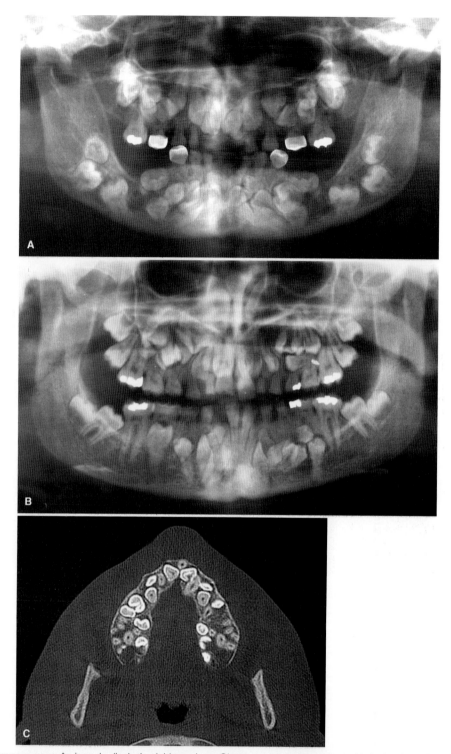

Figura 29.7 A e **B.** Imagens panorâmicas de displasia cleidocraniana. Observe a retenção prolongada da dentição decídua e múltiplos dentes supranumerários não irrompidos e a falta de entalhes coronoides normais. **C.** A imagem da tomografia computadorizada da mandíbula no plano axial demonstra múltiplos dentes não irrompidos. Esse tipo de imagem pode ser indicado para localizar os dentes não irrompidos para auxiliar o planejamento do tratamento de extrações e movimentação dentária ortodôntica. (Cortesia de Dr. S. Edwards, Ann Arbor, MI.)

HIPERPLASIA HEMIFACIAL

Mecanismo da doença

A hiperplasia hemifacial (hipertrofia hemifacial, hemi-hiperplasia) é uma condição na qual há aumento unilateral da região facial do osso frontal para a borda inferior da mandíbula e da linha média para o pavilhão auricular. Há aumento de dentes, ossos e tecidos moles da região afetada. Essa condição também pode estar associada ao aumento de outras partes do corpo. A causa desta condição é desconhecida. Alguns casos estão associados a doenças genéticas, como a síndrome de Beckwith-Wiedemann.

Características clínicas

A hiperplasia hemifacial começa ao nascimento e geralmente continua ao longo dos anos de crescimento. Em alguns casos, pode não ser diagnosticada ao nascimento, mas se torna mais aparente com o crescimento. Ocorre frequentemente com outras anomalias, incluindo deficiência mental, anomalias da pele, escoliose compensatória, anomalias do trato geniturinário e várias neoplasias, incluindo tumor de Wilms no rim, tumor adrenocortical e hepatoblastoma (síndrome de Beckwith-Wiedemann). As mulheres e os homens são afetados com frequência aproximadamente igual. A dentição dos indivíduos afetados pode mostrar aumento unilateral, desenvolvimento acelerado e perda prematura de dentes decíduos. A língua e o osso alveolar aumentam no lado envolvido.

Características da imagem

O exame radiológico dos crânios dos pacientes revela o alargamento dos ossos no lado afetado, incluindo os ossos da mandíbula (Figura 29.8), maxila, zigomático, frontal e temporal. Alguns casos foram relatados envolvendo apenas um lado da maxila ou um lado da mandíbula.

Diagnóstico diferencial

O diagnóstico diferencial deve considerar hipoplasia hemifacial do lado oposto, malformação arteriovenosa, hemangioma e linfedema congênito. Além disso, a hiperplasia condilar grave, que pode envolver metade da mandíbula, deve ser considerada. A presença de dentes aumentados em conjunto com a rápida erupção da dentição sugere hiperplasia hemifacial. Casos limitados a um lado da maxila devem ser diferenciados de displasia fibrosa monostótica e displasia segmentar odontomaxilar, ambas com alterações características na aparência radiográfica do osso alveolar, não presentes na hiperplasia hemifacial.

Tratamento

Um número insuficiente de casos de hiperplasia hemifacial com acompanhamento a longo prazo foi relatado para se fazerem recomendações definitivas para o tratamento. Embora a maioria dos casos seja isolada, uma criança com suspeita de hiperplasia hemifacial deve ser encaminhada a um médico geneticista para diagnóstico e detecção precoce de uma das várias síndromes genéticas que podem estar associadas a essa condição.

DISPLASIA ODONTOMAXILAR SEGMENTAR

Mecanismo da doença

A displasia odontomaxilar segmentar ou displasia hemimaxilofacial é uma anormalidade de desenvolvimento de etiologia desconhecida que afeta o processo alveolar posterior de um lado da maxila, incluindo os dentes e a gengiva inserida.

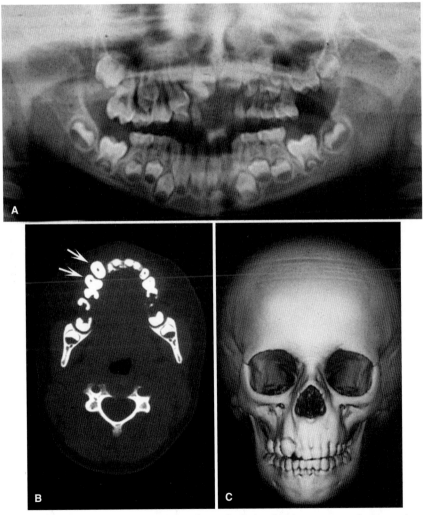

Figura 29.8 Hiperplasia hemifacial, revelando apenas alargamento da maxila direita. **A.** A imagem panorâmica mostra o desenvolvimento dentário acelerado limitado à maxila direita em um menino de 5 anos de idade. **B.** A imagem da tomografia computadorizada no plano axial utilizando o algoritmo ósseo do mesmo paciente demonstra o alargamento do canino superior e do primeiro pré-molar (*setas*) em comparação com o lado contralateral. **C.** Reconstrução tridimensional de tomografia computadorizada com multidetectores mostra discreto aumento ósseo da maxila direita e do canino direito.

Características clínicas

A anormalidade é sempre unilateral e resulta em aumento do processo alveolar, sem ou com aumento da gengiva e anomalias dentárias. Frequentemente faltam dentes (mais comumente os pré-molares) ou são hipoplásicos, e alguns dos dentes que permanecem não são erupcionados. Hipertricose ipsilateral e outras anomalias da pele, incluindo glândulas sebáceas comprimidas no lábio superior, hiperpigmentação, hipopigmentação, nevo de Becker e fendas também foram relatadas em 23% dos casos. Um aumento facial moderado também foi relatado em alguns casos. A maioria dos casos é detectada na infância porque um dos pais percebe a falta de erupção dentária ou assimetria facial leve, ou o dentista percebe falta de pré-molares em imagens diagnósticas.

Características de imagem

A densidade do processo alveolar maxilar é aumentada, com um número maior de trabéculas espessas que parecem estar alinhadas em uma orientação vertical (Figura 29.9). Houve alguns relatos de falta de placa cortical vestibular, mas esta não é uma característica

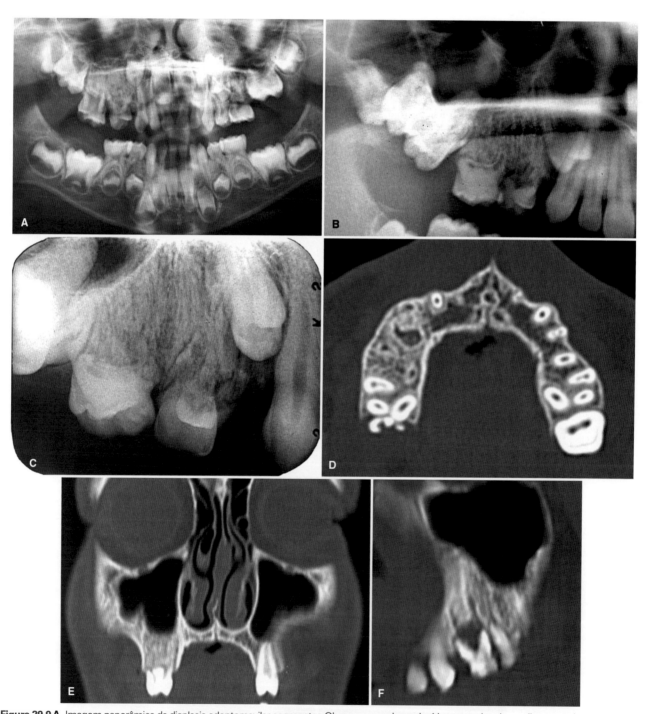

Figura 29.9 A. Imagem panorâmica da displasia odontomaxilar segmentar. Observe os molares decíduos grandes da maxila esquerda em comparação com o lado direito e a falta de formação dos pré-molares, retardo na erupção do primeiro molar e o padrão denso do osso do processo alveolar maxilar esquerdo. **B** e **C.** Um segundo caso demonstra o padrão trabecular grosseiro do processo alveolar maxilar direito e atraso na erupção do primeiro pré-molar e molar superior direito. **D** a **F.** Imagens de tomografia computadorizada de feixe cônico de outro caso envolvendo a maxila direita. **D.** Imagem no plano axial mostra um aumento na densidade óssea interna da maxila lado direito. **E.** Imagem no plano coronal mostra aumento na largura do processo alveolar. **F.** Múltiplas estruturas lineares radiotransparentes verticais, que provavelmente representam canais nutrícios.

consistente. As raízes dos dentes decíduos são maiores do que no lado não afetado e geralmente estão formadas. As coroas dos dentes decíduos e às vezes dos dentes permanentes são aumentadas. Ampliação das câmaras pulpares e reabsorção irregular das raízes dos dentes decíduos também podem ser observadas. O processo alveolar não é pneumatizado pelo seio maxilar e parece menor do que no lado contralateral. Muitas vezes há erupção atrasada do primeiro e segundo molares permanentes.

Diagnóstico diferencial

Outras condições que devem ser diferenciadas da displasia odontomaxilar segmentar incluem hiperplasia hemifacial segmentar, displasia fibrosa monostótica e odontodisplasia regional. A hiperplasia hemifacial não está associada a trabéculas grossas orientadas verticalmente no osso; a displasia fibrosa monostótica não é tipicamente associada à ausência de dentes e, em contraste com a displasia odontomaxilar segmentar, continuará a apresentar crescimento desproporcional do lado afetado; e a odontodisplasia regional está tipicamente associada a dentes fantasmas e não está associada a expansão e alteração do padrão trabecular no osso alveolar.

BIBLIOGRAFIA

Cohen MM Jr, McLean RE. *Craniosynostosis: Diagnosis, Evaluation, and Management*. 2nd ed. New York: Oxford University Press; 2000.

Gorlin RJ, Cohen MM Jr, Hennekam RCM. *Syndromes of the Head and Neck*. 4th ed. New York: Oxford University Press; 2001.

Neville BW, Damm DD, Allen CM, et al. *Oral and Maxillofacial Pathology*. 4th ed. Philadelphia: Saunders; 2015.

Worth HM. *Principles and Practice of Oral Radiologic Interpretation*. Chicago: Year Book Medical; 1963.

Disostose craniofacial (síndrome de Crouzon)

Murdoch-Kinch CA, Bixler D, Ward RE. Cephalometric analysis of families with dominantly inherited Crouzon syndrome: an aid to diagnosis in family studies. *Am J Med Genet*. 1998;77:405–411.

Tuite GF, Evanson J, Chong WK, et al. The beaten copper cranium: a correlation between intracranial pressure, cranial radiographs, and computed tomographic scans in children with craniosynostosis. *Neurosurgery*. 1996;39:691–699.

Disostose mandibulofacial (síndrome de Treacher Collins)

Osterhus IN, Skogedal N, Akre H, et al. Salivary gland pathology as a new finding in Treacher Collins syndrome. *Am J Med Genet A*. 2012;158A:1320–1325.

Posnick JC. Treacher Collins syndrome: perspectives in evaluation and treatment. *J Oral Maxillofac Surg*. 1997;55:1120.

Pun AH-Y, Clark BE, David DJ, et al. Cervical spine in Treacher Collins syndrome. *J Craniofac Surg*. 2012;23:218–220.

Displasia cleidocraniana

Dalessandri D, Laffranchi L, Tonni I, et al. Advantages of cone beam computed tomography (CBCT) in the orthodontic treatment planning of cleidocranial dysplasia patients: a case report. *Head Face Med*. 2011;7:6.

Golan I, Baumert U, Hrala BP, et al. Dentomaxillofacial variability of cleidocranial dysplasia: clinicoradiological presentation and systematic review. *Dentomaxillofac Radiol*. 2003;32:347–354.

McGuire TP, Gomes PP, Lam DK, et al. Cranioplasty for midline metopic suture defects in adults with cleidocranial dysplasia. *Oral Surg Oral Med Oral Pathol Oral Radiol Endod*. 2007;103:175–179.

Seow WK, Hertzberg J. Dental development and molar root length in children with cleidocranial dysplasia. *Pediatr Dent*. 1995;17:101–105.

Yoshida T, Kanegane H, Osata M, et al. Functional analysis of RUNX2 mutations in Japanese patients with cleidocranial dysplasia demonstrates novel genotype-phenotype correlations. *Am J Hum Genet*. 2002;71:724–738.

Displasia odontomaxilar segmentar

Danforth RA, Melrose RJ, Abrams AM, et al. Segmental odontomaxillary dysplasia: report of eight cases and comparison with hemimaxillofacial dysplasia. *Oral Surg Oral Med Oral Pathol*. 1990;70:81.

Miles DA, Lovas JL, Clhen MM, et al. Hemimaxillofacial dysplasia: a newly recognized disorder of facial asymmetry, hypertrichosis of the facial skin, unilateral enlargement of the maxilla, and hypoplastic teeth in two patients. *Oral Surg Oral Med Oral Pathol*. 1987;64:445.

Minett CP, Daley TD. Hemimaxillofacial dysplasia (segmental odontomaxillary dysplasia): case study with 11 years of follow-up from primary to adult dentition. *J Oral Maxillofac Surg*. 2012;70:1183–1191.

Packota GV, Pharoah MJ, Petrikowski CG, et al. Radiographic features of segmental odontomaxillary dysplasia: a study of 12 cases. *Oral Surg Oral Med Oral Pathol Oral Radiol Endod*. 1996;82:577.

Whitt JC, Rokos JW, Dunlap CL, et al. Segmental odontomaxillary dysplasia: report of a series of 5 cases with long-term follow-up. *Oral Surg Oral Med Oral Pathol Oral Radiol Endod*. 2011;112:e29–e47.

Fenda labial e fenda palatina

Beaty TH, Marazita ML, Leslie EJ. Genetic factors influencing risk to orofacial clefts: today's challenges and tomorrow's opportunities. *F1000Res*. 2016;5:2800. doi:10.12688/f1000research.9503.1.g.

Habel A, Sell D, Mars M, et al. Management of cleft lip and palate. *Arch Dis Child*. 1996;74:360.

Harris EF, Hullings JG. Delayed dental development in children with isolated cleft lip and palate. *Arch Oral Biol*. 1990;35:469.

Honein MA, Rasmussen SA, Reefhuis J, et al. Maternal and environmental tobacco smoke exposure and the risk of orofacial clefts. *Epidemiology*. 2007;18:226–233.

Shapira Y, Lubit E, Kuftinec MM. Hypodontia in children with various types of clefts. *Angle Orthod*. 2000;70:16–21.

Hiperplasia hemifacial

Fraumeni JF, Geiser CF, Manning MD, et al. Wilms' tumor and congenital hemihypertrophy: report of five new cases and review of the literature. *Pediatrics*. 1967;40:886.

Hoyme HE, Seaver LH, Procopio F, et al. Isolated hemihyperplasia (hemihypertrophy): report of a prospective multicenter study of the incidence of neoplasia and review. *Am J Med Genet*. 1998;79:274–278.

Kogon SL, Jarvis AM, Daley TD, et al. Hemifacial hypertrophy affecting the maxillary dentition: report of a case. *Oral Surg Oral Med Oral Pathol*. 1984;58:549–553.

Microssomia hemifacial

AlHadidi A, Cevidanes LHS, Mol A, et al. Comparison of two methods for quantitative assessment of mandibular asymmetry using cone beam computed tomography image volumes. *Dentomaxillofac Radiol*. 2011;40:351–357.

Cohen N, Cohen E, Gaiero A, et al. Maxillofacial features and systemic malformations in expanded spectrum hemifacial microsomia. *Am J Med Genet*. 2017;173:1208–1218.

Johnson JM, Moonis G, Green GE, et al. Syndromes of the first and second branchial arches, part 2: syndromes. *AJNR Am J Neuroradiol*. 2011;32:230–237.

Maruko E, Hayes C, Evans CA, et al. Hypodontia in hemifacial microsomia. *Cleft Palate Craniofac J*. 2001;38:15–19.

Monahan R, Seder K, Patel P, et al. Hemifacial microsomia: etiology, diagnosis and treatment. *J Am Dent Assoc*. 2001;132:1402–1408.

Senggen E, Laswed T, Meuwly J-Y, et al. First and second branchial arch syndromes: multimodality approach. *Pediatr Radiol*. 2011;41:549–561.

30

Anomalias da Articulação Temporomandibular

Susanne E. Perschbacher

MECANISMO DA DOENÇA

Distúrbios da articulação temporomandibular (ATM) incluem todas as anormalidades que interferem na forma ou função normal da ATM. Esses distúrbios incluem anormalidades do desenvolvimento que podem resultar em uma forma anormal das estruturas ósseas ou dos tecidos moles da articulação. Outros distúrbios são adquiridos, como disfunção do disco articular e ligamentos associados, os músculos da mastigação, artrites articulares, lesões inflamatórias, traumatismo e neoplasia.

CARACTERÍSTICAS CLÍNICAS

Uma ampla gama de condições pode provocar distúrbios da ATM, e estas podem se manifestar com uma extensa variedade de características clínicas. A disfunção da articulação é o distúrbio mais comum, e tem maior probabilidade de se manifestar com dor na ATM ou no ouvido, ou em ambos; dor de cabeça; sensibilidade muscular; rigidez articular; estalos ou outros ruídos articulares; amplitude de movimento reduzida; travamento e subluxação. Uma avaliação clínica cuidadosa pode ajudar a identificar quais estruturas estão provavelmente contribuindo para a disfunção articular. Por exemplo, a dor à palpação dos músculos da mastigação e a cefaleia sugerem um distúrbio doloroso miofascial, ao passo que sons de estalo ou estampidos na articulação, travamento ou redução da amplitude de movimento são frequentemente associados a anormalidades de disco. A crepitação e a dor na articulação podem indicar o envolvimento artrítico.

A maior incidência de disfunção da ATM tem sido relatada em mulheres, especialmente em seus anos reprodutivos, embora a razão para esta predominância seja incerta. Na maioria dos casos, os sinais e sintomas clínicos são transitórios, e muitas vezes o tratamento não é indicado além da tranquilização e educação da paciente. Entretanto, uma pequena porcentagem (5%) de pacientes sofrem disfunção grave (p. ex., dor intensa, comprometimento funcional acentuado, ou ambos), que requer um diagnóstico completo, incluindo diagnóstico por imagem, antes de iniciar o tratamento.

Outros distúrbios das ATMs são menos comuns. A neoplasia pode se manifestar com inchaço da região da articulação, enquanto vermelhidão e calor sobre a articulação podem indicar uma condição inflamatória. As anormalidades do desenvolvimento são mais suscetíveis a serem unilaterais e se manifestam com assimetria facial. Alterações na oclusão também podem ser um sinal de anormalidade em uma ou ambas as ATMs.

IMAGEM DA ANATOMIA DA ARTICULAÇÃO TEMPOROMANDIBULAR

Um conhecimento básico da anatomia e morfologia da ATM é essencial para que as variações da normalidade não sejam confundidas com anormalidades. Cada articulação é formada pelos componentes articuladores da mandíbula e dos ossos temporais. A mandíbula é única porque as duas ATMs devem funcionar juntas de forma coordenada como parte de uma única unidade, a fim de facilitar os movimentos mandibulares. Um disco articular composto de fibrocartilagem é interposto entre as superfícies articulares das cabeças mandibulares e a fossa mandibular do osso temporal de cada articulação, e os tecidos retrodiscais e os anexos ligamentares ajudam a manter a posição normal do disco. Uma cápsula articular fibrosa revestida com uma membrana sinovial circunda e envolve a articulação. O tecido sinovial está presente em superfícies sem carga e secreta fluido sinovial que lubrifica a articulação. Os músculos da mastigação permitem o movimento condilar, mas os ligamentos limitam a extensão deste movimento.

Componente mandibular

A cabeça da mandíbula é o componente mandibular da ATM. É um processo elipsoide ósseo da mandíbula que se estende superiormente do ramo mandibular por meio de um colo estreito (Figura 30.1). A cabeça da mandíbula tem aproximadamente 20 mm de largura mediolateralmente e 8 a 10 mm de dimensão, anteroposteriormente. O formato varia consideravelmente; a superfície superior pode ser plana, arredondada, ou marcadamente convexa, enquanto o contorno mediolateral é geralmente apenas levemente convexo. Essas variações morfológicas podem causar dificuldade na interpretação radiográfica, e isso enfatiza a importância do entendimento da variação anatômica normal (Figura 30.2).

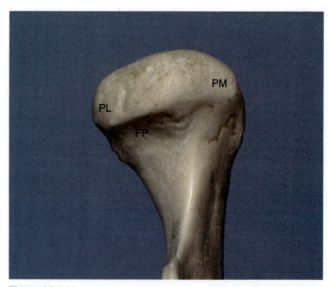

Figura 30.1 Vista anterior da cabeça da mandíbula. *PL*, polo lateral; *PM*, polo medial; *FP*, fóvea pterigoide.

As extremidades da cabeça da mandíbula são chamadas de polos medial e lateral. O longo eixo do côndilo é formado por uma linha imaginária que conecta esses polos e é levemente rotacionado na região, de modo que o polo medial é inclinado posteriormente, formando um ângulo entre 15 e 33° em relação ao plano sagital. Os dois eixos condilares tipicamente se cruzam perto da borda anterior do forame magno no plano axial ou horizontal do crânio.

A maioria das cabeças mandibulares tem uma crista pronunciada orientada mediolateralmente na superfície anterior, marcando o limite anteroinferior da área de articulação. Esta crista é o limite superior da fóvea pterigoide, uma pequena depressão na superfície anterior na junção da cabeça da mandíbula, que é o local de inserção superior do músculo pterigóideo lateral. A crista não deve ser confundida com um osteófito (esporão), que é um sinal de doença articular degenerativa.

Embora os componentes mandibular e temporal da ATM sejam calcificados aos 6 meses de idade, a calcificação completa das bordas corticais pode não estar completa até os 20 anos de idade. Como resultado, as imagens das cabeças mandibulares em crianças podem mostrar pouca ou nenhuma evidência de uma borda cortical. Na ausência de doença, as corticais em adultos são visíveis na imagem de diagnóstico. A camada de fibrocartilagem sobrejacente ao processo condilar não é visível na imagem convencional ou na tomografia computadorizada (TC).

Componente temporal

O componente articular do osso temporal é formado pela superfície inferior do processo escamoso e é composto pela fossa articular ou mandibular posteriormente e pela eminência articular e tubérculo anteriormente (Figura 30.3). Assim como na cabeça da mandíbula, a fossa mandibular é coberta por uma fina camada de fibrocartilagem. A superfície posterior da eminência articular é convexa em forma, e seu ponto mais inferior é chamado de ápice ou crista. Na ATM normal, o teto da fossa, a inclinação posterior da eminência articular e o ápice formam uma curva suave em forma de "S" quando observado no plano sagital (Figura 30.4A). A fissura escamotimpânica e sua

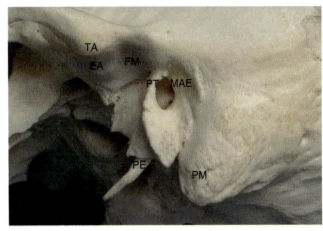

Figura 30.3 Vista lateral e inferior do crânio mostrando o componente temporal da articulação temporomandibular. *EA*, eminência articular; *TA*, tubérculo articular; *MAE*, meato acústico externo; *FM*, fossa mandibular; *PM*, processo mastoide; *PE*, processo estiloide; *PT*, placa timpânica.

extensão medial, a fissura petrotimpânica, formam o limite posterior da fossa. O teto da fossa mandibular forma uma pequena porção do assoalho da fossa craniana média e apenas uma fina camada de osso cortical separa a cavidade articular do espaço intracraniano. A espinha do esfenoide forma o limite medial da fossa. A profundidade da fossa mandibular varia e o desenvolvimento da eminência articular depende de um estímulo funcional do processo condilar. Por exemplo, a fossa mandibular é muito rasa e subdesenvolvida em pacientes com micrognatia ou agenesia condilar. Os bebês jovens também não possuem fossa e eminência articular. A fossa e a eminência articular se desenvolvem durante a primeiros 3 anos de vida e atingem a forma madura aos 4 anos, embora as corticais possam permanecer indistintas até a idade adulta (Figura 30.4C e D, em comparação com A e B).

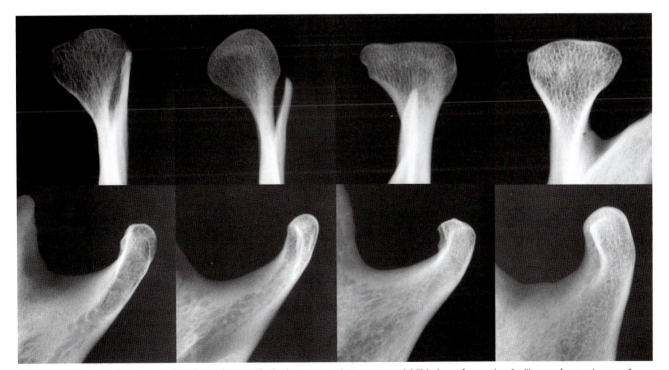

Figura 30.2 Conjunto de imagens da cabeça da mandíbula demonstrando extensa variabilidade na forma do côndilo: em forma de coração, redondo, plano e com grandes polos medial e lateral. A linha superior é composta com as vistas coronais correspondentes laterais imediatamente abaixo.

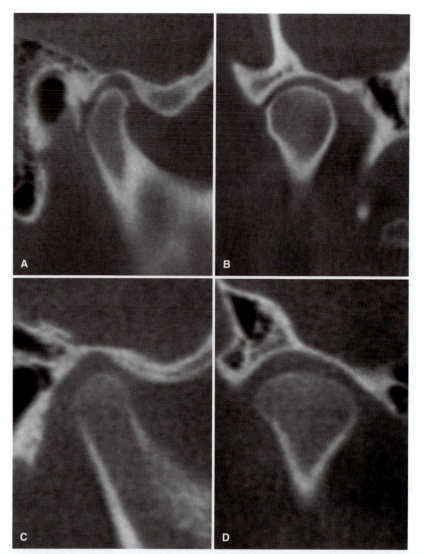

Figura 30.4 Imagens corrigidas de tomografia computadorizada de feixe cônico (CBCT) reconstruída nos planos sagital (**A**) e coronal (**B**) da articulação temporomandibular direita (ATM) em um adulto. Observe a cortical regular espessa de todas as superfícies articulares e o desenvolvimento da fossa mandibular e da eminência articular. Imagem de CBCT reconstruída sagital (**C**) e coronal (**D**) corrigida da ATM direita em uma criança de 7 anos de idade. Observe a cortical fina das superfícies articulares, a fossa mandibular superficial e a eminência articular estreita.

Todos os aspectos do osso temporal, incluindo o componente temporal da ATM, podem ser pneumatizados por pequenas células aéreas derivadas do complexo de células aéreas da mastoide (Figura 30.5A e B). A pneumatização da eminência articular é vista radiograficamente em aproximadamente 2% dos pacientes.

Disco interarticular

O disco interarticular (por vezes referido como menisco) é composto por tecido conjuntivo fibroso avascular e está posicionado entre as cabeças mandibulares e os componentes temporais da articulação. O disco divide a cavidade articular em dois compartimentos; os espaços articulares inferior e superior, que estão localizados abaixo e acima do disco, respectivamente (Figura 30.6). Um disco normal tem uma forma bicôncava com uma banda anterior espessa, uma banda posterior mais espessa e uma zona média ou intermediária fina. O disco também é mais espesso medialmente que lateralmente. Na articulação normal, a porção central fina e bicôncava do disco está em contato com as superfícies ósseas do processo condilar e da eminência articular. Na posição de boca fechada, a banda posterior está localizada adjacente à superfície superior do côndilo, ou ligeiramente anterior a ela, na posição de 11 horas. A periferia do disco mistura-se com fibras da superfície interna da cápsula articular. Os ligamentos colaterais mediais e laterais também ancoram o disco sob os polos medial e lateral do côndilo. Pensa-se também que a banda anterior esteja ligada a algumas fibras da cabeça superior do músculo pterigóideo lateral, enquanto a banda posterior se liga aos tecidos retrodiscais.

Durante a abertura mandibular, conforme o côndilo rotaciona e translata anterior e inferiormente, o disco também se move adiante para que sua zona intermediária bicôncava fina permaneça interposta entre as convexidades articulares do processo condilar e da eminência articular. O disco liga-se aos polos do côndilo lateral e medialmente pelos ligamentos colaterais, ajudando a garantir o movimento passivo do disco com o côndilo. No fechamento mandibular, esse processo se reverte, com o disco movendo-se posterior e superiormente com o processo condilar para a fossa mandibular.

Tecidos retrodiscais (disco posterior anexo)

Os tecidos retrodiscais consistem em lamelas superior e inferior que envolvem uma região de tecido vascular frouxo, que é muitas vezes referida como zona bilaminar. A lâmina superior, rica em elastina, insere-se na parede posterior da fossa mandibular. Durante a abertura dos movimentos mandibulares, a lâmina superior se distende e

CAPÍTULO 30 Anomalias da Articulação Temporomandibular 551

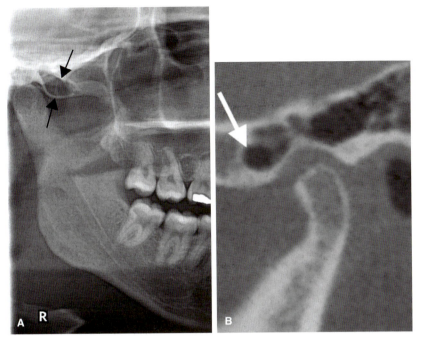

Figura 30.5 A. Panorâmica recortada mostra uma grande célula de ar na eminência articular (*setas*). Esta é uma variação do normal. **B.** Observe a pneumatização da eminência articular nesta imagem reconstruída da CBCT sagital corrigida (*seta*).

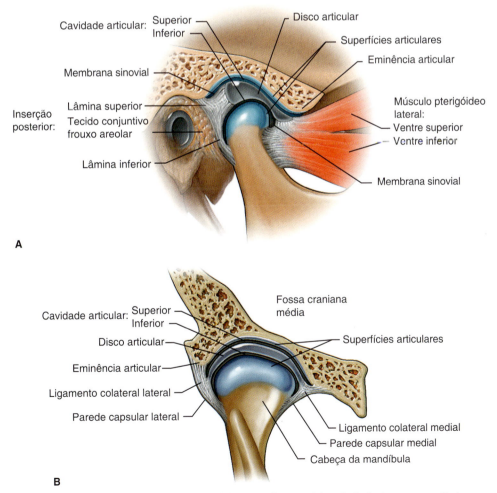

Figura 30.6 Vistas lateral (**A**) e coronal (**B**) da anatomia normal da articulação temporomandibular.

permite que o disco se mova anteriormente com a translação condilar. No fechamento, a lâmina superior permite o recuo suave do disco posteriormente. A lâmina inferior prende-se mais firmemente à superfície posterior do côndilo. À medida que o côndilo se move anterior e inferiormente, os tecidos retrodiscais se expandem em volume, principalmente como resultado da distensão venosa, para preencher o espaço criado por trás dos processos condilares. Os tecidos retrodiscais são bem inervados e podem ser a fonte de dor quando a fixação posterior fica presa entre o côndilo e a eminência articular em casos de deslocamento anterior do disco.

Relacionamentos da articulação óssea temporomandibular

Espaço articular é um termo geral usado para descrever o espaço radiotransparente localizado entre o processo condilar e o componente temporal da articulação visto em imagens diagnósticas convencionais e TC. O espaço da articulação radiográfica contém o disco articular e seus componentes. Este termo não deve ser confundido com os termos espaço articular superior e espaço articular inferior descritos anteriormente, que se referem a espaços de tecidos moles localizados superior e inferiormente ao disco. A posição anteroposterior do côndilo dentro da fossa pode ser determinada examinando-se as dimensões do espaço articular radiográfico vistas em projeções de imagem lateral da articulação corrigidas para a angulação da cabeça condilar. Em condições normais, o côndilo é posicionado centralmente quando os recessos anterior e posterior do espaço articular radiotransparente são uniformes em largura. O côndilo é considerado em retrusão quando a largura do espaço articular anterior é maior que a posterior, e é considerado protruso quando o espaço articular anterior é mais estreito que o posterior. No entanto, como as formas da fossa e do côndilo não coincidem necessariamente como "uma bola e um encaixe" perfeitos, as dimensões dos espaços articulares frequentemente variam do aspecto medial para o lateral da articulação normal (Figura 30.7).

A importância diagnóstica da excentricidade condilar grave ou moderada não é nítida. A descentralização condilar é vista em um terço a metade dos indivíduos assintomáticos, e não é um indicador confiável do *status* dos tecidos moles da articulação, particularmente porque a morfologia condilar nem sempre espelha a concavidade da fossa. Posicionamento condilar marcadamente excêntrico geralmente representa uma anormalidade. Por exemplo, o posicionamento inferior do processo condilar, onde o espaço articular é ampliado inferiormente, pode ser visto em casos envolvendo acúmulo de líquido ou sangue

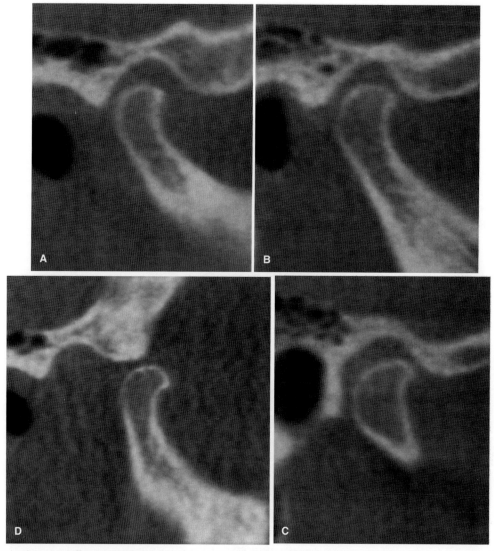

Figura 30.7 Imagem de tomografia computadorizada de feixe cônico sagital corrigida e reconstruída. **A** a **C**. Posição fechada. Plano de imagem lateral (**A**), plano de imagem central (**B**) e plano de imagem medial (**C**) da mesma articulação. O côndilo aparece em retrusão no plano lateral, centrado no plano central e posicionado anteriormente no plano medial. **D**. A vista aberta mostra o côndilo posicionado no cume da eminência articular, que é um grau de translação normal.

dentro da articulação. Em contraste, o posicionamento superior do côndilo em que esse espaço é estreito ou não visível, com aparente contato dos componentes ósseos, pode indicar perda, deslocamento ou perfuração do disco ou de seus acessórios. Posicionamento condilar posterior e acentuado é visto em alguns casos de deslocamento de disco anterior, e posicionamento condilar anterior pronunciado pode ser visto quando há destruição da eminência articular, como na artrite idiopática juvenil.

Movimento condilar

O côndilo realiza movimentos rotacionais e translacionais complexos durante a abertura mandibular. A translação para baixo e para a frente (deslizamento) do côndilo ocorre onde a superfície superior do disco desliza contra a eminência articular; ao mesmo tempo, um movimento rotatório de dobradiça ocorre com a superfície superior do côndilo contra a superfície inferior do disco. A extensão da translação condilar normal varia consideravelmente. Na maioria dos indivíduos, na abertura máxima, o côndilo se move para o vértice da eminência articular ou ligeiramente anterior a ele (Figura 30.7D). O côndilo é tipicamente encontrado dentro de uma faixa de 2 a 5 mm posterior e 5 a 8 mm anterior à crista da eminência. A redução da translação articular, na qual o côndilo tem pouco ou nenhum movimento para baixo e para a frente e não sai da fossa mandibular, é vista em pacientes que clinicamente possuem redução de abertura mandibular. A hipermobilidade da articulação pode ser suspeitada se o côndilo se transladar mais de 5 mm anteriormente à eminência. Se um movimento superior também ocorrer anteriormente à eminência articular, o travamento anterior ou luxação do côndilo pode acontecer.

APLICAÇÃO DO DIAGNÓSTICO POR IMAGEM

A imagem da ATM pode ser necessária para complementar as informações obtidas no exame clínico. A imagem diagnóstica deve ser considerada quando houver suspeita de anormalidade óssea ou infecção, em pacientes com história de traumatismo, disfunção significativa, alteração na amplitude de movimento, anormalidades sensoriais ou motoras ou alterações significativas na oclusão. O diagnóstico por imagem da ATM não é indicado em casos de sons articulares se outros sinais ou sintomas estiverem ausentes, ou para crianças ou adolescentes assintomáticos antes de iniciarem tratamento ortodôntico. Os objetivos da imagem da ATM são avaliar a integridade e as relações dos tecidos duros e moles, confirmar a extensão ou o estágio da progressão da doença e avaliar os efeitos do tratamento. Frequentemente há uma correlação fraca entre a gravidade dos achados na imagem da ATM e a gravidade dos sinais e sintomas do paciente. Por exemplo, alterações degenerativas graves podem ser observadas em um estudo de imagem, mas o paciente tem apenas desconforto leve, ou vice-versa. O clínico deve correlacionar as informações de imagem com a história do paciente e os achados clínicos para chegar a um diagnóstico final e planejar o gerenciamento do processo de doença subjacente.

MODALIDADES DE IMAGEM DA ARTICULAÇÃO TEMPOROMANDIBULAR

Diversas variáveis devem ser consideradas ao selecionar o tipo de técnica de imagem a ser usada, incluindo o problema clínico específico a ser abordado; se a imagem de tecidos duros ou moles é desejada; os pontos fortes e limitações das modalidades consideradas; o custo do exame; e a dose de radiação. Ambas as articulações devem ser observadas durante o exame para comparação. Imagens das estruturas ósseas das articulações podem ser obtidas usando imagens panorâmicas, tomografia computadorizada de feixe cônico (CBCT; do inglês, *cone beam computed tomography*) ou tomografia computadorizada com multidetectores (MDCT; do inglês,

multidetector computed tomography). Os tecidos moles das articulações são mais bem visualizados em imagens de ressonância magnética (RM). A aplicação dessas técnicas ao diagnóstico da disfunção da ATM é discutida mais detalhadamente nas seções seguintes.

Estruturas ósseas
Projeção panorâmica

A imagem panorâmica é uma ferramenta útil para fornecer uma visão ampla da ATM e das estruturas adjacentes. Essa forma de imagem permite ao clínico descartar uma doença grave e, para alguns pacientes, é a única imagem necessária antes que a terapia conservadora seja iniciada. Alterações ósseas envolvendo os processos condilares podem ser identificadas, como assimetrias, erosões extensas, grandes osteófitos, neoplasias ou fraturas; no entanto, a imagem panorâmica é menos confiável para alterações mais sutis (Figura 30.8). A imagem panorâmica também fornece um meio de comparação entre os lados esquerdo e direito da mandíbula e pode revelar doenças odontogênicas e outros distúrbios que podem ser a fonte dos sintomas da ATM. Entretanto, nenhuma informação sobre a posição ou função condilar é fornecida porque a mandíbula está parcialmente aberta e protraída quando esta imagem é realizada. Além disso, alterações ósseas moderadas podem ser mascaradas, e apenas alterações evidentes na morfologia da eminência articular podem ser vistas pelo resultado da sobreposição da base do crânio e do arco zigomático. Por estas razões, quando uma avaliação detalhada das estruturas articulares é desejada, a imagem panorâmica deve ser complementada. Os algoritmos da ATM disponíveis em alguns aparelhos panorâmicos não fornecem as visualizações necessárias por causa das espessas camadas de imagem e vistas oblíquas e distorcidas, sendo as modalidades mais avançadas indicadas.

Imagem de tomografia computorizada de feixe cônico

A CBCT produz imagem volumétrica que permite a reconstrução de cortes finos da anatomia em planos múltiplos e customizáveis. Cortes finos permitem que as estruturas das articulações sejam avaliadas sem sobreposição da anatomia circundante. Classicamente, as articulações são vistas nos planos coronal e sagital, corrigidos longitudinalmente dos eixos longos das cabeças condilares (Figura 30.9). Essas vistas "corrigidas" fornecem as representações menos distorcidas dos componentes condilar e temporal e sua relação com os outros. Reformatações tridimensionais e panorâmicas das mandíbulas também podem ser criadas a partir de um volume de CBCT, e elas podem ser úteis para avaliar assimetrias esqueléticas ou outras deformidades ósseas. Um exame de CBCT geralmente é adquirido com o paciente na posição de boca fechada com os dentes em máxima intercuspidação. Alguns sistemas de CBCT permitem que aquisições de imagens de baixa resolução sejam feitas com a boca aberta ou em outras posições (ver Capítulo 12) para avaliar a amplitude de movimento. A CBCT tem a vantagem de reduzir a dose de radiação para o paciente em comparação com a MDCT. Essa dose reduzida torna a imagem da CBCT ideal para imagens de alterações ósseas associadas à ATM. A imagem da CBCT também é útil para determinar a presença e a extensão de anquiloses e neoplasias, caracterizando fraturas, avaliando complicações do uso de implantes de politetrafluoretileno ou lâmina de silício, e identificando o crescimento ósseo heterotópico. Estruturas de tecidos moles, incluindo os discos, não podem ser visualizadas com imagens de CBCT. Implantes metálicos dentro ou ao redor das articulações podem criar artefatos estriados, que podem obscurecer as estruturas articulares.

Imagem de tomografia computorizada com multidetectores

A MDCT (ver Capítulo 13) é capaz de fornecer as mesmas informações que a imagem por CBCT, mas, além disso, permite avaliação, ainda que limitada, dos tecidos moles. Essa visualização adicional é

554 PARTE 3 Interpretação

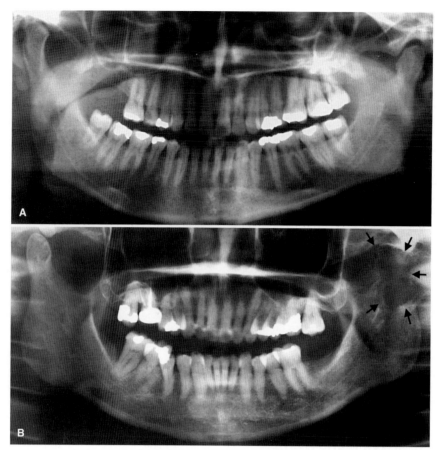

Figura 30.8 Imagens panorâmicas revelam hiperplasia condilar direita (**A**) e destruição do côndilo por tumor maligno (**B**) (*setas*).

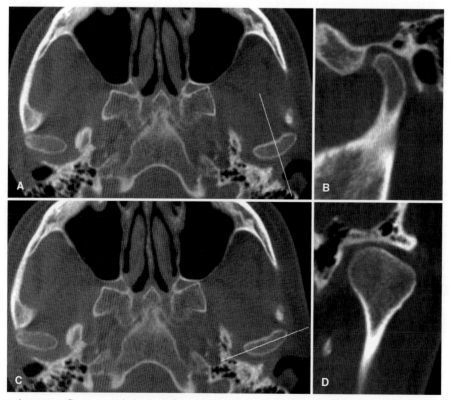

Figura 30.9 As imagens de tomografia computadorizada de feixe cônico mostram planos de reconstrução para avaliar as articulações temporomandibulares. **A.** Imagem no plano axial com linha indicando plano sagital corrigido. **B.** Imagem no plano sagital corrigida resultante. **C.** Imagem no plano axial com uma linha indicando o plano coronal corrigido. **D.** Imagem no plano coronal corrigida.

necessária apenas em algumas situações, como quando se suspeita que uma neoplasia estende-se além das bordas dos ossos. O disco articular não pode ser visualizado com esta modalidade, e os pacientes são expostos a doses de radiação mais elevadas do que com a CBCT.

Estruturas do tecido mole

A indicação mais comum para a imagem do tecido mole é quando os achados clínicos sugerem deslocamento do disco com sintomas como dor e disfunção da ATM e quando os sintomas não respondem à terapia conservadora. A imagem do tecido mole também pode ser necessária para suplementar a imagem óssea em casos raros em que há suspeita de infecção ou neoplasia. Como em qualquer outra modalidade, a imagem deve ser prescrita apenas quando se espera que os resultados auxiliem o tratamento do paciente. A ressonância magnética é a modalidade de escolha para observar o disco e outros tecidos moles da ATM.

Imagem de ressonância magnética

A RM utiliza campos magnéticos estáticos e gradientes e radiação eletromagnética não ionizante na forma de pulsos de radiofrequência para produzir imagens tomográficas (ver Capítulo 13). Bobinas de superfície especializadas colocadas na superfície da pele sobre as ATMs do paciente melhoram a imagem sinal-ruído e, portanto, a qualidade da imagem. Os exames podem ser realizados com o uso de sequências ponderadas em T1, densidade de prótons ou ponderadas em T2, dependendo do tipo de informação requerida. As imagens de densidade de prótons são ligeiramente superiores às imagens ponderadas em T1 na demonstração de tecidos ósseos e discais, enquanto imagens ponderadas em T2 demonstram inflamação e derrame articular. Além disso, a RM permite a aquisição de imagens nos planos sagital e coronal corrigidos sem reposicionar o paciente (Figura 30.10). Essas imagens geralmente são adquiridas em posições de boca fechada e aberta, com o auxílio de um bloco de mordida. É possível obter estudos de ressonância magnética em movimento durante a abertura e o fechamento, fazendo com que o paciente abra a mandíbula de forma incremental e usando técnicas de aquisição rápida de imagens ("varredura rápida").

Dependendo da sequência de pulsos de radiofrequência selecionada, a RM cria contraste entre diferentes tecidos moles, e esse recurso pode ser usado para diferenciar o disco articular dos demais componentes de tecido mole da articulação. Derrames articulares também podem ser detectados com ressonância magnética. Imagem de ressonância magnética exibe as estruturas ósseas da ATM, mas não com o detalhe comparável ao de CBCT ou MDCT.

A ressonância magnética é contraindicada em pacientes que têm marca-passos ou outros dispositivos implantados, clipes vasculares intracranianos ou partículas de metal em estruturas vitais. Materiais dentários que contêm aço inoxidável ou seus metais componentes, como material ortodôntico, podem criar artefatos de imagem sobre a região dental e, em alguns casos, podem obscurecer as articulações. Alguns pacientes podem não tolerar o procedimento devido à claustrofobia ou à incapacidade de permanecerem imóveis.

ANOMALIAS DA ARTICULAÇÃO TEMPOROMANDIBULAR

Anomalias de desenvolvimento
Mecanismo da doença

Anomalias do desenvolvimento são o resultado de distúrbios no crescimento e desenvolvimento normais da articulação temporomandibular. Essas anomalias podem afetar a forma ou o tamanho dos componentes articulares, mais comumente a cabeça da mandíbula. Como a cartilagem articular condilar é considerada um centro de crescimento para a mandíbula, os distúrbios envolvendo essa cartilagem podem resultar em crescimento alterado do processo condilar, ramo, corpo e processo alveolar no lado afetado.

Hiperplasia condilar

Mecanismo da doença. A hiperplasia condilar é uma anomalia do desenvolvimento que resulta em aumento e ocasionalmente deformidade da cabeça condilar; isso pode ter um efeito secundário na fossa mandibular à medida que se remodela para acomodar o côndilo anormal. Os fatores etiológicos propostos incluem influências hormonais, traumatismo, infecção, hereditariedade, fatores intrauterinos e hipervascularidade. O mecanismo pode envolver cartilagem hiperativa ou restos cartilaginosos persistentes; a espessura de toda a camada cartilaginosa e pré-cartilaginosa é aumentada. Esta condição geralmente é unilateral e pode ser acompanhada por vários graus de hiperplasia da mandíbula ipsilateral.

Características clínicas. A hiperplasia condilar é mais comum em mulheres e é mais frequentemente descoberta antes dos 20 anos de idade. A condição é autolimitada e tende a se estabilizar com o término do crescimento esquelético; no entanto, alguns casos

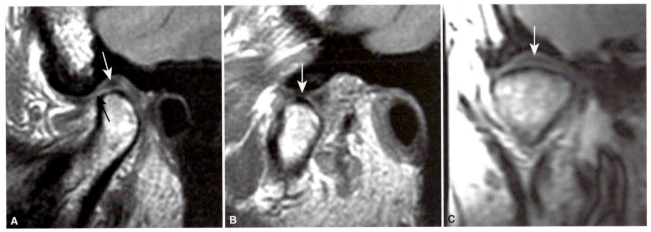

Figura 30.10 Ressonância magnética de uma articulação temporomandibular normal. **A.** A imagem no plano sagital corrigida e fechada mostra o côndilo e o componente temporal. O disco bicôncavo é localizado com sua banda posterior (*seta branca*) diretamente superior ao côndilo e a parte intermediária fina interposta entre as superfícies articulares (*seta preta*). **B.** A imagem no plano sagital aberta corrigida mostra o côndilo posicionado no ápice da eminência articular com o disco articular normalmente posicionado entre os componentes ósseos (*seta branca*). **C.** Imagem no plano coronal corrigido fechada mostra os componentes ósseos e disco (*seta branca*) superior ao côndilo.

continuam a crescer e o aparecimento em adultos foi relatado. A condição pode progredir lenta ou rapidamente. Os pacientes têm uma assimetria mandibular que varia em gravidade, dependendo do grau de aumento condilar. O queixo pode ser desviado para o lado não afetado, ou pode permanecer inalterado, mas com um aumento na dimensão vertical do ramo, corpo mandibular ou processo alveolar do lado afetado. Como resultado desse padrão de crescimento, os pacientes podem ter uma mordida aberta posterior no lado afetado ou uma mordida cruzada no lado contralateral com problemas resultantes com mastigação ou fala. Os pacientes também podem ter sintomas relacionados à disfunção da ATM e podem se queixar de uma abertura mandibular limitada ou desviada causada pela mobilidade restrita do côndilo aumentado.

Características da imagem. O côndilo hiperplásico pode ter uma forma relativamente normal, mas pode ser aumentado ou sua forma pode ser alterada (p. ex., cônica, esférica, alongada, lobulada) ou irregular. Pode parecer mais radiopaco em imagens simples devido ao volume ósseo adicional. Entretanto, a espessura cortical e o padrão trabecular do côndilo aumentado geralmente são normais, o que ajuda a distinguir a hiperplasia de uma neoplasia. A fossa mandibular pode ser aumentada para compensar a cabeça da mandíbula maior, geralmente como resultado da remodelação da inclinação posterior da eminência articular. Alterações degenerativas secundárias podem estar presentes devido às forças alteradas na articulação. O colo condilar também pode ser mais longo e espesso. A flexão dianteira da cabeça e do colo condilar alongados, para compensar o aumento do volume ósseo, pode resultar em uma forma de "L" invertido nessas estruturas. O colo condilar também pode se dobrar lateralmente quando visto no plano coronal (anteroposterior) (Figura 30.11). Ampliação secundária do ramo e do corpo mandibular também pode resultar em uma curvatura descendente característica da borda inferior da mandíbula no lado afetado. O ramo pode ter dimensões verticais e anteroposteriores aumentadas.

Diagnóstico diferencial. Uma neoplasia condilar, mais notavelmente um osteocondroma, está incluída no diagnóstico diferencial. Um osteocondroma geralmente resulta em um côndilo com uma forma

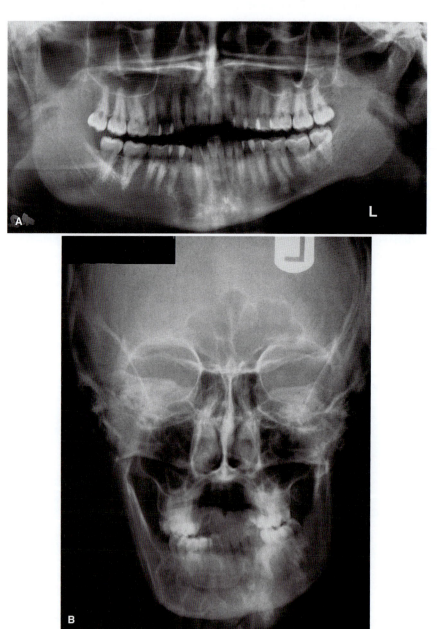

Figura 30.11 A. Imagem panorâmica da hiperplasia condilar responsável por aumento do processo condilar, do ramo e do corpo da mandíbula à direita. **B.** A assimetria resultante da mandíbula é visível na incidência posteroanterior do crânio.

mais lobular e irregular em comparação com um côndilo hiperplásico, porque essa neoplasia cria um crescimento mais localizado e saliente. Irregularidades superficiais e crescimento continuado após a cessação do crescimento esquelético devem aumentar a suspeita de neoplasia. Ocasionalmente, um osteoma condilar ou um grande osteófito ocorrendo em doença articular degenerativa crônica pode simular hiperplasia condilar. Hiperplasia ipsilateral associada da mandíbula não seria observada nessas outras condições.

Tratamento. O tratamento é constituído por uma combinação de condilectomia, cirurgia ortognática e ortodontia. A condilectomia remove a fonte de crescimento anormal, enquanto a cirurgia ortognática e a ortodontia visam corrigir quaisquer déficits funcionais e estéticos resultantes. O início do tratamento antes que o crescimento condilar completo ajuda a limitar a gravidade da deformação mandibular e as mudanças compensatórias nas estruturas maxilar e dentoalveolares. O tratamento também pode ser adiado até que o crescimento seja concluído para evitar recaídas e a necessidade de intervenções adicionais. Um exame de medicina nuclear com o radionuclídeo tecnécio (^{99m}Tc) pode ser útil para determinar se o crescimento condilar ainda está ativo ou se cessou. No entanto, a medicina nuclear pode ser enganosa devido à sua baixa especificidade e, particularmente, se houver aumento da atividade secundária à remodelação concomitante ou às alterações degenerativas.

Hipoplasia condilar

Mecanismo da doença. A hipoplasia condilar é um côndilo mandibular subdimensionado, que pode ser o resultado de doenças congênitas, de desenvolvimento ou adquiridas que afetam o crescimento condilar. Malformações congênitas graves podem resultar em completa falta de formação do côndilo (aplasia). Condições congênitas raras que causam hipoplasia do côndilo frequentemente também apresentam anormalidades de outras estruturas da face, como orelha, olho e arco zigomático (ver Capítulo 29). Traumatismo, infecção e exposição à radiação terapêutica no côndilo durante o crescimento são causas potenciais de hipoplasia.

Características clínicas. A hipoplasia condilar é mais comumente unilateral, a menos que seja uma característica de uma síndrome (p. ex., disostose mandibulofacial ou síndrome de Treacher Collins, sequência de Pierre Robin). O côndilo é um centro de crescimento mandibular e, portanto, a hipoplasia condilar está geralmente associada a algum grau de hipoplasia mandibular unilateral e assimetria facial. O desvio da linha média mandibular para o lado afetado e a acentuação desse desvio na abertura mandibular e na má oclusão podem se desenvolver. A quantidade de distúrbio do crescimento da mandíbula está relacionada com a precocidade do início do distúrbio no crescimento condilar; um início mais precoce resulta em um subdesenvolvimento mais grave do corpo do ramo e o corpo da mandíbula. Pacientes com hipoplasia condilar podem desenvolver sintomas de disfunção da ATM.

Características da imagem. O côndilo pode ser normal em forma e estrutura, mas diminuído em tamanho e a fossa mandibular é proporcionalmente pequena. O colo condilar é mais fino e pode estar curto ou alongado. O processo coronoide é geralmente delgado. A borda posterior do ramo e do colo condilar pode ter uma inclinação posterior (dorsal), criando uma concavidade no contorno da superfície posterior do ramo mandibular na imagem panorâmica. Se houver uma hipoplasia mandibular associada, ela se manifesta com uma incisura antegonial profunda e diminuição da altura vertical do corpo mandibular (Figura 30.12). Apinhamento dentário ocasional também pode resultar. Alterações degenerativas na articulação afetada podem ser detectadas (Figura 30.13).

Diagnóstico diferencial. A artrite idiopática juvenil pode causar danos ao côndilo, resultando em hipoplasia. No entanto, outros sinais de destruição conjunta também seriam vistos. Um exame de outras articulações ou testes para fator reumatoide pode ser útil se houver incerteza. Alterações na morfologia condilar em doença articular degenerativa grave ou outras condições artríticas também podem imitar um côndilo hipoplásico, mas outros sinais de artrite são geralmente visíveis na articulação afetada. Além disso, a artrite não causa hipoplasia mandibular do lado afetado, a menos que ocorra durante o crescimento. Ocasionalmente, é difícil determinar se há hipoplasia condilar ou se o lado contralateral está aumentado. O exame cuidadoso da borda inferior para uma incisura pronunciada de um entalhe (hipoplasia) *versus* curvatura para baixo (hiperplasia) é útil.

Tratamento. Cirurgia ortognática, enxertos ósseos e terapia ortodôntica podem ser necessários.

Hiperplasia coronoide

Mecanismo da doença. A hiperplasia coronoide resulta no alongamento do processo coronoide da mandíbula. A etiologia pode ser adquirida ou desenvolvimental. Os processos coronoides podem colidir com a superfície posterior da maxila ou osso zigomático durante a abertura, restringindo a translação condilar. Às vezes, uma pseudoarticulação se desenvolve entre o coronoide hiperplásico e a superfície posterior do zigoma, uma condição denominada doença de Jacob.

Características clínicas. A variante do desenvolvimento da hiperplasia coronária é mais comumente bilateral. Esta forma é mais frequentemente diagnosticada em homens jovens que têm uma longa história de limitação progressiva da abertura da boca. A abertura restrita resultante pode simular as características de um cadeado

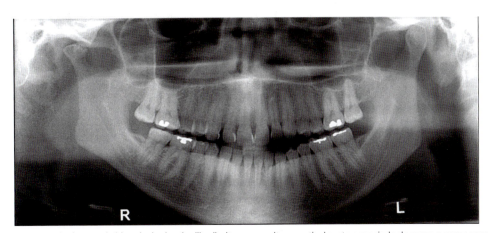

Figura 30.12 A imagem panorâmica revela hipoplasia do côndilo direito com a altura vertical curta associada de ramo e corpo mandibulares direitos.

558 **PARTE 3** Interpretação

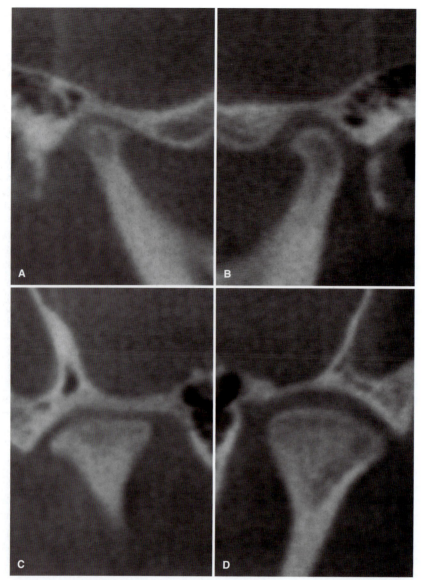

Figura 30.13 Imagens de tomografia computadorizada de feixe cônico de hipoplasia condilar unilateral. Imagens sagitais reconstruídas (**A** e **B**) e coronais (**C** e **D**). **A** e **C**. O côndilo direito é hipoplásico e há remodelação secundária. As superfícies articulares do côndilo e aspecto anterior da fossa mandibular são achatadas, e o espaço articular superior é mais fino em comparação com a esquerda. **B** e **D**. Lado esquerdo do mesmo paciente mostrando côndilo normal.

aparentemente fechado devido ao deslocamento do disco. A hiperplasia coronoide adquirida geralmente se desenvolve secundariamente ao movimento restrito do côndilo, como na anquilose. A condição é indolor.

Características da imagem. A hiperplasia coronoide é melhor vista em imagens panorâmicas e exames de tomografia computadorizada. Os processos coronoides são alongados e as pontas estendem-se pelo menos 1 cm acima da borda inferior do arco zigomático (Figura 30.14). Os processos coronoides podem ter uma forma grande, porém normal, ou podem se curvar anteriormente e parecer muito radiopacos. O impacto do coronoide contra o osso zigomático pode ser confirmado pela realização de exames de tomografia computadorizada com a boca do paciente aberta o máximo possível. Remodelamento da superfície posterior do processo zigomático da maxila, para acomodar o processo coronoide alargado durante a função, também pode ser visto. Como essa condição é geralmente bilateral, os dois lados devem ser examinados quanto à anormalidade. As imagens radiográficas das ATMs são geralmente normais.

Diagnóstico diferencial. O alongamento unilateral do processo coronoide deve ser diferenciado de uma neoplasia, como osteocondroma ou osteoma. Em contraste com a hiperplasia coronoide, as neoplasias geralmente têm uma forma irregular. A apresentação clínica de abertura limitada na maioria das vezes leva ao exame das ATMs por causa das anormalidades que podem restringir o movimento das articulações, como desarranjo interno, neoplasia ou anquilose. No entanto, a inclusão dos processos coronoides durante a imagem da ATM ajuda a garantir que a hiperplasia coronoide não seja negligenciada.

Tratamento. O tratamento consiste na remoção cirúrgica do processo coronoide e na fisioterapia pós-operatória. A recidiva do crescimento do processo coronoide após a cirurgia foi relatada.

Côndilo bífido

Mecanismo da doença. Um côndilo que é bífido tem uma depressão vertical, entalhe ou fissura na superfície da cabeça condilar. Esta característica é melhor visualizada no plano sagital ou coronal corrigido e resulta na aparência de uma cabeça da mandíbula "dupla".

CAPÍTULO 30 Anomalias da Articulação Temporomandibular 559

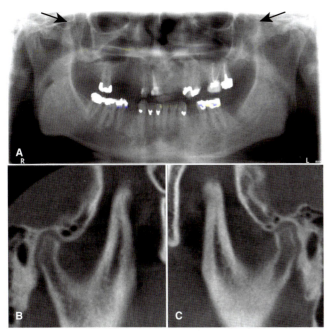

Figura 30.14 A. A imagem panorâmica revela hiperplasia coronoide bilateral (*setas*) em um paciente com queixa de abertura limitada. **B** e **C.** Imagens de tomografia computadorizada de feixe cônico no plano sagital corrigidas e reconstruídas de um paciente diferente com hiperplasia coronoide bilateral. Observe o pronunciado alongamento dos processos coronoides, mantendo uma forma normal. (B e C, Cortesia de Dr. S. Fireman, Toronto, ON, Canadá.)

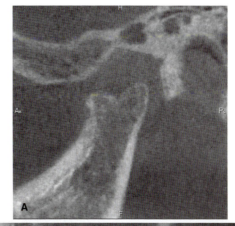

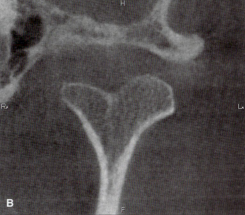

Figura 30.15 Côndilo bífido. Imagens corrigidas reconstruídas sagital (**A**) e coronal (**B**) mostram uma depressão central na superfície superior do côndilo mandibular, criando um contorno bilobulado ou em forma de coração. As estruturas ósseas nesta articulação são normais.

Pode haver duplicação real do côndilo. Esta condição é rara e é mais frequentemente unilateral, embora possa ser bilateral. Pode resultar de um suprimento sanguíneo obstruído durante o desenvolvimento ou outra embriopatia, embora tenha sido postulada uma causa traumática com o côndilo dividido resultante de uma fratura longitudinal.

Características clínicas. O côndilo bífido é geralmente um achado incidental em imagens panorâmicas ou imagens planas anteroposteriores. Alguns pacientes apresentam sinais e sintomas de disfunção da ATM, incluindo ruídos articulares e dor.

Características da imagem. Embora a orientação do côndilo bífido possa ser anteroposterior ou mediolateral, comumente, uma depressão ou entalhe está presente na superfície condilar superior, dando um contorno em forma de coração quando visto no plano coronal corrigido (Figura 30.15). A profundidade da depressão é variável. Uma apresentação mais notável é a duplicação completa da cabeça da mandíbula no plano sagital. A fossa mandibular pode ser remodelada para acomodar a morfologia condilar alterada.

Diagnóstico diferencial. Depressão medial na superfície condilar superior pode ser considerada uma variação normal; a extensão na qual a profundidade da depressão representa um côndilo bífido ainda não foi determinada. O diagnóstico diferencial também inclui uma fratura vertical na cabeça condilar.

Tratamento. O tratamento não é indicado, a menos que haja dor ou comprometimento funcional.

Anomalias dos tecidos moles

Deslocamento de disco

Mecanismo da doença. O disco articular pode se tornar anormalmente posicionado ou deslocado em relação aos componentes condilares e temporais da ATM. Frequentemente o disco fica deslocado em uma direção anterior, mas pode ser deslocado anteromedialmente, medialmente ou anterolateralmente. Deslocamentos laterais e posteriores são extremamente raros. Um disco deslocado pode interferir na função normal da articulação ou causar dor, embora seja um achado comum em pacientes assintomáticos, levando à hipótese de que os deslocamentos de disco podem ser considerados uma variação normal. Um disco que é deslocado na posição fechada pode retomar uma relação normal com o côndilo quando a boca está aberta, ou pode permanecer deslocado; os termos redução e não redução são usados para descrever essas situações, respectivamente (Figura 30.16). Um disco deslocado pode se deformar ou estar associado a outros sinais de disfunção da ATM, incluindo doença articular degenerativa, aderência, derrame e perfuração. A causa do deslocamento do disco é desconhecida, embora parafunção, lesões da mandíbula (p. ex., traumatismo direto), lesão por efeito de chicote e abertura forçada além do intervalo normal tenham sido implicadas. O termo *desarranjo interno* é uma designação inespecífica para uma anormalidade nos componentes do tecido mole da articulação, resultando em função alterada, que pode incluir o deslocamento do disco.

Características clínicas. O deslocamento do disco foi encontrado em pacientes sintomáticos e assintomáticos, e não se sabe por que alguns indivíduos evoluem para disfunções mais graves, enquanto outros não. Ruídos articulares, como estalos ou estampidos, são um sinal comum de deslocamento do disco, mas geralmente não são dolorosos. Crepitação, som de trituração ou moagem são sugestivos de degeneração óssea associada a um disco não reduzido de longa duração. Os sintomas associados a um disco deslocado incluem dor na região pré-auricular, cefaleia e travamento da articulação fechada ou aberta. Uma diminuição da amplitude de movimento pode estar presente, e quando o deslocamento é unilateral, isso pode se manifestar como desvio da mandíbula para o lado afetado na abertura.

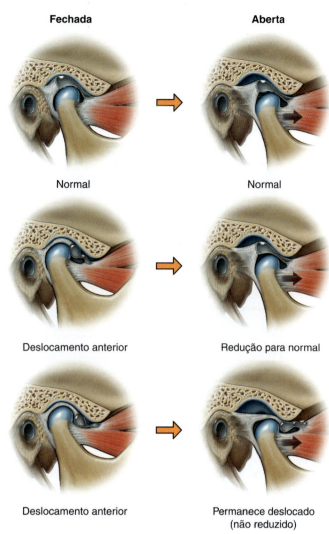

Figura 30.16 Posição e movimento do disco articular durante a abertura da mandíbula. Acima, posição normal. Meio, parcialmente deslocado anteriormente (com redução). Inferior, gravemente deslocado anteriormente (sem redução).

Características da imagem

Posição normal do disco. O disco articular não pode ser visualizado com imagens convencionais, CBCT ou MDCT. A ressonância magnética é a técnica de escolha. Na ressonância magnética, o disco normal tem um sinal de baixa intensidade em relação ao sinal do espaço da articulação imediatamente ao seu redor. Em outras palavras, o sinal do disco é mais baixo (i. e., mais escuro). Em contraste, a intensidade do sinal da ligação posterior é geralmente maior (i. e., mais brilhante).

Em uma imagem no plano sagital corrigida, o disco bicôncavo normal tem uma forma de "gravata-borboleta". Na posição de boca fechada, o disco normal é posicionado com a banda posterior espessa localizada diretamente acima ou ligeiramente anterior à cabeça da mandíbula (em torno da posição de 11 horas). A zona intermediária fina do disco está localizada entre a superfície superior do côndilo e a superfície posterior da eminência articular (Figura 30.10). Em todas as posições de abertura da boca, a fina zona intermediária deve permanecer a superfície de articulação do disco entre o côndilo e a eminência articular.

Deslocamento do disco. A ressonância magnética é necessária para a identificação de um disco deslocado. Embora uma posição condilar em retrusão, observada na CBCT ou MDCT, tenha sido associada a um disco deslocado anteriormente, a posição condilar na máxima intercuspidação é um indicador incerto do deslocamento do disco. O deslocamento anterior é o deslocamento de disco mais comum. Um disco é considerado anteriormente deslocado quando sua banda posterior está localizada anterior à posição normal e a fina zona intermediária não está mais posicionada entre o côndilo e a eminência articular (Figura 30.17A). Esse deslocamento pode variar de deslocamento parcial a total com a banda posterior localizada entre o côndilo e a eminência articular em um deslocamento parcial leve até estar localizada bem anterior à cabeça da mandíbula em uma luxação completa e grave. Quando o disco é gravemente deslocado anteriormente, pode-se observar o dobramento parcial do disco dentro do espaço anterior da articulação. Às vezes a identificação da banda posterior é difícil por causa da deformação desta parte do disco.

Quando o disco é cronicamente posicionado anteriormente, a fixação posterior é esticada entre as superfícies articulares do côndilo e osso temporal e, devido à fibrose resultante, seu sinal de ressonância magnética pode tornar-se mais baixo e aproximar-se da banda posterior. É útil identificar a posição da parte intermediária fina do disco para determinar se ele é deslocado anteriormente de sua posição normal entre as superfícies de articulação do côndilo e da eminência articular.

Deslocamentos medial, lateral e anteromedial também podem ser identificados na RM (Figura 30.17C). O deslocamento anteromedial é indicado nas imagens sagitais corrigidas quando o disco está em uma posição normal nas imagens mediais da articulação, mas é posicionado anteriormente nas imagens laterais da mesma articulação. O deslocamento medial ou lateral é indicado na RM coronal corrigida quando o corpo do disco é posicionado na face medial ou lateral do côndilo, respectivamente. O deslocamento posterior do disco é raro.

Redução e não redução de disco. Durante a abertura da boca, um disco deslocado anteriormente pode retornar a uma relação normal com a cabeça da mandíbula durante qualquer parte do movimento de abertura. Em estudos de movimento, isso geralmente é visto como um rápido movimento posterior do disco, e geralmente é acompanhado por um estalo audível. Essa condição é chamada de redução do disco e pode ser diagnosticada na ressonância magnética se o disco estiver anteriormente deslocado em vistas de boca fechada, mas estiver em uma posição normal em imagens de boca aberta (Figura 30.17). Se o disco permanece deslocado anteriormente na abertura, ele é interpretado como não reduzido. Pode parecer torto ou deformado quando o côndilo empurra para a frente (Figura 30.18). Alterações fibróticas da fixação posterior de um disco deslocado podem alterar o sinal do tecido para aproximar o sinal do disco. Em tais casos, o disco pode ser erroneamente interpretado como ocupando uma posição normal na abertura máxima. A identificação de tecido excessivo com baixa intensidade de sinal anterior à cabeça da mandíbula, representando o tecido discal verdadeiro, deve ajudar a confirmar o estado não reduzido do disco.

Deformidades e perfuração. Se o disco permanecer cronicamente deslocado, ele sofre deformação permanente, perdendo sua forma bicôncava. A ressonância magnética pode indicar a alteração do contorno bicôncavo normal do disco, que pode variar do aumento da banda posterior até o contorno de um disco bilinear ou biconvexo. Em casos de deformação grave ou atrofia, a identificação do disco pode ser difícil ou impossível. As deformidades do disco podem ser acompanhadas por alterações na intensidade do sinal, incluindo um aumento no sinal. Alterações no côndilo e no componente temporal da articulação consistentes com a doença articular degenerativa frequentemente acompanham casos com discos deslocados de longa duração (Figura 30.19). As perfurações entre os espaços articulares superior e inferior ocorrem mais comumente no tecido retrodiscal, logo atrás da banda posterior do disco (Figura 30.20D),

CAPÍTULO 30 Anomalias da Articulação Temporomandibular

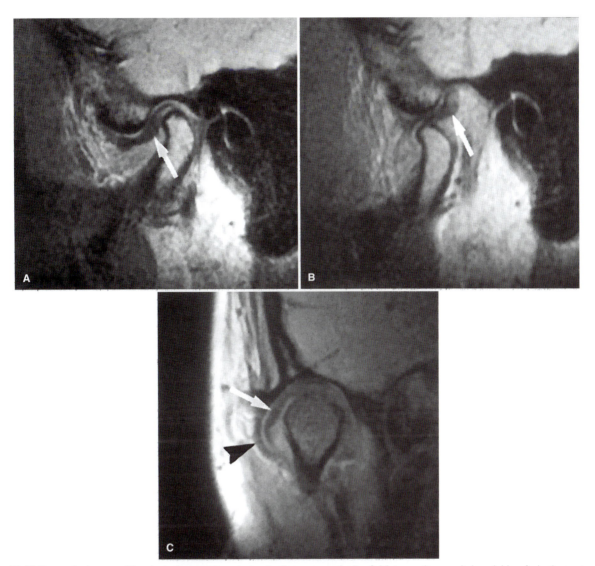

Figura 30.17 Ressonância magnética do deslocamento anterior do disco com redução. **A.** Vista no plano sagital corrigida e fechada mostra o disco com sua banda posterior (*seta*) anterior à cabeça da mandíbula; observe a posição anterior do corte intermediário fino do disco. **B.** Vista aberta mostra a relação normal entre o disco e o côndilo e a banda posterior do disco (*seta*). **C.** Vista coronal corrigida mostra o disco (*seta*) deslocado lateralmente. A cápsula articular (*seta*) incha lateralmente. (B, Cortesia de Dr. P.-L. Westesson, Rochester, NY.)

e podem ser detectadas em investigações artrográficas, mas não são detectadas de forma segura com a ressonância magnética. A perda do espaço articular, resultando em contato osso-osso entre os componentes ósseos, é sugestiva de perfuração do disco ou sua fixação.

Aderências fibrosas e efusão. Aderências fibrosas são massas de tecido fibroso ou tecido cicatricial que se formam no espaço articular, particularmente após a cirurgia da ATM. As aderências podem restringir o movimento normal do disco durante a abertura mandibular, resultando em um "disco preso" e possível fechamento. As aderências são melhor identificadas com artrografia por resistência à injeção do meio de contraste, ou podem ser detectadas em exames de ressonância magnética como tecido com baixa intensidade de sinal. As aderências também podem ser suspeitadas quando não há movimento do disco em relação à eminência articular na posição aberta mandibular na ressonância magnética. O derrame articular (fluido na articulação) é considerado uma mudança precoce que pode preceder a doença articular degenerativa. A RM pode detectar o derrame articular, que aparece como uma área de alta intensidade de sinal nos espaços articulares nas imagens ponderadas em T2 (Figura 30.18B e D).

Tratamento. O tratamento de um disco deslocado assintomático não é indicado. Em pacientes sintomáticos, a terapia conservadora não invasiva deve ser iniciada primeiro. A maioria dos sintomas dos pacientes se resolve com o tempo. A artroscopia ou a artrocentese podem ser úteis para liberar aderências e melhorar a mobilidade articular. A cirurgia articular aberta é reservada para casos refratários.

Condições remodeladoras e artríticas
Remodelação

Mecanismo da doença. A remodelação é uma resposta adaptativa da cartilagem e do osso às forças de carga aplicadas à articulação que podem exceder as tolerâncias normais dos tecidos. Esta resposta adaptativa resulta em alterações da forma do côndilo e da eminência articular e pode resultar no achatamento de superfícies articulares curvas. Tais mudanças efetivamente redistribuem as forças de carga sobre uma área de superfície maior. O número de trabéculas também aumenta, aumentando, assim, a densidade do osso esponjoso subcondral (esclerose subcondral) para resistir melhor às forças aplicadas. Não ocorre destruição ou degeneração do tecido articular fibroso que cobre os componentes ósseos. A remodelação da ATM ocorre durante

562 PARTE 3 Interpretação

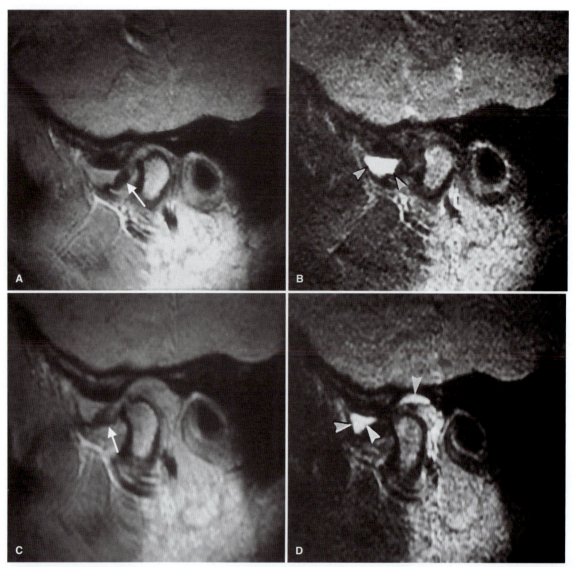

Figura 30.18 Ressonância magnética do deslocamento do disco sem redução na presença de derrame articular. **A.** O disco (*seta*) é deslocado anteriormente na imagem ponderada em T1 fechada. **B.** Imagem ponderada em T2 do mesmo corte mostra a coleção de derrame articular (*setas*) no recesso anterior do espaço articular superior. **C.** Imagem ponderada em T1 aberta mostra que o disco permanece anterior ao côndilo. A banda posterior do disco é indicada por uma *seta*. **D.** A imagem ponderada em T2 está no mesmo nível da imagem em **C**. Observe o derrame articular (*pontas de setas*) nos recessos anterior e posterior do espaço articular superior. (Cortesia de Dr. P.-L. Westesson, Rochester, NY.)

toda a vida adulta e é considerada anormal apenas se for acompanhada por sinais e sintomas clínicos de dor ou disfunção, ou se o grau de remodelação observado em exames de imagem for considerado grave. A remodelação pode ser unilateral e não serve, invariavelmente, como precursora da doença articular degenerativa.
Características clínicas. A remodelação pode ser assintomática ou os pacientes podem apresentar sinais e sintomas de disfunção da ATM, que podem estar relacionados aos componentes do tecido mole, músculos associados ou ligamentos. O deslocamento do disco acompanhante pode ser um fator.
Características da imagem. As alterações observadas nas imagens de diagnóstico podem afetar o côndilo, o osso temporal ou ambos. Tais alterações ocorrem primeiro na superfície anterossuperior do côndilo e na inclinação posterior da eminência articular. Essas alterações podem incluir uma ou a combinação das seguintes: achatamento, espessamento do córtex das superfícies articulares e esclerose subcondral (Figura 30.20).
Diagnóstico diferencial. O aplainamento articular grave e a esclerose subcondral podem ser difíceis de diferenciar de doença articular

degenerativa de início precoce. As alterações microscópicas da degeneração ocorrem antes que possam ser detectadas na imagem de diagnóstico. O aparecimento de erosões ósseas, osteófitos e perda de espaço articular na imagem diagnóstica são sinais de doença articular degenerativa. As articulações afetadas por alterações degenerativas também podem se remodelar para ter superfícies achatadas durante as fases não destrutivas; perda significativa do volume ósseo do côndilo ou eminência sugere erosão prévia em oposição à remodelação adaptativa.
Tratamento. Quando não há sinais ou sintomas clínicos, o tratamento não é indicado. Caso contrário, o tratamento direcionado para reduzir o estresse articular, como a terapia com *splint*, pode ser considerado. No entanto, isso deve ser precedido por uma tentativa de descobrir a causa da sobrecarga da articulação.

Doença articular degenerativa

Mecanismo da doença. Doença articular degenerativa ou osteoartrite é a quebra da fibrocartilagem articular abrangendo os componentes ósseos da articulação, levando a uma eventual deterioração das estruturas ósseas. Acredita-se que essa doença degenerativa

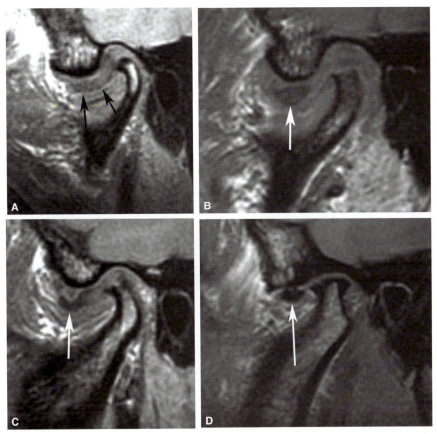

Figura 30.19 Ressonância magnética no plano sagital corrigida de vários casos de discos deslocados anteriormente (*setas*) com diferentes estágios de doença articular degenerativa. **A.** Exemplo de deformação grave do disco e aumento do sinal do tecido. **B.** Erosões graves do aspecto superior do côndilo. **C.** Erosões envolvendo o côndilo e um pequeno osteófito na região anterior. **D.** Exemplo de formação de osteófitos nas superfícies anterior e posterior do côndilo.

ocorra quando a capacidade da articulação em se adaptar a forças excessivas de carga articular, por meio da remodelação, é excedida. Numerosos fatores etiológicos podem ser importantes, incluindo traumatismo agudo, hipermobilidade e carga anormal da articulação que pode ocorrer em parafunção. O deslocamento do disco também pode ser um elemento contribuinte, e a perda de lubrificação normal dentro da articulação tem sido sugerida para desempenhar um papel no nível molecular. Tem sido relatado que articulações com deslocamento de disco não redutor a longo prazo têm maior incidência de alterações radiográficas progressivas de doença articular degenerativa do que articulações sem deslocamento de disco ou discos reduzidos.

Deve-se notar que a doença articular degenerativa é um distúrbio não inflamatório caracterizado por deterioração articular e proliferação óssea. A deterioração articular é caracterizada pela erosão óssea, enquanto a neoformação óssea na periferia das superfícies articulares (osteófito) e na região subcondral (esclerose) representa o componente proliferativo. Geralmente ocorre uma combinação variável de deterioração e proliferação, e ocasionalmente um aspecto predomina. Geralmente, a deterioração é mais comum na doença aguda, e a proliferação predomina nas doenças crônicas.

Características clínicas. A doença articular degenerativa pode ocorrer em qualquer idade, embora a incidência aumente com a idade, além de ter uma preponderância feminina. A doença pode ser assintomática ou os pacientes podem se queixar de sinais e sintomas de disfunção da ATM, incluindo dor à palpação e ao movimento, ruídos articulares (crepitação), limitação da amplitude de movimento e espasmos musculares. O início dos sintomas pode ser repentino ou gradual, e os sintomas podem desaparecer espontaneamente, apenas para retornar em ciclos recorrentes. Alguns estudos relatam que a doença eventualmente "se extingue", e os sintomas desaparecem sensivelmente em intensidade nos casos de longa duração.

Características da imagem. As alterações ósseas na doença articular degenerativa são representadas com mais precisão nas imagens de TC, embora também possam ser observadas alterações ósseas na RM, particularmente nas imagens ponderadas em T1 ou de densidade de prótons. Erosões do osso são um sinal do componente deteriorante da doença articular degenerativa. Estas se manifestam como pequenos ou grandes "buracos" ou "covas" das superfícies da articulação, resultando na perda da continuidade dos córtices e eventual perda do volume ósseo (Figura 30.21). Na doença articular degenerativa grave, a fossa mandibular pode aparecer grosseiramente aumentada devido à erosão da parede posterior da eminência articular. Essa erosão pode permitir que a cabeça da mandíbula se mova para a frente e superiormente para uma posição anterior alterada que pode resultar em uma mordida aberta anterior. O côndilo também pode ser acentuadamente reduzido em tamanho e alterado em forma por causa de erosões graves. Em alguns casos, pequenas áreas, arredondadas, radiotransparentes, com margens irregulares, circundadas por uma área variável de esclerose, são visíveis, profundamente às superfícies articulares. Essas lesões, chamadas de cistos subcondrais ou cisto de Ely, não são cistos verdadeiros, mas são áreas de degeneração que contêm tecido conjuntivo fibroso, tecido de granulação e osteoide (Figura 30.21A e B). Quando o paciente está em máxima intercuspidação, o espaço articular pode ser estreito ou ausente. Este achado frequentemente se correlaciona com um disco deslocado e frequentemente com uma perfuração do disco ou fixação posterior, resultando em contato entre ossos dos componentes articulares.

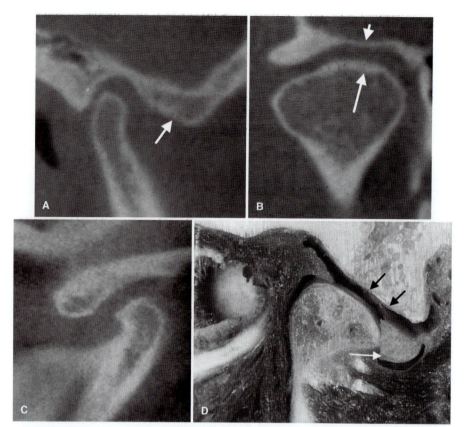

Figura 30.20 Reconstrução corrigida das imagens da tomografia computadorizada de feixe cônico (CBCT) nos planos sagital (**A**) e coronal (**B**) da articulação temporomandibular direita mostra remodelação. **A.** O componente temporal direito mostra esclerose subcondral e aplainamento da eminência articular (*seta*). **B.** O côndilo direito apresenta leve aplainamento do aspecto lateral e esclerose subcondral do aspecto medial (*seta*). O componente temporal direito também é achatado (*ponta de seta*). **C.** A imagem reconstruída da CBCT no plano sagital corrigida mostra um aplainamento significativo da cabeça condilar. **D.** Espécime de cadáver. Observe o aplainamento do componente temporal (*setas pretas*) e a grande perfuração posterior a um disco deformado residual (*seta branca*).

Na fase proliferativa da doença, a formação óssea ocorre na periferia das superfícies articulares. Essas projeções de osso novo são chamadas de osteófitos e, embora possam se formar em qualquer parte da articulação, geralmente emanam da superfície anterossuperior do côndilo, aspecto lateral do osso temporal ou de ambos (Figura 30.22). Os osteófitos criam superfícies articulares ósseas mais amplas e planas e servem para distribuir melhor a carga biomecânica na articulação em uma área maior. Em casos graves, a formação de osteófitos pode se estender da eminência articular quase envolvendo a cabeça da mandíbula. Os osteófitos também podem se soltar e ficar livres dentro do espaço articular. Esses fragmentos são conhecidos como "corpos livres" e devem ser diferenciados de outras condições que causam radiopacidades do espaço articular (Figura 30.23). Graus variáveis de esclerose do osso subcondral podem acompanhar qualquer uma das alterações descritas.

Diagnóstico diferencial. A doença articular degenerativa pode ter um espectro de aparências que vai desde erosões extensas (componente degenerativo) até esclerose substancial subcondral e formação de osteófitos (componente proliferativo). Uma aparência mais erosiva pode simular artrites inflamatórias, como a artrite reumatoide, enquanto uma aparência mais proliferativa com formação extensiva de osteófitos pode simular uma neoplasia benigna, como osteoma ou osteocondroma.

Tratamento. As alterações na articulação produzidas pela doença articular degenerativa não podem ser revertidas por qualquer tratamento conhecido. O tratamento é direcionado no sentido de aliviar o estresse anormalmente carregado, aliviando secundariamente a inflamação com medicamentos anti-inflamatórios e aumentando a mobilidade e a função articular (p. ex., fisioterapia).

Artrite reumatoide

Mecanismo da doença. A artrite reumatoide é um grupo heterogêneo de distúrbios sistêmicos que se manifesta principalmente como inflamação da membrana sinovial em várias articulações. A ATM se torna envolvida em aproximadamente metade dos pacientes afetados. Os achados radiográficos característicos são um resultado de sinovite vilonodular, que leva à formação de tecido granulomatoso sinovial (*pannus*) que cresce na fibrocartilagem e no osso, liberando enzimas que destroem as superfícies articulares e o osso subjacente.

Características clínicas. A artrite reumatoide é mais comum em mulheres e pode ocorrer em qualquer idade, mas aumenta em incidência com o aumento da idade. Uma variante juvenil é discutida separadamente. Normalmente, as pequenas articulações de mãos, punhos, joelhos e pés são afetadas de maneira bilateral e simétrica. O envolvimento da ATM é variável; quando a ATM é afetada, o envolvimento é geralmente bilateral e ocorre mais tarde que em outras articulações. Pacientes com acometimento da ATM se queixam de edema, dor, sensibilidade, rigidez na abertura, amplitude de movimento limitada e crepitação. O queixo aparece recuado, e uma mordida aberta anterior é um achado comum, porque os côndilos se instalam em uma posição anterossuperior à medida que os componentes articulares são progressivamente destruídos.

Características da imagem. A tomografia computadorizada permite uma avaliação detalhada das alterações ósseas associadas à artrite reumatoide. A RM pode demonstrar *pannus*, derrames articulares, edema de medula e anormalidades de disco. O uso de gadolínio como agente de contraste para ressonância magnética demonstrou a detecção precoce das alterações inflamatórias nas articulações com

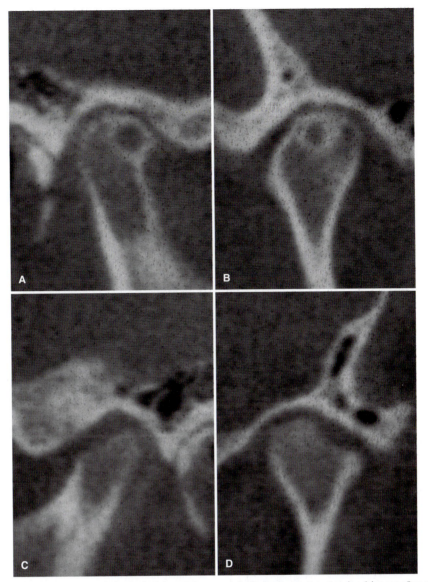

Figura 30.21 Imagem de tomografia computadorizada de feixe cônico, posição fechada, representando várias erosões na doença articular degenerativa. **A** e **B.** Mesmo paciente, lado direito. Grande erosão semelhante ao cisto subcondral (cisto de Ely) do côndilo circundado por uma ampla zona de esclerose. Observe também o espaço articular estreito. **C** e **D.** Mesmo paciente, lado esquerdo. Erosão ampla da superfície condilar anterolateral. Note também a falta de cortical da superfície condilar remanescente e achatamento do componente temporal.

artrite reumatoide. As alterações iniciais da artrite reumatoide podem ser osteopenia generalizada (diminuição da densidade) do côndilo e componente temporal e inflamação sinovial. O *pannus* que se desenvolve pode destruir o disco, resultando em diminuição do espaço articular. Erosões ósseas pelo *pannus* envolvem mais frequentemente a eminência articular e superfície anterior da cabeça da mandíbula. A erosão das superfícies condilares anterior e posterior na inserção da membrana sinovial pode resultar em uma aparência de "lápis apontado" do côndilo. Alterações erosivas podem ser tão graves que toda a superfície condilar é destruída, permanecendo apenas o colo como superfície articular. De modo similar, a eminência articular pode ser destruída na medida em que uma concavidade substitui a eminência normalmente convexa. Tais erosões permitem o posicionamento anterossuperior do processo condilar quando os dentes estão em máxima intercuspidação, resultando em mordida aberta anterior (Figura 30.24). A destruição articular eventualmente leva a uma doença articular degenerativa secundária. Esclerose subcondral e achatamento de superfícies articulares, bem como cisto subcondral e formação de osteófitos podem ocorrer. Anquilose fibrosa ou, em casos raros, anquilose óssea pode ocorrer (Figura 30.25) com mobilidade reduzida relacionada à duração e à gravidade da doença.

Diagnóstico diferencial. O diagnóstico diferencial inclui doença articular degenerativa grave e artrite psoriática. Osteopenia e erosões graves, particularmente da eminência articular, são mais características da artrite reumatoide. Envolvimento de outras articulações também é sugestivo; um exame médico é necessário quando houver suspeita de artrite reumatoide. A artrite psoriática pode ser considerada quando o paciente tem uma história de lesões na pele.

Tratamento. O tratamento é direcionado para o alívio da dor (analgésicos), redução ou supressão da inflamação (medicamentos anti-inflamatórios não esteroides, fármacos antirreumáticos, corticosteroides) e preservação da função muscular e articular (fisioterapia). Cirurgia de substituição articular pode ser necessária em pacientes com destruição articular grave.

Artrite idiopática juvenil

Mecanismo da doença. A artrite idiopática juvenil, anteriormente conhecida como artrite reumatoide juvenil, artrite crônica juvenil

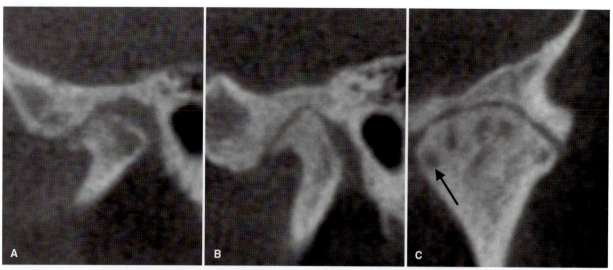

Figura 30.22 Imagem de tomografia computadorizada de feixe cônico, posição fechada exibindo dois casos de doença articular degenerativa (pacientes diferentes). **A.** Reconstrução no plano sagital corrigida. Erosões superficiais e esclerose subcondral do côndilo e eminência articular. Há também formação de osteófitos na região anterior do côndilo. O côndilo é posicionado anteriormente na fossa mandibular. **B.** Reconstrução no plano sagital corrigida. Formação proeminente de osteófitos na face anterior do côndilo, achatamento e esclerose subcondral de todos os componentes articulares, com diminuição da largura do espaço articular. **C.** Reconstrução coronal corrigida, mesmo paciente de **B**. Múltiplas erosões subcondrais são vistas, que não são visíveis na reformatação no plano sagital (um exemplo indicado pela *seta*).

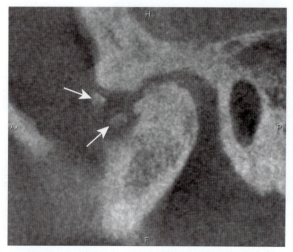

Figura 30.23 A imagem corrigida da tomografia computadorizada de feixe cônico reconstruída no plano sagital mostra corpos livres articulares localizados anteriormente ao côndilo (*setas*). Erosões, esclerose subcondral profunda e formação de osteófitos afetando as superfícies articulares também são notadas, consistentes com doença articular degenerativa.

e doença de Still, é uma doença inflamatória reumatológica crônica que se manifesta antes dos 16 anos de idade (idade média de 5 anos). A artrite idiopática juvenil é caracterizada por inflamação sinovial crônica e intermitente que resulta em hipertrofia sinovial, efusão articular e articulações edemaciadas e doloridas. Conforme a doença progride, a cartilagem e o osso são destruídos. O fator reumatoide pode estar ausente, levando à preferência da terminologia por artrite idiopática juvenil, em vez de artrite reumatoide juvenil. A artrite idiopática juvenil difere da artrite reumatoide adulta por ter um início mais precoce e o envolvimento sistêmico geralmente é mais grave. O envolvimento da ATM ocorre em aproximadamente 40% dos pacientes e pode ser unilateral ou bilateral.

Características clínicas. A artrite idiopática juvenil afeta mais comumente as mulheres. Crianças com artrite idiopática juvenil podem apresentar sintomas sistêmicos, incluindo letargia e dor. As ATMs nesses pacientes são frequentemente assintomáticas, mesmo quando a doença ativa afeta as articulações. Quando os sintomas estão presentes, eles incluem dor nos músculos da mastigação, dor e inchaço nas articulações e limitações no movimento mandibular. O início unilateral é comum, mas o envolvimento contralateral pode ocorrer à medida que a doença progride. O envolvimento grave da ATM resulta na inibição do crescimento mandibular. Os pacientes afetados podem ter micrognatia e rotação posteroinferior do mento, resultando em uma aparência facial conhecida como "face de pássaro", que também pode ser acompanhada por mordida aberta anterior. O grau de micrognatia é proporcional à gravidade do envolvimento articular e é pior com o início mais precoce da doença. Além disso, quando apenas uma ATM está envolvida, ou se um lado está mais gravemente afetado, o paciente pode ter uma assimetria mandibular com o mento desviado para o lado afetado.

Características da imagem. A ressonância magnética com contraste de gadolínio é a modalidade de escolha para avaliar pacientes com artrite idiopática juvenil porque pode demonstrar inflamação sinovial precoce, mesmo em pacientes assintomáticos, antes da destruição óssea. A tomografia computadorizada pode ser realizada para avaliação detalhada das alterações ósseas, enquanto as imagens panorâmicas e cefalométricas são úteis para avaliar os distúrbios do crescimento. A osteopenia (densidade diminuída) dos componentes afetados da ATM pode ser o único achado radiográfico inicial. A erosão da eminência articular pode resultar no aparecimento de uma grande fossa mandibular. O côndilo pode ser pontiagudo (em forma de lápis) ou côncavo, ou completamente destruído. Como resultado da destruição óssea, a cabeça da mandíbula é tipicamente posicionada anterossuperiormente na fossa mandibular (Figura 30.26).

Como a resposta inflamatória é intermitente, o córtex das superfícies articulares pode reaparecer durante períodos quiescentes e as superfícies parecem achatadas. Alterações degenerativas secundárias que se manifestam como esclerose e formações osteofíticas podem se sobrepor às alterações reumatoides. A hipomobilidade na abertura máxima é comum e a anquilose fibrosa pode ocorrer em alguns casos. Uma forma de disco anormal é frequentemente observada em pacientes com envolvimento a longo prazo da ATM. Manifestações de inibição do crescimento mandibular, como o aprofundamento

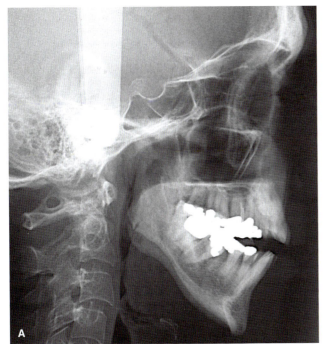
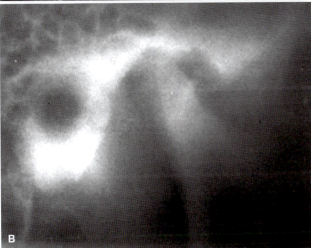

Figura 30.24 Artrite reumatoide. **A.** A imagem cefalométrica lateral ilustra um plano acentuado mandibular e mordida aberta anterior. **B.** O tomograma lateral (*posição fechada*) ilustra uma grande erosão condilar anterossuperior acompanhada por erosões graves do componente temporal, incluindo a eminência articular.

da incisura antegonial, altura diminuída do ramo e flexão dorsal do ramo e colo condilar, também podem ocorrer unilateralmente ou bilateralmente, resultando em um ângulo obtuso entre o corpo e o ramo da mandíbula.

Tratamento. O tratamento precoce e agressivo da artrite idiopática juvenil resultou em melhores resultados. Os tratamentos médicos incluem AINEs, metotrexato e agentes biológicos. A ortodontia e a cirurgia ortognática são muitas vezes necessárias para melhorar a forma e a função dentofacial.

Artrite psoriática e espondilite anquilosante

A artrite psoriática e a espondilite anquilosante são artrites soronegativas e sistêmicas que podem afetar as ATMs. A artrite psoriática ocorre em pacientes com psoríase cutânea, com doença articular inflamatória ocorrendo em 7% dos pacientes. Espondilite anquilosante ocorre predominantemente em homens e progride para a fusão dos corpos vertebrais. As alterações da imagem da ATM observadas nesses

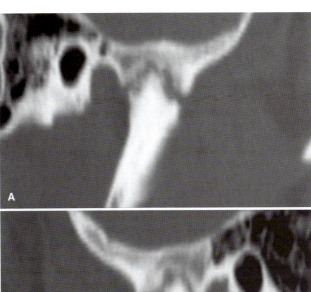
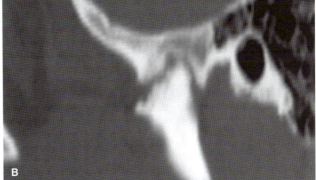
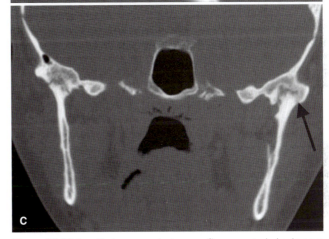

Figura 30.25 A e **B.** Imagens de tomografia computadorizada com multidetectores (MDCT) reconstruídas sagitais corrigidas com algoritmo ósseo das articulações direita e esquerda de um caso de artrite reumatoide. Observe a superfície irregular do côndilo e a eminência articular e que as formas são semelhantes às peças opostas de um quebra-cabeça, sugerindo a possibilidade de anquilose fibrosa. Por causa da erosão da eminência articular, os côndilos têm uma posição anterior anormal perto da eminência articular residual. **C.** Imagem no plano coronal de MDCT do mesmo caso. Observe a anquilose óssea na face lateral da articulação esquerda (*seta*).

distúrbios podem ser indistinguíveis das alterações causadas pela artrite reumatoide, embora ocasionalmente uma alteração esclerótica profunda seja observada na artrite psoriática.

Reabsorção condilar progressiva

Mecanismo da doença. Reabsorção condilar, também conhecida como reabsorção condilar idiopática ou condilose, é uma condição que leva à perda de massa óssea da cabeça da mandíbula, não atribuível a outras condições destrutivas (ou seja, artrite reumatoide, doença articular degenerativa ou artrite séptica). A reabsorção

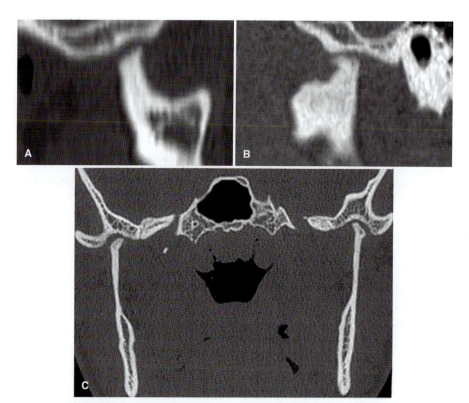

Figura 30.26 A e **B.** Imagens de tomografia computadorizada com multidetectores reconstruídas sagitais corrigidas de artrite idiopática juvenil. Observe a grave erosão das eminências articulares e dos côndilos e o posicionamento anterior anormal dos dois processos condilares. **C.** Imagem tomográfica computadorizada coronal do mesmo caso mostra pequenos remanescentes das cabeças mandibulares após erosão grave.

condilar progressiva também pode estar relacionada à condição descrita pela primeira vez na década de 1960 por Boering como "artrose de Boering".

Durante a primeira década de crescimento, a cabeça da mandíbula aparenta normalidade, mas há uma significativa reabsorção condilar, tipicamente durante a adolescência. A etiologia da reabsorção condilar progressiva é desconhecida, embora seja teorizado como resultado da diminuição da adaptação biológica ao aumento da carga mecânica em uma população suscetível em mulheres jovens. Além disso, uma influência hormonal também foi postulada. Uma associação com relações esqueléticas específicas, ou seja, o ângulo do plano mandibular e a relação da mandíbula da classe II foi observada. O deslocamento do disco articular de sua posição normal também pode ser um fator de risco. Muitos casos foram relatados após cirurgia ortognática.

Características clínicas. Reabsorção condilar progressiva afeta principalmente as mulheres durante a segunda década de vida. Geralmente é um achado incidental em uma imagem panorâmica, ou o paciente pode desenvolver uma assimetria mandibular, sinais e sintomas de disfunção da ATM, ou ambos. A reabsorção condilar progressiva pode ser unilateral ou bilateral. À medida que as alterações condilares progridem, o paciente frequentemente desenvolve mordida aberta anterior.

Características da imagem. Em uma imagem panorâmica, a cabeça da mandíbula frequentemente demonstra ampliação e aparente alongamento da superfície anterior com uma inclinação posterior da cabeça e do colo condilar (Figura 30.27). Além disso, também pode haver curvatura da superfície posterior do ramo. Juntos, esses recursos foram descritos como tendo uma aparência de "cogumelo". A hipoplasia secundária da mandíbula ipsilateral é vista devido à perda do centro de crescimento normal dentro do côndilo afetado. Isto é evidente pelo encurtamento do ramo e pelo aprofundamento do entalhe antegonial. Imagens mais detalhadas com CBCT ou MDCT podem demonstrar erosão da superfície articular do côndilo. A erosão progressiva da massa óssea leva à perda da altura vertical do côndilo, e eventual reabsorção completa pode ocorrer em alguns casos. Envolvimento do componente temporal também pode ser visto. A mordida aberta anterior pode se desenvolver à medida que a altura condilar é perdida e a mandíbula sofre contrarrotação.

Diagnóstico diferencial. Nenhuma das características radiológicas da reabsorção condilar progressiva é exclusiva desta condição; elas se sobrepõem a outras condições artríticas que afetam as ATMs. O diagnóstico requer consideração da apresentação clínica com as características de imagem, e eliminação de outros diagnósticos possíveis, incluindo reabsorção secundária a artrite idiopática juvenil e doença articular degenerativa grave.

Tratamento. O tratamento da reabsorção condilar progressiva é difícil porque a cirurgia ortognática e a terapia ortodôntica feitas para corrigir discrepâncias oclusais ou assimetria podem exacerbar a condição. Recidiva após cirurgia ortognática é comum. O reposicionamento do disco, os enxertos costocondrais e a substituição aloplástica da ATM também têm sido defendidos.

Artrite séptica

Mecanismo da doença. A artrite séptica ou infecciosa é uma condição inflamatória envolvendo a ATM, que pode resultar na destruição das articulações. Comparada com a incidência de doença articular degenerativa e artrite reumatoide na ATM, a artrite séptica é rara. A artrite séptica da ATM pode ser causada pela disseminação direta de organismos de uma celulite adjacente, ou de infecções da parótida, ouvido ou mastoide. Também pode ocorrer por extensão direta da osteomielite envolvendo o corpo mandibular e o ramo. A disseminação hematogênica de um *nidus* distante, geralmente oculto, também foi relatada. Traumatismo e imunossupressão também são fatores etiológicos em potencial.

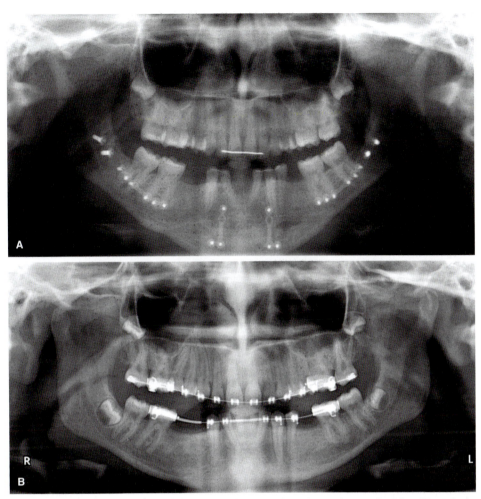

Figura 30.27 A. Imagem panorâmica da reabsorção condilar progressiva em paciente jovem do sexo feminino. Há perda da estrutura óssea dos côndilos mandibulares devido à reabsorção grave. As superfícies anteriores dos côndilos aparecem achatadas e alongadas. **B.** Imagem panorâmica do mesmo paciente antes da cirurgia ortognática mostra morfologia condilar normal.

Características clínicas. Indivíduos podem ser afetados em qualquer idade, e a condição não mostra predileção por sexo. Geralmente ocorre unilateralmente. O paciente pode apresentar vermelhidão e inchaço na articulação, trismo, dor intensa à abertura, incapacidade de ocluir os dentes, linfonodos cervicais aumentados e sensíveis, febre e mal-estar. A mandíbula pode ser desviada para o lado não afetado como resultado de efusão articular.

Características da imagem. CBCT, MDCT e RM são mais úteis para o exame de casos de suspeita de artrite séptica. Nenhum sinal de imagem pode estar presente nos estágios agudos da doença, embora o espaço entre o côndilo e o teto da fossa mandibular possa estar alargado por causa do exsudato inflamatório nos espaços articulares. Alterações osteopênicas (radiotransparentes) envolvendo os componentes ósseos da articulação, assim como o ramo da mandíbula, podem estar evidentes. Alterações ósseas mais evidentes podem ser vistas aproximadamente 7 a 10 dias após o início dos sintomas clínicos. Como resultado dos efeitos osteolíticos da inflamação, o córtex articular pode tornar-se ligeiramente radiotransparente, erosões da superfície condilar e eminência articular podem ser observadas, sequestros podem ser identificados e pode haver neoformação óssea periosteal (Figura 30.28).

Alterações inflamatórias que podem acompanhar a artrite séptica podem ser observadas em imagens de TC, como opacificação de células aéreas mastoides, osteomielite da mandíbula e celulite do tecido mole circundante. A ressonância magnética, com imagens ponderadas em T2, pode mostrar aumento e edema muscular, derrame articular ou abscesso. A medicina nuclear pode ter um papel no diagnóstico, pois a cintigrafia óssea com ^{99m}Tc mostra aumento do metabolismo ósseo nos componentes ósseos envolvidos, especialmente no côndilo. Além disso, um exame de medicina nuclear positivo com gálio (^{67}Ga) pode confirmar a presença de infecção. Conforme a doença progride, a cabeça da mandíbula e a eminência articular, incluindo o disco, podem ser destruídos. A doença articular degenerativa é uma sequela comum a longo prazo e a anquilose fibrosa ou óssea pode ocorrer após o desaparecimento da infecção. Se a doença ocorre durante o período de crescimento mandibular, manifestações de inibição do crescimento mandibular podem ser evidentes nas imagens diagnósticas.

Diagnóstico diferencial. O diagnóstico de artrite séptica é feito idealmente pela identificação de organismos em aspirado articular, embora as culturas ocasionalmente permaneçam negativas. As alterações de imagem causadas por artrite séptica podem mimetizar as alterações de doença articular degenerativa grave ou artrite reumatoide, embora a artrite séptica geralmente ocorra unilateralmente. Além disso, o paciente geralmente apresenta sinais e sintomas clínicos de infecção.

Tratamento. O tratamento pode incluir terapia antimicrobiana, drenagem da efusão, artrocentese e repouso articular. A fisioterapia para restabelecer a mobilidade articular é iniciada após a fase aguda da infecção.

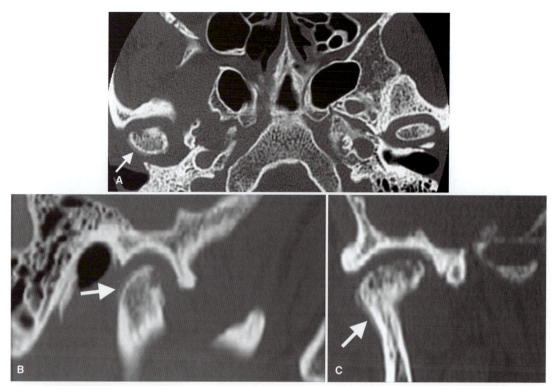

Figura 30.28 Imagem de tomografia computadorizada com multidetectores corrigida e reconstruída nos planos axial (**A**), sagital (**B**) e coronal (**C**) de um caso de artrite séptica envolvendo a articulação direita. Observe as erosões, esclerose e reação periosteal que se estende ao longo do dorso do côndilo e colo condilar lateral (*setas*).

Corpos livres articulares

Mecanismo da doença

Corpos livres articulares são calcificações de origem variável que podem estar localizadas na sinóvia, dentro da cápsula nos espaços articulares, ou fora da cápsula em tecido mole. Eles aparecem em imagens como entidades radiopacas vistas ao redor ou sobrepostas à cabeça da mandíbula. Os corpos livres podem representar ossos que se separaram dos componentes articulares em doença articular degenerativa (corpos periarticulares), metaplasia de cartilagem hialina (calcificação) que ocorre em condromatose sinovial, cristais depositados no espaço articular em artropatia associada a cristal (condrocalcinose) ou calcinose tumoral associada com doença renal. Em casos raros, o condrossarcoma também pode imitar a aparência de corpos livres articulares.

Condromatose sinovial

Mecanismo da doença. A condromatose sinovial, também conhecida como osteocondromatose ou condrometaplasia, é um distúrbio benigno incomum caracterizado pela formação metaplásica de múltiplos nódulos cartilaginosos e osteocartilaginosos dentro da membrana sinovial das articulações. Alguns desses nódulos podem se soltar dos tecidos sinoviais e formar corpos livres no espaço articular, onde persistem e aumentam de tamanho, sendo nutridos pelo líquido sinovial. Essa condição é mais comum no esqueleto axial do que na ATM. Quando os nódulos cartilaginosos ossificam, o termo *osteocondromatose sinovial* é apropriado.

Características clínicas. As mulheres são mais comumente afetadas na ATM do que os homens. Os pacientes podem ser assintomáticos ou apresentar queixa de edema extra-auricular, dor, alteração na oclusão e redução da amplitude de movimento. Alguns pacientes apresentam crepitação ou outros ruídos articulares. A condição geralmente ocorre unilateralmente.

Características da imagem. Os componentes ósseos podem parecer normais ou podem apresentar alterações ósseas semelhantes às alterações da doença articular degenerativa. O espaço articular pode estar espessado e, se ocorrer a ossificação dos nódulos cartilaginosos, pode-se observar um corpo radiopaco ou vários corpos livres radiopacos ao redor da cabeça da mandíbula (Figura 30.29). Há considerável variação no tamanho desses corpos livres ossificados. A tomografia computadorizada pode indicar a localização dessas calcificações e confirmar que elas representam ossificações. Alterações morfológicas na articulação que são reminiscentes de doença articular degenerativa podem ser vistas, assim como esclerose reativa da fossa mandibular e côndilo. Ocasionalmente, pode ocorrer erosão através do teto da fossa mandibular e para a fossa craniana média, que é melhor detectada com a tomografia computadorizada. A RM pode detectar efusão e aumento do espaço articular e pode ser útil na definição dos planos teciduais entre a massa da condromatose sinovial e tecidos moles circundantes.

Diagnóstico diferencial. O aparecimento de osteocondromatose sinovial nem sempre pode ser diferenciado da condrocalcinose; no entanto, os corpos ossificados na osteocondromatose são frequentemente maiores e podem ter um córtex periférico que identifica sua natureza óssea. Condições que parecem semelhantes incluem doença articular degenerativa com corpos periarticulares (osteófitos destacados), ou condrossarcoma ou osteossarcoma. Os sarcomas podem ser acompanhados por destruição óssea grave, o que ajudaria a diferenciar a condição da condromatose sinovial.

Tratamento. O tratamento consiste na remoção dos corpos livres e ressecção do tecido sinovial anômalo na articulação por artroscopia ou cirurgia articular aberta.

Condrocalcinose

Mecanismo da doença. A condrocalcinose ou pseudogota é uma condição caracterizada por sinovite aguda e crônica e

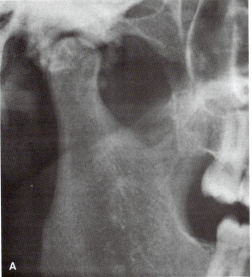
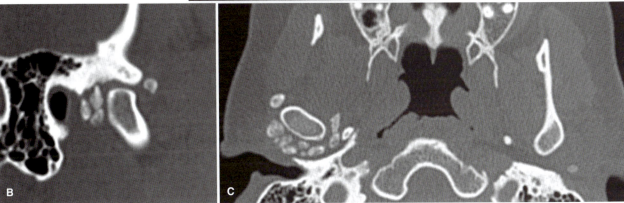

Figura 30.29 A. Imagem panorâmica recortada de uma articulação direita envolvida com condromatose sinovial. **B.** Imagem de formatação de tomografia computadorizada no plano sagital. **C.** Imagem de tomografia computadorizada com multidetectores axiais revelando múltiplos corpos ossificados em torno do côndilo e dentro da cápsula articular.

precipitação de cristais de di-hidrato de pirofosfato de cálcio no espaço articular. Difere da gota clássica, na qual cristais de monohidrato de urato monossódico são precipitados; daí o termo "pseudogota".

Características clínicas. As articulações mais comumente afetadas são joelho, pulso, quadril, ombro e cotovelo. O envolvimento da ATM é incomum e a condição ocorre unilateralmente. Os pacientes geralmente se queixam de dor e inchaço na articulação; no entanto, alguns pacientes são assintomáticos.

Características da imagem. O aparecimento de condrocalcinose pode simular condromatose sinovial, descrita anteriormente. Muitas vezes, as radiopacidades dentro do espaço articular são menores e possuem uma distribuição mais homogênea do que na osteocondromatose (Figura 30.30). A deposição de cristais também pode se estender aos tecidos que cercam a articulação. Erosões ósseas e esclerose profunda dos componentes ósseos têm sido descritas. Erosões da fossa mandibular podem estar presentes, o que requer imagens de TC para detecção. Inchaço dos tecidos moles e edema dos músculos circundantes podem ser observados com ressonância magnética.

Diagnóstico diferencial. O diagnóstico diferencial é o mesmo que para a condromatose sinovial.

Tratamento. O tratamento consiste na remoção cirúrgica das grandes massas cristalinas. Esteroides, ácido acetilsalicílico e AINEs podem proporcionar alívio. A colchicina pode ser usada para aliviar os sintomas agudos e para a profilaxia.

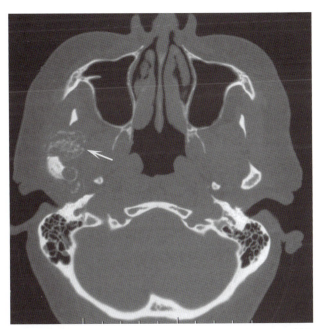

Figura 30.30 Imagem de tomografia computadorizada com multidetectores de algoritmo ósseo no plano axial de condrocalcinose. Observe as calcificações anteriores do côndilo direito (*seta*) e a grande erosão envolvendo o polo medial do côndilo. Há também esclerose profunda do polo lateral.

Traumatismo

Efusão

Mecanismo da doença. A efusão é um influxo de líquido para a articulação e pode estar associada a traumatismo, anormalidades dos tecidos moles, como deslocamento de disco ou condições artríticas. As efusões dentro da articulação após o traumatismo mais frequentemente representam hemorragia nos espaços articulares (hemartrose).

Características clínicas. O paciente pode ter inchaço na articulação afetada, dor na região pré-auricular da ATM ou no ouvido e amplitude de movimento limitada. Os pacientes também podem queixar-se da sensação de líquido no ouvido, zumbido, dificuldade de audição e dificuldade de ocluir os dentes posteriores.

Características da imagem. Os derrames articulares são melhor vistos na ressonância magnética ponderada em T2 como áreas de sinal alto (branco) ao redor do côndilo. Os espaços articulares envolvidos mostram-se aumentados (Figura 30.18).

Diagnóstico diferencial. A efusão secundária ao traumatismo deve ser diferenciada de outras condições que se manifestam com derrame, incluindo deslocamento de disco e artrite. Evidência de fratura condilar pode ser detectada em casos de traumatismo. A história do paciente e o exame clínico devem ser úteis.

Tratamento. O tratamento pode incluir medicamentos anti-inflamatórios, embora a drenagem cirúrgica do derrame seja ocasionalmente necessária.

Luxação condilar

Mecanismo da doença. A luxação condilar é o posicionamento anormal do côndilo mandibular para fora da fossa mandibular, mas dentro da cápsula articular. Geralmente ocorre bilateralmente e, mais comumente, a luxação está em uma direção anterior. A luxação pode ser causada por traumatismo e é frequentemente associada a uma fratura condilar. A abertura da boca forçada, como durante um procedimento de intubação, também pode levar a luxação. Ligamentos frouxos e cápsula articular podem predispor à luxação crônica da ATM. A luxação também pode ocorrer raramente através do teto da fossa mandibular, até a fossa craniana média, como resultado de traumatismo.

Características clínicas. Na luxação anterior, os pacientes são incapazes de fechar a mandíbula à máxima intercuspidação. Alguns pacientes não conseguem reduzir a luxação, enquanto outros podem reduzir a mandíbula por manipulação. Dor associada e espasmo muscular frequentemente estão presentes.

Características da imagem. CBCT e MDCT são mais úteis para avaliar as relações das estruturas ósseas. A imagem mostra o processo condilar posicionado fora da fossa mandibular, mais comumente anterior e superior ao ápice da eminência articular. Sinais de fratura condilar associada também podem estar presentes.

Diagnóstico diferencial. Em pacientes com hipermobilidade mandibular, as cabeças mandibulares podem translatar anterior e superiormente à eminência articular na abertura. A correlação clínica para confirmar que o paciente não consegue fechar a mandíbula normalmente é importante para fazer o diagnóstico de luxação.

Tratamento. O tratamento consiste na manipulação manual da mandíbula para reduzir a luxação. Cirurgia ocasionalmente é necessária para obter redução, especialmente em casos prolongados.

Fratura

Mecanismo da doença. As fraturas da ATM podem ocorrer dentro da cabeça condilar (intracapsular) ou no colo condilar (extracapsular). As fraturas do colo do côndilo são mais comuns e frequentemente acompanhadas de luxação condilar. Fraturas da cabeça da mandíbula podem ser horizontais, verticais ou fraturas por compressão. Raramente, a fratura pode envolver o componente temporal. As fraturas unilaterais, mais comuns que as fraturas bilaterais, podem ser acompanhadas por fratura do corpo parassinfisária ou mandibular no lado contralateral.

Características clínicas. O paciente pode estar sentindo inchaço na ATM, dor, amplitude de movimento limitada, desvio para o lado afetado e má oclusão ou mordida aberta anterior. Algumas fraturas da ATM podem ser assintomáticas e podem não ser descobertas no momento do traumatismo. Em vez disso, essas lesões traumáticas aparecem como achados incidentais em um momento posterior, quando as imagens são obtidas por outras razões. Fraturas condilares devem ser investigadas se o paciente tiver um histórico de traumatismo na mandíbula, especialmente na região mental.

Se uma fratura condilar ocorrer durante o período de crescimento mandibular, o crescimento pode ser interrompido devido a danos no centro de crescimento condilar. O grau de hipoplasia subsequente está relacionado à gravidade da lesão e ao estágio de desenvolvimento mandibular no momento da lesão (pacientes mais jovens têm hipoplasia mais profunda). Pacientes com menos de 10 anos de idade apresentam maior potencial de remodelação e podem apresentar menor deformidade em relação aos pacientes mais velhos, embora lesões em pacientes menores de 3 anos de idade tendam a produzir graves assimetrias. A lesão na articulação pode resultar em hemorragia ou efusão nos espaços articulares que podem eventualmente formar ossos durante o processo de cicatrização, e isso pode resultar em anquilose e limitação da função articular.

Características da imagem. Em fraturas do colo do côndilo relativamente recentes, uma linha radiotransparente limitada ao contorno do colo deve ser visível. Essa linha pode variar em largura, dependendo da quantidade de distração entre os fragmentos. Quando os fragmentos ósseos estão bem alinhados, a linha é estreita. Entretanto, quando há maior deslocamento entre os fragmentos, a linha pode se tornar mais larga. Se os fragmentos ósseos se sobrepuserem, uma área de aparente aumento da radiopacidade pode ser vista (o "sinal de fragmento sobreposto") em vez da linha radiotransparente (Figura 30.31). O exame cuidadoso do contorno do limite cortical

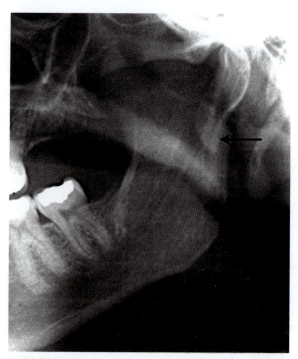

Figura 30.31 Imagem panorâmica da fratura do colo condilar. A *seta* evidencia fragmentos sobrepostos, demonstrando aumento da radiopacidade. Há também um defeito escalonado evidente ao longo da borda posterior do ramo.

do côndilo e do colo pode revelar uma irregularidade ao contorno normalmente suave da superfície óssea (ou seja, um "defeito em degrau"). Aproximadamente 60% das fraturas de côndilo mostram evidências de angulação de fragmento e um grau variável de deslocamento dos fragmentos de fratura. Deslocamento da cabeça da mandíbula ocorre mais comumente em uma direção anterior e medial por causa das orientações da fibra muscular do músculo pterigóideo lateral. As fraturas da cabeça da mandíbula são menos comuns e podem ser horizontais, verticais (responsáveis pelo tipo traumático de côndilo bífido) ou compressivas (Figura 30.32). A CBCT é a modalidade de imagem preferida para avaliar as fraturas condilares, pois não há sobreposição de estruturas adjacentes, e as representações personalizáveis das ATMs podem demonstrar melhor o plano de fratura. Imagens reformatadas bidimensionais e tridimensionais são úteis para localizar um fragmento fraturado com precisão.

A quantidade de remodelação observada na ATM após uma fratura condilar com deslocamento medial varia consideravelmente. Em alguns casos, os fragmentos ósseos podem se remodelar para uma forma que é essencialmente normal. Alternativamente, a fossa mandibular pode remodelar, tornando-se mais superficial, para compensar a nova posição condilar. O fragmento condilar pode fundir-se ao colo ou ramo em uma posição nova e anormal. A cabeça da mandíbula eventualmente pode apresentar alterações degenerativas, incluindo achatamento, erosão, formação de osteófitos e anquilose. Essas mudanças são mais graves se o côndilo estiver deslocado. As fraturas condilares também podem estar associadas ao dano dos tecidos moles intracapsulares, incluindo o disco, a cápsula articular e os tecidos retrodiscais, e com hemartrose e derrame articular.

Diagnóstico diferencial. A dificuldade mais comum é determinar se uma fratura está presente ou não. Imagens panorâmicas feitas como exame inicial podem não revelar uma fratura, especialmente fraturas do colo condilar, porque mudanças no plano coronal do osso não podem ser apreciadas. A complementação da imagem panorâmica com uma imagem simples em ângulos retos, como uma imagem de Towne de boca aberta ou CBCT, é frequentemente necessária para observar deslocamentos. Ocasionalmente, as fraturas antigas que foram remodeladas podem ser difíceis de diferenciar das anomalias de desenvolvimento condilar.

Tratamento. O tratamento pode não ser indicado se a função mandibular for adequada; caso contrário, a fratura é reduzida cirurgicamente. A fisioterapia pode ser importante para manter a mobilidade e prevenir o desenvolvimento de anquilose.

Fraturas neonatais

Mecanismo da doença. O uso de fórceps durante o parto de neonatos pode resultar em fratura e deslocamento do côndilo primitivo, que mais tarde se manifesta como hipoplasia mandibular grave e falta de desenvolvimento da fossa mandibular e da eminência articular. Tais casos têm uma aparência radiográfica característica na imagem panorâmica, tendo a aparência de uma tesoura parcialmente aberta no lugar de um côndilo normal (Figura 30.33). Esta apresentação resulta da sobreposição de imagens do côndilo rudimentar em "forma de cenoura" medialmente deslocado e remanescentes do processo mandibular.

Diagnóstico diferencial. Esta condição muitas vezes não é diagnosticada até mais tarde, tempo no qual o diagnóstico de fratura pode ser feito sem um histórico de fratura ocorrida quando do nascimento. A condição deve ser diferenciada da hipoplasia do desenvolvimento da mandíbula, que não está relacionada à lesão no parto.

Tratamento. A fratura geralmente não é tratada, mas a assimetria mandibular pode ser corrigida com uma combinação de ortodontia e cirurgia ortognática.

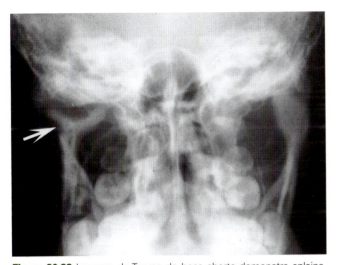

Figura 30.32 Imagem de Towne de boca aberta demonstra aplainamento do côndilo mandibular direito devido a uma fratura de compressão (*seta*).

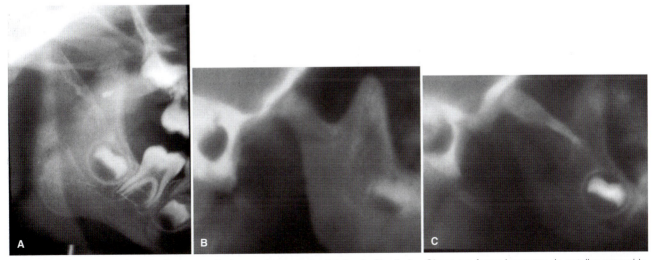

Figura 30.33 A. Imagem panorâmica recortada de uma fratura neonatal do côndilo direito. Observe a forma incomum do entalhe coronoide, semelhante a uma tesoura parcialmente aberta. **B.** Plano de imagem tomográfica do aspecto lateral da mesma articulação. Observe o entalhe coronoide de aspecto normal, mas a falta de formação da fossa e eminência da mandíbula, e a posição anterior anormal do côndilo. **C.** Corte tomográfico medial do mesmo caso, revelando o segmento fraturado.

Anquilose
Mecanismo da doença
A anquilose é uma condição na qual o movimento condilar é restrito devido à fusão dos componentes da articulação intra-articular ("anquilose verdadeira") ou a um impedimento físico causado por estruturas externas da articulação. A anquilose intra-articular pode ser óssea ou fibrosa. Na anquilose óssea, o côndilo ou ramo está ligado ao osso temporal ou zigomático por uma ponte óssea. Na anquilose fibrosa, ocorre uma união de componentes articulares (fibrosa) de tecidos moles. A maioria dos casos unilaterais é causada por traumatismo ou infecção mandibular. A artrite grave, particularmente relacionada a condições reumáticas, e a exposição terapêutica à radiação na articulação (para tratamento do câncer) também podem dar origem à anquilose. A anquilose extra-articular pode resultar de condições que inibem o movimento condilar, como espasmos ou fibrose muscular, miosite ossificante ou hiperplasia do processo coronoide.

Características clínicas
Pacientes têm um histórico de abertura mandibular progressivamente restrita, ou podem ter uma história de abertura limitada de longa duração. Algum grau de abertura mandibular em geral é possível através da flexão da mandíbula, embora a abertura possa ser restrita a apenas alguns milímetros, particularmente no caso da anquilose óssea. Pacientes que desenvolvem anquilose na infância podem ter uma assimetria facial associada devido ao crescimento alterado da mandíbula. A dor não é comumente associada à anquilose.

Características da imagem
Na anquilose fibrosa, as superfícies articulares são geralmente irregulares devido a erosões. O espaço da articulação é geralmente muito estreito e, embora os ossos não estejam fundidos, as duas superfícies irregulares parecem encaixar-se umas nas outras como um quebra-cabeça (Figura 30.25). Pouco ou nenhum movimento condilar é observado.

Sinais radiográficos de remodelamento ocasionalmente são visíveis à medida que os componentes articulares se adaptam a repetidas tentativas de abertura mandibular. Na anquilose óssea, o espaço articular pode ser parcial ou completamente obliterado pela ponte óssea, que pode variar de um segmento delgado de osso a uma grande massa óssea (Figura 30.34). Alterações degenerativas dos componentes articulares são comuns. Alterações morfológicas frequentemente ocorrem, como o alongamento compensatório progressivo dos processos coronoides e o aprofundamento da incisura antegonial no ramo mandibular no lado afetado, como resultado da função muscular durante a tentativa de abertura mandibular. Imagens de TC coronais são o melhor método diagnóstico por imagem para avaliar a anquilose.

Diagnóstico diferencial
Anquilose é uma sequela de outras condições que afetam a articulação, e a causa primária deve ser determinada. Uma história de traumatismo, infecção, artrite ou cirurgia prévia pode ajudar a elucidar a etiologia e descartar doenças neoplásicas. A diferenciação de anquilose fibrosa de outras causas de movimento condilar limitado é difícil porque o tecido fibroso não é visível na imagem diagnóstica.

Tratamento
A anquilose da ATM requer intervenção cirúrgica. A artroplastia em *gap* ou lacunorressecção envolve a remoção da ponte óssea ou a criação de uma pseudoartrose abaixo do espaço original da articulação. Os enxertos costocondrais também são usados. Pode haver recorrência de anquilose após a cirurgia.

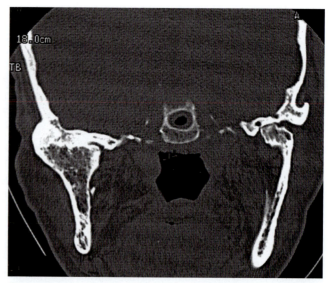

Figura 30.34 Imagem de tomografia computadorizada por multidetectores de algoritmo ósseo coronal de anquilose óssea. O côndilo e o ramo direito estão marcadamente aumentados. A superfície articular é irregular, e os aspectos central e lateral são fundidos ao teto da fossa mandibular, como evidenciado pela falta de espaço articular. A superfície articular condilar esquerda é erodida e o espaço articular é diminuído no aspecto medial; essas alterações são aspectos consistentes de doença articular degenerativa.

Neoplasia
Mecanismo da doença
Neoplasias benignas e malignas originadas ou envolvendo a ATM são raras. As neoplasias que acometem a ATM podem ser intrínsecas à articulação, desenvolvendo-se na cabeça da mandíbula, no osso temporal ou componentes de partes moles da articulação, ou podem ser extrínsecas, desenvolvendo-se nas estruturas adjacentes, como o processo coronoide ou tecidos moles adjacentes.

Neoplasia benigna
Os tumores intrínsecos benignos mais comuns envolvendo a ATM são os osteocondromas, embora também tenha havido relatos esporádicos de outras neoplasias não odontogênicas, incluindo osteomas, osteoblastomas, condroblastomas, fibromixomas, lesões centrais de células gigantes, cistos ósseos aneurismáticos, histiocitose de células de Langerhans e mieloma múltiplo. Neoplasias benignas e cistos da mandíbula (p. ex., ameloblastomas, tumores odontogênicos queratocísticos, cistos ósseos simples) podem envolver todo o ramo e, em casos raros, podem se estender até o côndilo. Nos casos de anquilose extra-articular, em que o movimento mandibular é restrito, mas as ATMs parecem normais, a hiperplasia ou um tumor do processo coronoide deve ser descartado.

Características clínicas. Neoplasias benignas de côndilo crescem lentamente e podem atingir um tamanho considerável antes de se tornar clinicamente perceptíveis. O paciente pode se queixar de inchaço da ATM, e isso pode ser acompanhado de dor e diminuição da amplitude de movimento. De fato, os sintomas frequentemente imitam a disfunção da ATM. O exame clínico pode revelar assimetria facial, má oclusão e desvio da mandíbula para o lado não afetado. Os tumores do processo coronoide geralmente são indolores, mas os pacientes podem se queixar de limitação progressiva do movimento mandibular.

Características da imagem. Uma neoplasia benigna envolvendo o côndilo mandibular geralmente se manifesta como um aumento irregular da cabeça da mandíbula. Pode haver diminuição da densidade óssea trabecular devido a destruição óssea ou aumento da densidade devido ao novo osso anormal formado pela neoplasia. Um osteoma ou osteocondroma terá a aparência de estar preso ao côndilo. Osteocondromas são neoplasias benignas que se estendem com maior frequência a partir da superfície anterior do côndilo, próximo à inserção do músculo pterigóideo lateral. Esses crescimentos ósseos geralmente têm uma capa cartilaginosa. Para diferenciá-los dos osteomas, é importante notar que o osso esponjoso interno do côndilo é contínuo com a estrutura interna do osteocondroma (Figura 30.35), enquanto um osteoma surge da superfície periosteal e, portanto, não apresenta continuidade trabecular. Como os tumores benignos podem interferir na função articular normal, pode ser observada uma remodelação óssea secundária ou alterações degenerativas na articulação afetada. Neoplasias envolvendo o processo coronoide também podem afetar a função da ATM, o que enfatiza a necessidade de imagem e avaliação do processo coronoide ao avaliar anormalidades articulares.

Diagnóstico diferencial. Neoplasias condilares podem simular hiperplasia condilar unilateral devido ao aumento condilar. Osteomas e osteocondromas geralmente criam uma aparência mais irregular, com um padrão de crescimento bulboso ou pedunculado, enquanto a forma e as proporções condilares características são melhor preservadas na hiperplasia condilar. As neoplasias que envolvem o coronoide devem ser diferenciadas da hiperplasia coronoide, que difere de um tumor em que o processo coronoide permanece com sua forma regular.

Tratamento. O tratamento consiste na excisão cirúrgica da neoplasia e, ocasionalmente, na excisão da cabeça condilar ou do processo coronoide.

Neoplasia maligna

Mecanismo da doença. As neoplasias malignas que envolvem as ATMs podem ser primárias ou, mais comumente, metastáticas. As neoplasias malignas intrínsecas primárias do côndilo são extremamente raras e incluem condrossarcoma, osteossarcoma, sarcoma sinovial e fibrossarcoma da cápsula articular. Neoplasias malignas extrínsecas podem representar uma extensão direta de malignidades da glândula salivar parotídea adjacente, rabdomiossarcoma (particularmente em crianças) ou outras lesões carcinomas regionais da pele, ouvido e nasofaringe. Lesões de histiocitose de células de Langerhans e mieloma múltiplo também podem envolver o côndilo, bem como lesões metastáticas originadas em mama, rim, pulmão, cólon, próstata e glândula tireoide.

Características clínicas. As neoplasias malignas, sejam elas primárias ou metastáticas, podem ser assintomáticas, ou os pacientes podem apresentar sintomas de disfunção da ATM, como dor, abertura mandibular limitada, desvio mandibular e edema. Um paciente ocasionalmente é tratado por disfunção da ATM sem o reconhecimento de que a condição subjacente é maligna.

Características da imagem. Neoplasias primárias e metastáticas malignas envolvendo a ATM se manifestam com um grau variável de destruição óssea com bordas irregulares, não corticadas e mal definidas. A maioria não tem capacidade para estimular a neoformação óssea, com exceção do osteossarcoma e do condrossarcoma, que podem apresentar um componente radiopaco. O condrossarcoma também pode aparecer como uma lesão destrutiva indistinta, essencialmente radiotransparente, do côndilo, dependendo da capacidade das células malignas de produzir matriz mineralizada. Em alguns casos, o padrão de mineralização pode simular as aparências dos corpos livres articulares vistos na condromatose sinovial ou condrocalcinose (Figura 30.36).

No caso de neoplasias metastáticas, a aparência radiográfica é geralmente destruição condilar inespecífica. Raramente, quando uma neoplasia maligna metastática tem a capacidade de estimular localmente as células ósseas, pode-se observar uma reação osteoblástica, embora isso não indique o local de origem (Figura 30.37). A fratura condilar pode ser vista como uma sequela de destruição da estrutura óssea da articulação (Figura 30.38). A tomografia computadorizada é a modalidade de imagem de escolha para observar o envolvimento ósseo, e a RM é útil para mostrar a extensão do envolvimento nos tecidos moles circundantes.

Diagnóstico diferencial. A destruição articular causada por uma neoplasia maligna deve ser diferenciada da destruição óssea observada em pacientes com doença articular degenerativa grave. A neoplasia maligna causa profunda destruição óssea central, enquanto a reabsorção óssea observada nessa doença é mais periférica. Também, nenhuma massa de tecido mole é vista em associação com doença articular degenerativa, mas seria de se esperar quando uma neoplasia maligna está presente. As neoplasias capazes de estimular células ósseas locais a depositar matriz mineralizada podem simular calcificações do espaço articular, mas também estão associadas à destruição óssea grave, em contraste com outras condições que formam corpos articulares soltos.

Tratamento. No caso de neoplasias malignas primárias, o tratamento consiste na ampla remoção cirúrgica do tumor. A extensão do tumor em estruturas anatômicas vitais pode comprometer a sobrevida. Lesões metastáticas envolvendo a ATM raramente são tratadas cirurgicamente; o tratamento pode incluir radioterapia ou quimioterapia.

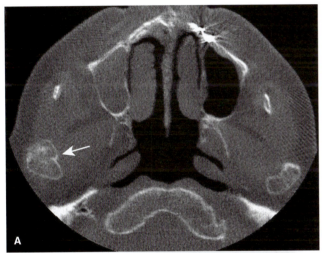
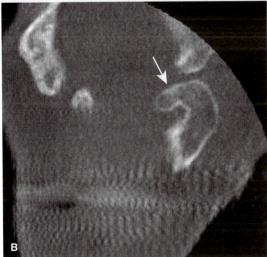

Figura 30.35 Reconstruções de tomografia computadorizada de feixe cônico nos planos axial (**A**) e sagital corrigida (**B**) de um osteocondroma descoberto incidentalmente. O crescimento lobulado da superfície anterior do côndilo mostra a continuidade do osso esponjoso e cortical entre o côndilo normal e a lesão (*setas*).

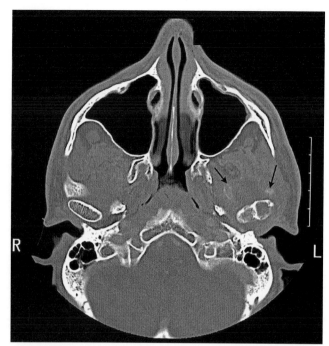

Figura 30.36 Imagem de tomografia computadorizada com multidetectores de algoritmo ósseo no plano axial de condrossarcoma. Uma lesão destrutiva radiotransparente está presente na superfície condilar esquerda e radiopacidades leves (calcificações dos tecidos moles) são visíveis anteriormente à cabeça mandibular (*setas*).

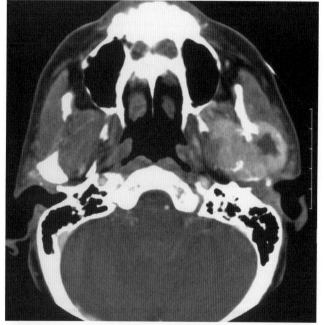

Figura 30.37 TC com multidetectores, axial, com algoritmo de tecidos moles de uma lesão metastática de um carcinoma da glândula tireoide que destruiu toda a cabeça da mandíbula à esquerda. Uma grande massa de tecidos moles também é vista.

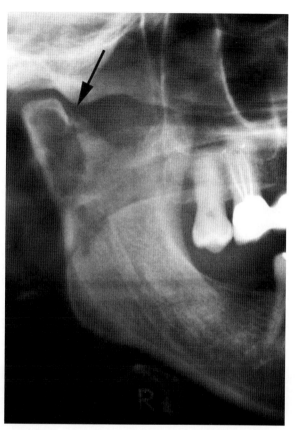

Figura 30.38 A radiografia panorâmica mostra a destruição do côndilo direito de um carcinoma pulmonar metastático com uma fratura secundária (*seta*).

BIBLIOGRAFIA

Anatomia da articulação temporomandibular

Blaschke DD, Blaschke TJ. A method for quantitatively determining temporomandibular joint bony relationships. *J Dent Res*. 1981;60:35–43.

Drace JE, Enzmann DR. Defining the normal temporomandibular joint: closed, partially open, and open mouth MR imaging of asymptomatic subjects. *Radiology*. 1990;177:67–76.

Hansson LG, Hansson T, Petersson A. A comparison between clinical and radiologic findings in 259 temporomandibular joint patients. *J Prosthet Dent*. 1983;50:89–94.

Ingervall B, Carlsson GE, Thilander B. Postnatal development of the human temporomandibular joint. II. A microradiographic study. *Acta Odont Scand*. 1976;34:133–139.

Larheim TA. Radiographic appearance of the normal temporomandibular joint in newborns and small children. *Acta Radiol Diagn (Stockh)*. 1981;22:593–599.

Pullinger AG, Hohender L, Solberg WK, et al. A tomographic study of mandibular condyle position in an asymptomatic population. *J Prosthet Dent*. 1985;53:706–713.

Taylor RC, Ware WH, Fowler D, et al. A study of temporomandibular joint morphology and its relationship to the dentition. *Oral Surg*. 1972;33:1002–1013.

Ten Cate AR. Gross and micro anatomy. In: Zarb GA, Carlsson BJ, Mohl ND, eds. *Temporomandibular Joint and Masticatory Muscle Disorders*. 2nd ed. Copenhagen: Munksgaard; 1994.

Westesson P-L, Kurita K, Eriksson L, et al. Cryosectional observations of functional anatomy of the temporomandibular joint. *Oral Surg Oral Med Oral Pathol*. 1989;68:247–251.

Yale SH, Allison BD, Hauptfuehrer JD. An epidemiological assessment of mandibular condyle morphology. *Oral Surg*. 1966;21:169–177.

Anomalias do tecido mole

Dolwick MF, Sanders B. TMJ internal derangement and arthrosis. In: *Surgical Atlas*. St. Louis: Mosby; 1985.

Helms CA, Kaban LB, McNeill C, et al. Temporomandibular joint: morphology and signal intensity characteristics of the disc at MR imaging. *Radiology*. 1989;172:817–820.

Katzberg RW. Temporomandibular joint imaging. *Radiology*. 1989;170:297.

Katzberg RW, Tallents RH, Hayakawa K, et al. Internal derangements of the temporomandibular joint: findings in the pediatric age group. *Radiology*. 1985;154:125–127.

Larheim TA. Current trends in temporomandibular joint imaging. *Oral Surg Oral Med Oral Pathol Oral Radiol Endod*. 1995;80:555–576.

Larheim TA. Role of magnetic resonance imaging in the clinical diagnosis of the temporomandibular joint. *Cells Tissues Organs*. 2005;180:6–21.

Nuelle DG, Alpern MC, Ufema JW. Arthroscopic surgery of the temporomandibular joint. *Angle Orthod.* 1986;56:118–142.

Rammelsberg P, Pospiech PR, Jäger L, et al. Variability of disc position in asymptomatic volunteers and patients with internal derangements of the TMJ. *Oral Surg Oral Med Oral Pathol Oral Radiol Endod.* 1997;83:393–399.

Sano T, Westesson PL. Magnetic resonance imaging of the temporomandibular joint: increased T2 signal in the retro-discal tissue of painful joints. *Oral Surg Oral Med Oral Pathol Oral Radiol Endod.* 1995;79:511–516.

Wilkes CH. Internal derangements of the temporomandibular joint: pathological variations. *Arch Otolaryngol Head Neck Surg.* 1989;115:469–477.

Anomalias radiográficas da articulação temporomandibular

Bag AK, Gaddikeri S, Singhal A, et al. Imaging of the temporomandibular joint: An update. *World J Radiol.* 2014;28:567–582.

Brooks SL, Brand AW, Gibbs SJ, et al. Imaging of the temporomandibular joint: position paper of the American Academy of Oral and Maxillofacial Radiology. *Oral Surg Oral Med Oral Pathol Oral Radiol Endod.* 1997;83:609–618.

Helms CA, Kaplan P. Diagnostic imaging of the temporomandibular joint: recommendations for use of the various techniques. *AJR Am J Roentgenol.* 1990;154:319–322.

Katzberg RW. Temporomandibular joint imaging. *Radiology.* 1989;170:297–307.

Anomalias radiográficas da articulação temporomandibular – *Hiperplasia condilar*

Gray RJM, Sloan P, Quayle AA, et al. Histopathological and scintigraphic features of condylar hyperplasia. *Int J Oral Maxillofac Surg.* 1990;19:65–71.

Rubenstein LK, Campbell RL. Acquired unilateral condylar hyperplasia and facial asymmetry: report of a case. *ASDC J Dent Child.* 1985;52:114–120.

Shira RB. Facial asymmetry and condylar hyperplasia. *Oral Surg.* 1975;40:567.

Wolford LM, Mehra P, Reiche-Fischel O, et al. Efficacy of high condylectomy for management of condylar hyperplasia. *Am J Orthod Dentofac Orthop.* 2002;121:136–151.

Anomalias radiográficas da articulação temporomandibular – *Hiperplasia coronoide*

Daniels JSM, Ali I. Post-traumatic bifid condyle associated with temporomandibular joint ankylosis: report of a case and review of the literature. *Oral Surg Oral Med Oral Pathol Oral Radiol Endod.* 2005;99:682–688.

Loh FC, Yeo JF. Bifid mandibular condyle. *Oral Surg Oral Med Oral Pathol.* 1990;69:24–27.

McLoughlin PM, Hopper C, Bowley NB. Hyperplasia of the mandibular coronoid process: an analysis of 31 cases and a review of the literature. *J Oral Maxillofac Surg.* 1995;53:250–255.

Satoh K, Ohno S, Aizawa T, et al. Bilateral coronoid hyperplasia in an adolescent: report of a case and review of the literature. *J Oral Maxillofac Surg.* 2006;64:334–338.

Anomalias radiográficas da articulação temporomandibular – *Hipoplasia condilar*

Jerell RG, Fuselier B, Mahan P. Acquired condylar hypoplasia: report of a case. *ASDC J Dent Child.* 1991;58:147–153.

Worth HM. Radiology of the temporomandibular joint. In: Zarb GA, Carlsson BJ, Mohl ND, eds. *Temporomandibular Joint Function and Dysfunction.* Copenhagen: Munksgaard; 1979.

Anquilose

Ferretti C, Bryant R, Becker P, et al. Temporomandibular joint morphology following post-traumatic ankylosis in 26 patients. *Int J Oral Maxillofac Surg.* 2005;34:376–381.

Rowe NL. Ankylosis of the temporomandibular joint. *J R Coll Surg Edinb.* 1982;27:67–79.

Wood RE, Harris AM, Nortjé CJ, et al. The radiologic features of true ankylosis of the temporomandibular joint: an analysis of 25 cases. *Dentomaxillofac Radiol.* 1988;17:121–127.

Corpos livres articulares

Ardekian L, Faquin W, Troulis MJ, et al. Synovial chondromatosis of the temporomandibular joint: report and analysis of eleven cases. *J Oral Maxillofac Surg.* 2005;63:941–947.

Carls FR, von Hochstetter A, Engelke W, et al. Loose bodies in the temporomandibular joint. *J Craniomaxillofac Surg.* 1995;23:215–221.

Chuong R, Piper MA. Bilateral pseudogout of the temporomandibular joint: report of a case and review of the literature. *J Oral Maxillofac Surg.* 1995;53:691–694.

Dijkgraaf LC, Liem RS, de Bont LG, et al. Calcium pyrophosphate dihydrate crystal deposition disease: a review of the literature and a light and electron microscopic study of a case of the temporomandibular joint with numerous intracellular crystals in the chondrocytes. *Osteoarthritis Cartilage.* 1995;3:35–45.

Lustmann J, Zeltser R. Synovial chondromatosis of the temporomandibular joint: review of the literature and case report. *Int J Oral Maxillofac Surg.* 1989;18:90–94.

Orden A, Laskin DM, Lew D. Chronic preauricular swelling. *J Oral Maxillofac Surg.* 1989;47:390–397.

Pynn BR, Weinberg S, Irish J. Calcium pyrophosphate dihydrate deposition disease of the temporomandibular joint: a case report and review of the literature. *Oral Surg Oral Med Oral Pathol Oral Radiol Endod.* 1995;79:278–284.

Yu Q, Yang J, Wang P, et al. CT features of synovial chondromatosis in the temporomandibular joint. *Oral Surg Oral Med Oral Pathol Oral Radiol Endod.* 2007;97:524–528.

Diagnóstico por imagem da articulação temporomandibular – *Tecidos duros*

Christiansen EL, Chan TT, Thompson JR, et al. Computed tomography of the normal temporomandibular joint. *Scand J Dent Res.* 1987;95:499–509.

Tsiklakis K, Syriopoulos K, Stamatakis HC. Radiographic examination of the temporomandibular joint using cone beam computed tomography. *Dentomaxillofac Radiol.* 2004;33:196–201.

Diagnóstico por imagem da articulação temporomandibular – *Tecidos moles*

Conway WF, Hayes CW, Campbell RL. Dynamic magnetic resonance imaging of the temporomandibular joint using FLASH sequences. *J Oral Maxillofac Surg.* 1988;46:930–938.

Hansson LG, Westesson PL, Eriksson L. Comparison of tomography and midfield magnetic resonance imaging for osseous changes of the temporomandibular joint. *Oral Surg Oral Med Oral Pathol Oral Radiol Endod.* 1996;82:698–703.

Moses JJ, Salinas E, Goergen T, et al. Magnetic resonance imaging or arthrographic diagnosis of internal derangement of the temporomandibular joint. *Oral Surg Oral Med Oral Pathol.* 1993;75:268–272.

Tomas X, Pomes J, Berenquer J, et al. MR imaging of temporomandibular joint dysfunction: a pictorial review. *Radiographics.* 2006;26:765–781.

Distúrbios da articulação temporomandibular

Brooks SL, Brand JW, Gibbs SJ, et al. Imaging of the temporomandibular joint, position paper of the American Academy of Oral and Maxillofacial Radiology. *Oral Surg Oral Med Oral Pathol Oral Radiol Endod.* 1997;83:609–618.

Helkimo M. Studies on function and dysfunction of the masticatory system, II: index for anamnestic and clinical dysfunction and occlusal state. *Sven Tandlak Tidskr.* 1974;67:101–121.

McNeill C, Mohl ND, Rugh JD, et al. Temporomandibular disorders: diagnosis, management, education, and research. *J Am Dent Assoc.* 1990;120:253, 255, 257.

Petrikowski CG, Grace MG. Temporomandibular joint radiographic findings in adolescents. *Cranio.* 1996;14:30–36.

Rugh JD, Solberg WK. Oral health status in the United States: temporomandibular disorders. *J Dent Educ.* 1985;49:398–406.

Wänman A, Agerberg G. Mandibular dysfunction in adolescents, I: prevalence of symptoms. *Acta Odontol Scand.* 1986;44:47–54.

Reabsorção condilar progressiva

Kobayashi T, Izumi N, Kojima T, et al. Progressive condylar resorption after mandibular advancement. *Br J Oral Maxillofac Surg.* 2012;50:176–180.

Sansare K, Raghav M, Mallya SM, et al. Management-related outcomes and radiographic findings of idiopathic condylar resorption: a systematic review. *Int J Oral Maxillofac Surg.* 2015;44:209–216.

Wolford LM, Gonçalves JR. Condylar resorption of the temporomandibular joint: how do we treat it? *Oral Maxillofac Surg Clin North Am.* 2015;27:47–67.

Remodelação e condições artríticas – *Artrite juvenil idiopática*

Ganik R, Williams FA. Diagnosis and management of juvenile rheumatoid arthritis with TMJ involvement. *Cranio.* 1986;4:254–262.

Hu Y-S, Schneiderman ED. The temporomandibular joint in juvenile rheumatoid arthritis. I: computed tomographic findings. *Pediatr Dent.* 1995;17:46–53.

Hu Y-S, Schneiderman ED, Harper RP. The temporomandibular joint in juvenile rheumatoid arthritis. II: relationship between computed tomographic and clinical findings. *Pediatr Dent.* 1996;18:312–319.

Karhulahti T, Ylijoki H, Rönning O. Mandibular condyle lesions related to age at onset and subtypes of juvenile rheumatoid arthritis in 15-year-old children. *Scand J Dent Res.* 1993;101:332–338.

Stoll ML, Sharpe T, Beukelman T, et al. Risk factors for temporomandibular joint arthritis in children with juvenile idiopathic arthritis. *J Rheumatol.* 2012;39:1880–1887.

Remodelação e condições artríticas – *Artrite psoriática*

Koorbusch GF, Zeitler DL, Fotos PG, et al. Psoriatic arthritis of the temporomandibular joints with ankylosis. *Oral Surg Oral Med Oral Pathol.* 1991;71:267–274.

Wilson AW, Brown JS, Ord RA. Psoriatic arthropathy of the temporomandibular joint. *Oral Surg Oral Med Oral Pathol.* 1990;70:555–558.

Remodelação e condições artríticas – *Artrite reumatoide*

Gynther GW, Tronje G, Holmlund AB. Radiographic changes in the temporomandibular joint in patients with generalized osteoarthritis and rheumatoid arthritis. *Oral Surg Oral Med Oral Pathol Oral Radiol Endod.* 1996;81:613–618.

Larheim TA, Smith HJ, Aspestrand F. Rheumatic disease of the temporomandibular joint: MR imaging and tomographic manifestations. *Radiology.* 1990;175:527–531.

Syrjänen SM. The temporomandibular joint in rheumatoid arthritis. *Acta Radiol Diagn (Stockh).* 1985;26:235–243.

Remodelação e condições artríticas – *Artrite séptica*

Leighty SM, Spach DH, Myall RW, et al. Septic arthritis of the temporomandibular joint: review of the literature and report of two cases in children. *Int J Oral Maxillofac Surg.* 1993;22:292–297.

Sembronio S, Albiero AM, Robiony M, et al. Septic arthritis of the temporomandibular joint successfully treated with arthroscopic lysis and lavage: case report and review of the literature. *Oral Surg Oral Med Oral Pathol Oral Radiol Endod.* 2007;103:e1–e6.

Remodelação e condições artríticas – *Doença articular degenerativa*

Palconet G, Ludlow JB, Tyndall DA, et al. Correlating cone beam CT results with temporomandibular joint pain of osteoarthritic origin. *Dentomaxillofac Radiol.* 2012;41:126–130.

de Leeuw R, Boering G, Stegenga B, et al. Temporomandibular joint osteoarthrosis: clinical and radiographic characteristics 30 years after nonsurgical treatment—a preliminary report. *Cranio.* 1993;11:15–24.

Helenius LMJ, Tervahartiala P, Helenius I, et al. Clinical, radiographic and MRI findings of the temporomandibular joint in patients with different rheumatic diseases. *Int J Oral Maxillofac Surg.* 2006;35:983–989.

Kurita H, Uehara S, Yokochi M, et al. A long-term follow-up study of radiographically evident degenerative changes in the temporomandibular joint with different conditions of disc displacement. *Int J Oral Maxillofac Surg.* 2006;35:49–54.

Radin EL, Paul IL, Rose RM. Role of mechanical factors in pathogenesis of primary osteoarthritis. *Lancet.* 1972;1:519–522.

Sato H, Fujii T, Yamada N, et al. Temporomandibular joint osteoarthritis: a comparative clinical and tomographic study pre- and post-treatment. *J Oral Rehabil.* 1994;21:383–395.

Remodelação e condições artríticas – *Espondilite anquilosante*

Locher MC, Felder M, Sailer HF. Involvement of the temporomandibular joints in ankylosing spondylitis (Bechterew's disease). *J Craniomaxillofac Surg.* 1996;24:205–213.

Ramos-Remus C, Major P, Gomez-Vargas A, et al. Temporomandibular joint osseous morphology in a consecutive sample of ankylosing spondylitis patients. *Ann Rheum Dis.* 1997;56:103–107.

Remodelação e condições artríticas – *Remodelação*

Brooks SL, Westesson PL, Eriksson L, et al. Prevalence of osseous changes in the temporomandibular joint of asymptomatic persons without internal derangement. *Oral Surg Oral Med Oral Pathol.* 1992;73:118–122.

Moffett BC, Johnson LC, McCabe JB, et al. Articular remodeling in the adult human temporomandibular joint. *Am J Anat.* 1964;115:119–141.

Traumatismo – *Deslocamento*

Kai S, Kai H, Nakayama E, et al. Clinical symptoms of open lock position of the condyle: relation to anterior dislocation of the temporomandibular joint. *Oral Surg Oral Med Oral Pathol.* 1992;74:143–148.

Ohura N, Ichioka S, Sudo T, et al. Dislocation of the bilateral mandibular condyle into the middle cranial fossa: review of the literature and clinical experience. *J Oral Maxillofac Surg.* 2006;64:1165–1172.

Wijmenga JP, Boering G, Blankestijn J. Protracted dislocation of the temporomandibular joint. *Int J Oral Maxillofac Surg.* 1986;15:380–388.

Traumatismo – *Efusão*

Emshoff R, Brandimaier I, Bertram S, et al. Magnetic resonance imaging findings of osteoarthrosis and effusion in patients with unilateral temporomandibular joint pain. *Int J Oral Maxillofac Surg.* 2002;31:598–602.

Schellhas KP, Wilkes CH. Temporomandibular joint inflammation: comparison of MR fast scanning with T1- and T2-weighted imaging techniques. *AJR Am J Roentgenol.* 1989;153:93–98.

Schellhas KP, Wilkes CH, Baker CC. Facial pain, headache, and temporomandibular joint inflammation. *Headache.* 1989;29:229–232.

Westesson P-L, Brooks SL. Temporomandibular joint: relationship between MR evidence of effusion and the presence of pain and disc displacement. *AJR Am J Roentgenol.* 1992;159:559.

Traumatismo – *Fratura*

Choi J, Oh I-K. A follow-up study of condyle fracture in children. *Int J Oral Maxillofac Surg.* 2005;34:851–858.

Dahlström L, Kahnberg KE, Lindahl L. Fifteen years follow-up on condylar fractures. *Int J Oral Maxillofac Surg.* 1989;18:18–23.

Gerhard S, Ennemoser T, Rudisch A, et al. Condylar injury: magnetic resonance imaging findings of the temporomandibular joint soft tissue changes. *Int J Oral Maxillofac Surg.* 2007;36:214–218.

Horowitz I, Abrahami E, Mintz SS. Demonstration of condylar fractures of the mandible by computed tomography. *Oral Surg.* 1982;54:263–268.

Lindahl L, Hollender L. Condylar fractures of the mandible, II: a radiographic study of remodeling processes in the temporomandibular joint. *Int J Oral Surg.* 1977;6:153–165.

Pharoah MJ. Radiology of the temporomandibular joint. In: Zarb GA, Carlsson BJ, Mohl ND, eds. *Temporomandibular Joint and Masticatory Muscle Disorders.* 2nd ed. Copenhagen: Munksgaard; 1994.

Raustia AM, Pyhtinen J, Oikarinen KS, et al. Conventional radiographic and computed tomographic findings in cases of fracture of the mandibular condylar process. *J Oral Maxillofac Surg.* 1990;48:1258–1264.

Schellhas KP. Temporomandibular joint injuries. *Radiology.* 1989;173:211–216.

Zachariades N, Mezitis M, Mourouzis C, et al. Fractures of the mandibular condyle: a review of 466 cases. Literature review, reflections on treatment and proposals. *J Craniomaxillofac Surg.* 2006;34:421–432.

Traumatismo – *Fratura neonatal*

Pharoah MJ. Radiology of the temporomandibular joint. In: Zarb GA, Carlsson BJ, Mohl ND, eds. *Temporomandibular Joint and Masticatory Muscle Disorders.* 2nd ed. Copenhagen: Munksgaard; 1994.

Worth HM. Radiology of the temporomandibular joint. In: Zarb GA, Carlsson GE, eds. *Temporomandibular Joint Function and Dysfunction.* Copenhagen: Munksgaard; 1979.

Tumores – *Tumores benignos*

James RB, Alexander RW, Traver JG Jr. Osteochondroma of the mandibular coronoid process: report of a case. *Oral Surg.* 1974;37:189–195.

Nwoku AL, Koch H. The temporomandibular joint: a rare localisation for bone tumors. *J Maxillofac Surg.* 1974;2:113–119.

Pharoah MJ. Radiology of the temporomandibular joint. In: Zarb GA, Carlsson BJ, Mohl ND, eds. *Temporomandibular Joint and Masticatory Muscle Disorders.* 2nd ed. Copenhagen: Munksgaard; 1994.

Svensson B, Isacsson G. Benign osteoblastoma associated with an aneurysmal bone cyst of the mandibular ramus and condyle. *Oral Surg Oral Med Oral Pathol.* 1993;76:433–436.

Thoma KH. Tumors of the mandibular joint. *J Oral Surg Anesth Hosp Dent Serv.* 1964;22:157–167.

Worth HM. Radiology of the temporomandibular joint. In: Zarb GA, Carlsson GE, eds. *Temporomandibular Joint Function and Dysfunction.* Copenhagen: Munksgaard; 1979.

Tumores – *Tumores malignos*

Morris MR, Clark SK, Porter BA, et al. Chondrosarcoma of the temporomandibular joint: case report. *Head Neck Surg.* 1987;10:113–117.

Rubin MM, Jui V, Cozzi GM. Metastatic carcinoma of the mandibular condyle presenting as temporomandibular joint syndrome. *J Oral Maxillofac Surg.* 1989;47:507–510.

Takehana dos Santos D, Cavalcanti MGP. Osteosarcoma of the temporomandibular joint: report of 2 cases. *Oral Surg Oral Med Oral Pathol Oral Radiol Endod.* 2002;94:641–647.

Cálculos e Ossificação de Tecidos Moles

Laurie C. Carter

Mecanismos da doença

A deposição de sais de cálcio, principalmente fosfato de cálcio, geralmente ocorre no esqueleto. Quando afeta de forma desorganizada os tecidos moles, é referida como calcificação heterotópica. As calcificações heterotópicas podem se desenvolver em uma ampla variedade de distúrbios não relacionados e processos degenerativos, e podem ser divididas nas três categorias seguintes: calcificação distrófica, mineralização distrófica e calcificação metastática.

Caraterísticas clínicas

Locais de calcificação ou ossificação heterotópica podem não produzir sinais ou sintomas; eles são mais frequentemente detectados como achados incidentais durante exames de imagem feitos para outros fins.

Características da imagem

As entidades radiopacas que ocorrem nos tecidos moles são comuns e podem estar presentes em cerca de 4% das imagens panorâmicas (Figura 31.1). Na maioria dos casos, o objetivo é identificar a calcificação corretamente para determinar se tratamento ou investigação adicional é necessário. Algumas calcificações dos tecidos moles não requerem intervenção ou acompanhamento a longo prazo, enquanto outras podem ser fatais e a causa subjacente requer tratamento. Quando a calcificação dos tecidos moles está localizada adjacente ao osso, às vezes pode ser difícil determinar se está associada ao osso ou ao tecido mole adjacente. Portanto, uma segunda imagem radiológica feita em ângulo reto com a primeira pode ser útil. Critérios importantes a considerar para chegar à interpretação correta são as localizações anatômicas, o número, a distribuição e as formas das calcificações. Em particular, a determinação da localização requer conhecimento da anatomia dos tecidos moles, como as posições dos gânglios linfáticos, dos ligamentos, dos vasos sanguíneos, das cartilagens e dos ductos das glândulas salivares maiores.

CALCIFICAÇÕES HETEROTÓPICAS

Calcificações distróficas

Mecanismo da doença

A calcificação distrófica resulta da precipitação de sais de cálcio em locais primários de inflamação crônica, ou em tecido necrosado ou em processo de necrose, apesar dos níveis normais de cálcio e fosfato no soro. Este processo é geralmente associado a alta atividade de fosfatase local, um aumento no pH local e condições anóxicas dentro do tecido inativo ou desvitalizado.

Características clínicas

Os locais mais comuns de tecidos moles incluem a gengiva, a língua, os gânglios linfáticos e a bochecha. As calcificações distróficas podem não produzir sinais ou sintomas, embora os sais de cálcio precipitados possam ser palpados como massa sólida e, ocasionalmente, pode haver aumento e ulceração dos tecidos moles sobrejacentes.

Características da imagem

O aspecto radiográfico das calcificações distróficas varia de pouco perceptível, grãos finos e radiopacos a partículas maiores, irregulares e radiopacas, que raramente excedem 5 mm de diâmetro. Uma ou mais dessas entidades radiopacas podem ser vistas, e a calcificação pode ser homogênea ou em áreas pontilhadas. O contorno da área calcificada é geralmente irregular ou indistinto. Locais comuns são cistos de longa duração, cronicamente inflamados (Figura 31.2) e pólipos (Figura 31.3).

Nódulos linfáticos calcificados

Mecanismo da doença. A calcificação distrófica ocorre nos linfonodos cronicamente inflamados, e o tecido linfoide é substituído por sais de cálcio semelhantes a hidroxiapatita, apagando quase toda a arquitetura nodal. A presença de calcificações nos gânglios linfáticos implica doença ativa ou doença previamente tratada. A calcificação nodal é comumente atribuída a doenças granulomatosas, como tuberculose (escrófula ou adenite tuberculosa cervical), sarcoidose, doença da arranhadura do gato, vacinação com bacilo Calmette-Guérin, artrite reumatoide e esclerose sistêmica, linfoma previamente tratado com radioterapia, infecções fúngicas e malignidade, incluindo metástases de neoplasias calcificantes distantes (mais notadamente o carcinoma papilífero da tireoide metastático).

Características clínicas. Os nódulos linfáticos geralmente são assintomáticos e são descobertos como um achado incidental em uma imagem panorâmica. Quando esses nódulos podem ser palpados, eles são duros, irregulares, à semelhança de massas arredondadas a oblongas.

Características da imagem

Localização. Os linfonodos mais comumente envolvidos estão localizados dentro das cadeias cervicais submandibulares e superficiais e profundas. Menos comumente, os nódulos pré-auriculares e submentuais estão envolvidos. Na região submandibular, os linfonodos podem estar localizados na borda inferior da mandíbula, ou abaixo dela, próximo ao ângulo onde a imagem do nódulo calcificado é às vezes sobreposta à porção inferior do ramo. As calcificações nos linfonodos podem afetar um único linfonodo ou uma série linear de linfonodos em um fenômeno conhecido como "em cadeia" dos linfonodos, que é tipicamente visto nos linfonodos cervicais (Figura 31.4).

Periferia. A periferia é bem definida e geralmente irregular. Ocasionalmente, o nódulo calcificado pode ter uma aparência lobulada semelhante a uma couve-flor. Essa irregularidade de formato é de grande importância para distinguir as calcificações de nódulos de outras potenciais calcificações de tecidos moles na área.

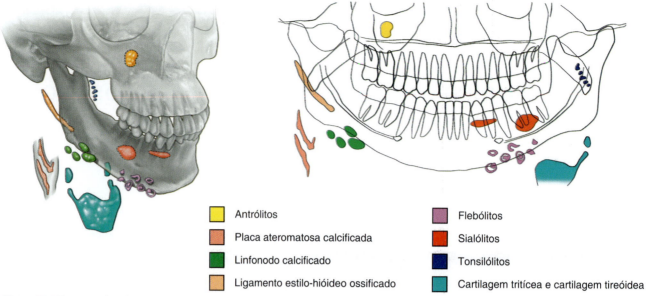

Figura 31.1 Esquema da cabeça e pescoço, e imagem panorâmica demonstrando a geometria típica e a localização das calcificações e ossificações dos tecidos moles selecionados.

- Antrólitos
- Placa ateromatosa calcificada
- Linfonodo calcificado
- Ligamento estilo-hióideo ossificado
- Flebólitos
- Sialólitos
- Tonsilólitos
- Cartilagem tritícea e cartilagem tireóidea

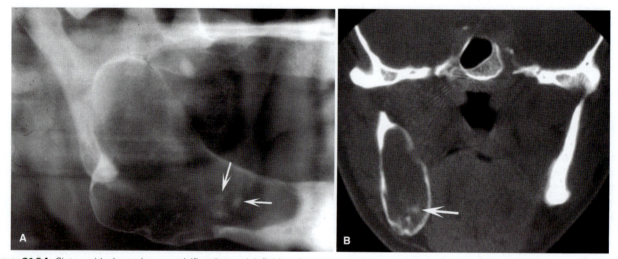

Figura 31.2 A. Cisto residual grande com calcificações mal definidas vistas em uma imagem panorâmica (*setas*). **B.** Imagem de tomografia computadorizada com multidetectores no plano coronal com algoritmo ósseo do mesmo caso, que demonstra a calcificação distrófica no cisto (*seta*).

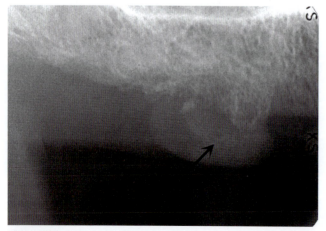

Figura 31.3 A imagem periapical mostra a massa de tecido mole, hiperplasia fibrosa inflamatória, emanando da crista desdentada. Esta massa de tecido mole contém uma calcificação distrófica (*seta*).

Estrutura interna. A estrutura interna pode variar no grau de radiopacidade, dando a impressão de uma coleção menor, esférica, ou massas irregulares. Ocasionalmente, o nódulo calcificado pode ter aparência lamelar, ou a radiopacidade pode aparecer apenas na superfície do nódulo, também chamado de calcificação de casca do ovo. O padrão de calcificação nodal não diferencia de forma confiável entre doença benigna e doença maligna.

Diagnóstico diferencial. A diferenciação entre o linfonodo calcificado e um sialólito na região hilar da glândula submandibular pode ser difícil, pois ambos podem aparecer próximos ou adjacentes ao córtex inferior da mandíbula, pouco anterior ao ângulo. Normalmente, um sialólito tem um contorno suave, enquanto um linfonodo calcificado é geralmente irregular e às vezes lobulado. A diferenciação pode ser feita se o paciente tiver sintomas relacionados à glândula salivar submandibular (ver Capítulo 32). Ocasionalmente, a sialografia pode ser necessária para facilitar a diferenciação. Outra calcificação que pode ter uma aparência semelhante nessa região é um flebólito. No entanto, os flebólitos são geralmente menores e

CAPÍTULO 31 Cálculos e Ossificação de Tecidos Moles 581

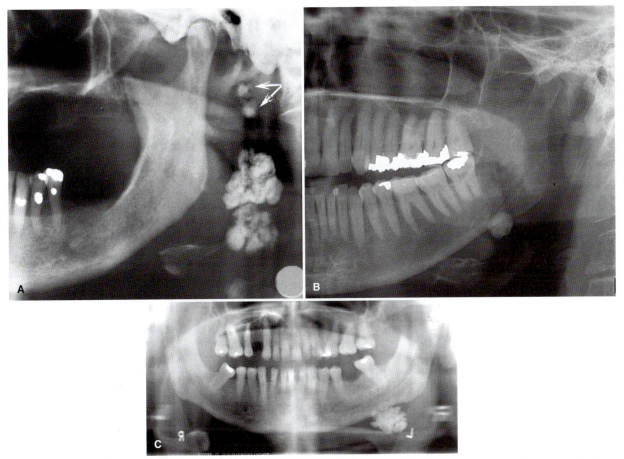

Figura 31.4 Exemplos de calcificação distrófica nos gânglios linfáticos. **A.** Dois exemplos posicionados atrás o ramo com formato grande de couve-flor e dois exemplos menores em posição mais superior (*setas*). **B.** Linfonodo submandibular sobreposto à incisura antegonial. **C.** Exemplo maior.

múltiplos, com anéis radiopacos concêntricos e radiotransparentes, e sua forma pode imitar o corte transversal de um vaso sanguíneo.
Tratamento. Linfonodos calcificados geralmente não requerem tratamento; entretanto, se a causa estiver relacionada a um processo de doença subjacente, essa doença deve ser diagnosticada e tratada.

Calcificação trófica nas amígdalas

Mecanismo da doença. Os tonsilólitos ou os cálculos tonsilares são formados quando episódios repetidos de inflamação aumentam as criptas tonsilares. A resolução incompleta de detritos orgânicos (p. ex., biofilmes bacterianos e pus, células epiteliais e alimentos) pode servir como o nicho para a calcificação distrófica.
Características clínicas. Os tonsilólitos geralmente se manifestam como objetos duros, redondos, brancos ou amarelos que se projetam das criptas tonsilares, geralmente da amígdala palatina. Calcificações pequenas geralmente não produzem sinais ou sintomas clínicos. No entanto, dor de garganta, inchaço, halitose devido à produção bacteriana de compostos voláteis de enxofre, disfagia ou sensação de corpo estranho na deglutição foram relatados com calcificações maiores. Tonsilólitos gigantes que distendem o tecido linfoide, resultando em ulceração e extrusão, são muito menos comuns. Houve ocorrência dessas calcificações em indivíduos entre 20 e 68 anos de idade, embora sejam mais comumente encontrados em grupos etários mais velhos.

Características da imagem

Localização. Em uma imagem panorâmica, tonsilólitos aparecem como entidades radiopacas únicas ou múltiplas que são sobrepostas à porção média do ramo mandibular, na região onde a imagem da superfície dorsal da língua é sobreposta ao ramo na região dos espaços aéreos da orofaringe. O tonsilólito também pode aparecer com frequência imediatamente inferior ao canal mandibular em uma imagem panorâmica (Figura 31.5). Nas imagens de tomografia computadorizada com multidetectores (MDCT; do inglês, *multidetector computed tomography*) axiais ou tomografia computadorizada de feixe cônico (CBCT; do inglês, *cone beam computed tomography*), tonsilólitos aparecem nos tecidos moles mediais ao ramo mandibular e adjacentes à parede lateral do espaço aéreo orofaríngeo.
Periferia. A aparência mais comum dos tonsilólitos é um aglomerado de múltiplas entidades radiopacas pequenas e mal definidas de tamanhos variados. Raramente, esta calcificação pode atingir um tamanho grande.
Estrutura interna. Os tonsilólitos parecem um pouco mais radiopacos que o osso esponjoso e têm aproximadamente a mesma densidade que o osso cortical.
Diagnóstico diferencial. O diagnóstico diferencial é uma entidade radiopaca localizada dentro do ramo da mandíbula, como massa óssea densa. Em caso de dúvida, uma incidência radiográfica perpendicular como uma radiografia posteroanterior do crânio ou uma projeção de Towne em boca aberta pode mostrar que a calcificação localiza-se na porção medial do ramo da mandíbula. Em alguns casos, MDCT ou CBCT podem ser necessárias para localizar precisamente a entidade.
Tratamento. Nenhum tratamento é normalmente necessário para a maioria das calcificações tonsilares. Em pacientes sintomáticos, os tonsilólitos podem ser expressos manualmente, possivelmente com o paciente sob sedação para suprimir o reflexo do vômito. Grandes calcificações com sintomas associados requerem tonsilectomia. O tratamento de tonsilólitos assintomáticos pode ser considerado em pacientes idosos com distúrbios de deglutição mecânica e pacientes imunocomprometidos, devido ao risco de pneumonia por aspiração.

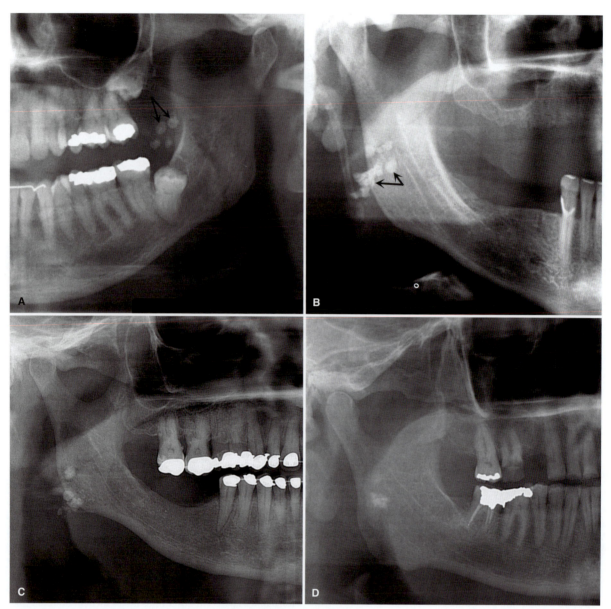

Figura 31.5 Calcificação distrófica das amígdalas. **A** e **B**. Esses dois exemplos mostram posições anteriores ao ramo (**A**) e se sobrepõem na região posterior do ramo (**B**; *setas*). Observe o ligamento estilo-hióideo calcificado. **C** e **D**. Aglomerados de tonsilólitos sobrepostos no ramo mandibular.

Cisticercose

Mecanismo da doença. Quando os seres humanos inconscientemente ingerem ovos ou proglotes gravídicos do parasito *Taenia solium* (tênia da carne de porco), a casca dos ovos é digerida no estômago e a forma larval (*Cysticercus cellulosae*) do parasito é liberada. As larvas penetram na mucosa, entram nos vasos sanguíneos e linfáticos e são distribuídas como cisticercos nos tecidos de todo o corpo – preferencialmente cérebro, músculo, pele, fígado, pulmões, tecidos subcutâneos e coração. Eles também são encontrados nos tecidos orais e periorais, especialmente nos músculos da mastigação. Embora a parede do cisto rica em glicoproteínas seja maior que 100 μm de espessura, ela raramente elicia qualquer resposta do hospedeiro quando intacta. No entanto, em tecidos que não a mucosa intestinal, as larvas eventualmente morrem anos após a infecção, e são tratadas como corpos estranhos, provocando uma forte reação inflamatória causando formação de granuloma, cicatrização e calcificações. Atualmente, há um aumento da incidência de cisticercose no sudoeste e noroeste urbano dos EUA, e o problema é endêmico em países em desenvolvimento nas Américas Central e do Sul, Ásia e África, onde há contaminação fecal do solo agrícola e onde a carne suína é uma comida valorizada.

Características clínicas. Casos leves de cisticercose são completamente assintomáticos. A intensidade dos sinais e sintomas depende do número de oncosferas invasivas presentes, da sua localização e da resposta imune montada pelo hospedeiro nos parasitos. Os casos mais graves apresentam sintomas que variam de leve a grave desconforto gastrintestinal com dor epigástrica e náuseas e vômitos intensos. A invasão do cérebro pode resultar em convulsões, cefaleia, distúrbios visuais, hidrocefalia obstrutiva aguda, irritabilidade, perda de consciência e morte. O exame da mucosa oral pode revelar inchaços palpáveis, bem circunscritos, moles e flutuantes, que podem se assemelhar a mucocele ou neoplasia mesenquimal benigna.

Características da imagem. Enquanto estiverem vivas, as larvas não são visíveis radiograficamente. A morte dos parasitos e o desenvolvimento de calcificações nos locais subcutâneos e musculares ocorrem anos após a infecção inicial.

Localização. A localização dos cisticercos calcificados inclui os músculos da mastigação e da expressão facial, os músculos supra-hióideos e a musculatura pós-cervical, além de língua, mucosa bucal e lábio.
Periferia e forma. Múltiplas radiopacidades elípticas bem definidas que se assemelham a grãos de arroz são vistas.
Estrutura interna. A estrutura interna é homogênea e radiopaca.
Diagnóstico diferencial. O cisticerco pode parecer semelhante a um sialólito. No entanto, o pequeno tamanho dos nódulos calcificados dos cisticercos e sua ampla disseminação, particularmente no cérebro e nos músculos, são altamente sugestivos de cisticercose.
Tratamento. Saneamento básico (p. ex., água encanada para beber e lavar alimentos que seja livre de contaminação fecal) e preparação adequada de carne de porco são necessários para eliminar esta fonte de infecção. Os sintomas que acompanham a infestação inicial são melhor tratados por um médico usando fármacos anti-helmínticos. Os corticosteroides adjuvantes ajudam a deter a reação inflamatória e os anticonvulsivantes podem prevenir ataques epilépticos. Depois que as larvas se instalaram e calcificaram nos tecidos orais, elas são inofensivas. No entanto, é importante realizar uma investigação detalhada em cada paciente para descartar a presença do parasito em outros locais e realizar testes sorológicos em contatos próximos para identificar uma possível fonte de infecção.

Calcificações arteriais

Dois padrões distintos de calcificação arterial podem ser identificados em exames de imagem e histopatologicamente: esclerose calcária medial e placa aterosclerótica calcificada.

Esclerose calcificante medial

Mecanismo da doença. A esclerose calcificada medial ou a calcinose medial ou arteriosclerose de Mönckeberg é um processo degenerativo relacionado à idade. As características desta condição são fragmentação, degeneração e eventual perda de fibras elásticas, seguidas pela deposição de cálcio na lâmina elástica interna da camada interna, que se estende até a parede medial (túnica média) do vaso.
Características clínicas. As calcificações vasculares na esclerose cálcica medial são um marcador independente de risco cardiovascular, e a maior prevalência ocorre em pacientes com diabetes tipo 2. A maioria dos pacientes é inicialmente assintomática, embora tardiamente no curso da doença, gangrena cutânea, doença vascular periférica e miosite possam ocorrer como resultado de insuficiência vascular. Os pacientes com angiomatose encefalotrigeminal (síndrome de Sturge-Weber) também desenvolvem calcificações arteriais intracranianas.

Características da imagem

Localização. A calcinose medial pode envolver a artéria facial ou, menos comumente, a artéria carótida em imagens panorâmicas.
Periferia. Os depósitos calcificados na parede da artéria contornam a imagem da artéria. Uma projeção lateral da artéria pode mostrar um par de linhas radiopacas finas e paralelas (Figura 31.6). O curso dessas linhas pode ser reto ou seu caminho pode ser mais tortuoso, e isso tem sido descrito como uma aparência de "haste de tubo" ou "pista de bonde". Em corte transversal, a parede da artéria calcificada pode demonstrar um padrão circular ou semelhante a um anel.
Estrutura interna. Não há estrutura interna porque os depósitos de cálcio difusos e finamente divididos ocorrem unicamente na parede medial dos vasos.
Diagnóstico diferencial. A aparência radiográfica da esclerose calcificada medial é tão distinta que é patognomônica da condição. Clinicamente, o hiperparatireoidismo pode ser considerado porque a esclerose calcária medial frequentemente se desenvolve como uma calcificação metastática em pacientes com essa condição.

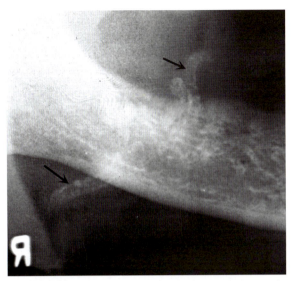

Figura 31.6 Imagem panorâmica recortada mostra calcificação de um vaso sanguíneo, provavelmente a veia facial (*setas*).

Tratamento. A avaliação do paciente para doença arterial oclusiva e doença vascular periférica pode ser apropriada, pois pode ser difícil diferenciar a esclerose calcária medial de uma placa aterosclerótica calcificada na imagem.

Placa aterosclerótica calcificada

Mecanismo da doença. Placa ateromatosa estenótica no trajeto vascular carotídeo extracraniano é a principal fonte contribuinte de doença embólica e obstrutiva cerebrovascular. A calcificação distrófica pode se desenvolver na evolução da placa dentro da camada íntima do vaso sanguíneo envolvido.

Achado das imagens

Localização. A aterosclerose se desenvolve primeiramente nas bifurcações arteriais como resultado do aumento do dano endotelial das forças de cisalhamento dentro do vaso nesses locais. Quando ocorre calcificação, essas lesões podem ser visíveis em imagens panorâmicas nos tecidos moles do pescoço, superiores ou inferiores ao corno maior do osso hioide (onde a artéria carótida comum se bifurca nas artérias carótidas externa e interna) e adjacente às terceira e quarta vértebras cervicais, ou o espaço intervertebral entre elas (Figura 31.7).
Periferia. Estas calcificações de tecidos moles são geralmente múltiplas, de forma irregular e bem definidas a partir dos tecidos moles circundantes, e têm uma distribuição linear vertical.
Estrutura interna. A estrutura interna é heterogeneamente radiopaca com espaços radiotransparentes.
Diagnóstico diferencial. A cartilagem tritícea calcificada e o corno superior da cartilagem tireóidea podem ser confundidos com uma placa ateromatosa, embora o tamanho uniforme, a forma e a localização do esqueleto da cartilagem laríngea calcificada os identifiquem como anatomia normal.
Tratamento. Pacientes com ateromas carotídeos calcificados apresentam risco elevado de acidente cerebrovascular. Estenose carotídea significativa (≥ 50%) tem sido associada à identificação de ateroma calcificado em imagens panorâmicas em 84% dos casos. Além disso, ateromatose calcificada em imagens panorâmicas de mulheres na pós-menopausa está significativamente associada à presença de calcificações do arco aórtico, o que é um indicador de risco validado de eventos adversos.

Acredita-se que os êmbolos da arteríola retiniana assintomáticos (ARAE) sejam derivados de placas instáveis na bifurcação carotídea e sua presença tem sido correlacionada a acidentes vasculares cerebrais

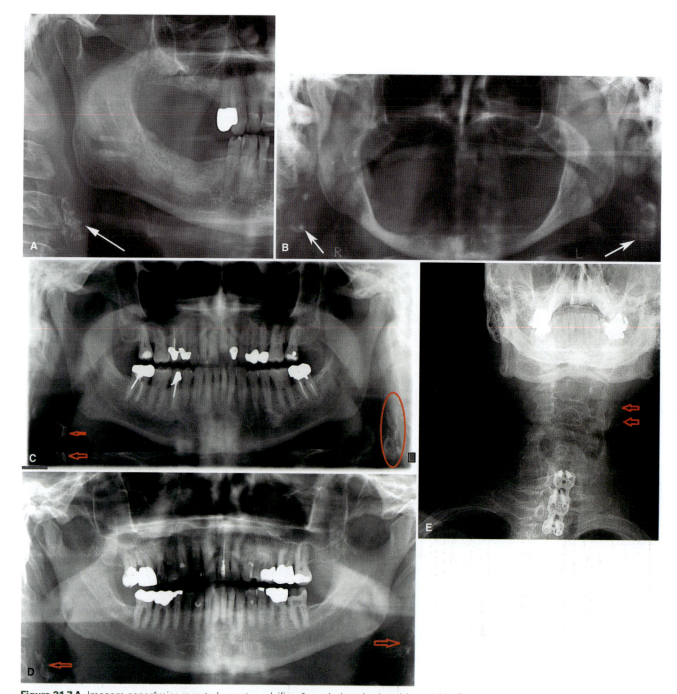

Figura 31.7 A. Imagem panorâmica recortada mostra calcificações relacionadas à artéria carótida. **B.** Imagem panorâmica com exemplos bilaterais de calcificações associados às artérias carótidas (*setas*). **C.** Placa ateromatosa calcificada na vasculatura da carótida extracraniana esquerda ao nível do bulbo (*oval*). Grampos vasculares no lado direito do pescoço da endarterectomia carotídea prévia (*setas*). **D.** Ateroma carotídeo calcificado bilateral (*setas*) em um homem de 63 anos com diabetes melito tipo 2. **E.** Projeção anteroposterior da coluna cervical do mesmo caso mostrado em **B**, exibindo calcificação em ramo vascular (*setas*). O paciente teve fusão das vértebras cervicais.

fatais e não fatais. A imagem digital da retina demonstrou que os ARAE estão presentes em 20% dos pacientes com ateromatose calcificada em imagens panorâmicas, em comparação com 4% sem. Isso refuta a especulação de que ateromas calcificados em imagens panorâmicas sejam estáveis e improváveis de embolizar. A literatura oftalmológica também documentou uma associação entre ARAE, placas carotídeas, estenose e risco de acidente vascular cerebral; pacientes com embolia retiniana têm uma razão de risco de 2,40 para morte relacionada ao acidente vascular cerebral em comparação com aqueles sem. Pacientes com ateroma carotídeo calcificado, especialmente aqueles com fatores de risco estabelecidos para doença cerebrovascular e cardiovascular, devem ser encaminhados ao seu médico para posterior investigação.

Calcificação idiopática

A calcificação idiopática (ou calcinose) resulta da deposição de cálcio no tecido normal, apesar dos níveis séricos normais de cálcio e fosfato. Eles são bastante comuns na cabeça e no pescoço.

Sialólito

Os sialólitos são calcificações encontradas nos ductos das glândulas salivares e serão discutidos no Capítulo 32.

Flebólitos

Mecanismo da doença. Os flebólitos são trombos calcificados, que podem se desenvolver a partir da estagnação do sangue venoso em veias, vênulas ou vasos sinusoidais de hemangiomas (especialmente do tipo cavernoso). A mineralização dos trombos começa no núcleo do trombo e consiste em cristais de carbonato de cálcio-fluoro-hidroxiapatita.

Características clínicas. Na cabeça e no pescoço, os flebólitos quase sempre sinalizam a presença de um hemangioma de partes moles ou malformação vascular. Em um adulto, os flebólitos podem ser os únicos resíduos de um hemangioma infantil que há muito regrediu. O tecido mole envolvido pode estar inchado, ou com sua coloração alterada pela presença de veias. Os hemangiomas frequentemente variam em tamanho, associados a mudanças na posição do corpo ou durante uma manobra de Valsalva. A aplicação de pressão ao tecido envolvido deve causar isquemia ou mudança de cor se a lesão for de natureza vascular. A auscultação pode revelar um sopro em casos de hemangioma cavernoso, mas não no tipo capilar.

Características da imagem

Localização. Os flebólitos são mais comumente encontrados nos hemangiomas (Capítulo 24).

Periferia. Em corte transversal, a forma de um flebólito é redonda ou oval, e eles podem medir até 6 mm de diâmetro com uma periferia lisa. Se o vaso sanguíneo envolvido for visto de lado, o flebólito pode se assemelhar a uma salsicha reta ou ligeiramente curva.

Estrutura interna. A estrutura interna tem uma aparência mista radiotransparente e radiopaca e é caracterizada por laminações concêntricas, dando aos flebólitos uma aparência de olho de boi ou aparência de alvo. Áreas radiotransparentes podem ser vistas, o que pode representar as porções restantes do recipiente (Figura 31.8).

Diagnóstico diferencial. Um flebólito pode ter uma forma semelhante à de um sialólito. No entanto, os sialólitos submandibulares geralmente ocorrem isoladamente. Porém, se mais de um estiver presente, eles geralmente são orientados em uma única linha. Em contraste, os flebólitos são geralmente múltiplos e têm uma distribuição agrupada mais aleatória. A importância de identificar corretamente os flebólitos está na identificação de uma possível lesão vascular, como um hemangioma. Isto é crítico se os procedimentos cirúrgicos forem contemplados.

Calcificações da cartilagem laríngea

Mecanismo da doença. A epiglote e os processos vocais das cartilagens aritenoides são cartilagens fibroelásticas, enquanto todas as cartilagens laríngeas remanescentes são de cartilagem hialina. A calcificação endocondral e a ossificação das cartilagens hialinas da laringe começa na idade da maturidade esquelética e progride em seguida como um processo fisiológico.

Características clínicas. Cartilagens laríngeas calcificadas são achados incidentais em imagens panorâmicas, e as cartilagens tritícea e tireóidea calcificadas são as cartilagens laríngeas mais frequentemente vistas.

Características da imagem

Localização. O pequeno par das cartilagens laríngeas é encontrado dentro dos ligamentos tireóideos laterais. A cartilagem tritícea calcificada pode ser encontrada no crânio lateral ou em imagens panorâmicas dentro dos tecidos moles da faringe, inferior ao corno maior do osso hioide e adjacente à borda superior da quarta vértebra cervical (C4). O corno superior da cartilagem tireóidea calcificada aparece medialmente a C4 e é sobreposto ao tecido mole pré-vertebral (Figura 31.9).

Periferia. A palavra tritícea significa "grão de trigo" e a cartilagem mede aproximadamente de 7 a 9 mm de comprimento e de 2 a 4 mm de largura. A periferia da cartilagem tritícea calcificada é bem definida e lisa, e a geometria é extremamente regular. Normalmente, apenas os 2 a 3 mm superiores de uma cartilagem tireóidea calcificada são visíveis na borda inferior de uma imagem panorâmica. Dependendo da quantidade de calcificação da superfície, um córtex contínuo pode ou não ser visível.

Estrutura interna. As cartilagens tritíceas calcificadas são geralmente de forma homogênea radiopaca, mas ocasionalmente, um córtex periférico pode ser identificado.

Diagnóstico diferencial. A cartilagem tritícea calcificada pode ser confundida com placa ateromatosa calcificada na bifurcação carotídea, mas a natureza solitária e o tamanho e forma extremamente uniformes da primeira devem ser discriminatórios.

Tratamento. Não há necessidade de tratamento para as cartilagens laríngeas calcificadas, mas uma atenção cuidadosa às diferenças de morfologia e localização permite ao clínico distinguir entre cartilagem tritícea calcificada e ateromas carotídeos calcificados.

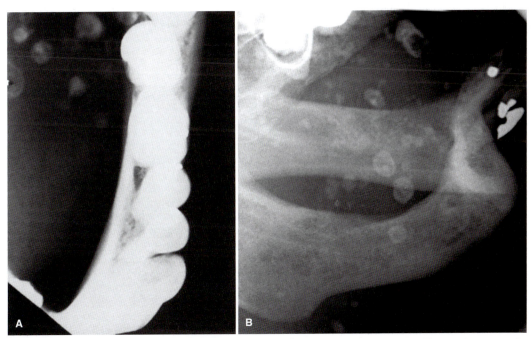

Figura 31.8 A e **B.** Os flebólitos são calcificações distróficas dos tecidos moles encontradas nas veias. Eles geralmente estão associados a hemangiomas.

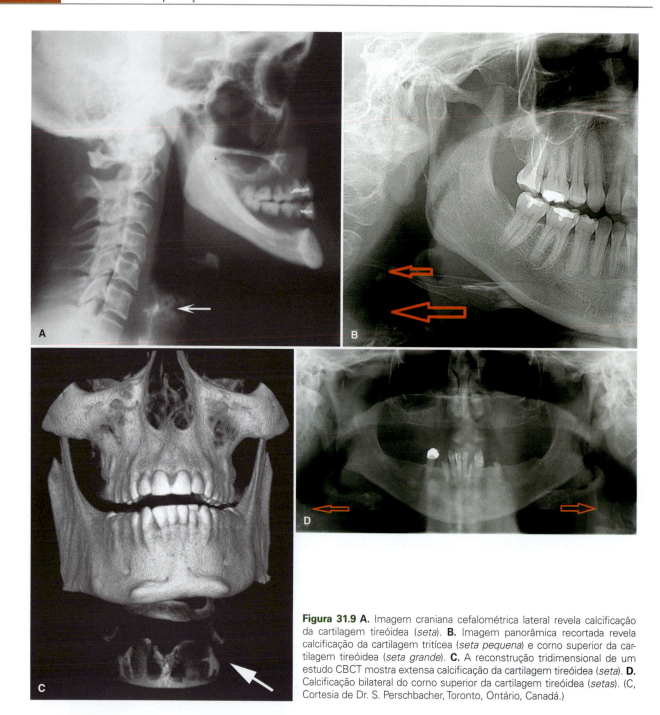

Figura 31.9 A. Imagem craniana cefalométrica lateral revela calcificação da cartilagem tireóidea (*seta*). **B.** Imagem panorâmica recortada revela calcificação da cartilagem tritícea (*seta pequena*) e corno superior da cartilagem tireóidea (*seta grande*). **C.** A reconstrução tridimensional de um estudo CBCT mostra extensa calcificação da cartilagem tireóidea (*seta*). **D.** Calcificação bilateral do corno superior da cartilagem tireóidea (*setas*). (C, Cortesia de Dr. S. Perschbacher, Toronto, Ontário, Canadá.)

Rinólitos e antrólitos

Mecanismo da doença. As concreções calcárias que ocorrem no nariz (rinólitos) ou no antro do seio maxilar (antrólitos) surgem da deposição lenta de sais minerais nasais, lacrimais e inflamatórios, como fosfato de cálcio, carbonato de cálcio e magnésio, em torno de um *nidus*. Raramente, concreções se formam no seio frontal ou etmoidal.

No caso de um rinólito, o *nidus* é geralmente um corpo estranho exógeno (p. ex., moedas, contas, sementes e caroço de frutas), especialmente em pacientes pediátricos. Traficantes de drogas adultos que carregam o contrabando em pacotes no nariz às vezes esquecem de remover um, e um rinólito se desenvolve em torno dele ao longo do tempo. A via de entrada do corpo estranho é geralmente anterior, mas alguns podem entrar na cóana posteriormente durante espirros, tosse ou vômitos.

O *nidus* de um antrólito é geralmente endógeno (p. ex., ponta da raiz, fragmento ósseo, coágulo sanguíneo, muco inspirado, dente ectópico), especialmente em adultos. A calcificação distrófica pode ocorrer na mucosa cronicamente inflamada do seio maxilar na sinusite de longa duração. A aparência é geralmente de pequenas calcificações dispersas e fracas no revestimento mucoso espesso. Ocasionalmente, um micetoma não invasivo de aspergilose pode se desenvolver no antro, especialmente em pacientes com doença sinusal crônica. Este micetoma pode se manifestar como uma bola de fungos necrótica enlameada, ou depósitos calcários podem transformá-lo em um miólito duro.

Características clínicas. Os rinólitos levam aproximadamente 15 anos para se formar e podem inicialmente ser assintomáticos. À medida que a massa em expansão começa a penetrar na mucosa, pode haver dor, congestão e ulceração. O paciente pode apresentar obstrução nasal, erosão do septo, rinorreia purulenta unilateral ou associada a sangramento, sinusite, cefaleia, epistaxe, anosmia e febre.

CAPÍTULO 31 Cálculos e Ossificação de Tecidos Moles

Características da imagem
Localização. Os rinólitos se desenvolvem no nariz próximo ao ponto médio no meato inferior, onde a passagem é mais estreita (Figura 31.10A). Em contraste, antrólitos desenvolvem no antro do seio maxilar (Figura 31.10C).
Periferia. Estes cálculos têm várias formas e tamanhos, dependendo da natureza do *nidus*, mas todos têm periferias bem definidas.
Estrutura interna. O rinólito e o antrólitos podem manifestar entidades radiotransparentes e radiopacas, dependendo da natureza do *nidus*, e às vezes podem ter laminações. Ocasionalmente, estes rinólitos e antrólitos podem ser homogeneamente radiopacos, às vezes excedendo a densidade do osso circundante.
Diagnóstico diferencial. O diagnóstico diferencial inclui osteoma, pólipo calcificado, odontoma e cisto cirúrgico ciliar.
Tratamento. Os pacientes devem ser encaminhados a um otorrinolaringologista para remoção cirúrgica endoscópica endonasal ou sinusal da calcificação. Em alguns casos, a litotripsia tem sido usada para desbastar grandes rinólitos.

Calcificação metastática
A calcificação metastática dos tecidos moles na região oral é causada por condições que produzem níveis séricos elevados de cálcio e fosfato, como hiperparatireoidismo (ver Capítulo 25) ou hipercalcemia de malignidade. Além disso, a calcificação metastática pode surgir de concentrações elevadas de fosfato sérico que podem ser observadas na insuficiência renal crônica. Calcificações metastáticas geralmente ocorrem bilateral e simetricamente e são extremamente raras.

OSSIFICAÇÕES HETERÓPICAS

Ossificação do ligamento estilo-hióideo
Mecanismo da doença
Embriologicamente, o processo estiloide surge do segundo arco branquial (cartilagem de Reichert), que consiste em quatro seções que dão origem ao processo estiloide e ao ligamento ossificado (o complexo estilo-hióideo). A ossificação do ligamento estilo-hióideo geralmente se estende para baixo a partir da base do crânio e comumente ocorre bilateralmente. No entanto, em casos raros, a ossificação começa no corno menor do hioide e, em menor número, em uma área central do ligamento.

Características clínicas
O processo estiloide alongado e o ligamento ossificado podem ser detectados por palpação sobre as tonsilas como uma estrutura rígida e pontiaguda. Apenas alguns pacientes apresentam sintomas, e há muito pouca correlação entre a extensão da ossificação e a intensidade dos sintomas associados. Os sintomas relacionados ao processo estiloide

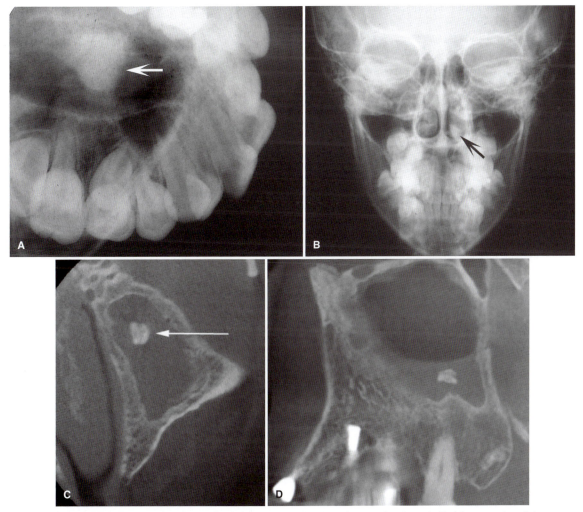

Figura 31.10 A. O filme oclusal lateral mostra um rinólito (*seta*) posicionado acima do assoalho do nariz. **B.** A imagem do crânio posteroanterior do mesmo caso mostrado em **A** demonstra que o rinólito está posicionado dentro da fossa nasal (*seta*). **C.** A imagem da tomografia computadorizada de feixe cônico (CBCT) no plano axial revela a presença de um antrólito (*seta*). **D.** CBCT no plano coronal do mesmo caso em **C** demonstra o antrólito acima do assoalho do seio maxilar.

alongado, que inclui o ligamento ossificado, são denominados síndrome de Eagle, e podem estar relacionados ao impacto do nervo craniano (síndrome de Eagle clássico) ou ao impacto dos vasos da carótida (síndrome da artéria carótida). Indivíduos afetados geralmente têm mais de 40 anos.

Quando os sintomas estão relacionados a uma história recente de traumatismos no pescoço (tipicamente amigdalectomia), a condição é a clássica síndrome de Eagle. Acredita-se que o complexo estilo-hióideo ossificado e o tecido cicatricial local causem sintomas por invasão dos nervos cranianos V, VII, IX, X ou XII, os quais passam em grande proximidade com o processo estiloide. Os sintomas podem incluir discreto incômodo a dor intensa na faringe ao falar, mastigar, engolir, virar a cabeça ou abrir amplamente a boca, especialmente ao cantar ou bocejar; uma sensação de corpo estranho na garganta ao engolir; e zumbido ou otalgia.

Achados clínicos sem história de traumatismo cervical constituem a síndrome da artéria carótida. O paciente pode descrever a dor referida ao longo da distribuição da artéria carótida interna ou externa, e a dor é o resultado do impacto mecânico da artéria envolvida e da estimulação do plexo nervoso simpático. Os sintomas quando a artéria carótida interna é afetada podem incluir dor ocular, cefaleia temporal ou parietal, enxaqueca, afasia, sintomas visuais, fraqueza e isquemia hemisférica transitória com vertigem ou síncope, notadamente ao virar a cabeça para o lado ipsilateral. Quando a artéria carótida externa é impingida e estimulada, o paciente pode sentir dor facial suborbital. A dor surge pela irritação mecânica do plexo nervo simpático periarterial, sobrejacente à artéria, que produz carotidinia regional; isso pode ocorrer mesmo na ausência de ossificação do complexo estilo-hióideo. Apenas o desvio do processo estiloide, geralmente medial, é necessário para que a ponta do processo colida com uma artéria. A síndrome da artéria carótida é mais prevalente do que a síndrome de Eagle clássica.

Características da imagem

A ossificação do ligamento estilo-hióideo é comumente detectada como uma característica incidental em imagens panorâmicas. Em um estudo, aproximadamente 18% de uma população examinada apresentaram ossificação de mais de 30 mm do ligamento estilo-hióideo. O ligamento pode ter pelo menos alguma calcificação em indivíduos de qualquer idade.

Localização. Em uma imagem panorâmica, a ossificação linear se estende para a frente a partir da região do processo mastoide e cruza a porção posteroinferior do ramo em direção ao osso hioide. O osso hioide é posicionado aproximadamente paralelamente ou sobreposto à face posterior do córtex inferior da mandíbula.

Forma. O processo estiloide aparece como um processo longo, afilado, fino e radiopaco que é mais espesso em sua base e se projeta para baixo e para a frente até quase um ponto semelhante a uma agulha (Figura 31.11). Normalmente varia de cerca de 0,5 a 2,5 cm de comprimento. O ligamento ossificado tem aproximadamente um contorno reto, mas em alguns casos pode ser vista alguma irregularidade na superfície. Quanto mais longe o ligamento ossificado radiopaco se estender em direção ao osso hioide, mais provável será que ele seja interrompido por junções radiotransparentes semelhantes a articulações (pseudoarticulações).

Estrutura interna. Pequenas ossificações do ligamento estilo-hióideo aparecem homogeneamente radiopacas. À medida que a ossificação aumenta em comprimento e perímetro, o córtex externo desse osso torna-se evidente como uma faixa radiopaca na periferia.

Diagnóstico diferencial

Quando os sintomas que acompanham a ossificação do complexo estilo-hióideo ocorrem, há evidências distintas de ossificação ligamentar nas imagens diagnósticas. Há poucas chances de que a reclamação seja confundida com outra entidade.

Tratamento

A maioria dos pacientes com ossificação do ligamento estilo-hióideo é assintomática e nenhum tratamento é necessário. Ocasionalmente, os sintomas produzidos pela ossificação do complexo estilo-hióideo podem ser semelhantes aos sintomas observados nos distúrbios da articulação temporomandibular. Com a anestesia tópica, para suprimir o reflexo de vômito, a palpação da fossa tonsilar para reproduzir os sintomas e detectar a massa dura da submucosa pode servir como confirmação diagnóstica. Para pacientes com sintomas inconclusivos, uma abordagem conservadora de reafirmação e injeções de esteroides ou lidocaína na fossa amigdaliana seria recomendada inicialmente. Entretanto, para pacientes com sintomas persistentes ou intensos, o tratamento recomendado é a amputação do processo estilo-hióideo (estilo-hioidectomia).

Osteoma cutâneo
Mecanismo da doença

Osteoma cutâneo é uma rara ossificação de tecidos moles na pele ou tecidos subcutâneos que se manifesta como desenvolvimento focal de osso dentro da derme fisicamente removida de qualquer tecido ósseo original. Osteoma cutâneo pode ser primário, ocorrendo em tecido normal sem qualquer condição preexistente; ou secundário, desenvolvendo-se em pele danificada ou rompida. Aproximadamente

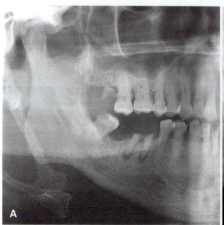
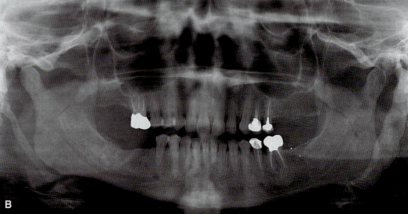

Figura 31.11 A e **B.** Exemplos de ossificação proeminente do ligamento estilo-hióideo. Esses indivíduos não apresentaram sintomas.

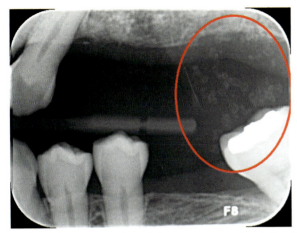

Figura 31.12 O osteoma cutâneo é visto como massa de calcificações radiopacas semelhantes a rosquinhas na bochecha (*oval*).

85% dos casos são secundários e ocorrem como resultado de acne de longa duração, desenvolvendo-se em uma cicatriz ou dermatose inflamatória crônica, traumática ou neoplásica. Ocasionalmente são encontrados na esclerodermia difusa, substituindo o colágeno alterado na derme e no septo subcutâneo.

Características clínicas

Osteoma cutâneo pode ocorrer em qualquer lugar, mas o rosto é o local mais comum. A língua é o local intraoral mais comum (osteoma mucoso ou coristoma ósseo). Osteoma cutâneo não causa nenhuma alteração visível na pele sobrejacente, a não ser uma mudança ocasional de cor, que pode parecer branco-amarelada. Se a lesão for grande, o osteoma individual pode ser palpado. Uma agulha inserida em uma das pápulas é recebida com resistência semelhante a uma pedra. Alguns pacientes apresentam numerosas (de dezenas a centenas) de lesões, geralmente na face de pacientes do sexo feminino e no couro cabeludo e na região torácica de pacientes do sexo masculino. Esta forma é conhecida como osteoma cutâneo múltiplo miliar.

Características da imagem

Localização. Radiograficamente, o osteoma cutâneo aparece mais comumente nas regiões das bochechas e lábios (Figura 31.12). Neste local, a área ossificada pode ser sobreposta a uma raiz dentária ou processo alveolar, dando a aparência de uma área de osso denso. A localização precisa pode ser conseguida colocando um receptor intraoral entre a bochecha e o processo alveolar para visualizar a bochecha sozinha. Alternativamente, uma imagem de crânio posteroanterior de tecido mole, de baixo (60) kVp com a bochecha inflada para fora pode localizar osteomas na pele.

Periferia. Osteomas cutâneos fornecem imagens radiopacas, em forma de arruela, com periferias lisas. Essas massas radiopacas simples ou múltiplas são geralmente muito pequenas, embora o tamanho possa variar de 0,1 a 5 cm.

Estrutura interna. A estrutura interna pode ser homogeneamente radiopaca, mas geralmente um centro radiotransparente representando medula gordurosa normal pode ser visualizado, dando à lesão uma aparência radiográfica de rosca. Trabéculas ocasionalmente se desenvolvem na cavidade medular de osteomas maiores. As lesões individuais da acne cística calcificada assemelham-se a uma radiopacidade semelhante a floco de neve, que corresponde à localização clínica da cicatriz.

Diagnóstico diferencial. O diagnóstico diferencial deve incluir miosite ossificante, calcinose cutânea e osteoma cutâneo. Se a técnica da bochecha inflada for usada, as lesões do osteoma cutâneo parecem muito mais superficiais do que as lesões da mucosa. A miosite ossificante é de maiores proporções, em alguns casos causando deformidade perceptível do contorno facial.

Tratamento. Não há necessidade de tratamento, mas o osteoma cutâneo primário é ocasionalmente removido por motivos estéticos. A renovação da pele com um creme de ácido retinoico ou curetagem foi bem-sucedida no tratamento de osteoma cutâneo. Mais recentemente, bons resultados estéticos foram relatados com uma técnica de microincisão-extirpação por agulha em pacientes com múltiplos osteomas cutâneos miliares.

Miosite ossificante

Na miosite ossificante, tecido fibroso e osso heterotópico se formam dentro do tecido intersticial do músculo, e tendões e ligamentos associados. A destruição secundária e a atrofia do músculo ocorrem quando este tecido fibroso e o osso interdigitam e separam as fibras musculares. Duas formas principais foram descritas: localizada e progressiva.

Miosite ossificante localizada (traumática)

Mecanismo da doença. A miosite ossificante localizada se desenvolve a partir de traumatismo ou tensão muscular intensa causada por certas ocupações e esportes. O músculo esquelético tem capacidade limitada de regeneração após traumatismo físico significativo, e a lesão leva a hemorragia considerável no músculo ou tendões e fáscias associadas. O tecido fibroso e o osso se formam dentro do tecido intersticial do músculo; não há real ossificação das fibras musculares. Foi proposto que a proliferação exuberante de tecido de granulação vascular subsequentemente sofre metaplasia para cartilagem e osso durante o processo de cicatrização. Lesões musculares decorrentes de múltiplas injeções (ocasionalmente a partir de anestesia odontológica) também podem ser uma causa.

Características clínicas. A miosite ossificante localizada pode se desenvolver em qualquer idade em ambos os sexos, mas ocorre mais frequentemente em homens jovens que praticam atividade vigorosa. O local do traumatismo precipitante permanece inchado, sensível e dolorido por um período de tempo muito maior do que o esperado. A pele sobrejacente pode estar vermelha e inflamada, e quando a lesão envolve um músculo da mastigação, a abertura bucal pode tornar difícil. Após cerca de 2 ou 3 semanas, a área de ossificação torna-se aparente nos tecidos, e massa intramuscular firme pode ser palpada. A lesão localizada pode aumentar lentamente, mas eventualmente para de crescer. A lesão pode parecer fixa ou pode ser livremente movida à palpação.

Características da imagem

Localização. Os músculos mais comumente envolvidos da cabeça e do pescoço são o masseter e o esternocleidomastóideo. No entanto, os outros músculos da mastigação também podem estar envolvidos. Os anexos anteriores dos músculos temporal e pterigóideo medial estão em risco de lesão na administração de bloqueio anestésico mandibular. As massas ossificadas geralmente medem menos de 6 cm em sua maior dimensão.

Periferia. A periferia comumente é mais radiopaca que a estrutura interna. Há uma variação na forma de estrias irregulares ovais a lineares (pseudotrabéculas) que correm na mesma direção das fibras musculares normais. Uma faixa radiotransparente pode ser vista geralmente entre a área de ossificação e o osso adjacente, e o osso heterotópico pode estar ao longo do eixo do músculo (Figura 31.13). Essas pseudotrabéculas são características da miosite ossificante e implicam fortemente um diagnóstico.

Estrutura interna. A estrutura interna varia com o tempo. Entre 3 e 4 semanas após a lesão, a aparência radiográfica é fraca e homogeneamente radiopaca. Esta radiopacidade organiza-se além disso, e durante 2 meses desenvolve-se um padrão interno radiopaco delicado

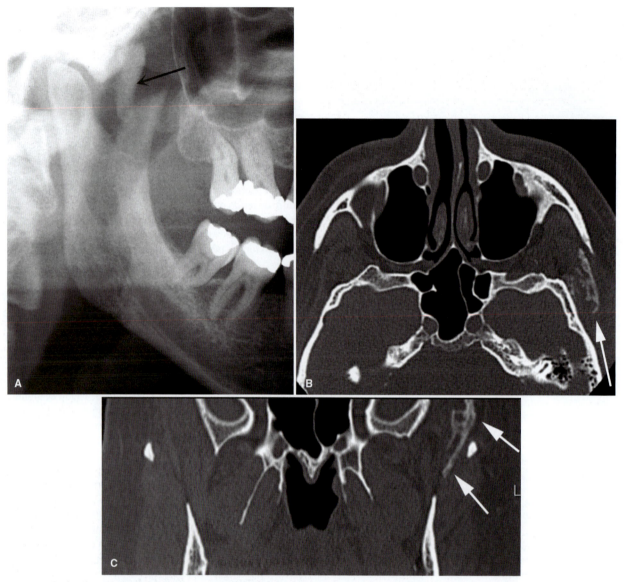

Figura 31.13 A. Ossificação do tecido mole que se estende do processo coronoide em uma direção superior anatômica do músculo temporal (*seta*). Essa condição surgiu após várias tentativas de fornecer um bloqueio do nervo submandibular, levando o paciente à dificuldade de abertura bucal. **B.** Imagem de tomografia computadorizada com multidetectores (MDCT) no plano axial da ossificação ao longo do músculo temporal (*seta*) após um procedimento cirúrgico. **C.** Imagem da MDCT no plano coronal do mesmo caso mostrado em **B** revela as calcificações (*setas*).

semelhante a uma "renda". Essas mudanças indicam a formação de osso; no entanto, este osso não possui um padrão trabecular aparentemente normal. Gradualmente, a imagem dessa entidade torna-se mais densa, mais homogênea e melhor definida, amadurecendo totalmente em cerca de 5 a 6 meses. Algumas lesões podem progredir mais lentamente e não atingem a maturação até os 12 meses. Após esse período, a lesão pode encolher.

Diagnóstico diferencial. O diagnóstico diferencial da miosite ossificante localizada inclui a ossificação do ligamento estilo-hióideo e outras calcificações de tecidos moles. No entanto, a forma e a localização da miosite ossificante muitas vezes são suficientes para fazer o diagnóstico. Outras lesões a considerar são tumores que formam os ossos. Embora os tumores, como o osteossarcoma, possam formar um padrão ósseo linear (ver Capítulo 26), o tumor é contíguo ao osso, e sinais de destruição óssea frequentemente estão presentes.

Tratamento. Microlesão e subsequente necrose muscular atraem macrófagos, que elaboram os fatores de crescimento osteogênicos. Uma estratégia durante a evolução da lesão é a inibição do receptor da proteína morfogenética do tipo I para reduzir a ossificação heterotópica. O repouso e a limitação de uso são recomendados para diminuir a extensão do depósito calcificado. Para lesões que causam restrição funcional ou comprometimento neurológico, a excisão cirúrgica de toda a massa calcificada com fisioterapia intensiva para minimizar a cicatrização pós-cirúrgica é o tratamento recomendado. A maturação completa da miosite ossificante ocorre entre 6 e 12 meses. Excisão incompleta ou excisão em um estágio imaturo pode resultar em recorrência.

Miosite ossificante progressiva

Mecanismo da doença. A progressão da miosite é uma anomalia genética rara, com padrão de transmissão autossômico dominante. Menos comumente, surge como resultado de mutação espontânea. A causa é uma mutação de ganho de função no receptor tipo 1 da proteína morfogenética óssea ativina A/quinase 2 semelhante à ativina. É mais comum em homens e causa sintomas desde a infância. A formação progressiva do osso endocondral heterotópico ocorre dentro do tecido intersticial dos músculos, tendões, ligamentos e fáscias, e os músculos envolvidos se atrofiam.

Características clínicas. Os pacientes apresentam uma deformidade congênita do primeiro pododáctilo (hálux valgo). Na maioria dos casos, a ossificação heterotópica fortemente incapacitante começa nos músculos do pescoço e na parte superior das costas e se move para as extremidades. A doença começa com inchaço dos tecidos moles, que é dolorido, e pode apresentar vermelhidão e calor, indicando inflamação. Os sintomas agudos desaparecem, e massa firme permanece nos tecidos. Essa condição pode afetar tendões, ligamentos e qualquer um dos músculos estriados, incluindo o coração e o diafragma. Em alguns casos, a disseminação da ossificação é limitada, enquanto em outros a ossificação se torna extensa, afetando quase todos os grandes músculos do corpo. Rigidez e limitação do movimento do pescoço, tórax, costas e extremidades (especialmente os ombros) aumentam gradualmente. Os déficits funcionais são progressivos e incapacitantes. Estágios avançados da doença resultam na condição de "homem petrificado". Durante a terceira década, o processo pode ser interrompido espontaneamente; no entanto, a maioria dos pacientes morre durante a terceira ou quarta décadas. A morte prematura geralmente resulta de dificuldades respiratórias ou de exaustão dos músculos da mastigação.

Características da Imagem. O aspecto radiográfico da miosite ossificante progressiva é semelhante à aparência da forma local. O osso heterotópico é mais comumente orientado longitudinalmente ao eixo longo do músculo envolvido (Figura 31.14). Malformação óssea das regiões de fixação muscular, como os côndilos mandibulares, também pode ser observada.

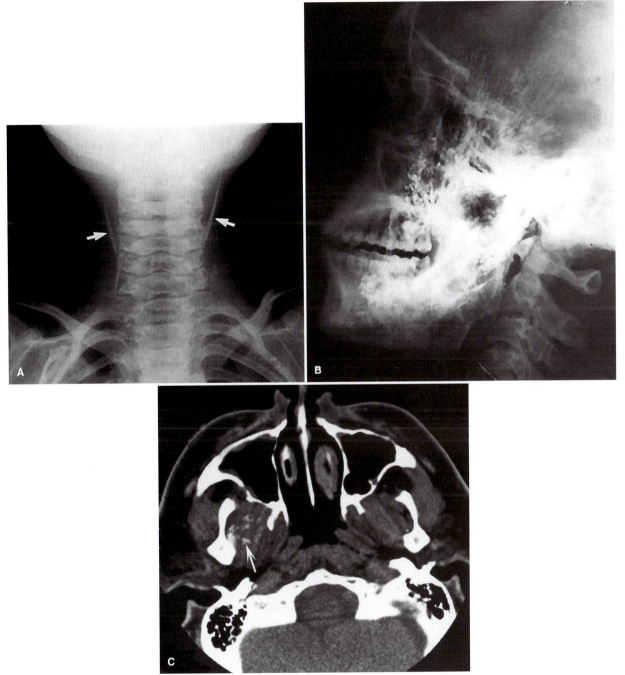

Figura 31.14 A. Miosite ossificante, vista como calcificações lineares bilaterais (*setas*) do músculo esterno-hióideo. **B.** Extensa ossificação dos músculos masseter e temporal. **C.** Tomografia computadorizada no plano axial com algoritmo de tecidos moles demonstra calcificações no músculo pterigóideo lateral (*seta*). (A, Cortesia de Dr. H. Worth, Vancouver, Colúmbia Britânica, Canadá.)

Diagnóstico diferencial. Nos estágios iniciais da doença, pode ser difícil distinguir entre miosite ossificante progressiva e artrite reumatoide. No entanto, a presença de anomalias específicas sugere o diagnóstico. No caso da calcinose, os depósitos de sais de cálcio amorfos frequentemente são reabsorvidos, mas na miosite ossificante progressiva, o osso nunca desaparece.

Tratamento. Nenhum tratamento efetivo existe para miosite ossificante progressiva. Nódulos traumatizados e que ulceram frequentemente devem ser extirpados. Interferência com a respiração ou infecção respiratória ocorre nos estágios mais avançados da doença; portanto, terapia de suporte pode ser necessária. Atualmente, o desenvolvimento de medicamentos visa à mutação do receptor de ativina A, que é um alvo altamente conservado.

BIBLIOGRAFIA

Banks K, Bui-Mansfield L, Chew F, et al. A compartmental approach to the radiographic evaluation of soft-tissue calcifications. *Semin Roentgenol.* 2005;40:391–407.

Carter L. Lumps and bumps—what is that stone? *Alpha Omegan.* 2010;103:151–156.

Ergun T, Lakadamyali H. The prevalence and clinical importance of incidental soft-tissue findings in cervical CT scans of trauma population. *Dentomaxillofac Radiol.* 2013;42:20130216.

Keberle M, Robinson S. Physiologic and pathologic calcifications and ossifications in the face and neck. *Eur Radiol.* 2007;17:2103–2111.

Worth HM. *Principles and Practice of Oral Radiologic Interpretation.* St. Louis: Mosby; 1963.

Calcificação distrófica das tonsilas

Bamgbose B, Ruprecht A, Hellstein J, et al. The prevalence of tonsilloliths and other soft tissue calcifications in patients attending oral and maxillofacial radiology clinic of the University of Iowa, ISRN Dentistry; 2014. Article ID 839635. http://dx.doi.org/10.1155/2014/839635.

Oda M, Tanaka T, Nishida I, et al. Prevalence and imaging characteristics of detectable tonsilloliths on 482 pairs of consecutive CT and panoramic radiographs. *BMC Oral Health.* 2013;13:54. http://www.biomedcentral.com1472-6831/13/54.

Takahashi A, Sugawara C, Kudoh T, et al. Prevalence and imaging characteristics of palatine tonsilloliths evaluated on 2244 pairs and panoramic radiographs and CT images. *Clin Oral Investig.* 2017;21:85–91.

Calcificação dos vasos sanguíneos

Fishbein M, Fishbein G. Arteriosclerosis: facts and fancy. *Cardiovasc Pathol.* 2015;24:335–342.

Friedlander A, Giaconi J, Tsui I, et al. Meaningful correlation between asymptomatic retinal arteriole emboli and calcified carotid plaque found on panoramic dental imaging of males with diabetes. *Oral Surg Oral Med Oral Pathol Oral Radiol.* 2016;121:434–440.

Friedlander A, El Saden S, Haxboun R, et al. Detection of carotid artery calcification on the panoramic images of post-menopausal famales is significantly associated with severe abdominal aortic calcification: a risk indicator of future adverse vascular events. *Dentomaxillofac Radiol.* 2015;44:20150094.

Garoff M, Johansson E, Ahlqvist J, et al. Detection of calcification in panoramic radiographs in patients with carotid stenosis ≥50%. *Oral Surg Oral Med Oral Pathol Oral Radiol.* 2014;117:385–391.

Cartilagens laríngeas calcificadas

Lotz M, Loeser R. Effects of aging on articular cartilage homeostasis. *Bone.* 2012;51:241–248.

Mupparrapu M, Vuppalapati A. Ossification of laryngeal cartilages on lateral cephalometric radiographs. *Angle Orthod.* 2005;75:196–201.

Naimo P, O'Donnell C, Bassed R, et al. The use of computed tomography in determining developmental changes, anomalies, and trauma of the thyroid cartilage. *Forensic Sci Med Pathol.* 2013;9:377–385.

Cisticercose

Carnero P, Mateo P, Martin-Garre S, et al. Unexpected hosts: imaging parasitic diseases. *Insights Imaging.* 2017;8:101–125.

Coral-Almeida M, Gabriel S, Abatih E, et al. Taenia solium human cysticercosis: a systematic review of sero-epidemiolgcal data from endemic zones around the world. *PLoS Negl Trop Dis.* 2015;9:e0003919. doi:10.1371/journal.pntd.0003919.

Goenka P, Sarawgi A, Asopa K, et al. Oral cysticercosis in a pediatric patient: a rare case report with review. *Int J Clin Pediatr Dent.* 2016;9:156–161.

Kungu J, Dione M, Ejobi F, et al. Risk factors, perceptions and practices associated with Taenia solium cysticercosis and its control in the smallholder pig production systems in Uganda: a cross-sectional survey. *BMC Infect Dis.* 2017;17:1. doi:10.1186/s12879-016-2122-x.

Flebólitos

Bhat V, Bhat V. Shining pearls sign: a new identity for venous malformations on computed tomographic imaging. *Int J Angiol.* 2016;25:e21–e24.

Eivasi B, Fasunla A, Gulner C, et al. Phleboliths from venous malformations of the head and neck. *Phlebology.* 2013;28:86–92.

Gooi Z, Mydlarz W, Tunkel D, et al. Submandibular venous malformation phleboliths mimicking sialolithiasis in children. *Laryngoscope.* 2014;124:2816–2828.

Miosite ossificante

Ferra M, Costantino P, Shatzkes D. A woman with trismus. *JAMA Otolaryngol Head Neck Surg.* 2015;141:665–666.

Kaplan F. The skeleton in the closet. *Gene.* 2013;528:7–11.

Oliveira F, Fernandes C, Araujo K, et al. Clinical aspects and conservative dental management of a patient with fibrodysplasia ossificans progressiva. *J Contemp Dent Pract.* 2014;15:122–126.

Pignolo R, Bedford-Gay C, Liljesthrom M, et al. The natural history of flare-ups in fibrodysplasia ossificans progressiva (FOP): a comprehensive global assessment. *J Bone Miner Res.* 2016;31:650–656.

Nódulos linfáticos calcificados

Carter L. Decoding cervical soft tissue calcifications on panoramic dental radiographs. *Va Dent J.* 2006;83:18–19.

Eisenkraft B, Som P. The spectrum of benign and malignant etiologies of cervical node calcification. *AJR Am J Roentgenol.* 1999;172:1433–1437.

Garg A, Chaudhary A, Tewari R, et al. Coincidental diagnosis of tuberculous lymphadenitis: a case report. *Aust Dent J.* 2014;59:258–263.

Gormley K, Glastonbury C. Calcified nodal metastasis from squamous cell carcinoma of the head and neck. *Australas Radiol.* 2004;48:240–242.

Ossificação do ligamento estilo-hióideo

Al Weteid A, Miloro M. Transoral endoscopic-assisted styloidectomy: how should Eagle syndrome be managed surgically? *Int J Oral Maxillofac Surg.* 2015;44:1181–1187.

Eagle WW. Elongated styloid process, symptoms and treatment. *AMA Arch Otolaryngol.* 1958;67:172–176.

Hooker J, Joyner D, Farley E, et al. Carotid stent fracture from stylocarotid syndrome. *J Radiol Case Rep.* 2016;10:1–8.

Kamal A, Nazir R, Usman M, et al. Eagle syndrome; radiological evaluation and management. *J Pak Med Assoc.* 2014;64:1315–1317.

Osteoma cutâneo

Johann A, Garcia B, Nacif T, et al. Submandibular osseous choristoma. *J Craniomaxillofac Surg.* 2006;34:57–59.

Talsania N, Jolliffe V, O'Toole E, et al. Platelike osteoma cutis. *J Am Acad Dermatol.* 2011;64:613–615.

Wang J-F, O'Malley D: Extramedullary acute leukemia developing in a pre-existing osteoma cutis. *J Cutan Pathol.* 2014;41:606–611.

Rinólitos e antrólitos

Atienza G, Lopez-Cedrun J. Management of obstructive salivary disorders by sialendoscopy: a systematic review. *Br J Oral Maxillofac Surg.* 2015;53:507–519.

Girgis S, Cheng L, Gillett D. Rhinolith mimicking a toothache. *Int J Surg Case Rep.* 2015;14:66–68.

Heffler E, Machetta G, Magnano M, et al. When perennial rhinitis worsens: rhinolith mimicking severe allergic rhinitis. *BMJ Case Rep.* 2014;doi:10.1136/bcr-2013-202539.

Kraaij S, Karagozoglu K, Forouzanfar T, et al. Salivary stones: symptoms, aetiology, biochemical composition and treatment. *Br Dent J.* 2014;217:E23. doi:10.1038/sj.bdj.2014.1054.

Schapher M, Mantsopoulos K, Messbacher M-E, et al. Transoral submandibulotomy for deep hilar submandibular gland sialolithiasis. *Laryngoscope.* 2017;doi:10.1002/lary.26549.

Shenoy V, Maller V, Maller V. Maxillary antrolith: A rare cause of the recurrent sinusitis, Case Reports in Otolaryngology; 2013. Article 527152. http://dx.doi.org/10.1155/2013/527152.

Doenças das Glândulas Salivares

Fatima M. Jadu

As glândulas salivares e suas secreções desempenham um papel importante na preservação da saúde geral das estruturas orais. Consequentemente, as condições que prejudicam as glândulas salivares e sua função afetam diretamente os dentes e a mucosa. Essas condições muitas vezes levam os pacientes a procurar cuidados de seus dentistas. Portanto, é de suma importância que os dentistas compreendam a fisiopatologia das glândulas salivares e estejam cientes dos vários métodos diagnósticos e de manejo, a fim de proporcionar um cuidado ideal para seus pacientes.

DOENÇA DA GLÂNDULA SALIVAR

Mecanismo da doença

As glândulas salivares são as glândulas exócrinas que produzem e secretam saliva. Existem três pares de glândulas salivares maiores e glândulas salivares menores espalhadas pela submucosa oral (Figura 32.1). Ambas as glândulas salivares maiores e menores podem ser afetadas por uma variedade de condições que abrangem várias fisiopatologias. No entanto, as condições que afetam as glândulas salivares são geralmente divididas em três processos principais da doença: inflamatórios, não inflamatórios e massas que ocupam espaço. A imagem desempenha um papel importante no diagnóstico, tratamento e acompanhamento dessas condições.

Sinais e sintomas clínicos

Os sinais e sintomas das doenças das glândulas salivares dependem do processo da doença e da glândula afetada, embora o inchaço e a dor sejam os dois sintomas mais comuns. A xerostomia, a sensação subjetiva de boca seca, é outro sintoma frequentemente associado à patologia das glândulas salivares. Pacientes com xerostomia podem se queixar de sensação de queimação ou dor na boca e também podem se queixar de alteração do paladar ou dificuldade de deglutição. Os sinais de xerostomia incluem língua fissurada eritematosa, cárie cervical e infecções recorrentes por *Candida albicans*. A diminuição da quantidade de saliva pode ser confirmada por meio de testes específicos e é denominada hipossalivação.

DIAGNÓSTICO POR IMAGEM

A imagem é frequentemente usada para diagnosticar e planejar o tratamento e o acompanhamento de pacientes com distúrbios da glândula salivar. Ela fornece informações cruciais sobre a natureza da doença que afeta as glândulas salivares, a extensão e a gravidade do envolvimento glandular e o efeito nas estruturas circundantes. Muitas das modalidades de imagem disponíveis têm sido usadas para o diagnóstico das glândulas salivares, incluindo radiografia de projeção, ultrassonografia de alta resolução, tomografia computadorizada com multidetectores (MDCT; do inglês, *multidetector computed tomography*), ressonância magnética (RM), medicina nuclear, sialografia e, mais recentemente, sialoendoscopia.

IMAGENS DE PROJEÇÃO

Imagens de projeção, seja imagens oclusais intraorais ou imagens extraorais panorâmicas, são úteis na identificação de sialólitos calcificados. As imagens oclusais mandibulares transversais são mais bem utilizadas para identificar os sialólitos do ducto submandibular

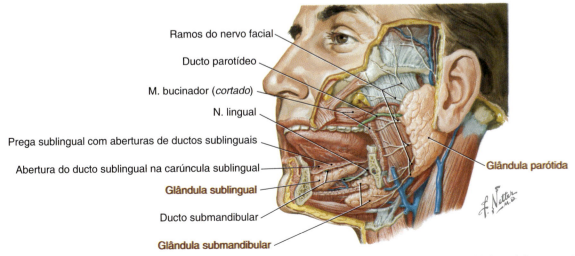

Figura 32.1 Diagrama que mostra o tamanho e a localização das principais glândulas salivares em relação à cavidade oral. (Imagens do Netter.)

(Figura 32.2), enquanto as imagens panorâmicas podem ser usadas para demonstrar os sialólitos parotídeos e submandibulares. Os sialólitos de parótida aparecem sobrepostos nos ramos mandibulares superiores ao plano oclusal, enquanto os sialólitos submandibulares aparecem superiores ao osso hioide próximo à incisura antegonial da mandíbula (Figura 32.3). Por conseguinte, estas imagens devem ser consideradas em primeiro lugar quando o paciente apresenta sinais e sintomas sugestivos de um sialólito, como tumefação e dor imediatamente antes ou durante as refeições. Algumas das vantagens das imagens de projeção são que elas estão prontamente disponíveis, são baratas e submetem o paciente a um risco relativamente baixo da dose de radiação. Além disso, possibilitam o exame das estruturas ósseas adjacentes às glândulas salivares. Todavia, as imagens de projeção não identificam sialólitos não calcificados, que se estima serem 40% de todos os sialólitos parotídeos e 20% de todos os sialólitos submandibulares.

ALTA RESOLUÇÃO

Ultrassonografia

Esta técnica pode ser usada para a avaliação inicial das glândulas parótidas e submandibulares, especialmente quando uma anormalidade é localizada superficialmente. Também pode ser usada para orientar biopsias e outras opções de imagens. A ultrassonografia de alta resolução é útil na diferenciação de cistos, de lesões neoplásicas benignas e malignas (Figura 32.4). Essa ultrassonografia tornou-se mais específica na detecção da síndrome de Sjögren, mas ainda falta sua capacidade para detectar sialólitos. A principal desvantagem da ultrassonografia de alta resolução reside na sua incapacidade de detectar lesões profundas nas glândulas salivares, ao passo que a sua maior vantagem é a sua relativa segurança, porque não utiliza radiação ionizante.

Tomografia computadorizada com multidetectores

A MDCT, apresentada em janelas de tecidos duros e moles, é útil para avaliar não apenas as glândulas salivares, mas também as estruturas que as rodeiam (Figura 32.5). Isto é especialmente verdadeiro quando as imagens são adquiridas após a administração intravenosa de um agente de contraste que torna os tecidos glandulares hiperdensos em relação à gordura e ao músculo circundante.

A MDCT é usada nos casos em que há suspeita de inflamação das glândulas salivares, pois demonstra características como realce periférico, espessamento do tecido subcutâneo e comprometimento

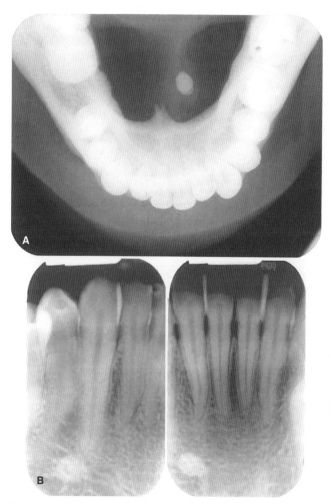

Figura 32.2 A. Imagem oclusal mandibular padrão. **B.** Imagem periapical demonstrando um sialólito radiopaco oval em um ducto de Wharton.

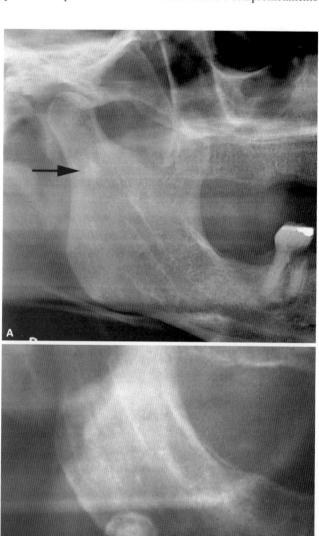

Figura 32.3 Imagens panorâmicas recortadas. **A.** Sialólito parotídeo sobreposto ao colo da mandíbula (seta) superior ao plano de oclusão. **B.** Sialólito submandibular próximo à incisura antegonial da mandíbula. Observe o padrão lamelar concêntrico característico dos sialólitos.

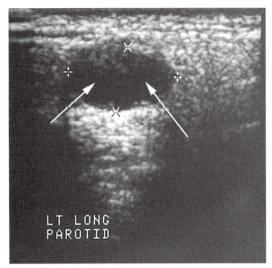

Figura 32.4 Imagem ultrassonográfica de alta resolução da glândula parótida demonstrando massa livre de ecos com margens bem definidas, típica de massa cística (*setas*). (Cortesia de Department of Radiology, Baylor University Medical Center, Dallas, TX.)

linfonodal, alguns ou todos os quais podem ser observados na inflamação ou neoplasia. Os sialólitos são bem representados em imagens de MDCT, mas apenas se forem relativamente grandes e calcificados de forma significativa. Sialólitos menores e menos calcificados e estenoses ductais não são bem representados em imagens de MDCT. Com relação aos cistos e neoplasias, a MDCT é excelente na detecção dessas lesões, mas pode não ser confiável na distinção entre lesões benignas e malignas.

Imagem por ressonância magnética

Embora as indicações de ressonância magnética ocasionalmente se sobreponham às da MDCT, a RM é o método de imagem de escolha para a avaliação das lesões que ocupam espaço (cisto e neoplasias) das glândulas salivares, devido ao seu contraste superior de tecido mole (Figura 32.6). Além disso, o uso de gadolínio intravenoso como agente de contraste faz da ressonância magnética a modalidade de imagem de escolha para avaliação da disseminação da doença intracraniana e perineural. A detecção de sialólitos, particularmente quando calcificados, é problemática na RM, porque essas entidades calcificadas resultam em sinais vazios. Outras desvantagens da RM incluem longos períodos de aquisição, resolução espacial, custo e acessibilidade relativamente baixos.

Medicina nuclear

Exames de medicina nuclear são exames funcionais das glândulas salivares. Essa modalidade aproveita a captação seletiva de radiofármacos específicos, como o tecnécio 99m (^{99m}Tc) – pertecnetato (TPT) pelas glândulas salivares quando injetados por via intravenosa. Isto é seguido pela administração de um sialagogo para avaliar a capacidade secretora das glândulas salivares. A patologia pode ser determinada com base nas variações na taxa de absorção ou eliminação de TPT. Por exemplo, o tumor de Warthin demonstra distintamente redução da depuração do TPT (Figura 32.7).

A medicina nuclear é uma técnica altamente sensível que permite o exame de todas as principais glândulas salivares de uma só vez; no entanto, faltam especificidade e resolução que dificultam a avaliação da morfologia da glândula salivar.

Sialografia

Realizada pela primeira vez em 1902, a sialografia é uma técnica de imagem utilizada exclusivamente para as glândulas salivares parótidas e submandibulares. A técnica envolve a infusão no sistema ductal da glândula com um agente de contraste iodado e, em seguida realiza-se a obtenção das imagens da glândula por fluoroscopia, MDCT ou tomografia computadorizada de feixe cônico (CBCT; do inglês, *cone beam computed tomography*). A sialografia é a única técnica de imagem que pode avaliar tanto a morfologia das glândulas parótidas e submandibulares quanto sua função. A taxa de eliminação do agente de contraste da glândula, especialmente quando prolongada, é usada como um indicador indireto da redução da função secretora. A ressonância magnética pode ser combinada com a sialografia, mas nesses casos a saliva do próprio paciente é usada como um meio de contraste e a imagem é feita usando protocolos T2 fortemente ponderados.

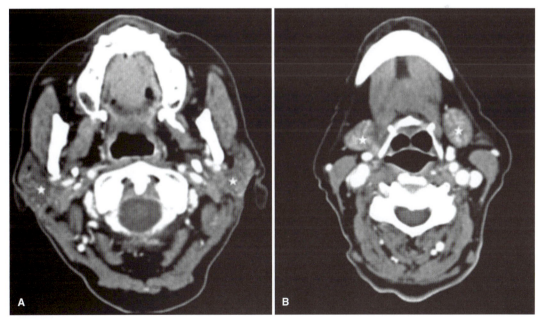

Figura 32.5 Imagens de tomografia computadorizada com multidetectores com algoritmo de tecido mole no plano axial no nível das glândulas parótidas (**A**, *estrelas*) e no nível das glândulas submandibulares (**B**, *estrelas*). Como as glândulas salivares têm mais estroma adiposo do que músculos, elas parecem menos densas que os músculos adjacentes. (Cortesia de Dr. K. Khashoggi, Jeddah, Arábia Saudita.)

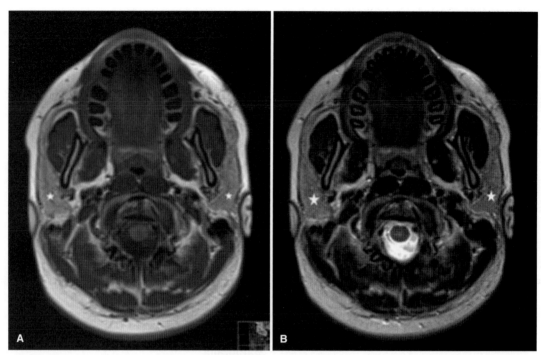

Figura 32.6 Imagem por ressonância magnética das glândulas parótidas normais. Imagem ponderada em T1 (**A**) e ponderada em T2 (**B**) mostrando o sinal hiperintenso das glândulas parótidas (*estrelas*) em relação ao músculo adjacente. (Cortesia de Dr. K. Khashoggi, Jeddah, Arábia Saudita.)

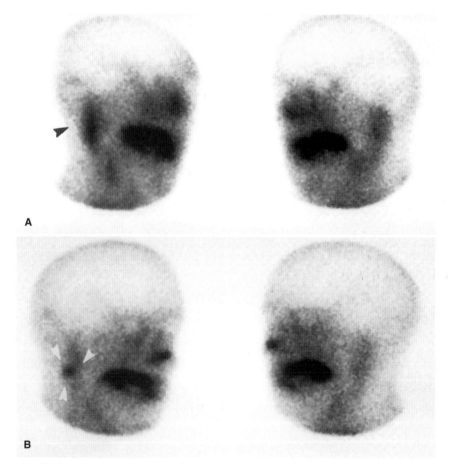

Figura 32.7 Medicina nuclear. **A.** Varredura de tecnécio 99m (^{99m}Tc) pertecnetato (TPT) das glândulas salivares (vistas oblíquas anteriores direita e esquerda), captação aumentada na glândula parótida direita (*seta preta*). **B.** A imagem da medicina nuclear obtida após a administração de um sialagogo (suco de limão) demonstra o aumento da captação do TPT pela glândula parótida direita (*setas brancas*). Esta é uma apresentação típica de um tumor de Warthin.

A principal indicação para a sialografia é a inflamação crônica, especialmente quando há suspeita de obstrução. Existem duas contraindicações para a sialografia. A primeira delas é a infecção aguda porque a injeção do agente de contraste pode dispersar a infecção em regiões não afetadas dentro da glândula e causar mais dor ao paciente. A segunda é um teste de função da tireoide imediatamente antecipado, pois o iodo no agente de contraste pode se concentrar na glândula tireoide e interferir nos resultados do teste.

Recentemente, a sialografia foi acoplada à CBCT, e esse acoplamento resultou em imagens tridimensionais com resolução submilimétrica e capacidades multiplanares que revolucionaram a visualização das glândulas parótidas e submandibulares (Figura 32.8).

Sialoendoscopia

Desde sua primeira utilização na década de 1990, esse exame que envolve a observação direta dos principais ductos parotídeos e submandibulares (Figura 32.9) transformou o diagnóstico e o tratamento das condições obstrutivas dessas glândulas. A técnica minimamente invasiva pode ser aplicada com instrumentos de remoção de sialólito e de dilatação de estenoses que permitem o gerenciamento dessas condições comuns com taxas de sucesso relatadas superiores a 95%. A inflamação aguda é a única contraindicação conhecida para esta técnica relativamente nova devido à possível dor que pode ser provocada.

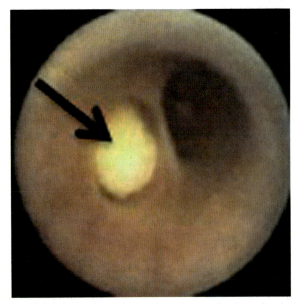

Figura 32.9 A sialoendoscopia permite a observação direta dos ductos das glândulas salivares. Esta imagem particular demonstra um sialólito (*seta*) em um dos ductos de ramificação. (Cortesia de Dr. F. Marchal, Genebra, Suíça).

CONDIÇÕES QUE AFETAM AS GLÂNDULAS SALIVARES

Condições inflamatórias

A inflamação é o distúrbio mais comum que afeta glândulas salivares em adultos e crianças. A causa da inflamação difere entre as duas populações de pacientes. Em adultos, a condição inflamatória se dá mais frequentemente devido à obstrução local, enquanto em crianças é frequentemente devido a uma infecção viral. Em geral, as condições inflamatórias das glândulas salivares são agudas ou crônicas. As causas da inflamação aguda são subdivididas em infecções bacterianas e virais. A inflamação crônica se dá mais frequentemente devido à obstrução local crônica.

Infecção bacteriana aguda

Mecanismo da doença. Inflamação da porção parenquimatosa da glândula salivar é denominada sialoadenite, enquanto inflamação das estruturas ductais é denominada sialodoquite ou sialadenite ductal.

A inflamação que resulta de uma infecção bacteriana aguda é comumente o resultado da redução da secreção salivar e subsequente infecção retrógrada das glândulas pela esfera oral (em particular, *Staphylococcus aureus* e *Streptococcus viridans*). O fluxo salivar reduzido também pode ser o resultado de desidratação, certas doenças, como diabetes melito e bulimia, e alguns medicamentos, como diuréticos e antidepressivos. Portanto, esta condição é frequentemente observada em pacientes idosos, pacientes pós-operatórios e pacientes debilitados que sofrem de má higiene oral e pouca secreção salivar.

Características clínicas. As glândulas parótidas são mais comumente afetadas porque o orifício do ducto de Stensen é maior os de outras glândulas salivares e, portanto, é mais suscetível a infecções retrógradas. Além disso, as secreções parotídeas não são tão

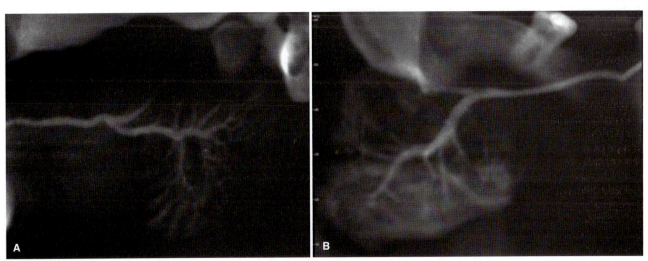

Figura 32.8 Sialografia conjugada a tomografia computadorizada de feixe cônico. **A.** Imagem no plano sagital corrigida de uma glândula parótida esquerda normal ilustrando o padrão de ramificação das estruturas ductais. **B.** Imagem no plano sagital corrigida de uma glândula submandibular direita normal também ilustrando os ductos ramificados. O contorno do corpo da glândula é exibido aqui devido ao preenchimento dos ácinos com material de contraste.

ricas quanto outras secreções das glândulas salivares em relação às substâncias antibacterianas, como imunoglobulina A (IgA). O envolvimento unilateral é mais comum que o envolvimento bilateral, e o sinal usual de apresentação é a tumefação sensível não apenas da glândula infectada, mas também da drenagem dos gânglios linfáticos. Uma drenagem purulenta também pode ser notada no orifício do ducto glandular.

Características da imagem. A MDCT com contraste é o exame de imagem preferido quando há suspeita de inflamação aguda das glândulas salivares maiores. Esse tipo de imagem demonstra as características patognomônicas dessa condição, como o aumento da glândula afetada com realce periférico, estriações do tecido adiposo adjacente e espessamento dos tecidos subcutâneos (Figura 32.10). Os linfonodos acometidos estão aumentados de tamanho com atenuação maior que o normal. Se existentes, abscessos são visualizados como áreas bem-definidas de baixa atenuação. A RM é a segunda modalidade de imagem preferida por causa de sua excepcional capacidade de diferenciar edema de infiltrado inflamatório. Glândulas inflamadas estão, em geral, aumentadas de tamanho e apresentam sinal mais baixo nas imagens ponderadas em T1 e sinal mais alto nas imagens ponderadas em T2 em comparação com o músculo adjacente.

Ultrassonografia de alta resolução pode ser útil na distinção entre inflamação e supuração difusa. Pode também demonstrar cavidades de abscesso, se presente, nos lobos superficiais das principais glândulas salivares. Tanto a sialografia quanto a cintigrafia são contraindicadas em casos de inflamação aguda, pois mesmo sendo técnicas minimamente invasivas, podem exacerbar o sintoma da dor e também aumentar o risco de introdução do organismo infeccioso mais para dentro da glândula envolvida.

Tratamento. O tratamento da sialadenite bacteriana é tipicamente um regime antibiótico adequado. Isto deve ser combinado com medidas conservadoras, como boa higiene bucal e aumento do fluxo de ingestão. Deve-se tomar cuidado para não atrasar o tratamento ou tratar inadequadamente, pois isso pode resultar na formação de abscessos intraglandulares e na necessidade subsequente de tratamento mais agressivo e intervenção cirúrgica.

Infecções virais agudas

Mecanismo da doença

Vários vírus podem infectar as glândulas salivares, incluindo o vírus Epstein-Barr (EBV), o citomegalovírus (CMV), o vírus Coxsackie, o vírus parainfluenza e o herpes-vírus, mas o vírus da caxumba é o mais comum. A caxumba é uma doença que geralmente afeta crianças entre 5 e 9 anos de idade e é causada por uma infecção por paramixovírus. Epidemias desta infecção eram comuns antes do advento da vacina contra sarampo, caxumba e rubéola, daí o termo "parotidite epidêmica". Os indivíduos infectados geralmente passam por um período de incubação entre 2 e 4 semanas, e são considerados contagiosos a partir de 1 dia antes do aparecimento dos sintomas clínicos até aproximadamente 14 dias após a resolução dos sintomas.

Características clínicas

Aproximadamente 70% dos casos de caxumba são sintomáticos e são precedidos por um período prodrômico de mal-estar, mialgia, anorexia e baixo grau de febre. Isto é seguido pela inflamação das glândulas parótidas principalmente acompanhada de dor intensa, especialmente durante a mastigação. O inchaço começa unilateralmente, mas logo após envolve o lado contralateral. Aproximadamente 25% dos casos demonstram envolvimento unilateral e 25% dos casos desenvolvem complicações como epidídimo-orquite, meningoencefalite, pancreatite, tireoidite, ooforite, mastite, perda auditiva unilateral e aborto espontâneo.

Características da imagem

Os achados de imagem são inespecíficos, e o diagnóstico geralmente é feito com base nas informações clínicas e na presença de anticorpos séricos contra o vírus da caxumba no sangue. Imagens de MDCT das glândulas salivares infectadas demonstram intumescimento das glândulas e um aumento de atenuação além do normal. As glândulas intumescidas também parecem ter um sinal de ressonância magnética ponderada em T2 um pouco mais alto que o normal.

Tratamento

O tratamento da caxumba é de natureza paliativa e envolve a administração de analgésicos e antipiréticos com repouso. No entanto, o melhor a terapia é a prevenção e a vacinação é fortemente recomendada.

Inflamação crônica

Mecanismo da doença

Tal como acontece com a inflamação aguda, termos como sialadenite e sialodoquite são usados dependendo da estrutura da glândula salivar envolvida. A inflamação crônica é mais frequentemente causada por obstrução crônica das glândulas salivares. As causas da obstrução podem ser subdivididas em causas primárias e secundárias. As causas primárias incluem cálculos salivares (sialólitos), estreitamento ductal (estenoses) e tampões mucosos, enquanto causas secundárias incluem traumatismo ou lesões nas estruturas ductais.

Os sialólitos não são apenas a causa mais comum de inflamação crônica, mas também são a condição que mais comumente afeta as glândulas salivares em adultos. Os sialólitos começam como um *nidus* inorgânico sobre o qual são depositadas substâncias orgânicas e inorgânicas da saliva. A estenose é a segunda causa mais comum de inflamação crônica e pode ocorrer tanto nos ductos submandibulares quanto nos ductos da glândula parótida. Sua etiologia ainda é desconhecida, mas acredita-se que o estreitamento ductal seja resultado de fibrose que ocorre secundariamente a sialólitos, infecções recorrentes ou traumatismos menores.

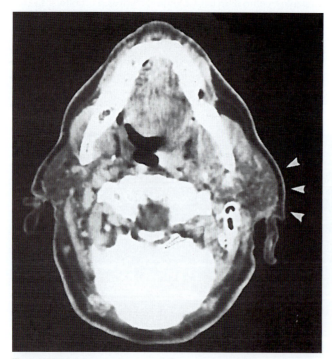

Figura 32.10 Imagem de tomografia computadorizada com multidetectores e com contraste, representando uma glândula parótida esquerda (*setas*) maior que a direita, sem a sugestão de formação de abscesso. Essa aparência é consistente com a sialadenite aguda. (Cortesia de Department of Radiology, Baylor University Medical Center, Dallas, TX.)

Características clínicas

Estima-se que aproximadamente 1% da população tenha sialólitos, mas o pico de incidência ocorre entre a quarta e a sexta décadas de vida. Aproximadamente 83% dos sialólitos se formam nos ductos das glândulas submandibulares, devido à sua tortuosa trajetória ascendente que termina em um orifício relativamente estreito. Isso, além da natureza viscosa da saliva submandibular, seu alto pH e alto conteúdo mineral, contribuem para a maior incidência de sialólitos nos ductos das glândulas submandibulares.

Obstrução geralmente resulta no acúmulo da saliva produzida pela glândula afetada, proximal (ou seja, mais próxima da glândula) ao local da obstrução, levando à dilatação desse segmento do ducto salivar. Essa dilatação atinge um tamanho máximo durante as refeições, quando grandes quantidades de saliva são rapidamente produzidas e excretadas. Logo após a refeição, a saliva lentamente encontra seu caminho ao redor do ponto de obstrução e entra na cavidade oral. No entanto, este processo repetido de obstrução e acúmulo de saliva resulta em dilatação permanente dos ductos salivares (sialectasia). A estagnação da saliva nessas porções distendidas de ductos pode resultar e predispor glândula a infecções bacterianas retrógradas repetidas. Portanto, os pacientes com obstrução crônica geralmente apresentam uma história de edema unilateral intermitente e sensível na área da glândula salivar afetada, especialmente durante as refeições.

Características da imagem

Imagens de projeção, como as panorâmicas, são usadas para identificar sialólitos, que aparecem como entidades bem definidas, radiotransparentes e radiopacas, ou completamente radiopacas, próximo da glândula salivar comprometida. Infelizmente, até 40% dos sialólitos podem não estar calcificados o suficiente para aparecer nas imagens de projeção.

A sialografia é a modalidade de imagem de escolha para inflamação crônica devido à sua capacidade de representar sialólitos (mesmo pequenos não calcificados), delineando as transformações sutis nas delicadas estruturas ductais das glândulas salivares. Um dos aspectos típicos da inflamação crônica é a aparência de "salsicha" que representa áreas alternadas de estenose e sialectasia (Figura 32.11). Outra aparência típica é de acúmulos globulares de contraste de tamanho variável que representam a formação de abscessos (Figura 32.12). A MDCT e a RM também podem ser usadas em casos de inflamação crônica, mas sua sensibilidade para detectar pequenos sialólitos e estenoses é inferior à da sialografia. A sialoendoscopia está rapidamente se tornando o método de imagem preferido para as condições obstrutivas das glândulas salivares, devido à vantagem adicional que oferece em termos de gerenciamento dessas condições.

Tratamento

O tratamento da inflamação crônica depende do tipo de obstrução que a causa, sua localização e seu efeito nas estruturas das glândulas salivares circundantes. Em geral, os pacientes são instruídos a permanecer hidratados e a estimular a produção e a secreção salivar para estimular a descarga espontânea. Se os métodos conservadores falharem, métodos mais invasivos serão usados, como a retirada de sialólitos e a ductoplastia. O último recurso é a remoção completa da glândula salivar afetada.

Condições não inflamatórias e condições semelhantes à inflamação

Três condições particulares (sialadenose, sialadenite autoimune, sialadenite pós-irradiação) são de interesse, pois muitas vezes apresentam sinais e sintomas semelhantes às condições obstrutivas das glândulas salivares e, portanto, devem ser diferenciadas das mesmas.

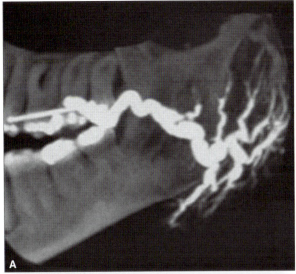
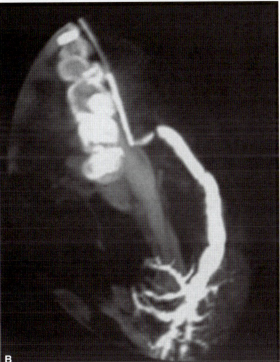

Figura 32.11 Sialografia da glândula parótida esquerda com tomografia computadorizada de feixe cônico. Imagens nos planos sagital (**A**) e axial (**B**) redimensionados. Um defeito de enchimento (*seta*) na porção proximal do ducto de Stensen sugere um sialólito pouco calcificado. Estenoses intermitentes e dilatação dos ductos principal e secundário são típicas da sialodoquite.

Sialadenose

Mecanismo da doença. A sialadenose ou sialose é um aumento não neoplásico, não inflamatório, principalmente das glândulas parótidas. As causas dessa condição incluem uma variedade de distúrbios endócrinos, como diabetes melito, várias anormalidades nutricionais, como o alcoolismo crônico, e certos medicamentos, como os anti-inflamatórios não esteroides (AINEs). A tumefação em si é devido à hipertrofia dos ácinos salivares.

Características clínicas. Como essa condição é sistêmica por natureza, o envolvimento bilateral das glândulas salivares é comum. O aumento geralmente é crônico ou recorrente e é indolor. Pacientes com esta condição frequentemente se queixam de xerostomia.

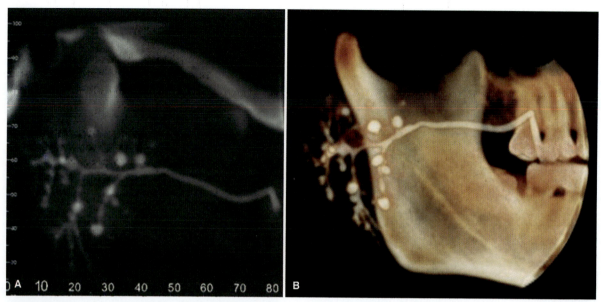

Figura 32.12 Sialografia por tomografia computadorizada de feixe cônico da glândula parótida direita. Imagens no plano sagital (**A**) e de volume tridimensional (**B**) mostrando várias coleções globulares de material de contraste de tamanhos variados. Estas representam abscessos em um caso de sialadenite crônica.

Características da imagem. A MDCT e a RM demonstram tumefações inespecíficas das glândulas salivares afetadas. Elas também podem demonstrar alterações fibrosas ou gordurosas nas glândulas salivares, dependendo do estágio da doença. A sialografia fornece descobertas mais específicas, como o espalhamento de um sistema ductal normal (Figura 32.13). Esta aparência deve-se às estruturas ductais que são comprimidas pelo parênquima hipertrofiado.
Tratamento. O tratamento da sialadenose depende da identificação e do gerenciamento da causa primária da doença. Medidas locais que podem ser tomadas incluem aumento da ingestão de líquidos, massagem e uso de sialagogos.

Sialadenite autoimune

Mecanismo da doença. A síndrome de Sjögren, também conhecida como síndrome *sicca* ou sialose autoimune, é uma doença autoimune caracterizada por um infiltrado linfocítico periductal que destrói os ácinos das glândulas exócrinas, resultando em uma redução significativa em sua capacidade de secretar saliva.
Características clínicas. A síndrome de Sjögren é a segunda condição autoimune mais comum após a artrite reumatoide. Aproximadamente 90% dos casos são diagnosticados no sexo feminino entre a quarta e a sexta décadas de vida. Existem duas formas da síndrome, uma forma primária que envolve apenas as glândulas salivares e lacrimais (também conhecida como síndrome *sicca*), e uma forma secundária que está associada a outras doenças autoimunes do tecido conjuntivo, como artrite reumatoide ou lúpus eritematoso sistêmico. As glândulas salivares envolvidas geralmente estão aumentadas, mas a queixa habitual do paciente está relacionada à xerostomia. Pacientes com síndrome de Sjögren correm maior risco de desenvolver linfoma do tecido linfoide associado à mucosa, um subtipo de linfoma não Hodgkin.
Características da imagem. A sialografia, nos estágios iniciais da doença, demonstra um sistema ductal normal e numerosas coleções puntiformes (< 1 mm de diâmetro) de material de contraste distribuídas uniformemente por toda a glândula (Figura 32.14). Essas alterações iniciais não são evidentes na MDCT ou na RM. Conforme a doença progride, os ductos se tornam estreitos e as coleções de material de contraste tornam-se globulares (1 a 2 mm de diâmetro). Essa aparência é patognomônica e é denominada "poda da árvore" ou "árvore carregada de frutos sem folhas" (Figura 32.15). Normalmente, essas coleções de material de contraste permanecem após a administração de um sialagogo, o que é uma indicação de que o material é retido extraductalmente. Imagens de MDCT em estágios posteriores da doença demonstram glândulas aumentadas e densas. Na RM, áreas globulares bem definidas com baixa intensidade de sinal em T1 e alta intensidade de sinal em T2 são vistas em toda a glândula.
Tratamento. O tratamento dos distúrbios autoimunes das glândulas salivares é direcionado para o alívio dos sintomas do paciente. Estimulantes salivares, aumento da ingestão de líquidos e saliva artificial e colírios são algumas das medidas usadas para controlar os sintomas.

Sialadenite pós-irradiação

Mecanismo da doença. Essa condição é seguida pela terapia por feixe de radiação externa da cabeça e pescoço e após aplicação do iodo radioativo 131 (^{131}I), condições específicas para o tratamento da tireoide. Após os dois tipos de tratamento, uma reação inflamatória intensa surge nas glândulas salivares, e isso causa impacto e obstrução das estruturas ductais.
Características clínicas. A glândula parótida é uma das mais radiossensíveis de todas as glândulas salivares. A alteração geralmente é acompanhada por xerostomia progressiva, porque a condição é de natureza progressiva e, finalmente, leva a atrofia e fibrose das glândulas salivares.
Características da imagem. Os achados de MDCT e RM dependem do estágio da doença no momento da imagem e provavelmente exibirão graus variados de fibrose glandular (Figura 32.16). Estudos iniciais de sialogramas demonstram vazios no parênquima, onde a atrofia dos ácinos começou a ocorrer. Estudos sialográficos em estágios tardios da doença podem não ser possíveis. Exames de medicina nuclear nos estágios iniciais revelam captação normal, mas retardam a excreção de TPT.
Tratamento. O melhor tratamento para essa condição é a prevenção. Em casos de radioterapia com feixe externo, medidas devem ser tomadas para proteger partes das glândulas parótidas e poupá-las da dose recebida. Essas áreas protegidas das glândulas, posteriormente, sofrem hipertrofia e causam a diminuição do fluxo salivar. Infelizmente, a proteção não é possível com o tratamento com ^{131}I, mas medidas locais (aumento da ingestão de líquidos, substitutos de saliva) são úteis para aliviar os sintomas dos pacientes.

CAPÍTULO 32 Doenças das Glândulas Salivares   601

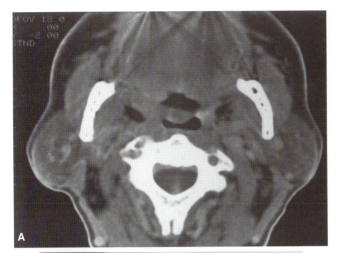

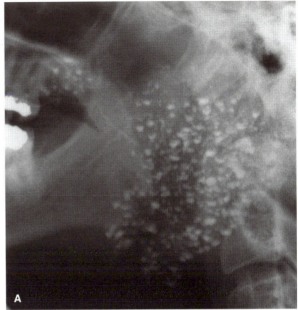

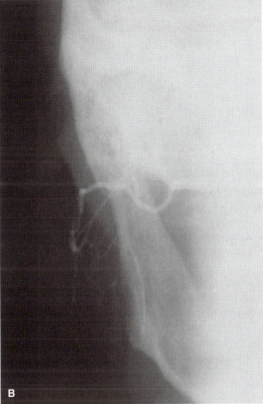

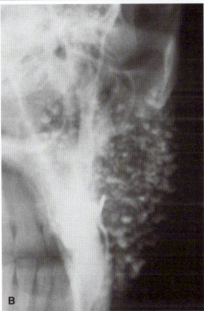

Figura 32.13 Sialadenose. **A.** Imagem de tomografia computadorizada com multidetectores demonstrando aumento bilateral das glândulas parótidas. A atenuação das glândulas parótidas parece normal. **B.** Imagem do crânio anteroposterior de um sialograma da glândula parótida direita no mesmo paciente. O tamanho e a forma dos ductos parecem normais, mas eles são espalhados lateralmente, uma descoberta consistente de sialadenose.

CONDIÇÕES QUE OCUPAM ESPAÇO

Lesões císticas

Mecanismo da doença

Os cistos das glândulas salivares são raros (< 5% de todas as massas das glândulas salivares). Podem ser congênitos (branquiais, linfoepiteliais, dermoides) ou adquiridos (sialocistos e cistos parotídeos relacionados à síndrome da imunodeficiência adquirida [AIDS] [ARPCs]).

Os sialocistos são cistos verdadeiros que se formam nos ductos salivares quando a obstrução desses ductos resulta em sua dilatação devido à retenção de saliva dentro deles. São conhecidos por outros

Figura 32.14 Sialadenite autoimune. **A.** Imagem lateral do crânio. **B.** Imagem do crânio anteroposterior do sialograma da glândula parótida esquerda revelando numerosos acúmulos puntiformes de material de contraste distribuídos ao longo do parênquima glandular. Essa aparência é consistente com os estágios iniciais da sialadenite autoimune.

termos como cisto de retenção, cisto de retenção de muco, cisto ductal e cisto ductal salivar. Em contraste, a sialocele ou mucocele é um pseudocisto que se forma devido a lesão de um ducto salivar e extravasamento de saliva no tecido conjuntivo adjacente. A terminologia dessas duas condições (sialocisto e sialocele) é frequentemente usada de forma intercambiável (e incorretamente) na literatura, mas suas diferentes fisiopatologias são bem compreendidas e documentadas. Finalmente, o termo *rânula* é reservado para cistos das glândulas sublinguais, independentemente de o cisto ser verdadeiro (geralmente localizado na cavidade oral) ou um pseudocisto (mergulhando abaixo do músculo milo-hióideo).

Os ARPCs são uma entidade importante para os dentistas conhecerem, porque podem ser a primeira manifestação de uma infecção pelo HIV. Sua fisiopatologia ainda é controversa, mas sua incidência diminuiu com a terapia antirretroviral altamente ativa.

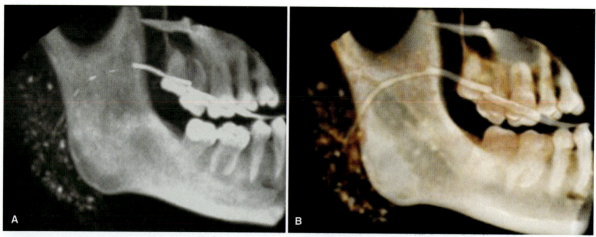

Figura 32.15 Sialografia por tomografia computadorizada de feixe cônico da glândula parótida direita. Imagem no plano sagital (**A**) e imagem de volume tridimensional (**B**) da mesma glândula ilustrando a aparência típica da sialadenite autoimune com múltiplas coleções globulares de tamanhos iguais espalhadas de forma homogênea por todo o parênquima da glândula.

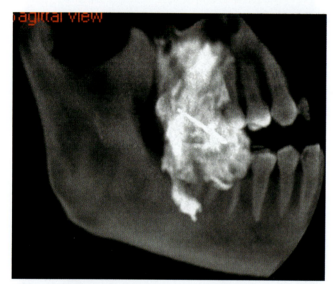

Figura 32.16 Representação volumétrica tridimensional de um sialograma da glândula parótida direita utilizando tomografia computadorizada de feixe cônico. O material de contraste é visto infundindo apenas o lobo acessório da parótida, mas não os ductos nem os ácinos dos lobos superficiais e profundos da glândula. Esses achados são consistentes com a fibrose, porque esse paciente tinha uma história de terapia com iodo radioativo. Observe o aumento do tamanho do lobo acessório devido à hipertrofia para compensar a falta de secreções salivares.

Características clínicas

Cistos adquiridos são geralmente identificados mais tarde na vida, apesar de estarem presentes ao nascimento. A maioria dos cistos é unilateral, exceto para os ARPCs, que são bilaterais na distribuição. Da mesma forma, a maioria dos cistos afeta as glândulas parótidas, exceto as sialoceles, que são mais comuns nas glândulas salivares menores.

Características da imagem

Os cistos podem ser vistos indiretamente na sialografia pelo deslocamento dos ductos salivares arqueando-se em torno dos ácinos e produzindo uma aparência denominada "bola na mão". As lesões císticas geralmente aparecem bem circunscritas, não intensificadoras (quando visualizadas com administração de contraste), áreas em imagens de MDCT de atenuação baixa, ao passo que, por RM, elas aparecem como áreas bem circunscritas e de alto sinal nas imagens ponderadas em T2, que não aumentam após a administração do contraste (Figura 32.17).

Tratamento

O tratamento dos cistos das glândulas salivares é tipicamente a remoção cirúrgica da lesão ou a totalidade da glândula salivar envolvida.

Neoplasias benignas

Mecanismo da doença

Neoplasias de glândulas salivares são incomuns, representando menos de 3% de todas as neoplasias de cabeça e pescoço. Aproximadamente 80% surgem na glândula parótida, 5% surgem na glândula submandibular, 1% na glândula sublingual e 10 a 15% nas glândulas salivares menores. A probabilidade de neoplasias das glândulas salivares serem benignas varia diretamente com o tamanho da glândula. Portanto, a maioria das neoplasias das glândulas salivares é benigna ou maligna de baixo grau.

O adenoma pleomórfico é a neoplasia mais comum das glândulas salivares, representando 75% de todas as neoplasias das glândulas salivares. É uma neoplasia benigna do epitélio ductal salivar com componentes epiteliais e mesenquimais e, portanto, também é referida como neoplasia benigna mista. A segunda neoplasia benigna mais comum é o tumor de Warthin, mais acuradamente conhecida como cistadenoma linfomatoso papilar. Nas crianças, a neoplasia mais comum das glândulas salivares é o hemangioma.

Características clínicas

As neoplasias benignas apresentam-se tipicamente como massas unilaterais, de crescimento lento e relativamente indolores. O tumor de Warthin afeta exclusivamente as glândulas salivares bilateralmente.

Características da imagem

A ressonância magnética é a modalidade de imagem preferida para neoplasias de glândulas salivares devido à sua resolução superior de contraste de tecido mole. A MDCT é uma alternativa de imagem razoável, especialmente com a administração de contraste. As neoplasias benignas geralmente parecem ter margens bem definidas e sinal interno variável ou atenuação, dependendo do tecido predominante da neoplasia (Figura 32.18). A administração de contraste intravenoso causa aumento da neoplasia porque a vascularização da neoplasia é maior que a do tecido adjacente da glândula salivar. Como no caso dos cistos, a sialografia indiretamente sugere massa ocupando o espaço com a aparência de bola na mão (Figura 32.19).

CAPÍTULO 32 Doenças das Glândulas Salivares 603

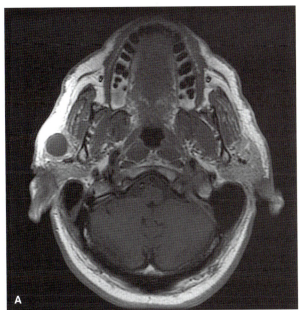

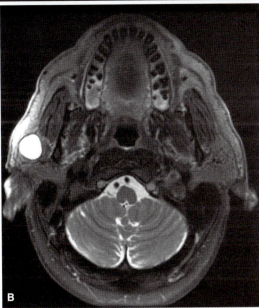

Figura 32.17 A ressonância magnética revela um cisto linfoepitelial envolvendo a glândula parótida direita. **A.** Imagem no plano axial ponderada em T1 mostra uma lesão bem definida envolvendo a glândula parótida direita com sinal interno isointenso ao músculo. **B.** Imagem ponderada em T2 mostrando a lesão com intensidade de sinal alta devido ao seu conteúdo líquido.

Tratamento

O tratamento das neoplasias benignas das principais glândulas salivares é cirúrgico. Neoplasias benignas da glândula parótida são geralmente removidas com a intenção de preservar a glândula para evitar déficits no nervo facial. As glândulas submandibulares e sublinguais são invariavelmente totalmente removidas com a neoplasia benigna.

Neoplasias malignas

Mecanismo da doença. Aproximadamente 20% das neoplasias das glândulas parótidas são malignas, em comparação com 50 a 60% das neoplasias submandibulares, 90% das neoplasias sublinguais e 60 a 75% das neoplasias de glândulas salivares menores. A neoplasia maligna mais comum das glândulas salivares é o carcinoma mucoepidermoide, seguido pelo carcinoma adenoide cístico. O carcinoma mucoepi-

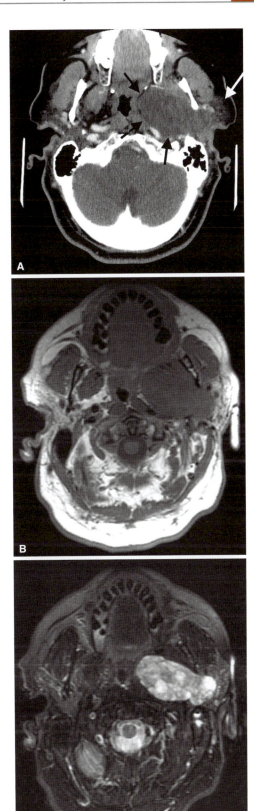

Figura 32.18 Tomografia computadorizada com multidetectores (MDCT) e ressonância magnética (RM) de um adenoma pleomórfico na glândula parótida esquerda. **A.** Imagem de MDCT no plano axial com algoritmo de tecido mole. Observe a periferia bem definida (*setas pretas*) e a densidade interna que é menor que a dos músculos circundantes. A glândula parótida remanescente (*seta branca*) é deslocada lateralmente. **B.** RM ponderada em T1. O sinal tecidual da neoplasia é isointenso com músculo. **C.** RM ponderada em T2. O sinal tecidual da neoplasia é hiperintenso ao músculo.

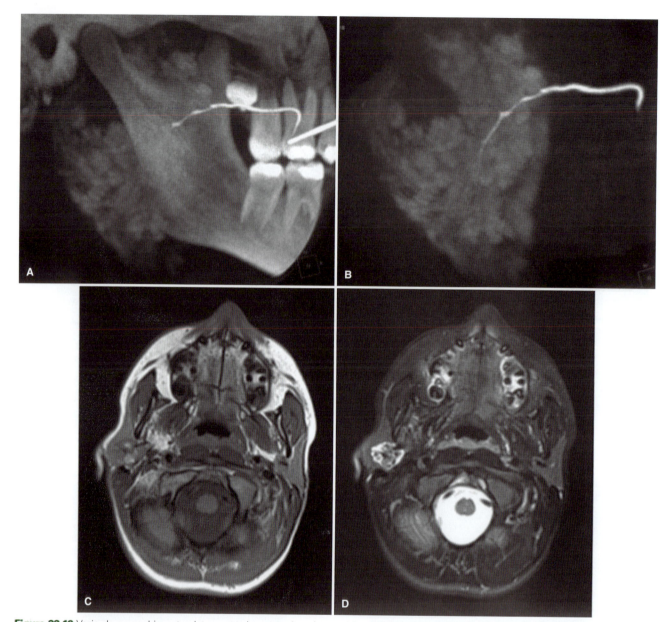

Figura 32.19 Vazio de preenchimento visto nestas imagens de volume tridimensional de um sialograma por tomografia computadorizada de feixe cônico da glândula parótida direita em um paciente de 16 anos de idade. **A.** Com as estruturas ósseas adjacentes. **B.** Sem as estruturas ósseas adjacentes. **C** e **D.** Correspondência de imagens de ressonância magnética ponderada em T1 e ponderada em T2 da mesma glândula, demonstrando uma neoplasia vascular com aspecto de hemangioma.

dermoide é composto por uma mistura variável de células mucosas e epidermoides originadas do epitélio ductal das glândulas salivares. O carcinoma adenoide cístico é composto por tecido mioepitelial e ductal e possui uma grande propensão para se estender ao longo dos nervos.

Características clínicas. A agressividade das neoplasias malignas varia com o grau histopatológico. A variedade de baixo grau se apresenta clinicamente como massa móvel indolor e de crescimento lento. Estas neoplasias de baixo grau raramente metastatizam e têm bom prognóstico, com uma taxa de sobrevida de 5 anos superior a 95%. Em contraste, as neoplasias de alto grau são relativamente imóveis e frequentemente causam dor e paralisia facial. Elas também se espalham localmente através dos nervos, metastatizam através do sangue e da linfa e têm altas taxas de recorrência e mau prognóstico (a taxa de sobrevida em 5 anos é de aproximadamente 25%).

Características da imagem. A representação dos exames de imagem de neoplasias malignas é variável e está relacionada ao grau, agressividade, localização e tipo de neoplasia. Em muitos casos, sialografia, MDCT, ressonância magnética e ultrassonografia da variedade de baixo grau apresentam aspectos semelhantes aos das neoplasias salivares benignas. Entretanto, características como margens mal definidas e invasão e destruição de estruturas adjacentes, quando vistas, são consideradas indicadores típicos de uma malignidade de alto grau (Figura 32.20).

Tratamento. O tratamento das neoplasias malignas das principais glândulas salivares é tipicamente cirúrgico. Frequentemente requer excisão completa da glândula envolvida e um esvaziamento cervical radical. Combinações de cirurgia, radiação terapêutica e quimioterapia também podem ser empregadas.

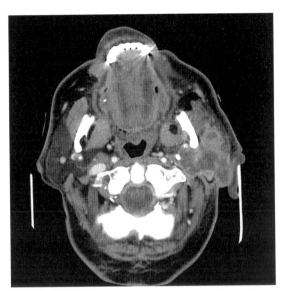

Figura 32.20 Imagem de tomografia computadorizada com multidetectores com algoritmo de tecido mole no plano axial que revela um adenocarcinoma da glândula parótida esquerda. Quase toda a glândula foi substituída por neoplasia mal definida, que possui algum realce periférico e áreas de baixa densidade internamente, provavelmente representando áreas necróticas.

BIBLIOGRAFIA

Abdel-Wahed N, Amer ME, Abo-Taleb NS. Assessment of the role of cone beam computed sialography in diagnosing salivary gland lesions. *Imaging Sci Dent*. 2013;43(1):17-23.

Abdullah A, Rivas FF, Srinivasan A. Imaging of the salivary glands. *Semin Roentgenol*. 2013;48(1):65-74.

Brown JE, Drage NA, Escudier MP, et al. Minimally invasive radiologically guided intervention for the treatment of salivary calculi. *Cardiovasc Intervent Radiol*. 2002;25(5):352-355.

Browne RF, Golding SJ, Watt-Smith SR. The role of MRI in facial swelling due to presumed salivary gland disease. *Br J Radiol*. 2001;74(878):127-133.

Burke CJ, Thomas RH, Howlett D. Imaging the major salivary glands. *Br J Oral Maxillofac Surg*. 2011;49(4):261-269.

Drage NA, Brown JE, Escudier MP, et al. Interventional radiology in the removal of salivary calculi. *Radiology*. 2000;214(1):139-142.

Drage NA, Brown JE, Escudier MP, et al. Balloon dilatation of salivary duct strictures: report on 36 treated glands. *Cardiovasc Intervent Radiol*. 2002;25(5):356-359.

Dreiseidler T, Ritter L, Rothamel D, et al. Salivary calculus diagnosis with 3-dimensional cone-beam computed tomography. *Oral Surg Oral Med Oral Pathol Oral Radiol Endod*. 2010;110(1):94-100.

El-Khateeb SM, Abou-Khalaf AE, Farid MM, et al. A prospective study of three diagnostic sonographic methods in differentiation between benign and malignant salivary gland tumours. *Dentomaxillofac Radiol*. 2011;40(8):476-485.

Jadu F, Yaffe MJ, Lam EW. A comparative study of the effective radiation doses from cone beam computed tomography and plain radiography for sialography. *Dentomaxillofac Radiol*. 2010;39(5):257-263.

Jadu FL, Lam EWN. The mystery of meal time swellings revealed. *Oral Health*. 2014;104(2):33-35.

Jadu FM, Hill ML, Yaffe MJ, et al. Optimization of exposure parameters for cone beam computed tomography sialography. *Dentomaxillofac Radiol*. 2011;40(6):362-368.

Jadu FM, Jan AM. A meta-analysis of the efficacy and safety of managing parotid and submandibular sialoliths using sialendoscopy assisted surgery. *Saudi Med J*. 2014;35(10):1188-1194.

Jadu FM, Lam EW. A comparative study of the diagnostic capabilities of 2D plain radiograph and 3D cone beam CT sialography. *Dentomaxillofac Radiol*. 2013;42(1):20110319.

Li B, Long X, Cheng Y, et al. Cone beam CT sialography of Stafne bone cavity. *Dentomaxillofac Radiol*. 2011;40(8):519-523.

Liccardi G, Lobefalo G, Di Florio E, et al. Strategies for the prevention of asthmatic, anaphylactic and anaphylactoid reactions during the administration of anesthetics and/or contrast media. *J Investig Allergol Clin Immunol*. 2008;18(1):1-11.

Ludlow JB, Davies-Ludlow LE, Brooks SL, et al. Dosimetry of 3 CBCT devices for oral and maxillofacial radiology: CB Mercuray, NewTom 3G and i-CAT. *Dentomaxillofac Radiol*. 2006;35(4):219-226.

MacDonald A, Burrell S. Infrequently performed studies in nuclear medicine: part 2. *J Nucl Med Technol*. 2009;37(1):1-13.

Mandel L. Salivary gland disorders. *Med Clin North Am*. 2014;98(6):1407-1449.

Nahlieli O, Nazarian Y. Sialadenitis following radioiodine therapy - a new diagnostic and treatment modality. *Oral Dis*. 2006;12(5):476-479.

Nahlieli O, Shacham R, Yoffe B, et al. Diagnosis and treatment of strictures and kinks in salivary gland ducts. *J Oral Maxillofac Surg*. 2001;59(5):484-490, discussion 490-492.

Ngu RK, Brown JE, Whaites EJ, et al. Salivary duct strictures: nature and incidence in benign salivary obstruction. *Dentomaxillofac Radiol*. 2007;36(2):63-67.

Shahidi S, Hamedani S. The feasibility of cone beam computed tomographic sialography in the diagnosis of space-occupying lesions: report of 3 cases. *Oral Surg Oral Med Oral Pathol Oral Radiol*. 2014;117(6):e452-e457.

Yousem DM, Kraut MA, Chalian AA. Major salivary gland imaging. *Radiology*. 2000;216(1):19-29.

PARTE 4 Outras Aplicações

33

Segmento Forense

Robert E. Wood

ESCOPO DA ODONTOLOGIA FORENSE

O escopo da odontologia forense (também chamada de odontologia legal) inclui tanto a identificação de restos humanos quanto as responsabilidades legais associadas. A investigação forense odontológica pode envolver a identificação de um único indivíduo ou, em alguns casos, múltiplos indivíduos, como em casos de desastre em massa. No último exemplo, a tarefa seria conduzida por uma equipe que incluísse odontólogos forenses, antropólogos forenses e patologistas forenses para análise biológica e estratificação populacional.[1]

Estratificação por fatalidade múltipla é a ordenação de indivíduos com base na idade e, em menor grau, na etnia e no sexo. Quando esse processo é aplicado a um grupo de restos humanos não identificados, aumenta a probabilidade de se fazer uma identificação positiva entre um indivíduo e os registros dentários de uma pessoa desaparecida. Se uma identificação não for possível, no mínimo uma avaliação da idade de desenvolvimento da dentição de um indivíduo usando diagnóstico por imagem possibilita que o odontolegista determine a idade cronológica. Essa determinação envolve um processo em que a idade de desenvolvimento da dentição é comparada com as correspondentes idades de desenvolvimento dentário de uma população padrão para se chegar a uma estimativa da idade cronológica. Este processo também pode ser realizado em indivíduos vivos; por exemplo, na identificação de indivíduos para confirmar a maioridade. Existem outros métodos (não incluídos neste capítulo) além da idade de desenvolvimento dos dentes para determinar a idade

cronológica, como determinar a idade de desenvolvimento dos ossos do punho e da mão.

Todas as determinações de idade por processos científicos têm uma taxa de erro associada. De acordo com Saks em sua publicação, "The Coming Paradigm Shift in Forensic Identification Science", a quantificação das taxas de erro nas ciências forenses comparativas tem sido problemática. Por essa razão, é imperativo que o odontolegista conheça as fontes inerentes de erros científicos e seja cauteloso ao selecionar a linguagem usada na declaração de opiniões oficiais.

Os odontolegistas também contribuem para os casos que envolvem lesões de mordida, incluindo reconhecimento, documentação e análise de lesões. A análise envolve a comparação de uma dentição conhecida com marca de mordida em uma substância, que pode incluir a pele humana. Tais casos podem auxiliar uma autoridade de regulamentação odontológica ou envolver litígios civis. A radiologia frequentemente fornece dados objetivos que são úteis para apoiar as opiniões do odontolegista. Este capítulo enfoca principalmente o papel desse especialista na identificação de restos humanos.

NECESSIDADE DE IDENTIFICAÇÃO DE RESTOS HUMANOS[2]

Os restos humanos são identificados por motivos pessoais, legais e sociais. As pessoas atribuem grande importância à verificação da identidade de uma pessoa morta a partir de uma perspectiva pessoal, porque possibilita que os entes queridos expressem seu pesar, possibilita ritos funerários apropriados e possibilita a realização de cerimônias religiosas apropriadas. Quando há dúvidas quanto à morte de um ente querido, o processo de luto pode ser atrasado ou interrompido.

Do ponto de vista legal, o atestado de óbito é necessário antes do pagamento do seguro de vida, da liquidação de testamentos e propriedades, da dissolução de parcerias comerciais, contratos, casamento e da liquidação de dívidas. Igualmente importante do ponto de vista legal é a instituição de investigação de morte suspeita. Conhecer a identidade de uma pessoa que morreu em circunstâncias

---

[1]N.R.T.: No Brasil, a Odontologia Legal é estabelecida pela Resolução CFO 185/93, que, no artigo 54, define-a como uma especialidade odontológica cujo objetivo consiste na pesquisa de fenômenos psíquicos, físicos, químicos e biológicos que podem atingir ou ter atingido o homem, vivo, morto ou sua ossada, e mesmo fragmentos ou vestígios, resultando em lesões parciais ou totais reversíveis ou irreversíveis. A atuação do profissional em Odontologia Legal restringe-se a análise, perícia e avaliação de eventos relacionados com a área de competência do cirurgião-dentista, podendo estender-se a outras áreas, se as circunstâncias o exigirem. As áreas de competência para a atuação do especialista em Odontologia Legal incluem: identificação humana; perícia em foro civil, criminal e trabalhista; perícia em área administrativa; perícia, avaliação e planejamento em infortunística; tanatologia forense; elaboração de autos, laudos e pareceres, relatórios e atestados; traumatologia odontolegal; balística forense; perícia logística no vivo, no morto, íntegro ou em suas partes fragmentadas; perícias em vestígios correlatos, inclusive de manchas ou líquidos oriundos da cavidade bucal ou nela presentes; exames por imagem para fins periciais; deontologia odontológica; orientação odontolegal para o exercício profissional e exames por imagens para fins odontolegais.

[2]N.R.T.: Por saber da importância clínica e legal do prontuário odontológico para resguardar o exercício da Odontologia, no Brasil, o CFO disponibiliza um modelo de prontuário, devendo o cirurgião-dentista observar o seu conteúdo e adaptá-lo à sua rotina clínica (Terada ASSD, Leite NLP, Silveira TCP *et al.* Identificação humana em odontologia legal por meio de registro fotográfico de sorriso: relato de caso. Rev Odontol UNESP 2011; 40(4):199-202).

suspeitas pode instigar uma investigação. Além disso, o cumprimento dos requisitos legais para a identificação de um indivíduo tem importância para a sociedade como um todo. Uma investigação forense competente de restos humanos tem quatro metas: determinação dos meios, do modo e da causa da morte e identificação dos restos mortais.

MÉTODOS DE IDENTIFICAÇÃO DO CORPO

Os principais métodos usados na identificação do corpo são realizados visualmente, por impressão digital, uso de DNA, existência de dispositivos médicos ou esqueléticos específicos e dentição. A identificação visual, embora seja o método mais comum, é desagradável e pode não ser confiável, uma vez que a identificação é realizada em um momento de muito estresse e em circunstâncias difíceis. Erros na identificação visual estão bem documentados. A identificação por impressão digital é comum, mas requer que o indivíduo falecido tenha impressões digitais registradas antes da morte (p. ex., registro criminal, serviço militar ou policial)[3] e que as impressões digitais permaneçam intactas após a morte. As impressões digitais podem não estar intactas quando o corpo sofreu decomposição, maceração ou incineração. A identificação de impressões digitais é impossível com restos esqueletizados. A identificação do DNA, realizada pela comparação de uma amostra *antemortem* (antes da morte) com um conjunto desconhecido de restos humanos, fornece identificação confiável, exceto no caso de gêmeos idênticos, que possuem o mesmo DNA. Além da identificação comparativa, a análise de DNA pode ser usada para identificar um traço de DNA, o que pode indicar o grupo etnocultural de um indivíduo falecido. Identificação por dispositivos esqueléticos ou médicos pode ser feita se esses dispositivos tiverem números de série ou tiverem formatos incomuns (Figura 33.1). Além disso, a morfologia do seio frontal é bastante variável, e isso pode ser usado para comparar exames de imagem *antemortem* e *post mortem* (após a morte) para fins de identificação. A identificação dentária tem muitas vantagens sobre as outras técnicas. A identificação empírica é comprovadamente confiável e direta quando há imagens *antemortem* disponíveis; também é prontamente demonstrável nos tribunais, além de ser rápida e barata.

---

[3]N.R.T.: No Brasil, as impressões digitais são usadas em documentos de identidade e bancos.

UTILIDADE DA RADIOLOGIA ORAL E MAXILOFACIAL PARA IDENTIFICAÇÃO DO CORPO

Os exames de imagem são usados na identificação dentária porque fornecem evidências objetivas das condições *antemortem* e *post mortem*. Radiografias convencionais e digitais são um registro permanente da condição *antemortem* no momento em que foram feitas e é difícil interpretá-las de modo incorreto. Em contrapartida, as fichas odontológicas de um dentista podem não ser diretamente comparáveis a fichas dentárias do mesmo paciente feitas por outro dentista. Apesar da utilidade forense das imagens intraorais, bucais e maxilofaciais, a maioria dos dentistas (apropriadamente) não solicita uma série de imagens de toda a boca a cada consulta. Consequentemente, as imagens *antemortem* devem ser analisadas em conjunto com a ficha dentária *antemortem*. Imagens dentais *antemortem* nunca devem ser solicitadas com a finalidade de fornecer um registro para posterior comparação, mesmo em grupos de alto risco, como criminosos condenados ou trabalhadores do sexo. O uso da ficha dentária e imagens *antemortem* de data conhecida possibilita que o odontolegista produza um odontograma *antemortem*, um registro da dentição do paciente, que pode ser comparado com as condições *post mortem* para fins de identificação.

IDENTIFICAÇÃO DE CADÁVER

O processo de identificação de um cadáver usando critérios odontológicos é relativamente simples e é delineado pela American Society of Forensic Odontology.[4] Usando exames de imagem, o odontolegista identifica pontos de concordância entre as imagens *antemortem* e *post mortem* e as lista numericamente em um relatório. Não há um número definido de pontos necessários para que uma identificação seja feita. É possível que uma pessoa que era edêntula antes da morte não tenha pontos de concordância com outro candidato desdentado. No entanto, se houver dentes com restaurações, isso pode fornecer informações suficientes para eliminar todos os outros possíveis candidatos e fornecer uma correspondência para apenas um cadáver (Figura 33.2). Pontos concordantes úteis incluem os dentes específicos presentes,

---

[4]N.R.T.: No Brasil, a atuação do profissional especialista em Odontologia Legal restringe-se a análise, perícia e avaliação de eventos relacionados com a área de competência do cirurgião-dentista e é regulada pelos artigos 63 e 64 da Resolução CFO 63/2005.

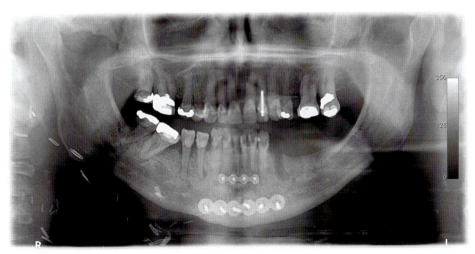

Figura 33.1 Imagem panorâmica revelando duas placas de fixação com 10 parafusos intraósseos colocados na região anterior da mandíbula após mandibulectomia. O formato e a posição das placas e a orientação dos parafusos de fixação individuais fornecem informações exclusivas que podem ser usadas para identificação.

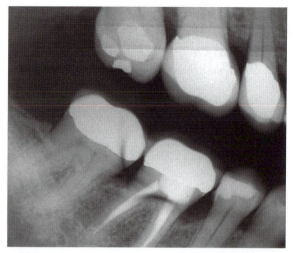

Figura 33.2 Imagem interproximal *antemortem* mostrando potenciais pontos de concordância devido à presença e ao formato singular das restaurações e do material obturador do canal radicular.

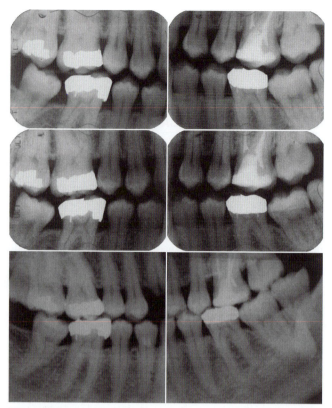

Figura 33.3 Quatro imagens convencionais interproximais (*bitewing*) *antemortem* (*topo*) e duas imagens interproximais *post mortem* (*inferior*). Uma correspondência positiva pode ser feita usando os dentes presentes e a morfologia dos dentes, como estrutura da raiz e câmaras pulpares, número e formato das restaurações metálicas e material de preenchimento endodôntico.

características singulares, tais como os formatos das coroas e das raízes, e a existência de restaurações, incluindo os materiais utilizados, o material endodôntico e os formatos peculiares dos materiais.

Pontos discordantes também são listados no relatório. Tais pontos incluem discrepâncias explicáveis (p. ex., pontos que não correspondem com base em circunstâncias explicáveis, como uma restauração colocada após as imagens *antemortem* serem expostas) e discrepâncias inexplicáveis, nas quais os achados não podem ser explicados sem investigação adicional. Um exemplo de uma discrepância inexplicável seria um dente faltando em um exame *antemortem*, mas presente em um exame *post mortem*. Discrepâncias inexplicáveis, se permanecerem sem elucidação, impedem a identificação positiva usando meios odontológicos. A Figura. 33.3 mostra as imagens interproximais (*bitewing*) *antemortem* e *post mortem* usadas na identificação de um indivíduo. Depois de comparar imagens à procura de pontos concordantes, pode-se determinar se esta é uma identificação positiva.

TÉCNICAS RADIOLÓGICAS PARA IDENTIFICAÇÃO DO CORPO

Radiografias convencionais ou imagens digitais podem ser usadas em perícia odontológica de uma única pessoa ou de múltiplas fatalidades. O uso de radiografias convencionais baseadas em filme em exames pós-morte demanda que o filme seja revelado no local. O resultado é um pequeno atraso em comparação com o uso de sensores digitais de estado sólido. No entanto, as imagens baseadas em filme fornecem a flexibilidade de usar vários tamanhos de receptores de imagem. Por exemplo, filme de tamanho oclusal (American National Standards Institute [ANSI] tamanho 4) pode ser usado para imagens interproximais (Figura 33.4). Além disso, o uso de receptores de imagem maiores como este pode permitir a visualização de toda a dentição com seis exposições (Figura 33.5). Nos casos em que os restos mortais são decompostos, os receptores ou amostras podem ser prontamente envoltos em sacos de polietileno para evitar a contaminação (Figura 33.6). Uma outra vantagem do uso do filme é que a latitude do receptor resulta em imagens de qualidade diagnóstica em casos que variam de restos extremamente inchados com espessura de tecido mole até cinco vezes o normal a restos esqueletizados e restos carbonizados e parcialmente carbonizados resultantes do fogo.

A maioria dos odontologistas usa sistemas de imagem digital. As vantagens dos sistemas digitais incluem a capacidade de obter várias imagens em um curto período de tempo, modificando o ângulo do feixe de raios X incidente para replicar as imagens *antemortem* ou para aumentar o exame instantaneamente, melhorando, assim, a velocidade de identificação. No entanto, existem algumas limitações ao uso de sistemas digitais. Ocasionalmente, onde houve considerável perda de estrutura dentária ou cobertura de tecidos moles, a latitude mais ampla do filme convencional é superior para aquisição de imagens do pouco material remanescente (Figura 33.7).

Para amostras sem cobertura de tecidos moles, lâminas de Lucite® podem ser usadas para imitar o tecido mole, as configurações de exposição do gerador de raios X podem ser reduzidas, ou o cabeçote do tubo de raios X pode ser afastado do receptor. Entretanto, em alguns casos, resta tão pouco tecido que essas medidas podem não resultar em imagens mais aceitáveis (Figura 33.7). Além disso, os sistemas digitais podem ser caros, e o receptor de imagem e o comprimento do cordão ligado dos receptores de estado sólido devem ser completamente protegidos para que não sejam contaminados pelos restos humanos.

Independentemente do tipo de receptor de imagem selecionado, é imperativo que o odontologista opere com segurança, praticando precauções de substância corporal e segurança de radiação. Com relação às precauções do corpo que está sendo examinado, é prudente envolver o equipamento em membranas impermeáveis para evitar a contaminação e envolver corpos com coberturas descartáveis para que todas as normas regulamentadoras (NRs) sobre o manuseio de substâncias corporais sejam obedecidas.

Quando disponíveis, os geradores de raios X odontológicos portáteis (Figura 33.8) devem ser considerados obrigatórios para a perícia odontológica. Esses dispositivos são altamente portáteis e possibilitam que as baterias sejam trocadas em casos de uso pesado. Além disso, são compatíveis com sistemas de filme ou receptores digitais.

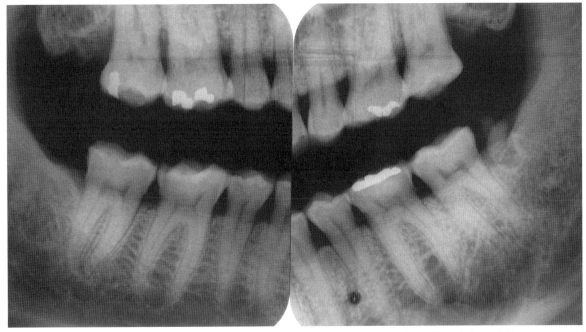

Figura 33.4 O uso de dois receptores convencionais de tamanho oclusal para imagens interproximais (*bitewing*) possibilita que mais tecido seja radiografado do que se fossem usados os receptores de número 2 menores do American National Standards Institute.

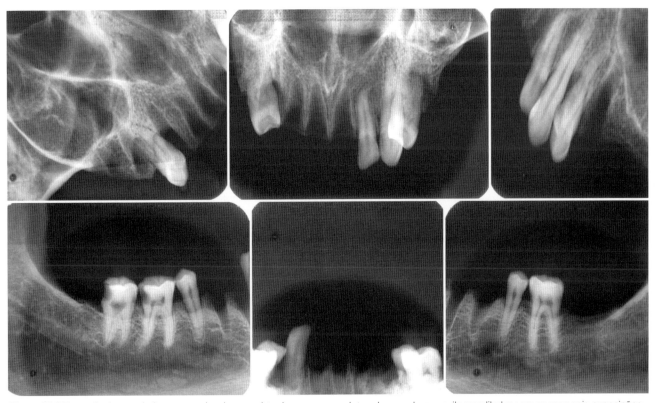

Figura 33.5 Exemplo do uso de imagens oclusais para obter imagens completas do complexo maxilomandibular com apenas seis exposições.

Finalmente, no que diz respeito à perícia, é melhor fazer muitas imagens do que poucas. Não há preocupação com a dose de radiação no falecido, de modo que todas as partes dentais do complexo maxilomandibular devem ser visualizadas. Igualmente importante, o odontolegista ou radiologista forense deve ter em mente a meta da imagem *post mortem*, que é fornecer imagens de alta qualidade para comparação forense com imagens *antemortem*. O diagnóstico da doença não é a meta das imagens forenses. Imagens *post mortem* podem ser feitas antes do recebimento de qualquer registro *antemortem*; portanto, no que diz respeito à geração de imagens radiológicas, a máxima "em caso de dúvida – máximo" é operacional. Finalmente, quando o caso está sendo inserido em um banco de dados de "pessoas desaparecidas/restos humanos encontrados" como o National Missing and Unidentified Persons System (NamUs), National Crime Information Center (NCIC), International Police Organization (INTERPOL), ou outros, o corpo pode estar enterrado ou, de qualquer outra forma, irrecuperável no momento em que qualquer comparação após a morte é realizada.

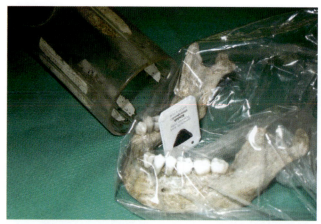

Figura 33.6 Uma bolsa de polietileno (saco plástico) é usada para embrulhar a amostra para imagens radiográficas convencionais para proteger o odontologista e outros profissionais que manipulam o material.

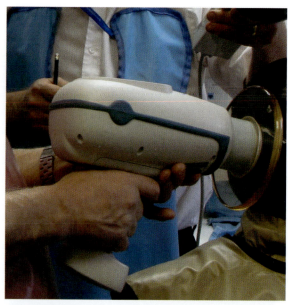

Figura 33.8 Exemplo de um gerador de raios X dental portátil.

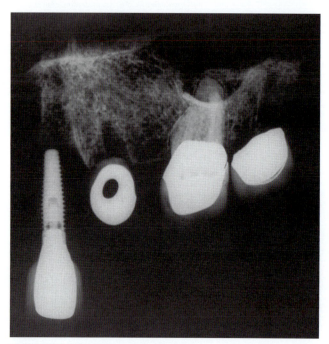

Figura 33.7 Esta imagem escura demonstra a dificuldade de obter imagens com densidade aceitável quando se está lidando com quantidades muito pequenas de tecido.

RELATÓRIO DE IDENTIFICAÇÃO DENTAL FORENSE

Depois que o exame é realizado, o odontologista escreve um relatório para o médico-legista. O Quadro 33.1 mostra os itens que devem aparecer no relatório, independentemente do estilo de relatório empregado.

Estilo de relatórios de pontos concordantes

Recomenda-se que o nome de cada dente seja soletrado em vez de usar um sistema de numeração de dentes. Este procedimento reduz a chance de erro no caso de o relatório ser lido por pessoas não acostumadas a usar o sistema de numeração de dentes da Federação Mundial de Odontologia (FDI, World Dental Federation) ou o sistema de numeração Universal (US). Por exemplo, o relatório pode incluir a seguinte declaração: *"O terceiro molar superior direito está presente e malformado, com raízes especialmente raquíticas nas radiografias antemortem e post mortem."*

QUADRO 33.1 Relatório de identificação dental forense.

O que *tem que* constar em um relatório
- Título do relatório
- Nome do odontologista ou médico-legista
- Nome do patologista
- Número de identificação (necropsia ou secretaria) atribuído ao falecido
- Nome do suposto falecido cujos registros são comparados com os registros dos restos mortais
- Data do exame *post mortem*
- Data do relatório
- Breve descrição dos materiais disponibilizados (p. ex., radiografias, gráficos)
- Breve descrição de como o exame *post mortem* foi conduzido
- Pontos de concordância entre os materiais *antemortem* e *post mortem*
- Pontos de discordância entre os materiais *antemortem* e *post mortem*
- Resultados da sua comparação
- Seu nome e assinatura, mas sem seu endereço, número de telefone ou outras informações de contato.

O que *deveria* constar em um relatório
- Onde o exame foi realizado
- Detalhes do exame (p. ex., imagens *post mortem* expostas)
- Quem forneceu materiais (p. ex., radiografias, gráficos) não gerados por você e como eles chegaram à sua posse
- Meios da sua comparação
- Pontos de identificação listados e individualmente numerados
- Pontos de discordância listados e individualmente numerados
- Declaração de que seu relatório é baseado apenas nos materiais disponibilizados: "Este relatório é baseado nos materiais fornecidos para mim no momento da comparação. Se novas evidências forem disponibilizadas, o autor deste relatório se reserva o direito de modificar este relatório."
- Declaração de que o seu relatório foi devolvido à agência de autorização juntamente com os materiais fornecidos e a data em que isso foi feito.

Materiais usados em um relatório

O odontologista tem, por obrigação, a manutenção dos materiais usados no exame em um local seguro enquanto estiverem em uso. Após a conclusão do exame e a apresentação do relatório, recomenda-se que uma cópia do relatório seja retida e que todos os materiais sejam devolvidos ao legista ou ao médico-legista. Esta prática transfere o ônus da estocagem permanente e segura de todos os materiais ao legista ou médico-legista, para que a cadeia de custódia seja mantida.

APLICAÇÕES DE EXAMES DE IMAGEM EM DESASTRES DE MASSA

A identificação odontológica forense é muito útil em incidentes de fatalidade múltipla, resultando em um grande número de restos humanos que podem ser misturados, macerados, queimados ou danificados. Se o evento com múltiplas fatalidades for pequeno e puder ser gerenciado por profissionais locais, pode ser simplesmente uma questão de realizar múltiplas identificações únicas. Entretanto, se o incidente for muito grande para as autoridades locais administrarem com confiança, pode ser necessário chamar equipes treinadas e experientes de odontolegistas de outras jurisdições. Tais situações não são o lugar para um dentista bem-intencionado sem treinamento ou experiência substancial. A maioria das pessoas subestima o estresse envolvido nessas situações, mesmo em profissionais experientes.

O processo de identificação de restos mortais em situações de múltiplas fatalidades é o mesmo que a identificação individual, exceto para a organização. Normalmente, três equipes são formadas: (1) uma equipe *antemortem* que coleta, organiza e compara os dados recebidos pelos pesquisadores; (2) uma equipe *post mortem* que examina, obtém imagens e mapeia os restos mortais; e (3) uma equipe de comparação que faz identificações. Em todos os casos, é imperativo trabalhar com pelo menos dois membros em cada equipe para que os erros possam ser identificados.

Quando o número de restos é grande ou existe fragmentação dos restos, as comparações se tornam especialmente complexas. Existem inúmeros programas de computador que podem ajudar na comparação (para *websites*, consulte a seção de bibliografia no fim deste capítulo). Esses programas classificam possíveis correspondências e incompatibilidades usando algoritmos simples. No entanto, todas as identificações fiéis são feitas por especialistas.

APLICAÇÃO DOS EXAMES DE IMAGEM A RESTOS ANTIGOS NÃO IDENTIFICADOS

Os métodos de identificação de restos antigos não identificados são limitados a situações em que há registros *antemortem* de qualidade aceitável para comparação com registros *posts mortem*. Nos EUA, existem aproximadamente 100.000 casos de pessoas desaparecidas e 40.000 conjuntos de restos humanos contidos em depositários em um dado momento. Essa situação foi denominada de desastre em massa silencioso e lento. Em muitos casos, exames radiológicos de restos humanos podem identificar potenciais pontos objetivos de concordância e, com algum grau de estratificação de idade, podem sugerir uma possível correspondência desse conjunto de restos humanos para uma pessoa desaparecida. Muitas agências internacionais tentam fornecer este serviço, incluindo NamUS, NCIC e INTERPOL. Essas agências usam métodos de codificação das características da dentição que facilitam o processo de comparação. Na maioria dos casos, esse processo de comparação é contínuo e atualizado em intervalos regulares. Uma vez que a informação para um conjunto de restos tenha sido inscrita em um ou mais bancos de dados, ela permanece lá até que uma identificação seja feita. Da mesma forma, os registros *antemortem* permanecem no banco de dados até que a pessoa retorne (no caso de uma pessoa desaparecida) ou até que seja feita uma correspondência com restos *post mortem*. As informações em alguns desses programas estão disponíveis para exibição pública em *websites*, enquanto outros programas mantêm as informações exclusivamente para fins legais. Em geral, quanto maior a disseminação dessa informação, maior o benefício. Além disso, e talvez ilogicamente, para obter melhores resultados, quanto menos minúcias dentárias houver no sistema de codificação, melhor. O excesso de detalhes aumenta a chance de falsa rejeição de uma correspondência.

BIBLIOGRAFIA

Adams BJ. The diversity of adult dental patterns in the United States and the implications for personal identification. *J Forensic Sci*. 2003;48:497–503.

American Board of Forensic Odontology. http://www.abfo.org/.

Kirk NJ, Wood RE, Goldstein M. Skeletal identification using the frontal sinus region: a retrospective study of 39 cases. *J Forensic Sci*. 2002;47:318–323.

National Research Council. Strengthening forensic science in the United States: a path forward; 2009. http://www.nap.edu/catalog.php?record_id=12589.

Saks MJ, Koehler JJ. The coming paradigm shift in forensic identification science. *Science*. 2005;309:892–895.

Wood RE, Kirk NJ, Sweet DJ. Digital dental radiographic identification in the pediatric, mixed and permanent dentitions. *J Forensic Sci*. 1999;44:910–916.

Website de identificação dental

DVI guide. www.interpol.int/Media/Files/INTERPOL-Expertise/DVI/DVI-Guide.

WinID3. www.winid.com/.

Websites de pessoas desaparecidas

British Columbia. Ministry of Public Safety and Solicitor General, Unidentified Human Remains in B.C. http://www.missing-u.ca/britishcolumbia.htm.

FBI. NCIC Missing Person and Unidentified Person Statistics for 2010. http://www.fbi.gov/about-us/cjis/ncic/ncic-missing-person-and-unidentified-person-statistics-for-2010.

National Institute of Justice (U.S.). Missing persons and unidentified remains: the nation's silent mass disaster. http://www.nij.gov/journals/256/missing-persons.html.

National Missing and Unidentified Persons System (NamUs). http://www.namus.gov/.

OPP. Missing Persons and Unidentified Bodies Unit. http://www.missing-u.ca/.

Índice Alfabético

A

Aberração(ões)
– cromossômicas, 17
– da cromátide, 17
Abertura nasal, 182
Abrasão, 341
Abscesso periodontal, 315
Absorção
– da radiação, 16
– fotelétrica, 11
– *k-edge*, 14
Ácido
– desoxirribonucleico, 17
– láctico, 293
Aço inoxidável, 200
Ações
– diretas, 16
– indiretas, 16
Aderências fibrosas e efusão, 561
Agentes de contraste, 216, 221
Ajuste de miliamperagem, 9
Algoritmos
– de reconstrução, 212
– de retroprojeção filtrada, 212
Alongamento, 82
Alta condutividade térmica, 4
Alteração(ões)
– adquiridas, 341
– de desenvolvimento, 322
– endócrinas, 446
– induzidas pela radiação nos
  maxilares, 363
– morfológica dos dentes, 327
Alternaria spp., 524
Alto
– contraste, 72
– número atômico, 4
– ponto de fusão, 4
Amálgama de prata, 200
Ameloblastoma, 397
– maligno, 478
– recorrente, 398
Amelogênese imperfeita, 334
– forma hipoplásica, 335
– hipocalcificação, 335
– hipomaturação, 335
Análise
– de achados anormais, 280
– de imagem, 50
– de lesão intraóssea, 290
– interativa, 158
Analógico *versus* digital, 39
Anatomia radiográfica, 175
Anemia falciforme, 465
Angulação
– do cabeçote de raios X, 89, 90, 103
– horizontal, 90, 103
– para projeções pela técnica da
  bissetriz, 91

– vertical, 90, 103
Ângulo de inclinação de 90°, 218
Ânodo, 4
– estacionário, 4
– rotatório, 4
Anomalia(s)
– craniofaciais, 535
– da articulação temporomandibular,
  548, 555
– dentárias, 322
– dos tecidos moles, 559
Anormalidade(s)
– adquirida, 289
– de desenvolvimento, 289
– ósseas metabólicas, 441
– periferia e forma, 283
– única ou múltipla, 283
Anquilose, 574
Antrólito, 522, 586
Aplicações
– guiadas por imagem, 247
– práticas dos controles de exposições, 7
Apoptose, 20
Aprimoramento da imagem, 47
Aquisição e reconstrução de tomografia
  computadorizada, 236
Armazenamento
– de fósforo, 40
– de imagem, 50
Arquivamento, 154
Artefato(s), 215
– de *cupping* (escavação), 215
– de endurecimento de feixe, 215
– de imagem, 154
– de movimento do paciente, 155
– de valor ausente, 155
– de volume parcial, 215
– em estrias causados por metal, 215
– inerentes, 155
– introduzidos, 155
– relacionados ao procedimento, 155
Articulação temporomandibular, 169, 198
– anomalias da, 548, 555
– distúrbios da, 548
– imagem da anatomia da, 548
– modalidades de imagem da, 553
Artigos de consumo, 27
Artrite
– crônica juvenil, 565
– idiopática juvenil, 565
– psoriática, 567
– reumatoide, 564
– – juvenil, 565
– séptica, 568
Aspergillus
– *flavus*, 524
– *fumigatus*, 524
Assoalho
– do seio maxilar, 188
– nasal, 183

Atenuação, 11
– do feixe, 13
Atrição, 341
Autoavaliação, 291
Avaliação
– da doença periodontal, 306
– da terapia periodontal, 319
– do local de implante, 165
– radiológica
– – da qualidade óssea, 245
– – da quantidade óssea, 242
Aventais de proteção, 32, 260
Avulsão, 503

B

Backups da imagem digital, 51
Baixa pressão de vapor, 4
Baixo contraste, 72
Barreiras, 34
– com sensores digitais, 268
Base
– de filme, 61
– do crânio, 198
– mais névoa, 72
Biomodelos, 172
Bitewing, 103
Bobina do receptor, 220
Bolas de fungos, 524
Borda(s)
– bem definidas, 284
– cortical inferior mandibular, 197
– corticalizada, 284
– difusa, 284
– forma
– – circular ou "hidráulica", 284
– – festonada, 285
– – multilocular, 285
– inferior da mandíbula, 197
– invasiva, 284
– mal definidas, 284
Bremsstrahlung, 8
Brilho, 48
Burnout cervical, 176, 296

C

Calcificação(ões)
– arteriais, 583
– da cartilagem laríngea, 585
– distrófica(s), 287, 579
– heterotópicas, 579
– idiopática, 584
– metastática, 587
– trófica nas amígdalas, 581
Cálculos de tecidos moles, 579
Calor, 351
Camada
– de fósforo, 64
– de imagem, 129

614 ÍNDICE ALFABÉTICO

– focal, 127, 129
– semirredutora ou de meio valor de feixe, 262
Câmara escura, 67
Campo
– de visão, 154, 211
– magnético externo, 217
Canal(is)
– alveolar inferior, 194
– da mandíbula, 288
– nasolacrimal, 184
– nasopalatino, 183, 186
– nutrícios, 196
Câncer
– de mama, 19
– de tireoide, 19
– do cérebro e do sistema nervoso, 19
– radioinduzido, 19
Carcinogênese, 19
Carcinoma(s), 471
– ameloblástico, 478
– de células escamosas
– – decorrente de tecido mole, 471
– – originário
– – – de um cisto, 476
– – – do osso, 475
– – – do seio maxilar, 475
– espinocelular, 525
– mucoepidermoide central, 477
Cárie(s) dentária(s), 293
– de radiação, 22
– fatores que aumentam o risco, 295
– ferramentas de diagnóstico alternativo para detectar, 304
– nas superfícies oclusais, 298
– rampantes, 301
– residual, 304
Catarata, 21
Catástrofe mitótica, 20
Categorização de Casarett de tipos celulares por radiossensibilidade, 20
Cátodo, 3
Cavidade
– nasal, 182
– oral, radioterapia, 21
Caxumba, 598
Cefalometria, 115
– tridimensional, 166
Cementoblastoma, 413
Ciclo de trabalho, 7
Cintigrafia
– esquelética trifásica, 225
– planar dos ossos, 225
Cirurgia
– guiada por imagem e fabricação aditiva, 170
– ortognática, 231
Cisticercose, 582
Cisto(s), 372
– de bifurcação oral, 380
– dentígero, 373
– dermoide, 393
– do arco branquial, 393

– do ducto
– – nasopalatino, 385
– – tireoglosso, 392
– linfoepitelial da glândula parótida, 393
– não odontogênicos, 385
– nasolabial, 391
– odontogênico(s), 373
– – benignos, 528
– – calcificante, 384
– – glandular, 383
– originários em tecidos moles, 391
– ósseo
– – aneurismático, 433
– – simples, 386
– periodontal lateral, 383
– radicular, 373
– residual, 382
Citomegalovírus, 598
Classificação de Misch para densidade óssea, 250
Cobertura
– do exame, 111
– protetora, 65
Colares para tireoide, 32
Colimação, 9
– e alinhamento do feixe, 261
– retangular, 31
Colocação do receptor, 88, 90, 103
Compatibilidade de sistemas, 51
Complexo osteomeatal, 190
Componente(s)
– da produção de imagem, 145
– mandibular da ATM., 548
– temporal da ATM, 549
Composição
– da matéria, 1
– do filme radiográfico, 61
Compressão de imagem, 51
Comunicação dos riscos da radiação aos pacientes, 28
Concha(s)
– bolhosa, 183
– nasais, 182
Concrescência, 328
Concussão, 500
Condições
– inflamatórias dos maxilares, 351
– não inflamatórias, 599
– remodeladoras e artríticas, 561
– semelhantes à inflamação, 599
Côndilo, 553
– bífido, 558
Condilose, 567
Condrocalcinose, 570
Condromatose sinovial, 570
Condrossarcoma, 481
Condução do exame, 31
Condutor térmico, 4
Cones de prata, 200
Configurações
– de exposição, 152, 212
– do detector, 212
Conjunto de dados volumétricos, 145

Consequências químicas e biomecânicas da absorção da radiação, 16
Contatos abertos, 318
Contraste, 48
– do filme, 73
– do objeto, 72
– insuficiente, 77
– radiográfico, 72
Controle(s)
– de infecção, 266
– do tubo de raios X, 5
Cópias impressas, 46
Cor, 48
Cornetos nasais, 182
Corpos livres articulares, 570
Corrente
– direta, 6
– do tubo, 5
Cortical óssea, 288
Coulombs/kg, 14
Craniostenose
– prematura, 536
– sindrômica, 536
Crateras interdentais, 313
Criação
– de um arquivo STL (*Standard Tessellation Language*), 237
– do modelo impresso em 3D, 237
Crista
– alveolar, 179, 309
– mentual, 192
Critérios
– de qualidade, 87
– de seleção do paciente, 31
Cromátides-filhas, 17
Cromossomo
– da célula, 18
– dicêntrico, 18
Cronograma de procedimentos de garantia da qualidade radiográfica, 261
Cronômetro, 6, 69
Curva
– característica, 72
– de Hurter-Driffield, 72
Cúspide em garra, 339

D

Dados de projeção, 145
Dano cromossômico, 17
Decaimento, 218
– de livre indução, 218
– radioativo, 3
Defeitos ósseos verticais, 311
Definição do contraste da imagem, 220
Deformidades
– e perfuração do disco, 560
– ósseas nas furcas dos dentes multirradiculares, 313
Dens in dente, 331
Densidade
– da imagem não uniforme, 54
– de imagem, 265

ÍNDICE ALFABÉTICO   615

– de prótons, 218
– de *spin*, 218
– do objeto, 72
– eletrônica, 12
– radiográfica, 72
Dente(s), 22, 175, 287
– adjacentes, 292
– ausentes, 323
– e seio maxilar, 188
– evaginado, 333
– invaginado, 331
– supranumerários, 322
Dentição, 137
– mista (7 a 12 anos), 112
– primária (3 a 6 anos), 111
– secundária, 345
Dentinogênese imperfeita, 336
Depressão óssea mandibular lingual, 389
Desenvolvimento dental, 178
Desfoque
– de movimento, 76
– do receptor de imagem, 75
– geométrico, 76
Desinfecção e cobertura de superfícies de
    contato clínico, 266
Desinfetantes para superfícies de contato
    clínico, 267
Deslocamento de disco, 559, 560
Desmineralização da estrutura
    dentária, 293
Detecção de lesões cariosas, 295
Detector(es), 211
– de estado sólido, 41
– de imagem, 150
– de latitude, 45
– de sensibilidade, 45
– de tela plana, 43
– digitais, 44
Diabetes melito, 318
Diagnóstico, 50
– e avaliação pré-operatória, 165
– por imagem de envolvimento de tecidos
    moles, 368
Dilaceração, 329
Dimensões do FOV, 146
Dipolos magnéticos, 216, 217
Direção
– da digitalização rápida, 44
– de varredura lenta, 44
Diretrizes
– da American Dental Association para
    prescrição de radiografias dentárias, 274
– para pedidos de imagens, 272
– para solicitar exames radiográficos
    odontológicos, 272
Disco
– interarticular, 550
– posterior anexo, 550
Disostose(s)
– craniofaciais, 536
– mandibulofacial, 540
Dispersão, 155
Displasia(s)

– cemento-óssea, 454
– – periapical, 429
– cleidocraniana, 541
– dentinária, 336
– facial lateral, 537
– fibrosa, 361, 457
– hemimaxilofacial, 545
– oculoauriculovertebral, 537
    odontomaxilar segmentar, 545
– ósseas, 454, 529
Dispositivo(s)
– de avanço mandibular para a apneia
    obstrutiva do sono, 233
– de carga acoplada, 41
– para monitoramento pessoal, 35
– radiográficos portáteis, 35
Distância fonte-pele, 31
Distorção da imagem, 131
– de forma, 82
– do tamanho 81
Distribuição, 154
Distúrbios da articulação
    temporomandibular, 548
Doença(s)
– articular degenerativa, 562
– das glândulas salivares, 593
– de Paget do osso, 362, 463
– de Still, 566
– de von Recklinghausen, 418
– dos seios da face, 516
– generalizada, 280
– inflamatória, 517
– – periapical, 351
– – – persistente, 356
– inflamatórias, 527
– periodontais, 306
– – alterações iniciais nos ossos, 310
– – aparência da anatomia normal, 309
– – avaliação da, 306
– – classificação das, 315
– – interpretação diferencial, 319
– – mecanismo da doença, 306
– – modalidades de imagem para avaliação
    da, 307
– – modificadores da, 318
– – necrosantes, 315
– que afetam a estrutura do osso, 440
Dor, 351
Dose
– absorvida, 14
– efetiva, 15
– – anual média de radiação ionizante, 26
– equivalente, 14
Dose-limite, 36
Dosimetria, 14
Duplicação de radiografias, 77

E

Edema, 351
Educação continuada, 37
Efeito(s)
– biológicos da radiação ionizante, 16

– casca de ovo, 85
– Compton, 13
– da resolução de varredura de imagens, 55
– de banda Mach, 299
– de feixe cônico, 155
– determinísticos, 20
– – da radiação, 18, 19
– – – em embriões e fetos, 20
– espectador, 20
– estocásticos da radiação, 18, 19
– fotelétrico, 13
– *heel*, 158
– hereditários, 19
– iatrogênicos de procedimentos
    odontológicos no seio maxilar, 531
Eficiência quântica de detecção, 76
Efusão, 572
Elementos de terras-raras usados em telas
    intensificadoras, 64
Elétron de recuo, 12
Elétron-volt, 2
Empiema, 523
Emulsão, 61
– descascada, 77
Encurtamento, 82
Endodontia, 165
Endurecimento do feixe, 14, 155
Energia
– de ligação de elétrons, 1
– do feixe, 261
Epicentro da lesão ao tecido de origem, 281
Equação de Larmor, 218
Equipamento(s)
– de processamento limpo, 263
– de proteção pessoal, 266
– de raios X, 3
– – panorâmicos, 133
Erosão, 342
Erros de processamento, 77
Escala
– curta de contraste de cinza, 72
– de cinza, 150
– longa de contraste de cinza, 72
Escâneres para fósforo fotoestimulável, 44
Escavação, 155
Esclerose, 351
– calcificante medial, 583
– pulpar, 347
– sistêmica progressiva, 453
Escopo da odontologia forense, 606
Espaço do ligamento periodontal, 179, 287
Espalhamento
– clássico, 12
– coerente, 12
– Compton, 10, 12
– elástico, 12
– Rayleigh, 12
Espessura
– da fatia, 212
– de corte, 161
– do objeto, 72
Espinha
– mental, 192

– nasal anterior, 181
Espondilite anquilosante, 567
Estabilidade do cabeçote do tubo, 262
Estabilização
– do paciente, 145
– de instrumentos não descartáveis, 267
Estilo de relatórios de pontos
concordantes, 610
Estratégias
– analítica ou sistemática, 280
– de pesquisa visual, 279
Estrutura(s)
– atômica, 1
– de suporte dentoalveolares, 178
– dentária, 287
– ósseas da ATM, 553
Exame(s)
– com filme intraoral convencional, 295
– com sensores intraorais digitais, 294
– de imagem
– – de restos antigos não identificados, 611
– – em desastres de massa, 611
– radiológicos, 271
Exibição de dados volumétricos, 160
Exostoses, 418
Exploração dos dados, 160
Exportação, 154
Exposição(ões), 14, 72
– de imagens digitais, 54
– e técnicas radiográficas, 260
– em excesso, 77
– insuficiente, 77
– médica, 27
Extinção, 155
Extremidades não homólogas, 17
Extrusão de material, 237

F

Fabricação aditiva, 172
Falta de nitidez geométrica, 80
Fatores
– de ponderação de tecidos, 15
– de varredura, 147
– e agentes irritativos locais, 318
Feixe de raios X, 8
Fendas
– labiais, 535
– palatinas, 535
Fibro-odontoma ameloblástico, 403
Fibroma
– ameloblástico, 402
– cemento-ossificante, 427
– desmoplásico, 434
– odontogênico central, 413
Fibrossarcoma, 485
Filamento, 3
Filme(s)
– com tela intensificadora, 63
– de referência, 263
– digital, 31
– embaçado (*fog*), 77

– protegido por barreira (sensor) ou
recipiente descartável, 268
– radiográfico, 61
– – de exposição direta, 61
– – intraoral, 62
– – *screen*, 61, 63
Filtração, 9, 32
– adicional, 9
– inerente, 9
– total, 9
Fissuras faciais, 535
Flebólitos, 584
Fog, 74
Fonte(s)
– de energia, 4
– de exposição à radiação, 26
Forame(s)
– espinhoso, 199
– incisivo, 183
– linguais, 192
– mentual, 193, 288
– oval, 199
– redondo, 199
Formação da imagem latente, 65
Formatação dos dados, 160
Fósforo fotoestimulável, 43
Fossa
– da glândula submandibular, 196
– incisiva, 184
– lateral, 184
– mentual, 193
Fotelétron, 12
Fótons, 2
Fotopolimerização de cuba, 237
Fóvea, 196
Fratura(s)
– com degraus complexos, 496
– complexa, 506
– complicada, 506
– compostas, 506
– da ATM, 572
– da coroa dentária, 496
– da parede orbital por ruptura
(*blowout*), 509
– da raiz dentária, 498
– de sínfise, corpo, ângulo e ramo
mandibulares, 506
– dentárias, 496
– – da coroa e da raiz, 497
– dentoalveolares, 495
– do processo condilar da
mandíbula, 506
– em galho verde, 506
– faciais médias, incluindo fraturas
maxilares, 509
– indiretas, 506
– Le Fort, 191, 511
– – I (fratura horizontal), 511
– – II (fratura piramidal), 512
– – III (disjunção craniofacial), 513
– mandibulares, 495, 505
– maxilares, 509
– maxilofaciais, 495

– monitoramento do tratamento de, 515
– não complexas da coroa, 496
– neonatais, 573
– patológica, 506
– simples, 506
– zigomáticas, 510
Frequência
– de Larmor, 217
– de ressonância, 217
Fusão, 327
– de imagens, 169
– de leito de pó, 237
– orbitária superior, 199

G

Gadolínio, 221
Garantia de qualidade, 37
– e controle de infecção, 260
– radiográfica, 260
Geminação, 329
Geometria de projeção, 80
Geração de raios X, 145, 146
Geradores de raios X
– de corrente alternada, 5
– de potencial constante, 6
Gerenciamento de pacientes, 111
Gestão de resíduos radiográficos, 71
Glândulas salivares, 21
– condições inflamatórias, 597
– condições que afetam as, 597
Gradientes de *scanner*, 221
Gráfico(s)
– de avaliação do tubo, 7
– de exposição, 260
Granulação de filme, 75
Grânulos de haleto de prata, 61
Gravidez, 114, 276
Guias
– cirúrgicas de implante, 237
– estereolitográficos convencionais, 247
Guta-percha, 200

H

Hemangioma central, 434
Hemi-hiperplasia, 544
Herpes-vírus, 598
Hidróxido de cálcio, 200
Hipercementose, 347
Hipercortisolismo, 452
Hiperostose, 418
Hiperparatireoidismo, 446
Hiperpituitarismo, 450
Hiperplasia
– condilar, 555
– coronoide, 557
– hemifacial, 544
Hipertireoidismo, 452
Hipertrofia hemifacial, 544
Hipofosfatasia, 445
Hipomaturação com taurodontia, 335
Hipoparatireoidismo, 449
Hipopituitarismo, 451

ÍNDICE ALFABÉTICO 617

Hipoplasia
– condilar, 557
– de Turner, 340
– dos seios maxilares, 516
– hemifacial, 537
Hipotireoidismo, 452
Histiocitose de células de Langerhans, 490

I

Identificação de cadáver, 607
Ilhotas ósseas densas, 418
Iluminação da câmara escura, 263
Imagem(ns)
– administrativas, 272
– avançadas, 272
– básicas, de quadro ou brutas, 145
– borrada, 77
– com ruído, 54
– da anatomia da articulação
    temporomandibular, 548
– das doenças periodontais, 310
– de CBCT, 240
– de ressonância magnética, 216, 555
– de tomografia computadorizada
– – com multidetectores, 553
– – de feixe cônico, 553
– diagnósticas
– – adequadas, 279
– – prévias, 272
– digitais, 46
– distorcidas, 54
– do crânio, 115
– duplas, 54, 130
– e monitoramento pós-operatórios, 253
– em tempo real, 227
– extraorais, 271
– fantasma, 130
– interproximal
– – extraoral, 294
– – intraoral, 294
– intraoperatória, 247
– intraorais, 271, 307
– na ausência de achado positivo, 275
– na detecção de lesões cariosas, 293
– oral e maxilofacial para pacientes com
    câncer, 493
– panorâmica, 137, 240, 308
– para endodontia, 114
– parciais, 77
– periapical, 240
– ponderada
– – em T1, 220
– – em T2, 221
– por ressonância magnética, 222, 595
– – no diagnóstico maxilofacial, 223
– quadridimensional, 230
– radiográficas de crianças, 111
– radiopaca, 72
– reais, 130
– resultante, 117
– tangenciais, 161

– tomográficas por emissão de
    pósitrons, 225
    transaxiais, 161
– transversais, 161
– tridimensional, 230
Implantes
    dentais, 239
– *in silico*, 234
Impressão
– com filme, 47
– com papel, 47
– tridimensional, 235, 237
Infecção, 113
– bacteriana aguda, 597
– pelo HIV, 318
– virais agudas, 598
Infração da coroa, 496
Instrumentos
– de posicionamento do receptor, 90
– de retenção do receptor(es), 88, 103
Interações
– da absorção, 11
– de espalhamento, 11
– dos raios X com a matéria, 11
Interpretação
– das imagens, 34
– radiográfica, 117, 120
Intervalo (*pitch*), 212
Ionização, 2
Irrupção dos dentes, 327
Itens
– não críticos, 267
– semicríticos, 267

J

Jateamento do aglutinante, 237

K

Kerma no ar, 14
Kernels (núcleos) para osso e tecido
    mole, 212

L

Lâmina dura, 178, 287
Largura da janela, 214
Latitude, 45
– do filme, 74
Laudo de imagens diagnósticas, 291
Lavagem, 66, 67
Lei do quadrado inverso, 10
Leitores de fósforo fotoestimuláveis, 264
Lesão(ões)
– cariosas, 293
– – aparência típica, 295
– – associação a restaurações dentárias, 301
– – interproximais, 295
– – superfícies oclusais, 298
– – superfícies proximais, 295
– central de células gigantes, 430
– císticas das glândulas parótidas, 601
– do osso de suporte, 496

– do processo alveolar, 504
– do tecido periodontal, 496, 500
– efeitos sobre estruturas adjacentes, 287
– endodôntico-periodontais, 315
– mistas radiolucentes e radiopacas, 285
– por fio dental, 342
– traumáticas dos ossos faciais, 505
Leucemia, 19, 489
Limites de dose
– ao público, 37
– ocupacional, 37
– recomendados para exposição humana
    à radiação ionizante, 37
Linfoma(s), 487
– de Burkitt, 488
Linha(s), 77
– milo-hióidea, 196
– oblíqua, 197
– – interna, 196
Locais
– de imagens latentes, 66
– de sensibilidade, 66
Localização
– anatômica da anormalidade, 280
– de objetos, 84
– na mandíbula, 281
Luxação, 502
– condilar, 572
Luz de segurança, 68

M

Macrodontia, 326
Magnetização
– longitudinal, 217, 219
– transversal, 219
Malformação
– arteriovenosa, 436
– molar-incisivo, 334
Malignidades do sistema
    hematopoético, 486
Manchas amarelas ou marrons, 77
Mandíbula, 141, 191
Manufatura aditiva ou prototipagem
    rápida, 235
Manuseio do receptor de imagens
    digitais, 54
Margem esclerótica, 284
Massa atômica, 1
Material(is)
– de jateamento, 237
– restauradores, 200
Média parcial do volume, 155
Medição, 50
– de qualidade de imagem, 265
Medicina nuclear, 224, 595
Meios para reduzir a exposição aos
    raios X, 31
Menisco, 550
Mesiodens, 322
Métodos de identificação do corpo, 607
Microdontia, 326
Microssomia

- craniofacial, 537
- hemifacial, 537
Mieloma múltiplo, 486
Miliampere, 5
Miliampere-segundos, 33, 34
Miosite ossificante, 589
- localizada, 589
- progressiva, 590
Mixoma odontogênico, 410
Mobilidade dental, 317
Modalidades de imagem da articulação temporomandibular, 553
Modelagem de deposição de mecha, 237
Modelo
- da mecânica quântica, 1
- de Bohr, 1
Momento magnético nuclear, 216
Monitoramento do tratamento de fraturas, 515
Monitores, 46
- de imagem, 264
- eletrônicos, 46
Montagem de radiografias, 76
Morte
- celular, 20
- mitótica, 20
Movimento condilar, 553
Mucocele, 523
Mucopiocele, 523
Mucosa oral, 21
Mucosite, 517
Mudanças na densidade interna e no padrão trabecular do osso, 313
Musculatura, 24

N

Não uniformidade do feixe de raios X, 158
Nariz, 184
Natureza da radiação, 2
Necessidade de identificação de restos humanos, 606
Necrose
- induzida por radiação, 364
- óssea, 364
Neoformação óssea periosteal, 527
Neoplasia(s)
- benignas
- - características clínicas, 395
- - efeitos sobre
- - - dentes adjacentes, 397
- - - estruturas adjacentes, 396
- - estrutura interna, 396
- - imagem aplicada ao diagnóstico, 395
- - localização, 395
- - periferia, 395
- - originadas ou envolvendo a ATM, 574
- das glândulas parótidas, 603
- - benignas, 602
- - malignas, 603
- do seio(s) paranasal(is)
- - benignas, 524, 525
- - maligna, 525

- e cistos odontogênicos benignos, 528
- malignas, 320, 361, 470
- - características
- - - clínicas, 470
- - - da imagem, 471
- - imagem aplicada ao diagnóstico, 470
- - mecanismos da doença, 470
- - que envolvem as ATMs, 575
- mesenquimais, 418
- - mistas, 402
- não odontogênicas, 415
- odontogênicas epiteliais, 402
Neurofibroma, 415
Neurofibromatose, 418
- tipo 1, 418
- tipo 2, 418
Neuroma, 415
Nitidez, 48
- da imagem, 80
- radiográfica, 75
Nível(is)
- da janela, 214
- de referência de diagnóstico, 37
Nódulos
- linfáticos calcificados, 579
- pulpares, 346
Nós, 161
Núcleo, 1
Número(s)
- atômico, 1
- de dentes, 322
- de projeções, 154
- de tomografia computadorizada, 213

O

Objetivos diagnósticos da radiografia periapical, 88
Odontodisplasia regional, 338
Odontoma, 405
- dilatado, 331
Operação de um processador automático, 71
Orbitais de elétrons, 1
Ortodontia, 166
Ossificação(ões)
- de tecidos moles, 579
- do ligamento estilo-hióideo, 587
- heterópicas, 587
Osso, 22
- amorfo, 287
- cortical, 181
- esponjoso, 180
- trabecular ou canceloso, 180
Osteíte
- condensante, 351
- focal esclerosante, 351
- rarefaciente, 351
Osteoblastoma, 426
Osteoma(s), 422, 525
- cutâneo, 588
- múltiplos, 425
- osteoide, 427

Osteomalacia, 443
Osteomielite, 356
- crônica, 358
- - multifocal recorrente, 358
- em crianças, 361
Osteonecrose dos maxilares relacionada a medicamentos, 366
Osteopenia, 441
Osteopetrose, 445
Osteorradionecrose, 22
- induzida por radiação, 364
Osteossarcoma, 481
Óstios, 184
Otimização dos dados, 160
Ouro, 200

P

Pacientes
- com deficiência
- - física, 113
- - mental, 113
- desdentados, 114
Padrões trabecular(es)
- anormais, 286
- esparso, 181
Palato duro, 183
Pansinusite, 519
Pantomografia, 127
Papilas gustativas, 21
Papiloma, 525
Paralaxe, 76
Patologias
- extrínsecas relacionadas aos seios paranasais, 527
- maxilofaciais, 169
Pegada (*footprint*), 145
Penumbra, 80
Perda
- da placa cortical bucal ou lingual, 313
- óssea horizontal, 311
Perfuração da borda, 284
Pericoronarite, 369
Periodontite
- classificação de, 317
- como manifestação de doença sistêmica, 315
Periósteo, 352
Periostite, 527
Pérola de esmalte, 338
Pico de voltagem do tubo, 9
Piocele, 523
Pixel, 145
Placa(s)
- aterosclerótica calcificada, 583
- de fósforo fotoestimuláveis, 264
- de imagem, 40
- PSP, 43
- pterigoides, 191
Planejamento
- cirúrgico assistido por computador, 236
- de implantes dentários, 231

ÍNDICE ALFABÉTICO

– de tratamento orientado por computador, 231
Plano de tratamento e simulações virtuais, 169
Pólipos, 522
Polpa, 176
Ponte anafásica, 18
Ponto(s)
– anatômicos cefalométricos, 120
– claros, 77
– escuros, 77
– focal, 4
– – efetivo, 4
Pós-processamento de conjuntos de dados tomográficos computadorizados com multidetector, 213
Posição
– do raio X central, 117, 120
– do terceiro molar, 169
– normal do disco, 560
Posicionamento do paciente, 90, 103
Potência do tubo, 7
Precauções-padrão, 266
Precessão, 217
Prega nasolabial, 191
Prescrição de imagens diagnósticas, 271
Prevenção de contaminação do equipamento de processamento, 269
Princípio(s)
– ALARA, 29, 146
– da justificação, 29
– da limitação de dose, 29
– da otimização, 29
– de interpretação radiográfica, 279
Procedimentos de processamento manual, 69
Processamento
– automático de filmes, 70
– de filmes, 34
– de imagem(ns), 47
– – digitais, 54
Processo(s)
– alveolares, 310
– coronoide, 197
– zigomático, 190
Produção dos raios X, 8
Produtos químicos de processamento rápido, 70
Profundidade de bits, 150
Programa
– de controle de infecção, 260
– de garantia de qualidade, 260
Projeção(ões), 80
– *bitewing*, 12, 112
– – de molar, 104
– – de pré-molar, 104
– – horizontais, 103
– – individuais, 103
– – verticais, 103
– cefalométrica(s), 116
– – lateral, 115, 116
– – posteroanterior, 118
– craniofaciais e do crânio, 121

– da mordida posterior, 112
– de intensidade máxima, 162
– de Waters, 122
– intraorais, 87
– lateral do crânio, 116
– mandibulares, 90
– maxilares, 90
– molar mandibular decídua, 112
– oclusal(is)
– – anterior
– – – mandibular, 107, 112
– – – maxilar, 107, 111
– – individuais, 107
– – lateral
– – – mandibular, 108
– – – maxilar, 107
– – topográfica
– – – mandibular, 107
– – – maxilar, 107
– para uma série radiográfica típica de boca toda, 88
– periapical(is)
– – anterior
– – – mandibular, 112
– – – maxilar, 112
– – canina, 112
– – de molar decíduo da maxila, 112
– – individuais, 91
– – molar decídua e permanente, 112
– radiográfica(s)
– – da lâmina dura, 178
– – extraorais, 116
– reversa de Towne, 123
– submentovértex, 121
Proteção
– ao paciente, 31
– contra as radiações, 29
– pessoal, 34
Protocolo de imagem, 152
Prototipagem rápida, 170
Pseudallescheria boydii, 524
Pseudo-hipoparatireoidismo, 449
Pseudocisto(s), 386
– de retenção, 521
Pseudogota, 570
Pseudotumor, 526
Pulso de radiofrequência e ressonância, 217
– em 90°, 218

Q

Qualidade
– da digitalização do paciente, 264
– de imagem, 80
– – digital, 264
– – radiográfica, 76
– do feixe, 9
– óssea, 245
Quantidade
– de feixe, 9
– óssea, 242
Quantum mottle, 75

Querubismo, 432
Quilovoltagem, 5, 33

R

Raciocínio para diagnóstico na radiologia oral, 279
Radiação(ões), 2
– *bremsstrahlung*, 8
– característica, 8
– corpuscular de partículas, 2
– de frenagem, 8
– de fundo, 26
– de partículas, 2
– de vazamento, 261
– eletromagnética, 2
– espacial, 26
– espalhada, 74
– fontes de exposição à, 26
– ionizantes, 2
– – efeitos biológicos de, 16
– não ionizantes, 2
– ponderada, 14
– terrestre, 27
Radioatividade, 3, 15
Radiografia(s)
– baseada em filmes, 262
– *bitewing*, 103
– claras, 77
– computadorizada, 40
– de filme com filme de referência, 263
– de um objeto de teste padrão, 263
– defeituosas, 76
– digital, 39, 263
– escuras, 77
– interproximal, 63, 103
– intraoral, 91, 239
– – móvel, 112
– oclusal, 63, 107
– panorâmica, 127, 128, 239
– periapical, 63, 87
Radiólise da água, 16
Radiologia dentomaxilofacial, 27
– dose ao paciente de, 28
– estimativa do risco de câncer em, 27
Radiolucência
– interna, "tecido mole" periférico, 284
– total, 285
Radionuclídeos internos, 27
Radiopacidade total, 285
Radiossensibilidade relativa de vários órgãos, 20
Radioterapia
– envolvendo a cavidade oral, 21
– modulada por intensidade, 21
Radônio, 26
Raquitismo, 443
– hipofosfatêmico, 444
Reabsorção, 342
– condilar
– – idiopática, 567
– – progressiva, 567
– externa, 344

– interna, 343
Reação(ões)
– do osso circundante, 288
– periosteais, 288
Receptores de imagem, 87, 137
– danificados, 54
– digital, 40
– e posicionamento do paciente, 116, 120
Recesso
– esfenoetmoidal, 190
– frontal, 190
Recombinação homóloga, 17
Reconstrução, 150
– de Feldkamp, 212
– de imagem por tomografia
    computadorizada, 212
– primária, 150
– secundária, 150
Redução e não redução de disco, 560
Reflexo de vômito, 113
Reformatação
– multiplanar, 161, 214
– planar curva, 214
Região média da face, 138
Registro
– baseado em marcos, 230
– baseado em segmentação, 230
– baseado em *voxel*, 230
– de imagens, 230
– de retomada, 265
Regra
– de Clark, 84
– de posicionamento e distância, 35
– do objeto bucal, 84
Relacionamentos
– da articulação óssea
    temporomandibular, 552
– tridimensionais por radiografia, 84
Relatório de identificação dental forense, 610
Relaxamento, 218
– T1 e T2, 218
Remodelação, 561
Renderização de volume, 161
– direto, 161
– indireto, 161
Reorientação dos dados, 160
Reparação, 389
Reparo de excisão
– de base, 17
– de nucleotídios, 17
Reposição do revelador, 66
Resolução
– da imagem, 80
– de contraste, 44
– espacial, 44, 80, 153
– radiográfica, 75
Resposta ao dano, 17
Restauração de imagem, 47
Rinólitos, 586
Rubor, 351
Ruído
– de imagem, 158
– radiográfico, 75

S

Saída dos raios X, 261
Sarcoma(s), 481
– de Ewing, 362, 484
Scanners
– incrementais, 210
– tomográficos computadorizados, 210
Schwannoma, 416
Schwannomatose, 418
Secadoras, 69
Segmentação de imagens, 236
Segmento forense, 606
Segurança e proteção, 26
Seio(s)
– esfenoidal(is), 190, 516
– etmoidais, 189
– frontais, 190
– maxilar, 186
– – dentes e, 188
– paranasais, 184, 190, 516
– – neoplasia(s)
– – – benignas dos, 524, 525
– – – maligna dos, 525
– – patologias
– – – associadas aos, 517
– – – extrínsecas relacionadas aos, 527
– – – intrínsecas dos, 517
Semicondutores de óxido metálico
    complementares, 42
Sensores
– CCD e CMOS, 264
– radiográficos, 33
Septação interna, 286
Sequências de pulso
– de ressonância magnética clínica, 220
– *spin-echo*, 220
Sialadenite
– autoimune, 600
– pós-irradiação, 600
Sialadenose, 599
Sialoendoscopia, 597
Sialografia, 595
Sialólito, 584
Sífilis congênita, 340
Sinal(is)
– cardinais de inflamação, 351
– de Garrington, 471
– de ressonância magnética, 218
– radiológicos de fratura, 495
Síndrome(s)
– da imunodeficiência adquirida, 318
– da polipose adenomatosa familiar, 425
– de Crouzon, 536
– de Eagle, 588
– de Gardner, 425
– de Goldenhar, 537
– de Treacher Collins, 540
– do carcinoma nevoide basocelular, 377
– do seio silencioso, 516
Sínfise, 191
Sinograma, 150
Sinusite, 519
– aguda, 519

– fúngica, 524
– maxilar crônica, 519
Sistema SI, 14
Slob (*same lingual, opposite bucal*), 85
Solução(ões)
– de processamento, 66, 262, 263
– – radiográfica, 67
– fixadora, 67
– – radiográfica, 67
Soma dos raios, 162
Spline, 161
Suavização, 48
Subluxação, 502
Subtração digital radiográfica, 48
Superfícies
– bucais e linguais, 300
– da raiz, 300
Suportes de filmes, 33
Sutura intermaxilar, 181

T

Taça focalizadora, 4
Talassemia, 467
Tamanho
– do ponto focal, 262
– do *voxel*, 150
– dos dentes, 326
Tanques de processamento manual, 68
Tarefas
– anuais, 260, 264, 265
– diárias, 260, 262, 264
– mensais, 260, 263-265
– semanais, 260, 263, 265
Taurodontia, 329
Tecido(s)
– anecoicos, 228
– de estrutura de tela, 75
– duros, 175
– hiperecogênicos, 228
– hipoecoicos, 228
– moles, 141
– retrodiscais, 550
Técnica(s)
– da bissetriz, 83, 87, 89
– de câmara escura para filmes
    panorâmicos, 137
– de Clark, 84
– de cone longo, 88
– de paralelismo, 82, 87
– de reconstrução de imagem, 241
– de troca de tubo, 84
– do ângulo
– – bissetor, 87
– – reto, 88
– do paralelismo, 88, 92, 98
– – projeção
– – – centrolateral mandibular, 98
– – – do canino
– – – – mandibular, 98
– – – – maxilar, 92
– – – do incisivo
– – – – central maxilar, 92

ÍNDICE ALFABÉTICO

– – – – lateral maxilar, 92
– – – do molar
– – – – mandibular, 98
– – – – maxilar, 92
– – – do pré-molar
– – – – mandibular, 98
– – – – maxilar, 92
– radiológicas para identificação do
    corpo, 608
Tecnologia
– de estado sólido, 40
– de fósforo fotoestimulável, 40
– de identificação por radiofrequência, 44
Telas
– de intensificação, 263
– intensificadoras, 31, 64, 75
Temperatura das soluções de
    processamento, 262
Tempo(s)
– corretos de exposição, 71
– de exposição, 9
– de relaxamento
– – *spin*-rede, 218
– – *spin-spin*, 219
– – T1, 218
– – T2, 219
– de varredura, 154
Temporizador, 262
Terapia de radiação, 277
Terceira potência
– da energia do fóton incidente, 12
– do número atômico, 12
Termômetro, 68
Teste de aceitação, 261, 264
Timer, 69
Tomografia computadorizada, 210, 240
– com multidetector, 210, 211, 240
– – para região maxilofacial, 216
– – das glândulas salivares, 594
– de abertura sintonizada, 309
– de feixe cônico, 43, 240, 264, 265, 308
– – aquisição de volume, 145
– – diretrizes para solicitar exames de, 275
– – em diagnóstico
– – – e tratamento endodôntico, 276

– – – ortodôntico e planejamento do
    tratamento, 276
– – preparação do volume, 160
– multicorte, 211
– por emissão
– – de fóton único, 225
– – pósitron, 2
Tomógrafos
– espirais, 211
– helicoidais, 211
Toro, 421
Toro palatino, 421
Trajetória de varredura, 154
Transferência linear de energia, 3
Transformação
– da imagem, 230
– Radon, 150
– – inversa, 150
Transistor de filme fino, 43
Translocações e pequenas deleções, 18
Transposição, 327
Traumatismo, 113, 495, 572
– dentoalveolar, 496
– e reconstrução craniofacial, 237
– oclusal, 317
Troca de soluções, 70
Tubérculos genianos, 192
Tubo de raios X, 3, 211
Tumor(es)
– benignos, 395
– da glândula salivar, 19
– epiteliais odontogênicos, 397
– mesenquimais, 418
– metastáticos, 478
– não odontogênicos, 415
– odontogênico(s), 397
– – adenomatoide, 407
– – epitelial(is)
– – – calcificante, 402
– – – e mesenquimais mistos, 402
– – mesenquimais, 410
– – queratocístico, 374, 376
Tungstênio, 4
Turbinados, 183

U

Ultrassonografia, 227
– das glândulas parótidas e
    submandibulares, 594
Unidades
– autorretificadas, 6
– Hounsfield, 213, 214
– panorâmicas e cefalométricas baseadas
    em CCD e CMOS, 264
– retificadas de meia onda, 6
Uniformidade e artefatos, 265
Uso inadequado do processamento da
    imagem, 54
Utilidade da radiologia oral e maxilofacial
    para identificação do corpo, 607

V

Valores de exposição, 37
Variação do normal ou de uma
    anormalidade, 289
Velocidade radiográfica, 74
Via respiratória, 199
Vírus
– Coxsackie, 598
– da caxumba, 598
– Epstein-Barr, 598
– parainfluenza, 598
Visita
– de retorno, 274
– inicial, 273
Vista(s)
– *bitewing*, 63
– oclusal, 63
– periapical, 63
– planas, 80
Voltagem do tubo, 5
Volume
– de imagem, 145
– de varredura, 146
Voxels, 145

Z

Zigoma, 190